Câncer de Mama

Uma Filosofia de Tratamento
Breast Unit Barretos – BUB

Thieme Revinter

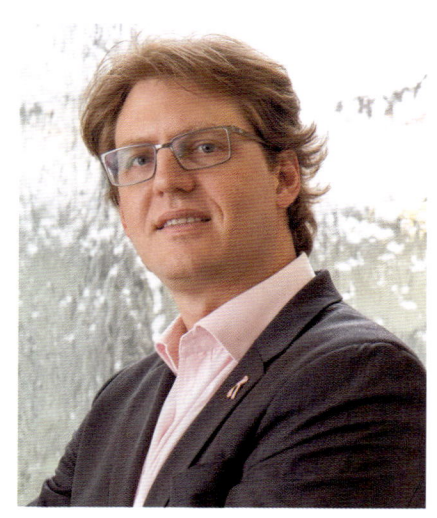

Gustavo Zucca-Matthes
Médico Mastologista – TEMa
Coordenador da *Breast Unit* Barretos (BUB) – HAB
Coordenador do Departamento de Mastologia e Reconstrução Mamária – HAB
Coordenador do Ambulatório da Mulher – HAB
Coordenador da Residência Médica em Mastologia – HAB
Coordenador do Centro de Treinamento em Oncoplástica (CTO) – HAB
Coordenador de Eventos do Instituto de Ensino e Pesquisa (IEP) – HAB
Pós-Doutorado e Doutorado em Medicina pelo DGOM/FMB/UNESP
Ex-Fellow do Departamento de Cirurgia Plástica e Reconstrutora do Instituto Europeu de Oncologia (IEO) – Milão, Itália
Professor da *School of Oncoplastic Surgery (SOS)*, EUA

Câncer de Mama

Uma Filosofia de Tratamento
Breast Unit Barretos – BUB

Gustavo Zucca-Matthes

Thieme
Rio de Janeiro • Stuttgart • New York • Delhi

Dados Internacionais de Catalogação na Publicação (CIP)

Z94c

Zucca-Matthes
Câncer de mama: Uma Filosofia de Tratamento – *Breast Unit Barretos* – BUB/Gustavo Zucca-Matthes. – 1. Ed. – Rio de Janeiro – RJ: Thieme Revinter Publicações, 2018.
462 p.: il; 18,5 x 27 cm.

Inclui Índice Remissivo e Leituras Sugeridas.
ISBN 978-85-5465-032-2

1. Prevenção. 2. Exames. 3. Patologia 4. Aspectos Clínicos. 5. Tratamento. 6. Cirurgia. I. Título.

CDD: 616.99449
CDU: 618.19-006

Contato com os autores:
anguz75@gmail.com

Nota: O conhecimento médico está em constante evolução. À medida que a pesquisa e a experiência clínica ampliam o nosso saber, pode ser necessário alterar os métodos de tratamento e medicação. Os autores e editores deste material consultaram fontes tidas como confiáveis, a fim de fornecer informações completas e de acordo com os padrões aceitos no momento da publicação. No entanto, em vista da possibilidade de erro humano por parte dos autores, dos editores ou da casa editorial que traz à luz este trabalho, ou ainda de alterações no conhecimento médico, nem os autores, nem os editores, nem a casa editorial, nem qualquer outra parte que se tenha envolvido na elaboração deste material garantem que as informações aqui contidas sejam totalmente precisas ou completas; tampouco se responsabilizam por quaisquer erros ou omissões ou pelos resultados obtidos em consequência do uso de tais informações. É aconselhável que os leitores confirmem em outras fontes as informações aqui contidas. Sugere-se, por exemplo, que verifiquem a bula de cada medicamento que pretendam administrar, a fim de certificar-se de que as informações contidas nesta publicação são precisas e de que não houve mudanças na dose recomendada ou nas contraindicações. Esta recomendação é especialmente importante no caso de medicamentos novos ou pouco utilizados. Alguns dos nomes de produtos, patentes e *design* a que nos referimos neste livro são, na verdade, marcas registradas ou nomes protegidos pela legislação referente à propriedade intelectual, ainda que nem sempre o texto faça menção específica a esse fato. Portanto, a ocorrência de um nome sem a designação de sua propriedade não deve ser interpretada como uma indicação, por parte da editora, de que ele se encontra em domínio público.

Ilustrações das págs. 1, 35, 175, 217, 255, 333 e 349:
RAFAEL AMISY
Artista Plástico natural de Barretos
Formado em Comunicação Social com Especialização em Publicidade e Propaganda
Participou de Salões Regionais em Barretos, onde conquistou importantes premiações
Ex-Presidente da Academia Barretense de Cultura (ABC) – Gestão: 2007
Atuante na UNIART de Barretos
Desenvolveu importante trabalho de Inclusão Social por meio das Artes no Hospital Psiquiátrico Vale do Rio Grande
Participou do Concurso Nacional Brasil 500 anos de Artes e Design ficando entre os doze premiados
Inaugurou o Espaço Cultural do Les Vapeurs, um importante restaurante localizado na cidade de Trouville na França
Expositor na Foire International de Caen na Europa
Criador da logomarca da Foire International de Caen na Europa
Participou do Festival de Cinema de Deauville – T'shirt Pintura
Expositor no Hospital de Câncer de Barretos durante o Simpósio Internacional com trabalhos voltados para representação da mulher com câncer de mama

ERRATA

Por evidente lapso, na listagem de Colaboradores foi omitido o nome da Colaboradora abaixo:

ALLINI MAFRA DA COSTA
Enfermeira
Mestre em Ciências da Saúde
Coordenadora do Registro Hospitalar de Câncer do Hospital de Amor de Barretos (HAB) e do Registro de Câncer de Base Populacional da Região de Barretos, SP

E, onde se lê
ANTÔNIO BAIÃO JÚNIOR
leia-se
ANTÔNIO BAILÃO JÚNIOR

© 2018 Thieme Revinter Publicações Ltda.
Rua do Matoso, 170, Tijuca
20270-135, Rio de Janeiro – RJ, Brasil
http://www.ThiemeRevinter.com.br

Thieme Medical Publishers
http://www.thieme.com
Capa: Thieme Revinter Publicações
Imagem da capa: Projetado por Freepik

Impresso no Brasil por Zit Editora e Gráfica Ltda.
5 4 3 2 1
ISBN 978-85-5465-032-2

Todos os direitos reservados. Nenhuma parte desta publicação poderá ser reproduzida ou transmitida por nenhum meio, impresso, eletrônico ou mecânico, incluindo fotocópia, gravação ou qualquer outro tipo de sistema de armazenamento e transmissão de informação, sem prévia autorização por escrito.

Filosofia: é o amor pela sabedoria, experimentado apenas pelo ser humano consciente de sua própria ignorância.
[Segundo autores clássicos, o sentido original do termo é atribuído ao filósofo grego Pitágoras (sVI a.C.).]

BOOB [BOOB] ou [BUB]: (tradução do inglês) órgãos macios glandulares, secretores de leite no peito de uma mulher.
Sinônimos: peito, seio, teta.
Tipo de: mama, glândula mamária, órgão secretor de leite de mamíferos femininos.

AGRADECIMENTOS

À Dra. Scyla Duarte Prata por ter acreditado no sonho do Dr. Raphael Haikel e ter concentrado forças na criação do Departamento de Mastologia e Reconstrução Mamária, que futuramente se tornaria a frente de batalha contra o câncer de mama na Fundação Pio XII e base da atual *Breast Unit*.

À Diretoria da Fundação Pio XII, Hospital de Câncer de Barretos, em especial ao Sr. Henrique Prata e ao Dr. Edmundo Mauad, pela confiança em nosso trabalho, na confecção, coordenação e condução da *Breast Unit* Barretos (BUB). Enfim, por incentivarem o crescimento científico do corpo clínico desta Instituição.

APRESENTAÇÃO

O Hospital de Câncer de Barretos, recém-nomeado Hospital de Amor de Barretos, é uma ilha de excelência em tratamento oncológico público no Brasil. Com 55 anos de história, desenvolveu qualidade e competência assistencial, respaldado em um tratamento humanizado, justificando sua denominação atual. Mais recentemente, o ensino e a pesquisa foram incorporados à filosofia da Instituição, agregando mais força a sua missão, atendendo pacientes oncológicos de todo o país com as melhores condições possíveis, sempre aliando o carinho humano à tecnologia.

O câncer de mama é responsável por quase um terço do atendimento de todo o Hospital. Sendo assim, formou-se a chamada *Breast Unit*, ou seja, uma unidade de tratamento mamário, composta por diferentes profissionais de diversas especialidades, encarando o câncer de mama de uma forma linear, onde o melhor de cada profissional deve ser considerado sempre! Independente da fase da terapia, os pacientes podem ser assistidos de uma maneira integral, com maiores chances de êxitos para seu tratamento.

Este livro conta com a experiência teórico-prática desta equipe e de alguns convidados externos que trabalham em sintonia com esta filosofia de tratamento.

GUSTAVO ZUCCA-MATTHES

PREFACE

After my marriage to my Brazilian wife Rosanamary almost 20 years ago, I began to take an interest in the training and career development of young academics in Brazil interested in breast cancer research and treatment. The Avon Foundation Scholarship Program was an excellent partner in this, and through them I was able to work with a number of fellows and junior academics who are now successful clinical and research leaders in breast care centers in Rio de Janeiro, Campinas, Sao Paulo and Rio Grande do Sul. Couple of years ago, the Avon Foundation led me to Dr. Gustavo Zucca, a talented surgeon from Barretos Cancer Hospital in rural Sao Paulo State. He visited the Lester and Sue Smith Breast Center at Baylor College of Medicine, Houston, Texas in 2015. The Avon Foundation "team" of all my Brazilian trainees and visitors subsequently met in Campinas and decided to work on documenting outcomes for patients in the private *versus* public systems in both Brazil and in Houston. The long-term objective is to develop a data-driven plan to address the outcome disparities in the public system that are very obvious to all of us. Our first data was recently presented at the San Antonio Breast Cancer Symposium in 2017, with the delay in diagnosis in the public system identified as one of the very important issues that we must address to improve outcomes.

As part of this effort we held a meeting at Barretos Cancer Hospital in June 2017. I was surprised to find such a wonderful island of scientific excellence in the middle of a sugar-cane field! It reminded me of the Mayo Clinic in Minnesota that Dr. James Ingle once referred to me as a "miracle in a corn field". I toured Barretos and I was delighted with the high-level expertise and endless will to help people with limited resources. I visited their very special breast cancer center, which is very well equipped and staffed. In Barretos they treat a large number of patients every day with a warm and generous attitude. They perform outstanding surgeries and organize training courses for fellows to learn or update different techniques and treatment approaches. They are also able to conduct basic science and translational projects in a brand new molecular biology building.

Barretos Cancer Hospital is the perfect example of what can be achieved when inspired physicians and health-care workers get together with a vision to help cancer patients regardless of their ability to pay for their care. With so many barriers to cancer care in developing countries, Barretos Hospital is clearly an outstanding place to find solutions to the delivery of quality medical care, hospital organization, training and enlightened philanthropy.

Bravo and thumbs up Barretos!

MATTHEW ELLIS, Ph.D., MB., BChir., FRCP
Director of the Lester and Sue Smith Breast Center – Baylor College of Medicine
Houston, Texas – USA
Houston, Texas – USA

PREFÁCIO

Após meu casamento com minha esposa brasileira, Rosanamary, há quase 20 anos, comecei a me interessar pelo treinamento e desenvolvimento de carreira de jovens acadêmicos no Brasil, interessados em pesquisa e tratamento de câncer de mama. O Programa de Bolsas de Estudo da Fundação Avon foi um excelente parceiro nisso, e por meio dele eu consegui trabalhar com vários bolsistas e universitários jovens que agora são bem-sucedidos líderes clínicos e de pesquisa em centros de cuidados de mama no Rio de Janeiro, Campinas, São Paulo e Rio Grande do Sul. Há alguns anos, a Fundação Avon levou-me ao Dr. Gustavo Zucca, um talentoso cirurgião do Hospital de Amor de Barretos no interior do estado de São Paulo. Ele visitou o Lester and Sue Smith Breast Center no Baylor College of Medicine, Houston, Texas, em 2015. Posteriormente, em Campinas, o time da Fundação Avon e todos os meus estagiários e visitantes brasileiros se reuniram e decidiram trabalhar documentando os resultados dos pacientes no sistema privado *versus* os do sistema público tanto no Brasil como em Houston. O objetivo, em longo prazo, seria desenvolver um plano com base em dados para abordar as disparidades de resultados no sistema público, que são muito óbvias para todos nós. Nossos primeiros dados foram recentemente apresentados no Simpósio de Câncer de Mama de San Antonio, em 2017, sendo o atraso do diagnóstico do sistema público identificado como uma das questões mais importantes entre as quais devemos abordar para melhorar os resultados.

Como parte desse esforço, realizamos uma reunião no Hospital de Câncer de Barretos, em junho de 2017. Fiquei surpreso ao encontrar uma maravilhosa ilha de excelência científica no "meio de um campo de cana-de-açúcar"! Isto me lembrou a Clínica Mayo, em Minnesota, em que o Dr. James Ingle se referiu uma vez a mim como sendo um "milagre em um campo de milho". Viajei para Barretos e fiquei encantado com os conhecimentos de alto nível e a infinita vontade de ajudar as pessoas com recursos limitados. Visitei o centro especial de câncer de mama, que é muito bem equipado e bem representado. Em Barretos, todos os dias um grande número de pacientes são atendidos de forma calorosa e generosa. Eles realizam cirurgias excepcionais e organizam cursos de treinamento para estudantes que desejam aprender ou atualizar diferentes técnicas e abordagens de tratamento. Também são capazes de realizar projetos básicos de ciências e translação em um novo edifício de biologia molecular.

Hospital de Amor de Barretos é o exemplo perfeito do que pode ser alcançado quando médicos e profissionais de saúde inspirados se juntam para ajudar os pacientes com câncer, independentemente da capacidade de pagar pelo seu atendimento. Com tantas barreiras ao cuidado do câncer nos países em desenvolvimento, o Hospital de Barretos é claramente um lugar excelente para encontrar soluções para a prestação de cuidados médicos de qualidade, organização hospitalar, capacitação e filantropia esclarecida.

Bravo e palmas Barretos!

MATTHEW ELLIS, Ph.D., MB., BChir., FRCP
Diretor do Lester e Sue Smith Breast Center – Baylor College of Medicine
Houston, Texas – EUA
Houston, Texas – EUA

MOMENTO DE HISTÓRIA

Em meados da década de 1980, não existia, na Fundação Pio XII, nenhum serviço ou procedimento em reconstrução de mamas. Foi nesta época que fui a um Simpósio na cidade de São José do Rio Preto, na sociedade médica, onde um dos temas da aula era Retalhos para Reconstrução de Mama, em que foi apresentada a técnica de retalho reto abdominal, usando apenas a parte superior do músculo aponeurótico e pele. Foi neste Simpósio que tomei conhecimento de um retalho inovador, o retalho miocutâneo do grande dorsal, curso este ministrado por um cirurgião plástico de Niterói-RJ que nos mostrou toda a anatomia referente a este retalho.

Voltei para a Fundação Pio XII com o propósito de fazer este retalho. Na época, a mesma era incipiente, na verdade, era somente e tão somente o antigo Hospital São Judas Tadeu. No entanto, fiz este procedimento uma semana após ter aprendido no Simpósio.

Fiquei fascinado com a ideia de reconstruir a mama com aquele retalho que necessitaria de uma prótese para a confecção da reconstrução. Éramos um hospital muito pobre e de pacientes muito pobres, e logo abandonei esta ideia, retomando-a anos após.

Em 1992, Dr. Mario Rietjens (ex-residente de nosso hospital), vindo do hospital de Paris, Gustav Roussi, trouxe-nos um vídeo de uma cirurgia inovadora de retalho miocutâneo de reto abdominal. Após duas semanas, consegui fazer a primeira cirurgia deste tipo no hospital São Judas. Com esta cirurgia, estava criando o serviço de reconstrução no nosso hospital.

Meu grande mestre, Dr. Domingos Boldrini, desaconselhou-me a fazer esse tipo de cirurgia. Ele era para mim o meu maior mentor, o peso da sua opinião era muito grande, pois havia me ensinado tudo a respeito da arte da cirurgia, mas eu era desobediente, não ouvi seus conselhos (chance de ser processado, problemas com o CRM etc.) e continuei fazendo o TRAM.

Em 1996, com ajuda e incentivo do Dr. Paulo Prata, inclusive financeiro, após convite do Dr. Mario Rietjens no Instituto Europeu de Oncologia em Milão, fui para Itália lá aprender as técnicas de uma cirurgia inovadora na época, a oncoplástica, que nada mais é do que utilizar técnicas de cirurgia plástica para reparar forma e volume das mamas.

Após este treinamento, voltei a Barretos, e, conversando novamente com Dr. Paulo Prata, o verdadeiro criador deste departamento, o mesmo concedeu-me a possibilidade de usar prótese para recompor as mamas das pacientes. Continuamos fazendo este tipo de cirurgia como um apêndice a mais de outras tantas cirurgias que eu fazia.

Em 2005, o hospital tomou outro rumo, sendo que cada profissional pôde escolher a área de oncologia que mais gostava.

Com a apoio da Dra. Scylla Prata, foi criado o Departamento de Mastologia e Reconstrução da Fundação Pio XII. A Dra. Scylla é hoje a nossa criadora e madrinha.

O Departamento começou a crescer, vieram os colegas, Dr. Gustavo Fabri, Dr. Rodrigo Michelli, os precursores. Após, veio o Dr. René, Dr. Zucca, Dr. Antonio Bailão e mais recentemente o Dr. Idam como mastologista do grupo, porém dedicado às ações preventivas do câncer de mama.

Em 2008, ouvi que o curso de oncoplástica iniciado em Ribeirão Preto pelo Dr. Angelo Matthes estava em risco de terminar. Sempre o admirei como professor, então solicitei que viesse conversar para trazer este curso até nós. Assim, fomos os pioneiros em treinamento da cirurgia oncoplástica e reconstrução mamária no Brasil e passamos a contribuir cada vez mais, não apenas com assistência, mas também na formação do cirurgião de mama. Hoje estamos na quinta turma com muito orgulho!

Sempre fui um incentivador do GAMMA, grupo de mulheres mastectomizadas, e até hoje às sextas-feiras nos reunimos para discutir e tirar dúvidas de assuntos relacionados com o câncer de mama.

Nosso departamento acompanhou o crescimento da Instituição e hoje é responsável pelo maior número de atendimentos e cirurgias da Instituição. Somos responsáveis por inúmeros trabalhos científicos e participações em congressos. Além disso, somos procurados frequentemente para estágios por colegas de outros serviços ou até de outros países.

Tenho orgulho de fazer parte da história deste Hospital e de ter ajudado nossas pacientes com meu jeito de ser. Nosso departamento foi a semente do que hoje chamamos *Breast Unit*.

DR. RAPHAEL HAIKEL
Cirurgião Oncológico – Fundador do Departamento de Mastologia e Reconstrução Mamária do Hospital de Amor

ERRATA

Por evidente lapso, no Cap. 9 – Mamografia e no Cap. 13 – Tomossíntese, a grafia correta da autora e créditos corretos são:

ANAPAULA HIDEMI UEMA WATANABE
Médica Radiologista da Mama – Departamento de Prevenção do Hospital de Amor de Barretos
Coordenadora do Programa de Rastreamento Mamográfico do Hospital de Amor de Barretos

Também, nos mesmos capítulos, Cap. 9 – Mamografia e no Cap. 13 – Tomossíntese, foi omitido o nome do coautor, cujo crédito é o seguinte:

RENATO FRANÇA CARON
Físico Médico do Departamento de Prevenção do Hospital de Amor de Barretos
Especialista em Física do Radiodiagnóstico pela Associação Brasileira de Física Médica

COLABORADORES

ALINE VEDOVATO ZUCCA MATTHES
Psico-Oncologista
Ex-Coordenadora do GAMMA (Grupo de Mulheres Mastectomizadas) do Hospital de Amor de Barretos (HAB), SP
Mestre em Psicologia pela Universidade Mackenzie, SP

ALLISON BRUNO BARCELOS BORGES
Médico-Titular, Rádio-Oncologista do Departamento de Radioterapia do Hospital de Amor de Barretos (HAB), SP

ALMIR JOSÉ SARRI
Fisioterapeuta
Coordenador do Departamento de Fisioterapia do Hospital de Amor de Barretos (HAB), SP
Coordenador do Programa de Fisioterapia em Oncologia do HAB
Coordenador da Comissão de Residência Multiprofissional (COREMU) do HAB
Mestre e Doutor pelo DGOM/FMB/UNESP

AMANDA MENEZES DE CARVALHO
Nutricionista no Setor de Ginecologia/Mastologia/Oncologia do Hospital de Amor de Barretos (HAB), SP
Especialista em Nutrição da Saúde e Qualidade de Vida da Faculdade de Medicina de São José do Rio Preto (FAMERP), SP
Desenvolvedora da Plataforma de Indicadores de Nutrição Clínica via RedCap do HAB, SP

ANA PAULA HIDEMI UEMA WATANABE
Médica-Titular, Radiologista do Setor de Radiologia Mamária do Departamento de Prevenção e Coordenadora do Programa de Rastreamento Mamográfico da DRS 5 do Hospital de Amor de Barretos (HAB), SP

ANA PAULA VICTOR SCHMITT
Médica-Residente em Cirurgia Oncológica no Hospital de Amor de Barretos (HAB), SP

ANDRÉ LUIZ SILVEIRA
Cirurgião Oncológico, do Departamento de Mama e Reconstrução do Hospital de Amor de Jales, SP

ANGÉLICA NEUBER DE CASTRO
Assistente Social do Hospital de Amor de Barretos (HAB), SP

ÂNGELO DO CARMO SILVA MATTHES
Ginecologista, Obstetra e Mastologista
Pioneiro em Cirurgia Oncoplástica Mamária no Brasil e no Mundo
Coordenador do Departamento de Ginecologia e Obstetrícia da Faculdade de Medicina da Universidade de Ribeirão Preto (UNAERP), SP
Supervisor do Centro de Treinamento em Oncoplástica (CTO) no Hospital de Amor de Barretos (HAB), SP
Mestre e Doutor pelo Departamento de Ginecologia e Obstetrícia da Faculdade de Medicina de Ribeirão Preto (DGO/FMRP/USP), SP

ANTÔNIA SANTA ROLIM MOURA
Psicóloga do Ambulatório da Mulher no Hospital de Amor de Barretos (HAB), SP
Coordenadora do GAMMA, GAT e do SESMT do HAB
Especialista em Gestão de Saúde pela Universidade de Brasília (UnB), DF

ANTÔNIO BAIÃO JÚNIOR
Médico-Titular, Cirurgião Oncológico do Departamento de Mastologia e Reconstrução Mamária no Hospital de Amor de Barretos (HAB), SP
Mestrado em Medicina pela Faculdade de Medicina de Botucatu (FMB/Unesp), SP

BÁRBARA ÍRIS MASCARENHAS FREIRE
Médica-Residente do Departamento de Medicina Nuclear no Hospital de Amor de Barretos (HAB), SP

BIANCA NICOLINI TOLEDO SCHOLER
Médica-Titular, Cirurgiã Oncológica do Departamento de Mastologia e Reconstrução Mamária no Hospital de Amor de Barretos (HAB), SP

BIANCA SAKAMOTO RIBEIRO PAIVA
Enfermeira
Docente do Programa de Pós-Graduação em Oncologia do Hospital de Amor de Barretos (HAB), SP
Grupo de Pesquisa em Cuidados Paliativos e Qualidade de Vida (GPQual) – CNPq
Assessora em Pesquisas – Núcleo de Apoio ao Pesquisador (NAP) do HAB

BRENDA FABÍOLA DELGADO TABOADA
Médica-Residente do Departamento de Mastologia e Reconstrução Mamária do Hospital de Amor de Barretos (HAB), SP

BRUNO DE OLIVEIRA FONSECA
Médico-Titular, Ginecologista do Departamento de Prevenção em Câncer de Colo Uterino e Mama do Hospital de Amor de Barretos (HAB), SP
Mestrado em Oncologia pelo Programa de Pós-Graduação do HAB

CAMILA BOGONI BUDIB
Médica-Residente em Rádio-Oncologia do Departamento de Radioterapia do Hospital de Amor de Barretos (HAB), SP

CARLOS ALBERTO FRUET FILHO
Médico-Titular, Oncologista do Departamento de Oncologia Clínica do Hospital de Amor de Jales, SP

CARLOS EDUARDO PAIVA
Médico-Titular, Oncologista do Departamento de Oncologia Clínica, Ambulatório da Mulher do Hospital de Amor de Barretos (HAB), SP
Pós-Doutorado em Medicina pela Faculdade de Medicina de Botucatu (FMB/Unesp), SP
Docente Permanente e Vice-Coordenador do Programa de Pós-Graduação - HAB

CASSIANO RAMIRO VIEGAS DO NASCIMENTO
Médico-Titular, Anestesiologista do Departamento de Anestesiologia Hospital de Amor de Barretos (HAB), SP

CLÁUDIO DE CARVALHO STANZANI
Médico-Residente em Cirurgia Oncológica no Hospital de Amor de Barretos (HAB), SP

CRISTIANO DE PÁDUA SOUZA
Médico-Titular, Oncologista do Departamento de Oncologia Clínica, Ambulatório da Mulher e do Departamento de Oncogenética do Hospital de Amor de Barretos (HAB), SP
Doutorado em Medicina pela Faculdade de Medicina de Botucatu (FMB/Unesp), SP

DANIEL CARLOS CAGNOLATI
Médico, Anestesiologista do Centro de Anestesiologia de Ribeirão Preto (CARP), SP

DANIELE CARVALHAIS FRANÇA
Médica-Residente do Departamento de Mastologia e Reconstrução Mamária do Hospital de Amor de Barretos (HAB), SP

DANIELLA RAMONE
Médica-Titular, Oncologista do Departamento de Oncologia Clínica, Ambulatório da Mulher do Hospital de Amor de Barretos (HAB), SP
Mestre em Ciências da Saúde pela Universidade Federal de Uberlândia (UFU), MG

DANILO NASCIMENTO SALVIANO GOMES
Médico-Residente em Rádio-Oncologia do Departamento de Radioterapia do Hospital de Amor de Barretos (HAB), SP

DIEGO DE SOUZA LIMA FONSECA
Médico-Residente em Rádio-Oncologia do Departamento de Radioterapia do Hospital de Amor de Barretos (HAB), SP

DIOCÉSIO ALVES PINTO DE ANDRADE
Médico, Oncologista Clínico do Instituto de Oncologia de Ribeirão Preto (Grupo Oncoclínicas/InORP), SP
Mestrando em Oncologia pelo Programa de Pós-Graduação do Hospital de Amor de Barretos (HAB), SP

DOMÍCIO CARVALHO LACERDA
Médico-Titular, Oncologista do Departamento de Oncologia Clínica, Ambulatório da Mulher do Hospital de Amor de Barretos (HAB), SP

FABIANA CRISTINA DA CONCEIÇÃO
Pedagoga do Núcleo de Educação em Câncer (NEC) do Hospital de Amor de Barretos (HAB), SP

FÁBIO MARCELO DA SILVA VALVERDE
Psicólogo, Residente em Psicologia Oncológica no Hospital de Amor de Barretos (HAB), SP

FABÍOLA CARDOSO CLEMENTE
Enfermeira do Departamento de Prevenção do Hospital de Amor de Barretos (HAB), SP

FERNANDA KINCESKI PINA
Médica-Residente em Cirurgia Oncológica no Hospital de Amor de Barretos (HAB), SP

FERNANDO COUTINHO BATISTA
Médico-Residente em Rádio-Oncologia do Departamento de Radioterapia do Hospital de Amor de Barretos (HAB), SP

GERSON LÚCIO VIEIRA
Biomédico, Coordenador do Núcleo de Educação em Câncer (NEC) do Hospital de Amor de Barretos (HAB), SP

GUILHERME FREIRE ANGOTTI CARRARA
Cirurgião Oncológico, Professor-Assistente do Departamento de Cirurgia da Universidade Federal do Triângulo Mineiro (UFTM), MG
Mestre e Doutorando em Oncologia pelo Programa de Pós-Graduação do Hospital de Amor de Barretos (HAB), SP

HELENICE GOBBI
Patologista do Departamento de Patologia da Universidade Federal do Triângulo Mineiro (UFTM), MG
Mestre e Doutora em Patologia pela Universidade Federal de Minas Gerais (UFMG)
Pós-Doutora e *Research Fellow* em Patologia Mamária pela Vanderbilt University – Nashville, EUA

HENRIQUE CAMPOS GALVÃO
Médico-Titular, Geneticista, Coordenador do Departamento de Oncogenética do Hospital de Amor de Barretos (HAB), SP
Mestre em Medicina pela Universidade Federal do Rio Grande do Sul (UFRGS)

IARA VIANA VIDIGAL SANTANA
Médica-Titular, Patologista, Coordenadora do Departamento de Patologia do Hospital de Amor de Barretos (HAB), SP

IDAM DE OLIVEIRA JÚNIOR
Mastologista do Departamento de Mastologia e Reconstrução Mamária, Setor de Prevenção
Mestrando pela Faculdade de Medicina de Botucatu (FMB/Unesp), SP

IGOR ARAÚJO DA SILVA
Mastologista
Fellow em Cirurgia Oncoplástica e Reconstrutora do Departamento de Mastologia e Reconstrução Mamária do Hospital de Amor de Barretos (HAB), SP

ILANA POLEGATTO
Médica-Residente em Cirurgia Oncológica no Hospital de Amor de Barretos (HAB), SP

JANE CAMARGO DA SILVA SANTOS PICONE
Médica-Titular, Radiologista do Setor de Radiologia Mamária do Departamento de Prevenção do Hospital de Amor de Barretos (HAB), SP

JEFERSON RODRIGO ZANON
Nefrologista
Especialista em Cuidados Paliativos pelo Instituto Paliar e pelo Pallium Latinoamericana
Mestre em Ciências da Saúde, Área de Atuação em Oncologia do Hospital de Amor de Barretos (HAB), SP

JÉSSICA PONTE PORTELLA
Médica-Residente do Departamento de Mastologia e Reconstrução Mamária do Hospital de Amor de Barretos (HAB), SP

JOÃO PAULO DE CARVALHO FRANCO
Gerente Administrativo da Unidade de Pesquisa Clínica do Hospital de Amor de Barretos (UPC-HAB), SP

JOÃO PAULO LIMA
Oncologista do Departamento de Oncologia Clínica do Hospital A. C. Camargo – São Paulo, SP

JOÃO SOARES NUNES
Oncologista do Departamento de Oncologia Clínica do Hospital Erasto Gaertner – Curitiba, PR

JONATAS RIBEIRO BENEVIDES
Advogado
Sócio da Geraige Advogados Associados – Barretos, SP
Professor de Direito Processual Civil do Curso de Direito da Faculdade Barretos (UniBarretos), SP
Atuação na Área de Processo Civil, Processo Coletivo, Bioética e Biodireito, com Pesquisas sobre Terminalidade da Vida, Dignidade Humana e Pacientes Terminais
Mestre em Direitos Coletivos e Cidadania pela Universidade de Ribeirão Preto (UNAERP)

JULIANA BERALDO CIORLIA
Médica-Titular do Departamento de Cuidados Paliativos do Hospital de Amor de Barretos (HAB), SP

KAMILA COSTA PANISSI
Psicóloga do Instituto de Prevenção do Hospital de Amor de Barretos (HAB), SP
Especialista em Psicomotricidade pela Faculdade São Fidelis, RJ

LAURA ERCOLIN
Médica-Residente em Rádio-Oncologia do Departamento de Radioterapia do Hospital de Amor de Barretos (HAB), SP

LÍGIA MARIA KERR
Médica-Titular, Patologista do Departamento de Patologia do Hospital de Amor de Barretos (HAB), SP
Doutora em Ciências pela Faculdade de Medicina da Universidade de São Paulo (FMUSP)

LÍVIA CONZ
Mastologista do Instituto de Prevenção do Hospital de Amor de Barretos (HAB), SP
Mestre em Oncologia Mamária pela Faculdade de Ciências Médicas da Universidade Estadual de Campinas (FCM/Unicamp)

LÚCIA THEREZA MASCARENHAS FREIRE OLIVEIRA
Médica-Residente do Departamento de Mastologia e Reconstrução Mamária do Hospital de Amor de Barretos (HAB), SP

LUIZ ANTÔNIO ZARDINI
Diretor do Departamento de Marketing e Captação de Recursos do Hospital de Amor de Barretos (HAB), SP

MARCELA DE OLIVEIRA SANTOS
Enfermeira Coordenadora do Ambulatório da Mulher do Hospital de Amor de Barretos (HAB), SP

MARCELO JOSÉ SANTOS
Médico Nuclear, Titular do Departamento de Medicina Nuclear do Hospital de Amor de Barretos (HAB), SP
Doutor pela Faculdade de Medicina da Universidade de São Paulo (USP)

MÁRCIA MARIA CHIQUITELLI MARQUES
Biomédica, Pesquisadora do Centro de Pesquisa em Oncologia Molecular do Hospital de Amor de Barretos (HAB), SP
Coordenadora do Biobanco do Hospital de Amor de Barretos (HAB), SP

MÁRCIO MITSUGUI SAITO
Médico-Titular, Radiologista do Setor de Radiologia Mamária do Departamento de Prevenção do Hospital de Amor de Barretos (HAB), SP

MARCOS DUARTE DE MATTOS
Médico-Titular, Rádio-Oncologista do Departamento de Radioterapia do Hospital de Amor de Barretos (HAB), SP
Mestre em Medicina pela Escola Paulista de Medicina da Universidade Federal de São Paulo (EPM/Unifesp)

MARINA MOREIRA COSTA ZORZETTO
Médica-Titular, Oncologista Clínica do Departamento de Oncologia Clínica, Ambulatório da Mulher do Hospital de Amor de Barretos (HAB), SP
Mestre em Ciências da Saúde pela Universidade do Vale do Sapucaí (UNIVAS) – Pouso Alegre, MG

NATACHA SILVA MOZ
Enfermeira da Unidade de Pesquisa Clínica do Hospital de Amor de Barretos (UPC-HAB)

NILTON ONARI
Ultrassonografista do Setor de Radiologia Mamária do Departamento de Prevenção do Hospital de Amor de Barretos (HAB), SP

PAULA FREITAS DE OLIVEIRA
Assistente Social do Hospital de Amor de Barretos (HAB), SP

PEDRO HENRIQUE ARAÚJO DE SOUZA
Médico-Titular, Oncologista, Coordenador do Departamento de Oncologia Clínica, Ambulatório da Mulher do Hospital de Amor de Barretos (HAB), SP

PEDRO MELHADO TOVO
Médico-Titular, Fisiatra, Coordenador do Departamento de Fisiatria e do Projeto Bella Vitta do Hospital de Amor de Barretos (HAB), SP

PRISCILA CECLES SILVA
Enfermeira do Departamento de Mastologia e Reconstrução Mamária do Hospital de Amor de Barretos (HAB), SP
Especialização em Estomaterapia pela Faculdade de Medicina de São José do Rio Preto (FAMERP)

RAFAEL ALVES PERDOMO
Cirurgião Oncológico do Departamento de Mama e Reconstrução do Hospital de Amor de Jales, SP

RAPHAEL LUIZ HAIKEL
Médico-Titular, Cirurgião Oncológico do Departamento de Mastologia e Reconstrução Mamária do Hospital de Amor de Barretos (HAB), SP
Fundador do Departamento de Mastologia e Reconstrução Mamária do Hospital de Amor de Barretos (HAB), SP

RENÉ ALOÍSIO DA COSTA VIEIRA
Médico-Titular, Mastologista e Cirurgião Oncológico do Departamento de Mastologia e Reconstrução Mamária do Hospital de Amor de Barretos (HAB), SP
Docente do Programa de Pós-Graduação em Oncologia do HAB
Doutor pela Faculdade de Medicina da Universidade de São Paulo (FMUSP)
Pós-Doutorado pelo DGOM/FMB/UNESP

RODRIGO AUGUSTO DEPIERI MICHELLI
Médico-Titular, Cirurgião Oncológico do Departamento de Mastologia e Reconstrução Mamária e do Departamento de Oncogenética do Hospital de Amor de Barretos (HAB), SP
Mestre em Oncologia pela Faculdade de Medicina da Universidade de São Paulo (FMUSP)

RUBEM FERNANDO LELLIS DA COSTA ANDRADE
Médico-Titular, Rádio-Oncologista do Departamento de Radioterapia do Hospital de Amor de Jales, SP

RUI MANUEL REIS
Coordenador do Centro de Pesquisa em Oncologia Molecular (CPOM) do Hospital de Amor de Jales, SP

RYOKO MORIMOTO
Médica-Titular, Patologista do Departamento de Patologia do Hospital de Amor de Jales, SP

SANDRA GIÓIA
Mastologista do Departamento de Mastologia do Instituto Nacional do Câncer (INCA), RJ

SÍLVIA MARIA PRIOLI DE SOUZA SABINO
Médica-Titular, Radiologista do Setor de Radiologia Mamária do Departamento de Prevenção do Hospital de Amor de Barretos (HAB), SP

THAIS AGNESE LANNES
Médica-Titular, Mastologista do Departamento de Mastologia e Reconstrução Mamária do Hospital de Amor de Barretos (HAB), SP

THIAGO BUOSI SILVA
Coordenador Geral do Centro de Treinamento em Prevenção do Hospital de Amor de Barretos (HAB), SP
Coordenador Adjunto do Comitê de Ética em Pesquisa (CEP-HAB)
Mestre em Genética e Evolução pela Universidade Federal de São Carlos (UFSCar), SP
Doutor em Oncologia pela Faculdade de Medicina da Universidade de São Paulo (FMUSP)

THIAGO GRANDO ALBERTO
Médico-Residente do Departamento de Medicina Nuclear do Hospital de Amor de Barretos (HAB), SP

VINÍCIUS DUVAL DA SILVA
Médico-Titular, Patologista do Departamento de Patologia do Hospital de Amor de Barretos (HAB), SP
Mestre e Doutor pela Universidade Federal do Rio Grande do Sul (UFRGS)
Pós-Doutorado pela University of Arizona, EUA
Bolsista de Produção Científica, CNPq

WILSON EDUARDO FURLAN MATOS ALVES
Médico Nuclear, Titular e Coordenador do Departamento de Medicina Nuclear do Hospital de Amor de Barretos (HAB), SP

ZAIDEN GERAIGE NETO
Advogado, Sócio da Geraige Advogados Associados, em Barretos/SP
Fellow da Harvard Extension School (Cambridge/Massachussets/EUA) para Obtenção do Título de Mestre e Posterior Ingresso no Programa de Pós-Doutorado na Universidade de Harvard, já Tendo Concluído os Créditos em Law and Philosophy e em International Human Rights
Mestre e Doutor em Direito pela Pontifícia Universidade Católica de São Paulo (PUC-SP)

SUMÁRIO

Parte I
Prevenção e Epidemiologia

1. **Registro de Câncer de Mama** 3
   Allini Mafra da Costa

2. **Rastreamento Populacional para o Câncer de Mama** 6
   Thiago Buosi Silva ▪ Raphael Luiz Haikel Jr.

3. **Epidemiologia do Câncer de Mama** 11
   Idam de Oliveira Junior ▪ Lívia Conz

4. **Barreiras e Atraso Diagnóstico em Câncer de Mama** 14
   Thiago Buosi Silva ▪ René Aloísio da Costa Vieira

5. **Semiologia, Exame Físico das Mamas e Auto-Orientação** 18
   Thais Agnese Lannes

6. **Caracterização e Abordagem de Pacientes com Alto Risco para Câncer de Mama** . . . 21
   Bruno de Oliveira Fonseca

7. **Predisposição Hereditária ao Câncer de Mama** 27
   Henrique Campos Galvão

8. **Campanhas de Orientação para a Prevenção ao Câncer de Mama** 32
   Fabíola Cardoso Clemente

Parte II
Radiologia Mamária, Exames Complementares e Medicina Nuclear

9. **Mamografia** 37
   Ana Paula Hidemi Uema Watanabe

10. **Ultrassonografia Mamária** 56
    Nilton Onari

11. **Ressonância Magnética das Mamas (RMM)** . 81
    Jane Camargo da Silva Santos Picone

12. **Mamografia Espectral com Contraste** . . . 102
    Márcio Mitsugui Saito

13. **Tomossíntese** 128
    Ana Paula Hidemi Uema Watanabe

14. **Qualidade de Imagens Mamárias** 147
    Sílvia Maria Prioli de Souza Sabino

15. **Biópsias de Mama** 152
    Daniele Carvalhais França ▪ Nilton Onari

16. **Estadiamento no Câncer de Mama** 155
    Lúcia Thereza Mascarenhas Freire Oliveira
    Cláudio de Carvalho Stanzani

17. **Medicina Nuclear e Câncer de Mama** . . . 164
    Bárbara Íris Mascarenhas Freire
    Thiago Grando Alberto ▪ Marcelo José dos Santos

18. **PET-CT no Câncer de Mama** 169
    Marcelo José dos Santos
    Wilson Eduardo Furlan Matos Alves

Parte III
Patologia Mamária e Aspectos Clínicos e Laboratoriais

19 Carcinoma Ductal *In Situ* 177
Brenda Fabíola Delgado Taboada

20 Aspectos Gerais do Carcinoma Invasivo . 181
Antônio Bailão Júnior

21 Carcinomas Especiais da Mama 185
Jéssica Ponte Portella

22 Câncer de Mama na Gestação. 188
Bianca Nicolin Toledo Scholer

23 Câncer de Mama em Mulheres Jovens . . 192
Rafael Alves Perdomo ▪ André Luiz Silveira
Rubem Fernando Lellis da Costa Andrade
Ryoko Morimoto

24 Princípios Gerais do Tratamento do Câncer de Mama em Idosas 194
Thais Agnese Lannes

25 Câncer de Mama em Homens. 196
Rodrigo Augusto Depieri Michelli

26 Câncer de Mama Localmente Avançado. 199
Antônio Bailão Júnior

27 Classificação Molecular do Câncer de Mama. 204
Iara Viana Vidigal Santana ▪ Vinícius Duval da Silva
Rui Manuel Reis

28 Rotina da Patologia em Câncer de Mama. 210
Lígia Maria Kerr

29 Avaliação do Perfil Genômico para Seleção do Tratamento Adjuvante 213
Cristiano de Pádua Souza

30 Banco de Tumores para o Câncer de Mama. 214
Márcia Maria Chiquitelli Marques

31 Biópsia Líquida em Câncer de Mama . . . 215
Márcia Maria Chiquitelli Marques

Parte IV
Tratamento Sistêmico

32 Neoadjuvante 219
    32.1 Hormonoterapia Neoadjuvante . . . 219
    Carlos Eduardo Paiva
    32.2 Quimioterapia Neoadjuvante para Tumores com Ausência de Hiperexpressão do Receptor HER2 . . 224
    Daniella Ramone
    32.3 Quimioterapia Neoadjuvante no Câncer de Mama HER2 Positivo . . . 228
    Domício Carvalho Lacerda

33 Adjuvante. 231
    33.1 Hormonoterapia Adjuvante 231
    Pedro Henrique Araújo de Souza
    33.2 Quimioterapia Adjuvante 234
    Cristiano de Pádua Souza
    33.3 Tratamento Adjuvante no Câncer de Mama HER2 Positivo. 236
    Marina Moreira Costa Zorzetto

34 Cuidado Paliativo. 240
    34.1 Quimioterapia no Câncer de Mama Metastático 240
    João Soares Nunes
    34.2 Hormonoterapia Paliativa em Câncer de Mama 243
    João Paulo Lima

35 Tendências. 247
    35.1 Pesquisa Clínica em Câncer de Mama 247
    João Paulo de Carvalho Franco
    Gustavo Zucca-Matthes ▪ Natacha Silva Moz
    35.2 Novas Drogas na Terapia Sistêmica para o Câncer de Mama . 251
    Diocésio Alves Pinto de Andrade

Parte V
Cirurgias da Mama

36 Treinamento para Cirurgia Mamária ... 257
Gustavo Zucca-Matthes
Ângelo do Carmo Silva Matthes

37 Evolução das Mastectomias 263
Gustavo Zucca-Matthes

38 Tratamento Conservador do Câncer de Mama 268
Ana Paula Victor Schmitt ▪ Gustavo Zucca-Matthes

39 Cirurgia Oncoplástica 273
Igor Araújo da Silva ▪ Gustavo Zucca-Matthes

40 Abordagem Axilar no Câncer de Mama . 277
Fernanda Kinceski Pina
Rodrigo Augusto Depieri Michelli

41 Reconstrução Mamária 280
Igor Araújo da Silva ▪ Raphael Luiz Haikel
Gustavo Zucca-Matthes

42 Fechamentos de Grandes Ressecções Torácicas no Câncer de Mama 287
Ilana Polegatto ▪ Gustavo Zucca-Matthes

43 Mastectomias Redutoras de Risco 291
Gustavo Zucca-Matthes

44 Quimioterapia Neoadjuvante e Tratamento Cirúrgico do Câncer de Mama 296
René Aloísio da Costa Vieira
Guilherme Freire Angotti Carrara

45 Tratamento Cirúrgico de Pacientes Metastáticas 304
Gustavo Zucca-Matthes

46 Anestesia nas Cirurgias Mamárias 306
Daniel Carlos Cagnolati
Cassiano Ramiro Viegas do Nascimento

47 Influência da Quimioterapia nas Cirurgias de Mamas 311
Daniella Ramone

48 Aspectos da Patologia nas Cirurgias Mamária e Oncoplástica 314
Iara Viana Vidigal Santana ▪ Helenice Gobbi

49 Curativos e Manejo de Feridas em Câncer de Mama 319
Priscila Cecles Silva

Parte VI
Radioterapia

50 Fundamentos e Evolução da Radioterapia 335
Allisson Bruno Barcelos Borges
Marcos Duarte de Mattos

51 Radioterapia e Oncoplástica 338
Allisson Bruno Barcelos Borges ▪ Camila Bogoni Budib
Marcos Duarte de Mattos

52 Radioterapia no Câncer de Mama 340
Allisson Bruno Barcelos Borges
Danilo Nascimento Salviano Gomes
Diego de Souza Lima Fonseca
Marcos Duarte de Mattos

53 Fracionamento Alterado no Câncer de Mama 343
Allisson Bruno Barcelos Borges
Fernando Coutinho Batista ▪ Laura Ercolin
Marcos Duarte de Mattos

54 Futuro da Radioterapia na Mama – Radioterapia Estereotática Ablativa (SBAR) no Câncer de Mama ... 346
Allisson Bruno Barcelos Borges
Marcos Duarte de Mattos

Parte VII
Breast Unit

55 Atendimento em *Workstation*: Experiência no Hospital de Amor de Barretos 351
Marcela de Oliveira Santos

56 Fluxo de Pacientes com Câncer de Mama entre Unidades da Fundação Pio XII 352
André Luiz Silveira ▪ Carlos Alberto Fruet Filho
Jeferson Rodrigo Zanon ▪ Rafael Alves Perdomo

57 Suporte Nutricional da Paciente com Câncer de Mama 354
Amanda Menezes de Carvalho

58 Fisioterapia no Câncer de Mama. 357
Almir José Sarri

59 Papel da Fisiatria no Câncer de Mama . . 370
Pedro Melhado Tovo

60 Contribuições da Psicologia na Especialidade do Câncer de Mama no Hospital de Amor de Barretos 375
Antônia Santa Rolim Moura
Fábio Marcelo da Silva Valverde

61 Oficina de Beleza em Câncer de Mama. . 379
Kamila Costa Panissi

62 Aspectos Legais do Câncer de Mama: Direitos da Instituição e de seus Pacientes 382
Zaiden Geraige Neto ▪ Jonatas Ribeiro Benevides

63 Assistência Social no Câncer de Mama . . 393
Paula Freitas de Oliveira ▪ Angélica Neuber de Castro

64 Departamento de Captação de Recursos e *Marketing* 396
Luiz Antônio Zardini

65 Cuidados Paliativos no Câncer de Mama 400
Juliana Beraldo Ciorlia
Brenda Fabíola Delgado Taboada
Jéssica Ponte Portella

66 Programa de Navegação de Pacientes para Melhorar o Acesso aos Cuidados de Câncer de Mama no Brasil 405
Sandra Gióia ▪ Aline Vedovato Zucca Matthes
Gustavo Zucca-Matthes

67 Educação em Saúde como Ferramenta de Prevenção do Câncer de Mama. 410
Gerson Lúcio Vieira
Fabiana Cristine da Conceição

68 Qualidade de Vida no Câncer de Mama . . 414
Bianca Sakamoto Ribeiro Paiva

69 *Breast Unit*: Unidades de Diagnóstico e Tratamento do Câncer de Mama 419
René Aloísio da Costa Vieira ▪ Gustavo Zucca-Matthes

70 Projeto ECHO: Experiência Internacional 423
Gustavo Zucca-Matthes

Índice Remissivo 426

Câncer de Mama

Uma Filosofia de Tratamento
Breast Unit Barretos – BUB

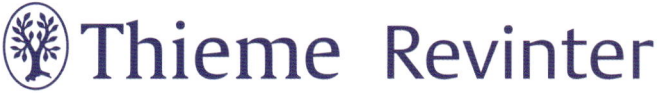

Parte I Prevenção e Epidemiologia

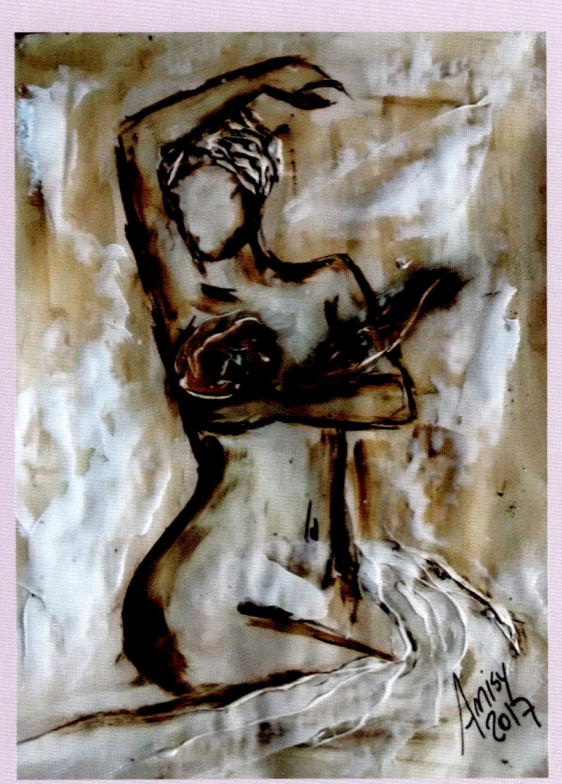

REGISTRO DE CÂNCER DE MAMA

Allini Mafra da Costa

Tumores de mama representam uma causa significativa de morbidade e mortalidade entre as mulheres. O câncer de mama é o câncer mais frequentemente diagnosticado (1,7 milhão) e a principal causa de morte por câncer (521.900 óbitos) entre as mulheres em todo o mundo. No Brasil, o INCA estimou em 2018 que 56 casos de câncer de mama ocorreriam a cada 100.000 mulheres.

Existe uma variação substancial nas taxas de incidência de câncer de mama nas diversas regiões do mundo, que podem de certa maneira ser reflexo principalmente da disponibilidade de serviços de detecção precoce e rastreamento, bem como as diferenças nos fatores de risco. A mamografia geralmente detecta câncer de mama em um estágio mais precoce, quando o tratamento é mais eficiente, e a taxa de cura é maior, diminuindo a mortalidade em uma população.

Registros de Câncer são as principais formas de coleta, armazenamento, processamento e análise de informações sobre essa patologia. O Registro Hospitalar de Câncer (RHC) do Hospital de Câncer de Barretos (HCB), implementado no ano de 1987, caracteriza-se pela coleta de informações a respeito de pacientes diagnosticados e/ou tratados no HCB, não se importando com a origem desses pacientes, justamente por haver vieses de seleção da admissão de cada unidade hospitalar e também por não ser representativo da população geral. Dessa forma se prestam basicamente como base de apoio às necessidades da administração hospitalar, ao programa de controle do câncer nele desenvolvido e principalmente ao paciente individualmente.

Apresenta-se aqui uma visão global sobre a base de dados do Registro Hospitalar de Câncer, tendo como referência os casos de câncer de mama (analíticos e não analíticos) admitidos desde Janeiro de 2000 até Dezembro de 2016. Por se tratar de uma instituição habilitada na Rede de Atenção Oncológica do SUS-SP, os dados são encaminhados à Fundação Oncocentro de São Paulo trimestralmente e podem ser consultados em sua página eletrônica.

Os casos definidos como analíticos, referem-se aos pacientes que chegam aos hospitais, já com o diagnóstico de câncer ou não, sem tratamento prévio para a doença. Entre Janeiro/2000 e Dezembro/2016 foram registrados 12.751 casos analíticos (Quadro 1-1). Do total de casos analíticos, a maioria dos pacientes (54,7%) chegou ao hospital sem diagnóstico anterior de câncer. Os não analíticos totalizaram 2.837 casos de câncer e são aqueles pacientes que chegaram ao hospital com tratamento oncológico já iniciado em outra instituição.

A distribuição proporcional dos tumores por sexo foi de 0,5% (n = 75) entre homens e 99,5% (n = 15.513) entre mulheres. Como esperado, a frequência da doença aumenta com a idade e maiores proporções foram observadas entre idosos (Fig. 1-1). A maioria dos casos apresentavam baixo nível de escolaridade (< Ensino fundamental completo; 71,2%).

A média e a mediana da idade no sexo masculino foram, respectivamente, de 61,8 (dp = 13,6) e 62 anos; idades menores foram observadas no sexo feminino, respectivamente, de 54,2 (dp = 13,0) e 53 anos. A grande maioria dos casos registrados refere-se a indivíduos residentes na região sudeste (81,6%). Os tumores infantis, aqui definidos como aqueles diagnosticados em menores de 19 anos, representam menos que 1% (n = 5) dos casos registrados no período analisado.

No mundo, excluindo os casos de pele não melanoma, o câncer de mama representa o tumor maligno mais frequente entre as mulheres e no HCB também é possível observar tal fato.

Outra informação fundamental é o estádio clínico do tumor no momento do diagnóstico. Esta classificação auxilia o médico no planejamento terapêutico e na avaliação do tratamento proposto, além de servir para a predição do prognóstico. Na análise dos dados segundo estadiamento (Fig. 1-1) foram excluídos 6,4% casos que não foi possível realizar o estadiamento. Na análise dos dados observou-se, no momento do diagnóstico da doença, 60,9% dos casos registrados apresentaram-se em estádios iniciais (0, I ou II), enquanto que 39,1% encontravam-se nos estádios III ou IV (Fig. 1-1).

Tumores estadiados clinicamente em I apresentaram sobrevida global em 5 anos de 92,3%, enquanto que os tumores estadiados clinicamente em IV apresentaram sobrevida em 5 anos de 20,9% (Fig. 1-1).

Quadro 1-1. Número de Casos Analíticos e Não Analíticos de Câncer de Mama Segundo Ano de Admissão. Registro Hospitalar de Câncer do Hospital de Câncer de Barretos – Janeiro de 2000 à Dezembro/2016

Ano	Casos analíticos (%)	Casos não analíticos (%)	Total
2000	282 (69,5)	124 (30,5)	406 (100,0)
2001	361 (75,2)	119 (24,8)	480 (100,0)
2002	418 (78,3)	116 (21,7)	534 (100,0)
2003	487 (77,4)	142 (22,6)	629 (100,0)
2004	495 (76,0)	156 (24,0)	651 (100,0)
2005	593 (81,3)	136 (18,7)	729 (100,0)
2006	759 (84,5)	139 (15,5)	898 (100,0)
2007	721 (83,6)	141 (16,4)	862 (100,0)
2008	751 (77,6)	217 (22,4)	968 (100,0)
2009	802 (77,0)	239 (23,0)	1.041 (100,0)
2010	854 (80,1)	212 (19,9)	1.066 (100,0)
2011	928 (78,8)	250 (21,2)	1.178 (100,0)
2012	1.076 (81,5)	244 (18,5)	1.320 (100,0)
2013	1.031 (89,8)	117 (10,2)	1.148 (100,0)
2014	1.134 (86,8)	172 (13,2)	1.306 (100,0)
2015	1.024 (85,4)	175 (14,6)	1.199 (100,0)
2016	1.035 (88,2)	138 (11,8)	1.173 (100,0)
Total	**12.751 (81,8)**	**2.837 (18,2)**	**15.588 (100,0)**

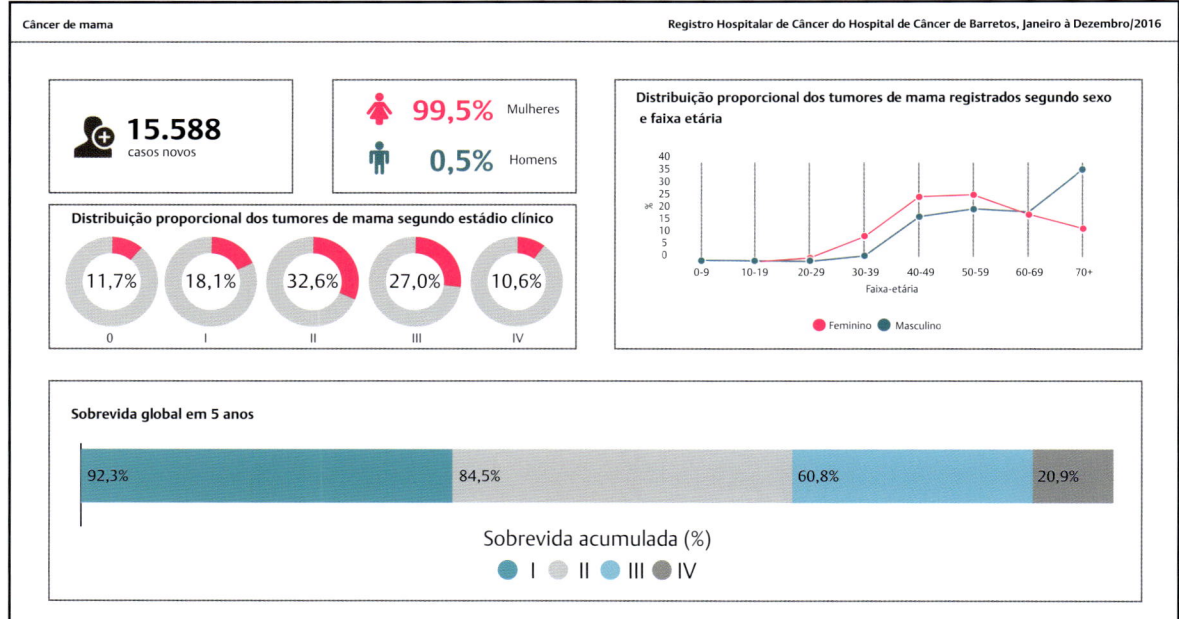

Fig. 1-1. Distribuição proporcional dos tumores de mama segundo sexo, estadiamento clínico, faixa etária e sobrevida global em 5 anos. Hospital de Câncer de Barretos, 2000-2016.

LEITURAS SUGERIDAS

Instituto Nacional do Câncer. Estimativa 2016: Incidência de Câncer no Brasil. In: Vigilância CGdAECdPe, editor. Rio de Janeiro: Ministério da Saúde; 2015.

McGuire S. World Cancer report 2014. Geneva, Switzerland: World Health Organization, international agency for research on cancer, WHO Press, 2015. Adv Nutr. 2016;7(2):418-9.

Torre LA, Bray F, Siegel RL, Ferlay J, Lortet-Tieulent J, Jemal A. Global cancer statistics, 2012. CA: a cancer journal for clinicians. 2015;65(2):87-108.

Vaccarella S, Lortet-Tieulent J, Plummer M, Franceschi S, Bray F. Worldwide trends in cervical cancer incidence: impact of screening against changes in disease risk factors. Eur J Cancer. 2013;49(15):3262-73.

World Health Organization. Breast Cancer Screening. In: IARC Working Group on the Evaluation of Cancer-Preventive Strategies, editor. Lyon, France: IARC Press; 2002.

RASTREAMENTO POPULACIONAL PARA O CÂNCER DE MAMA

Thiago Buosi Silva
Raphael Luiz Haikel Jr.

INTRODUÇÃO

O câncer de mama é o tipo de câncer mais frequente entre as mulheres, excluindo o câncer de pele não melanoma, e a primeira causa de morte por câncer no mundo. A incidência global desta neoplasia aumentou de 641.000 casos, em 1980, para 1.643.000 casos, em 2010, e apresentou uma taxa de 425.000 mortes neste mesmo ano.

Nos Estados Unidos foram estimados 226.870 novos casos de câncer de mama invasivos e 39.510 mortes, em 2012. Dados publicados neste país mostraram que a probabilidade de se desenvolver câncer de mama é de 1 em 27 em mulheres de 40 a 59 anos, 1 em 28 nas mulheres de 60 a 69 anos e de 1 em 8 ao longo de toda a vida.

A incidência do câncer de mama tem aumentado tanto em países desenvolvidos, como em países em desenvolvimento. Isto se deve pela maior expectativa de vida, urbanização e pelo estilo de vida adotado pelas mulheres. No Brasil, foram estimados 57.960 novos casos da doença, com risco relativo de 56,2 casos por 100.000 mulheres para 2016 e 14.206 óbitos em mulheres, em 2013.

Como resultado do aumento do número de casos de câncer de mama nos países em desenvolvimento, associado aos recursos inadequados para os programas de detecção precoce, tratamento e consequentes desproporcionalidades nas altas taxas de mortalidade, o câncer de mama tornou-se uma importante causa de morte prematura e sofrimento nessas partes menos desenvolvidas do mundo. Nos países de baixo e médio recursos (LMCs), o câncer de mama tende a ser diagnosticado em estádios mais avançados, muitas vezes incuráveis, levando a resultados menos favoráveis.

Com isso, torna-se evidente que os esforços devem ser empreendidos para reduzir a morbidade e a mortalidade por câncer de mama, especialmente nos LMCs, como no Brasil.

CONTROLE DO CÂNCER DE MAMA

Táticas de controle do câncer de mama vêm sendo praticadas nacionalmente já há algumas décadas por meio de ações pontualmente esparsas. Recentemente, as ações são focadas em programas de controle do câncer, que correspondem a uma série de ações sistemáticas e integradas, com o objetivo de reduzir a incidência, a mortalidade e a morbidade do câncer. Em geral, os programas contemplam prevenção primária (redução ou eliminação dos fatores de risco), detecção precoce (identificação precoce do câncer ou de lesões precursoras), tratamento, reabilitação e cuidados paliativos. No contexto do câncer de mama, as ações de prevenção visam ao diagnóstico da doença em fase inicial de desenvolvimento e rastreamento, ou seja, a identificação da doença precocemente em indivíduos sintomáticos e a identificação do câncer de mama em indivíduos assintomáticos, respectivamente.

Com os avanços terapêuticos, a contribuição para o aumento da sobrevida geralmente em pacientes com câncer de mama é uma realidade. Desta forma é imprescindível reconhecer que os serviços de saúde promovam campanhas intensivas de educação e orientação, bem como a busca do diagnóstico do câncer em fase mais inicial, utilizando formas de rastreamento de câncer de mama, com o intuito de aumentar e melhorar a sobrevida das mulheres portadoras de câncer de mama.

Atualmente, podem ser consideradas intervenções para detecção precoce do câncer de mama: mamografia (MMG), autoexame das mamas (AEM), exame clínico das mamas (ECM), ressonância magnética (RM), ultrassonografia (USG), termografia e tomossíntese. Entretanto, o Ministério da Saúde do Brasil faz fraca recomendação para o rastreamento do câncer de mama por mamografia em mulheres de 50 a 69 anos de idade, sendo contra todas as demais estratégias disponíveis.

Mundialmente, a MMG e o ECM são os principais meios disponíveis com características razoáveis para a detecção precoce de câncer de mama (pré-sintomático). Entretanto, a mamografia é o tipo de exame mais utilizado para a detecção da doença. Há evidências de que o rastreamento populacional por mamografia diminua a mortalidade por câncer de mama em mulheres de 50 a 69 anos, porém pode estar associado a danos, incluindo a detecção de cânceres clinicamente insignificantes que não representam ameaça à vida (sobrediagnóstico). Amplamente debatido, o sobrediagnóstico pode estar ausente, como apresentado em alguns estudos ou variar de 1 a 10%. A maioria das sociedades especializadas, no entanto, é claramente a favor do rastreamento mamográfico para o diagnóstico precoce do câncer de mama.

Outro ponto que vem sendo discutido na comunidade científica é o esforço dispensado no rastreamento do câncer de mama, para que uma vida possa ser salva. Com base em uma metanálise de ensaios controlados aleatórios, o número de mulheres rastreadas necessárias para prevenir uma morte por câncer de mama depende da idade da mulher. Para mulheres com idade entre 39 a 49 anos são necessárias 1.904 mulheres (IC 95%, 929-6.378), para mulheres de 50 a 59 anos são necessárias 1.339 mulheres (IC 95%, 322-7,455) e para mulheres de 60 a 69 anos, 377 mulheres são necessárias (IC 95%, 230-1,050).

Mesmo assim, a mamografia tem sido utilizada na maioria dos países desenvolvidos e é considerada o exame padrão ouro para o diagnóstico precoce do câncer de mama, uma vez que contribui para uma redução de aproximadamente 30% na mortalidade decorrente desta neoplasia. Diversos estudos randomizados demonstraram redução na mortalidade por câncer de mama após rastreamento mamográfico em mulheres entre 40 e 69 anos. Porém, alguns estudos não conseguiram evidências suficientes para corroborar com esta conclusão.

As menores taxas de mortalidade por câncer de mama acontecem em países desenvolvidos e se devem principalmente aos programas de rastreamento da doença. Diversos estudos comprovam que o melhor método para diminuir as taxas de mortalidade é o rastreamento mamográfico. Dados divulgados em um estudo realizado na Espanha, em que foram avaliadas as mortalidades por câncer de mama em mulheres que haviam participado de programas de rastreamento, mostraram uma mortalidade específica da doença de 1,7% neste grupo, enquanto que as mulheres que não participaram de rastreamento, as sintomáticas, apresentaram uma mortalidade de 8% por câncer de mama.

No Brasil o rastreamento mamográfico ainda é muito discreto, ao passo que os índices de cobertura de mamografias na população-alvo são baixos em todas as faixas etárias, principalmente nos estados de menor nível socioeconômico. Assim, políticas públicas devem ser implementadas para que se invista em diagnóstico e tratamento precoces, sendo que o rastreamento é uma ferramenta essencial para atingir tais objetivos, sendo o principal a redução da mortalidade por câncer de mama.

Estudo foi conduzido em Barretos para descrever a cobertura e o desempenho de um programa de rastreamento do câncer de mama implementado com unidades móveis no norte do estado de São Paulo. Neste estudo, 122.634 mulheres foram selecionadas para exames mamográficos em uma das unidades móveis do Hospital de Câncer de Barretos, representando uma taxa de cobertura cumulativa de 54,8% na população-alvo. Para as rodadas iniciais e subsequentes, as taxas de reconvocação foram de 12,25 e 6,10%, e as taxas de detecção de câncer foram de 3,63 (IC 95%: 3,23-4,10) e 1,94 (IC 95% 1,59-2,41), respectivamente. Os casos detectados no rastreamento apresentaram prognósticos mais favoráveis do que os casos clinicamente detectados, incluindo menor tamanho do tumor e menor risco de detecção no estágio tardio (RR 0,14 IC 95%: 0,074-0,25).

DEPARTAMENTO DE PREVENÇÃO DO HOSPITAL DE CÂNCER DE BARRETOS

O Departamento de Prevenção do Hospital de Câncer de Barretos (HCB) iniciou suas atividades no ano de 1994 com um dos mais simples exames preventivos: a coleta do Papanicolaou para o diagnóstico do câncer do colo do útero. Em 2003 iniciou-se no Hospital de Câncer de Barretos o programa de rastreamento do câncer de mama que se tornaria o primeiro programa de rastreamento organizado do câncer no Brasil, em mulheres de 40 a 69 anos de idade, com a utilização de unidades fixas e móveis.

Fazendo uso de sua estrutura e experiência o Hospital de Câncer de Barretos construiu a sua primeira unidade móvel equipada com mamógrafo. Esta unidade foi construída em um ônibus, contendo uma sala com um mamógrafo, uma sala de câmara escura e salas para a coleta de Papanicolaou, que percorria as 18 cidades do Diretório Regional de Saúde de Barretos (DRS-V) e era responsável pelo rastreamento numa área com mais de 500.000 habitantes e um público-alvo (mulheres de 40 a 69 anos para mamografia) representado por mais de 100.000 mulheres.

Com o projeto em pleno funcionamento e apresentando ótimos resultados na região de Barretos, a ideia agora era a de expansão. Em 2004, optou-se pela construção da 3ª unidade móvel com a adaptação de uma carreta reboque para o atendimento da população carente residente em outros estados brasileiros. Neste mesmo ano iniciaram-se as atividades da unidade de transporte, com o objetivo de aumentar a cobertura populacional para o projeto de rastreamento do câncer de mama, na região. A unidade de transporte é um ônibus com capacidade para 46 passageiros e que faz o transporte das mulheres a partir de pontos específicos na cidade até o Departamento de Prevenção do Hospital de Câncer de Barretos.

O exitoso projeto se expandiu e atualmente o departamento de Prevenção do Hospital de Câncer de Barretos conta com 35 equipamentos de mamografia distribuídos em 12 unidades móveis e 7 unidades fixas, que juntas atendem uma demanda de mamografia de 199 municípios. Somente no ano de 2016 foram 98.000 km percorridos pelas unidades móveis de mamografia, realizando dezenas de milhares de exames gratuitamente.

O método de atuação do Hospital de Câncer de Barretos no rastreamento do câncer é idêntico em todo o país. Em todos os municípios onde exista uma unidade móvel do Hospital de Câncer de Barretos atuando, existe também uma unidade fixa de retaguarda. Nas unidades móveis são realizados os exames de rastreamento, sendo as imagens obtidas enviadas para uma unidade fixa próxima ou para uma central de laudos, via telerradiologia, onde especialistas emitem os laudos correspondentes. Quando alguma alteração passível de investigação é identificada, o paciente é convocado para exames complementares em uma unidade fixa de apoio. Caso seja feito diagnóstico de lesão maligna, a paciente é enviada para uma unidade hospitalar do Hospital de Câncer de Barretos mais próxima para tratamento, sendo estas localizadas em Barretos (SP), Jales (SP) ou Porto Velho (RO).

Resultados do Programa de Rastreamento do Câncer de Mama do Hospital de Câncer de Barretos por meio de Unidades Móveis de Prevenção

Em 2003, foi realizado um estudo com a intenção de identificar estratégias para melhorar a aceitação do rastreamento em massa dos cânceres de mama e cervical em uma população de uma região rural remota, utilizando-se de unidade móvel de prevenção. O estudo foi conduzido na região de Barretos, que compreende 18 municípios, e 7.192 mamografias foram realizadas entre os anos de 2003 e 2004, em uma população predominantemente de baixa escolaridade (> 90% com até 8 anos de estudo) e baixa renda (> 65% pobres ou muito pobres). Este parece ser o primeiro estudo sobre o uso de unidades móveis para melhorar a captação de mamografias na América do Sul. Neste estudo, os agentes comunitários de saúde e programas de rádio foram as principais estratégias relatadas pelas usuárias da unidade móvel como meios efetivos de divulgação do programa.

Em estudo conduzido por Haikel Jr *et al.* (2012), onde se avaliaram os resultados do primeiro *round* de um rastreamento mamográfico organizado na região do município de Barretos, constatou-se que este programa de rastreamento é viável para implementação em um território rural brasileiro, e os dados favorecem a continuação do programa. Neste estudo, que foi conduzido entre abril de 2003 e março de 2005, 17.964 mulheres (33,1% das mulheres elegíveis para rastreamento) realizaram exames de mamografia em uma unidade do Hospital de Câncer de Barretos (46,1% e 53,9% realizaram seus exames nas unidades fixa e móvel, respectivamente) e 76 foram diagnosticadas com câncer de mama, das quais 43,4% tinham lesões em estágios iniciais de desenvolvimento (EC 0 e I).

Com intuito de verificar o impacto do rastreamento do câncer de mama em mulheres de 40 a 49 anos em uma região do interior do estado de São Paulo, Mattos *et al.* (2013) conduziram um estudo com mulheres assintomáticas, que realizaram mamografia de rastreamento entre janeiro de 2003 e dezembro de 2007. A regressão logística foi utilizada para estimar o risco de câncer de mama por faixa etária (40-49, 50-59, 60-69 anos). Das 27.113 mulheres selecionadas, 51,9% (14.082) tinham idade entre 40-49 anos. O *odds ratio* (OR) do câncer de mama entre a coorte de idade de 45-49 anos não foi significativamente diferente do das mulheres de 60 a 69 anos (OR = 0,64; IC 95% 0,39 a 1,03). Assim, conclui-se no estudo que o risco de câncer de mama entre as mulheres com idades compreendidas entre os 45 e os 49 anos é equivalente ao das mulheres de 60 a 69 anos, indicando que o rastreio do câncer de mama nesta região do Brasil deve começar com a idade de 45 anos ou imediatamente a partir de então.

Avaliando-se alguns resultados recentes produzidos pelo Hospital de Câncer de Barretos, em suas unidades fixas e móveis, observa-se que, no ano de 2016, foram produzidas 126.755 mamografias, das quais 62% foram realizadas nas unidades móveis. É de se esperar que as mulheres recorram principalmente às Unidades Móveis para a realização de seus exames de prevenção, uma vez que esta estratégia seja comprovadamente facilitadora, encurtando distâncias, e eficiente para a redução de barreiras. De todas as mamografias realizadas, 91,6% foram exames de rastreamento (mulheres assintomáticas).

O programa de rastreamento do câncer de mama do Departamento de Prevenção do Hospital de Câncer de Barretos começou em meados dos anos 2000, mas foi considerado como organizado desde o ano de 2011. Desde então, apenas nos 18 municípios que compreendem o Departamento Regional de Saúde de Barretos (DRS- V), foram realizados 127.094 exames de mamografia, assim distribuídos: 37.014 exames no primeiro *round* (2011-2012), 44.406 exames no segundo *round* (2013- 2014) e 45.674 no terceiro (2015-2016).

Nestes mesmos anos foram diagnosticados 115 casos de câncer de mama em 2011 (51,3% em mulheres de rastreamento), 139 em 2012 (53,2% rastreamento), 139 em 2013 (49,6% rastreamento), 147 em 2014 (55,1% rastreamento), 151 em 2015 (53,6% rastreamento) e 140 em 2016 (57,1% rastreamento). Destes casos de câncer de mama, 55,2 e 77,7% foram diagnosticados em estádio clínico 0 e I (TNM - UICC) na população geral e assintomática, respectivamente; 24,9 e 16,4% foram diagnosticados em estádio clínico II na população geral e assintomática, respectivamente e 19,8 e 5,9% em estádio clínico EC III e IV na população geral e assintomática, respectivamente.

Portanto, nota-se que o emprego da unidade móvel de prevenção como estratégia para o rastreamento do câncer de mama é factível, viável, apresenta boa aceitação e ótimos resultados quanto ao número de casos de câncer diagnosticados e na diminuição do estadiamento da doença.

LEITURAS SUGERIDAS

American Cancer Society. *Cancer Facts & Figures 2012.* Atlanta: American Cancer Society; 2012.

Bihrmann K, Jensen A, Olsen AH et al. Performance of systematic and non-systematic ('opportunistic') screening mammography: a comparative study from Denmark. *J Med Screen.* 2008;15(1):23-6.

Brasil. Ministério da Saúde. Instituto Nacional de Câncer José Alencar Gomes da Silva (INCA). Coordenação Geral de Ações Estratégicas. Coordenação de Prevenção e Vigilância. *Estimativa 2012: incidência de câncer no Brasil.* Rio de Janeiro: INCA; 2011. 118 p.

Brasil. Ministério da Saúde. Instituto Nacional do Câncer - INCA. *Controle do Câncer de Mama: Documento do Consenso Rio de Janeiro, 2004.* Disponível em: http://www.inca.gov.br/publicacoes/Consensointegra.pdf.

da Costa Vieira RA, Lourenço TS, Mauad EC et al. Barriers related to non-adherence in a mammography breast-screening program during the implementation period in the interior of São Paulo State, Brazil. *Journal of Epidemiology and Global Health.* 2015;5(3):211-9.

Desantis C, Ma J, Bryan L, Jemal A. Breast cancer statistics, 2013. *CA Cancer J Clin* 2013.

Forouzanfar MH, Foreman KJ, Delossantos AM et al. Breast and cervical cancer in 187 countries between 1980 and 2010: a systematic analysis. *Lancet.* 2011;378(9801):1461-84.

Garcia Fernandez A, Chabrera C, Garcia FM et al. Mortality and recurrence patterns of breast cancer patients diagnosed under a screening programme versus comparable non-screened breast cancer patients from the same population: analytical survey from 2002 to 2012. *Tumour biology : the journal of the International Society for Oncodevelopmental Biology and Medicine.* 2014;35(3):1945-53.

Gotzsche PC, Nielsen M. Screening for breast cancer with mammography. *Cochrane Database Syst Rev.* 2006(4):CD001877.

Greenwald Z, Fregnani J, Longatto-Filho A et al. The performance of mobile screening units in a breast cancer screening program in Brazil. *Cancer Causes & Control* 2017:1-9.

Haikel RL Jr, Mauad EC, Silva TB et al. Mammography-based screening program: preliminary results from a first 2-year round in a Brazilian region using mobile and fixed units. *BMC Women Health.* 2012;12:32.

Hanley J, Hannigan A, O'Brien K. Mortality reductions due to mammography screening: Contemporary population-based data. *PloS one.* 2017;12(12):e0188947.

Instituto Nacional de Câncer José Alencar Gomes da Silva. *Estimativa 2016: incidência de câncer no Brasil.* Rio de Janeiro, RJ: INCA; 2015.

Instituto Nacional de Câncer José Alencar Gomes da Silva. *Tipos de câncer: mama.* INCA; 2017. Disponível em: http://www2.inca.gov.br/wps/wcm/connect/tiposdecancer/site/home+/mama/cancer_mama

Instituto Nacional de Câncer José Alencar Gomes da Silva. *Diretrizes para a detecção precoce do câncer de mama no Brasil.* Rio de Janeiro/RJ: INCA; 2015.

Jorgensen KJ, Zahl P-H, Gotzsche PC. Breast cancer mortality in organised mammography screening in Denmark: comparative study. *BMJ.* 2010;340:c1241.

Lund E, Nakamura A, Thalabard JC. No overdiagnosis in the Norwegian Breast Cancer Screening Program estimated by combining record linkage and questionnaire information in the Norwegian Women and Cancer study. *Eur J Cancer.* 2018;89:102-12.

Mandelblatt JS, Cronin KA, Bailey S et al. Effects of mammography screening under different screening schedules: model estimates of potential benefits and harms. *Ann Intern Med* 2009;151(10):738-47.

Mattos JSDC, Mauad EC, Syrjänen K et al. The impact of breast cancer screening among younger women in the Barretos Region, Brazil. *Anticancer Research.* 2013;33(6):2651-5.

Mauad E, Nicolau S, Moreira L et al. Adherence to cervical and breast cancer programs is crucial to improving screening performance. *Rural and Remote Health.* 2009;9(3).

Mauad E, Silva T, Haikel R et al. Is community intervention in breast cancer screening in Brazil feasible? *J Medi Screen.* 2011;18(1):51.

Mauad EC, Nicolau SM, Gomes UA et al. Can mobile units improve the strategies for cervical cancer prevention? *Diagn Cytopathol.* 2010;38(10):727-30.

Miller AB, To T, Baines CJ, Wall C. Canadian National Breast Screening Study-2: 13-year results of a randomized trial in women aged 50-59 years. *J Natl Cancer Inst.* 2000;92(18):1490-9.

Miller AB, Wall C, Baines CJ et al. Twenty five year follow-up for breast cancer incidence and mortality of the Canadian National Breast Screening Study: randomised screening trial. *BMJ.* 2014;348:g366.

National Cancer Institute. Breast Cancer Screening (PDQ®)–Health Professional Version: NIH; 2017. Available from: https://www.cancer.gov/types/breast/hp/breast-screening-pdq#section/_AboutThis_1.

Nelson HD, Tyne K, Naik A et al. Screening for breast cancer: an update for the US Preventive Services Task Force. *Ann Intern Med.* 2009;151(10):727-37.

Nelson HD, Tyne K, Naik A et al. Screening for breast cancer: an update for the U.S. Preventive Services Task Force. *Ann Intern Med.* 2009;151(10):727-37, W237-42.

Parkin DM, Bray F, Ferlay J, Pisani P. Global cancer statistics, 2002. *CA Cancer J Clin* 2005;55(2):74-108.

Puliti D, Duffy SW, Miccinesi G et al. Overdiagnosis in mammographic screening for breast cancer in Europe: a literature review. *J Medical Screen.* 2012;19(1_suppl):42-56.

Sardanelli F, Aase HS, Álvarez M *et al.* Position paper on screening for breast cancer by the European Society of Breast Imaging (EUSOBI) and 30 national breast radiology bodies from Austria, Belgium, Bosnia and Herzegovina, Bulgaria, Croatia, Czech Republic, Denmark, Estonia, Finland, France, Germany, Greece, Hungary, Iceland, Ireland, Italy, Israel, Lithuania, Moldova, The Netherlands, Norway, Poland, Portugal, Romania, Serbia, Slovakia, Spain, Sweden, Switzerland and Turkey. *Eur Radiol.* 2017;27(7):2737-43.

Siegel R, Naishadham D, Jemal A. Cancer statistics, 2012. *CA Cancer J Clin.* 2012;62(1):10-29.

Silva T, Mauad E, Carvalho A *et al.* Difficulties in implementing an organized screening program for breast cancer in Brazil with emphasis on diagnostic methods. *Rural Remote Health.* 2013;13(2):2321.

Smith RA, Brooks D, Cokkinides V *et al.* Cancer screening in the United States, 2013: a review of current American Cancer Society guidelines, current issues in cancer screening, and new guidance on cervical cancer screening and lung cancer screening. *CA Cancer J Clin.* 2013;63(2):88-105.

Thomas DB, Gao DL, Ray RM *et al.* Randomized trial of breast self-examination in Shanghai: final results. *J Natl Cancer Inst.* 2002;94(19):1445-57.

U.S. Preventive Services Task Force (USPSTF). Screening for breast cancer: U.S. Preventive Services Task Force recommendation statement. *Ann Intern Med.* 2009;151(10):716-26, W-236.

Union for International Cancer Control (UICC). TNM: Classification of malignant tumours. In: Brierley JD, Gospodarowicz MK, Wittekind C (eds), 8th ed. New York: Wiley-Blackwell; 2017.

Yip CH, Smith RA, Anderson BO *et al.* Guideline implementation for breast healthcare in low- and middle-income countries: early detection resource allocation. *Cancer* 2008;113(8 Suppl):2244-56.

EPIDEMIOLOGIA DO CÂNCER DE MAMA

Idam de Oliveira Júnior
Lívia Conz

O processo de industrialização mundial, em especial no último século, determinou crescente e irrevogável redefinição de padrões de vida, com redução de taxas de mortalidade e natalidade e aumento da expectativa de vida. O consequente envelhecimento populacional determinou modificações no contexto saúde-doença em todo o mundo, com diminuição da taxa de doenças infecciosas e aumento concomitante de doenças crônico-degenerativas, especialmente as doenças cardiovasculares e o câncer.

Amplamente considerada doença de países desenvolvidos e com grandes recursos financeiros, o câncer, nas últimas décadas, tornou-se um fardo em países em desenvolvimento, especialmente aqueles com recursos financeiros limitados. De acordo com a Organização Mundial da Saúde até 2030 ocorrerão 27 milhões de novos casos de câncer, 17 milhões de mortes relacionadas com o câncer, com 75 milhões de habitantes portadores de neoplasias. O maior efeito desse aumento será em países com renda baixa à média, com poucos recursos assistenciais.

Neste contexto, destaca-se o câncer de mama, dado que esta é a neoplasia maligna mais comumente diagnosticada em mulheres, na maioria dos países no mundo todo. Desde 2008 a incidência de neoplasia mamária aumentou mais de 20%, representando um quarto de todos os cânceres diagnosticados no sexo feminino, com aumento das taxas de mortalidade específica em 14%. Segundo estimativas da International Agency for Research on Cancer (IARC), 1,7 milhão de mulheres foram diagnosticadas com câncer de mama no mundo todo em 2012.

Apesar de as taxas de incidência apresentarem aumento na maioria dos países, existe grande disparidade entre os índices de regiões desenvolvidos e em desenvolvimento. As taxas de incidência mais elevadas permanecem nas regiões mais desenvolvidas, como América do Norte, Europa Ocidental e Austrália, porém, mais da metade (52%) dos novos casos de câncer de mama ocorrem em países economicamente em desenvolvimento, sendo as maiores taxas de mortalidade por câncer de mama encontradas nos países africanos.

Em relação à distribuição global, os países asiáticos contabilizaram 39% dos casos novos e 44% das mortes, enquanto Estados Unidos e Canadá, que representam apenas 5% da população mundial, apresentatam 15% dos novos casos e 9% das mortes pela doença. Em contrapartida, os países africanos, que juntos somam 15% da população mundial, tiveram 8% do total de novos casos e 12% das mortes por câncer de mama registrados, exemplificando os dados que indicam que os casos diagnosticados em estádios mais avançados determinam piora na sobrevida pela doença.

No Brasil, em 2014, ocorreram 57.120 novos casos de câncer de mama. Esse tipo de câncer é o mais frequente nas mulheres das regiões Sudeste (71,18/100.000), Sul (70,98/100.0000), Centro Oeste (51,30/100.000) e Nordeste (36,74/100.000). Na região Norte, é o segundo tumor mais incidente (21,29/100.000). Entre as unidades da Federeção, as taxas variam de 96,47/100.000 no Rio de Janeiro a 10,18/100.000 no Acre. No ano de 2013 a neoplasia de mama foi responsável por 14.206 mortes, representando cerca de 16% de todas as mortes relacionadas com o câncer entre as mulheres no Brasil, no referido ano.

Em relação à mortalidade por neoplasia da mama, de 1996 a 2010, 144.403 mortes por câncer de mama foram registradas no Brasil, com curvas de tendência de mortalidade demonstrando aumento nas três últimas décadas para todo o país. Contudo, a magnitude e a linearidade da tendência não são idênticas em todas as regiões, sendo as taxas de mortalidade apresentadas pelas regiões Sul e Sudeste acima da média nacional, variando de 13 a 14,60 mortes por 100.000 mulheres. Em série histórica, a mortalidade da região Sudeste tem demonstrado tendência decrescente de 0,8% ao ano, enquanto nas regiões Norte e Nordeste os indicadores de mortalidade específica registram tendência anual crescente.

Em relação às estimativas para 2016, dados do INCA indicam 57.960 casos novos de câncer de mama por 100.000 mulheres, sendo 18.970/100.000 mulheres nas capitais brasileiras. Com base nestes dados,

28,1% de todos os novos casos de câncer feminino no Brasil seriam localizados na mama.

Alguns fatores de risco são tradicionalmente associados à maior incidência de câncer de mama, como idade avançada, menarca precoce, menopausa tardia, alta densidade mamária e, menos frequentemente, predisposição genética. Fatores reprodutivos incluem nuliparidade, paridade tardia, não aleitamento e uso de contraceptivos hormonais. Destacam-se ainda sedentarismo, exposição a radiações ionizantes, obesidade, consumo de álcool e terapia hormonal, apesarde os estudos serem controversos, e a evidência do risco atribuível a cada um destes fatores individualmente ser fraca e controversa.

Com base nisso, não é difícil a constatação de que as mudanças nos hábitos de vida dos últimos 100 anos estiveram intimamente associadas ao aumento na incidência de câncer de mama, principalmente nos países mais desenvolvidos. À parte a possibilidade de melhores recursos para o rastreamento, a diminuição no número de filhos por casal, com mulheres engravidando em idades mais avançadas, está associada a um maior período de exposição hormonal, o que potencialmente representa fator de risco para neoplasia da mama. Além disso, as alterações nos padrões de consumo alimentar, refletindo em dados de crescimento da obesidade no mundo todo, também explicam as curvas de incidência crescentes para o câncer de mama. Por último, o uso de contraceptivos orais por mais anos e o sedentarismo também estão relacionados com o aumento nas taxas de doenças malignas mamárias visto nos últimos anos.

Tais fatores de risco são de tanta importância que, com base nos padrões reprodutivos de 1990, período em que havia maior número de gestações por mulheres e maior tempo de aleitamento materno, calcula-se cerca de 6,3 casos de câncer de mama por 100 mulheres com mais de 70 anos e estima-se que, mantendo-se os mesmos padrões de fertilidade, haveria hoje apenas 2,7 casos por 100 mulheres vivendo com os mesmos hábitos, nos países desenvolvidos, apenas mantendo-se os padrões reprodutivos dos anos 1990, em que as famílias eram maiores, e as mulheres engravidavam mais vezes e mais cedo. Estima-se que o risco cumulativo de desenvolvimento de câncer de mama aos 74 anos seja de 4,62%, sendo esta taxa variável de acordo com a região estudada, podendo chegar a 7,92% nos países desenvolvidos. Em relação ao risco de desenvolvimento de neoplasia mamária ao longo da vida (risco vital) calcula-se *lifetime risk* de 10% na Europa, 10,15% no Reino Unido, 10,3% nos Estados Unidos, 8,63% no Canadá e 6,33% no Brasil.

Ainda em relação aos países desenvolvidos, a mortalidade por câncer de mama vem diminuindo de forma significativa desde 1989. Nos Estados Unidos, de 2005 a 2009, houve uma diminuição de 3% e de 2% ao ano na taxa de mortalidade específica de mulheres com menos de 50 anos e mais de 50 anos, respectivamente. Situação semelhante é observada na Espanha, Portugal e Inglaterra, com diminuição da mortalidade por câncer de mama nos últimos 10 anos. Atribui-se a esta tendência de redução a implementação de tratamentos efetivos, bem como o rastreio mamográfico eficaz, que potencialmente promove diagnóstico das neoplasias de mama em estádios iniciais.

Em contrapartida, nos países latino-americanos, a mortalidade por câncer de mama é, em geral, aproximadamente duas vezes maior do que nos países desenvolvidos, com tendência crescente. Tal fato deve-se a sistemas de saúde despreparados para a transição epidemiológica populacional, assim como alocação de recursos e priorização de gastos ineficaz. Ao comparar a mortalidade por câncer de mama entre países desenvolvidos e países em desenvolvimento, nos países mais pobres curvas de tendência demonstram até 40% de aumento nas taxas de mortalidade, com recente estudo demonstrando sobrevida por câncer de mama em 5 anos de 53 mulheres/100 diagnosticadas no Sul da África, *versus* 89% nos Estados Unidos.

As taxas de incidência de câncer de mama no Brasil estão em amplitude intermediária em relação à do mundo. A doença está relacionada principalmentecom o processo de urbanização, com maior risco de doença entre as mulheres com *status* socioeconômico mais elevado, vivendo em área urbana. O perfil da mortalidade por câncer de mama em mulheres brasileiras segue padrão similar ao encontrado em todo o mundo. Em regiões mais desenvolvidas, em especial nos centros urbanos, há tendência de diminuição ou estabilização da taxa de mortalidade, evento semelhante observado na América do Norte e Europa. Em contraste, na maioria das áreas rurais, os coeficientes de mortalidade aumentaram, possivelmente por causa do menor acesso ao sistema de saúde, com índices que se assemelham aos dados encontrados em países pobres.

As desigualdades regionais existentes no Brasil também exercem efeito significativo sobre os padrões de mortalidade por câncer de mama. Dados do Censo oficial de 2010 registraram 97.348.809 mulheres no Brasil, com diferenças regionais em aspectos culturais, sociais e econômicos. As possibilidades de diagnóstico e tratamento precoces são distintas e desiguais entre as diversas regiões do país, com dados de mortalidade proporcionais à dificuldade de acesso aos sistemas de saúde. A meta de cobertura equitativa advinda dos princípios do Sistema Único de Saúde (SUS), que visa a aumento e melhor distribuição dos serviços de mamografia, aparelhos de ultrassom e hospitais, é fraca e dependente de ações promovidas pela iniciativa privada e doações.

Avanços e modificações na abordagem terapêutica do câncer mamário estão associados à maior sobrevida, enquanto diagnósticos tardios e em estádios avançados, bem como atrasos no início do tratamento, aumentam as diferenças nos dados de mortalidade. Políticas efetivas, com estratégias voltadas ao manejo das diversidades epidemiológicas das populações, com alocação de recursos e correção de desigualdades, são fundamentais ao estabelecimento eficaz de prevenção e diagnóstico precoce.

Dessa forma, estudos epidemiológicos sobre o câncer de mama no Brasil e no mundo são essenciais para entendimento das diversidades entre as regiões. Além disso, a implementação de estratégias de prevenções primária e secundária, com base na mudança de hábitos e fatores que expõem as mulheres a maior risco, deve ser prioridade. Garantir ampla cobertura populacional dos testes de rastreio com eficientes ferramentas de controle de qualidade é arma fundamental para assegurar o diagnóstico precoce. Adicionalmente, é fundamental estruturar os serviços de assistência na oferta dos procedimentos complementares de diagnóstico e tratamento oportunos e com base nas melhores evidências.

LEITURAS SUGERIDAS

Allemani C, Weir HK, Carreira H et al. Global surveillance of cancer survival 1995-2009: analysis of individual data for 25,676,887 patients from 279 population-based registries in 67 countries (CONCORD-2). *Lancet.* 2015;385(9972):977-1010.

Autier P, Boniol M, La Vecchia C et al. Disparities in breast cancer mortality trends between 30 European countries: retrospective trend analysis of WHO mortality database. *BMJ.* 2010;341:c3620.

Barbosa IR, Bernal MM, Costa Ido C, de Souza DL. Current trends and future burden of breast cancer mortality in Brazil: a population-based study. *J Mama.* 2015;21(5):567-9.

Bray F, Jemal A, Grey N et al. Global cancer transitions according to the Human Development Index (2008-2030): a population-based study. *Lancet Oncol.* 2012;13(8):790-801.

Carvalho FM, Bacchi LM, Pincerato KM et al. Geographic differences in the distribution of molecular subtypes of breast cancer in Brazil. *BMC Women's Health.* 2014;14:102.

Corbex M, Bouzbid S, Boffetta P. Features of breast cancer in developing countries, examples from North-Africa. *Eur J Cancer.* 2014;50(10):1808-18.

DeSantis CE, Bray F, Ferlay J et al. International variation in female breast cancer incidence and mortality rates. *Cancer Epidemiol Biomarkers Prev.* 2015;24(10):1495-506.

Diniz CSG, Pellini ACG, Ribeiro AG et al. Breast cancer mortality and associated factors in Sao Paulo State, Brazil: an ecological analysis. *BMJ.* 2017;7(8):e016395.

Ferlay J, Shin HR, Bray F et al. Estimates of worldwide burden of cancer in 2008: GLOBOCAN 2008. *Int J Cancer.* 2010;127(12):2893-917.

Ferlay J, Soerjomataram I, Dikshit R et al. Cancer incidence and mortality worldwide: sources, methods and major patterns in GLOBOCAN 2012. *Int J Cancer.* 2015;136(5):E359-86.

Ferreira ASN, Melo Figueiredo de Carvalho S, Engracia Valenti V et al. Treatment delays among women with breast cancer in a low socio-economic status region in Brazil. *BMC Women's Health.* 2017;17(1):13.

Gonzaga CM, Freitas-Junior R, Souza MR et al. Disparities in female breast cancer mortality rates between urban centers and rural areas of Brazil: ecological time-series study. *Breast.* 2014;23(2):180-7.

Paim J, Travassos C, Almeida C et al. The Brazilian health system: history, advances, and challenges. *Lancet.* 2011;377(9779):1778-97.

Panades M, Olivotto IA, Speers CH et al. Evolving treatment strategies for inflammatory breast cancer: a population-based survival analysis. *J Clin Oncol.* 2005;23(9):1941-50.

Pisani P, Parkin DM, Ngelangel C et al. Outcome of screening by clinical examination of the breast in a trial in the Philippines. *Intern J Cancer.* 2006;118(1):149-54.

Rocha-Brischiliari SC, Oliveira RR, Andrade L et al. The Rise in Mortality from Breast Cancer in Young Women: Trend Analysis in Brazil. *PloS One.* 2017;12(1):e0168950.

Ruiz CA, Freitas Junior R. Thoughts on breast cancer in Brazil. *Rev Assoc Med Bras.* 2015;61(1):1-2.

Siegel R, Ward E, Brawley O, Jemal A. Cancer statistics, 2011: the impact of eliminating socioeconomic and racial disparities on premature cancer deaths. *CA Cancer J Clin.* 2011;61(4):212

Strasser-Weippl K, Chavarri-Guerra Y, Villarreal-Garza C et al. Progress and remaining challenges for cancer control in Latin America and the Caribbean. *Lancet Oncol.* 2015;16(14):1405-38.

Vona-Davis L, Rose DP. The influence of socioeconomic disparities on breast cancer tumor biology and prognosis: a review. *J Women's Health.* 2009;18(6):883-93.

Ward E, Halpern M, Schrag N et al. Association of insurance with cancer care utilization and outcomes. *CA Cancer J Clin.* 2008;58(1):9-31.

Waters WF. Globalization, socioeconomic restructuring, and community health. *J Community Health.* 2001;26(2):79-92.

BARREIRAS E ATRASO DIAGNÓSTICO EM CÂNCER DE MAMA

Thiago Buosi Silva
René Aloísio da Costa Vieira

Mundialmente, o câncer de mama é a neoplasia de maior incidência entre as mulheres, assim como a principal causa de morte por câncer na população feminina. O câncer de mama representou 25% (1,68 milhão) dos casos novos de câncer e 15% (521,9 mil) das mortes por câncer nas mulheres, em 2012. Nos Estados Unidos da América foram esperados, em 2015, 231.840 casos de câncer de mama invasivos e 40.290 mortes pela doença.

No Brasil, a incidência do câncer de mama, que era de 49.000 novos casos, em 2006, passou para 58.000 em 2016.

A detecção do câncer de mama pode ser realizada pelo autoexame das mamas (AEM), o exame clínico das mamas (ECM) e mamografia (MMG). A MMG e o ECM são os principais meios disponíveis com características razoáveis para a detecção precoce da doença (pré-sintomático), sendo o rastreamento com exame de mamografia (MMG) o método mais utilizado para este propósito.

O rastreamento do câncer de mama por meio de mamografia é a melhor metodologia para a prevenção secundária da doença na população em geral, promovendo a detecção precoce de lesões em fase assintomática, levando a uma redução substancial na morbidade e mortalidade causada pelo diagnóstico tardio. O rastreamento populacional implica na realização de exames sazonais em mulheres assintomáticas e, para que o mesmo seja efetivo, faz-se necessário acompanhamento, associado à manutenção e aprimoramento de processos relacionados com o programa.

A mamografia tem sido utilizada na maioria dos países e é considerada o exame padrão ouro para o diagnóstico precoce do câncer de mama, uma vez que contribua para a redução na mortalidade decorrente desta neoplasia. A sobrevivência varia de acordo com o estádio da doença ao diagnóstico. Por isso, existem fortes indícios de que o diagnóstico tardio diminua a sobrevida das mulheres com câncer de mama.

Estudos demonstram que há uma enorme diferença nas taxas de sobrevida por câncer de mama em todo o mundo, com uma sobrevida estimada de 5 anos de 80% em países desenvolvidos para abaixo de 40% para países em desenvolvimento. As taxas de sobrevida relativa em 5 anos para câncer de mama nos Estados Unidos são de 99% para mulheres com doença localizada, 85,2% com doença regional e 26,2% com doença metastática.

Para reduzir as taxas de mortalidade por câncer de mama em países em desenvolvimento, como o Brasil, é necessário melhorar estratégias relacionadas com o controle e detecção precoce da doença. Isto ocorre porque, apesar das maiores taxas de mortalidade geral no Brasil, em comparação aos Estados Unidos, os resultados dos dois países foram semelhantes quando a mortalidade foi comparada de acordo com o estádio clínico da doença. As diferenças nas taxas de mortalidade e sobrevida em diferentes países estão, então, fundamentadas no estádio da doença ao diagnóstico, sendo as mulheres brasileiras diagnosticadas, na sua maioria, em estádio avançado da doença.

Entretanto, por causa das limitações econômicas e logísticas no Brasil, o rastreamento mamográfico não é uma realidade generalizada, não existindo uma rede organizada voltada para o diagnóstico precoce do câncer de mama. Reflexo das características nacionais é que não há no Brasil programas de rastreamento organizado, mas apenas experimentos isolados.

Em função dessas limitações, é esperado que a cobertura nacional do exame de mamografia seja baixa. No Brasil, o percentual de mulheres que realizam mamografia na faixa dos 40 aos 69 anos é de 43,7%, variando desde 11,2% no estado do Pará até 66,4% no estado de São Paulo. O grau de utilização dos mamógrafos da rede SUS varia de 21,8% na região Norte da Unidade Federativa a 51,3% na região Sudeste. Dentre os principais problemas, verifica-se a falta de mamógrafos destinados à rede pública, a falta de equipamentos relacionados com o diagnóstico precoce e o déficit nas tabelas de remuneração de procedimentos, pois os valores são insuficientes para cobrir os custos operacionais.

Considera-se que há uma diversidade de situações quanto à disponibilidade/utilização dos equipamentos de mamografia, que envolvem várias dificuldades na organização do serviço, como a falta de equipamentos disponíveis ou a má distribuição, profissionais habilitados, subutilização de equipamentos e dificuldade de acesso em função das distâncias geográficas. Os problemas de cobertura de mamografias na população-alvo são resultantes da combinação dessas diferentes situações.

No Brasil, o número de máquinas de mamografia em operação é limitado, o tempo para o diagnóstico é alto, e o estádio da doença no diagnóstico é avançado, como discutido previamente. A cobertura populacional é baixa, com problemas relacionados com a qualidade da mamografia, sendo os pacientes de baixa renda, baixa escolaridade e não brancos os mais vulneráveis. A desigualdade na mortalidade é um reflexo das limitações de rastreamento e tratamento, de modo que os serviços públicos bem estruturados devessem melhorar.

Dessa forma, o conhecimento das múltiplas barreiras relacionadas com o atraso diagnóstico e estádio avançado é de fundamental importância no aprimoramento do sistema de saúde pública em cenário nacional. A estruturação do sistema de saúde, por meio de estímulo, a elevação do número de mamografias em mulheres assintomáticas, a criação de centros de rastreamento organizado e a reorganização da rede relacionada com o diagnóstico do câncer de mama devem visar a diminuir o tempo entre o sintoma e o início do tratamento. Contudo, ações educativas devem ser implementadas, visando estimular a mulher a realizar espontaneamente o exame de mamografia de maneira regular e, desta maneira, diminuir o estigma do câncer de mama avançado.

Mesmo com tantas deficiências, o rastreamento mamográfico é uma realidade cada vez mais presente no contexto de saúde da mulher no mundo todo. Entretanto, há diversos fatores ou barreiras que podem limitar a efetividade do rastreamento mamográfico. Ao avaliar as barreiras relacionadas com o rastreamento mamográfico, elas podem ser sinteticamente divididas em relação ao sistema de saúde, relacionadas com a educação ou com o conhecimento, e aqueles relacionados com a adesão ou atitudes, constituindo uma tríade com vários pontos comuns associados.

Dentre as barreiras relacionadas com o acesso no sistema de saúde ao exame têm-se: acessibilidade pelos serviços de saúde; acessibilidade aos exames de rastreamento; dificuldade de realização de exames de acompanhamento; custo dos exames; adesão médica insatisfatória decorrente das limitações do sistema de saúde pública.

Em relação às barreiras relacionadas com a educação ou conhecimento podem-se mencionar: determinantes culturais em relação ao conceito de saúde; características pessoais de educação, idade e sexo; práticas estabelecidas de prioridades e projetos; demora para rastreamento apropriado; consumo de tempo; características do indivíduo, como etnia, idade, classe socioeconômica e estado educacional.

E, por fim, frente às barreiras individuais relacionadas com a atitude da paciente, podem-se citar: atitudes e conhecimentos frente ao câncer; ausência de adesão às recomendações sugeridas pelo sistema de saúde; desconforto gerado pelo exame; medo do exame se mostrar positivo; características do indivíduo, como etnia, idade, classe socioeconômica e estado educacional; distância do local do exame e meio de transporte para chegar até o local do exame.

Logo, o conhecimento de todo este processo é de fundamental importância, pois abre novas perspectivas de atuação profissional, dentro de um contexto multidisciplinar, associado à qualificação da saúde da mulher e ao aumento da adesão ao exame de mamografia.

O esboço de medidas de intervenção comunitária é um dos principais problemas relacionados com os programas de rastreamento, visando à realização de uma cobertura populacional adequada. Tal problema se torna mais expressivo quando se possuem restrições nas capacidades operacional e logística relacionadas à cobertura populacional, resultante de deficiências do sistema de saúde. Estas limitações desencadeiam na não realização de ações educacionais.

Adequando-se às condições relacionadas com o sistema de saúde, muitas ações devem ser discutidas e implementadas, a fim de se obter razoável nível de organização, educação e adesão das pacientes aos programas de rastreamento disponíveis. Tal fato se torna mais evidente em relação à mamografia, onde se buscam elevação da taxa de ocupação por equipamento e, consequentemente, ampliação da cobertura populacional.

Na apreciação dos programas de rastreamento devem-se considerar a condição socioeconômica da população, as dificuldades de acesso à mamografia e a oferta de exames, o sistema de saúde e os recursos para a sua realização. Os exames de mamografia, por sua vez, podem ser realizados com recursos próprios da mulher no sistema de saúde suplementar, por meio de convênio médico ou então, e mais comum, ser dependente do sistema único de saúde (SUS). A origem do recurso financeiro para a realização do exame está diretamente associada às barreiras relacionadas com adesão aos exames. Ainda, as medidas para a elevação da adesão são mais complexas no rastreamento mamográfico, visto necessidades tecnológicas inerentes ao exame, à necessidade de deslocamento das mulheres e na disponibilização de vagas na rede pública de saúde, se for o caso.

As ações de divulgação por meio de anúncios de televisão, rádio e materiais educativos podem aumentar o uso de serviços preventivos entre as populações em geral. No entanto, campanhas e programas não são suficientes se não houver o engajamento dos órgãos de saúde e orientações políticas para que todas as mulheres possam receber informações sobre o rastreamento e a detecção precoce do câncer.

Estratégias visando à elevação da adesão devem ser múltiplas, intensivas e ininterruptas. Como técnicas utilizadas com este princípio destacam-se o programa de saúde da família, educação e treinamento de profissionais de saúde, educação da população por meio de programas de rádio, televisão, mídia, atuação direta dos médicos, como educadores, vizinhos, campanhas, e organização de passeatas de conscientização. É de extrema importância que se faça um levantamento pormenorizado da população vulnerável, pois, mesmo identificando-se mulheres resistentes ao programa e realizando-se ações educativas, haverá um percentual de mulheres que não realizará os exames.

Com intuito de avaliar as características das mulheres refratárias ao exame de mamografia, foram entrevistadas 550 mulheres provenientes de 19 cidades do Diretório Regional de Saúde 5 (DRS-5), que tinham conhecimento do rastreamento mamográfico, mas que nunca haviam realizado o exame de mamografia previamente. As principais características dessa população foram a baixa escolaridade (84,7%), a baixa classe socioeconômica (66,8%) e a faixa etária entre 42 e 49 anos (43,8%). As mulheres relataram que o exame de mamografia é pouco oferecido pelos médicos (23,6%), porém as mulheres sabem de sua importância e não o realizam, principalmente, por causa de ausência de sintomas (60,4%), medo da dor (25,1%) ou do câncer (20,5%). Para identificação dessa população, o Programa de Saúde da Família (PSF) foi de fundamental importância (90,0%), visto que apenas 71,8% dessas mulheres aderiram à realização do exame de mamografia.

Estudo semelhante fora conduzido em Rio Grande, no estado de Rio Grande do Sul, com intuito de se avaliar o conhecimento das mulheres sobre métodos de rastreamento do câncer de mama. Foram entrevistadas 1.596 mulheres com mais de 18 anos de idade, das quais 1.355 referiram o autoexame das mamas, 456 a mamografia e, apenas 191 o exame clínico da mama, realizado por um profissional de saúde, como importantes para a prevenção do câncer de mama. O estudo aponta para a necessidade de maior esclarecimento da população sobre os métodos de prevenção, evitando, assim, o diagnóstico tardio. Evidenciou-se que as mulheres não brancas e as de baixa escolaridade e renda demonstraram menos conhecimentos sobre os métodos de exame clínico e mamografia.

Em locais com acesso limitado ao rastreamento, em que as mamografias são frequentemente realizadas como exames diagnósticos, fatores, como idade, *status* socioeconômico e nível educacional, influenciam consistentemente para a não adesão ao rastreamento mamográfico. Para a avaliação e implementação de um programa de rastreamento mamográfico, nota-se que a presença de uma Unidade Móvel de Prevenção equipada com mamógrafo e do Programa Saúde da Família (conhecido hoje como "Estratégia da Saúde da Família") são importantes fatores que contribuem positivamente para o aumento da adesão ao programa.

Portanto, no Brasil, existem inúmeros fatores relacionados com a adesão/atitude, incluindo idade, condição socioeconômica e educação formal. Além desses fatores, o fato de a mamografia não ser frequentemente indicada por médicos e de pacientes não procurarem pelos exames quando não apresentam sintomas ou se temem dor ou câncer contribuem para a baixa adesão ao exame de mamografia no país. Assim, uma avaliação crítica das barreiras relacionadas com o sistema de saúde, que impacta no rastreio do câncer de mama, é extremamente pertinente, principalmente no contexto de implementação de novos programas de rastreamento mamográfico.

LEITURAS SUGERIDAS

Bihrmann K, Jensen A, Olsen AH et al. Performance of systematic and non-systematic ('opportunistic') screening mammography: a comparative study from Denmark. *J Med Screen*. 2008;15(1):23-6.

Brasil. Ministério da Saúde. Instituto Nacional do Câncer - INCA. Controle do Câncer de Mama: Documento do Consenso Rio de Janeiro, 2004. Disponível em: http://www.inca.gov.br/publicacoes/Consensointegra.pdf.

Coleman MP, Quaresma M, Berrino F et al. Cancer survival in five continents: a worldwide population-based study (CONCORD). *Lancet Oncol*. 2008;9(8):730-56.

da Costa Vieira RA, Mauad EC, Matthes AGZ et al. Rastreamento mamográfico: começo–meio–fim. *Editoria Técnica*. 2010;20(2):92-7.

de Oliveira GEX, Pinheiro R, Prates Melo EC, Sá Carvalho M. Condicionantes socioeconômicos e geográficos do acesso à mamografia no Brasil, 2003-2008. *Ciência & Saúde Coletiva*. 2011;16(9).

Force UPST. Screening for breast cancer: US Preventive Services Task Force recommendation statement. *Ann Intern Med*. 2009;151(10):716.

Gonçalves CV, Camargo VP, Cagol JM et al. Women's knowledge of methods for secondary prevention of breast cancer. *Ciência & Saúde Coletiva*. 2017; 22(12):4073-82.

Gotzsche PC, Nielsen M. Screening for breast cancer with mammography. *Cochrane Database Syst Rev*. 2009;4(1).

Gotzsche PC, Nielsen M. Screening for breast cancer with mammography. *Cochrane Database Syst Rev*. 2006(4):CD001877.

Howlader N, Noone A, Krapcho M et al. SEER Cancer Statistics Review, 1975-2014. Based on November 2016 SEER data submission, posted to the SEER web site, April 2017. Bethesda, MD: National Cancer Institute; 2017. Available from: https://seer.cancer.gov/csr/1975_2014/.

Instituto Nacional de Câncer José Alencar Gomes da Silva. Estimativa da Incidência por Câncer no Brasil para 2006. In: (Conprev) PeV (ed.): INCA; 2005.

Instituto Nacional de Câncer José Alencar Gomes da Silva. *Estimativa 2016: incidência de câncer no Brasil*. Rio de Janeiro: INCA; 2015.

Legler J, Meissner HI, Coyne C et al. The effectiveness of interventions to promote mammography among women with historically lower rates of screening. *Cancer Epidemiol Biomarkers Prev.* 2002;11(1):59-71.

Lourenco TS, Mauad EC, Vieira RA. [Barriers in the breast cancer screening and the role of nursing: an integrative review]. *Rev Bras Enferm.* 2013; 66(4):585-91.

Lourenco TS, Vieira RAC, Mauad EC et al. Barreiras relacionadas à adesão ao exame de mamografia em rastreamento mamográfico na DRS-5 do estado de São Paulo. *Rev Bras Mastol.* 2009;19(1):2-9.

Mandelblatt JS, Cronin KA, Bailey S et al. Effects of mammography screening under different screening schedules: model estimates of potential benefits and harms. *Ann Intern Med.* 2009;151(10):738-47.

Mauad EC, Nicolau SM, Gomes UA et al. Can mobile units improve the strategies for cervical cancer prevention? *Diagn Cytopathol.* 2010;38(10):727-30.

Miller AB, To T, Baines CJ, Wall C. Canadian National Breast Screening Study-2: 13-year results of a randomized trial in women aged 50-59 years. *J Natl Cancer Inst.* 2000;92(18):1490-9.

Nelson HD, Tyne K, Naik A et al. Screening for breast cancer: an update for the U.S. Preventive Services Task Force. *Ann Intern Med.* 2009;151(10): 727-37, W237-42.

Persell SD, Friesema EM, Dolan NC et al. Effects of standardized outreach for patients refusing preventive services: a quasiexperimental quality improvement study. *Am J Managed Care.* 2011; 17(7):e249-54.

Rimer BK. Adherence to cancer screening. *Cancer Control.* 1995;2(6):510-7.

Santos DLD, Leite HJD, Rasella D, Silva SALDS. Capacidade de produção e grau de utilização de tomógrafo computadorizado no Sistema Único de Saúde. *Cadernos de Saúde Pública.* 2014;30:1293-304.

Siegel R, Naishadham D, Jemal A. Cancer statistics, 2012. *CA Cancer J Clin.* 2012;62(1):10-29.

Smith RA, Brooks D, Cokkinides V et al. Cancer screening in the United States, 2013: a review of current American Cancer Society guidelines, current issues in cancer screening, and new guidance on cervical cancer screening and lung cancer screening. *CA Cancer J Clin.* 2013;63(2):88-105.

Sun Y-S, Zhao Z, Yang Z-N et al. Risk Factors and Preventions of Breast Cancer. *Intern J Bio Science.* 2017;13(11):1387.

Thomas DB, Gao DL, Ray RM et al. Randomized trial of breast self-examination in Shanghai: final results. *J Natl Cancer Inst.* 2002;94(19):1445-57.

Torre LA, Bray F, Siegel RL et al. Global cancer statistics, 2012. *CA Cancer J Clin.* 2015;65(2):87-108.

Tramonte MS, Silva PC, Chubaci SR et al. Atraso diagnóstico no câncer de mama em hospital público oncológico. (on line) *Medicina.* 2016; 49(5):451-62.

U.S. Preventive Services Task Force (USPSTF). Screening for breast cancer: U.S. Preventive Services Task Force recommendation statement. *Ann Intern Med.* 2009;151(10):716-26, W-236.

Vieira RA, Lourenco TS, Mauad EC et al. Barriers related to non-adherence in a mammography breast-screening program during the implementation period in the interior of Sao Paulo State, Brazil. *J Epidemiol Glob Health.* 2015; 5(3):211-9.

Vieira RA, Uemura G, Zucca-Matthes G et al. Evaluating Breast Cancer Health System Between Countries: The Use of USA/SEER and Brazilian Women as a Cohort Sample. *The Breast Journal.* 2015;21(3):322-3.

Vieira RAC, Formenton A, Bertolini SR. Breast cancer screening in Brazil. Barriers related to the health system. *Rev Assoc Med Bras.* 2017;63(5):470-8.

Vieira RAC, Mauad EC, Matthes AGZ et al. Rastreamento mamoraìfico: começo – meio – fim. *Rev Bras Mastol.* 2010;20(2):92-7.

Vieira RADC, Uemura G, Zucca-Matthes G. Evaluating breast cancer health system between countries: the use of USA/SEER and Brazilian women as a cohort sample. *The Breast Journal.* 2015;21(3):322-3.

Womeodu RJ, Bailey JE. Barriers to cancer screening. *Med Clin North Am.* 1996;80(1):115-33.

Xavier DR, de Oliveira ADR, de Matos VP et al. Cobertura de mamografias, alocação e uso de equipamentos nas Regiões de Saúde. *Saúde em Debate.* 2016;40(110).

Younis M, Al-Rubaye D, Haddad H et al. Knowledge and Awareness of Breast Cancer among Young Women in the United Arab Emirates. *Advances in Breast Cancer Research.* 2016;5(04):163.

SEMIOLOGIA, EXAME FÍSICO DAS MAMAS E AUTO-ORIENTAÇÃO

Thais Agnese Lannes

As mamas de cada mulher apresentam características próprias à inspeção e palpação que variam desde a adolescência até a fase adulta e a senescência. A observação e a autopalpação ocasional das mamas podem contribuir para que as mulheres avaliem melhor o que é normal para elas e percebam possíveis mudanças. As alterações, como um nódulo persistente na mama ou um nódulo na axila de aparecimento recente, devem ser reconhecidas e merecem uma avaliação médica imediata. Outras alterações, como abaulamento ou retração da pele das mamas, eritema ou edema persistentes, mudanças no formato e presença de secreção espontânea pelos mamilos, devem sempre ser valorizadas e as pacientes orientadas a procurar atendimento especializado.

Todas as oportunidades de orientar e informar as mulheres em relação ao autoconhecimento de seu corpo e sobre a importância do diagnóstico precoce do câncer de mama e seus fatores de risco devem ser consideradas.

Sabe-se que nem todos os tumores são detectados pelo rastreio mamográfico e que este não engloba todas as faixas etárias da população feminina. Assim sendo, por vezes, o exame físico mamário representa a única técnica que detecta o câncer de mama em determinadas pacientes. Importante também frisar que nas situações em que há alguma queixa clínica, o exame físico deve ser realizado antes de qualquer avaliação ou resultado de exames de imagem.

O exame físico das mamas deve fazer parte da rotina em todas as consultas ginecológicas e deve ter ênfase maior ainda nas mulheres em uso de terapia hormonal pós-menopausa, pacientes com histórico pessoal de câncer de mama ou lesões mamárias de alto risco, mamas densas, história familiar positiva de neoplasia mamária e naquelas com mutações genéticas de BRCA 1 ou 2.

ANAMNESE

Sabe-se que a incidência e a mortalidade do câncer de mama têm aumentado em todo o mundo decorrente do resultado da interação entre fatores genéticos, estilo de vida, hábitos reprodutivos e meio ambiente. A história clínica obtida de maneira bem criteriosa irá procurar identificar pressupostos fatores de risco de desenvolvimento da doença.

A anamnese é etapa fundamental para a identificação de queixas referentes a qualquer sinal ou sintoma mamário de determinada paciente, permitindo muitas vezes determinar a natureza do processo patológico.

Na identificação da paciente, ser do sexo feminino já é o principal fator de risco, uma vez que a incidência do câncer de mama seja de 1 homem para cada 100 mulheres. Em relação à idade, há aumento exponencial, sendo mais frequente nas pacientes climatéricas e idosas.

É durante a entrevista médica que haverá a caracterização dos sintomas e, respectivamente, de sua cronologia de aparecimento.

O detalhamento da queixa principal deve ser realizado, pesquisando-se a época de aparecimento, o tempo de evolução, a forma de detecção, fatores desencadeantes, localização e outros sinais e sintomas associados.

O relato de nódulo constitui a queixa mais frequente relacionada com o câncer de mama. Perante aparecimento recente e crescimento rápido, será considerado suspeito. O derrame papilar, quando espontâneo, de cor sanguínea ou cristalina e unilateral, também será suposto como patogênico. Outro sintoma relacionado com a papila é a retração súbita do mamilo. Queixas menos comuns, mas que também devem ser consideradas, são a assimetria mamária de início recente, a hiperemia e o edema da pele, que, quando não associadas à febre e dor, são diagnósticos diferencial entre câncer inflamatório e mastite.

Em seguida, deve-se fazer um levantamento da história fisiológica da paciente como a idade da menarca, a caracterização dos ciclos menstruais, paridade, idade da primeira gestação a termo, tempo de aleitamento, idade da menopausa, história familiar para neoplasias malignas, história pregressa de patologias e cirurgias mamárias, estabelecendo com a paciente uma relação de confiança e de caráter tranquilizador.

É importante questionar também quanto ao uso de hormônios exógenos (idade de início de contraceptivos hormonais, tempo de uso contínuo e de hormonoterapia pós-menopausa).

Fatores de risco, como antecedentes pessoais e familiares e suscetibilidade genética comprovada (mutação de BRCA 1-2), devem ser sempre indagados na história clínica.

Outros aspectos de suma importância que devem ser caracterizados na anamnese são os hábitos e estilo de vida, como obesidade, sedentarismo e ingestão alcoólica excessiva.

EXAME FÍSICO

O exame clínico das mamas deve ser realizado rotineiramente pelo profissional de saúde durante a consulta ginecológica. É realizado sempre bilateral e comparativamente.

INSPEÇÃO

A inspeção dar-se-á de duas maneiras: estática e dinâmica.

A inspeção estática é realizada com a paciente em pé ou sentada, desnuda na porção torácica, num local bem iluminado, e com os braços relaxados ao longo do corpo. O examinador deve estar posicionado à sua frente.

A inspeção dinâmica é a continuação do procedimento anterior associada à execução de alguns movimentos realizados pela paciente visando à contração dos músculos grandes peitorais e o estiramento dos ligamentos intramamários, verificando, assim, alterações não detectadas no repouso. Como exemplos de manobras que podem ser solicitadas para realização pela paciente estão: elevar os braços acima da cabeça, contrair uma das mãos contra a outra, fazer pressão sobre os quadris, inclinar o tronco para a frente entre outras.

Nestas etapas deverão ser observados o volume (pequenas, médias, grandes e volumosas) e a forma das mamas (firmes, pendentes, túrgidas); simetria; se a circulação venosa superficial é normal; se existem abaulamentos, retrações ou alterações de pele (hiperemia, edema ou ulceração). Devemos ainda procurar alterações na aréola (tamanho, forma e simetria); alterações na orientação dos mamilos, achatamento ou inversão; ou evidência de secreção mamilar, como crostas ou erosão em torno do mamilo. Verificar a presença de cicatrizes cirúrgicas prévias, nevos cutâneos, marcas congênitas e tatuagens.

PALPAÇÃO DAS CADEIAS GANGLIONARES

Abrange o exame dos linfonodos das cadeias axilares, supra e infraclaviculares.

A paciente deverá permanecer sentada. As fossas supra e infraclaviculares são examinadas pela frente da paciente ou por abordagem posterior.

Para examinar os linfonodos axilares a paciente deve apoiar um dos membros superiores no antebraço do examinador visando ao relaxamento dos músculos peitorais. Neste, então, com a mão contralateral, faz-se leve compressão entre as margens dos músculos grande peitoral e grande dorsal. Deve-se tentar penetrar o mais alto possível em direção ao ápice da axila. A seguir, trazer os dedos para baixo pressionando contra a parede torácica. O mesmo procedimento deve ser realizado na axila contralateral. O examinador deve observar o número de linfonodos palpados, bem como seu tamanho, consistência e mobilidade.

PALPAÇÃO DAS MAMAS E EXPRESSÃO MAMILAR

É a fase mais importante da propedêutica clínica na mastologia. Serão consideradas as dimensões, forma, contornos, superfície, consistência e sensibilidade do tecido mamário.

Pode-se iniciar a palpação da mama com a mulher sentada, entretanto a melhor posição para examinar as mamas é com a paciente em decúbito dorsal.

Deve-se orientar a elevação do membro superior ipsolateral acima da cabeça para tencionar os músculos peitorais e fornecer uma superfície mais plana para o exame. Inicia-se o exame com uma palpação mais superficial, utilizando as polpas digitais em movimentos circulares no sentido horário, abrangendo todos os quadrantes mamários. A palpação é feita sobre toda a região mamária, limitada pela clavícula superiormente, linha paraesternal medialmente, limite das costelas inferiormente e linha axilar média lateralmente. Repete-se a mesma manobra, porém, com maior pressão. Não esquecer de palpar o prolongamento axilar mamário e a região areolar. A palpação é feita com a polpa dos dedos, não com sua ponta.

Outra técnica utilizada é palpar as mamas com as mãos espalmadas contra o gradil costal.

O parênquima deve ser descrito como homogêneo, escasso, irregular ou micronodular. A densidade mamária influenciará na sensibilidade da palpação visto que está intimamente ligada à idade, ao *status* menopáusico, a utilização de hormônios e ao peso corporal, modificando a estrutura mamária.

Ao observar algum nódulo, devem ser descritos:

- Localização em quadrante superior externo, superior interno, inferior interno, inferior externo ou central (ou retroareolar), ou na junção destes quadrantes.
- Forma: arredondada, ovalar, bocelada.
- Superfície: regular ou bocelada.
- Diâmetro.
- Consistência: elástica, fibroelástica, endurecida.
- Aderido aos planos contíguos ou móvel.
- Doloroso ou não.

Por último fazer leve expressão papilar para observar a presença de derrame papilar. Se presente, relatar se é uni ou bilateral, uni ou multiductal e a coloração do fluido. Para tanto, o ideal é aplicar uma gaze ou algodão no mamilo para observar a cor do líquido.

Algumas mulheres merecem um exame físico mais minucioso, como gestantes, puérperas em lactação, portadoras de implantes protéticos e mulheres com história pregressa de carcinoma mamário.

Nas mulheres submetidas à mastectomia, devem-se examinar minuciosamente a cicatriz cirúrgica e toda a parede torácica (plastrão).

AUTO-ORIENTAÇÃO

Segue-se hoje a estratégia de conscientização da mulher onde o foco é orientar a população feminina sobre as mudanças habituais das mamas em diferentes momentos do ciclo de vida e a divulgação dos principais sinais e sintomas do câncer mamário, destacando-se a importância do diagnóstico precoce para o sucesso no tratamento. Procura-se, também, estimular as mulheres a procurarem esclarecimento médico sempre que houver qualquer dúvida em relação a alguma alteração suspeita nas mamas. O objetivo é tornar as mulheres mais conscientes do aspecto habitual de suas mamas, das variações normais e dos sinais de alerta. Dessa forma, a autopalpação contribui para ampliar sua capacidade de identificar, de forma mais precoce possível, o aparecimento de sinais e sintomas suspeitos de câncer de mama, sem a necessidade de serem ensinadas a realizar um método específico de autoexame.

Com essa estratégia, estimula-se que cada mulher conheça seu corpo, observe alterações e, eventualmente, realize a autopalpação das mamas, sempre que se sentir confortável para tal (seja no banho, no momento da troca de roupa ou em outra situação do cotidiano), sem qualquer recomendação de técnica específica, valorizando-se a descoberta casual de pequenas alterações mamárias. Essa estratégia é distinta da antiga recomendação de rastreamento com o método de autoexame mamário, que apresenta técnica padronizada e periodicidade fixa.

É importante salientar que os serviços de saúde devem adequar-se para acolher, esclarecer e realizar os exames diagnósticos adequados a partir dessa demanda. A estratégia de conscientização pode incluir ainda ações de educação para mudar conhecimentos e atitudes sobre o câncer de mama e desconstruir mitos sobre a doença.

LEITURAS SUGERIDAS

Bryan T, Snyder E. The clinical breast exam: a skill that should not be abandoned. *J Gen Intern Med.* 2013; 28:719-22.

Diretrizes para a detecção precoce do câncer de mama no Brasil/Instituto Nacional de Câncer José Alencar Gomes da Silva – Rio de Janeiro: INCA, 2015.

Provencher L, Hogue JC, Desbiens C et al. Is clinical breast examination important for breast cancer detection? *Curr Oncol.* 2016 Aug;23(4):e332-9.

World Health Organization (WHO). Breast cancer: prevention and control [Web page]. (Cited 6 June 2016). Geneva, Switzerland: who; n.d. Available at: http://www.who.int/cancer/detection/breastcancer/en/.

CARACTERIZAÇÃO E ABORDAGEM DE PACIENTES COM ALTO RISCO PARA CÂNCER DE MAMA

Bruno de Oliveira Fonseca

CONSIDERAÇÕES GERAIS

A abordagem cuidadosa e o conhecimento dos critérios de inclusão de mulheres como portadoras de alto risco para o desenvolvimento do câncer de mama (CM) são essenciais para todo profissional de saúde. Infelizmente a literatura é escassa e confusa, além de não dispormos ainda de nenhuma diretriz nacional neste tema. A classificação correta e precoce da mulher como pertencente ao grupo de alto risco para CM propicia adequado acompanhamento e consequente redução na incidência desse tipo de câncer que é o mais prevalente em mulheres em todo o mundo, sobretudo nesta população mais vulnerável.

Bons modelos de cálculo de risco estão disponíveis, cada vez mais precisos e específicos, tornando-os ferramenta indispensável.

Nessas mulheres é necessário um modo especial de rastreio, com início precoce, intervalo entre as consultas reduzido e avaliação imagiológica ampliada.

Muitas possibilidades de redução de risco estão ganhando credibilidade, com impressionante decréscimo na taxa de CM nas mulheres beneficiadas, mas atenção especial deve ser dada aos possíveis eventos adversos, que são raros, porém graves, exigindo elegibilidade criteriosa tanto para fármacos como para os procedimentos cirúrgicos.

DEFINIÇÃO DO RISCO

O câncer de mama tem relação com fatores sociais, econômicos, ambientais e genéticos. Cada um desses fatores representa diferente incremento no risco relativo de uma pessoa desenvolver CM. Quando um agente isolado aumenta a chance do surgimento de câncer, ele tem um risco relativo (RR) maior que 1. Exemplificando, um RR de 2 significa que o indivíduo que porta este fator tem 2 vezes mais chance de evoluir para o CM que outro indivíduo controle. Os riscos relativos dos fatores conhecidos como promotores do CM estão classificados em baixo risco (RR > 1 e < 2), risco moderado (RR > 2 e < 4) e alto risco (RR > 4) (Quadro 6-1).

Para uma mulher ser incluída na categoria de alto risco deve pertencer a pelo menos um dos grupos abaixo:

1. Mulheres com história prévia de CM.
2. Mulheres > 35 anos com risco de desenvolver CM invasivo em 5 anos > 1,7% (pelo modelo de Gail).
3. Mulheres com risco em toda a vida (*lifetime risk*) > 20% com base na história de carcinoma lobular *in situ* (CLIS) ou hiperplasia ductal/lobular atípica (HDA/HLA).
4. Mulheres com risco em toda a vida (*lifetime risk*) > 20% definido por modelos que dependem em

Quadro 6-1. Principais Fatores de Risco ao Câncer de Mama

Variável	Categoria de risco	Categoria de comparação	RR
Idade	> 65 anos	< 65 anos	5,8
Índice de massa corporal	Percentil 80	Percentil 20	1,2
TRH com estrogênio e progesterona	Uso por pelo menos 5 anos	Nenhum uso	1,3
Exposição à radiação	Radioterapia para doença de Hodgkin	Nenhuma exposição	5,2
Menarca precoce	< 12 anos	> 15 anos	1,3
Menopausa tardia	> 55 anos	< 45 anos	1,2 – 1,5
Idade do primeiro filho a termo	Nulípara ou 1º filho após 30 anos de idade	1º filho antes dos 20 anos	1,7 – 1,9
Ingestão de álcool	2 drinques ao dia	Nenhuma ingestão	1,2

(Continua.)

Quadro 6-1. Principais Fatores de Risco ao Câncer de Mama *(Cont.)*

Variável	Categoria de risco	Categoria de comparação	RR
História pessoal de câncer de mama	Câncer de mama invasivo	Sem história	6,8
Outros achados histológicos	Carcinoma lobular *in situ*	Nenhuma anormalidade	16,4
	Carcinoma ductal *in situ*	Nenhuma anormalidade	17,3
Biópsia de mama	Hiperplasia sem atipias	Sem hiperplasia	1,9
	Hiperplasia com atipias	Sem hiperplasia	5,3
	Hiperplasia com atipias + história familiar positiva	Sem hiperplasia História familiar negativa	11
História familiar	Familiar de 1º grau > 50 anos com câncer de mama após a menopausa	Nenhum parente de 1º ou 2º grau com câncer de mama	1,8 3,3
	Familiar de 1º grau com câncer de mama pré-menopausa	Nenhum parente de 1º ou 2º grau com câncer de mama	1,5 3,6
	Familiar de 2º grau com câncer de mama	Nenhum parente de 1º ou 2º grau com câncer de mama	
	2 familiares de 1º grau com câncer de mama	Nenhum parente de 1º ou 2º grau com câncer de mama	
Mutação genética	Mutação de BRCA1 < 40 anos de idade	Nenhuma mutação de BRCA 1 < 40 anos de idade	200
	Mutação de BRCA 1 entre 60-69 anos de idade	Nenhuma mutação de BRCA1 entre 60-69 anos de idade	15

Modificado de Singletary SE, 2003.

grande parte da história familiar (p. ex., IBIS – Tyrer-Cuzick).
5. Mulheres que receberam radioterapia torácica entre 10 e 30 anos de idade.
6. Mulheres com linhagem familiar sugestiva de predisposição genética conhecida.

MODELOS DE CÁLCULO DE RISCO

O cálculo correto do risco individual para desenvolvimento do CM sempre foi e ainda é um desafio, mesmo após o amadurecimento e validação de vários modelos de avaliação de risco. Ainda não existe um instrumento de cálculo completo, que englobe o risco de desenvolver CM, indicador para quimioprevenção e possibilidade de mutação do BRCA 1 e 2 de forma segura e sem nenhum viés.

É indispensável que o modelo utilizado também seja de fácil manuseio e compreenda as informações que você possui da mulher. Especial atenção deve ser dada ao que se propõe com o software; por exemplo: o modelo de Gail modificado (disponível em https://www.cancer.gov/bcrisktool/Default.aspx) é indicado para sugerir quimioprevenção quando o risco em 5 anos é maior que 1,7%. Diferente do anterior, o modelo de Tyrer-Cuzick (IBIS) engloba história familiar mais abrangente, indicando com mais propriedade um rastreamento ampliado quando *lifetime risk* > 20%.

No Quadro 6-2 estão detalhadas as variáveis contidas nos principais modelos de cálculo de risco.

No nosso ambulatório de alto risco usamos atualmente o modelo Tyrer-Cuzick v.8, que engloba da densidade mamária à mamografia. Este modelo está disponível para download gratuito no endereço http://www.ems-trials.org/riskevaluator/.

RASTREAMENTO DAS MULHERES DE ALTO RISCO PARA CÂNCER DE MAMA

Após a suspeita clínica e confirmação de que a mulher se encontra em grupo de alto risco para o câncer de mama, é necessário rastreamento específico.

No nosso serviço utilizamos um protocolo com base nas orientações do National Comprehensive Cancer Network (NCCN) detalhado a seguir.

Para Mulheres com História de Carcinoma Lobular *in situ* (CLIS) ou Hiperplasia Ductal/Lobular Atípica (HDA/HLA)

- Consulta clínica semestral com exame físico das mamas.
- Mamografia (MMG) anual desde o diagnóstico, mas nunca antes dos 30 anos de idade.
- Ressonância magnética (RM) de mamas anual desde o diagnóstico, mas nunca antes dos 25 anos de idade.

Para Mulheres com "*Lifetime Risk*" para Câncer de Mama > 20% no IBIS Test (Tyrer-Cuzick)

- Consulta clínica semestral com exame físico das mamas.
- MMG anual iniciando 10 anos antes da idade do familiar mais novo com história de câncer de mama, mas nunca antes dos 30 anos de idade.

Quadro 6-2. Variáveis Utilizadas nos Modelos de Risco

Variáveis	Gail	Claus	Tyrer-Cuzick	Myriad	Brcapro	Boadicea
Informações pessoais						
Idade	X	X	X	X	X	X
IMC			X			
Fatores hormonais						
Menarca	X		X			
Menopausa			X			
Idade (1º parto a termo)	X		X			
Terapia hormonal			X			
Doença mamária						
Biópsia de mama prévia	X		X			
Hiperplasia atípica	X		X			
CLIS			X			
História familiar						
Parentes de 1º grau	X	X	X	X	X	X
Parentes de 2º grau		X	X	X	X	X
Parentes de 3º grau						X
Idade do dx de câncer		X	X	X	X	X
CM bilateral			X		X	X
Câncer de ovário			X	X	X	X
CM em homens				X	X	X

IMC: Índice de massa corporal; CLIS: carcinoma lobular *in situ*; dx: diagnóstico; CM: câncer de mama.
Fonte: Chagas CR MC, Vieira RJS, Boff RA. 2011.

- RM de mamas iniciando 10 anos antes da idade do familiar mais novo com história de câncer de mama, mas nunca antes dos 25 anos de idade.
- A solicitação da MMG e RM são intercaladas entre as consultas semestrais de modo que a paciente sempre retorne para avaliação clínica trazendo um exame de imagem recente.
- Em mamas densas acrescentamos US de mamas à solicitação da MMG.

Para Mulheres com Irradiação Torácica Prévia entre 10 e 30 Anos de Idade

A) > 25 anos de idade:
- Consulta clínica semestral com exame físico das mamas iniciando 8 anos após a exposição à radiação.
- MMG e RM de mamas anualmente iniciando 8 anos após a exposição à radiação.

B) < 25 anos de idade:
- Consulta clínica anual com exame físico das mamas iniciando 8 anos após a exposição à radiação.

- Conhecimento das características pessoais da anatomia mamária e orientações quanto aos sinais/sintomas de risco.

Mulheres com Antecedente Familiar Sugestivo ou Confirmado para Câncer de Mama Hereditário

Caso apresentem os critérios a seguir devem ser encaminhadas para avaliação com geneticista especializado em oncologia:

- Mulheres com câncer de ovário.
- Mulheres com diagnóstico de câncer de mama associado a:
  - Um familiar com uma mutação conhecida em um gene de suscetibilidade ao câncer.
  - Idade de diagnóstico de câncer de mama ≤ 50 anos.
  - Tumor triplo negativo (ER-, PR-, HER2-) diagnosticado antes dos 60 anos de idade.
  - Outro câncer de mama primário na mesma mulher (inclui câncer de mama bilateral).
  - Um familiar até terceiro grau com câncer de mama anterior aos 50 anos de idade.

- Um familiar até terceiro grau com câncer de ovário.
- Dois familiares até terceiro grau com câncer de mama, próstata (Gleason ≥ 7 ou metastático) e/ou câncer de pâncreas.
- História pessoal de câncer de pâncreas em qualquer idade.
- Pertencente à população de alto risco.
- Câncer de mama familiar masculino.

- Um indivíduo de descendência judaica Ashkenazi com câncer de mama, ovário ou pâncreas em qualquer idade.
- Um indivíduo* com histórico pessoal e/ou familiar de três ou mais dos diagnósticos: câncer de mama, câncer de pâncreas, câncer de próstata (Gleason ≥ 7 ou metastático), melanoma, sarcoma, carcinoma adrenocortical, tumores cerebrais, leucemia, câncer gástrico difuso, câncer de cólon, câncer de endométrio, câncer de tireoide, câncer renal, macrocefalia (PC > 58 cm), múltiplas pápulas cutâneas, ou pólipos hamartomatosos gastrointestinais.
  *Especialmente se a idade diagnosticada for ≤ 50 anos e/ou apresentar múltiplos tipos de câncer primário no mesmo indivíduo.
- Um indivíduo sem história pessoal de câncer, mas com:
  - Um parente próximo com qualquer um dos itens:
    - Conhecida mutação em gene de suscetibilidade familiar ao câncer.
    - Dois ou mais cânceres de mama primários no mesmo familiar.
    - Dois ou mais familiares com câncer primário de mama do mesmo lado da família com pelo menos um diagnosticado ≤ 50 anos de idade.
    - Câncer de ovário.
    - Câncer de mama masculino.
    - Familiar de primeiro ou segundo grau com câncer de mama ≤ 45 anos de idade.

ESTRATÉGIAS PARA REDUÇÃO DE RISCO DO CÂNCER DE MAMA

Quimioprevenção

O estímulo para a ideia de um fármaco redutor de risco de CM brotou quando, em 1974, Craig Jordan iniciou estudos com a droga ICI 46.474, então um fármaco abandonado pelo laboratório ICI por ter fracassado como contraceptivo de emergência. Conhecedor da relação do estrogênio com o CM, Craig apostou nesse medicamento que passaria a ser chamado de tamoxifeno e classificado como um SERM (Modulador seletivo dos receptores de estrogênio). Em 1977 foi aprovado pela FDA (Food and Drug Administration) para tratamento adjuvante em mulheres com CM, vindo a ser, em 1999, o primeiro fármaco liberado para prevenção ao CM. O tamoxifeno é eficaz na redução do câncer de mama invasivo, principalmente do CM receptor de estrogênio (RE) positivo em mulheres pré e pós-menopausa. O maior benefício do uso é observado em mulheres que, entre seus fatores de risco, tiveram carcinoma lobular *in situ* (CLIS) ou hiperplasia ductal atípica (HDA). Em contrapartida, mostra incremento no risco de câncer de endométrio, acidente vascular encefálico, embolia pulmonar, trombose venosa profunda e catarata.

Outro SERM, o raloxifeno, muito utilizado para prevenção à osteoporose, se mostra similar ao tamoxifeno em termos de eficácia na redução do CM invasor, porém com taxa de risco significativamente menor para o desenvolvimento de câncer de endométrio, trombose venosa profunda, embolia pulmonar e catarata. Entretanto, o raloxifeno não mostra benefício na redução da incidência de carcinoma ductal ou lobular *in situ* (CDIS/CLIS) como demonstrado com o outro SERM, além de não ter sido estudado em mulheres pré-menopáusicas.

Os inibidores da aromatase também atua na redução do estímulo estrogênico na célula mamária, inibindo a enzima que converte os andrógenos em estrógenos estes fármacos entregam eficácia igual ou superior aos SERMs com menor taxa de efeitos colaterais. Os principais e mais estudados fármacos dessa classe são o anastrozol e o exemestano. Como demonstrado com o tamoxifeno, o anastrozol também parece ser mais eficaz nas pacientes com história de CLIS e HDA prévios. Nas pacientes com história de CDIS excisado com receptor de estrogênio positivo, o anastrozol se mostra tão eficaz quanto ao tamoxifeno na prevenção à recorrência ou novo CM. O tratamento com anastrozol foi associado à significativa redução na incidência de câncer de endométrio, eventos tromboembólicos, sangramento e descarga transvaginal em relação ao tamoxifeno.

Também inibidor da aromatase, o exemestano se mostra promissor, com 65% de redução de câncer de mama invasor em 5 anos e baixa taxa de eventos adversos graves, porém ainda não apresenta estudos que endossam segurança no seu uso prolongado.

Como já mencionado para o SERM raloxifeno, os inibidores da aromatase anastrozol e exemestano só foram estudados em pacientes na pós-menopausa (Quadro 6-3).

No departamento de prevenção do Hospital de Câncer de Barretos a indicação de quimioprevenção não é realizada de forma protocolar, sendo indicada em casos individualizados. Existe projeto em discussão para que haja financiamento institucional ao(s) fármaco(s), possibilitando, assim, sua inclusão no protocolo terapêutico.

PREVENÇÃO CIRÚRGICA

A mastectomia redutora de risco bilateral (MRR) e a salpingo-oforectomia bilateral (SOOB) são uma realidade quanto à redução de risco ao CM. A MRR chega a apresentar 89% (RR, 0,11; IC, 95%, 0,04-0,32) de redução de risco de CM quando realizada em pacientes com conhecida mutação de BRCA 1 e 2. Já a SOOB reduz em

Quadro 6-3. Principais Medicações para Quimioprevenção

Nome	Dose	Faixa etária	Eventos adversos possíveis	Observações
Tamoxifeno[a]	20 mg/dia	Pré e pós--menopausa ≥ 35 anos	Câncer de endométrio, eventos tromboembólicos, catarata, sintomas climatéricos	Maior redução de CDIS e CLIS em relação ao raloxifeno Evidência de eficácia na pré-menopausa
Raloxifeno[a,c]	60 mg/dia	Pós-menopausa	Eventos tromboembólicos, sintomas climatéricos, dor articular, cãibras	Menor incidência de câncer de endométrio (36% menor), eventos tromboembólicos (29% menor) e catarata (21% menor) em relação ao tamoxifeno
Anastrozol[a,b,c]	1 mg/dia	Pós-menopausa	Hipertensão arterial, artralgia, sd. do túnel do carpo e olhos secos	Menor incidência de câncer de endométrio (71% menor), eventos tromboembólicos (39% menor), sangramento (50% menor) e descarga transvaginal (76% menor) em relação ao tamoxifeno Aumento de fraturas (49% maior) em relação ao tamoxifeno
Exemestano[a,b,c]	25 mg/dia	Pós-menopausa	Sem efeitos colaterais tóxicos detectados em 3 anos	

[a]Não há estudos satisfatórios que endossem o uso seguro de tamoxifeno, raloxifeno, anastrozol e exemestano em pacientes com mutação do BRCA 1 e/ou BRCA 2 ou com radiação torácica prévia.
[b]Ausência de estudos comparando os inibidores da aromatase a tamoxifeno ou raloxifeno.
[c]Raloxifeno, anastrozol e exemestano só foram testados com eficácia em pacientes na pós-menopausa.

cerca de 50% o risco de CM (290) e 80% o risco de câncer de ovário e de tubas uterinas, também em pacientes com conhecida mutação do BRCA 1 e 2.

Em razão do risco inerente a qualquer procedimento cirúrgico, principalmente em se tratando de mamas saudáveis, associado à falta de evidência de benefício superior à quimioprevenção em pacientes sem mutação genética conhecida, a indicação de prevenção cirúrgica deve ser bem individualizada e só é indicada sistematicamente para pacientes com conhecida mutação genética. Por isso, será abordada com maior profundidade no capítulo de alto risco genético.

LEITURAS SUGERIDAS

Bernhard J, Luo W, Ribi K et al. Patient-reported outcomes with adjuvant exemestane versus tamoxifen in premenopausal women with early breast cancer undergoing ovarian suppression (TEXT and SOFT): a combined analysis of two phase 3 randomised trials. *The Lancet Oncol.* 2015 July; 16(7):848-58.

Chagas CR MC, Vieira RJS, Boff RA. *Tratado de mastologia da SBM*: Revinter; 2011.

Crew KD, Albain KS, Hershman DL et al. How do we increase uptake of tamoxifen and other anti-estrogens for breast cancer prevention? *NPJ Breast Cancer.* 2017;3:20.

Cuzick J, Forbes J, Edwards R et al. First results from the International Breast Cancer Intervention Study (IBIS-I): a randomised prevention trial. *Lancet.* 2002 Sep 14; 360(9336):817-24.

Cuzick J, Sestak I, Forbes JF et al. Anastrozole for prevention of breast cancer in high-risk postmenopausal women (IBIS-II): an international, double-blind, randomised placebo-controlled trial. *Lancet.* 2014(Mar 22);383(9922):1041-48.

Del Mastro L, Venturini M. ATAC trial update. *Lancet.* 2005(Apr 2-8); 365(9466):1225; author reply 1225-26.

Domchek SM, Eisen A, Calzone K et al. Application of breast cancer risk prediction models in clinical practice. *Journal of Clinical Oncology: Official Journal of the American Society of Clinical Oncology.* 2003(Feb 15);21(4):593-601.

Estimated Cancer Incidence, Mortality and Prevalence Worldwide in 2012. Accessed November 15, 2017.

Evans DG, Howell A. Breast cancer risk-assessment models. *Breast cancer research: BCR* 2007;9(5):213.

Finch AP, Lubinski J, Moller P et al. Impact of oophorectomy on cancer incidence and mortality in women with a BRCA1 or BRCA2 mutation. *J Clin Oncol.* 2014 May;32(15):1547-53.

Fisher B, Costantino JP, Wickerham DL et al. Tamoxifen for prevention of breast cancer: report of the National Surgical Adjuvant Breast and Bowel Project P-1 Study. *J National Cancer Institute.* 1998 Sep;90(18):1371-88.

Forbes JF, Sestak I, Howell A et al. Anastrozole versus tamoxifen for the prevention of locoregional and contralateral breast cancer in postmenopausal women with locally excised ductal carcinoma in situ (IBIS-II DCIS): a double-blind, randomised controlled trial. *Lancet.* 2016 Feb;387(10021):866-73.

Goss PE, Ingle JN, Ales-Martinez JE *et al.* Exemestane for breast-cancer prevention in postmenopausal women. *New England J Med,* 2011 June;364(25):2381-91.

Jordan VC. Four decades of discovery in breast cancer research and treatment—an interview with V. Craig Jordan. Interview by Marc Poirot. *Int J Dev Biol.* 2011;55(7-9):703-12.

Li X, You R, Wang X *et al.* Effectiveness of Prophylactic Surgeries in BRCA1 or BRCA2 Mutation Carriers: A Meta-analysis and Systematic Review. *Clinical Cancer Research.* 2016 Aug ;22(15): 3971-81.

NCCN Guidelines Version 1.2017 (Breast Cancer Risk Reduction). USA: National Comprehensive Cancer Network (NCCN); 2017.

NCCN Guidelines Version 1.2017 (Breast Cancer Screening and Diagnosis). USA: National Comprehensive Cancer Network (NCCN); 2017.

NCCN Guidelines Version 1.2018 (Genetic/Familial High-Risk Assessment: Breast and Ovarian). USA: National Comprehensive Cancer Network (NCCN); 2017.

Rebbeck TR, Kauff ND, Domchek SM. Meta-analysis of risk reduction estimates associated with risk-reducing salpingo-oophorectomy in BRCA1 or BRCA2 mutation carriers. *J Natl Cancer Inst.* 2009 Jan;101(2):80-7.

Singletary SE. Rating the risk factors for breast cancer. *Annals of Surgery* Apr 2003;237(4):474-82.

The Gail model modified by NSABP [computer program]: National Surgical Adjuvant Breast and Bowel Project.

TyrerCuzick (IBIS Breast Cancer Risk Evaluation Tool) v. 8: Wolfson Institute of Preventive Medicine; 2017.

Vogel VG, Costantino JP, Wickerham DL *et al.* Effects of tamoxifen vs raloxifene on the risk of developing invasive breast cancer and other disease outcomes: the NSABP Study of Tamoxifen and Raloxifene (STAR) P-2 trial. *Jama.* 2006 Jun;295(23):2727-41.

PREDISPOSIÇÃO HEREDITÁRIA AO CÂNCER DE MAMA

Henrique Campos Galvão

A presença de casos de câncer de mama (CM) na história familiar de uma mulher é um dos fatores que isoladamente mais influenciam no risco de desenvolvimento de CM. As chances de uma mulher apresentar CM ao longo da vida são multiplicadas por 5 se há dois casos já diagnosticados entre suas parentes de primeiro grau. Em cerca de metade dos casos de agregação familiar, uma variante em um único gene é suficiente para definir um indivíduo como portador de síndrome de predisposição hereditária ao câncer (SPHC). Esta variante é denominada germinativa e de alta penetrância, pois está presente em todas as células do indivíduo acometido e leva a um alto risco de desenvolvimento de câncer.

Além de história familiar positiva, diagnóstico de CM na pré-menopausa e subtipos histológicos específicos (como os fenótipos triplo negativo e HER2 hiperexpresso) levantam suspeita de SPHC. A identificação dos portadores de SPHC é importante para definição de medidas estritas de rastreamento e redução de risco, bem como detecção de familiares que também sejam portadores. Como a atenção a estas famílias envolve não somente aspectos clínicos, como psicológicos e sociais, uma adequada abordagem exige procedimento de aconselhamento genético especializado. Neste capítulo, discutiremos as principais síndromes de predisposição ao câncer de mama.

SÍNDROME DE PREDISPOSIÇÃO HEREDITÁRIA AOS CÂNCERES DE MAMA E OVÁRIO

Das SPHC, as representadas por variantes patogênicas nos genes *BRCA1* e *BRCA2* são as mais bem conhecidas. Sua frequência é variável conforme a população estudada, mas estima-se que, em países da América Latina, haja 1:243 mulheres portadoras. Cerca de 3% dos CM detectados na população estão presentes em portadoras de mutação em *BRCA1* ou *BRCA2*.

Os genes *BRCA1* e *BRCA2* estão envolvidos no reparo de DNA e na regulação da divisão celular. A frequente detecção de variantes patogênicas é duas vezes maior em *BRCA1* que em *BRCA2*. Apesar de serem observadas determinadas mutações recorrentes na população brasileira (como as variantes c.5266insC e c.3331_3334delCAAG em *BRCA1* e c.2808_2811delACAA em *BRCA2*), as inúmeras variantes já descritas ratificam a necessidade de pesquisa de todo o gene *BRCA1* e todo o gene *BRCA2* (incluindo pesquisa de grandes rearranjos) para aquelas pacientes que têm indicação para teste.

Os critérios para indicação de teste molecular devem levar em consideração o número e a idade de familiares acometidos por câncer, bem como os subtipos histológicos. A cada dois anos, a Agência Nacional de Saúde Suplementar (ANS) vem atualizando os critérios mínimos para cobertura obrigatória para investigação de mutação em *BRCA1* e *BRCA2*. Os critérios atuais estão descritos no Quadro 7-1.

Aos 20 anos de idade, portadoras assintomáticas de mutação em *BRCA1* apresentam risco de desenvolvimento de CM de 72%; risco de carcinoma de ovário de 44% e risco de CM contralateral de 40% até os 80 anos de vida. Há também risco aumentado para o desenvolvimento de carcinoma de pâncreas, próstata e mama em homens. Já portadoras assintomáticas de mutação em *BRCA2* aos 20 anos possuem risco de 69% de CM, 17% de carcinoma de ovário e 26% de CM contralateral até os 80 anos. Nestes casos, há também risco aumentado para o desenvolvimento de carcinoma de pâncreas, vias biliares, estômago, melanoma maligno, além de próstata e mama em homens.

SÍNDROME DE LI-FRAUMENI

Um segundo distúrbio de significativa relevância para a população brasileira é a síndrome de Li-Fraumeni (SLF), causada por mutação germinativa no gene *TP53*. A existência de uma variante específica, presente em cerca de 0,3% na população das regiões Sul e Sudeste do Brasil (mutação p. Arg337His no éxon 10 de *TP53*), é explicada por efeito fundador.

A proteína p53, expressa pelo gene *TP53*, tem múltiplas funções na manutenção da integridade do genoma, por meio de reparo do DNA, controle do ciclo celular, indução à senescência celular e apoptose. A deficiência congênita de um dos alelos leva à predisposição a variados tipos de neoplasia, estando entre as mais frequentes o CM em idade jovem, os

Quadro 7-1. Critérios Clínicos Mínimos para Cobertura de Teste Molecular para os Genes *BRCA1* e *BRCA2*

1. Cobertura obrigatória para mulheres com diagnóstico atual ou prévio de câncer de mama, quando preenchido pelo menos um dos seguintes critérios:
   A) Diagnóstico de câncer de mama em idade ≤ 35 anos
   B) Diagnóstico de câncer de mama em idade ≤ 50 anos e mais um dos seguintes critérios:
      I. Um segundo tumor primário da mama (*)
      II. ≥ 1 familiar de 1º, 2º e 3º graus com câncer de mama e/ou ovário
   C) Diagnóstico de câncer de mama em idade ≤ 60 anos se câncer de mama triplo negativo (receptor de estrogênio [RE], receptor de progesterona [RP] e receptor HER2 negativos)
   D) Diagnóstico de câncer de mama em qualquer idade e mais um dos seguintes:
      I. ≥ 1 familiar de 1º, 2º e 3º graus com câncer de mama feminino em idade ≤ 50 anos
      II. ≥ 1 familiar de 1º, 2º e 3º graus com câncer de mama masculino em qualquer idade
      III. ≥ 1 familiar de 1º, 2º e 3º graus com câncer de ovário em qualquer idade
      IV. ≥ 2 familiares de 1º, 2º e 3º graus do mesmo lado da família com câncer de mama em qualquer idade
      V. ≥ 2 familiares de 1º, 2º e 3º graus do mesmo lado da família com câncer de pâncreas ou próstata (escore de Gleason > 7) em qualquer idade
      (*) No caso de câncer de mama bilateral ou duas neoplasias primárias na mesma mama (comprovado por laudos anatomopatológicos), cada um dos tumores deve ser considerado independentemente
2. Cobertura obrigatória para mulheres com diagnóstico atual ou prévio de câncer de ovário (tumor epitelial) em qualquer idade e independente da história familiar
3. Cobertura obrigatória para homens com diagnóstico atual ou prévio de câncer de mama em qualquer idade e independente da história familiar
4. Cobertura obrigatória para pacientes com câncer de pâncreas e ≥ 2 familiares de 1º, 2º e 3º graus do mesmo lado da família com câncer de mama e/ou ovário e/ou pâncreas ou próstata (escore de Gleason ≥ 7) em qualquer idade
5. Cobertura obrigatória para pacientes com câncer de próstata (escore de Gleason ≥ 7) e ≥ 2 familiares de 1º, 2º e 3º graus do mesmo lado da família com câncer de mama e/ou ovário e/ou pâncreas ou próstata (escore de Gleason ≥ 7) em qualquer idade
6. Cobertura obrigatória para teste das 3 mutações fundadoras Ashkenazi nos genes *BRCA1* e *BRCA2* em pacientes de origem judaica Ashkenazi quando preenchido pelo menos um dos seguintes critérios:
   A) Câncer de mama em qualquer idade e independente da história familiar
   B) Câncer de ovário em qualquer idade e independente da história familiar
   C) Câncer de pâncreas em qualquer idade com ≥ 1 familiar de 1º, 2º e 3º graus com câncer de mama, ovário, pâncreas ou próstata (escore Gleason ≥ 7)
7. Cobertura obrigatória para pacientes maiores de 18 anos, diagnosticados ou não com câncer, independente do sexo, quando houver mutação deletéria em *BRCA1* ou BRCA2 em familiar de 1º, 2º e 3º graus
8. Cobertura obrigatória para indivíduos com câncer de mama, mas com estrutura familiar limitada (ausência de 2 familiares de 1º, 2º ou 3º graus do sexo feminino em uma das linhagens – materna ou paterna que tenha vivido além dos 45 anos de idade)

Fonte: ANS, 2018.

---

sarcomas de partes moles e os sarcomas ósseos, tumores de sistema nervoso central, carcinoma de suprarrenal, carcinoma de pulmão e transtornos hematológicas (leucemias, linfomas e mielodisplasias).

O CM representa 30% dos tumores detectados em indivíduos com SLF, e a mediana de idade ao diagnóstico deste tumor é de 33 anos, na síndrome. O risco de CM contralateral chega a 31%. Evidências de tendência ao desenvolvimento de segundo tumor primário em campo irradiado levam à sugestão de se evitar radioterapia nessas pacientes, quando possível, dando-se preferência à realização de mastectomia total para tratamento de CM porventura detectado. Em pacientes que tenham tido diagnóstico de câncer de mama com 35 anos de idade ou menos, independentemente da história familiar, é indicado teste para mutação germinativa em *TP53*, além da recomendação de teste para *BRCA1* e *BRCA2*.

OUTRAS SÍNDROMES DE ALTA PENETRÂNCIA

As pacientes afetadas por síndromes hamartomatosas relacionadas com *PTEN* (dentre elas, a síndrome de Cowden), afetadas por síndrome de Peutz-Jeghers ou afetadas por síndrome do câncer gástrico difuso hereditário, também apresentam alto risco cumulativo vital de desenvolvimento de CM (variando entre 40 e 70%), e média de idade jovem ao diagnóstico (geralmente, na pré-menopausa). Os achados clínicos e os tipos de neoplasias descritos na história familiar guiarão a suspeita clínica e trilharão a sugestão de teste molecular específico (genes *PTEN*, *STK11* e *CDH1*, respectivamente).

Mulheres com neurofibromatose tipo 1, uma síndrome hereditária relativamente comum (prevalência de 1:5.000 indivíduos), apresentam RCV de 59,6% para CM. A maior diferença de incidência de CM em relação à população em geral é observada entre os 30 e os 50 anos de idade. Após esta idade, o risco se aproxima daquele da média populacional. Desta forma, entre os 30 e os 50 anos, tais pacientes são consideradas como grupo de alto risco.

VARIANTES DE "MODERADA" PENETRÂNCIA

A detecção de mutações nos genes *PALB2*, *CHEK2* e *ATM* está associada a aumento no risco de CM, porém, em magnitude teoricamente menor que mutações nos outros genes mencionados até aqui. Desta forma, estas são consideradas mutações em genes de moderada penetrância. O Quadro 7-2 mostra estudos recentes de avaliação de risco associados a estes e outros genes de provável moderada penetrância. Há ainda várias outras regiões do genoma em investigação como possíveis fatores de predisposição ao CM. Muitas destas, já presentes em testes comerciais disponíveis para a população. Na prática diária, recomenda-se cautela no aconselhamento pós-teste contendo estes resultados, considerando que os dados de anamnese com heredograma são capazes de fornecer informações mais úteis em termos de programação de acompanhamento.

TESTE GENÉTICO

O diagnóstico das síndromes mencionadas anteriormente é definido pela detecção de mutação nos respectivos genes a elas relacionados. Ao se aventar a hipótese de alguma das síndromes em particular, a investigação molecular do gene específico está indicada. Como exceções, temos as síndromes de Peutz-Jeghers e neurofibromatose tipo 1, cujo diagnóstico é clínico. Porém, mesmo nestas últimas, pode ser necessário o teste molecular, para identificação de familiares em risco ou para diagnóstico pré-natal/pré-implantacional. Cabe ressaltar que, para uma adequada avaliação de presença de mutações, o exame de sequenciamento de determinado gene deve ser complementado com análise de grandes rearranjos (geralmente teste por MLPA).

Quando a suspeita clínica está entre duas ou mais síndromes, ou quando os exames para as síndromes mais prevalentes (como HBOC, por exemplo) já resultaram negativos, e a suspeita de SPHC permanece, a realização de painéis multigênicos se justifica. O uso desta tecnologia vem ganhando cada vez mais espaço por causa dos menores custos envolvidos em sua execução e da agilidade na obtenção dos resultados.

Devemos ter em mente, porém, que esta tecnologia apresenta limitações: nota-se que a sensibilidade do teste é variável, principalmente para grandes rearranjos gênicos e para regiões repetitivas do DNA genoma, podendo haver resultados falso-negativos. Além disso, quanto mais genes um painel se propõe a analisar, maior a chance de resultados com variantes de significado desconhecido, complicando, mais do esclarecendo, os argumentos para tomada de decisões clínicas. Por fim, para uma adequada interpretação, deve estar clara, no laudo destes painéis, qual a cobertura mínima das regiões analisadas (quantas vezes determinada região foi "lida" e qual porcentagem de cada gene foi sequenciada).

ESTRATÉGIAS DE RASTREAMENTO E REDUÇÃO DE RISCO

Durante o aconselhamento genético pós-teste de um exame positivo, os diversos cenários possíveis de rastreamento e opções de redução de risco são discutidos

Quadro 7-2. Estimativa de Risco de Câncer de Mama em Caso de Presença de Mutação nos Genes Relacionados

Gene	RR (Tung, 2016)	OR (Thompson, 2016)	OR (Couch, 2017)
PALB2	5,3 (3,0-9,4)	6,65 (2,29-18,8)	7,46 (5,12-11,19)
ATM	2,8 (2,2-3,7)	Sem associação	2,78 (2,22-3,62)
CHEK2 (truncada)	3,0 (2,6-3,5)	Sem associação	2,26 (1,88-2,85)
CHEK2 (missense)	1,6 (1,4-1,8)	Sem associação	1,48 (1,31-1,67)
NBN	2,7 (1,9-3,7)	Sem associação	Sem associação
BARD1	Desconhecido	Sem associação	2,16 (1,31-3,63)
RAD51D	Desconhecido	Não avaliado	3,07 (1,21-7,88)
MSH6	Não avaliado	Não avaliado	1,93 (1,16-3,27)
BRIP1	Sem associação	Sem associação	1,63 (1,11-2,41)

RR: Risco relativo; OR: *odds ratio*.

com o consulente. São estimadas as chances de incidência de novas neoplasias e reforçada a necessidade de informar os familiares que estão em risco. Cada uma das síndromes mencionadas apresenta risco aumentado para tipos específicos de tumores, e a orientação para rastreamento de cada tipo está fora do escopo deste capítulo. Em relação à investigação para CM, as recomendações envolvem mudanças de hábitos de vida, aplicação de métodos mais estritos de rastreamento por imagem, utilização profilática de medicamentos e cirurgia redutora de risco.

Em relação a mudanças de hábitos de vida, recomendam-se para todas as mulheres, independentemente do grupo de risco, as seguintes atitudes: manter peso adequado para a altura (IMC entre 18,5 e 24,9 kg/m²), realizar atividade física regular, alimentar-se de forma saudável (evitando alimentos de com alto teor de ácidos graxos saturados, alto valor calórico e bebidas com açúcar; priorizando alimentos ricos em fibras), limitar a ingestão de álcool (preferencialmente, abolir a ingestão de álcool) e amamentar os filhos por, no mínimo, 6 meses.

Para exames de rastreamento em mulheres em alto risco, de uma forma geral recomenda-se a realização de mamografia anual, iniciada 10 anos antes da idade mais precoce de diagnóstico de CM na família, mas não antes dos 30 anos de idade; além de complementação com ressonância magnética (RM) das mamas anualmente. Porém, de forma mais direcionada, a idade sugerida para início da RM anual é de 20 anos para portadoras de mutação em *TP53*, 25 anos para portadoras de mutação em *BRCA1*, *BRCA2* ou *STK11*, 30 anos para *PTEN*, *CDH1* ou *PALB2*, e 40 anos para *ATM* ou *CHEK2*. Após os 75 anos de idade, o rastreamento deve ser individualizado. Para as pacientes com neurofibromatose tipo 1, a recomendação é de mamografia e RM anuais dos 30 aos 50 anos.

A utilização de medicamentos para prevenção do CM em mulheres de alto risco tem por base fisiológica o bloqueio da ação estrogênica no tecido mamário. Atualmente, os moduladores seletivos de receptor estrogênico, tamoxifeno e raloxifeno, bem como os inibidores de aromatase anastrozol e exemestano, apresentam evidências de reduzir em aproximadamente 50% o risco de CM em grupos seletos. Para portadoras assintomáticas de mutação em *BRCA1 ou BRCA2*, especificamente, não há dados robustos que respaldam a indicação. Além disso, a baixa adesão à utilização diária destes medicamentos, bem como a gravidade dos efeitos colaterais descritos e a possibilidade de interações medicamentosas com drogas comuns, dificulta a disseminação do método para os outros grupos de mulheres em alto risco.

CIRURGIA REDUTORA DE RISCO

A opção de realização de mastectomia redutora de risco (MRR) é uma realidade factível, mas de indicação bastante criteriosa. Se, por um lado, a presença de variante de alta penetrância (em *BRCA1*, *BRCA2*, *PTEN* e *TP53*) é fator quase que exclusivo para propor o procedimento, história familiar significativa e presença de lesão com atipia são situações motivadoras para pacientes engajadas na busca de prevenção e alívio de sofrimento, mesmo quando os testes moleculares não revelam mutação. A redução no risco de CM obtida com o procedimento é da ordem de 95%. Abordagem abrangente, com análise aprofundada e profissional das questões psicossociais intrínsecas, é mandatória ao se cogitar MRR.

Quanto às questões clínicas, exame físico e de imagem das mamas devem estar atualizados (realizados não mais do que 6 meses antes da cirurgia programada). O objetivo da cirurgia é a remoção da maior quantidade de tecido mamário possível. Todavia, preservação do complexo areolopapilar pode ser almejada, à custa da manutenção de tecido mamário subjacente. Nestas situações, alto índice de suspeição clínica deve ser considerado no acompanhamento destas pacientes. A reconstrução mamária é desejável no mesmo tempo cirúrgico. Avaliação do *status* linfonodal não é necessária, a menos que seja detectada neoplasia na mama ressecada.

No planejamento da cirurgia, convém pontuar para a paciente que a sensibilidade das papilas reduz consideravelmente, e que o risco de complicações, como contratura capsular, infecção ou resultados cosméticos desfavoráveis, varia entre 10 a 70%.

LEITURAS SUGERIDAS

Achatz MI, Zambetti GP. The Inherited p53 Mutation in the Brazilian Population. *Cold Spring Harb Perspect Med.* 2016;6(12).

Agência Nacional de Saúde Suplementar (Brasil). *Rol de procedimentos e eventos em saúde* 2018 [recurso eletrônico]/Agência Nacional de Saúde Suplementar. Rio de Janeiro: ANS, 2018

Axilbund JE. Panel Testing Is Not a Panacea. *J Clin Oncol.* 2016 May;34(13):1433-5.

Bouaoun L, Sonkin D, Ardin M et al. TP53 Variations in Human Cancers: New Lessons from the IARC *TP53* Database and Genomics Data. *Hum Mutat.* 2016 Sep;37(9):865-76.

Bougeard G, Renaux-Petel M, Flaman JM et al. Revisiting Li-Fraumeni Syndrome from *TP53* Mutation Carriers. *J Clin Oncol.* 2015 Jul;33(21): 2345-52.

Couch FJ, Shimelis H, Hu C et al. Associations Between Cancer Predisposition Testing Panel Genes and Breast Cancer. *JAMA Oncol.* 2017 Sep;3(9):1190-6.

Custódio G, Parise GA, Kiesel Filho N et al. Impact of neonatal screening and surveillance for the *TP53* R337H mutation on early detection of childhood adrenocortical tumors. *J Clin Oncol.* 2013 Jul;31(20): 2619-26

Cuzick J, Sestak I, Forbes JF et al. Anastrozole for prevention of breast cancer in high-risk postmenopausal women (IBIS-II): an international, double-blind, randomised placebo-controlled trial. *Lancet.* 2014;383(9922):1041-8.

Daly MB, Pilarski R, Berry M et al. NCCN Guidelines Insights: Genetic/Familial High-Risk Assessment: Breast and Ovarian, Version 1.2018. [Disponível on-line].

Eisen A, Weber BL. Prophylactic mastectomy for women with *BRCA1* and *BRCA2* mutations—facts and controversy. *N Engl J Med.* 2001 Jul 19;345(3):207-8

Fernandes GC, Michelli RA, Galvão HC, Paula AE et al. Prevalence of *BRCA1/BRCA2* mutations in a Brazilian population sample at-risk for hereditary breast cancer and characterization of its genetic ancestry. *Oncotarget.* 2016 Dec 6;7(49):80465-80481

Fisher B, Costantino JP, Wickerham DL et al. Tamoxifen for prevention of breast cancer: report of the National Surgical Adjuvant Breast and Bowel Project P-1 Study. *J Natl Cancer Inst.* 1998;90(18):1371-88.

Fitzgerald RC, Hardwick R, Huntsman D et al. Hereditary diffuse gastric cancer: updated consensus guidelines for clinical management and directions for future research. *J Med Genet.* 2010 Jul;47(7):436-44.

Freitas Jr RF, Paulinelli RR, Lucena CEM, Rosa VDL. Prevenção Primária. In: Chagas CR, Menke CH, Vieira RJS, Boff RA. *Tratado de Mastologia da SBM* – Vol 1. Rio de Janeiro: Revinter; 2011. pp 502-505.

Goss PE, Ingle JN, Ales-Martinez JE et al. Exemestane for breast-cancer prevention in postmenopausal women. *N Engl J Med* 2011;364(25):2381-91.

Harris JR, Lippman ME, Veronesi U, Willett W. Breast cancer (1). *N Engl J Med* 1992 Jul 30;327(5):319-28. Review.

Heymann S, Delaloge S, Rahal A et al. Radio-induced malignancies after breast cancer postoperative radiotherapy in patients with Li-Fraumeni syndrome. *Radiat Oncol.* 2010 Nov 8;5:104

Kuchenbaecker KB, Hopper JL, Barnes et al. Risks of Breast, Ovarian, and Contralateral Breast Cancer for *BRCA1* and *BRCA2* Mutation Carriers. *JAMA.* 2017 Jun 20;317(23):2402-2416.

Maxwell KN, Domchek SM, Nathanson KL, Robson ME. Population Frequency of Germline *BRCA1/2* Mutations. *J Clin Oncol.* 2016 Dec;34(34):4183-4185.

Nieuwenhuis MH, Kets CM, Murphy-Ryan M et al. Cancer risk and genotype-phenotype correlations in *PTEN* hamartoma tumor syndrome. *Fam Cancer.* 2014 Mar;13(1):57-63.

Olopade OI, Grushko TA, Nanda R, Huo D. Advances in breast cancer: pathways to personalized medicine. *Clin Cancer Res.* 2008 Dec 15;14(24):7988-99.

Pinto EM, Billerbeck AE, Villares MC et al. Founder effect for the highly prevalent R337H mutation of tumor suppressor p53 in Brazilian patients with adrenocortical tumors. *Arq Bras Endocrinol Metabol.* 2004 Oct;48(5):647-50.

Rebbeck TR, Friebel T, Lynch HT, Neuhausen SL et al. Bilateral prophylactic mastectomy reduces breast cancer risk in *BRCA1* and *BRCA2* mutation carriers: the PROSE Study Group. *J Clin Oncol.* 2004 Mar 15;22(6):1055-62.

Robson ME, Bradbury AR, Arun B et al. American Society of Clinical Oncology Policy Statement Update: Genetic and Genomic Testing for Cancer Susceptibility. *J Clin Oncol.* 2015 Nov 1;33(31):3660-7

Sharif S, Moran A, Huson SM et al. Women with neurofibromatosis 1 are at a moderately increased risk of developing breast cancer and should be considered for early screening. *J Med Genet.* 2007 Aug;44(8):481-4.

Thompson ER, Rowley SM, Li N et al. Panel Testing for Familial Breast Cancer: Calibrating the Tension Between Research and Clinical Care. *J Clin Oncol.* 2016 May 1;34(13):1455-9

Tung N, Domchek SM, Stadler Z et al. Counselling framework for moderate-penetrance cancer-susceptibility mutations. *Nat Rev Clin Oncol.* 2016 Sep;13(9):581-8.

van Lier MG, Wagner A, Mathus-Vliegen EM et al. High cancer risk in Peutz-Jeghers syndrome: a systematic review and surveillance recommendations. *Am J Gastroenterol.* 2010 Jun;105(6):1258-64.

Vogel VG, Costantino JP, Wickerham DL et al. Update of the National Surgical Adjuvant Breast and Bowel Project Study of Tamoxifen and Raloxifene (STAR) P-2 Trial: Preventing breast cancer. *Cancer Prev Res (Phila).* 2010;3(6):696-706.

WCRFAIFC. Continuous Update Project Report: *Diet Nutrition, Physical Activity and Breast Cancer* 2017 [cited 2017 04/07/2017]. Available from: wcrf.org/breast-cancer-2017.

CAMPANHAS DE ORIENTAÇÃO PARA A PREVENÇÃO AO CÂNCER DE MAMA

Fabíola Cardoso Clemente

As ações de prevenção no Hospital do Câncer de Barretos (HCB) tiveram início, em 1994, com a realização de exame colpocitológico, um dos métodos mais simples para prevenção do câncer de colo do útero, e a partir daí as ações de prevenção vêm escrevendo sua história no país com exames preventivos para câncer de mama, colo uterino, colorretal, pele, próstata e boca, por meio dos serviços prestados nas unidades fixas e móveis.

Campanhas de orientações são essenciais para esclarecimento e envolvimento da população e profissionais de saúde, a fim de viabilizar diagnóstico precoce, aumentando consideravelmente as chances de cura. Neste sentido, o HCB busca continuamente promover ações educativas, voltadas ao diagnóstico precoce do câncer e, consequentemente, viabilizando atendimento rápido e de qualidade mediante casos positivos, aumentando a sobrevida e buscando sempre minimizar os impactos biopsicossociais intrínsecos ao tratamento oncológico.

Trabalhar com ensino e pesquisa, associado à excelência no tratamento oferecido pelo HCB, fazem desta instituição, não só referência no tratamento, mas também na formação, capacitação e atualização de profissionais da área de saúde. Com isso, a instituição vem ofertando ações educativas e promovendo campanhas, visando à orientação de profissionais e população, sempre que possível direcionado ao público-alvo, no caso da mamografia, mulheres entre 40* e 69 anos.

As ações de orientação voltadas ao câncer de mama vêm sendo solicitadas por indústrias e empresas, onde são ministradas palestras com o objetivo de esclarecer e identificar público-alvo, apto a realizar exames de mamografia, contando, sempre que possível, com agendamento de exames para as pacientes na ocasião das palestras. Algumas empresas oferecem transporte para os funcionários até uma das unidades fixas de prevenção para realização de exames, há também situações em que o hospital disponibiliza uma das unidades móveis para que os exames possam ser realizados no local de trabalho, garantindo maior adesão.

Estabelecimentos de ensinos médio e superior e de projetos educacionais voltados para jovens e adultos, também, são ambientes comumente utilizados para realização de palestras, possibilitando a identificação e orientação de pacientes dentro dos critérios para realização de exames preventivos que, em alguns casos, nunca os realizaram.

O HCB conta também com uma equipe que realiza busca ativa no município de Barretos, que realiza abordagens residenciais em áreas de abrangência de Estratégias de Saúde da Família (ESF), realizando avaliações *in loco* de pacientes dentro dos critérios para realização de exames de rastreamento, alguns destes possuem idade avançada e nunca realizaram exames, além disso, o trabalho da equipe desempenha importante papel na identificação de pacientes resistentes e, pela relação de confiança e criação de vínculo com a população, obtém sucesso ao abordar os mesmos, oferecendo até transporte para a realização dos exames, quando necessário, além da identificação e busca de soluções para outras necessidades básicas.

Destaca-se, no contexto das campanhas de orientação, o conjunto de atividades desenvolvidas durante o mês de outubro. O "Outubro Rosa", movimento internacional celebrado anualmente desde 1990, tem como objetivo compartilhar informações sobre o câncer de mama, promover a conscientização sobre a doença, proporcionar maior acesso aos serviços de diagnóstico e de tratamento e contribuir para a redução da mortalidade. Neste período, intensificam-se a procura de orientações, palestras, entrevistas, material informativo (panfletos) e *souvenir* (laço rosa – símbolo da campanha) e, consequentemente, ocorre um aumento considerável nos agendamentos para realização do exame de mamografia, exigindo todo um planejamento e readequação da equipe a fim de garantir a qualidade do atendimento durante este período.

Além das atividades externas, as unidades de prevenção contam com profissionais capacitados para acolher e orientar os pacientes que vão até as uni-

---

*Embora o Ministério da Saúde recomende mamografia em mulheres dos 50 aos 59 anos, no HCB os exames mamográficos de rastreamento são realizados anualmente em mulheres com idade entre 40 e 50 anos e a cada dois anos em mulheres com idade entre 50 e 69 anos.

dades em busca de atendimento, de modo que estas possam ser acolhidas e atendidas com a qualidade inerente ao perfil de atendimento do HCB, dentro do menor tempo possível. Quando as pacientes não se enquadram dentro dos critérios institucionais para realização de exames, estas devem ser devidamente orientadas sobre o fluxo adequado de atendimento para cada caso.

LEITURAS SUGERIDAS

Controle do Câncer de Mama / Detecção precoce – Disponível em: < http://www2.inca.gov.br/wps/wcm/connect/acoes_programas/site/home/nobrasil/programa_controle_cancer_mama/deteccao_precoce>. Acesso em 10 Dez 2017

INCA. Diretrizes para a detecção precoce do câncer de mama no Brasil/ Instituto Nacional de Câncer José Alencar Gomes da Silva – Rio de Janeiro: INCA, 2015.

Mamografia - Disponível em: <https://www.hcancerbarretos.com.br/exames-preventivos/content/article/384-paciente/exames-preventivos/1615-prevencao-mamografia>. Acesso em: 10 Dez 2017.

Outubro Rosa – Disponível em:< http://www.outubrorosa.org.br/>. Acesso em 10 Dez 2017

Prevenção do Câncer de Mama - Disponível em: <https://www.hcancerbarretos.com.br/mama>. Acesso em: 10 Dez 2017.

Parte II Radiologia Mamária, Exames Complementares e Medicina Nuclear

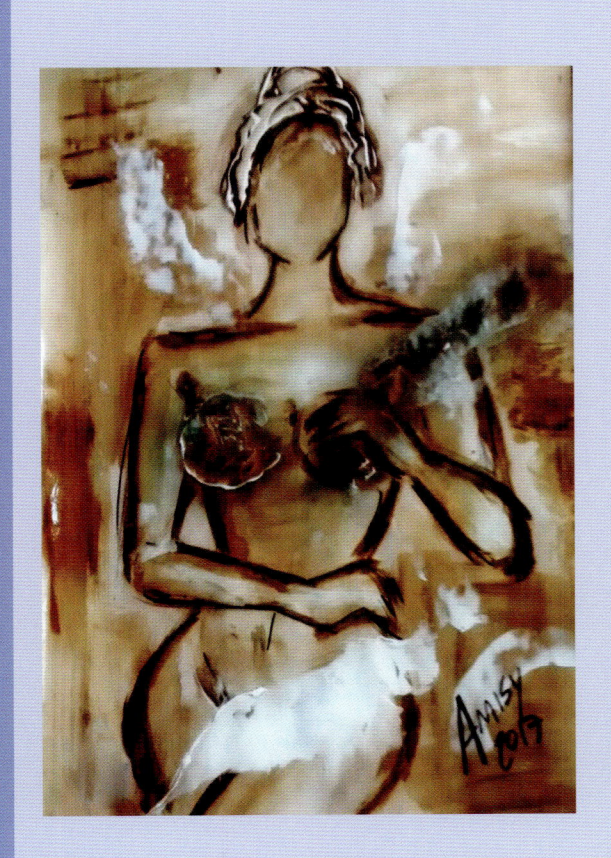

MAMOGRAFIA

Ana Paula Hidemi Uema Watanabe

INTRODUÇÃO

O câncer de mama é uma importante causa de mortalidade entre as mulheres, destacando-se como o segundo tipo mais comum na população feminina no Brasil e no mundo, sendo precedido apenas pelo de pele não melanoma, correspondendo a 28% dos casos novos ao ano, com mortalidade crescente, principalmente nos países em desenvolvimento. A incidência aumenta significativamente após os 40 anos, destacando-se números mais expressivos após os 50 anos, o que justifica o rastreamento entre os 40 e os 74 anos.

Segundo dados brasileiros, cerca de 57.960 novos casos eram esperados para o ano de 2016 com 14.388 mortes (SIM – 2013).

A literatura aponta para números cada vez maiores tanto em países desenvolvidos quanto nos em desenvolvimento.

No Brasil, apesar de todos os esforços empregados, tem-se observado aumento tanto na incidência quanto na mortalidade.

O câncer de mama é caracterizado, então, como uma doença de evolução lenta e progressiva, com possibilidade de melhora na sobrevida e mortalidade, quando diagnosticado em fase inicial, o que leva ao aumento das chances de tratamento e cura. Dessa maneira, é possível a utilização de um método diagnóstico que propicia a caracterização de lesões em fase inicial, quando a mulher ainda se encontra assintomática, ou seja, o rastreamento mamográfico baseia-se na aplicação da mamografia em uma população sem queixas mamárias suspeitas, na faixa etária de maior incidência da doença, quando o balanço é favorável entre benefícios e riscos, podendo, assim, ser tratada de forma mais efetiva em estágios iniciais do que quando se apresentam sintomas e sinais clínicos.

RASTREAMENTO MAMOGRÁFICO – RISCOS E BENEFÍCIOS

Segundo Myers *et al.*, em sua revisão sistemática publicada em 2015: "As pacientes devem considerar os riscos e os benefícios do rastreamento mamográfico", em qualquer idade. Observou redução de 20% na mortalidade, em todas as faixas etárias, nas mulheres em risco habitual, destacando-se que a associação ao exame clínico leva a um aumento de falso- positivo de 21%.

Dos 11 estudos randomizados, controlados e prospectivos, dedicados à consolidação dos dados do rastreamento mamográfico, apenas dois deles (Canadá – CNBSS 1 e 2) não demonstram melhora na mortalidade com uso da mamografia, nas diferentes faixas etárias. Os melhores percentuais foram obtidos pelo SwedishTwo-Country Trial, evidenciando 31% no acompanhamento de 29 anos, Independent UK Panel – 20% e Cochrane 19%. Estes resultados causaram grande entusiasmo para a maioria da comunidade médica e a população em geral, porém há um questionamento por parte de alguns investigadores que valorizam os dois estudos canadenses, levando-se em consideração a época (décadas de 1960, 1970 e 1980), os equipamentos e os tratamentos disponíveis. Especula-se que pacientes que tiveram o diagnóstico de câncer de mama no grupo-controle provavelmente sobreviveriam com os avanços terapêuticos atuais.

Estudos observacionais preliminares indicaram, ainda, que a tomossíntese associada à mamografia aumenta a detecção do câncer, reduz o *recall*, porém apresenta um aumento no número de biópsias.

As recomendações do Colégio Brasileiro de Radiologia e Diagnóstico por Imagem, da Sociedade Brasileira de Mastologia e da Federação Brasileira das Associações de Ginecologia e Obstetrícia determinam o rastreamento anual com mamografia para as mulheres entre 40 e 74 anos, preferencialmente com técnica digital.

De 40 a 49 Anos

Não se observa consenso do impacto da mortalidade com o rastreamento populacional nessa faixa etária. Uma particularidade do câncer nessas mulheres mais jovens, no Brasil e em outros países em desenvolvimento, é que a sua incidência é proporcionalmente maior que a de países desenvolvidos.

O Quadro 9-1 mostra os principais estudos disponíveis, com o percentual de redução da mortalidade observada nesta população mais jovem.

Quadro 9-1. Principais Estudos para Avaliação da Redução da Mortalidade por Câncer de Mama em Mulheres entre 40 e 49 anos, Submetidas ao Rastreamento Mamográfico

Estudo		País	Resultado
Age Trial	Estudo prospectivo, controlado e randômico	Reino Unido	Redução de 25% no risco relativo de morte, nos primeiros 10 anos
Hellquist *et al.*			Redução de 29% da mortalidade em 16 anos de acompanhamento – 40 a 49 anos, sendo: • 40 a 44 anos redução de 18% de mortalidade • 45 a 49 anos redução de 32% de mortalidade
Jonsson *et al.*	Estudo observacional		Redução de 38%
U.S. Preventive Services Task Force (USPSTF)	Estudos randomizados controlados e observacionais		Redução não significativa da mortalidade

A presença de maior quantidade de glândulas nesse grupo leva a uma maior dificuldade em caracterizar lesões suspeitas para o câncer de mama, o que justifica a maior frequência de incidências mamográficas extras e ultrassonografia complementar (*recall*).

Outro dado relevante, relacionado com periodicidade dos exames, foi um maior percentual de falsos-positivos de biópsias em mulheres com mamografia realizada a partir dos 40 anos, com intervalo anual, quando comparada à bienal.

De 50 a 74 Anos

Foi comprovada redução no número de casos de câncer com estadiamentos clínicos avançados entre mulheres de 50 a 74 anos.

Não se observou diferença no número de falsos-positivos de biópsias entre as mulheres com primeira mamografia aos 50 anos.

De 75 Anos ou Mais

Não se observam dados relevantes para a realização de mamografia de rastreamento para essas mulheres. A indicação do comitê de especialistas brasileiros, com base nos diversos trabalhos da literatura, é que frente ao envelhecimento populacional e ao aumento do número de casos de câncer de mama nessa faixa etária (26% das mortes por câncer de mama ocorrem após os 74 anos), tal decisão deve ser individualizada para cada mulher, e a mamografia deve ser oferecida para aquelas que possuírem uma expectativa de vida acima de 7 anos.

Destaca-se a melhora na sensibilidade do exame mamográfico associado ao padrão adiposo dominante nesta faixa etária.

Políticas de incentivo ao rastreamento para alcançar a cobertura necessária para o diagnóstico precoce e implantação de tratamento adequado e em tempo hábil foram fundamentais para a queda da mortalidade e melhora na sobrevida nos Estados Unidos e na Europa. Tais ações permitiram às mulheres cirurgias menos mutilantes, aumento das possibilidades de cura, bem como substantiva redução dos custos do tratamento, com consequente agilidade no retorno da mulher para suas atividades profissionais e ao restabelecimento do convívio familiar. Fundamental, então, que esforços nesse sentido devam ser incentivados e aplicados no Brasil.

Importante, também, destacar os eventuais riscos e/ou prejuízos que a mamografia pode acarretar quando utilizada de maneira inadequada e em uma população não indicada:

- *Exposição aos raios X:* raramente causa câncer, mas há um discreto aumento do risco quanto mais frequente for a exposição.
- *Convocação para exames complementares:* solicitação de incidências adicionais como compressão localizada e ultrassonografia, essa última muito utilizada nas mamas com maior quantidade de glândulas, geralmente presente nas mulheres mais jovens. Referida como principal causa do aumento de ansiedade das mulheres rastreadas.
- *Overdiagnosis:* caracterização de lesões com indicação de avaliação anatomopatológica, através de biópsia, sem confirmação de malignidade – diagnóstico falso-positivo ou lesões com diagnóstico de câncer de mama, porém com baixo potencial de desenvolver doença agressiva, ou seja, um câncer que não ameaçaria a vida, levando ao tratamento desnecessário (cirurgia, quimioterapia e radioterapia) – *overtreatment*.
- *Exames falso-negativos:* mamografias com resultado normal, porém, com lesão maligna presente, porém não relatada, que pode ser caracterizada em avaliação retrospectiva ou quando eventualmente torna-se sintomática. Ocorrem em maior frequência nas mamas densas, muitas vezes caracterizadas como câncer de intervalo ou durante avaliação de auditorias de qualidade das mamografias. Este tipo de erro gera uma falsa segurança à mulher, sendo muitas vezes responsável pelo chamado atraso diagnóstico.

- *Falta de qualidade do exame, prejudicando a interpretação do mesmo:* nesse sentido, programas específicos de certificações nacionais e internacionais, envolvendo controles de qualidade técnicos (testes específicos e periódicos realizados nos equipamentos, avaliando continuamente a dose de radiação dos mesmos, na ampla variedade de marcas e tecnologias disponíveis no mercado), qualidade clínica e de imagem – esse tópico será abordado no Capítulo 13.

PERIODICIDADE

A recomendação no Brasil, atualizada em 2015, é que mulheres entre 50 e 69 anos façam uma mamografia a cada dois anos. Esta é também a rotina adotada na maior parte dos países que implantaram o rastreamento do câncer de mama e tiveram impacto na redução da mortalidade por essa doença. O Hospital de Câncer de Barretos, desde 2003, realiza mamografias em mulheres assintomáticas, na faixa etária de 40 a 69 anos, pertencentes a chamada DRS V (Diretoria Regional de Saúde), perfazendo um total de 61.000 mulheres, por um programa de rastreamento inicialmente oportunístico e em processo de organização a partir de 2010. O pioneirismo é destaque também na realização de mamografias em unidades móveis, permitindo uma maior acessibilidade ao exame, que é oferecido com o mesmo conforto daquele realizado nas unidades fixas, respeitando também os mais rigorosos testes de controle de qualidade.

O Quadro 9-2 destaca as principais recomendações e programas de rastreamento, com sua faixa etária e periodicidade, considerando mulheres com risco populacional usual. Atualmente a literatura e as sociedades médicas envolvidas destacam a discussão dos riscos e benefícios individuais de cada mulher, permitem compartilhar suas decisões pessoais para definirem o início e o fim do rastreamento e qual periodicidade necessária.

HISTÓRIA DA MAMOGRAFIA

A busca por um exame capaz de diagnosticar lesões mamárias parecia apenas um vislumbre para os profissionais de saúde, no início do século XX. Os primeiros relatos de imagens radiológicas para tal finalidade datam de 18 anos após a descoberta dos raios X, por Wilhelm Conrad Roentgen (1895), em meados de 1913, por Albert Salomon, uma verdadeira evolução da medicina diagnóstica.

Podem-se relatar três períodos marcantes no desenvolvimento da mamografia:

1. Era dos pioneiros (1913 a 1962).
2. Era do progresso técnico (1962 a 1969).
3. Era moderna (1970 até os dias atuais).

Era dos Pioneiros
- *1913:* Albert Salomon, cirurgião alemão, radiografou 3.000 peças cirúrgicas provenientes de mastectomias, observando-se microcalcificações.
- *1930:* Stafford Warren, em Nova York, realizou a primeira mamografia na incidência médio-lateral *in vivo,* adaptada em um aparelho de raios X.
- *1949:* Raul Leborgne, médico radiologista uruguaio, descreve a importância de um melhor posicionamento e a necessidade da compressão, o que resultaria numa melhor qualidade de imagem - diminuindo-se a espessura da mama, necessitando-se uma menor dose de radiação, além de reduzir a indefinição causada pelo movimento. Médico pioneiro na melhoria da qualidade de imagem e na avaliação de microcalcificações benignas e malignas, ao encontrá-las em 30% dos casos radiografados.
- *1956:* primeira processadora de transporte rolante – Eastman Kodak.

Quadro 9-2. Faixa Etária e Periodicidade da Mamografia – Recomendações e Consensos nas Diversas Sociedades Médicas Nacionais e Internacionais

	Faixa etária	Periodicidade
U.S. Preventive Services Task Force (USPSTF)	50 a 74 anos	Bienal
American Cancer Society (ACS)	A partir de 40 anos, enquanto a mulher estiver com boas condições de saúde	Anual
The American Congress of Obstetricians and Gynecologists (ACOG)	40 a 75 anos	Anual ou bienal, decisão compartilhada com a mulher
National Comprehensive Cancer Network (NCCN)	A partir de 40 anos, enquanto a mulher estiver com boas condições de saúde	Anual
American College of Radiology (ACR)	A partir de 40 anos, enquanto a mulher estiver com boas condições de saúde	Anual
INCA	50 a 69 anos	Bienal
Recomendações do Colégio Brasileiro de Radiologia e Diagnóstico por Imagem	40 a 74 anos	Anual

Era do Progresso Técnico

Nomes como Gould, Wolfe, Gross são destaques nos avanços tecnológicos da mamografia.

- *1960:* Howard e Gould descrevem o aprimoramento da imagem obtida com a técnica de xeromamografia.
  - Charles Gros, na França, desenvolve o primeiro protótipo de mamógrafo.
  - Robert Egan, descobre que baixo KV e alto mAs aumentam a resolução da imagem.
- *1962:* o Colégio Americano de radiologia (ACR) seleciona uma equipe de médicos e técnicos treinados e especializados em mamografia, estabelecendo comitês e centros de treinamento em âmbito nacional.
- *1963-1966:* Phillip Strax, Louis Venet e Sam Shapiro observaram a redução de mortalidade em 33%, rastreando as pacientes com exames clínicos e radiológicos.
- *1966:* John Wolfe, durante a Quinta conferência sobre Mamografia, em Atlanta, apresenta sua grande experiência em xeromamografia.
  - A GE (antigamente conhecida como Compagnie General de Radiologia – CGR), juntamente com Charles Gross, lança o primeiro mamógrafo - Senografe, incorporando um espectro de raios X mais específico e um tubo para obter melhor foco no tecido. Por meio da implementação de um filtro de molibdênio e 0,7 mm de ponto focal, essa máquina, que era composta por um tubo e uma lente apoiados em um tripé, produziu imagens de melhor qualidade do que as mamografias improvisadas que eram obtidas por aparelhos de raios X da época.

Era Moderna

O destaque se deu por conta de Price, Butler, Ostrum, Becker, Israd, Moskowitz, Sickles, Kopans, Homer, Tábar entre outros.

- *1970:* surgem novos modelos de mamógrafos no mercado – Mammomat (Siemens), Mamodiagnost (Phillips).
  - Price e Butler alcançam a redução dos níveis de radiação pela utilização de écrans de alta resolução e filmes industriais.
- *1971:* Gallager e Martin relatam a possibilidade de uma neodensidade na mamografia ser um sinal precoce da existência de tumor na mama.
- *1974:* destaque para o papel da mamografia no rastreamento mamográfico, com o diagnóstico precoce da doença, referida por Myron Moskowitz e seus colaboradores.
- *1977:* Sickles, Kunio Doi e Genant descrevem os resultados da complementação diagnóstica pela magnificação. Atenção especial ao diagnóstico do câncer de mama por sinais indiretos e mais discretos. Parte dessa época, os primeiros relatos do uso de mamógrafos em vans.
  - Nordestron do Instituto Karolinkas de Estocolmo, Suécia, desenvolveu o primeiro sistema de estereotaxia.
- *1980:* a GE desenvolve os primeiros equipamentos motorizados para compressão.
- *1985:* Lászlo Tábar *et al.* publicam o impacto de um programa de rastreamento em 134.867 mulheres, entre 40 e 79 anos, resultando em 31% de mortalidade, utilizando-se apenas a incidência médio-lateral oblíqua.
- *1989:* Azevedo e Svane (Suécia) publicam os primeiros casos, utilizando a punção por agulha fina orientada pela estereotaxia.
- *1992:* a GE lança, em seus equipamentos, um filtro de ródio, elemento usado no tubo de raios X que permite melhor penetração no tecido mamário, reduzindo a exposição. Mostra-se muito útil na avaliação de mamas densas.
- *1996:* mamografia computadorizada (CR) ou semidigital, em que não se utilizam filmes ou revelação, no seu lugar, utilizam-se cassetes com uma camada de fósforo para a aquisição das imagens, que são avaliadas em um monitor dedicado, de alta resolução.
- *2000:* mamografia digital (DR) – 2D.
  - O Senographe 2000 D é aprovado pela Food and Drug Administration (FDA).
- *2011:* tomossíntese mamária – Mamografia 3D – aprovada pela FDA.

Série histórica adaptada de www.radioinmama.com.br e Kalaf, JM, 2014.

MAMOGRAFIAS ANALÓGICA E DIGITAL – EVOLUÇÃO DA TECNOLOGIA A FAVOR DO DIAGNÓSTICO PRECOCE

A protagonista dos exames mamográficos, com a tecnologia que conhecemos hoje, passou por uma série de aprimoramentos desde a sua criação em 1965. Neste ano, na cidade de Estrasburgo, na França, Charles Gross desenvolveu o primeiro equipamento de mamografia dedicado para a análise do tecido. O equipamento possuía um espectro de radiação peculiar para a exposição de um tecido com densidades tão próximas como os que formam a mama.

A produção da radiação, de modo geral, ocorre incialmente pela liberação de elétrons no filamento do equipamento. Por efeito termiônico, forma-se uma nuvem de elétrons ao redor do filamento de tungstênio. Os elétrons livres no cátodo são atraídos por uma diferença de potencial e chocam-se no ânodo do equipamento. A interação dessas cargas negativas com os átomos, que formam o ânodo, produz radiação por efeito de frenamento desses elétrons ou produção ou liberação dos elétrons ligados e posteriormente emissão de raios X característicos. Por fim,

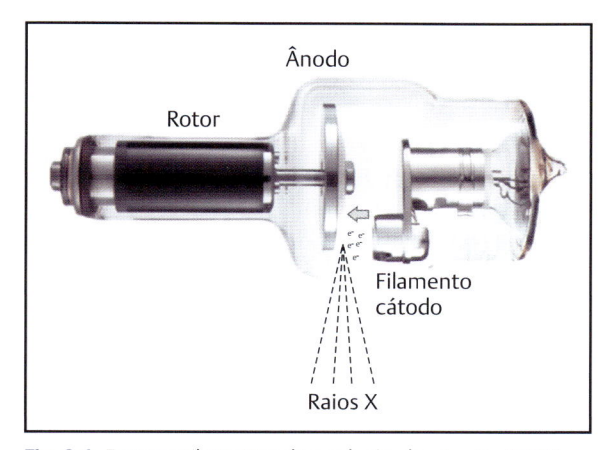

Fig. 9-1. Esquema ilustrativo da produção de raios X – TUBO.

esses raios X produzidos são filtrados adequadamente para interagirem com o tecido a ser analisado (Figs. 9-1 e 9-2).

Diferentemente de um equipamento de raios X convencional, para visualização de tecidos de densidades diferentes, como tecidos duros e partes moles, a mamografia expõe apenas tecidos com densidades semelhantes. Desse modo, a unidade foi criada com uma filtração e um ponto focal de modo a produzir um espectro de energia com menor espalhamento possível.

Desde a sua criação, ocorreram várias modificações e projetos de modernização. Primeiramente a radiação era criada e filtrada da mesma forma para exames de tórax e mama, um tubo dedicado foi utilizado. A forma de detecção dessa radiação e geração das imagens também passou por um processo de evolução. Os equipamentos de mamografia estão divididos em duas gerações, classificadas pelo tipo de formação de imagem. A primeira é caracterizada pelo conjunto *filme-écran*, sendo definida como convencional; a segunda geração é caracterizada pelos detectores digitais e por isso chamada de mamografia digital. Estas características são as premissas para a diferença funcional entre equipamentos convencionais e digitais. A imagem em filmes radiográficos foi substituída por equipamentos de radiografia computadorizada (CR – *Computed Radiography*) com material fluorescente, e recentemente os equipamentos digitais (DR – *Digital Radiography*) são compostos por detectores de iodeto de césio (CsI) ou selênio amorfo (a-Se). DRs agregaram sistemas com ferramentas de visualização que possibilitam o ajuste de brilho e possuem feixes de raios X com maior penetração, logo, tendo uma superior percepção de estruturas de baixo e moderado contrastes. Dessa forma, houve melhoria na detecção, rapidez, e armazenamento dessas imagens, com a possibilidade de um posterior processamento.

A mamografia digital, possuindo armazenamento e pós-processamento das imagens, quando comparada à convencional que possui o filme como método de aquisição e limitação para eventuais melhorias, apresenta acurácia maior em grupos de mulheres com mamas radiologicamente densas. Porém, apesar da maior sensibilidade, a mamografia digital pede exames complementares para tais grupos de mulheres.

O exame de mamografia representa o principal meio de detecção precoce do câncer de mama. O procedimento não é invasivo, de baixo custo, e requer exposição do tecido mamário à radiação ionizante de baixa dose. A mamografia convencional, em duas dimensões (2D), implica em sobreposição de tecidos, o que leva à redução de visualização de lesões. A fim de aperfeiçoar e aprimorar o estudo das mamas e a potencial melhoria de qualidade na prevenção do câncer, novas tecnologias têm sido propostas para o diagnóstico do câncer de mama.

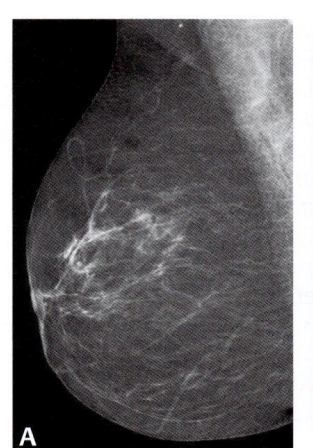

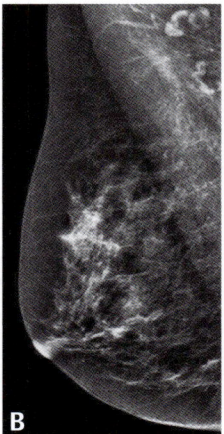

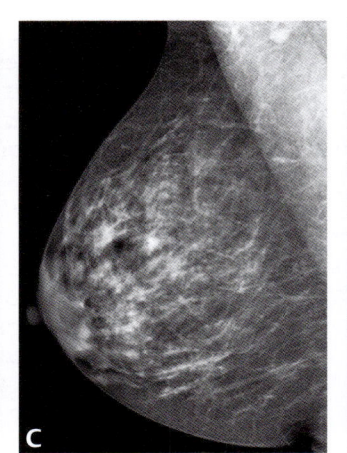

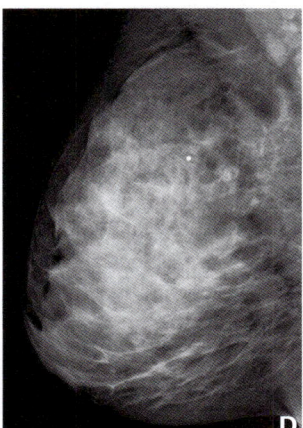

Fig. 9-2. Tecido mamário – composição da mama. (**A**) Mama predominantemente adiposa. (**B**) Mamas com densidades fibroglandulares esparsas. (**C**) Mamas heterogeneamente densas, o que pode ocultar pequenos nódulos. (**D**) Mamas extremamente densas, o que diminui a sensibilidade da mamografia.

O desenvolvimento do novo método de aquisição de imagem é similar ao utilizado na mamografia em duas dimensões, a diferença básica é o movimento do tubo de raios X que realiza uma varredura em arco ao redor da mama comprimida. Uma série de imagens, em cada posição do tubo, é adquirida e com exposições fracionadas. As imagens são reconstruídas por um algoritmo de processamento para gerar imagens de cortes do volume mamário paralelo ao detector.

A utilização da técnica de tomossíntese foi pioneira, em 1980, porém só houve avanço na sua aplicação com o surgimento dos receptores digitais que melhoraram a baixa qualidade que havia na época do seu surgimento.

A forma de aquisição das projeções pode variar dependendo do modelo do equipamento, sendo exposição contínua, enquanto o tubo realiza a varredura em arco ou com exposição discreta durante o movimento. Outra característica do equipamento é apresentar alta qualidade do detector digital com capacidade de rápida detecção e baixa distorção da imagem.

Atualmente, os equipamentos de tomossíntese disponíveis apresentam detectores digitais de cristal de iodeto de césio (CsI) ou selênio amorfo (a-Se). As imagens adquiridas são enviadas para uma estação de trabalho, passam por um processo de reconstrução por algoritmos matemáticos para gerar o conjunto de imagens de seções paralelos ao detector. As imagens resultantes pela aquisição do sistema DBT (*Digital Breast Tomosynthesis*), estão sendo estudadas para implantação da tecnologia como opção de alta qualidade para rastreamento, alternativa à mamografia convencional, com resultados promissores.

RADIOLOGIA MAMÁRIA EM EXEMPLOS DA PRÁTICA MÉDICA

A avaliação do exame mamográfico baseia-se em termos já consagrados descritos no conhecido Atlas BI-RADS® do American College of Radiology – ACR – Sistema de Laudos e Registro de Dados de Imagem da Mama, que atualmente se encontra na sua 5ª Edição. A seguir exemplos dos principais achados benignos e malignos, seus acompanhamentos nos diversos métodos radiológicos disponíveis, demonstrados por imagens do dia a dia (Figs. 9-3 a 9-16).

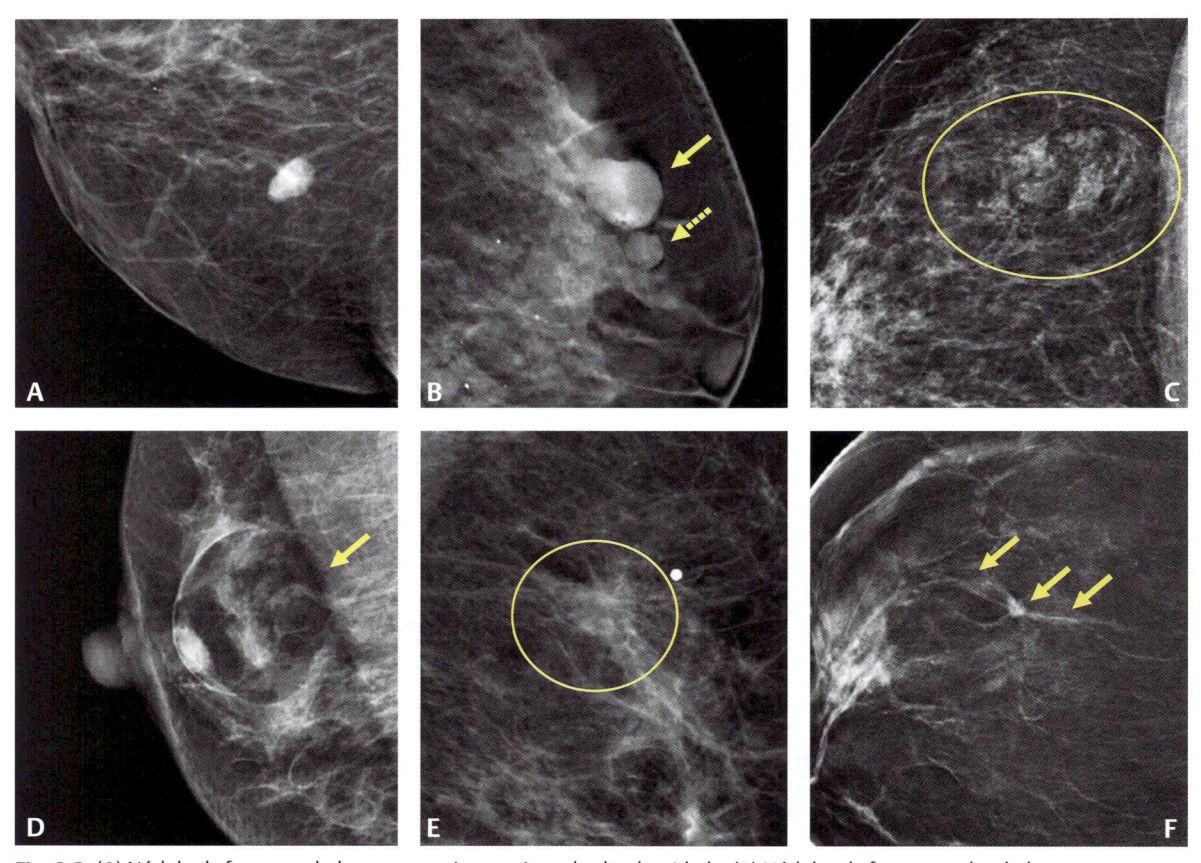

Fig. 9-3. (A) Nódulo de forma ovalada, margem circunscrita e de alta densidade. **(B)** Nódulos de forma arredondada, margens circunscritas e de alta (seta) e baixa (seta tracejada) densidades. **(C)** Nódulo ovalado e circunscrito com densidade mista – hamartoma (oval). **(D)** Nódulo ovalado e circunscrito com densidade de conteúdo adiposo – cisto de óleo pós-mamoplastia. **(E)** Nódulo de forma irregular, de margens indistintas e espiculadas e de densidade igual ao tecido fibroglandular adjacente (círculo). **(F)** Diminuto nódulo irregular, margem espiculada e de densidade pouco maior – **tomossíntese** (setas).

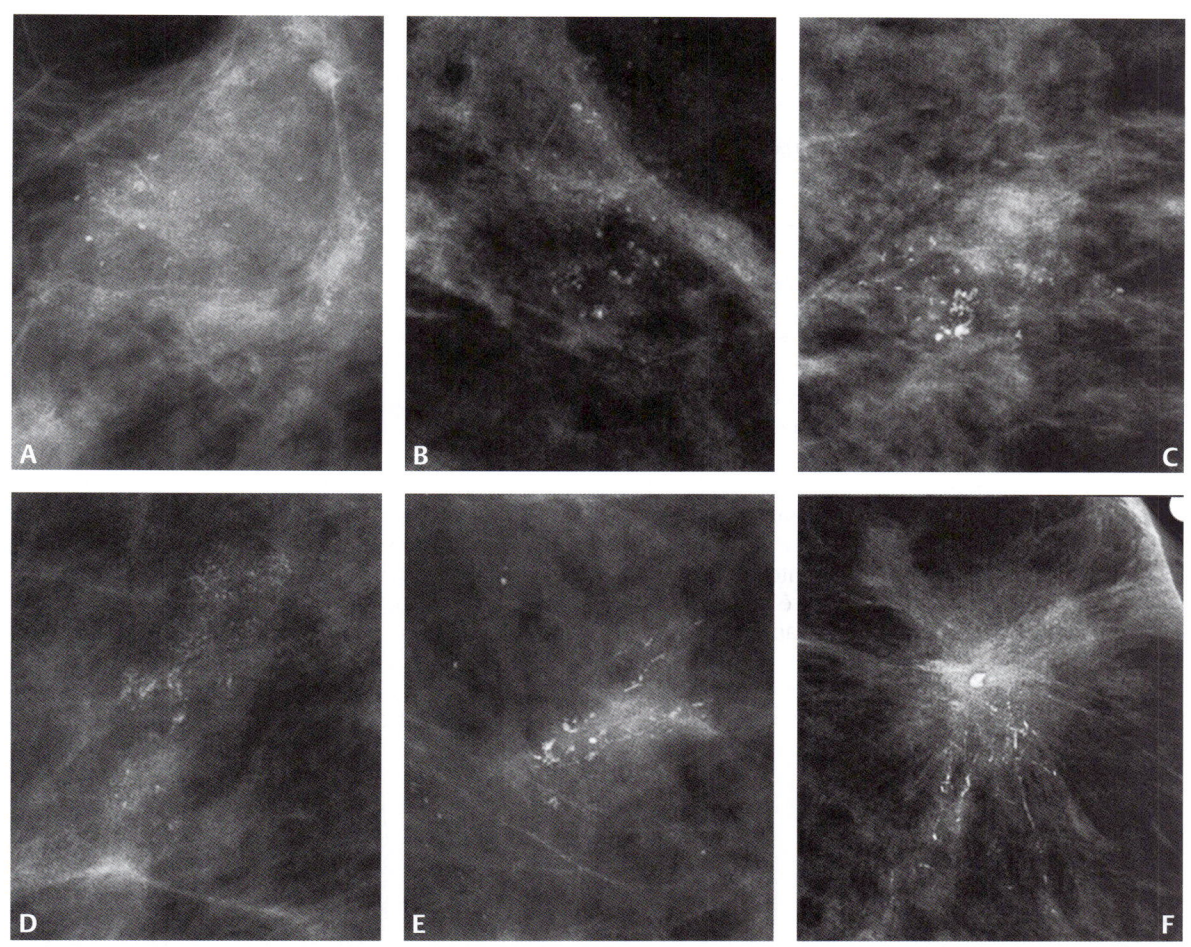

Fig. 9-4. (**A**) Microcalcificações amorfas regionais – AP de CLIS. (**B**) Microcalcificações amorfas e arredondadas agrupadas – AP de hiperplasia epitelial ductal atípica. (**C**) Microcalcificações heterogêneas grosseiras e amorfas agrupadas – AP de CDIS. (**D**) Microcalcificações amorfas e pleomórficas finas regionais – AP de CDIS. (**E**) Microcalcificações pleomórficas finas e lineares finas e ramificadas – AP de CDI + CDIS. (**F**) Microcalcificações lineares ramificadas associadas a nódulo espiculado – AP de CDI + CDIS.

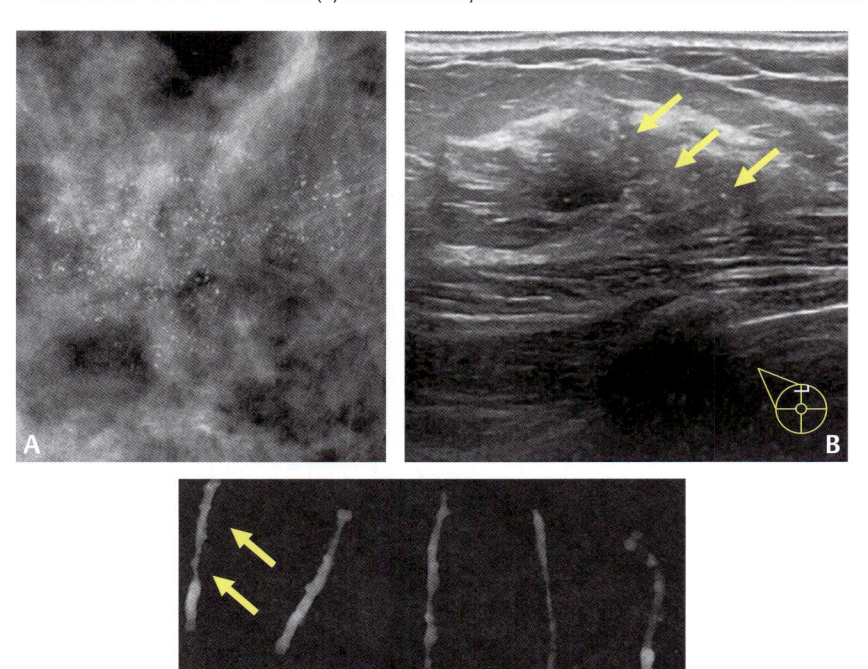

Fig. 9-5. (**A**) Grafia ampliada em MD em topografia de palpação clínica referida evidencia foco de microcalcificações pleomórficas finas, com distribuição segmentar – BI-RADS® 4C. A correlação com ultrassonografia (**B**) demonstra área nodular hipoecogênica e heterogênea associada a múltiplos pontos ecogênicos que correspondem às microcalcificações individualizadas em mamografia (setas). (**C**) Radiografia dos espécimes obtidos por *core bx* comprova a retirada de microcalcificações (setas) – AP de CDI + CDIS.

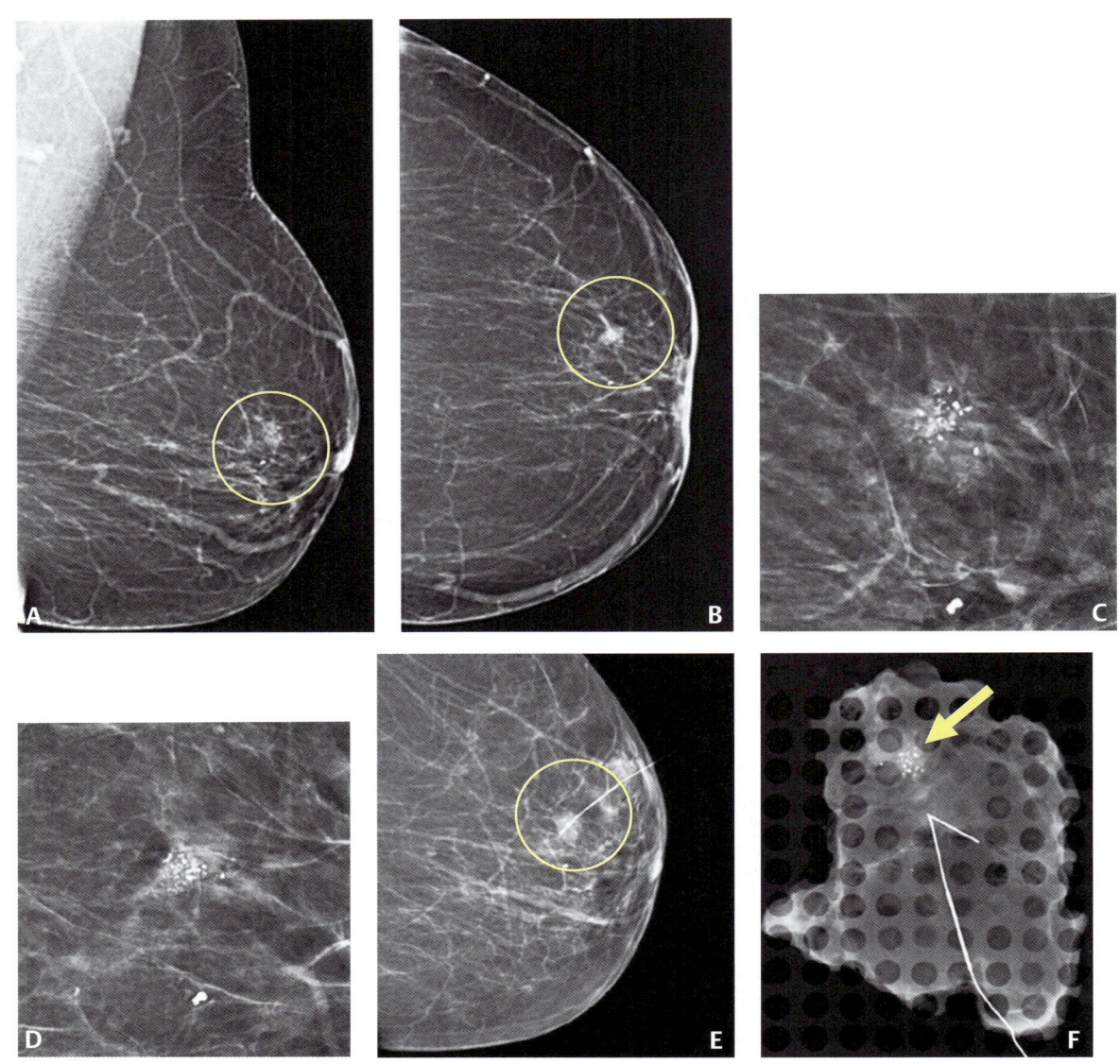

Fig. 9-6. Mamografia da ME, nas incidências MLO (**A**) e CC (**B**) – mamas predominantemente adiposas, destacando-se assimetria focal associada a foco de microcalcificações grosseiras heterogêneas em QSL/RRA da ME (círculo) – BI-RADS® 5. Incidências complementares com grafias **ampliadas** em ML (**C**) e CC (**D**) melhor caracterizam a morfologia heterogênea das mesmas. Agulhamento pré-cirúrgico do foco de microcalcificações da ME demonstrando que o mesmo se localiza junto ao gancho (círculo em **E**). (**F**) Radiografia de espécime produto de setorectomia do QSL da ME demonstrando que o foco de microcalcificações (seta) foi completamente retirado – AP de CDIS grau nuclear 3, padrões sólidos e comedocarcinoma, medindo 1,5 cm, com margem cirúrgica de 0,2 mm.

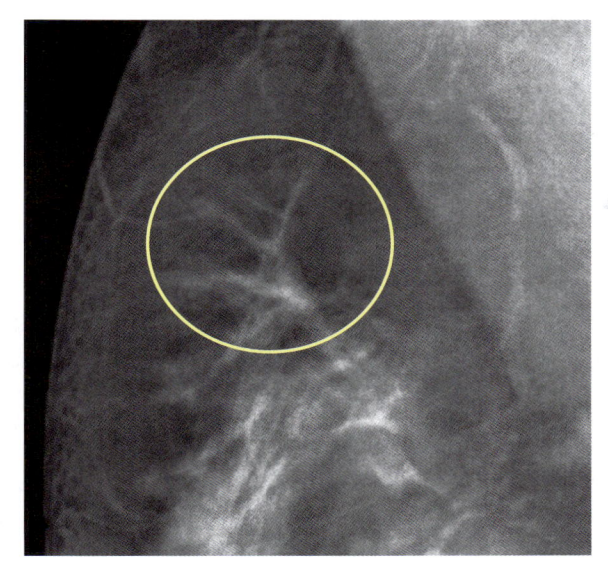

Fig. 9-7. Distorção arquitetural (círculo) – CLI + CLIS extenso.

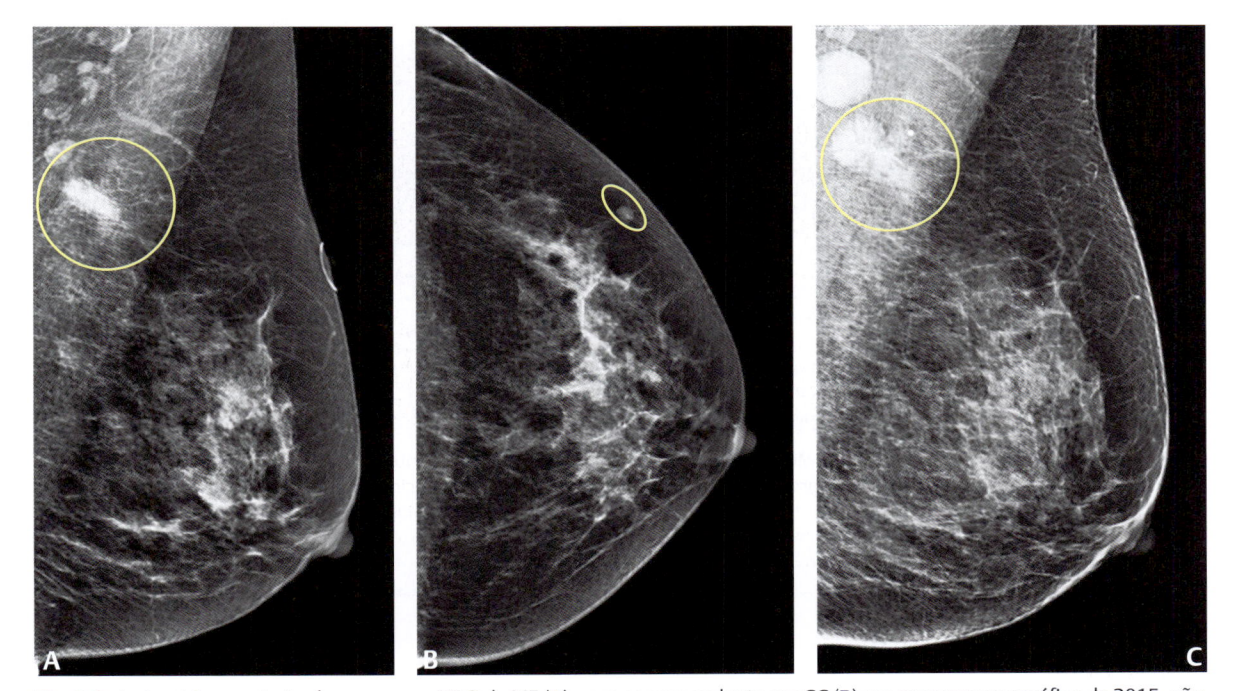

Fig. 9-8. Assimetria caracterizada apenas em MLO da ME (**A**), sem correspondente em CC (**B**) em exame mamográfico de 2015, não apresentou correspondente nodular em exame ultrassonográfico complementar – marcador radiopaco demonstra lesão cutânea. Dois anos depois, paciente retorna sintomática na mesma topografia da assimetria já descrita em exame anterior, porém evoluindo como nódulo irregular e espiculado (**C**), (BI-RADS 4C) com representação nodular sólida em ultrassonografia e AP de CDI GII (círculos em **A** e **C**).

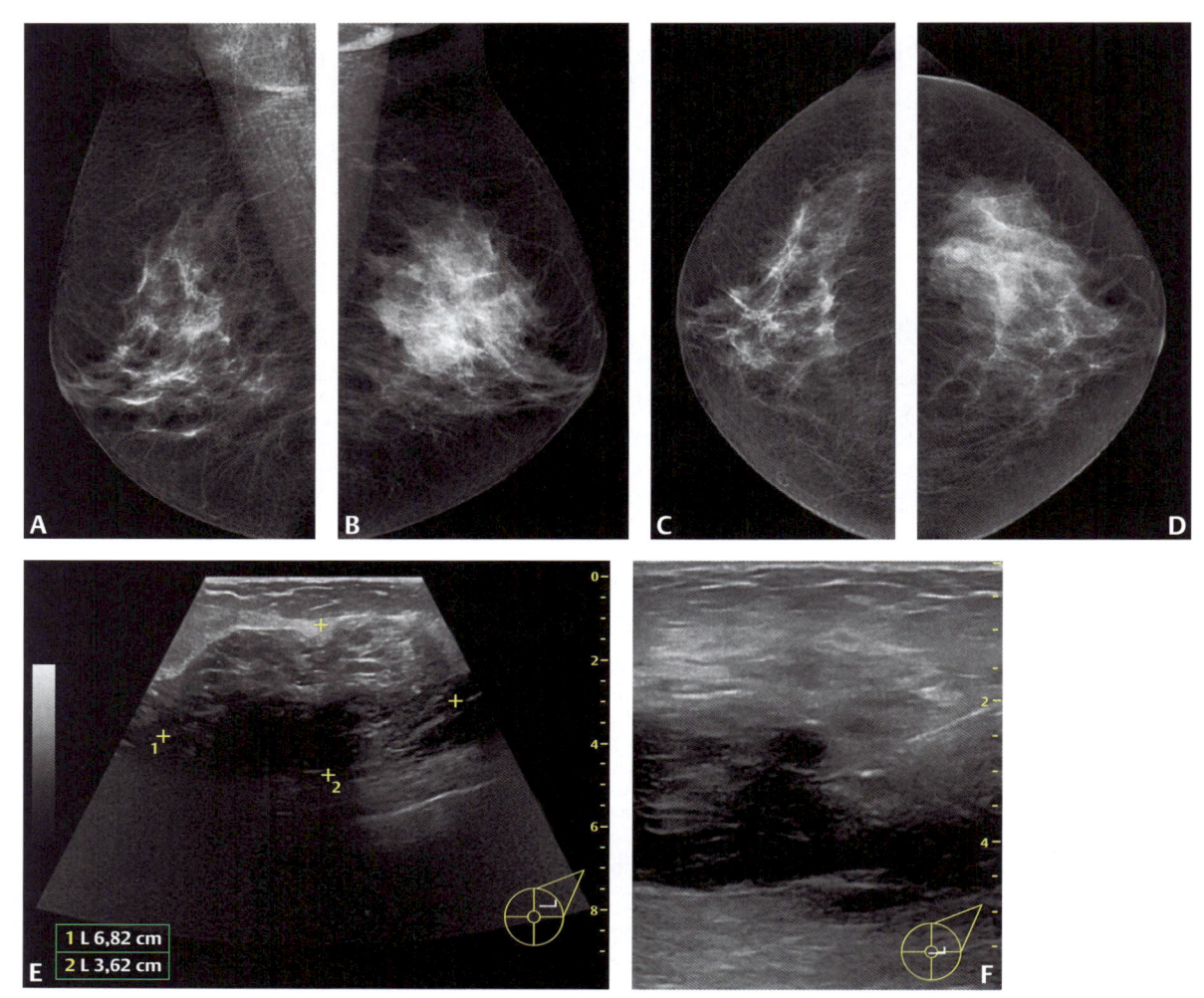

Fig. 9-9. Mamografia bilateral em MLO e CC (**A-D**) assimetria global no QSL da ME – BI-RADS® 0. (**E**) Ultrassonografia caracteriza nódulo ovalado de ecotextura heterogênea – BI-RADS® 4B. (**F**) *Core* biópsia revela AP de lesão fibroepitelail com atipias no estroma. A exérese completa da lesão mostrou tratar-se de tumor filoide maligno.

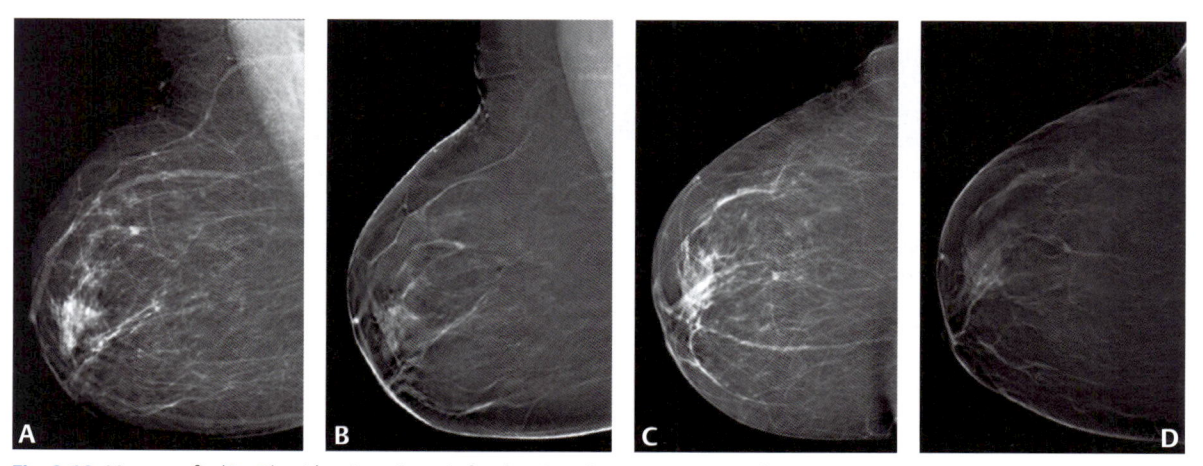

Fig. 9-10. Mamografia (**A** e **B**) evidencia assimetria focal na RRA da MD que em estudo com **tomossíntese** (**C** e **D**) complementar caracteriza natureza fibroglandular.

Capítulo 9 ▪ Mamografia

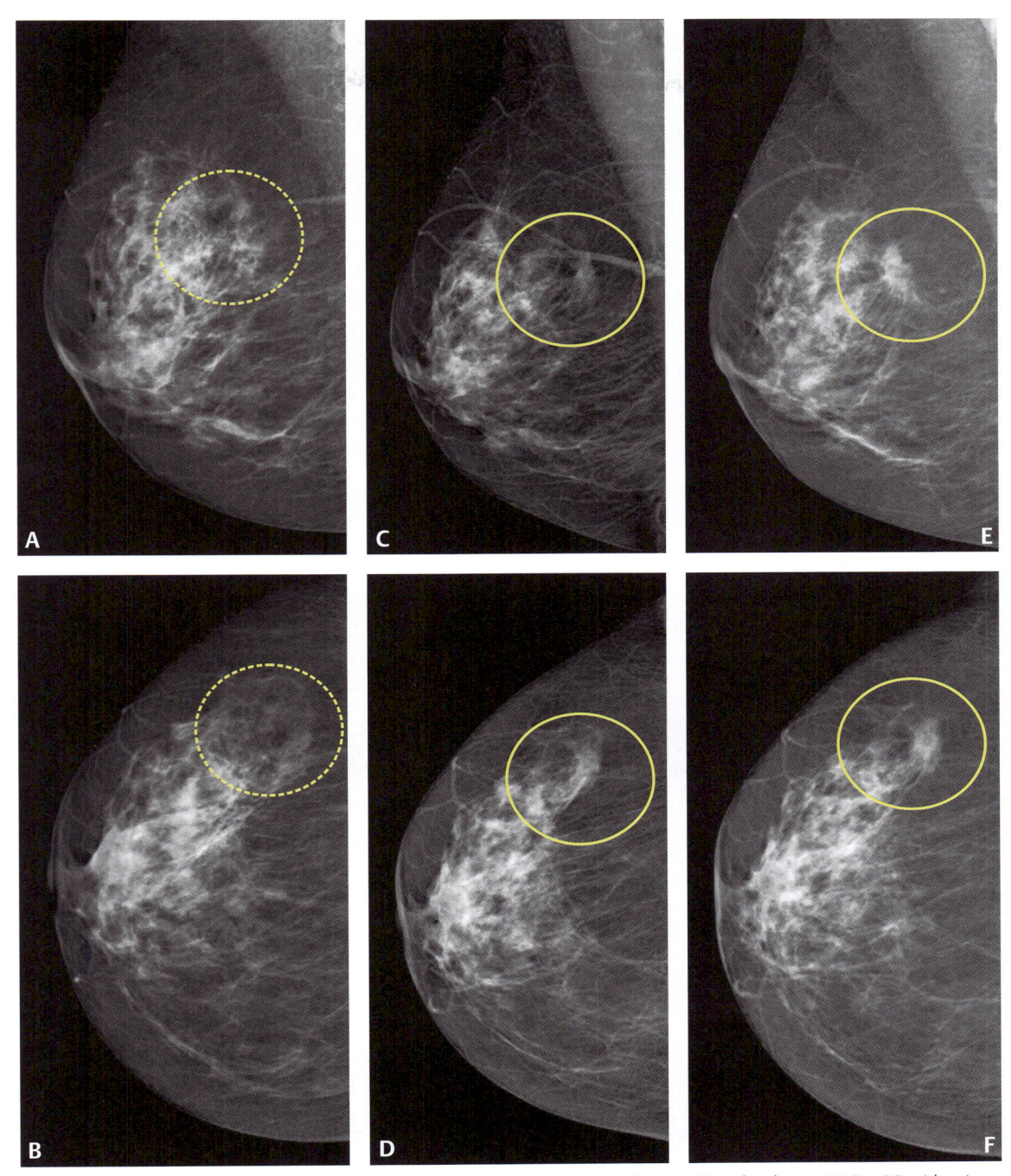

Fig. 9-11. Assimetria em desenvolvimento na avaliação comparativa de mamografias da MD realizadas em MLO e CC evidencia surgimento gradual de assimetria focal no 1/3 médio-posterior do QSL (análises comparativa e retrospectiva entre os exames de 2012 e 2015), com evolução para nódulo irregular e espiculado em 2017 – BI-RADS 5 – AP de CDI. (**A** e **B**) 17/07/2012 – círculo tracejado demonstra topografia esperada da lesão. (**C** e **D**) 14/09/2015 – círculo demonstra assimetria focal. (**E** e **F**) 21/08/2017 – círculo demonstra nódulo irregular.

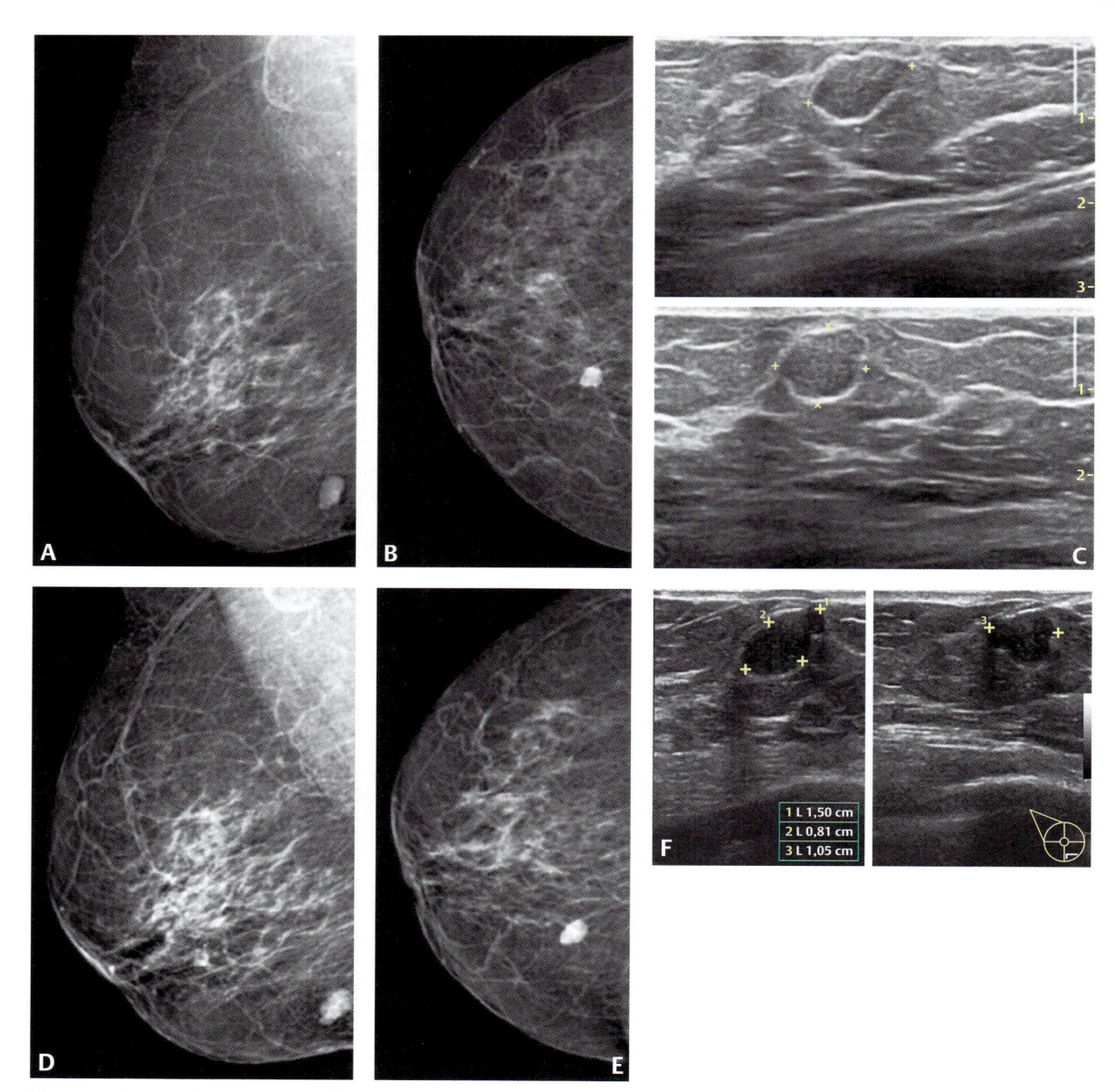

Fig. 9-12. Mamografia em MLO e CC da MD (**A** e **B**) – nódulo ovalado e circunscrito, no 1/3 posterior do QIM – BI-RADS® 0. Ultrassonografia complementar (**C**) evidencia correspondente sólido em 27/03/2014 – BI-RADS® 3. Segmento com MMG e US em 23/03/2015 demonstra que, apesar de morfologia praticamente inalterada em mamografia (**D** e **E**), a avaliação ultrassonográfica (**F**), porém, caracteriza margens pouco mais anguladas – BI-RADS® 4A – *core bx* com AP de fibroadenoma complexo com hiperplasia epitelial ductal atípica, e a exérese completa revela tumor filoides benigno associado à hiperplasia epitelial ductal atípica.

Capítulo 9 ▪ Mamografia

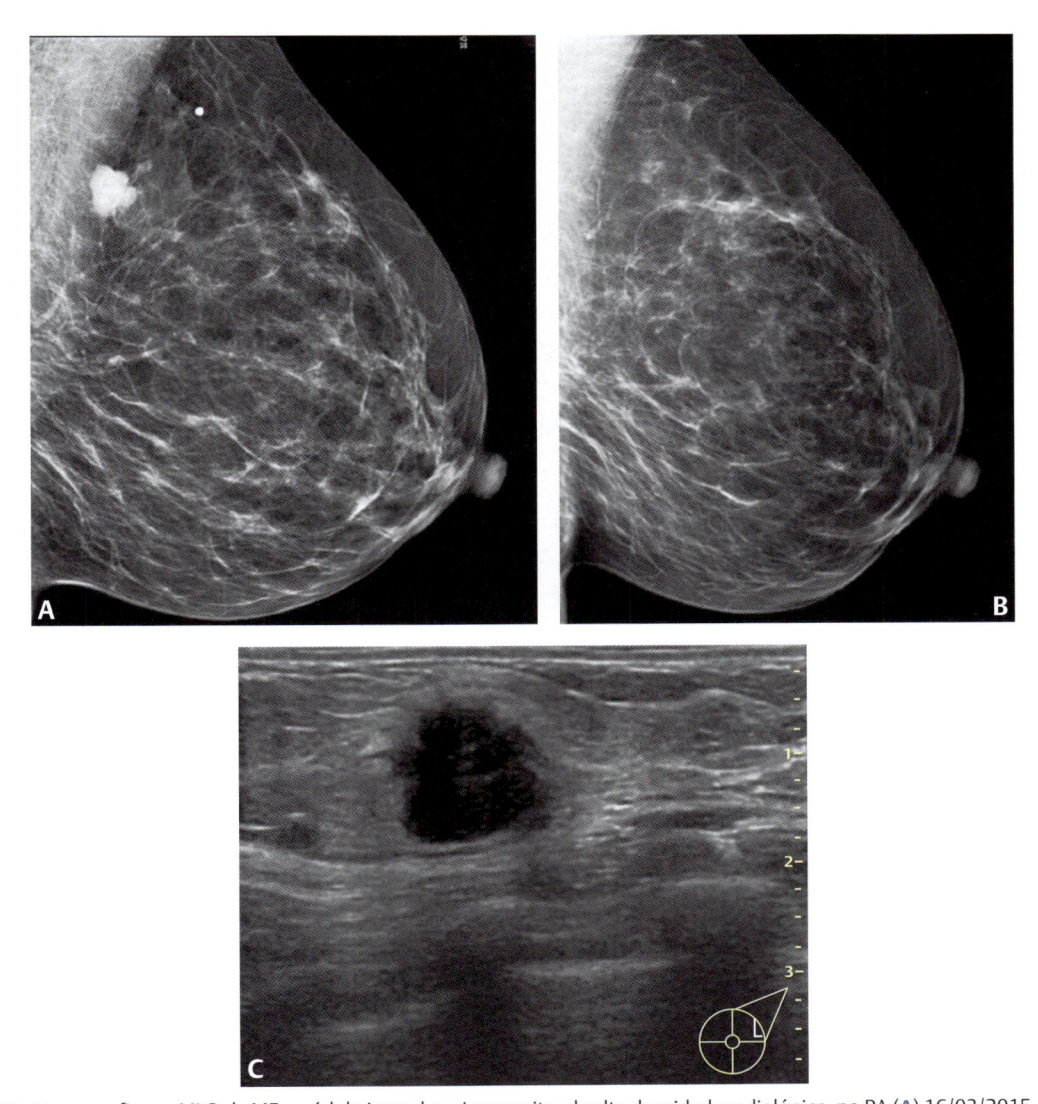

Fig. 9-13. Mamografia em MLO da ME – nódulo irregular, circunscrito, de alta densidade radiológica, no PA (**A**) 16/03/2015 – caracterizado em relação ao exame anterior de 04/12/2012 (**B**). Correlação nodular sólida em US complementar (**C**) – AP de CDI.

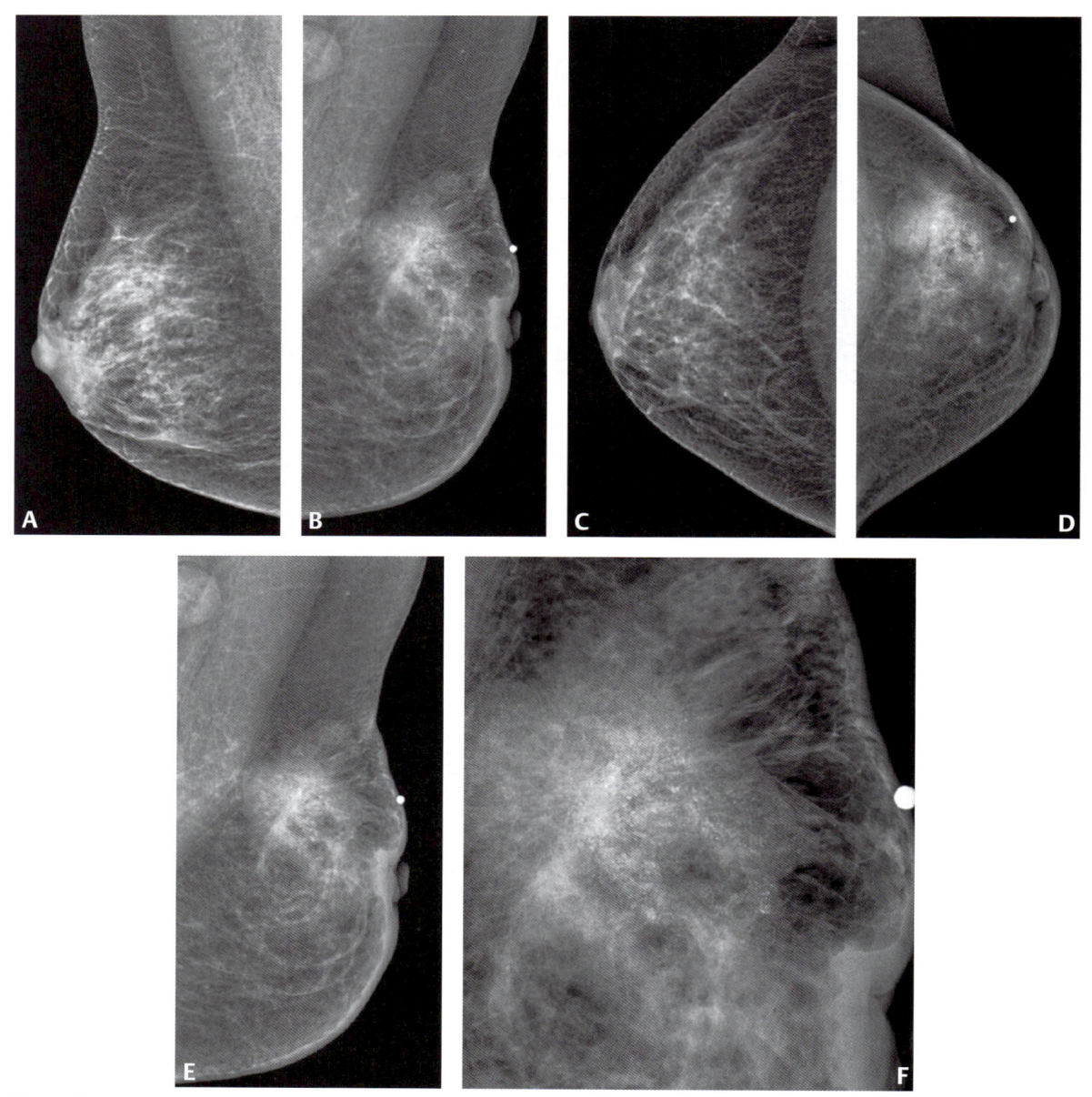

Fig. 9-14. Paciente de 33 anos, com queixa palpável em QSL da ME (marcador metálico). Refere que há 3 semanas notou ME endurecida, com pele espessada e retração da papila. Mamografia bilateral em MLO (**A** e **B**) e CC (**C** e **D**) revela mamas heterogeneamente densas, padrão ACR C, caracterizando-se nódulo irregular, espiculado, associado a múltiplas microcalcificações pleomórficas finas; o conjunto corresponde ao achado palpável referido em QSL da ME. Há associação de espessamento cutâneo difuso, mais acentuado em CAP, destacando-se também retração do mamilo e linfonodo aumentado e denso em axila ipsolateral – BI-RADS® 5 – AP de CDI GIII – triplo negativo. Incidência MLO da ME (**E**), com destaque para as microcalcificações em grafia ampliada eletronicamente (**F**). *(Continua.)*

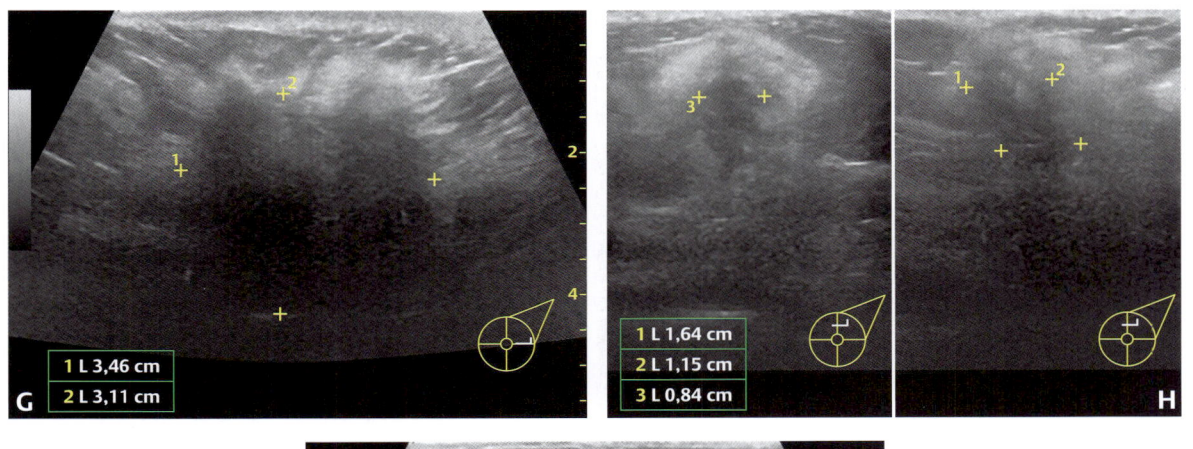

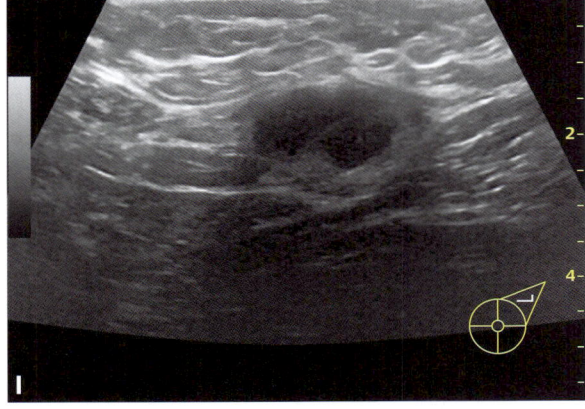

Fig. 9-14. *(Cont.)* **(G)** Nódulo sólido irregular, espiculado e indistinto, associado à sombra acústica posterior e desmoplasia adjacente, medindo 3,6 cm, no raio de 3 horas da ME, corresponde ao achado mamográfico. **(H)** Outro nódulo menor, com morfologia semelhante ao dominante já descrito (**G**), não individualizado em mamografia, no raio de 1 hora da mesma mama – não individualizado em MMG (**E**). (**I**) Linfonodo com aumento de dimensões, espessamento da cortical e perda do hilo adiposo em avaliação ultrassonográfica. – BI-RADS® 5 – AP de CDI GIII – triplo negativo.

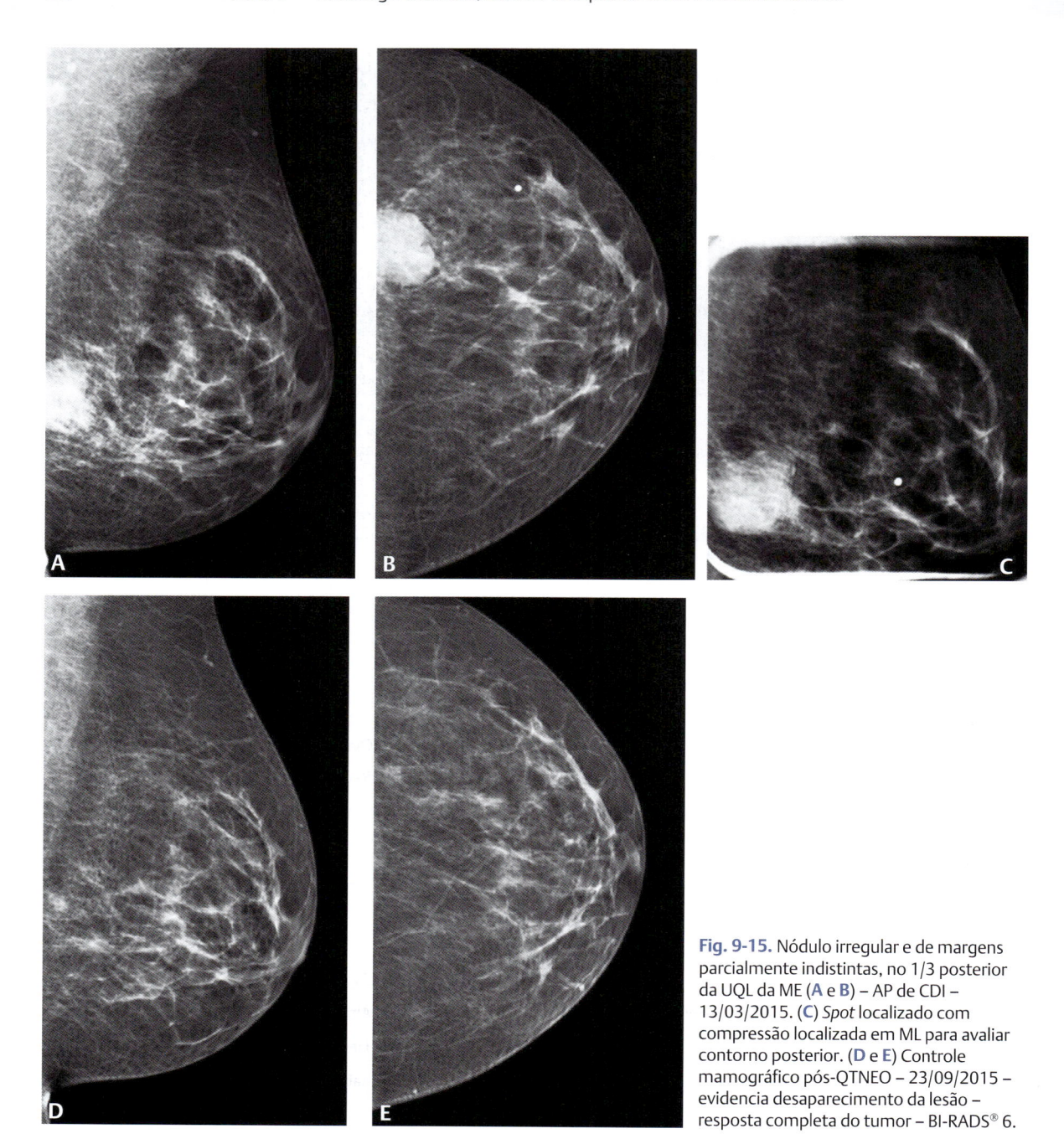

Fig. 9-15. Nódulo irregular e de margens parcialmente indistintas, no 1/3 posterior da UQL da ME (**A** e **B**) – AP de CDI – 13/03/2015. (**C**) *Spot* localizado com compressão localizada em ML para avaliar contorno posterior. (**D** e **E**) Controle mamográfico pós-QTNEO – 23/09/2015 – evidencia desaparecimento da lesão – resposta completa do tumor – BI-RADS® 6.

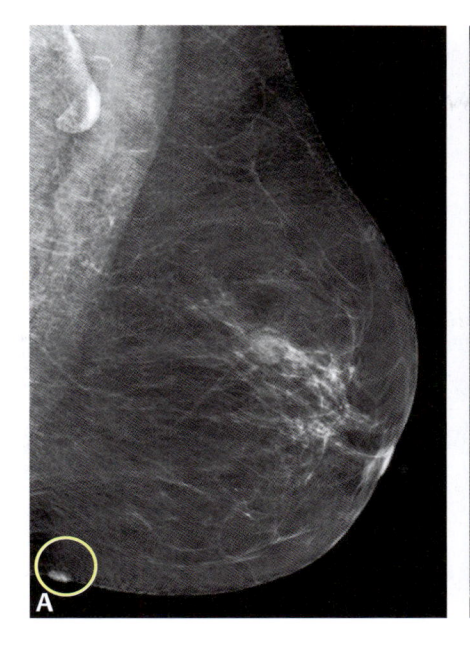

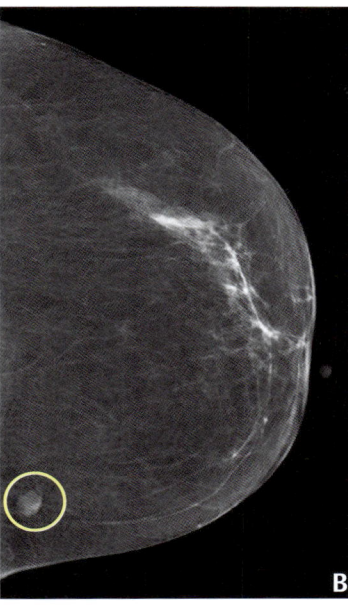

Fig. 9-16. Incidências mamográficas da ME. (**A**) MLO e (**B**) CC. Nódulo ovalado e circunscrito em QIM corresponde à lesão cutânea referida como verruga. Note a topografia superficial, a lesão encontra-se projetada sobre a pele dos quadrantes inferiores em **A**.

As descrições dos achados mamográficos encontram-se agrupadas no Quadro 9-3.

Os resultados dos exames mamográficos e as condutas preconizadas encontram-se no Quadro 9-4.

Quadro 9-3. Visão Geral do Léxico de Mamografia do BI-RADS

Achados	Termos	
A) Nódulos	1. Forma	a. Oval
		b. Redonda
		c. Irregular
	2. Margem	a. Circunscrita
		b. Obscurecida
		c. Microlobulada
		d. Indistinta
		e. Espiculada
	3. Densidade	a. Alta densidade
		b. Densidade igual
		c. Baixa densidade
		d. Conteúdo adiposo
B) Calcificações	1. Tipicamente benignas	a. Cutâneas
		b. Vasculares
		c. Grosseiras ou "semelhantes à pipoca"
		d. Grandes, semelhantes a bastonetes
		e. Redondas
		f. Anelares
		g. Distróficas
		h. "Leite de cálcio"
		i. Fios de sutura

(Continua.)

Quadro 9-3. Visão Geral do Léxico de Mamografia do BI-RADS *(Cont.)*

Achados	Termos	
	2. Morfologia suspeita	a. Amorfas
		b. Heterogêneas grosseiras
		c. Pleomórficas finas
		d. Lineares finas ou lineares finas ramificadas
	3. Distribuição	a. Difusa
		b. Regional
		c. Agrupada
		d. Linear
		e. Segmentar
C) Distorção arquitetural		
D) Assimetrias	1. Assimetria	
	2. Assimetria global	
	3. Assimetria focal	
	4. Assimetria em desenvolvimento	
E) Linfonodo intramamário		
F) Lesão de pele		
G) Ducto único dilatado		
H) Achados associados	1. Retração de pele	
	2. Retração de papila	
	3. Espessamento da pele	
	4. Espessamento trabecular	
	5. Adenomegalia axilar	

Quadro 9-4. Sistema de Padronização de Condutas – BI-RADS

Sistema BI-RADS	Alteração radiológica	Recomendação de conduta
0	Existe uma alteração radiológica que necesita de outro método de imagem complementar para concluir o estudo	Necessária a realização de outro método de imagem para concluir o estudo
1	Não há alterações radiológicas. O exame é normal	Reavaliação radiológica em 1 ano
2	Alterações radiológicas benignas	Reavaliação radiológica em 1 ano
3	Alterações radiológicas provavelmente benignas (têm menos de 2% de chance de serem malignas). Neste caso específico se enquadram as microcalcificações puntiformes, isodensas, agrupadas, o nódulo de contorno regular e limites definidos e a assimetria focal não palpável e que sugere confluência de tecido fibroglandular	Reavaliação radiológica em 6 meses
4	Alterações radiológicas suspeitas para malignidade e que apresentam risco de 2 a 95% de serem lesões malignas	Necessário o prosseguimento da investigação diagnóstica por meio de dados histopatológicos
5	Alterações radiológicas altamente suspeitas para malignidade, com risco maior que 95% de serem lesões malignas	Necessário o prosseguimento da investigação diagnóstica por meio de dados histopatológicos
6	Lesões comprovadamente malignas	Necessário o tratamento definitivo quando clinicamente oportuno

LEITURAS SUGERIDAS

Bassett LW, Gold RH. The evolution of mammography. *Am J Roentgenol.* 1988;150(3): 493-8.

Bassett LW, Jackson VP, Jahan R *et al. Doenças da mama: diagnóstico e tratamento. Doenças da mama: diagnóstico e tratamento*: Revinter; 2000.

Chala LF, Barros Nd. Avaliação das mamas com métodos de imagem. *Radiol Bras.* 2007;40(1):4-6.

De Castro Mattos JS, Mauad EC, Syrjanen K *et al.* The impact of breast cancer screening among younger women in the Barretos Region, Brazil. *Anticancer Res.* 2013;33:2651-5.

Forouzanfar MH, Foreman KJ, Delossantos AM *et al.* Breast and cervical cancer in 187 countries between 1980 and 2010: a systematic analysis. *Lancet.* 2011;378:1461-84.

Furquim TAC. *Metodologia para correlação entre doses e detectabilidade em imagens mamográficas padrões: aplicação no Estado de São Paulo.* Universidade de São Paulo; 2005.

Gotzsche PC, Jorgensen KJ. Screening for breast cancer with mammography. *Cochrane Database Syst Rev.* 2013;4:1–59.

Hellquist BN, Duffy SW, Abdsaleh S *et al.* Effectiveness of population-based service screening with mammography for women ages 40 to 49 years: evaluation of the Swedish Mammography Screening in Young Women (SCRY) cohort. *Cancer.* 2011;117:714–22.

Independent UK Panel on Breast Cancer Screening. The benefits and harms of breast cancer screening: an independent review. *Lancet.* 2012;380:1778–86.

Instituto Nacional de Câncer José Alencar Gomes da Silva. *Diretrizes para a detecção precoce do câncer de mama no Brasil.* Rio de Janeiro, 2015. Disponível em: <http://www1.inca.gov.br/inca/Arquivos/livro_deteccao_precoce_final.pdf>. Acesso em: 20 de dezembro de 2017.

Jakubiak RR, Messias PC, Santos MF, Urban LAB. *Controle de Qualidade em Tomossíntese Mamária.*

Jonsson H, Bordaìs P, Wallin H *et al.* Service screening with mammography in Northern Sweden: effects on breast cancer mortality – an update. *J Med Screen.* 2007;14:87–93.

Jorgensen KJ, Gotzsche PC. Breast cancer screening: benefit or harm? *JAMA.* 2016;315:1402.

Kalaf, JM. Mamografia: uma história de sucesso e de entusiasmo científico. *Radiol Bras.* 2014 Jul/Ago; 47(4):VII-VIII.

Moss SM, Cuckle H, Evans A *et al.* Effect of mammographic screening from age 40 years on breast cancer mortality at 10 years' follow-up: a randomised controlled trial. *Lancet.* 2006;368: 2053–60.

Myers ER, Moorman P, Gierisch JM *et al.* Benefits and Harms of Breast Cancer Screening: A Systematic Review. *JAMA.* 2015 Oct 20;314(15): 1615-34.

Nelson HD, Cantor A, Humphrey L. Screening for Breast Cancer: A Systematic Review to Update the 2009 U.S. Preventive Services Task Force Recommendation - AHRQ Publication No. 14-05201-EF-1 January, 2016.

Park JM, Franken EA, Jr., Garg M *et al.* Breast tomosynthesis: present considerations and future applications. *Radiographics.* 2007;27 Suppl 1:S231-40.

Park JM, Franken Jr EA, Garg M *et al.* Breast tomosynthesis: Present considerations and future applications. *Radiographics.* 2007;27(suppl_1): S231-S40.

Peters S, Hellmich M, Stork A *et al.* Comparison of the Detection Rate of Simulated Microcalcifications in Full-Field Digital Mammography, Digital Breast Tomosynthesis, and Synthetically Reconstructed 2-Dimensional Images Performed with 2 Different Digital X-ray Mammography Systems. *Invest Radiol.* 2017.

Sechopoulos I, Suryanarayanan S, Vedantham S *et al.* Radiation dose to organs and tissues from mammography: Monte Carlo and phantom study. *Radiology.* 2008;246(2):434-43.

Sechopoulos I. A review of breast tomosynthesis. Part I. The image acquisition process. *Med Phys.* 2013;40(1):014301.

Sechopoulos I. A review of breast tomosynthesis. Part II. Image reconstruction, processing and analysis, and advanced applications. *Med Phys.* 2013;40(1):014302.

Tábar L, Chen TH, Hsu CY *et al.* Evaluation issues in the Swedish Two-County Trial of breast cancer screening: an historical review. *J Med Screen.* 2017; 24:27–33.

Tábar L, Vitak B, Chen TH *et al.* Swedish two-county trial: impact of mammographic screening on breast cancer mortality during 3 decades. *Radiology.* 2011; 260:658–63.

Tarone RE. The excess of patients with advanced breast cancer in young women screened with mammography in the Canadian National Breast Screening Study. *Cancer.* 1995;75:997–1003.

Urban LABD, Chala LF, Bauab SP *et al.* Recomendações do Colégio Brasileiro de Radiologia e Diagnóstico por Imagem, da Sociedade Brasileira de Mastologia e da Federação Brasileira das Associações de Ginecologia e Obstetrícia para o rastreamento do câncer de mama. *Radiol Bras.* 2017 Jul/Ago;50(4):244–249.

www.radioinmama.com.br - Acesso em 21/01/2018.

ULTRASSONOGRAFIA MAMÁRIA

Nilton Onari

INTRODUÇÃO

O uso da ultrassonografia (US) em medicina foi introduzido na década de 1950. Inicialmente, provocou desconfiança e controvérsia na comunidade científica por causa da falta de qualidade das imagens geradas. Após anos de esquecimento, começou a ser utilizada na prática clínica na década de 1970, com o desenvolvimento de aparelhos em escala de cinza de varredura manual. A década de 1980 foi marcada pelo desenvolvimento de aparelhos com varredura em tempo real, o que contribuiu para a valorização da US mamária. Gradativamente, junto com o desenvolvimento da informática, especialmente após os anos de 1990, os equipamentos de US, com processamento digital, associados a novas tecnologias, como o Doppler colorido, *Power Doppler*, US tridimensional, tornaram o método reconhecido mundialmente, com aplicações em praticamente todo o corpo. A obstetrícia foi a especialidade mais favorecida com a evolução do método. A aplicação inicial da US mamária, e que prevaleceu por muitos anos, era apenas para distinguir nódulo cístico de sólido.

Tecnologias mais recentes, como imagem harmônica de tecido, composição de imagem, *frame rate* mais alto e transdutores específicos para mamas de mais alta resolução, permitiram que a US mamária se tornasse um dos principais métodos para a avaliação das mamas, principalmente na complementação das mamografias inconclusivas, nas mulheres jovens e naquelas com mamas densas à mamografia (MMG), nas mulheres de alto risco que por qualquer motivo não puderem realizar a ressonância magnética (RM). No entanto, a sua indicação para rastreamento primário do câncer em mulheres assintomáticas ainda não é indicada.

A US, além de ser o principal método adjunto da MMG, permite o diagnóstico nos casos de exame físico alterado e hoje com um amplo leque de indicações, podendo determinar se uma lesão é benigna ou maligna; é importante no estadiamento do câncer; na avaliação dos linfonodos axilares e da cadeia mamária interna; tem papel relevante e é a modalidade de imagem primária a guiar os procedimentos invasivos, como biópsias, localização pré-operatória de lesões não palpáveis, aspiração de cistos e drenagem percutânea de coleções de qualquer natureza. Juntamente com os avanços da MMG digital, tomossíntese e a RM tem cada vez mais aumentado a sua sensibilidade e especificidade.

Assim como em todos os métodos de diagnósticos por imagem, a US tem as suas limitações. A sua qualidade é operador-dependente. O seu desempenho no estudo das mamas será melhor se realizado por um profissional muito bem treinado, de preferência em dedicação exclusiva para exames das mamas e com excelente conhecimento da clínica, MMG e RM. A habilidade de sintetizar as informações dos exames realizados previamente e os achados clínicos é fundamental para um diagnóstico ultrassonográfico preciso. A 5ª edição do Breast Imaging and Reporting Data System (BI-RADS®), edição de 2013, enfatiza bem a importância dos aspectos técnicos na obtenção de imagens de qualidade, com recursos de ajustes disponíveis somente nos equipamentos mais modernos e potentes, portanto, os mais indicados para o exame das mamas. Neste contexto, faz-se necessário conhecer os recursos oferecidos pelo equipamento na obtenção da melhor imagem possível e ser meticuloso no escaneamento. Um exame, dependendo da complexidade, pode dispender 30 minutos ou mais na sua realização. No nosso serviço, o tempo médio para o exame foi de 9 minutos. Outras limitações da US são: detecção e caracterização das calcificações, das distorções arquiteturais muito tênues, detecção de nódulos em mamas grandes e/ou adiposas e em mamas com tecido fibroglandular heterogêneo.

Neste capítulo serão abordados os aspectos técnicos, a técnica de exame, a anatomia ecográfica, as indicações do exame, os procedimentos invasivos guiados, os achados ultrassonográficos seguindo a terminologia do BI-RADS®, o uso de Doppler, Doppler do pedículo do músculo Grande Dorsal e as mais recentes inovações incorporadas à ultrassonografia.

ASPECTOS TÉCNICOS

A produção da imagem ultrassonográfica baseia-se na detecção de ondas sonoras refletidas (ecos) nas diferentes interfaces no interior do corpo. As ondas de alta frequência sempre encontram tecidos de diferentes capacidades de transmissão sonora, uma parte da energia retorna (eco) para o transdutor, e outra parte é transmitida para as regiões mais profundas. Conhecendo a velocidade de propagação do som nos tecidos, o equipamento reconhece e calcula constantemente a distância de determinada estrutura, com isso possibilita as medições. A emissão do pulso sonoro corresponde a uma pequena fração de tempo (0,1%); na maior parte do tempo, o aparelho está fazendo a recepção e a interpretação dos ecos que retornam ao transdutor e os transformando em imagem, projetada em um monitor de vídeo. O número de oscilações é definido como frequência e é medido em Hertz (HZ). A seguir, discutiremos os aspectos técnicos essenciais da US mamária utilizando equipamentos de varredura manual.

Transdutor

O transdutor de ultrassom é composto de cristais, ou mais comum nos dias de hoje, de elementos cerâmicos que emitem e captam ondas de alta frequência, inaudíveis ao ouvido humano, os chamados ultrassons. A frequência de ultrassom utilizada no diagnóstico varia de 2 a 20 mega-hertz (MHZ), ou seja, na ordem de milhões de HZ.

Quanto maior for a frequência do transdutor, melhor será a imagem gerada, o que chamamos de resolução. Resolução é a capacidade do equipamento de distinguir dois ecos próximos como distintos. Se não possuir resolução, não serão individualizados como distintos. Porém, quanto maior for a frequência, menor será a sua capacidade de penetração nos tecidos, pois a sua energia sofrerá mais o fenômeno da atenuação, ou seja, será dissipada em forma de calor.

Temos basicamente dois tipos de resolução. A resolução axial e a lateral.

■ Resolução Axial

A resolução axial é a capacidade de demonstrar objetos situados em um plano paralelo ao da propagação do feixe. Em um transdutor de alta frequência, a resolução axial é da ordem de 0,2 mm. A resolução axial depende da frequência do transdutor.

■ Resolução Lateral

A resolução lateral é a capacidade de distinguir dois pontos distintos posicionados perpendicularmente ao feixe acústico e depende primariamente do diâmetro do feixe acústico e é um pouco pior que a resolução axial. Se o objeto for menor, não será demonstrada. A resolução lateral é melhorada com a focalização do feixe que é estreitado de modo eletrônico. Isto é feito com o posicionamento do foco ou da zona focal na área de interesse. No caso do exame em mamas, o foco deve ser posicionado no terço proximal ou na metade da tela. Caso uma alteração seja identificada, o foco deve ser alterado para a altura da mesma. Os transdutores de mais alta frequência também melhoram a resolução lateral, pois os feixes de maiores frequências podem ser focalizados com mais intensidade.

Para uso em órgãos superficiais, utilizamos transdutores de varredura linear de alta frequência. No mercado existem equipamentos com transdutores multifrequenciais, em que o operador escolhe a frequência em que quer utilizar (7, 9, 10, 11, 12 ou 15 MHZ), e os equipamentos com transdutores de banda larga, ou seja, trabalham numa faixa de frequência (12-5 MHZ ou 17-5 MHZ). As frequências e as faixas de frequências variam conforme o fabricante. Na prática, utilizar a maior frequência possível para o exame, dependendo da maior ou menor espessura da mama. De rotina, os equipamentos disponíveis nos permitem utilizar frequência entre 11 e 15 MHZ em praticamente todos os exames.

Para as mamas utilizamos transdutores lineares eletrônicos dedicados, com 192 a 256 elementos dispostos no seu eixo longo, Como a superfície de varredura é considerável, os transdutores para as mamas são mais largos que os convencionais, geralmente com superfície de varredura de 5 cm, diminuindo o esforço físico do operador, dando maior agilidade no escaneamento e maior segurança de que nenhuma porção do órgão deixou de ser examinada.

Controle de Ganho

É o modo de otimizar a imagem, de modo a manter a mesma intensidade de brilho e resolução em todas as profundidades (campos proximal, médio e distal), conhecido também como *time gain compensation*, ou compensação do ganho no tempo. À medida que o som penetra nos tecidos, sofre atenuação, e os ecos de campos mais distantes retornam cada vez mais fracos. Este controle permite que aumentemos gradativamente a intensidade dos ecos que retornam dos campos mais distantes do transdutor, de modo a terem a mesma intensidade de brilho dos ecos próximos.

No aparelho de ultrassom, temos dois controles de ganho. Um é o ganho geral, em que aumentamos ou diminuímos o ganho de modo uniforme em todos os campos (proximal, médio e distal). É o controle que mais utilizamos no dia a dia. O outro controle é feito por seletores deslizantes ou eletronicamente em tela sensível ao toque (disponível em alguns aparelhos), que indicam por profundidade. Para o exame das mamas, esse controle normalmente é deixado fixo. Eventualmente, podemos aumentar ou diminuir o ganho em determinada profundidade, a fim de realçar uma estrutura somente naquela profundidade. O ganho pode ser ajustado durante o escaneamento ou após a imagem ser congelada na tela.

Focalização ou Zona Focal

A quantidade de focos ou a largura da zona focal, dependendo do tipo de aparelho, pode ser estreitada ou aumentada. O ideal é utilizar o maior número de focos possível. O limite para isso é o número de quadros/segundo ou *frame rate* (n° de cortes realizados por segundo e projetados na tela do monitor), e é inversamente proporcional, ou seja, quanto mais focos, menor será o *frame*. Para termos uma imagem em tempo real são necessários, no mínimo, 15 quadros/segundo. Na prática, exame de órgãos superficiais suporta bem dois, três ou mais focos ou zona focal mais alargada sem diminuir muito o número de quadros/segundo. Durante o escaneamento, o foco deve estar posicionado na altura do tecido fibroglandular, local de onde se origina a maioria das patologias. Quando uma lesão ou alteração é encontrada, devemos ajustar o foco na altura da alteração encontrada ou ligeiramente posterior.

Controle de Profundidade

O controle de profundidade também é essencial para a adequada análise de lesões mamárias. A profundidade ideal é aquela em que observamos toda a espessura da mama, desde a pele até o plano muscular. Não é recomendada a visualização da pleura ou dos arcos costais na tela do monitor, exceto em mamas de espessura muito fina em que não é possível diminuir a profundidade o suficiente. Nas mamas volumosas é importante pelo menos reconhecer os arcos costais para termos a certeza que estamos examinando toda a espessura mamária. Uma vez encontrada uma lesão, a profundidade ou o campo de visão deve ser ajustada para melhor análise. Para lesão mais superficial, a profundidade deve ser diminuída, e para a lesão mais profunda, aumentada. O adequado ajuste da profundidade e o posicionamento da zona focal permitem análise detalhada da lesão.

Composição Espacial

Ao contrário do ultrassom convencional, em que o pulso sonoro é emitido em uma única direção, perpendicular ao eixo longo do transdutor, a composição espacial de imagem envolve o uso de múltiplas ondas sonoras emitidas de diferentes ângulos e "compostas" para a construção de uma única imagem. O resultado é a diminuição de artefatos, realçando as estruturas anatômicas e de possíveis lesões, como definição da borda, margem (espiculações, borda ecogênica), assim como as microcalcificações são mais bem definidas, com menos ruídos espúrios e uma melhora da resolução de contraste. Isto permite observar melhor as estruturas posicionadas obliquamente ao transdutor, diminui as sombras acústicas posteriores das lesões que a produzem e as sombras laterais de estruturas ovoides e aumenta a transmissão sonora. Diminuindo a sombra acústica posterior, reduz o artefato produzido pelo ligamento de Cooper. Diminui também o reforço acústico posterior, dificultando a caracterização de pequenos cistos.

Por causa da considerável melhora da resolução de contraste, é fundamental o uso da composição espacial de imagem.

Imagem Harmônica de Tecido

Em US um eco é dito harmônico quando tem frequência múltipla do som emitido. A 2ª harmônica tem frequência duas vezes da frequência emitida.

A teoria básica da imagem harmônica é que o tecido do corpo reflete sinais de ultrassom em frequências múltiplas da emitida. O transdutor capta a frequência emitida e as múltiplas harmônicas, por exemplo, 10 MHZ da emitida e 20 MHZ da 2ª harmônica. O equipamento filtra eletronicamente as frequências harmônicas que serão utilizadas na formação da imagem. Como os harmônicos emergem dos tecidos, apresentam metade da atenuação, pois não fazem o duplo percurso do pulso emitido. Isto permite maior resolução de contraste, eliminando ecos de baixa frequência que contêm artefatos, principalmente nas lesões mais superficiais. A imagem harmônica melhora também a resolução lateral. O seu uso permite detectar mais facilmente as lesões isoecoicas e as fracamente hipoecoicas, distinguir cistos simples dos complexos e permite melhor identificação da fina cápsula das lesões benignas. Um cuidado que devemos ter com a harmônica é que lesões sólidas extremamente hipoecoicas podem ser confundidas com cistos.

Embora em teoria não devesse ocorrer, a imagem harmônica sofre atenuação, diminuindo a capacidade de penetração do feixe acústico.

A sua utilização é recomendada apenas após a identificação da lesão com a frequência fundamental. No entanto, a experiência de cada operador deve ser considerada. A limitação da capacidade de penetração do feixe acústico pode ser eliminada com a diminuição da frequência do transdutor, sem prejuízo importante para a resolução de contraste. Caso não seja suficiente, aí sim, desligar a harmônica e ajustar a maior frequência fundamental para aquele exame. Na prática, utilizamos simultaneamente a composição de imagem e a harmônica de tecido.

Imagem Estendida, *Virtual Convex* e Divisão de Tela

Estas técnicas permitem a documentação de múltiplas lesões ou lesões maiores que a largura do transdutor. São úteis na demonstração da integridade dos implantes, níveis linfonodais da axila, lesões malignas multifocais ou multicêntricas e alterações fibrocísticas extensas.

A imagem estendida ou imagem panorâmica é um recurso eletrônico presente nos transdutores lineares na maioria dos melhores equipamentos disponíveis no mercado, e mostra, em uma única tela, alteração de qualquer dimensão e documenta lesões multifocais ou multicêntricas (Fig. 10-1). Permite medições mais fidedignas de grandes lesões. Seu uso mais comum é para medir a distância da lesão ao mamilo, quando esta é maior que a largura do transdutor.

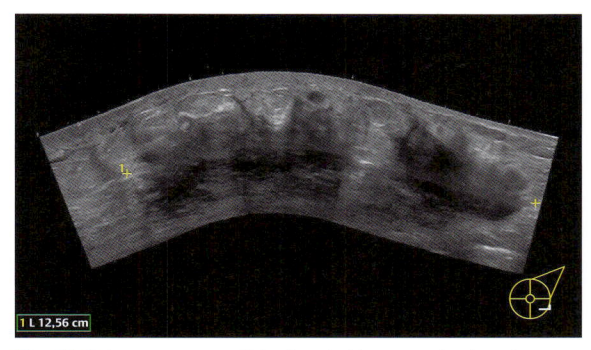

Fig. 10-1. Imagem estendida. Esta lesão expansiva (carcinoma ductal invasor) ocupa grande parte do corpo mamário esquerdo. A medida (entre *calipers*) do maior diâmetro só foi possível com a imagem estendida.

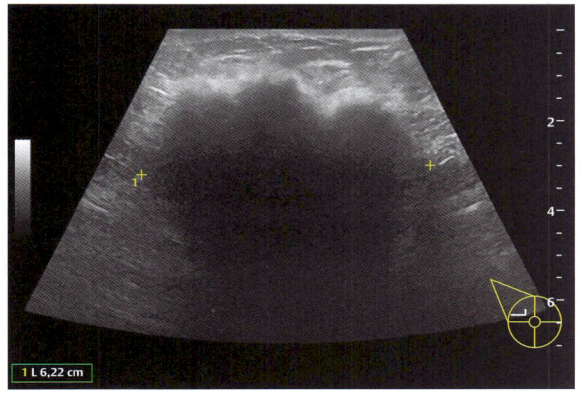

Fig. 10-2. *Virtual convex* ou imagem trapezoidal. O maior diâmetro desse nódulo irregular, fortemente hipoecoico (carcinoma invasor), é maior que o diâmetro do transdutor (5 cm). A base da imagem mais alargada permitiu a documentação de toda a lesão.

O *virtual convex* ou imagem trapezoidal é um recurso eletrônico que transforma uma imagem linear retangular em forma trapezoidal, quando a base da imagem é mais alargada. Também utilizada para a demonstração de lesões maiores que a largura do transdutor (Fig. 10-2).

A divisão de tela é muito útil por documentar em uma única imagem congelada as alterações assimétricas direita e esquerda, compressibilidade de lesões. Pode ser utilizada para fazer composição de imagem de lesão maior que a largura do transdutor, colocando uma parte da lesão do lado esquerdo e o restante no lado direito. Também podemos documentar de um lado a imagem em escala de cinza e do outro a mesma imagem com Doppler colorido ou *Power Doppler* (Fig. 10-3). O uso mais rotineiro da divisão de tela é para fazer as medições de nódulos sólidos, desde que a lesão não seja praticamente igual ou maior que a largura do transdutor. Colocamos o maior diâmetro da lesão de um lado, e, do outro, a imagem num plano ortogonal e documentamos com as medições na imagem congelada.

Padrão de Eco ou Ecogenicidade

O tipo de eco produzido por um determinado tecido denomina-se ecogenicidade. Na US mamária, o padrão de eco de cada estrutura é a comparação com a ecogenicidade do tecido gorduroso. O tecido adiposo produz ecos de intensidade mediana. As estruturas normais da anatomia mamária, como a pele, tecido fibroglandular, tecido de sustentação, produzem ecos de maior intensidade que a gordura, assim eles são hiperecogênicos ou hiperecoicos. As alterações encontradas na mama podem ser hipoecoicas, isoecoicas ou hiperecoicas, se a sua ecogenicidade for menor, igual ou maior que o tecido adiposo. A presença de

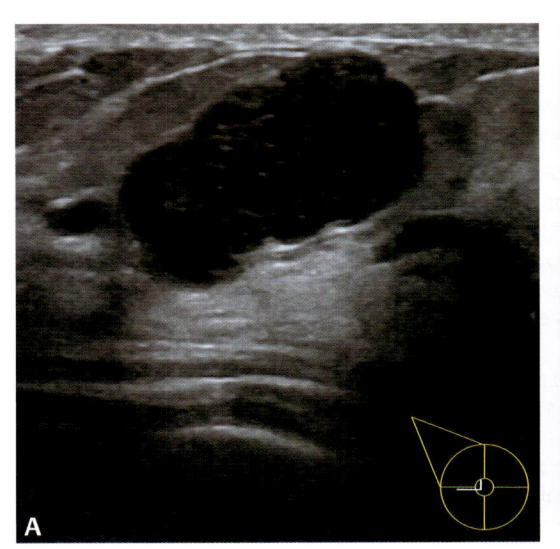

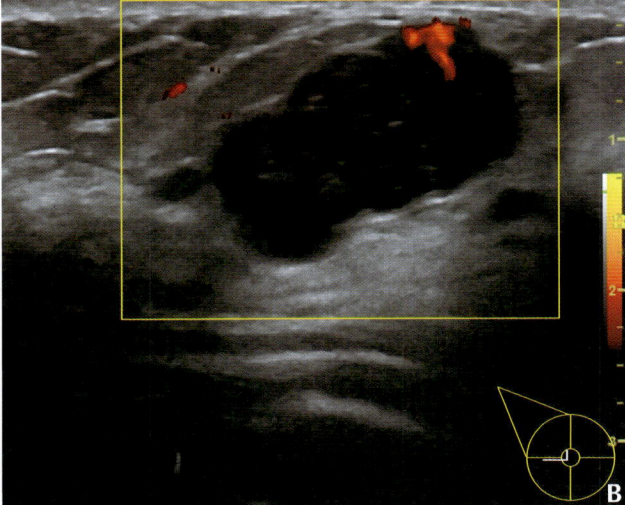

Fig. 10-3. Divisão de tela. (**A**) Imagem em escala de cinza mostra um nódulo cístico-sólido com ecos internos. (**B**) Imagem com *power Doppler* revela vascularização na parede com projeções para o interior da lesão.

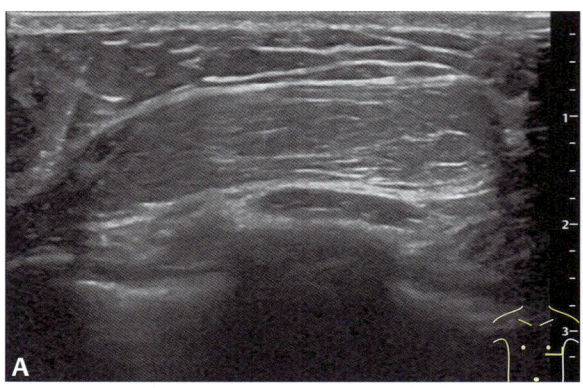

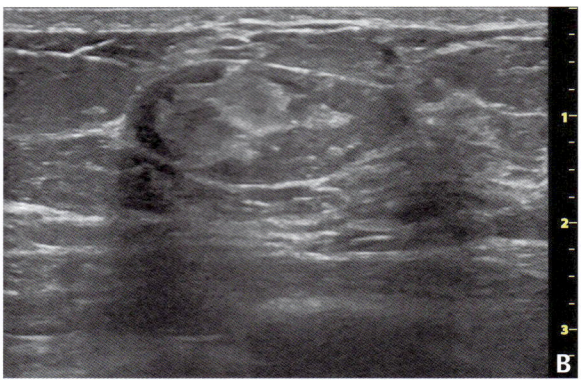

Fig. 10-4. Ecogenicidade. (**A**) Nota-se nódulo palpável em mama masculina, circunscrito, com fina cápsula ecogênica, hiperecogênico, homogêneo, compatível com lipoma. (**B**) Nódulo ovalado, circunscrito, com fina cápsula ecogênica, ecotextura heterogênea, com áreas hipo e hiperecogênicas, compatível com hamartoma (fibroadenolipoma). O componente hiperecogênico corresponde à gordura.

mais de um padrão de ecogenicidade em uma lesão denomina-se ecotextura heterogênea (Fig. 10-4). Muitas vezes utiliza-se o termo ecogênico para referir a ecos mais intensos que o tecido adiposo. A ausência de eco denomina-se anecoica ou anecogênica, característica encontrada nos cistos ou qualquer alteração que contenha líquido (Fig. 10-5).

TÉCNICA DE EXAME

Previamente ao exame, analisamos a indicação, a história clínica, os antecedentes de tratamentos clínicos, procedimentos ou cirurgias mamárias e os exames de imagem já realizados. A depender da experiência do operador, pode-se realizar a palpação das mamas, ou se for o caso, apenas da projeção da queixa palpável ou da área com alteração. Em nossa experiência, praticamente abandonamos o exame clínico, uma vez que o transdutor se transformou em uma extensão de nossos dedos com a enorme vantagem de gerar imagens de alta resolução. Com ele, podemos analisar consistência, mobilidade e compressibilidade de uma lesão. Se necessário, em lesão ou queixa palpável, podemos delimitá-lo com os dedos da mão livre e colocar o transdutor exatamente sobre a mesma e documentar a presença ou a ausência de alguma alteração.

Posicionamento

O ótimo posicionamento e a adequada pressão do transdutor são essenciais. O exame é realizado com o paciente deitado em decúbito dorsal, com os braços elevados, relaxados e em contato com a maca em um ângulo próximo de 90 graus em relação ao tórax. Esta posição favorece a melhor identificação da veia axilar na avaliação da cadeia linfática axilar.

A mama deve estar uniformemente distribuída sobre o gradil costal de modo a diminuir sua espessura. Em mamas pêndulas, é necessário o uso de um coxim colocado sob o dorso do lado a ser examinado, a fim de evitar sobreposição de estruturas e a diminuir imagens artefactuais. Os quadrantes mediais são mais bem acessados no decúbito dorsal, e os laterais em decúbito lateral-oblíquo contralateral. A mudança de decúbito também é importante, pois algumas lesões são mais bem identificadas em uma posição que em outra.

Exame

Todo exame de imagem requer uma **sistematização** na sua realização ou leitura, para que ao final do mesmo tenhamos a segurança de ter analisado todo o órgão ou sistema. Não podemos pular etapas com sério risco de deixarmos passar alterações relevantes. Cada profissional tem as suas preferências na sistematização. Importante que a realize sempre do mesmo modo.

Existem quatro tipos de cortes em planos ortogonais (90°) para o exame: **cortes transversais e longitudinais, radiais e antirradiais**. Aqui também existem as preferências de cada examinador. Os cortes longitudinais e transversais são de mais fácil execu-

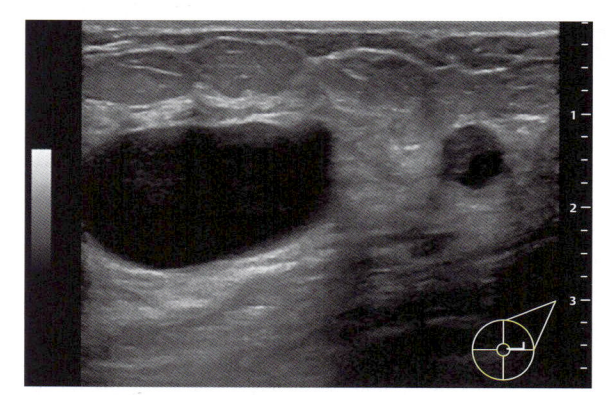

Fig. 10-5. Ecogenicidade. Anecoico ou anecogênico. À esquerda, temos uma lesão com todas as características de um cisto simples. À direita, um cisto menor com finos ecos internos, podendo corresponder a conteúdo espesso de um cisto antigo ou simplesmente restos celulares.

ção. Porém, sempre que encontrada uma lesão, devemos também fazer os cortes radiais e antirradiais para verificar a extensão ductal da lesão e ainda para a determinação da localização em "face do relógio".

Com o paciente adequadamente posicionado, começamos o exame examinando cadeia linfática axilar em cortes transversais em relação aos vasos sanguíneos axilares, desde o seu topo (nível 3) e deslizando o transdutor no sentido inferolateral e ainda toda a porção lateral da mama. A seguir, continuamos com o transdutor em posição transversal, fazendo varreduras no sentido cranial-caudal e/ou caudal-cranial. Terminada esta etapa, rodamos o transdutor no sentido longitudinal e realizamos varreduras no sentido medial-lateral e/ou lateral-medial. As varreduras devem interessar toda a extensão dos limites da mama, quais sejam:

1. *Superior:* a clavícula.
2. *Inferior:* a inserção do músculo reto abdominal.
3. *Lateral:* o músculo grande dorsal.
4. *Medial:* a linha médio-esternal.

Registro

A localização de uma lesão na mama e o seu plano de corte devem seguir as recomendações do BI-RADS®.

Os lados direito e esquerdo, a localização utilizando a "face do relógio" em horas, a distância do mamilo em centímetros e a orientação do transdutor devem ser registrados. Para tanto utilizamos *o Body Mark*, ou marcador de corpo, colocado inferiormente à esquerda ou à direita da imagem, com a figura da mama e a representação do transdutor, este podendo ser girado de modo a representar exatamente a posição do transdutor na mama. As medições, a orientação em "face do relógio", a distância do mamilo e a profundidade da lesão podem estar registradas em uma única imagem congelada. Em relação à profundidade, medimos a distância da pele até a face anterior da lesão em centímetros, exercendo apenas leve pressão do transdutor. A distância do mamilo e a profundidade são informações importantes para o cirurgião.

Documentação

Toda lesão deve ser documentada impressa ou por meio digital em pelo menos dois planos ortogonais, uma com os *calipers* (medidores ou cursores), e outra sem, já que a presença desses marcadores pode interferir na observação das margens da lesão na imagem estática. É importante documentar o diâmetro máximo da lesão, uma vez que este seja um importante fator prognóstico e de conduta.

A **medição** de uma lesão nodular sólida deve ser feita da seguinte forma: primeiro roda-se o transdutor sobre a lesão para encontrar o seu maior eixo; congela-se a imagem e medem-se os diâmetros longitudinal e o anteroposterior; a seguir roda-se o transdutor em um ângulo de 90° e mede-se o diâmetro laterolateral, obtendo-se as três medidas volumétricas (Fig. 10-6). No nosso serviço, convencionamos colocar no laudo a seguinte sequência: as duas primeiras medidas são as ortogonais horizontais, sendo a primeira a medida maior, e a terceira é a medida anteroposterior. Para as lesões císticas múltiplas é necessária apenas a medida do maior diâmetro encontrado em cada mama. A unidade de medida recomendada pelo BI-RADS® é em centímetros ou milímetros. Nós preferimos usar a medida em centímetros, com uma casa decimal, arredondando para mais ou para

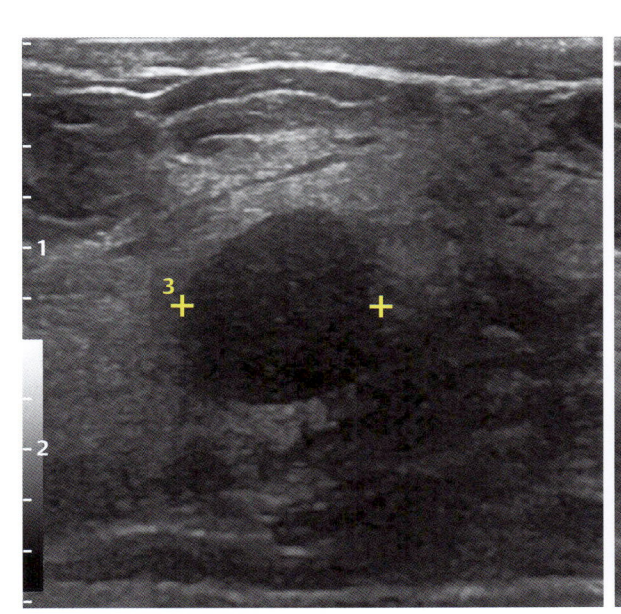

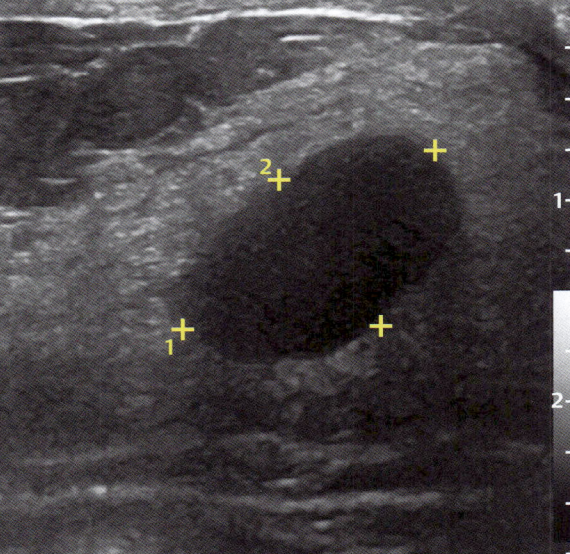

Fig. 10-6. Medição de um nódulo. Medidas feitas em dois planos ortogonais em tela dividida. Este nódulo está levemente obliquado, e esta é a forma correta de proceder as medidas. O *caliper* 1 é o maior diâmetro longitudinal; o *caliper* 2, a medida anteroposterior, e o *caliper* 3, o laterolateral.

menos. Medidas até 0,04 cm arredondar para menos e de 0,05 cm e acima, para mais. Exemplo: 1,53 cm fica 1,5 cm; 1,56 cm fica 1,6 cm.

Em um exame sem uma lesão presente, recomenda-se registrar uma imagem de cada quadrante e uma da região central ou retroareolar de cada mama.

ANATOMIA ECOGRÁFICA DA MAMA

A mama é uma glândula sudorípara modificada localizada no tórax entre a 2ª e a 6ª costelas. Cada mama é composta de 7 a 20 lobos. Cada lobo contém elementos do parênquima (ductos e lóbulos) e tecido de sustentação estromal (tecido fibroso e gordura). A unidade funcional da mama é a **unidade ducto-lobular terminal**, local onde se originam praticamente todas as patologias benignas ou malignas e as alterações próprias do desenvolvimento e involução da mama. De superficial para os planos profundos temos: A) pele, B) tecido subcutâneo, C) parênquima mamário, D) região retromamária e E) plano muscular (Fig. 10-7).

O parênquima mamário encontra-se entre a fáscia mamária superficial e a fáscia mamária profunda. Anterior à fáscia mamária superficial temos o tecido subcutâneo e a pele. Posteriormente à fáscia mamária profunda temos a região retromamária e o plano muscular.

A) A pele normal é representada por duas linhas ecogênicas medindo até 0,2 cm. O espaço entre as linhas é hipoecoico. A pele da aréola e no sulco inframamárioé mais espessa, medindo até 0,3 a 0,4 cm. A Placa areolomamilar pode provocar sombras acústicas decorrente das suas irregularidades, dificultando a observação de estruturas posteriores. Esta limitação pode ser atenuada com uso de uma camada mais espessa de gel ultrassônico, ou insonar pela pele da região periareolar, direcionando o feixe acústico para a região retroareolar. O mamilo é a referência para medições de distância de lesões, uma vez que a aréola sofra alteração em suas dimensões em uma mesma paciente.

B) O tecido subcutâneo é composto por lóbulos de gordura, vasos sanguíneos e tecido fibroso. A sua ecogenicidade é mediana, e a ecogenicidade de todos os achados normais ou patológicos da mama é comparada a ela. As linhas fibrosas ecogênicas que vão da fáscia muscular em direção à pele são os ligamentos de Cooper, ou tecido de sustentação da mama e se dirigem obliquamente em direção superficial.

A pele e o tecido celular subcutâneo fazem parte do tegumento que cobre todo o corpo, e as alterações que surgem primariamente nessas regiões não são, em geral, originárias da mama. São as lesões cutâneas, os cistos sebáceos, lipomas etc. Porém lesões malignas originárias do parênquima mamário crescem com frequência, invadindo o tecido subcutâneo e mesmo envolvendo a pele. Neste aspecto sempre analisar o tipo de crescimento não paralelo à pele e as margens não circunscritas da lesão.

C) O tecido fibroglandular é composto do parênquima, estroma e os ligamentos de Cooper. A sua ecogenicidade varia de isoecoico a hiperecoico. O aspecto denso na mamografia pode representar à ultrassonografia como tecido hiperecoico, isoecoico ou heterogêneo, isto é, um misto de isoecoico e hiperecoico entremeados. A atrofia glandular, que ocorre com o passar do tempo, deixa evidente os ligamentos de Cooper circundando tecido adiposo de substituição.

D) A região retromamária é composta de gordura, vasos sanguíneos e linfáticos. Ela é mais hipoecoica que o tecido adiposo. Diferentemente da MMG, onde ela é alargada pela compressão da mama que a afasta da parede torácica; na US pelo posicionamento ela é achatada. Embora composta em sua maior parte por gordura, a sua ecogenicidade menor que a do tecido adiposo pode ser decorrente da sua profundidade, onde os ecos sofreram maior atenuação. Assim como na região superficial da mama, a região retromamária pode ser invadida por lesões originadas do parênquima.

E) O plano muscular corresponde em grande parte pelo músculo peitoral maior.

DRENAGEM LINFÁTICA DA MAMA

A drenagem linfática da maior parte da mama vem das regiões mais profundas para a superfície no sentido da rede linfática subdérmica, dali vai para o plexo

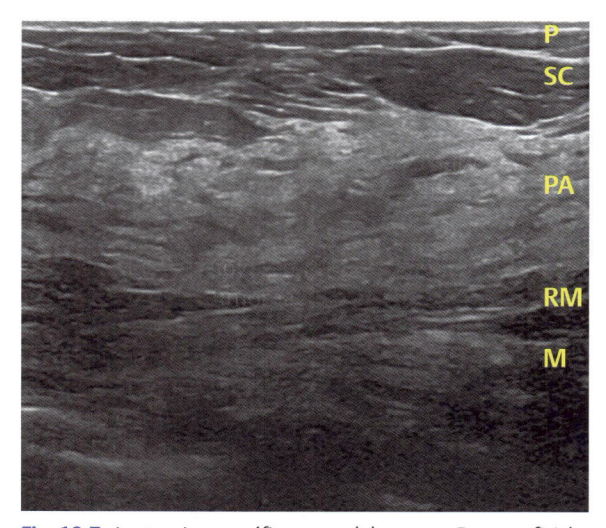

Fig. 10-7. Anatomia ecográfica normal da mama. De superficial para os planos profundos da mama, temos a pele (P), representada por duas linhas ecogênicas delimitando um espaço hipoecoico. Abaixo da pele está o tecido subcutâneo (SC) com o tecido adiposo isoecoico, atravessada por linhas ecogênicas no sentido oblíquo que são os ligamentos de Cooper. Entre o tecido subcutâneo e a região retromamária (RM) encontra-se o parênquima mamário (PA). A RM é hipoecoica. Logo abaixo, temos o plano muscular com a estrutura fibrilar característica.

periareolar (plexo de Sappey) e finalmente para a axila. A maior parte da drenagem linfática da mama vai para a axila. Uma pequena parte, principalmente as regiões profundas dos quadrantes mediais, drena para a cadeia da mamária interna.

PRINCIPAIS INDICAÇÕES DA ULTRASSONOGRAFIA

A principal indicação para a US das mamas é a complementação de um achado de MMG, RM ou para avaliar uma anormalidade palpada pelo clínico ou pelo paciente. A sua indicação como *screening* complementar da MMG tem sido cada vez mais utilizada.

Nódulos

Um nódulo é a principal apresentação de um câncer. O exame clínico das mamas é pouco sensível em detectar pequenos nódulos ou nódulos em meio a tecido fibroglandular denso ou fibrose. Tecidos normais, como costela, lóbulo de gordura, articulações costocondrais, pequena coleção ou enduração de um processo inflamatório, podem ser interpretados erroneamente como nódulo à palpação.

Um câncer de mama clinicamente se apresenta como um nódulo indolor, fixo ou pouco móvel e de consistência endurecida. Um nódulo benigno é mais frequentemente macio, móvel e de superfície lisa e bem delimitada. Porém, essa diferenciação não pode ser feita pela palpação isoladamente.

Um achado de nódulo (sintomáticas) em mulheres acima de 40 anos de idade, o primeiro exame a ser realizado é a MMG. A MMG resultará em achados normais ou benignos (BI-RADS® MMG 1 e 2), achados suspeitos (BI-RADS® MMG 4 ou 5) ou achados inconclusivos (BI-RADS® MMG 0).

Para os achados benignos ou negativos na MMG, a US está indicada nas mulheres com mamas densas, com áreas densas esparsas, ou sempre que o radiologista julgue necessário. No estudo de Harvey *et al.*, em mulheres sintomáticas, 10 a 15% dos cânceres não foram observados na mamografia, mas foram detectados na ultrassonografia. Os 97,5% dos cânceres palpáveis e 67,9% dos não palpáveis foram observados na US. A maioria dos cânceres não palpáveis foram carcinomas ductais *in situ* (CDIS) ou com microinvasão. Em mamas essencialmente adiposas a US tem pouco a acrescentar.

Para os achados suspeitos na MMG, a US pode tornar o diagnóstico mais apurado e servir de guia para biópsias. Lesões muito pequenas de baixa densidade podem não ser identificadas à US. Achado mamográfico relevante e não visto na US, deve-se prosseguir na investigação.

Para os achados mamográficos inconclusivos, o primeiro exame a ser realizado é a US. Nesses casos, a US deve ser sempre positiva, seja para definir um achado como normal, benigno ou suspeito para malignidade. Uma US negativa ou inconclusiva deve ser sempre evitada, pois pode transparecer que o operador pode ter deixado passar algo grave. Um resultado positivo, ainda que normal, traz tranquilidade para o paciente e seu médico.

Achados Mamográficos não Nodulares

Estes achados são as alterações na MMG que não preenchem todos os critérios de um nódulo. Uma lesão nodular ocupa um espaço tridimensional, deve ter formato e contorno caracterizado e ser visto nas duas incidências mamográficas. Fazem parte desse grupo de alterações as assimetrias focal, global e as assimetrias em desenvolvimento, alterações ductais, distorções arquiteturais e as calcificações. No estudo de Kim *et al.*, a incidência de tais lesões foi de 5,3% (505 lesões em 9.528 exames de ultrassonografia realizados).

Assim como nas lesões nodulares, a US é indicada para o esclarecimento diagnóstico. Nas assimetrias, exceto nas em desenvolvimento, na maioria dos casos a US indicará ausência de lesão ou uma lesão benigna, como cistos simples, isolados ou agrupados. Uma maior suspeita de malignidade na MMG também resulta em achados ultrassonográficos suspeitos, como, por exemplo, a associação a microcalcificações.

Não há uma padronização para a descrição das alterações ultrassonográficas dos achados não nodulares. Uematsu *et al.* foram os primeiros a descrever as lesões não nodulares vistas na US, e as classificaram como: a) áreas hipoecoicas de origem ductal e b) áreas hipoecoicas não ductais. No nosso serviço descrevemos esses achados como: **área hipoecoica homogênea, área hipoecoica com cistos de permeio, área hipoecoica com calcificações, área hipoecoica produtora de sombra acústica posterior, ducto ectasiado com conteúdo hipoecoico, ducto com conteúdo sólido ecogênico, área hipoecoica de distorção arquitetural**.

Achados de área hipoecoica homogênea de margem circunscrita, ducto ectasiado com conteúdo hipoecoico ou um ducto ectasiado com conteúdo sólido ecogênico e sem evidência de fluxo ao Doppler na porção sólida podem ser categorizados como BI-RADS 3 (Fig. 10-8).

Achados de áreas hipoecoicas com padrão de "mapa geográfico", com cistos de permeio, apresentando focos de calcificações ou sombra acústica posterior; ductos com conteúdo sólido ecogênico com sinais de vascularização ao Doppler na porção sólida e as distorções arquiteturais deverão ser biopsiados (BI-RADS 4) (Fig. 10-9). Na literatura, os achados histopatológicos malignos nessas lesões variam de 10,2 a 20,7%, sendo a maioria CDIS ou com mínima invasão. Nesses estudos, 32% dos CDIS foram em lesões não nodulares (Fig. 10-10).

Nos achados não nodulares é fundamental que a correlação MMG-US seja de fato real. A localização, o formato, as dimensões devem ser concordantes para que não restem dúvidas que se trata da mesma lesão.

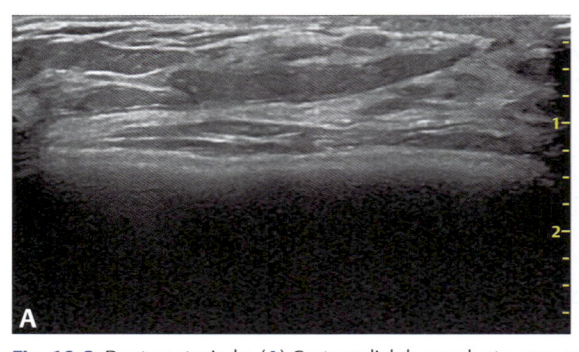

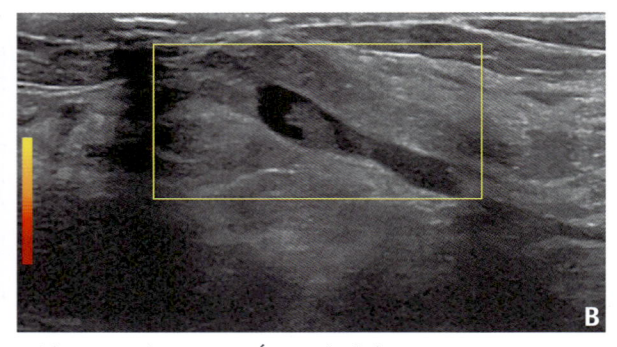

Fig. 10-8. Ducto ectasiado. (**A**) Corte radial de um ducto com conteúdo espesso hipoecoico. É um achado benigno, não necessitando de nenhuma investigação. (**B**) Corte radial com *power Doppler,* ducto ectasiado com conteúdo sólido ecogênico. Não há sinais de vascularização na porção sólida. A *core* biópsia revelou adenose esclerosante.

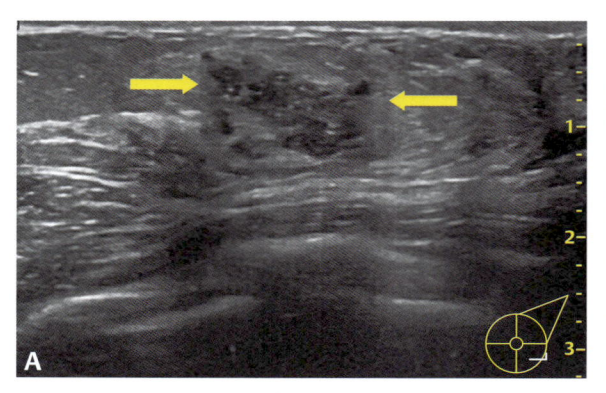

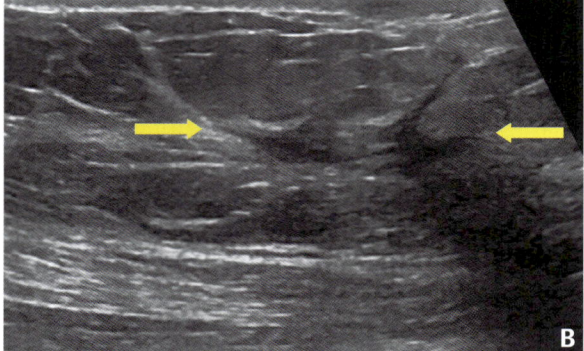

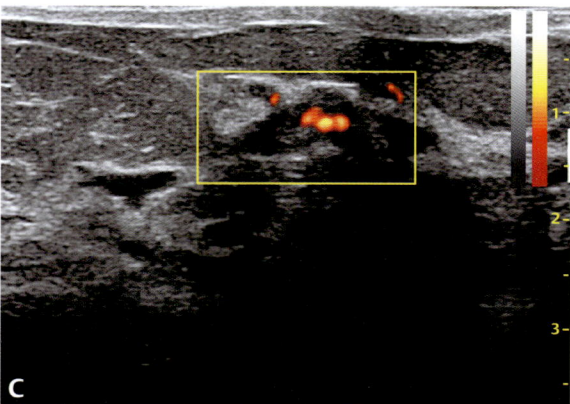

Fig. 10-9. (**A**) Área hipoecoica com diminutos pontos hiperecogênicos (entre setas), correspondente a microcalcificações, vista na mamografia (não mostrada). A biópsia revelou um carcinoma ductal *in situ*. (**B**) Área hipoecoica de distorção arquitetural (entre setas). A *core* biópsia revelou cicatriz radiada, confirmada com a exérese da lesão. (**C**) Ducto ectasiado com porção sólida e fluxo ao *power Doppler*. A exérese revelou papiloma esclerosante.

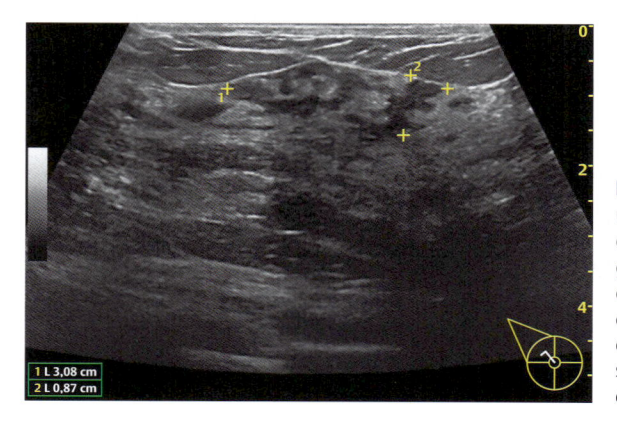

Fig. 10-10. Imagem trapezoidal de uma área heterogênea com componente hipoecoico em "mapa geográfico" (entre *calipers*) no quadrante superolateral da mama direita. A *core* biópsia revelou carcinoma ductal *in situ* grau III, sólido cribriforme com comedonecrose.

Outras Indicações

Em mulheres sintomáticas **abaixo dos 30 anos de idade**, a US é o primeiro exame indicado. O tecido mamário geralmente denso nessas mulheres limita o uso da MMG. A taxa de malignidade nesse grupo é menor que 1%. Em achados suspeitos a US guiará a biópsia. Os achados benignos serão monitorados por 2 anos.

Em mulheres sintomáticas entre **30 e 39 anos**, tanto a MMG como a US pode ser o primeiro exame. Se a US for positiva, uma MMG dever ser realizada para avaliar lesões adicionais. Se a MMG for o primeiro exame, e o achado não for claramente benigno, uma US complementar se faz necessária. Para uma adequada avaliação, pode-se fazer primeiro a MMG e a seguir a US. Tanto a MMG como a tomossíntese pode ser útil nessa faixa etária.

Em mulheres **gestantes ou lactantes** sintomáticas, a US é o exame de escolha. Nas mais jovens, as patologias benignas são as causas mais frequentes, como os fibroadenomas, as galactoceles, os adenomas da lactação e as mastites e os abscessos da lactação. Nas gestantes ou lactantes mais velhas, a incidência de cânceres aumenta. Keleher *et al.* relatam incidência de 1:3.000 gestações. A sensibilidade da US na detecção de câncer nesse grupo foi de 100%.

A **dor** é a queixa mais comum relacionada com as mamas. Ela pode ser cíclica ou não cíclica, manifestar-se de inúmeras formas, e a incidência de câncer nesse grupo é muito baixa na ausência de outros sinais ou sintomas. Assim, outras etiologias devem ser consideradas. A US pode detectar as alterações benignas que causam a dor mamária, como cistos, processos inflamatórios, abscessos, traumas. Outros órgãos ou sistemas podem causar dor na topografia mamária, como o coração, pulmão, esôfago, vesícula biliar, o sistema músculo esquelético e um grande número de alterações sistêmicas e mesmo emocionais.

A US geralmente é solicitada, e achado negativo para lesões suspeitas traz tranquilidade para o paciente e seu médico.

A US tem indicação na avaliação de queixa de **descarga mamilar**. Os exames diagnósticos estão indicados nos casos de descarga unilateral, por um único ducto, espontânea, com fluido sero-hemático, hemorrágico ou cristalino. Nesse grupo de pacientes a probabilidade de malignidade é bastante baixa. A maioria são papilomas intraductais e se apresentam como ducto ou cisto com componente sólido. Ainda que seja pequena a probabilidade de um carcinoma papilífero, recomendamos a excisão total da lesão. Podemos ainda encontrar ductos completamente preenchido por lesão sólida, sem componente cístico. Pequenas lesões podem não ser detectadas e lesões maiores se apresentarem com aspectos francamente malignas. No nosso serviço, a avaliação da descarga mamilar sempre é feita associada à MMG e em alguns casos à RM.

A US é importante ferramenta na avaliação das **mamas operadas**. Nas mulheres **mastectomizadas** com ou sem reconstrução é o único método de diagnóstico por imagem a ser indicado. Além de esclarecimento diagnóstico de nódulos palpados no plastrão, como possível recidiva local, avalia muito bem a região axilar, infra, supraclavicular e a região paraesternal. Nas complicações mais comuns da cirurgia mamária, como seromas, hematomas ou abscessos, a US faz o diagnóstico e guia as drenagens percutâneas com segurança, evitando assim os procedimentos cirúrgicos (Fig. 10-11).

Nas **cirurgias conservadoras**, a avaliação deve ser sempre em conjunto com a MMG e em alguns casos com a RM. As lesões de esteatonecrose são de fácil identificação na MMG, enquanto que na US podem-se apresentar como lesões suspeitas, por causa principalmente da presença de calcificações, produ-

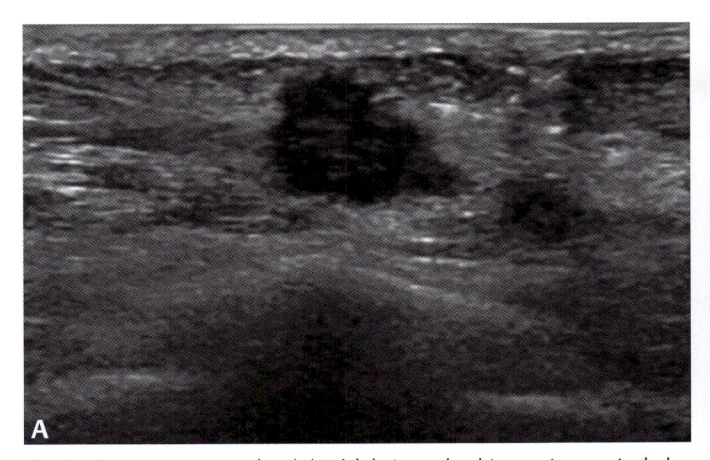

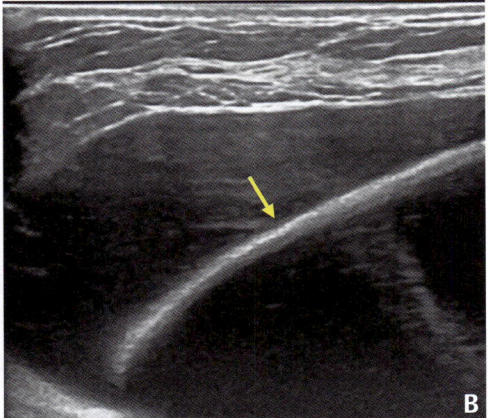

Fig. 10-11. Mamas operadas. (**A**) Nódulo irregular, hipoecoico, espiculado, numa recidiva no plastrão. As recidivas pós-mastectomias são diagnosticadas clinicamente. A US pode ser útil para afastar possível alteração pós-cirúrgica. (**B**) Reconstrução pós-mastectomia com prótese de silicone. Nota-se coleção periprótese de moderado volume. Fundamental identificar o invólucro da prótese (seta) na drenagem percutânea guiada.

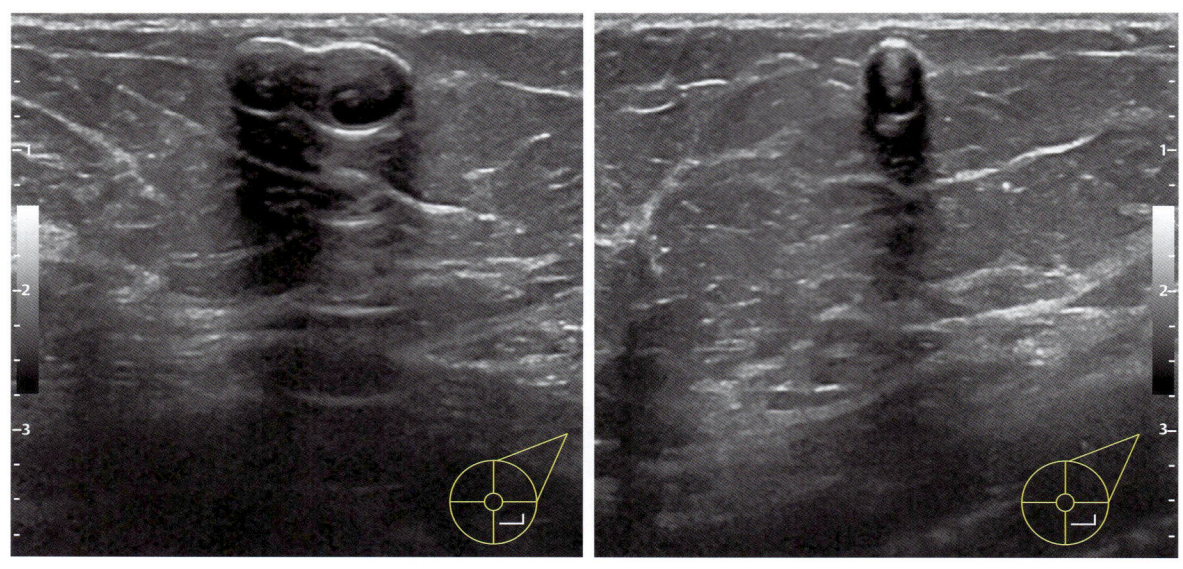

Fig. 10-12. Alterações pós-cirúrgicas. Imagem em tela dividida e cortes ortogonais de um cisto oleoso, circunscrito, com fina parede ecogênica, conteúdo hipoecoico e com sombra acústica parcial. Com o passar do tempo a parede pode calcificar, produzir forte sombra acústica posterior e simular um nódulo sólido suspeito.

toras de forte sombra acústica (Fig. 10-12). Nos achados de áreas hipoecoicas suspeitas, uma avaliação clínica completa se faz necessária. Uma cirurgia recente (< 1 ano), uma lesão *in situ* limitada ou invasor de baixo risco para recidiva ou metástases, todas com margens livres, provavelmente trata-se de uma alteração fibrocicatricial e classificada como BI-RADS® 3. Já, em uma paciente jovem, lesão *in situ* extensa, carcinomas lobulares, lesão de alto risco, tratamento cirúrgico e adjuvante maior que 1 ou 2 anos, a possibilidade de recidiva local deve ser considerada, e a biópsia indicada. A ausência de lesões ou áreas suspeitas é classificada como BI-RADS® 2.

Na avaliação dos **implantes ou próteses** a RM é o exame de escolha. A US tem o seu papel decorrente da capacidade de identificar o tipo de implante, de sua localização retroglandular ou retromuscular e das complicações a ela ligada. Rupturas intra ou extracapsulares, presença de granulomas de silicone, herniações e a avaliação de processo inflamatório são passíveis de identificação à ultrassonografia. A US decorrente de sua alta acessibilidade, baixo custo, é mais utilizada que a RM na avaliação da integridade do implante e a associação a nódulos ou densidades mamográficas.

Em resposta ao corpo estranho, o organismo produz uma cápsula fibrosa que envolve o implante. Essa cápsula é comum a todos os implantes e torna-se anormal se sofrer contraturas ou rupturas. O diagnóstico de contratura é clínico, mas espessura maior que 2 mm é anormal.

Os implantes mais utilizados são os de **gel de silicone**, com invólucro também de um elastômero de silicone. Produz um resultado estético melhor e consistência mais próxima do natural. Num implante normal, o invólucro é bem definido à ultrassonografia como duas linhas ecogênicas envolvendo o conteúdo anecoico do gel (Fig. 10-13). É comum o achado de dobras na cápsula do implante.

A ruptura pode ser intra ou extracapsular. É intracapsular quando apenas o invólucro está rompido, com extravasamento de silicone, colapso do implante, e o gel é contido pela cápsula fibrosa no espaço intracapsular. O sinal ecográfico clássico é a imagem em "degraus de escada" quando o colapso do invólucro é total. Pequenas rupturas podem ser de difícil identificação. Um sinal que pode identificar uma ruptura intracapsular de pequena monta é que o gel fora do invólucro é ecogênico e pode ser observado entre a cápsula fibrosa e o invólucro (Fig. 10-14). A ruptura é extracapsular quando além da ruptura do invólucro do implante, há a laceração da cápsula fibrosa, com presença de silicone livre no tecido mamário. O sinal ecográfico típico é a imagem em "tempestade de neve", com o silicone ecogênico, produzindo uma sombra acústica posterior "suja", representando os granulomas de silicone. O silicone livre no tecido mamário pode migrar para os linfonodos da axila e cadeia mamária interna, e o achado ecográfico do granuloma é observado nos linfonodos acometidos (Fig. 10-15).

Também muito utilizada nas reconstruções, temos as **próteses expansoras.** Essas próteses apresentam duas cavidades, uma externa com volume fixo de gel de silicone e uma interna a ser expandida gradativamente com solução salina até atingir o volume desejado. São utilizadas naqueles casos em que não há quantidade de pele suficiente para o implante de prótese de silicone tradicional. Esse enchimento gradativo faz com que a pele se acomode a cada novo volume injetado. Na US, identificamos as duas cavi-

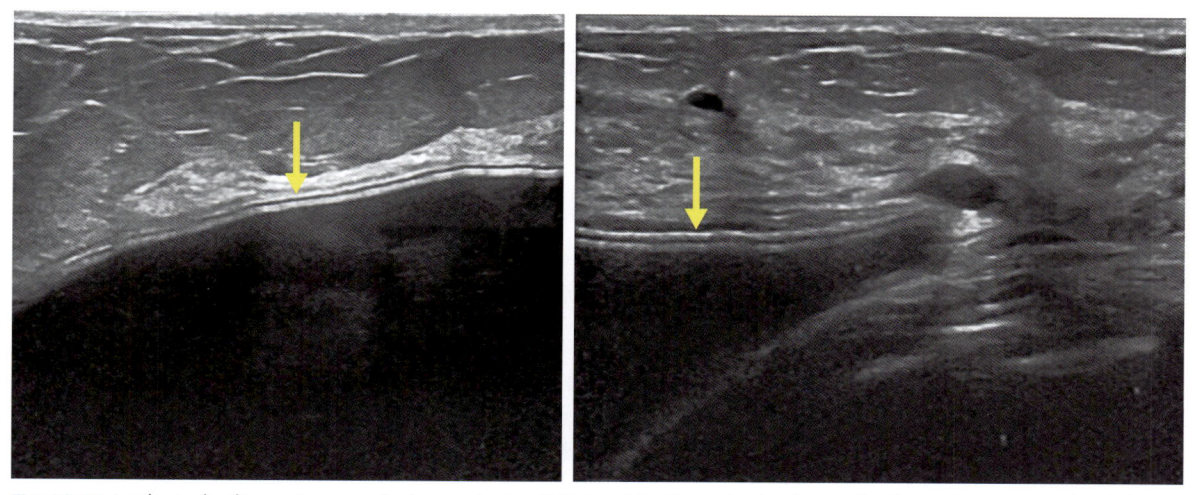

Fig. 10-13. Implante de silicone. Imagens de duas pacientes distintas. O invólucro de elastômero de silicone é visto como duas linhas ecogênicas (setas). Uma fina lâmina líquida entre a cápsula fibrosa e o invólucro do implante é um achado normal. O conteúdo de silicone líquido do implante é anecoico. O transdutor de alta frequência não permite a visibilização do contorno posterior do implante.

dades separadas por uma linha ecogênica e a sua válvula (Fig. 10-16). Na cirurgia, a válvula é postada de maneira que possa ser palpada e puncionada. As próteses expansoras atuais são de uso definitivo, não sendo necessária a substituição por prótese de silicone tradicional, por isso, é importante o conhecimento de suas características ecográficas.

A US sempre será o método de escolha para guiar **procedimentos invasivos** de qualquer natureza, caso a lesão ou alteração seja identificada. Inúmeras são as suas vantagens. O procedimento é em tempo real, a agulha e o seu trajeto são muito bem visibilizados, com riscos mínimos de acidentes, o custo e o tempo de procedimento são menores, trazem menos desconforto ao paciente, permitem documentar se o alvo realmente foi acessado pela agulha. Tecnicamente, a agulha para ser visibilizada deve estar postada no eixo longo do transdutor e exatamente sob o feixe acústico. Em posições oblíquas ao eixo longo do transdutor apenas parte da agulha pode ser visibilizada. A agulha postada em um ângulo próximo de 90° ao eixo longo será vista como um ponto brilhante. Este corte é útil apenas para documentar a agulha dentro da lesão (Fig. 10-17).

A **biópsia** pode ser com agulha grossa, tipo *core biopsy* (agulhas 12 G ou 14 G) e é feita com dispositivos de disparo automático ou semiautomático (tru-cut), onde se retiram poucos fragmentos e a **biópsia assistida a vácuo** (agulhas de 8 G ou 10 G), onde se retiram fragmentos maiores e em volume, com amostras para

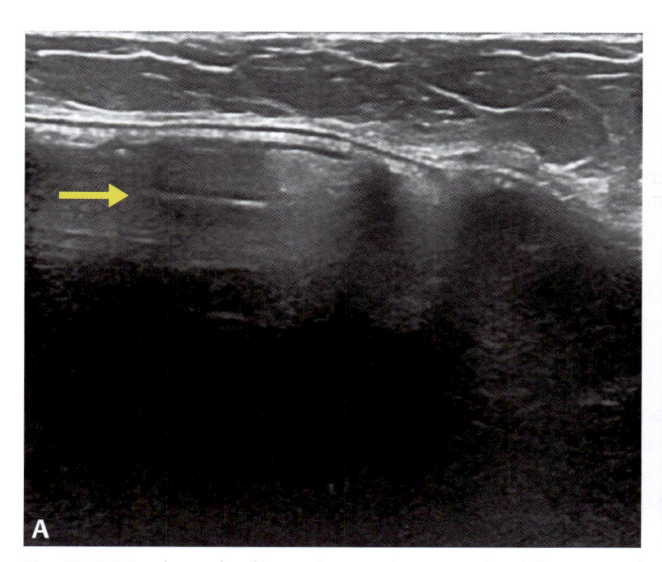

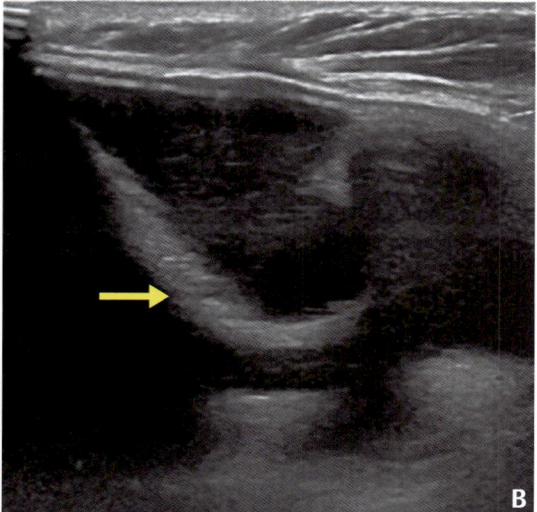

Fig. 10-14. Implante de silicone. Ruptura intracapsular. (A) Nota-se silicone livre ecogênico contido pela cápsula fibrosa e linhas ecogênicas do invólucro (setas) num colapso parcial. O gel fora do invólucro torna-se ecogênico com o tempo. (B) Nota-se o invólucro do implante num colapso total (seta). Imagem correspondente ao "sinal do degrau" ou "sinal de linguini" descrito na ressonância magnética.

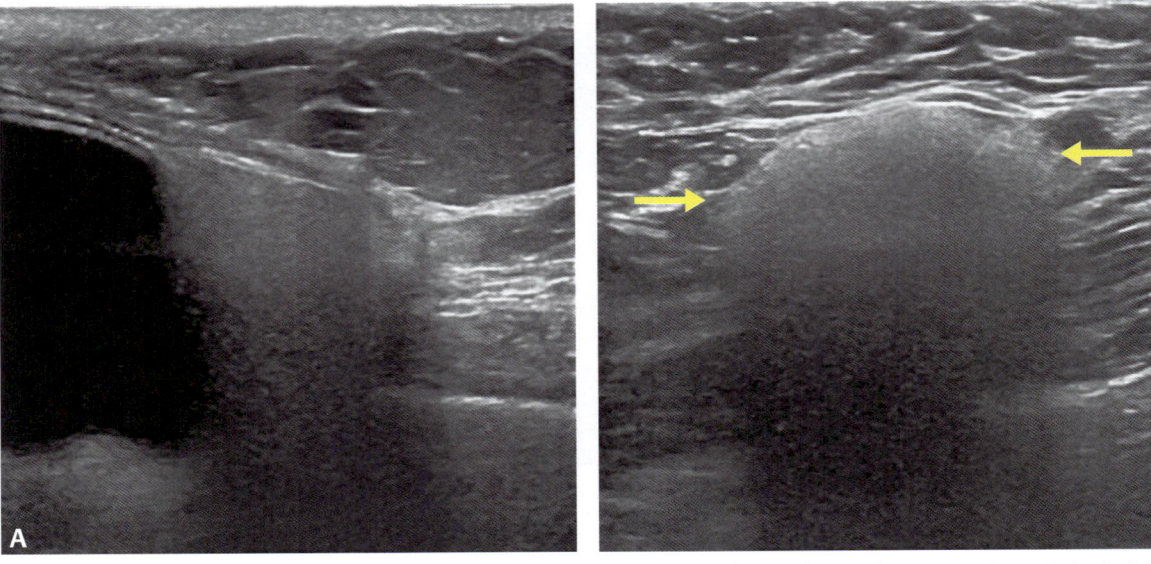

Fig. 10-15. Implante de silicone. Ruptura extracapsular. (**A**) O silicone livre no tecido mamário produz uma sombra acústica "suja", decorrente do granuloma de silicone, também chamado de imagem em "tempestade de neve". (**B**) Mostra o granuloma de silicone num linfonodo da axila contralateral da prótese rota (entre setas). A paciente fora submetida à reconstrução pós-mastectomia e esvaziamento axilar. O silicone migrou para os linfáticos da axila contralateral.

o estudo histológico. Pode ser ainda por aspiração por **agulha fina** (agulha 21 G) para estudo citológico. Mesmo em lesão palpável, é preferível a biópsia guiada, para evitar novo procedimento em caso de amostras negativas, colhidas às cegas. Atualmente, não se admite mais as biópsias cirúrgicas abertas para diagnóstico, exceto em casos em que há a discordância anatomorradiológica de uma *core* biopsia prévia, ou que uma amostragem maior da lesão seja requerida pelo patologista. A punção aspirativa com agulha fina de nódulos sólidos, nos dias de hoje, praticamente não tem indicação por causa de inúmeras desvantagens frente à biópsia de fragmento.

Além da biópsia, a US guia a aspiração de cistos, drenagem percutânea de coleções pós-cirúrgicas ou abscessos, injeção de radiofármaco para localização pré-operatória de lesão na mama ou de linfonodo na axila, agulhamento pré-operatório de lesão não palpável.

A US tem ainda indicação no controle de resposta da terapia neoadjuvante, nas mulheres com limitações físicas para a realização de MMG e nas alterações relevantes encontradas na RM.

AVALIAÇÃO DA DRENAGEM LINFÁTICA

As metástases do câncer de mama são em sua maioria para as axilas.

A US utiliza a divisão cirúrgica da axila em três níveis, descrita por Berg, em 1955. Esta divisão toma como base anatômica o músculo peitoral menor. **Nível I compreende** os linfonodos localizados em toda a

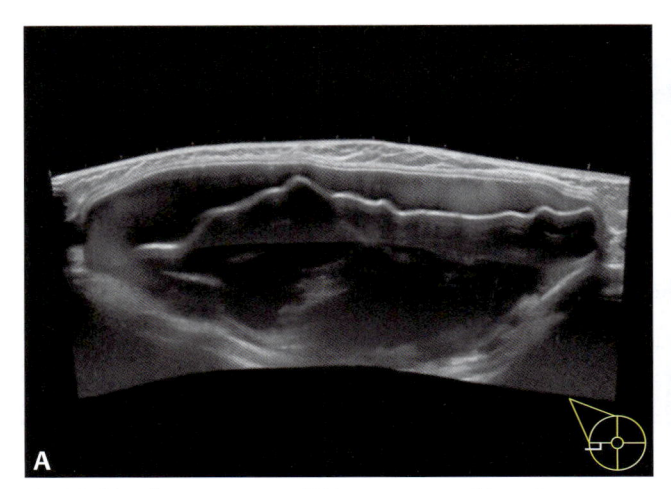

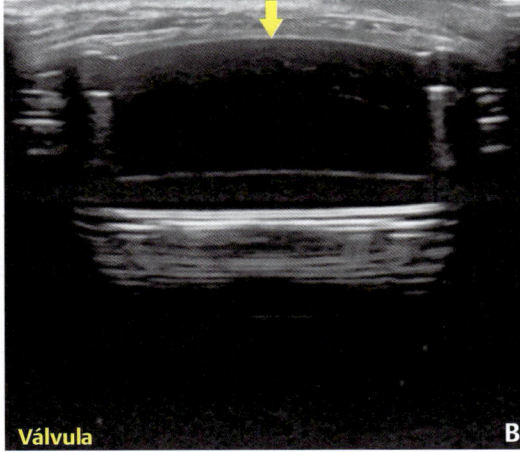

Fig. 10-16. Prótese expansora. (**A**) Imagem estendida, prótese expansora com seus dois compartimentos, o externo com gel de silicone e o interno preenchido com soro fisiológico. (**B**) Válvula do expansor com o local para a punção (seta).

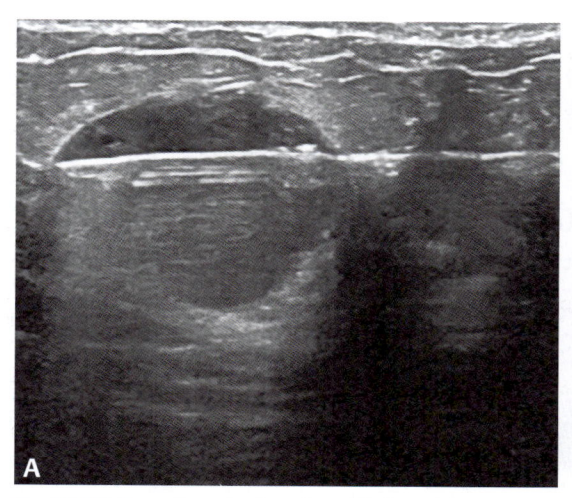

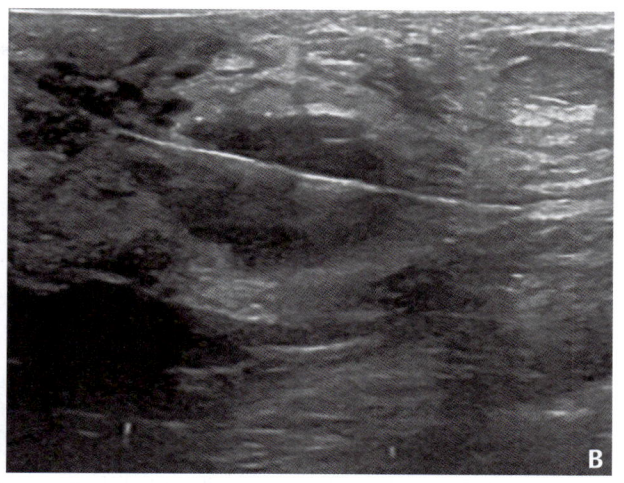

Fig. 10-17. Procedimentos invasivos. (**A**) *Core* biópsia mostrando a agulha após o disparo, posicionada dentro do nódulo. (**B**) Fio de agulhamento pré-operatório mostra o adequado posicionamento do fio e com a parte espessa dentro do nódulo. Nem sempre é possível visibilizar a parte espessa. Neste caso, medimos uma distância de 1,5 cm da ponta do fio para delimitar o posicionamento da parte espessa, importante informação ao cirurgião.

região lateral da mama até a borda lateral do músculo peitoral menor. **Nível II são** os linfonodos localizados posteriormente ao músculo peitoral menor, anterior e inferiormente à veia axilar. **Nível III** são os linfonodos localizados da borda medial do músculo peitoral menor até a visualização da veia axilar passando sob a clavícula. Os linfonodos do nível III também são chamados de infraclaviculares (Fig. 10-18).

As metástases para a axila ocorrem quase que exclusivamente iniciando pelo envolvimento do nível I. Com base nesse conhecimento foi introduzida no tratamento cirúrgico a biópsia do linfonodo sentinela. O linfonodo sentinela é o primeiro linfonodo a receber a drenagem linfática do câncer de mama e, portanto, o primeiro a receber metástase e dali se disseminar. As metástases exclusivas para o nível III, sem envolvimento dos níveis I e II, são raras. A partir do nível III, a metástase pode evoluir para aos linfonodos supraclaviculares e cervicais. Os linfáticos da mama possuem ainda conexões com os linfáticos da mama contralateral e linfáticos que atravessam o diafragma em direção ao abdome.

Os linfonodos normais são reniformes ou levemente ovalados, apresentam um hilo gorduroso central ecogênico e um córtex periférico hipoecoico.

O envolvimento metastático de um linfonodo inicia-se pelo córtex, com hipertrofia cortical simétrico ou assimétrico (lobulações corticais), gradativo afilamento e deslocamento para a periferia do hilo gorduroso. O estágio final da metástase corresponde a um linfonodo todo hipoecoico, ovalado ou arredondado. Pode tornar-se acentuadamente hipoecoico e ser confundido com um cisto. O uso do Doppler colorido ou *power Doppler* pode facilitar no diagnóstico (Fig. 10-19).

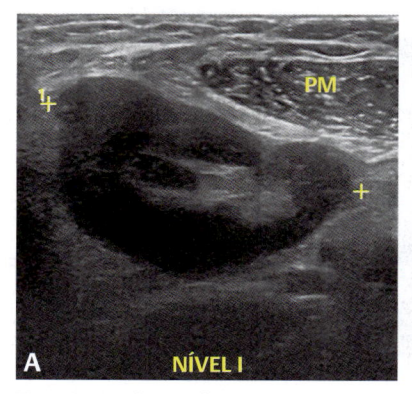

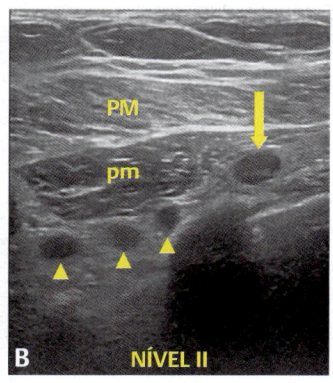

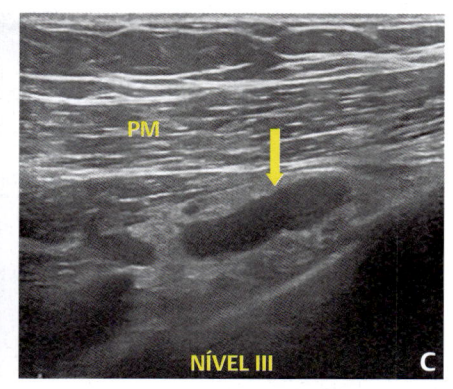

Fig. 10-18. Níveis axilares. Paciente com carcinoma ductal invasor de mama direita apresenta linfonodos altamente suspeitos para metástases nos três níveis da axila ipsolateral. (**A**) Um linfonodo ovalado, com importante espessamento da cortical no nível I (entre *calipers*), logo abaixo da borda lateral do músculo peitoral maior (PM). (**B**) Notamos três linfonodos hipoecoicos (pontas de setas) logo abaixo do músculo peitoral menor (nível II), além de outro no nível III (seta). (**C**) Dois linfonodos coalescentes no nível III (seta).

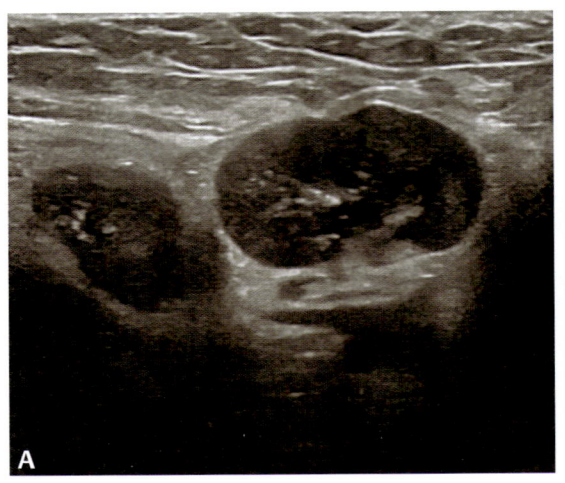

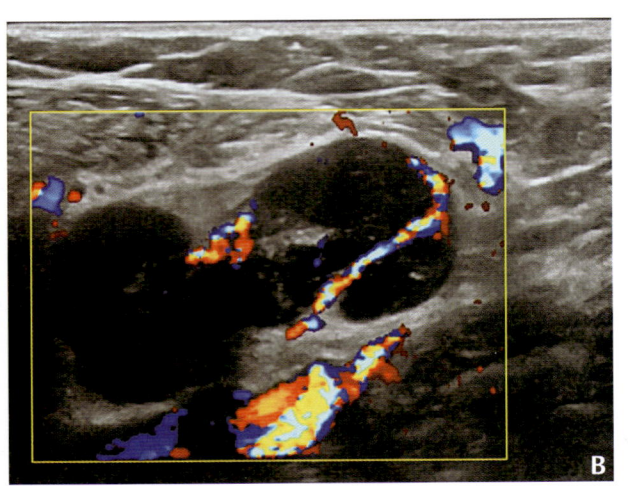

Fig. 10-19. Linfonodos axilares. Paciente com carcinoma mamário invasivo com microcalcificações apresenta linfonodos metastáticos no nível I da axila ipsolateral, ovalados, com microcalcificações (diminutos focos ecogênicos) e hilo ecogênico afilado. (**A**) Imagem em escala de cinza. (**B**) Doppler colorido, mostrando vascularização hilar e em direção ao córtex, e periferia do linfonodo.

A medida da espessura do córtex é realizada num corte transversal ao maior eixo do linfonodo. Pesquisas recentes encontraram, como suspeitas para metástases, medidas do córtex maiores que 2,7 ou 3 mm. Na US e na punção aspirativa com agulha fina ou core biópsia do linfonodo com espessamento cortical, nas pacientes com câncer, se positiva, evita-se a biópsia do linfonodo sentinela.

Os **linfonodos reacionais** podem estar aumentados ou não, apresentarem forma ovalada, com hipertrofia do hilo gorduroso e afilamento da cortical.

Linfonodos intramamários são achados pouco frequentes, mais comumente nos quadrantes laterais da mama, seguindo a drenagem axilar e excepcionalmente nos quadrantes mediais, seguindo a cadeia mamária interna. Apresentam características morfológicas semelhantes à de um linfonodo habitual e geralmente menores que 1 cm. O uso do Doppler colorido ou *power Doppler* ajuda a mostrar o hilo vascularizado. Também é sítio para metástase do câncer de mama.

A **cadeia linfática de Rotter**, ou interpeitoral, corresponde aos linfonodos localizados na fáscia interpeitoral, entre os dois músculos peitorais. Raramente são acometidos por metástases, mas, uma vez identificados, devem ser relatados, pois a remoção cirúrgica é imperativa (Fig. 10-20).

BI-RADS® ULTRASSONOGRÁFICO

O BI-RADS® é um protocolo de classificação e padronização dos laudos de exames de imagens da mama desenvolvido pelo Colégio Americano de Radiologia (ACR). A sua 1ª edição de 1992 foi apenas para a MMG. Em 2003, foram incluídas a US e a RM. A última atualização é a 5ª edição, editada em 2013. O dicionário de termos utilizados no Atlas BI-RADS® é comum para os três métodos, com acréscimos de termos particulares ao ultrassom não aplicáveis na MMG e RM. A padroni-

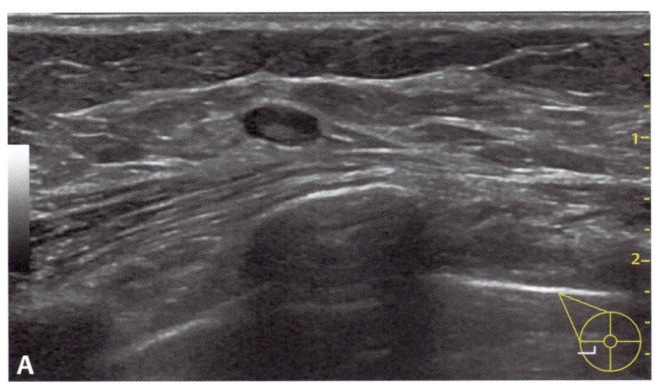

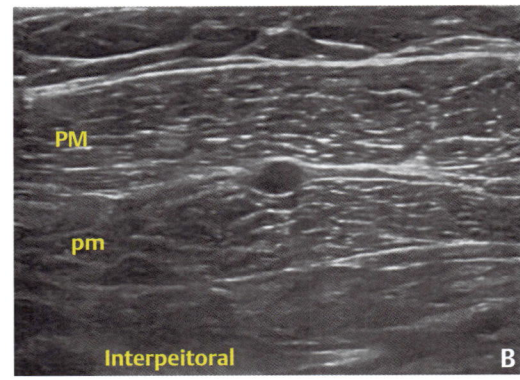

Fig. 10-20. Linfonodos. (**A**) Linfonodo intramamário normal, reniforme, com hilo ecogênico central e córtex hipoecoico localizado no interior do parênquima mamário do quadrante inferolateral da mama direita. (**B**) Linfonodo arredondado, hipoecoico, na cadeia de Rotter em paciente com câncer de mama avançado.

zação dos descritores das lesões, a classificação de risco final, as recomendações de conduta tornaram mais fácil o entendimento dos achados de imagem para os profissionais envolvidos na prevenção do câncer, no diagnóstico e no tratamento das patologias mamárias. Hoje, muitas mulheres que apresentam alguma alteração mamária, entendem e discutem com os profissionais a classificação BI-RADS®. Aceita em todo o mundo, facilitou e incentivou mais pesquisas nos exames das mamas, melhorou o desempenho da US mamária, tornando-a mais confiável e o seu uso, hoje, essencial na prática clínica. Em relação à qualidade dos exames, ressalta a importância das auditorias e certificações dos serviços.

Desde a 1ª edição o BI-RADS® para a MMG, todos os achados referentes à lesão devem ser considerados e não apenas um achado isolado. O achado de risco mais elevado deve ser considerado para a classificação final.

Avaliação de Nódulo

Na avaliação de um nódulo, o BI-RADS® utiliza os seguintes descritores: forma, orientação, margem, padrão de ecogenicidade e características acústicas posteriores.

A) **A forma** pode ser ovalada, redonda ou irregular. Nódulos ovais ou redondos são características benignas. Nódulos redondos são achados pouco frequentes ao ultrassom. É considerada irregular se o nódulo não for ovalado nem redondo e é uma característica suspeita.

B) **A orientação** pode ser paralela ou não paralela em relação à linha da pele, e é uma característica utilizada apenas na US. É paralela quando o nódulo é "mais largo do que alto", característica da maioria dos nódulos benignos. É não paralela quando é "mais alto que largo". A orientação é uma característica que não tem valor isoladamente, pois cânceres iniciais, pequenos, crescem no sentido perpendicular à pele (não paralelo) e, à medida que evoluem, tornam-se paralelos.

C) **A margem** pode ser circunscrita ou não circunscrita. A margem, assim como a forma, é um importante preditor de benignidade ou malignidade. É circunscrita quando é bem definida em toda a sua extensão. A margem não circunscrita é subdividida em: indistinta, angular, microlobulada, espiculada ou qualquer combinação destas. A margem é **indistinta** quando parte ou toda a margem não é bem definida ou delimitada. Inclui aqui a "borda ecogênica" ou "halo ecogênico". A margem é **angular** quando parte ou em toda a margem formam ângulos agudos, "denteadas" (< 90°). Basta apenas uma margem com essa característica para ser classificada como angulada. A margem é **microbulada** quando formam pequenas ondulações entre 1 a 2 mm na superfície do nódulo. A margem **espiculada** é caracterizada por linhas retas que se irradiam do nódulo. Essas linhas podem ser hipoecoicas ou ecogênicas, a depender de tecido circunjacente do nódulo. Se o tecido ao redor for adiposo hipoecoico, as espículas aparecem ecogênicas. Se o tecido for fibroso ecogênico, as espículas se apresentam hipoecoicas. As espículas representam frequentemente malignidade e é componente invasor da lesão (Fig. 10-21).

D) **O padrão de ecogenicidade** é descrito em relação ao tecido gorduroso e pode ser: anecoico, hiperecoico, complexo sólido-cístico, hipoecoico, isoecoico ou heterogêneo.

1. **Anecoico**, ou sem ecos internos, corresponde a um cisto. O cisto tem a parede fina ecogênica, margem circunscrita, forma oval ou redonda e produz reforço acústico posterior. Caso não apresente todas essas características não pode ser classificado como tal. Diminutos cistos em regiões profundas da mama podem ser de difícil caracterização. Os cistos simples são benignos e categorizados como BI-RADS® 2 (Fig. 10-22).

2. **Lesões hiperecoicas** são achados incomuns e têm alto valor preditivo para benignidade. Correspondem a apenas 0,4% de todas as lesões malignas. A análise de todas as características para lesões hipo ou isoecoicas deverá ser aplicada, principalmente a margem e a orientação para avaliar o risco de malignidade. A presença de áreas hipoecoicas na lesão aumenta o risco (Fig. 10-23).

3. **O complexo sólido-cístico** contém componentes sólido, ecogênico e cístico-anecoico. O cisto que não se enquadra na definição de um cisto simples é um cisto complicado ou complexo. O cisto complicado contém líquido ecogênico, *debris*, níveis líquido-líquido ou septações finas. São de baixo risco para papiloma ou carcinoma. O cisto complexo apresenta parede espessada e irregular, nódulos parietais, septações espessas e fluxo ao Doppler nos nódulos e septos. Apresenta risco elevado para papilomas ou carcinomas (Fig. 10-24). A avaliação do complexo sólido-cístico requer critério e experiência do radiologista para a indicação de biópsias para os achados realmente suspeitos, evitando assim procedimentos desnecessários. Muitas vezes, pode ser melhor um acompanhamento como BI-RADS® 3. Excetuando as lesões com forte suspeita para malignidade, a presença de vascularização ou um pedículo vascular na porção sólida ao Doppler ajuda na decisão. No caso de biópsia, preferimos sempre a de fragmentos. Em casos de lesões que podem desaparecer após a biópsia, como naquelas em que o componente sólido é muito menor que o componente cístico, a melhor conduta a proceder é o agulhamento e

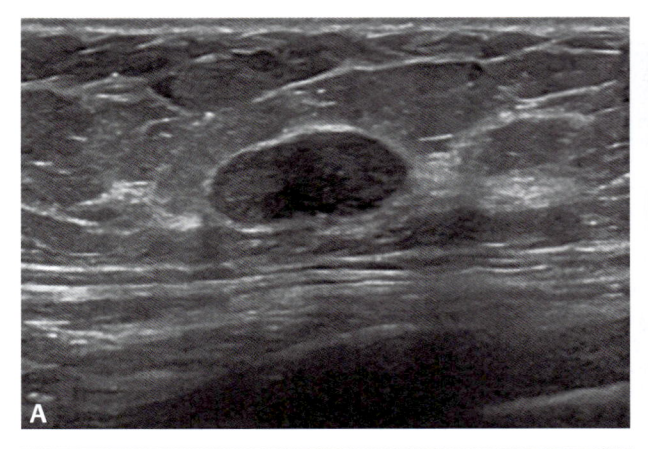

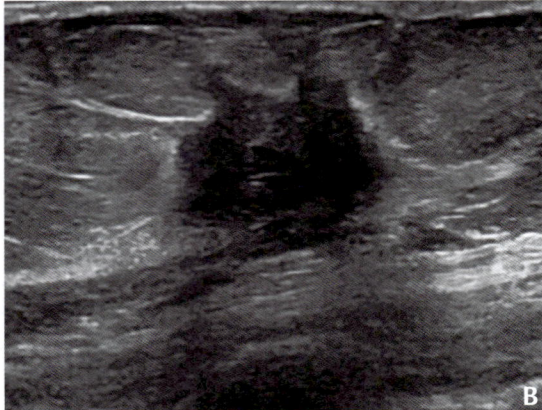

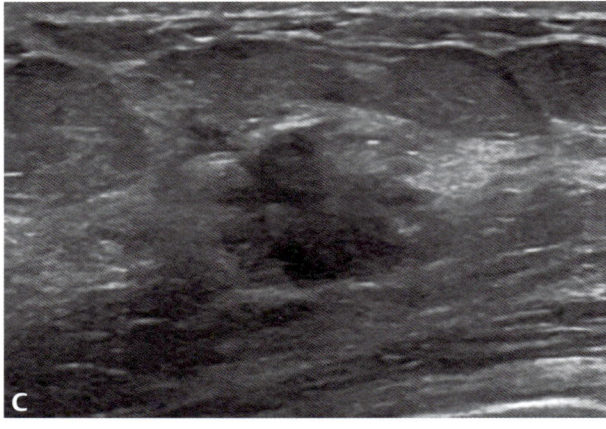

Fig. 10-21. Nódulo. (**A**) Nódulo ovalado, hipoecoico, circunscrito, orientação paralela, sem fenômenos acústicos posteriores, todas as características de um fibroadenoma. (**B**) Nódulo irregular, espiculado, fortemente hipoecoico, carcinoma invasor. (**C**) Nódulo irregular, hipoecoico, margens microlobuladas, com borda ecogênica, carcinoma invasor.

ressecção cirúrgica de toda a lesão. Na necessidade de ressecção, uma lesão não mais identificada após a biópsia, o procedimento fica prejudicado.

4. **As lesões hipoecoicas e isoecoicas** podem ser tanto benignas como malignas. Os carcinomas invasivos de alto grau e o CDIS de alto grau nuclear podem-se apresentar acentuadamente hipoecoicos. Atualmente, o uso mais frequente da imagem harmônica de tecidos pode tornar as lesões mais acentuadamente hipoecoicas. A associação a outros achados, como a forma, margem e a orientação do nódulo, definirá o risco.

5. **As lesões heterogêneas** apresentam uma mistura de áreas hipoecoicas e ecogênicas. Isoladamente, não representa um fator de risco. Da mesma forma que nas lesões iso e hipoecoicas, a sua associação a outros achados é que definirá o risco (Fig. 10-25).

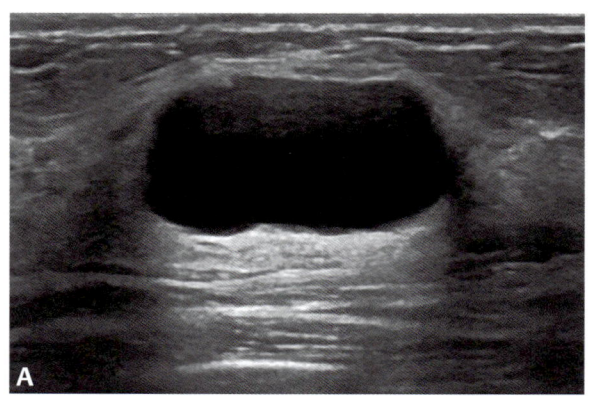

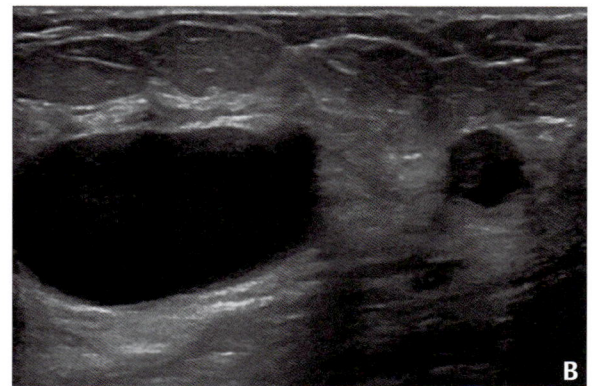

Fig. 10-22. Anecoico. (**A**) Cisto simples, forma ovalada, margens circunscritas, conteúdo anecoico, produz reforço acústico posterior (ecos posteriores mais brilhantes). (**B**) À direita de um cisto simples, há um cisto menor com ecos internos, um cisto de conteúdo espesso.

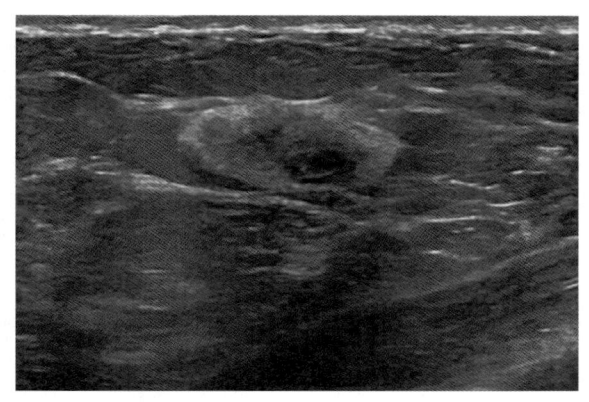

Fig. 10-23. Nódulo hiperecogênico. Nódulo ovalado, circunscrito, praticamente todo hiperecogênico com tênues áreas hipoecoicas centrais. A *core* biópsia revelou lesão fibroepitelial benigna.

E) **As características acústicas posteriores** podem ser: nenhuma característica, reforço, sombra ou combinado.

1. **A sombra acústica** resulta quando não há ecos retornando para o transdutor da região posterior à lesão, por causa da atenuação do feixe sonoro. Posteriormente à lesão forma uma sombra escura. É uma característica secundária, embora presente em um terço dos cânceres. Fibroses no parênquima, fibroses pós-cirúrgicas, calcificações grosseiras, microcalcificações agrupadas também podem produzir atenuação. Os carcinomas invasivos que mais produzem sombra acústica são os ductais de baixo grau e os lobulares.

2. **O reforço acústico** resulta de uma boa transmissão sonora pelo nódulo, resultando em aumento da ecogenicidade (mais branca) posterior à lesão. É uma característica dos cistos, mas lesões benignas e malignas podem apresentar o reforço. As lesões malignas que podem produzir reforço acústico são os carcinomas de alto grau, CDIS de alto grau nuclear, o carcinoma mucinoso, carcinoma medular e os carcinomas papilíferos.

3. **O padrão combinado** é a presença de sombra, reforço acústico ou nenhuma característica posterior, juntos numa mesma lesão.

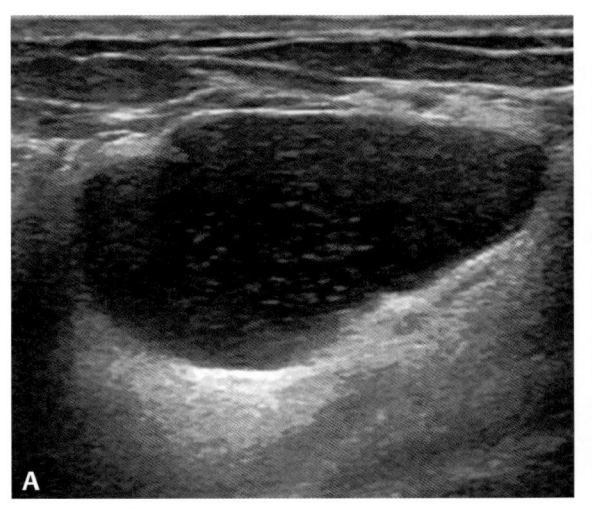

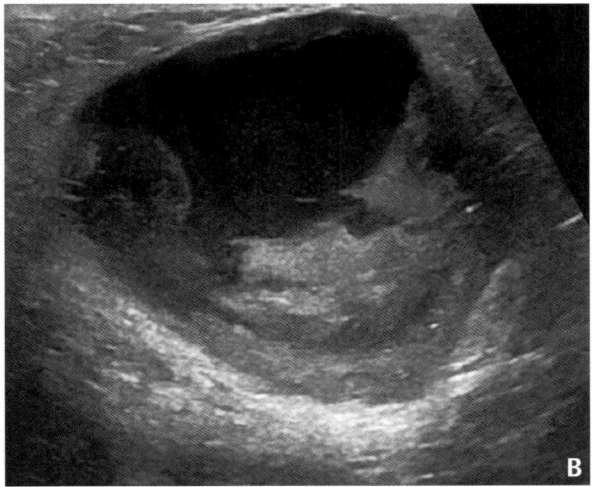

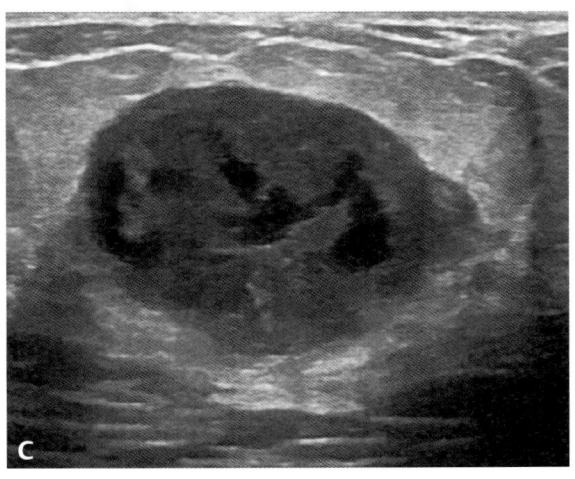

Fig. 10-24. Lesões císticas-sólidas. (**A**) Cisto com finos ecos internos, um cisto complicado. A punção aspirativa com agulha fina mostrou ausência de células neoplásicas. (**B**) Complexo sólido-cístico, o Doppler colorido mostrou apenas vascularização periférica (não mostrada). A *core* biópsia revelou adenomioepitelioma maligno. (**C**) Nódulo predominantemente sólido com áreas císticas de permeio. A *core* biópsia revelou um carcinoma papilífero. As lesões com componente cístico produzem invariavelmente, reforço acústico posterior.

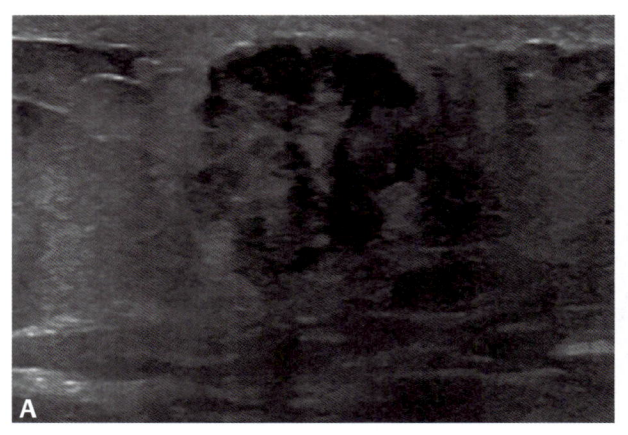

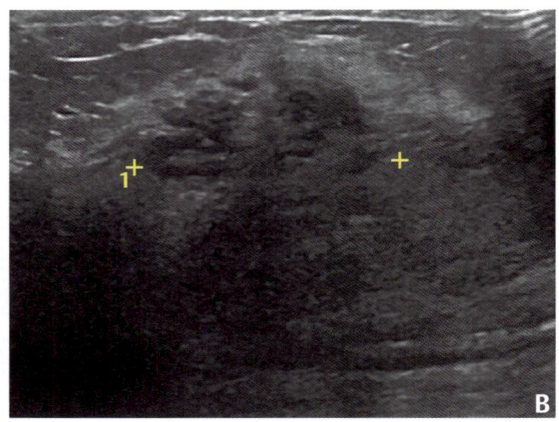

Fig. 10-25. Nódulos heterogêneos. (A) Nódulo com ecotextura heterogênea, hipoecoicas com áreas ecogênicas. O formato é irregular, margens indistintas com borda ecogênica e orientação não paralela. A *core* biópsia revelou carcinoma ductal invasor Grau 3. (B) Imagem nodular heterogênea, predominantemente hipoecoica, margens indistintas, parcialmente definidas (entre *calipers*). A *core* biópsia mostrou carcinoma ductal *in situ*.

Pode ocorrer na presença de calcificações em um nódulo, áreas de necrose numa lesão maligna.

4. **Nenhuma característica posterior** é a ausência de reforço ou sombra posterior. A ecogenicidade posterior à lesão é a mesma do tecido vizinho.

Na avaliação de **calcificações** a MMG sem dúvida é imbatível. A US com os aparelhos mais modernos, com transdutores de alta frequência e resolução, é possível identificação de microcalcificações em apresentações específicas, como quando forem agrupadas, estiverem no interior de um nódulo ou lesão hipoecoica não nodular, presentes dentro de ductos ectasiados. Microcalcificações esparsas no meio do parênquima ou do tecido adiposo são de difícil detecção. O tipo e a distribuição das microcalcificações também não são passíveis de avaliação. Num estudo em conjunto com a MMG, se as microcalcificações forem identificadas na US, ela será o guia para a biópsia. As calcificações grosseiras são facilmente identificadas ao ultrassom pois produzem forte sombra acústica, mas é prudente a avaliação em conjunto com a mamografia (Fig. 10-26).

Outros achados podem ser avaliados pela US como: as distorções arquiteturais, alterações de ductos, os efeitos do nódulo nos tecidos vizinhos, espessamento cutâneo, dilatação dos vasos linfáticos subdérmicos, edema do tecido subcutâneo. Essas alterações podem ser de etiologia maligna ou benigna (Fig. 10-27).

Categorias Bi-Rads®

- *BI-RADS® 0:* avaliação incompleta.
- BI-RADS® 1: exame normal; risco de malignidade 0%.
- *BI-RADS® 2:* achado benigno; risco de malignidade 0%.
- *BI-RADS® 3,* achados provavelmente benignos, risco de malignidade de até 2%.
- *BI-RADS® 4:* achado suspeito, risco de malignidade maior que 2% e menor que 95%, subdivididas em 4A, 4B e 4C:
  - 4A: risco de malignidade entre 2 a 10%.
  - 4B: risco de malignidade entre 10 e 50%.
  - 4C: risco de malignidade entre 50 e 95%.
- *BI-RADS® 5:* altamente suspeito, risco de malignidade maior que 95%;
- *BI-RADS® 6:* malignidade comprovada por biópsia.

Recomendações de Conduta

- *BI-RADS® 0:* reconvocação para aquisição de imagens adicionais ou exames anteriores para comparação. Na prática, são raros os casos que encaixam nessa categoria. Estão nessa categoria as mulheres que por algum motivo não realizaram a MMG. A categoria 0 não deve ser utilizada para indicar uma RM. Se o radiologista julgar necessário, emitir a categoria final ultrassonográfica e em adendo recomendar RM.
- *BI-RADS® 1:* achados normais, sem comentários adicionais.
- *BI-RADS® 2:* acompanhamento de rotina. Estão nessa categoria os cistos simples, linfonodos intramamários, as coleções pós-cirúrgicas, corpo estranho, implantes mamários, cistos complicados e prováveis fibroadenomas estáveis por pelo menos 2 ou 3 anos. Múltiplos pequenos nódulos com características de fibroadenomas, sendo no mínimo de 3 e ao menos um em cada mama, podem entrar nessa categoria. O mesmo critério é recomendado para os vários cistos complicados. Ainda classificamos nessa categoria o tratamento conservador e a necrose gordurosa associada a traumas ou cirurgias prévias;

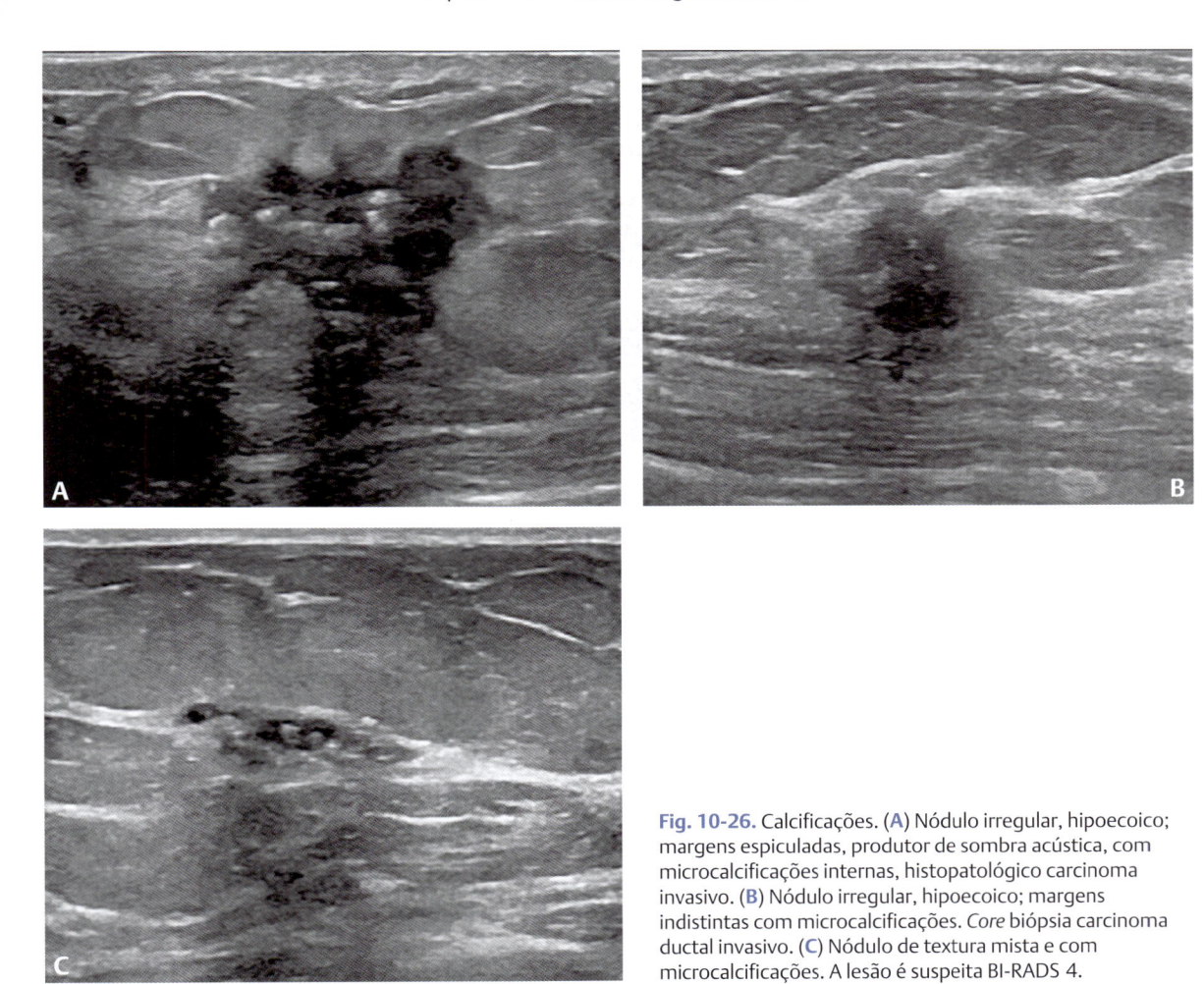

Fig. 10-26. Calcificações. (**A**) Nódulo irregular, hipoecoico; margens espiculadas, produtor de sombra acústica, com microcalcificações internas, histopatológico carcinoma invasivo. (**B**) Nódulo irregular, hipoecoico; margens indistintas com microcalcificações. *Core* biópsia carcinoma ductal invasivo. (**C**) Nódulo de textura mista e com microcalcificações. A lesão é suspeita BI-RADS 4.

Fig. 10-27. Espessamento cutâneo. (**A**) Espessamento cutâneo (0,6 cm de espessura) associado a aumento da ecogenicidade do tecido subcutâneo e dilatação dos vasos linfáticos subdérmicos num carcinoma inflamatório. (**B**) Espessamento cutâneo secundário ao tratamento radioterápico.

neste caso, o diagnóstico é facilitado com a correlação com a MMG.

- BI-RADS® 3: acompanhamento em curto prazo (6 meses) ou acompanhamento periódico. Estão nessa categoria os cistos complicados, os nódulos com todas as características de benignidade (provável fibroadenoma) e os microcistos agrupados (agrupamento de pequenos cistos com septações finas). Podem entrar nessa categoria os nódulos hiperecoicos com áreas centrais hipoecoicas ou anecoicas, as áreas de atenuação em meio ao parênquima, vistas em dois planos ortogonais ou persistentes nas mudanças de decúbito e algumas distorções arquiteturais de aspectos suspeitos decorrentes de cirurgia prévia. O acompanhamento será de 6 em 6 meses até completar 1 ano. Se persistir estável, repetir em 1 ano. Com o acompanhamento estável por 2 ou 3 anos, reclassificar para BI-RADS® 2. O acompanhamento de nódulo palpável com características de fibroadenoma é recomendado apenas para mulheres abaixo dos 40 anos. Qualquer alteração morfológica ou crescimento maior que 20% no seu maior diâmetro, a biópsia está indicada. A qualquer momento o radiologista pode reclassificar em BI-RADS® 2, caso julgue que a lesão não tenha possibilidade de malignidade.
- BI-RADS® 4: requer biópsia tecidual. Na categoria 4A, se a biópsia vier benigna e com certeza a lesão foi amostrada, um controle de 6 meses a 1 ano é recomendado; um achado estável confirma benignidade. Para as categorias 4B e 4C, um achado benigno é discordante e devemos prosseguir na investigação, geralmente com uma nova biópsia assistida a vácuo ou aberta.
- BI-RADS® 5: embora de alta suspeita para malignidade, uma biópsia é recomendada e essencial para o planejamento terapêutico, seja um tratamento neoadjuvante ou cirurgia.
- BI-RADS® 6: tratamento cirúrgico quando clinicamente apropriado.

ULTRASSONOGRAFIA COM DOPPLER

No início do uso da US Doppler, imaginou-se que essa ferramenta, de muitas aplicações em outras especialidades, pudesse avaliar a neoangiogênese dos cânceres mamários. No entanto, estudos mostraram que o Doppler colorido e o *power Doppler* não tinham sensibilidade na avaliação da vascularização das lesões mamárias. Algumas lesões malignas eram hipervasculares, e outras hipovasculares. A pressão do transdutor sobre a lesão pode comprimir os vasos, e nenhuma vascularização é detectada. Então, na avaliação com Doppler, devemos manter apenas o contato do transdutor na pele, sem nenhuma pressão, nem mesmo o próprio peso. Mesmo com todo o refinamento técnico, a máxima sensibilidade para detectar fluxo lento, o seu uso na avaliação de nódulos é frustrante para o ecografista. A análise da forma, margem e orientação é que determina a categorização final, independente do achado Doppler.

O Doppler é útil na avaliação de pequenos nódulos complexos sólido-císticos para demonstrar o pedículo vascular da porção sólida da lesão e nos nódulos de hipoecogenicidade muito baixa, onde é difícil diferenciar um cisto com conteúdo espesso ou um nódulo sólido verdadeiro.

DOPPLER DO PEDÍCULO VASCULAR DO MÚSCULO GRANDE DORSAL

O tratamento cirúrgico para o câncer de mama, desde a década de 1980, tem sido cada vez mais conservador, sem alterar o prognóstico e a sobrevida das mulheres. No entanto, as cirurgias radicais ainda têm as suas indicações, dependendo da extensão do tumor na mama. Na reconstrução pós-mastectomia ou cirurgia conservadora com resultado estético ruim, é necessário o emprego das técnicas de oncoplástica. Dentre as várias opções, temos a reconstrução com retalho miocutâneo do músculo grande dorsal.

O uso do músculo grande dorsal foi inicialmente descrito por Tansini, em 1906, para fechamento de feridas de mastectomias radicais da época. A técnica ficou esquecida por décadas por causa da influência da escola de Haslted, contrária às cirurgias plásticas, até ser redescoberta, em 1976, por Olivari. Em 1978, Bostwick descreveu a técnica associada à inserção de prótese de silicone.

O objetivo do Doppler é avaliar a integridade vascular, arterial e venosa do pedículo que pode sofrer alterações decorrentes da cirurgia ou radioterapia. Essas alterações podem ser detectadas pela US Doppler e assim evitar necrose e perda do retalho.

A principal irrigação arterial do músculo grande dorsal é feita pela artéria subescapular, que junto com a artéria torácica lateral são os maiores ramos da artéria axilar. A artéria subescapular tem uma trajetória inferior e lateral, e corre paralelamente à transição do músculo grande dorsal e a mama, local de mais fácil identificação ao Doppler. Em 90% dos casos a artéria acompanha a veia na sua trajetória. Nos 10% restantes, a artéria encontra-se a cerca de 1 a 2 cm da veia.

Realizamos um estudo retrospectivo, analisando exames feitos de outubro de 2008 a fevereiro de 2014, com 175 casos. Analisamos os seguintes parâmetros Doppler: 1) pico de velocidade sistólica (PVS); 2) velocidade diastólica final (VDF); 3) índice de resistência (IR); 4. tipo de onda espectral e 5) perviedade da veia do pedículo. Todos os parâmetros são comparativos, direita e esquerda (Fig. 10-28). A análise dos achados mostrou que ocorre uma diminuição do PVS do lado operado e/ou irradiado e foi o único parâmetro com significância estatística. O PVS normal variou entre 20 e 60 cm/s. Na análise comparativa direita e esquerda, consideramos:

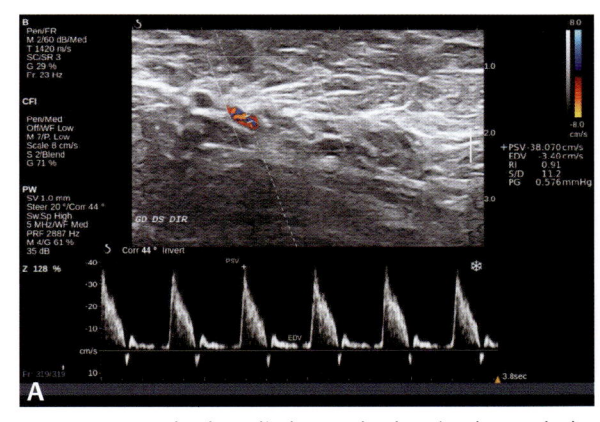

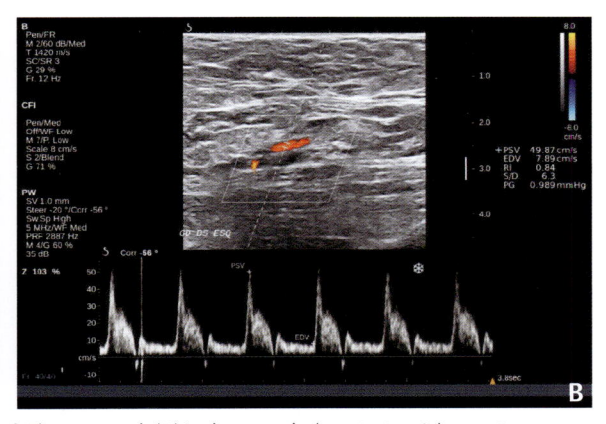

Fig. 10-28. Doppler do pedículo vascular do músculo grande dorsal. Fluxo normal. (**A**) Lado operado (mastectomia), a parte superior, mostra o Doppler colorido da artéria e abaixo a onda espectral do tipo trifásica com PVS de 38 cm/s. (**B**) Lado não operado com PVS de 48,8 cm/s.

A) *Fluxo normal:* diminuição de até 30%.
B) *Fluxo alterado:* diminuição entre 31 a 50%.
C) *Fluxo diminuído:* diminuição > 50%.

Dos 175 exames, 149 (85%) foram normais; tiveram fluxo alterado 18 (10,3%); fluxo diminuído 5 (2,.9%); em 2 (1,1%) exames, não foi identificado o pedículo e 1 exame (0,6%) não apresentou dados suficientes para a análise. Das pacientes que realizaram o exame, 85 foram submetidas à cirurgia; 77 (90,6%) tinham fluxo normal; 6 (7,1%) tinham fluxo alterado e 2 (2,4%) fluxo diminuído (Fig. 10-29).

Na análise do resultado cirúrgico, 78 (91,8%) não tiveram complicações; 7 (8,2%) tiveram necrose parcial ou total do enxerto. Seis pacientes tiveram uma necrose parcial, e todas 6 tinham o Doppler normal, e o único paciente que apresentou necrose total, o seu Doppler era alterado. Outra complicação analisada foi a deiscência de cicatriz, presente em 5 (5,9%) casos e a perda da prótese, ocorrida em 6 (7,1%) casos. Tanto a necrose quanto a deiscência contribuíram para a perda da prótese. Concluímos então que: a) a avaliação com Doppler do pedículo do músculo grande dorsal contribui para a redução da perda do enxerto e/ou da prótese; b) a cirurgia e/ou a radioterapia diminuiu o PVS da artéria do lado operado e/ou irradiado; c) a VDF, o IR e o tipo de onda espectral não tiveram alterações significativas e d) a necrose do enxerto e a deiscência de cicatriz contribuem para a perda da prótese. São necessários mais estudos para a validação dos nossos resultados, com número maior de pacientes, prospectivo controlado, com mais dados Doppler a serem estudados, como o índice de aceleração sistólica, o tempo de aceleração sistólica, índice de pulsatilidade. Por ser um exame de indicação específica, exigente de um bom conhecimento em Dopplerfluxometria, encontramos dificuldades em encontrar profissionais interessados no treinamento do método.

ELASTOGRAFIA

Esta tecnologia acoplada à ultrassonografia permite analisar a rigidez ou elasticidade de nódulo. As lesões malignas tendem a ser mais duras que as não malignas, embora tenham sopreposição de achados. Existem, no mercado, duas tecnologias disponíveis. Uma é por pressão sobre a lesão e avalia a sua deformação (método por compressão), e outra avalia a transmis-

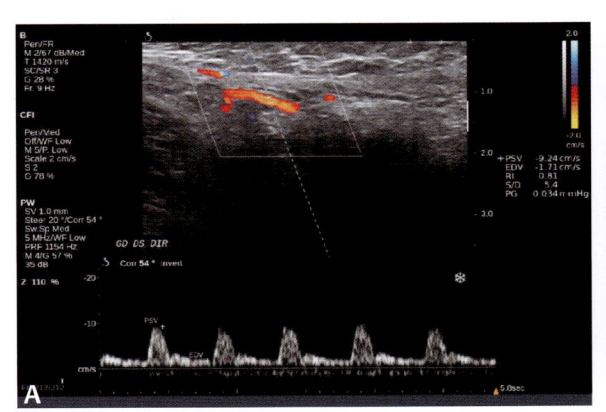

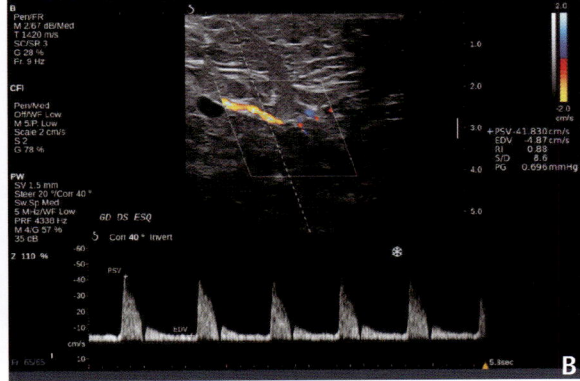

Fig. 10-29. Doppler do pedículo vascular do músculo grande dorsal. Fluxo alterado. (**A**) Lado operado (mastectomia), com PVS de 9,24 cm/s. (**B**) Lado não operado, com PVS de 41,8 cm/s.

são de ondas de baixa frequência na lesão (*Shear wave* ou "onda de cisalhamento"). O método por compressão nos apresenta uma análise quantitativa da elasticidade, codificada em cores, variando do azul ao vermelho alaranjado. Nessa análise, é preciso se atentar para qual cor está codificado para macio ou duro, pois cada fabricante tem a sua preferência. O método *Shear wave* nos mostra a elasticidade quantitativamente em m/s ou KPa (quilopascal), unidade de endurecimento. O BI-RADS® padronizou como descritores para elasticidade como: macio, intermediário e duro. Não devemos avaliar uma lesão com base apenas na sua elasticidade. A análise da sua forma, margem, orientação e ecogenicidade é que indicará a categorização final. Em nosso serviço, não utilizamos de rotina a elastografia, pois a sua informação não alterará a categorização final (Fig. 10-30).

ULTRASSONOGRAFIA AUTOMATIZADA (ABUS)

A US automatizada foi pensada para diminuir a dependência do operador e o uso em grande escala para rastreamento do câncer de mama. A FDA (Food and Drug Admnistration) aprovou nos Estados Unidos o seu uso como rastreamento suplementar à MMG em mulheres com mamas densas. Nessa modalidade de ultrassonografia, a mulher é deitada em uma maca de modo a diminuir a espessura da mama, um técnico posiciona um grande transdutor e automaticamente faz as varreduras em linhas, obtendo cortes longitudinais, transversais e ainda permite reconstrução coronal como na RM. Ela é limitada nas mulheres com mamas muito grandes, não avalia a axila, não permite exame em tempo real, escaneamento em ângulos diferentes, eliminar possíveis artefatos e não guia procedimentos invasivos. Em estudo de Arleo *et al.*, teve taxa de reconvocação de 19% para a realização de US manual dirigida. Dessas pacientes, em 71% os achados não persistiram ou foram benignos; 13% foram recomendadas a acompanhamento em curto prazo; 15% foram para biópsia, e todas foram lesões benignas. Em um estudo multicêntrico com mais de 15.000 mulheres assintomáticas com mamas densas, a MMG detectou 5,4 cânceres em 1.000 mulheres, enquanto que MMG mais a US automatizada detectou 7,3 cânceres em 1.000 mulheres, um aumento de 1,9 câncer por 1.000 mulheres examinadas, um incremento na sensibilidade de 26,7% quando comparada à MMG isolada, e a especificidade diminuiu em 13,4%. Foram feitas 13.,5% a mais de reconvocações. Os 93,3% dos cânceres diagnosticados a mais foram invasivos e linfonodos axilares negativos.

Embora promissora, para o seu uso na rotina ainda não foi calculado o real custo-benefício. São necessários treinamento e formação de técnicos, investimentos em estações de trabalho para suportar o volume de informações geradas por cada exame (cerca de 3.000 imagens/exame) e o próprio custo do equipamento. Além do mais, hoje não realizamos a US em todas as mulheres assintomáticas com mamas densas. Teríamos profissionais preparados o suficiente para as leituras? Quantas reconvocações para exames manuais a mais isto geraria? São questionamentos pertinentes.

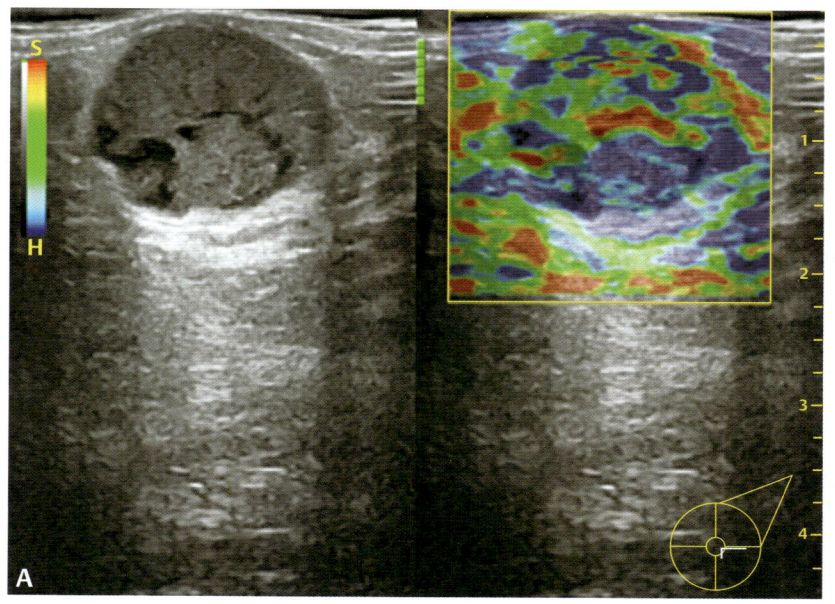

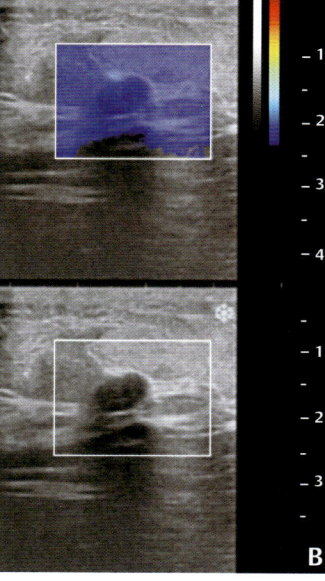

Fig. 10-30. Elastografia. (**A**) Método por compressão. Do lado esquerdo a imagem em escala de cinza de um nódulo ovalado, circunscrito e ecotextura mista, sólido-cística: do lado direto a elastografia (elasticidade intermediária). Na escala de cores, os tons avermelhados indicam elasticidade macia, e os azulados, elasticidade dura. (**B**) Método *shear wave*. Nesse equipamento a padronização de cores é o inverso; o azul indica elasticidade macia, e o vermelho elasticidade dura, além de quantificar em KPa.

LEITURAS SUGERIDAS

Aguilar V, Bauab SP, Maranhão N. Mama operada. *Mama Diagnóstico por Imagem. Brasil: Revinter; 2009.*

Aguilar V, Chala L, Brandão A. Aspectos de imagem nos implantes mamários. In: Aguilar V, Bauab SP, Maranhão N, editor. *Mama Diagnóstico por Imagem.* Brasil: Revinter; 2009.

American College of Radiology. ACR Appropriateness Criteria® - Palpable Breast Masses [Internet]. 2016 [acessado em 13 de janeiro de 2018].

American College of Radiology. ACR Appropriateness Criteria® - Breast pain [Internet]. 2016 [acessado em 14 de janeiro 2018].

American College of Radiology. ACR PRACTICE PARAMETER FOR THE PERFORMANCE OF A BREAST. ULTRASOUND EXAMINATION. 2016. p. https://www.acr.org/-/media/ACR/Files/Practice-Parameters/us-breast.pdf.

Arleo EK, Saleh M, Ionescu D et al. Recall rate of screening ultrasound with automated breast volumetric scanning (ABVS) in women with dense breasts: a first quarter experience. *Clin Imaging.* 2014;38(4):439-44.

Athanasiou A, Tardivon A, Ollivier L et al. How to optimize breast ultrasound. *European J Radiol.* 2009;69(1):6-13.

Bassett L, Kimme-Smith C, Sutherland L et al. Automated and hand-held breast US: effect on patient management. *Radiology.* 1987;165(1):103-8.

Bauab SP. Anatomia, Histologia e Fisiologia da Mama Feminina Relacionadas com os Aspectos de Imagem. In: Vera Aguillar, Bauab SP, Maranhão N, editor. *Mama Diagnóstico por Imagem.* Brasil: Revinter; 2009.

Bedi DG, Krishnamurthy R, Krishnamurthy S et al. Cortical morphologic features of axillary lymph nodes as a predictor of metastasis in breast cancer: in vitro sonographic study. *Am J Roentgenol.* 2008; 191(3):646-52.

Berg WA, Blume JD, Cormack JB, Mendelson EB. Operator dependence of physician-performed whole-breast US: lesion detection and characterization. *Radiology.* 2006;241(2):355-65.

Birdwell B. *Diagnostic Imaging: Breast: Amirsys.* 2006.

Blend R, Rideout D, Kaizer L et al. Parenchymal patterns of the breast defined by real time ultrasound. *Eur J Cancer Prev.* 1995;4(4):293-8.

Brem RF, Lenihan MJ, Lieberman J, Torrente J. Screening breast ultrasound: past, present, and future. *Am J Roentgenol.* 2015;204(2):234-40.

D'Orsi CJ. ACR BI-RADS Atlas: *Breast Imaging Reporting and Data System*: American College of Radiology; 2013.

Delay E, Garson S. Reconstrução Mamária com Músculo Grande Dorsal. In: Rietjens M, Urban CA, editor. *Cirurgia da mama - Estética e Reconstrutora.* Brasil: Revinter; 2007.

Dellê Urban LAB, Chala LF, di Pace Bauab S et al. Breast cancer screening: updated recommendations of the Brazilian College of Radiology and Diagnostic Imaging, Brazilian Breast Disease Society, and Brazilian Federation of Gynecological and Obstetrical Associations. *Revista Brasileira de Ginecologia e Obstetrícia/RBGO Gynecology and Obstetrics.* 2017;39(10):569-75.

Fernadez-Cid, Fenollera A. *Patologia mamária.* Madri: Salvat Editores.1982.

Fornage BD. Local and regional staging of invasive breast cancer with sonography: 25 years of practice at MD Anderson Cancer Center. *Oncologist.* 2014; 19(1):5-15.

Freitas P, Ferreira AC, Mauad Filho F. Princípios Físicos da Ultra-sonografia. In: Mauad Filho F, Pinheiro LS, editors. *Ultra-sonografia na Prática Obstétrica.* Rio de Janeiro: Revinter; 2006.

Gundry KR. Breast Ultrasound: Indications and Findings. *Clin Obst Gynecol.* 2016;59(2):380-93.

Harvey JA, Nicholson BT, Cohen MA. Finding early invasive breast cancers: a practical approach. *Radiol.* 2008;248(1):61-76.

Hooley RJ, Scoutt LM, Philpotts LE. Breast ultrasonography: state of the art. *Radiology.* 2013; 268(3):642-59.

Jackson V, Kelly-Fry E, Rothschild PA et al. Automated breast sonography using a 7.5-MHz PVDF transducer: preliminary clinical evaluation. Work in progress. *Radiology.* 1986;159(3):679-84.

Jellins J, Kossoff G, Buddee F et al. Ultrasonic visualization of the breast. *Med J Aust.* 1970(6):305-7.

Kaproth-Joslin KA, Nicola R, Dogra VS. The history of US: from bats and boats to the bedside and beyond: RSNA centennial article. *Radiographics.* 2015;35(3):960-70.

Keleher AJ, Theriault RL, Gwyn KM et al. Multidisciplinary management of breast cancer concurrent with pregnancy1. *J Am Coll Surg.* 2002; 194(1):54-64.

Kim SJ, Park YM, Jung HK. Nonmasslike lesions on breast sonography. *J Ultrassound Med.* 2014;33(3): 421-30.

Kremkau FW, Forsberg F. *Sonography principles and instruments.* Elsevier Health Sciences. 2015.

Lehman CD, Lee AY, Lee CI. Imaging management of palpable breast abnormalities. *Am J Roentgenol.* 2014;203(5):1142-53.

Levy JMeL. *Ultra-sonografia da mama - Diagnóstica e Intervencionista.* Rio de Janeiro: MEDSI Editora Médica e Científica Ltda. 2001.

Loving VA, De Martini WB, Eby PR et al. Targeted ultrasound in women younger than 30 years with focal breast signs or symptoms: outcomes analyses and management implications. *Am J Roentgenol.* 2010;195(6):1472-7.

Mendelson E, Böhm-Vélez M, Berg W et al. ACR BI-RADS® Ultrasound. ACR BI-RADS® atlas, breast imaging reporting and data system Reston, VA. *American College of Radiology* 2013:35-131.

Merritt CR. Física do Ultrassom. In: Charboneau JWW, Stephanie R./Rumack,Carol M./Levine, Deborah, editor. *Tratado de Ultrassonografia Diagnóstica.* Elsevier - Brasil; 2012.

Moore KD, AF. *Anatomia orientada para a clínica.* Brasil: Guanabara Koogan; 2001.

Morton DL, Wen D-R, Wong JH et al. Technical details of intraoperative lymphatic mapping for early stage melanoma. *Arch Surg.* 1992;127(4):392-9.

Park JW, Ko KH, Kim E-K et al. Non-mass breast lesions on ultrasound: final outcomes and predictors of malignancy. *Acta Radiol.* 2017 Sep; 58(9):1054-1060

Pessoa EC, Rodrigues JRP, Pessoa CPKC et al. Axillary lymph node aspiration guided by ultrasound is effective as a method of predicting lymph node involvement in patients with breast cancer? *Rev Bras Ginecol Obstet.* 2014;36(3):118-23.

Pinotti JÁ, Brenelli HB. Anatomia cirúrgica da mama. In: Pinotti JA, editor. *Compêndio de Mastologia*. Brasil: Editora Manole; 1991.

Sabel MS, Helvie MA, Breslin T et al. Is duct excision still necessary for all cases of suspicious nipple discharge? *The breast journal* 2012;18(2):157-62.

Saffar B, Bennett M, Metcalf C, Burrows S. Retrospective preoperative assessment of the axillary lymph nodes in patients with breast cancer and literature review. *Clin Radiol.* 2015;70(9):954-9.

Sickles E, d'Orsi C, Bassett L et al. ACR BI-RADS® Mammography. *ACR BI-RADS® Atlas, breast imaging reporting and data system* 2013;5.

Skaane P. Ultrasonography as adjunct to mammography in the evaluation of breast tumors. *Acta Radiol Suppl.* 1999;420:1-47.

Stafford RJ, Whitman GJ. Ultrasound physics and technology in breast imaging. *Ultrasound Clinics.* 2011;6(3):299-312.

Stavros AT, Thickman D, Rapp CL et al. Solid breast nodules: use of sonography to distinguish between benign and malignant lesions. *Radiology.* 1995; 196(1):123-34.

Stavros AT. A Mama. In: Rumack CM, Wilson S, Charboneau JW, Levine D, editors. *Tratado De Ultrassonografia Diagnóstica*. Elsevier Brasil; 2012.

Uematsu T. Non-mass-like lesions on breast ultrasonography: a systematic review. *Breast Cancer.* 2012;19(4):295-301.

Uflacker R. Atlas de Anatomia vascular. Brasil: Revinter; 2003.

Weinstein SP, Conant EF, Sehgal C, editors. *Technical advances in breast ultrasound imaging*. Seminars in Ultrasound, CT and MRI.Elsevier,2006.

Whitsett MC. Ultrasound imaging and advances in system features. *Ultrasound Clinics.* 2009;4(3): 391-401.

RESSONÂNCIA MAGNÉTICA DAS MAMAS (RMM)

CAPÍTULO 11

Jane Camargo da Silva Santos Picone

A ressonância magnética (RM) é uma técnica de aquisição de imagens, sem uso de radiação ionizante, usada em medicina, cuja principal finalidade é diagnóstica.

As imagens adquiridas são volumétricas e apresentam excelente contraste tecidual com notável resolução espacial, possibilitando adequada avaliação da anatomia regional (Fig. 11-1).

A resolução temporal está relacionada com a possibilidade de mensuração da intensidade de captação de contraste ao longo do tempo, após sua injeção.

PRINCÍPIO FÍSICO

Quando um organismo é submetido a um estudo de RM, ele obrigatoriamente estará sob ação de um campo magnético, que interage com os átomos, principalmente de hidrogênio, sendo esta interação essencial para a formação da imagem.

O hidrogênio, além de ser proporcionalmente mais numeroso que os demais átomos constituintes das moléculas teciduais, e decorrente das propriedades físico-químicas de seu núcleo, que o caracterizam como um dipolo magnético, sofre mudança de orientação de seu vetor quando submetido ao campo magnético.

O princípio físico da RM se baseia na capacidade do campo magnético em alinhar (contra ou a favor) os prótons dos núcleos de hidrogênio das moléculas teciduais como da água e da gordura (chamado de alinhamento longitudinal).

Dentro do *gantry* do aparelho de RM, durante o exame, são emitidas ondas de radiofrequência (normalmente de 90°) que transmitem energia aos prótons (previamente alinhados no eixo longitudinal), e estes então mudam de direção, passando para o chamado alinhamento transverso.

Quando a onda de radiofrequência cessa, esses prótons voltam ao seu estado de alinhamento inicial sob o campo magnético, ou seja, para o alinhamento longitudinal.

Os dados da energia liberados dos prótons de hidrogênio durante o "realinhamento" dos muitos prótons dos tecidos são a base para formação da imagem de RM (Fig. 11-2).

TECNOLOGIA

Os aparelhos de RM que produzem imagens de mama devem ter alto campo magnético variando entre 1,5 a 3 Teslas, com bobinas específicas para mama (Fig. 11-3), permitindo melhores resoluções espacial e temporal, reduzindo exames falsos-negativos e falsos-positivos.

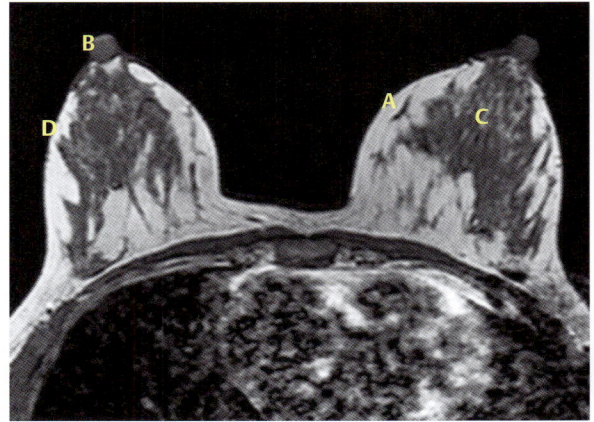

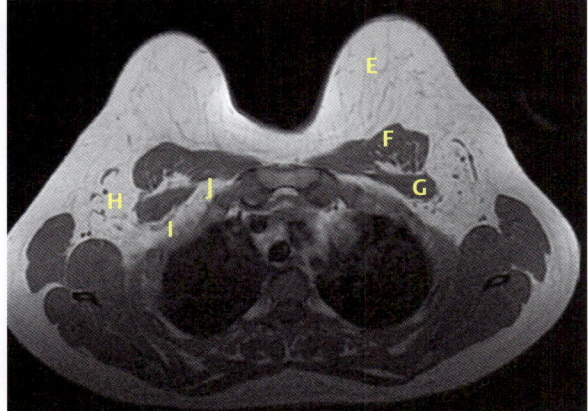

Fig. 11-1. Axial T1 – Anatomia mamária. **A**: pele; **B**: papila; **C**: tecido fibroglandular; **D**: tecido subcutâneo; **E**: tecido adiposo; **F**: músculo peitoral maior; **G**: músculo peitoral menor; **H**: região axilar – nível I; **I**: região axilar – nível II; **J**: região axilar- nível III.

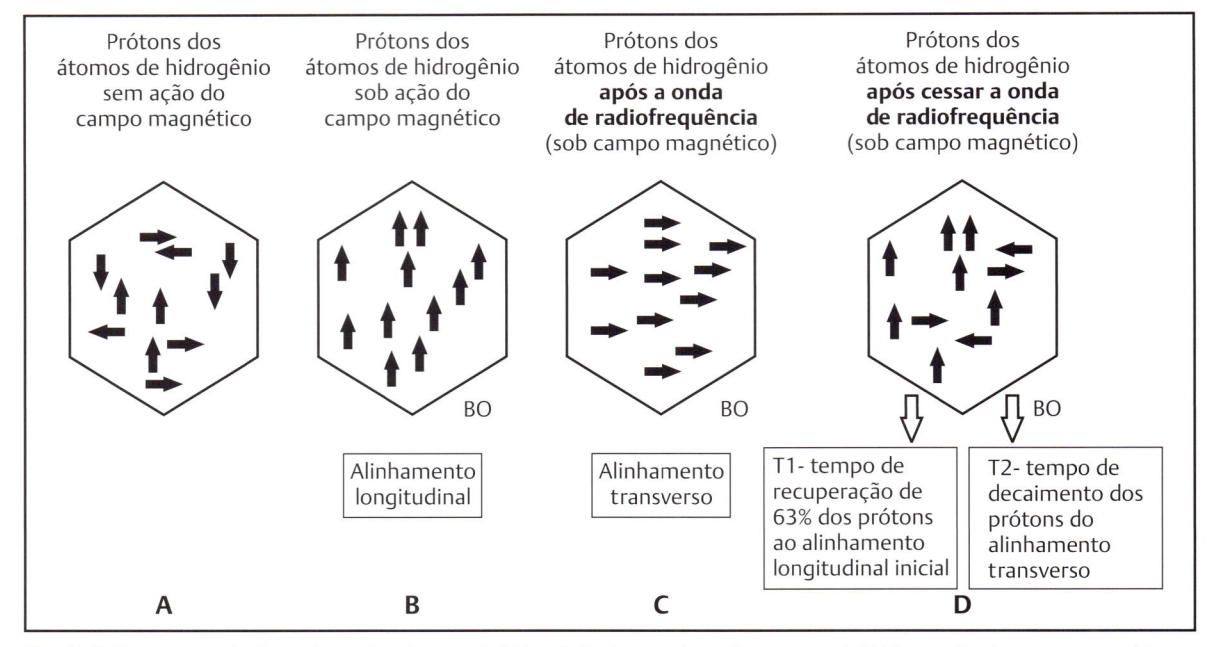

Fig. 11-2. Representação dos prótons dos átomos de hidrogênio do organismo (setas pretas). (**A**) Sem ação do campo magnético (B0); (**B**) sob ação do campo magnético os prótons ficam alinhados longitudinalmente; (**C**) durante a onda de radiofrequência, os prótons recebem energia e mudam a orientação de seu vetor – chamado de alinhamento transverso; (**D**) cessada a onda de radiofrequência, ainda sob o campo magnético, os prótons liberam energia e voltam ao alinhamento longitudinal. T1 representa o tempo para o retorno de 63% dos prótons ao alinhamento longitudinal, e T2 representa o tempo em que os prótons vão saindo do alinhamento transverso.

A boa resolução espacial é obtida com cortes finos, sem espaçamento entre eles, permitindo detalhes da morfologia dos achados e detecção de lesões muito pequenas, menores que 0,5 cm.

A resolução temporal está relacionada com o curto intervalo de tempo para a aquisição das sequências da mama com imagens de boa resolução, incluindo a possibilidade de adequada avaliação da passagem do contraste pelo órgão, a denominada curva cinética de realce após a administração endovenosa do contraste.

MAMAS E O CICLO MENSTRUAL – USO HORMONAL

O tecido mamário sofre alterações durante o ciclo menstrual por causa da influência da variação dos hormônios sexuais. Na primeira fase do ciclo (fase proliferativa- estrogênica), há mitose e aumento glandular. Na segunda fase (fase secretória- progestágena), há produção de secreção e aumento da vascularização das mamas. Essas alterações podem influenciar diretamente a intensidade de realce de fundo do parênquima no estudo da RMM.

O ideal no estudo das mamas é que haja realce, após a administração endovenosa do contraste, apenas nas regiões com tecido patológico e que o tecido mamário normal permaneça sem alteração de sinal, isto é, que o realce de fundo seja o mínimo possível nas fases precoces da aquisição. De acordo com estudos realizados, e também na prática clínica, observamos que a realização do exame entre o 7º e o 14º dia do ciclo menstrual, segunda metade da fase estrogênica, é a que proporciona menor realce de fundo do parênquima (Fig. 11-4).

O uso do anticoncepcional e a terapia de reposição hormonal parecem não ter influência no realce de fundo do parênquima.

O realce de fundo do parênquima influencia na acurácia da RMM.

SENSIBILIDADE E ESPECIFICIDADE DA RESSONÂNCIA MAGNÉTICA DAS MAMAS

A RMM é um estudo cuja sensibilidade pode variar entre 90 e 91% e especificidade entre 72 a 75%.

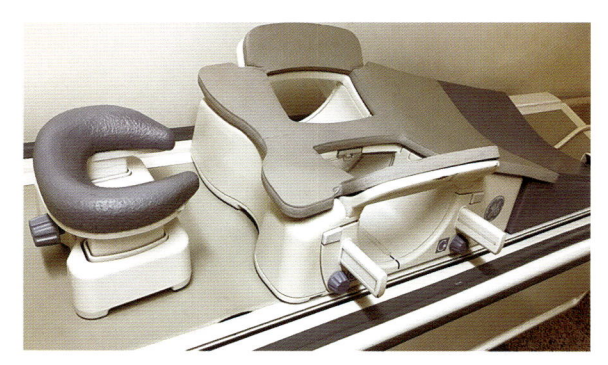

Fig. 11-3. Bobina de mama.

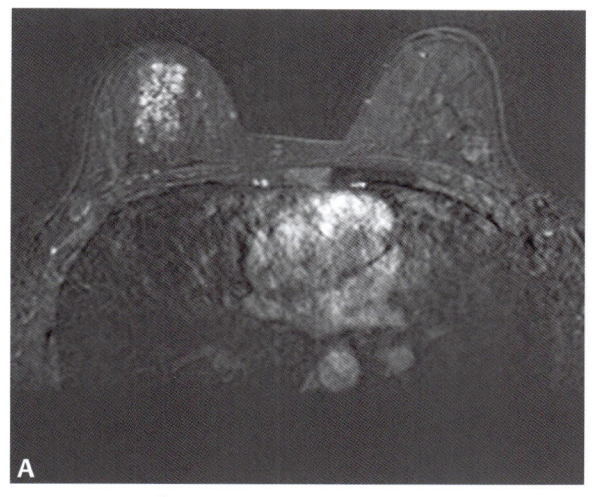

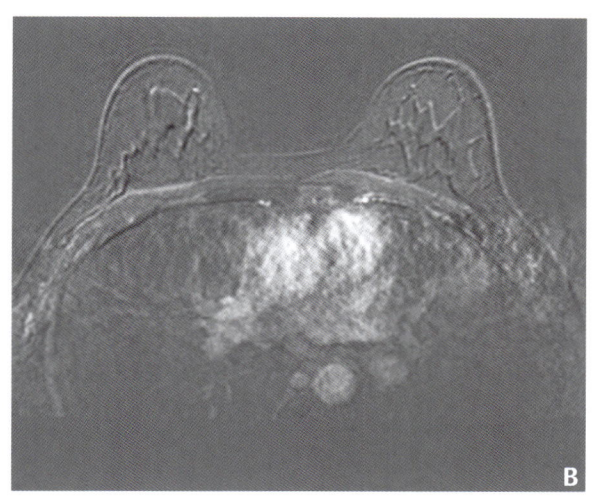

Fig. 11-4. RMM de rastreamento – Axial T1 no 1º minuto após contraste endovenoso. (**A**) Moderado realce de fundo do parênquima em RMM realizada fora do período ideal do ciclo menstrual, e (**B**) mínimo realce de fundo do parênquima na RMM, da mesma paciente, realizada entre o 7º e o 14º dia do ciclo menstrual – período ideal.

A sensibilidade da RMM para detecção de carcinoma ductal *in situ* é de aproximadamente 96%, e a especificidade é de cerca de 75%.

Por ser um estudo altamente sensível, deve ser prescrito apenas segundo indicações clínicas restritas, para que não sejam realizadas biópsias desnecessárias em lesões benignas, aumentando o número de exames falsos-positivos.

Vale ainda ressaltar que a taxa de detecção de câncer é diferente em RMM de rastreamento e em RMM com indicação diagnóstica.

INDICAÇÕES DA RMM

A RMM pode ser realizada como exame de rastreamento ou exame diagnóstico de câncer de mama.

A recomendação para *screening* anual com RMM é para pacientes:

- BRCA mutadas, iniciando o rastreamento entre 25 e 30 anos de vida.
- Síndrome de Li-Fraumeni e outras mutações.
- *Lifetime risk* igual ou maior que 20% (dependendo da história familiar, do diagnóstico prévio de carcinoma lobular *in situ* ou de hiperplasia lobular atípica ou de hiperplasia ductal atípica).
- Radioterapia torácica entre a idade de 10 e 30 anos.

A RMM diagnóstica é indicada para:

- Estadiamento local de pacientes com câncer de mama, sobretudo em pacientes com diagnóstico de carcinoma lobular invasivo (pois pode ser multifocal ou multicêntrico) (Fig. 11-5).
- Avaliação pré e pós-quimioterapia neoadjuvante (Fig. 11-6).
- Investigação de câncer oculto de mama, na presença de linfadenopatia metastática axilar (Fig. 11-7).
- Investigação de descarga papilar espontânea hialina ou sanguinolenta, quando a mamografia e a ecografia são negativas.
- Avaliação de ruptura de prótese.

CONTRAINDICAÇÕES PARA REALIZAR A RM

Absolutas:

- Clipe de aneurisma cerebral ferromagnético.
- Prótese valvar metálica.
- Implantes otológicos cocleares.
- Projéteis de arma de fogo próximos à estrutura vital.
- Marca-passo cardíaco.
- Desfibriladores e cardioversores implantados.

Obs: algumas próteses expansoras de mama possuem válvula com material metálico/magnético e podem, durante o exame, causar desconforto à paciente, sofrer deslocamentos e também gerar artefatos de suscetibilidade magnética, na imagem. É importante conhecer as instruções do fabricante da prótese expansora em uso antes de posicionar a paciente no aparelho de RM.

Não estão contraindicados:

- *Stents* ou prótese vascular, após 3 meses de implantação.
- Clipes de aneurisma cerebral de titânio.
- Próteses ortopédicas.
- Implantes dentários.
- DIU e diafragma.
- Projéteis de arma de fogo não próximos à estrutura vital.

PREPARO PARA REALIZAÇÃO DO EXAME

A paciente deve responder a um questionário sucinto sobre sua história clínica (doenças de base, medica-

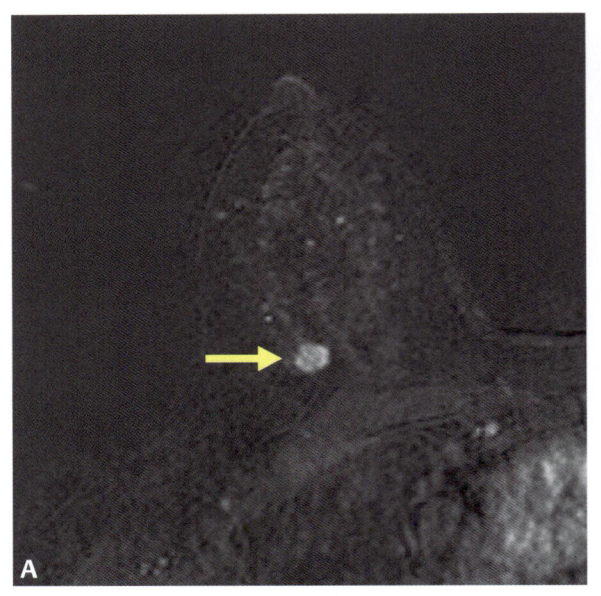

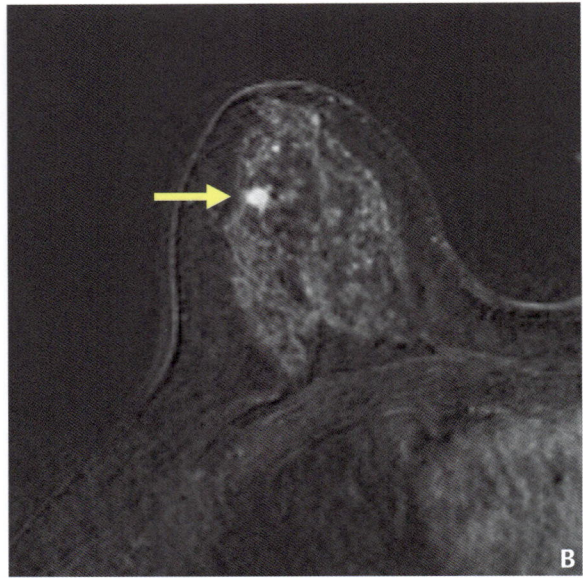

Fig. 11-5. Axial T1 pós-contraste – dois nódulos em mama direita (setas). (**A**) Nódulo da imagem com AP de carcinoma lobular infiltrativo visto em outros métodos de imagem previamente, e (**B**) nódulo da imagem foi um achado na RMM de estadiamento – AP da peça cirúrgica: carcinoma lobular infiltrativo multifocal.

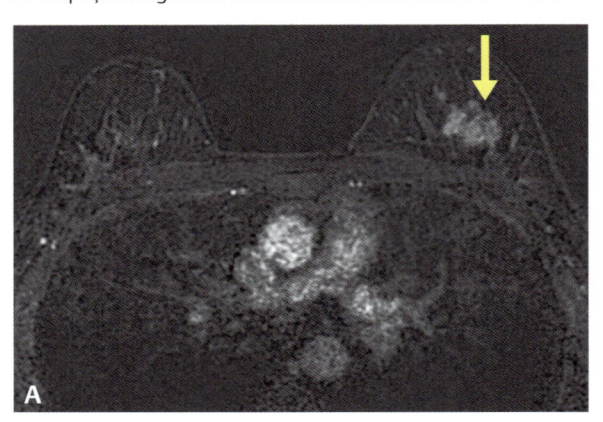

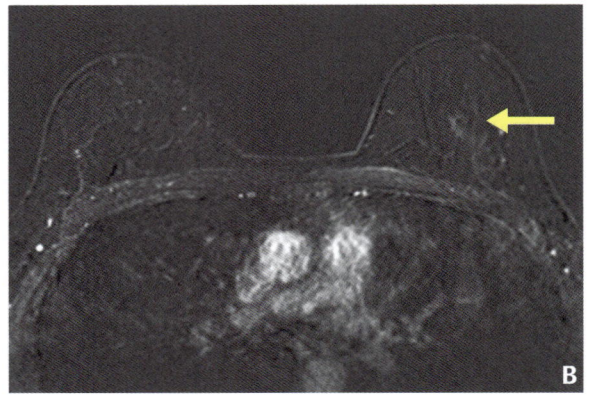

Fig. 11-6. Axial T1 pós-contraste. (**A**) Nódulo irregular em união dos quadrantes superiores da mama esquerda (seta vertical). Antes (**A**) e após (**B**) tratamento quimioterápico neoadjuvante. Observa-se apenas tênue realce na topografia do nódulo na imagem (**B**) (seta transversal).

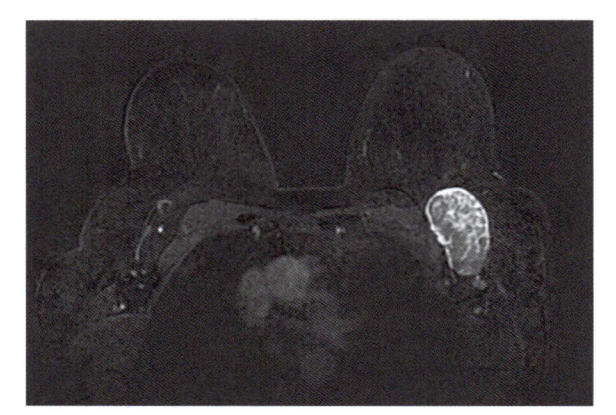

Fig. 11-7. RMM para pesquisa de tumor primário na mama. Sequência axial T1 pós-contraste: linfadenopatia metastática em região axilar esquerda.

ções em uso e alergias prévias), história cirúrgica geral, incluindo também perguntas específicas sobre as mamas, como queixa palpável ou descarga papilar, biópsia ou cirurgia mamária prévia, implantes ou expansores de mama, realização de radioterapia ou quimioterapia prévias. Informar a data da última menstruação e se faz uso de anticoncepcional hormonal ou terapia de reposição hormonal.

Para pacientes que farão RMM de rastreamento e estão na menacme, o exame deve ser realizado entre o 7° e 14° dias do ciclo menstrual, período em que há menor realce de fundo do parênquima (Fig. 11-4).

O contraste paramagnético contendo gadolíneo é eliminado do organismo pela filtração renal, portanto, torna-se imperiosa a avaliação da função renal pelo cálculo do *clearance* de creatinina. Caso a função renal esteja prejudicada, ou seja, *clearance* de creati-

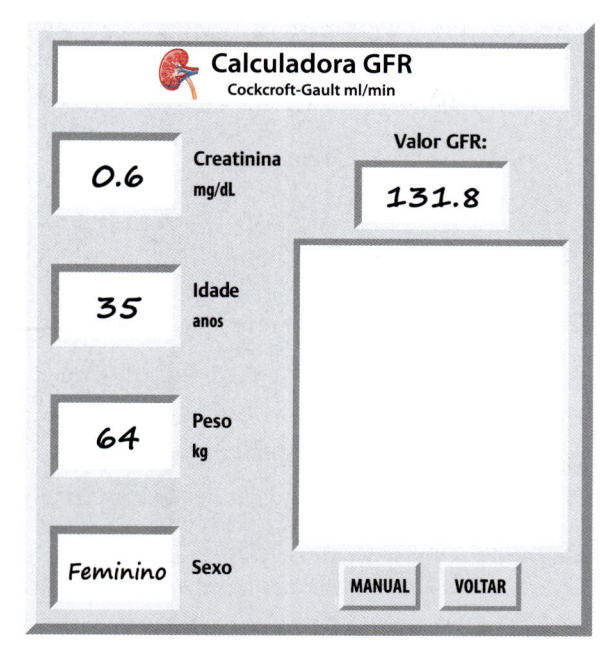

Fig. 11-8. Calculadora do *clearance* de creatinina disponível no console da ressonância magnética – informações necessárias para o cálculo do *clearance*: valor da creatinina sérica; idade do paciente; peso; sexo.

nina < 30 (Fig. 10-8), o paciente poderá desenvolver uma condição chamada de fibrose nefrogênica, que pode ser irreversível e fatal.

Paciente deve ter punção venosa pronta antes de entrar na sala da ressonância magnética.

Observação importante: não se deve entrar na sala de RM com nenhum objeto metálico ferromagnético, nem cartões magnéticos, relógios ou celulares, estando ou não o exame em andamento. Os materiais e equipamentos médicos usados na sala de RM devem ser específicos para essa finalidade.

SEQUÊNCIAS BÁSICAS DE RMM - PROTOCOLO

As sequências da RMM são adquiridas com a paciente em decúbito ventral, com as mamas posicionadas sobre a bobina específica de mama. Como a principal intenção do estudo é avaliar o parênquima mamário e identificar lesões neoplásicas que possam estar presentes, o uso do contraste paramagnético é imprescindível.

As imagens podem ser adquiridas nos planos coronal, axial (protocolo europeu, incluindo sequência T2 sem supressão de gordura e estudo dinâmico, sem supressão de gordura e com subtração de imagens) ou sagital (protocolo americano, incluindo T2 com supressão de gordura, T1 sem supressão de gordura e T1 com supressão de gordura, neste último há imagens pós-contraste).

O protocolo em nosso serviço contém as seguintes sequências básicas em RMM: axial T1 sem saturação, axial T2 com saturação (espectral ou STIR), axial T1 dinâmica (pós-contraste) com saturação de gordura. As sequências automáticas pós-processamento incluem subtração de gordura e MIP.

- *Axial T1:* necessária para avaliação da anatomia da mama, incluindo sua composição (predomínio de tecido adiposo ou fibroglandular) e também da região axilar, assim como avaliação da morfologia dos linfonodos (Figs. 11-1 e 11-9).

- *Axial T2:* identificação de imagens com conteúdo líquido, como cistos, coleções ou hematomas; avaliação da morfologia cutânea das mamas (Fig. 11-10).

- *Axial T2 com supressão de gordura (fat sat):* há supressão do sinal nas áreas ou lesões contendo gordura, realçando o sinal de áreas ou lesões com conteúdo líquido, sem gordura (Fig. 11-11).

- *Sequência dinâmica:* axial T1 pós-contraste e com supressão de gordura: pelo menos cinco aquisições volumétricas adquiridas ao longo de cinco minutos após a injeção endovenosa do contraste paramagnético. Através dessa sequência, é possível analisar a intensidade da captação do contraste em cada uma das lesões ao longo do tempo (Fig. 11-12). Caso necessário, curvas ou gráficos são confeccionados manualmente demonstrando a variação da intensidade do contraste na lesão-alvo ao longo dos cinco primeiros minutos após a injeção do contraste endovenoso.

- *Sequências adicionais para avaliação de silicone:* quando necessário (Fig. 11-13).

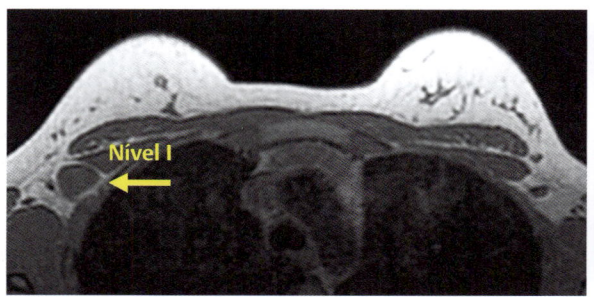

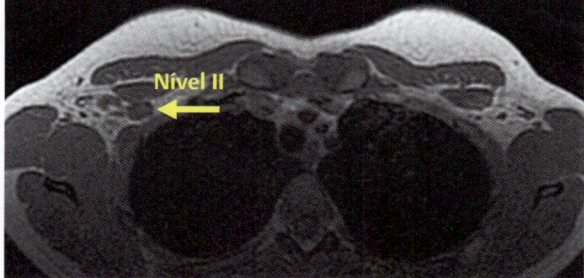

Fig. 11-9. Axial T1, sem contraste. Paciente com diagnóstico de carcinoma ductal infiltrante em mama direita apresenta linfonodos globosos comprometidos, com perda do hilo adiposo habitual, nos níveis axilares I e II à direita.

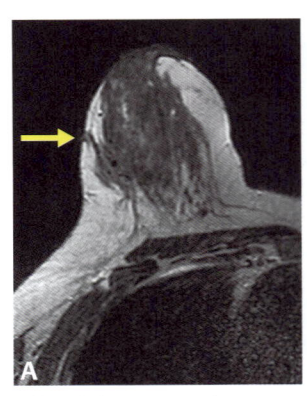

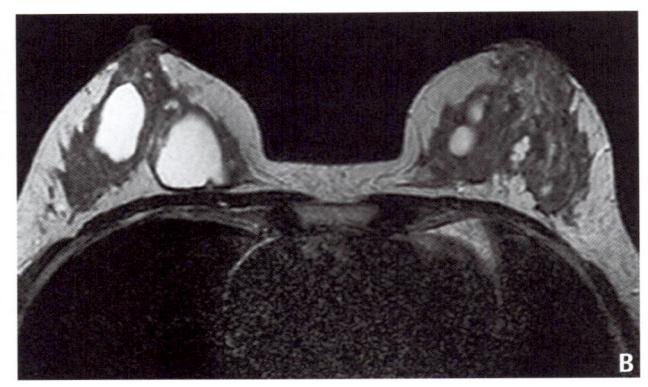

Fig. 11-10. Axial T2. (**A**) Cicatriz cutânea em mama direita (seta) em topografia de nodulectomia prévia – AP de fibroadenoma associado à hiperplasia ductal atípica e (**B**) nódulos bilaterais com hipersinal em T2 correspondem a cistos.

DESCRIÇÃO DO LAUDO

A descrição do laudo do exame é a tradução por escrito da interpretação das imagens, feita pelo radiologista e exige uma linguagem padronizada.

Nos exames de mama é usada a linguagem universal proposta na 5ª Edição do BI-RADS (Breast Imaging Reporting and Data System - Sistema de Dados e Relatórios de Imagem da Mama) do ACR (American College of Radiology) de 2013.

O laudo deve conter a indicação clínica do exame, se houve procedimentos mamários prévios e o resultado anatomopatológico. Deve também citar as sequências adquiridas durante o exame.

Deve conter também a descrição da morfologia da mama, incluindo simetria de volume mamário, composição da mama e padrão de realce de fundo e dos achados suspeitos como nódulos ou áreas de realce, suspeitos ou não, e achados associados à lesão principal.

Além da mama, a região axilar e musculatura peitoral também necessitam ser avaliados.

AVALIAÇÃO DAS MAMAS NA RMM

Composição das Mamas

Representa a proporção de tecido fibroglandular em relação ao tecido adiposo. É classificada em quatro subtipos:

- Mamas extremamente fibroglandulares correspondem às mamas densas na mamografia (Fig. 11-14).
- Mamas heterogeneamente fibroglandulares são as mamas classificadas como heterogeneamente densas na mamografia (Fig. 11-15).
- Mamas com tecido fibroglandular esparso, na mamografia, correspondem às mamas com densidades fibroglandulares esparsas (Fig. 11-16).
- Mamas predominantemente adiposas são as mamas adiposas na mamografia (Fig. 11-17).

Realce de Fundo do Parênquima

Representa a quantidade de realce de fundo do parênquima avaliado no primeiro minuto após a injeção endovenosa do contraste. Pode ser mínimo (Fig. 11-18), discreto (Fig. 11-19), moderado (Fig. 11-20) ou acentuado (Fig. 11-21). A avaliação da simetria ou assimetria do contraste em ambas as mamas deve ser feita.

As regiões da mama que mais apresentam realce de fundo do parênquima são as áreas que apresentam maior aporte sanguíneo em razão da anatomia vascular, como nos quadrantes superior lateral e inferiores.

Não há relação entre a quantidade de realce de fundo do parênquima e a quantidade de tecido fibroglandular, porém mulheres mais jovens e com ma-

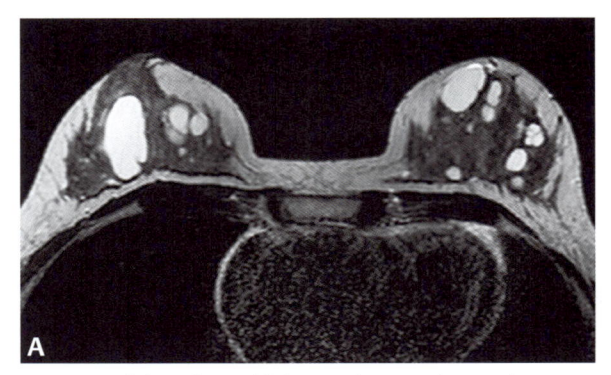

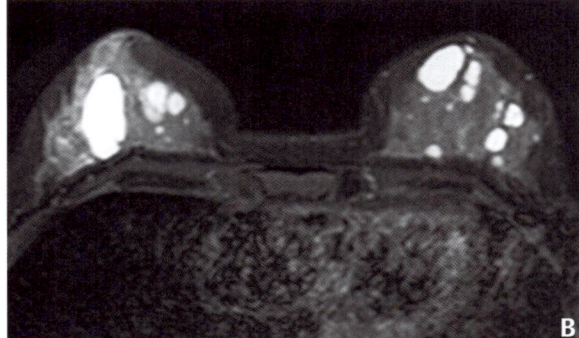

Fig. 11-11. (**A**) Axial T2: nódulos com hipersinal em ambas as mamas correspondem a cistos. (**B**) Axial T2 com supressão de gordura: hipersinal mais intenso dos cistos já identificados na sequência axial T2 pura. Obs: as sequências T2 são adquiridas SEM a administração endovenosa de contraste.

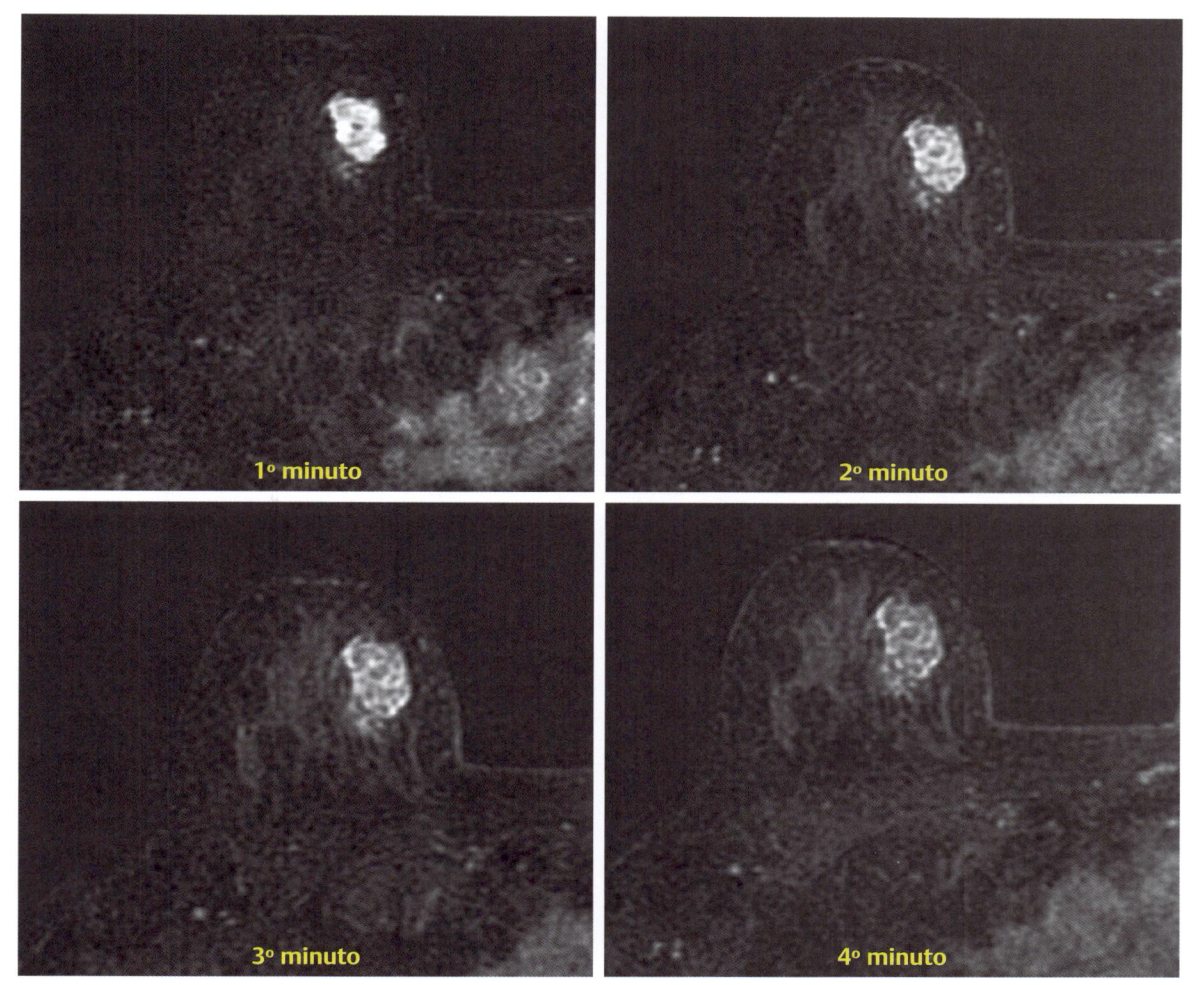

Fig. 11-12. Axial T1 dinâmico (com saturação de gordura) mostrando a intensidade do contraste no interior do nódulo do 1º ao 4º minuto após a injeção. Captação rápida no 1º minuto e sinais de clareamento do contraste nos demais minutos, demonstrando curva em *washout* ou tipo III.

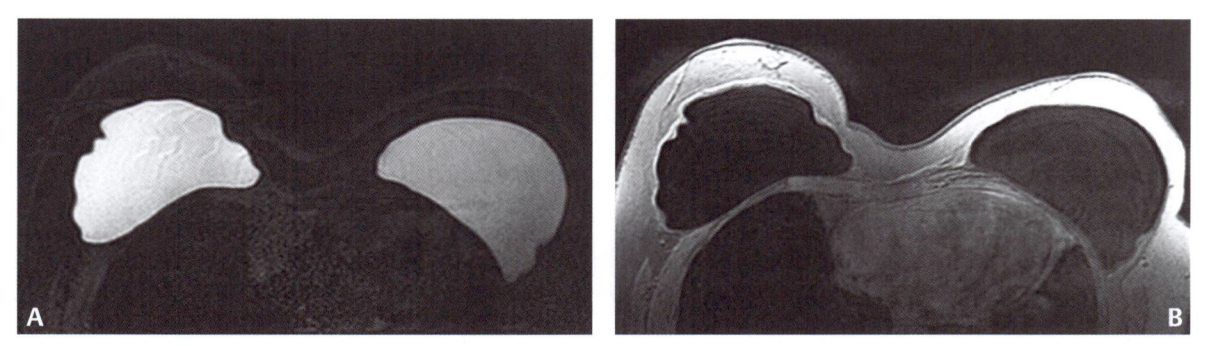

Fig. 11-13. Sequências para avaliação de silicone. (**A**) Silicone *Only* – evidencia o silicone com hipersinal. Nesta imagem, o silicone está contido no envelope, isto é, não há extravasamento. (**B**) Silicone *Supression* – suprime o sinal do silicone, ou seja, há ausência de sinal onde há silicone.

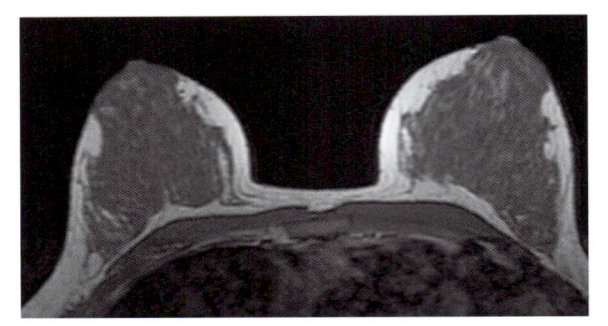

Fig. 11-14. Axial T1 – composição das mamas: mamas extremamente fibroglandulares.

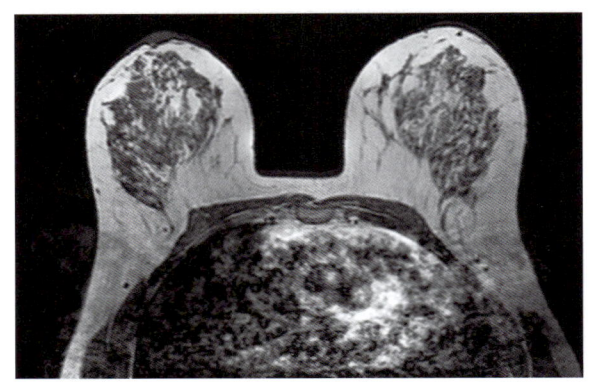

Fig. 11-15. Axial T1 – composição das mamas: mamas heterogeneamente fibroglandulares.

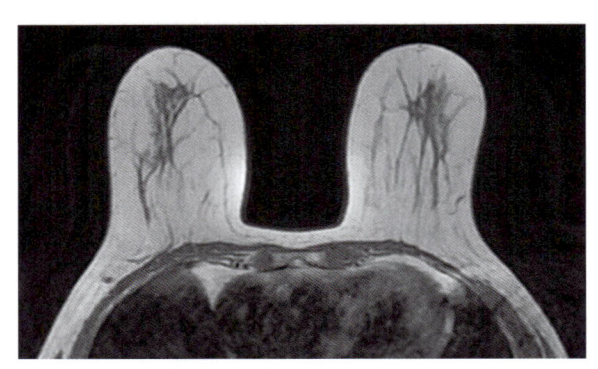

Fig. 11-16. Axial T1 – composição das mamas: mamas com tecido fibroglandular esparso.

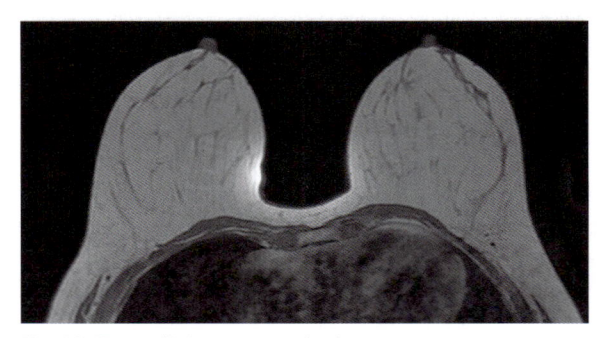

Fig. 11-17. Axial T1 – composição das mamas: mamas predominantemente adiposas.

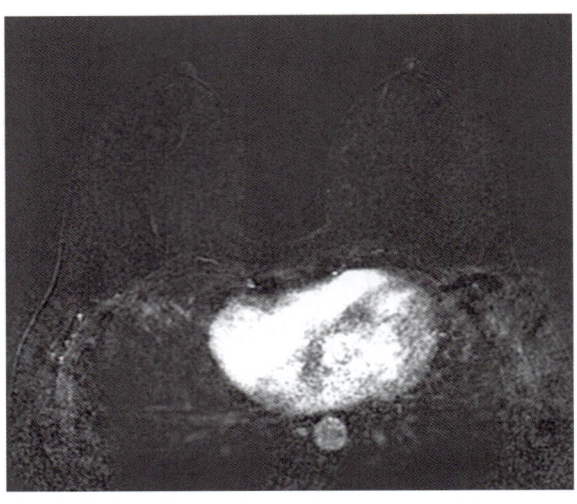

Fig. 11-18. Axial T1 – 1º minuto pós-contraste – mínimo realce de fundo do parênquima.

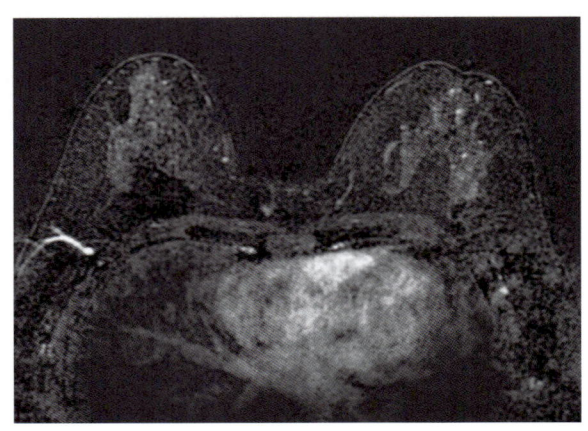

Fig. 11-19. Axial T1 – 1º minuto pós-contraste – discreto realce de fundo do parênquima.

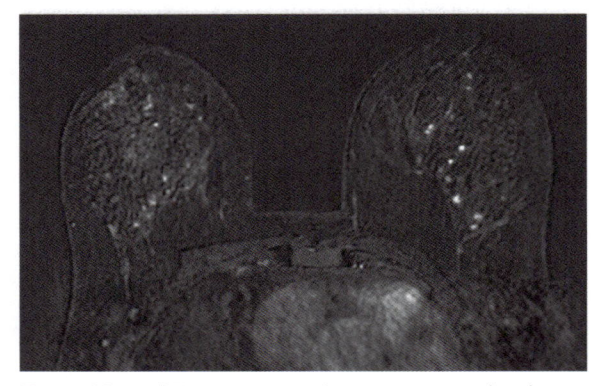

Fig. 11-20. Axial T1 – 1º minuto pós-contraste – moderado realce de fundo do parênquima.

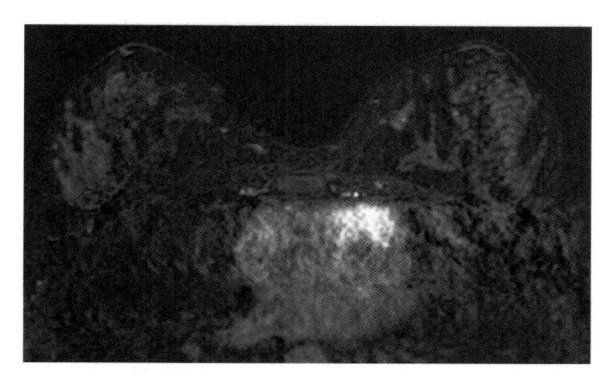

Fig. 11-21. Axial T1 – 1º minuto pós-contraste – acentuado realce de fundo do parênquima.

mas mais densas tendem a ter mais realce de fundo do parênquima. Mulheres no período pós-menopausa tendem a ter menor realce de fundo do parênquima e menos tecido fibroglandular.

Há também influência hormonal, sendo o realce mais intenso na segunda fase do ciclo menstrual. Em exames de rastreamento, dar preferência para realizá-lo entre o 7º e o 14º dias do ciclo menstrual.

Mulheres que apresentam acentuado ou moderado realce de fundo do parênquima têm risco maior de desenvolver câncer de mama que as pacientes com discreto ou mínimo realce de fundo do parênquima.

O uso de inibidores da aromatase reduz o realce de fundo do parênquima mamário mais do que reduz o tecido fibroglandular. O uso do tamoxifeno reduz o realce de fundo do parênquima mamário, de cistos e do tecido fibroglandular.

Achados de Imagem

▪ Foco

Foco é um ponto de realce menor que 5 mm, sem efeito de massa e que se destaca do realce de fundo do parênquima.

Um foco é considerado benigno quando não é único, tem hipersinal em T2, apresenta hilo gorduroso e tem curva de realce tipo I (ver padrões de curva de realce abaixo no texto). Mostra-se estável nos estudos comparativos.

Um foco é considerado suspeito se único, sem hilo gorduroso, apresenta curva de realce tipo III. Apresenta-se como um achado novo ou apresentou aumento das dimensões em relação aos exames anteriores.

▪ Nódulo

O nódulo é uma lesão em três dimensões e ocupa lugar no espaço (Fig. 11-22). A análise do nódulo deve incluir sua forma (redonda, oval ou irregular), sua margem (circunscrita ou não circunscrita, esta última podendo ser irregular ou espiculada), a caraterística do seu realce interno (homogêneo, heterogêneo, realce periférico ou septações internas escuras) e a cinética do realce.

▪ Realce Não Nodular

Quando uma lesão não é nódulo e não é foco de realce ela é definida como realce não nodular (Fig. 11-23).

O realce não nodular é identificado sobretudo na fase pós-contraste, e seu descritivo inclui a distribuição (focal, linear, segmentar, múltiplas regiões e difusa) e o padrão de realce interno (homogêneo, heterogêneo, agrupado e agrupado em anel).

▪ Achados Associados

Normalmente surgem em decorrência da extensão da lesão da mama aos tecidos adjacentes por contiguidade ou por disseminação linfática/vascular, ou podem ocorrer isoladamente:

A) Retração e/ou invasão da papila (Fig. 11-24).
B) Retração e/ou espessamento e/ou invasão da pele (Fig. 11-24).
C) Invasão do músculo peitoral.
D) Invasão da parede torácica.
E) Distorção arquitetural.
F) Adenopatia axilar (Fig. 11-9).

Os achados com características benignas incluem as lesões contendo gordura, como linfonodos, esteatonecrose (Fig. 11-25), hamartoma (Fig. 11-26) e seroma ou hematoma contendo gordura. Outros achados com características benignas incluem os achados sem realce, como ducto com hipersinal em T1, cistos (Fig. 11-27) ou coleções, espessamento de pele ou ligamentos após radioterapia (Fig. 11-28), nódulo sem realce, distorção arquitetural, imagem de corpo estranho, como clipes e implantes.

Medidas e Localização das Lesões

As medidas das lesões encontradas (que ocupam espaço) devem ser realizadas nos três eixos ortogonais (Fig. 11-29).

A descrição da localização de um achado suspeito deve incluir o lado da mama, se direita ou esquerda, deve também citar a região da mama ou quadrante e seu posicionamento como ponteiro de relógio ("horário"), devendo constar também as distâncias entre a lesão e a papila, a lesão e a pele e a lesão e a musculatura peitoral.

Contudo, deve-se ter conhecimento de que há uma variação entre as mensurações de distâncias obtidas por diferentes modalidades de exames; por exemplo, a distância entre uma lesão e a pele medida na RMM (com a paciente em decúbito ventral) e a distância medida para o mesmo nódulo com relação à pele na ecografia de mamas (com a paciente em decúbito dorsal), provavelmente, serão distintas (Fig. 11-30).

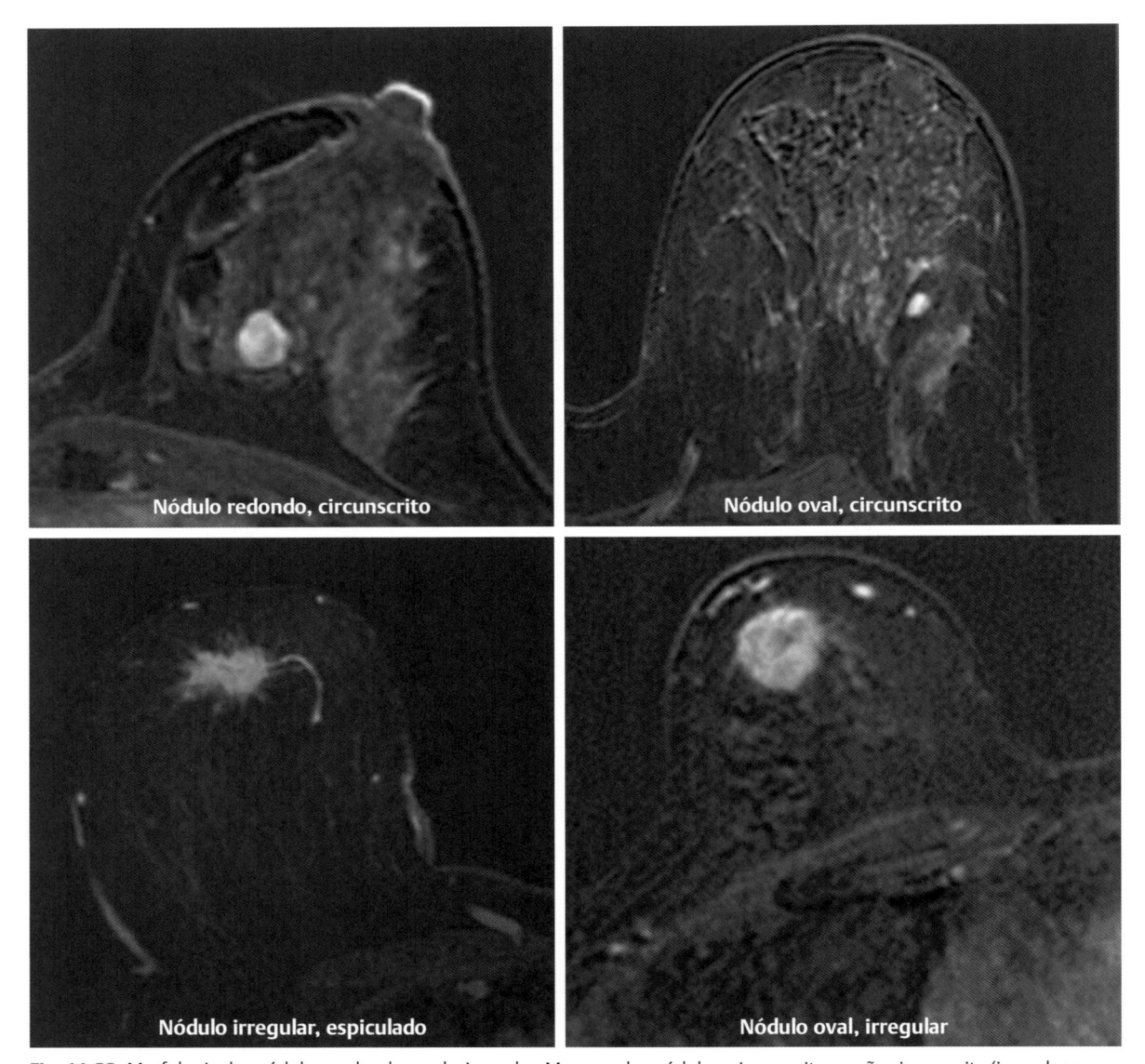

Fig. 11-22. Morfologia dos nódulos: redondo, oval e irregular. Margem dos nódulos: circunscrita ou não circunscrita (irregular ou espiculada).

▪ Avaliação da Curva Cinética

Além dos descritores morfológicos do nódulo, analisa-se a curva de captação de contraste ao longo do tempo.

A curva da fase inicial, isto é, nos dois primeiros minutos após a injeção endovenosa do contraste pode ser lenta, média ou rápida.

A fase tardia, que corresponde do terceiro ao quinto minuto após a injeção endovenosa do contraste, pode ser persistente (tipo I – Fig. 11-31), em platô (tipo II – Fig. 11-32) ou em *washout*/clareamento (tipo III – Fig. 11-12).

▪ Implantes Mamários

Os implantes são avaliados, sobretudo, em sequências específicas, e a principal composição dos implantes é silicone ou solução salina.

Seu lúmen pode ser único ou duplo.

A localização do implante ou prótese pode ser retroglandular ou retromuscular.

O contorno do implante pode ser anormal, aparecendo como um abaulamento focal (bulge focal).

A avaliação do implante ou prótese deve definir se ele está ou não íntegro, se existe ou não sinais de ruptura. Os achados de ruptura intracapsular são linhas subcapsulares, sinal do buraco da fechadura (gota de lágrima, laço) e sinal do linguine (Fig. 11-33). As pregas radiais indicam apenas dobras do envelope.

O sinal da gota d'água demonstra gotas de água no interior do implante, portanto, indica ruptura da mesma.

O silicone extracapsular na mama indica ruptura extracapsular do implante. O silicone pode aparecer em linfonodo por ruptura do implante ou apenas por

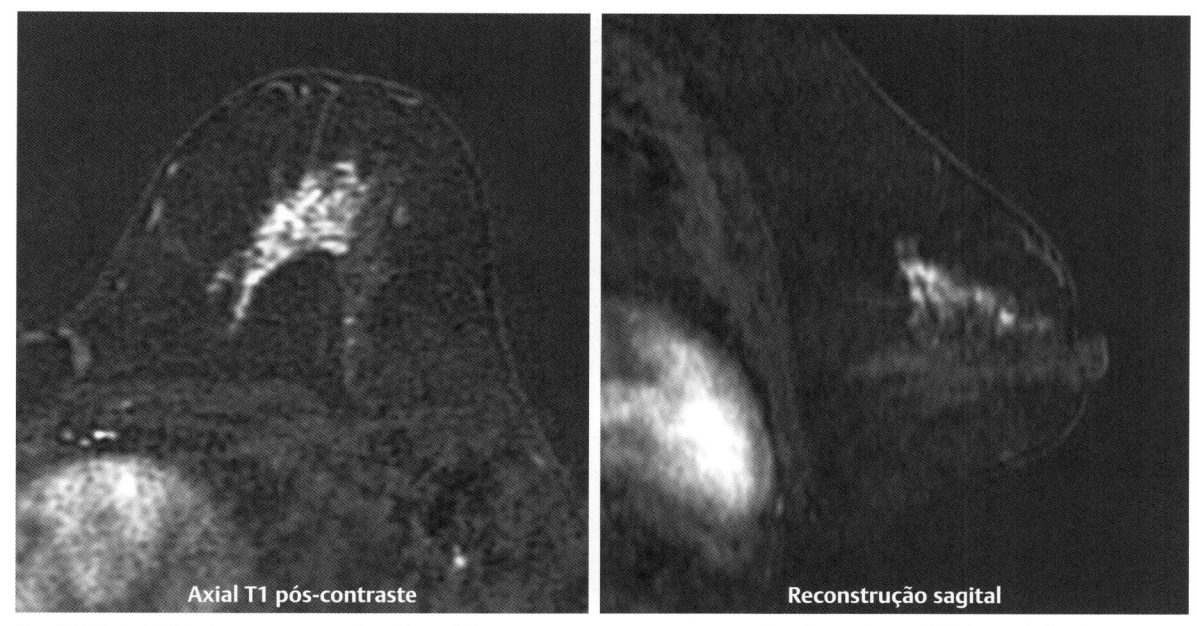

Fig. 11-23. Axial T1 pós-contraste: realce não nodular segmentar em mama esquerda – AP: carcinoma lobular multifocal.

exsudação do silicone. Vale lembrar que a drenagem linfática da mama do lado da mastectomia com esvaziamento axilar pode ser transferida para o lado contralateral. Portanto, pode ser encontrado silicone em linfonodo na axila contralateral ao lado da prótese de silicone.

Coleções junto ao implante normalmente ocorrem por processo inflamatório.

As pastilhas de localização dos implantes de silicone são facilmente identificadas nas imagens, promovendo confiável determinação do posicionamento dos mesmos.

■ **Conclusão do Laudo**

Achados sem realce são classificados como benignos.

Nódulos circunscritos e homogêneos, isto é, com caraterística morfológica benigna, necessitam de avaliação minuciosa da curva da captação de contraste, pois, dependendo do aspecto da curva, o nódulo poderá necessitar de controle por exames de imagens – se a curva indicar padrão persistente - ou será indicada a necessidade de biópsia – se houver curva em platô ou em *washout*.

Nódulos irregulares (Figs. 11-34 e 11-35) ou espiculados, se ainda não foram investigados, necessitam de avaliação histopatológica, independente do padrão da curva cinética de captação de contraste.

Dependendo da distribuição de áreas de realce não nodular e também de sua curva de captação de contraste, pode-se indicar biópsia ou apenas acompanhamento evolutivo.

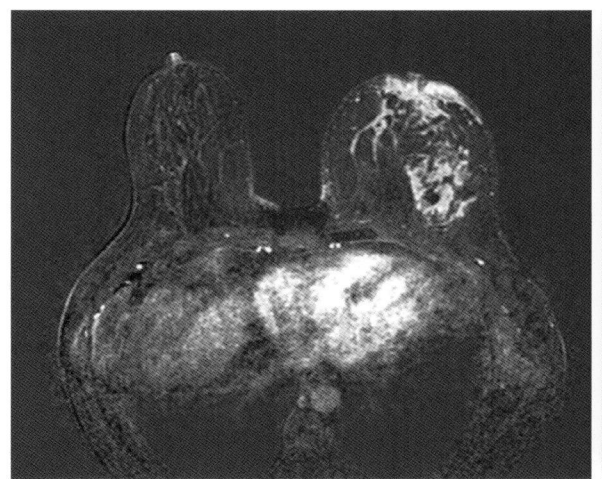

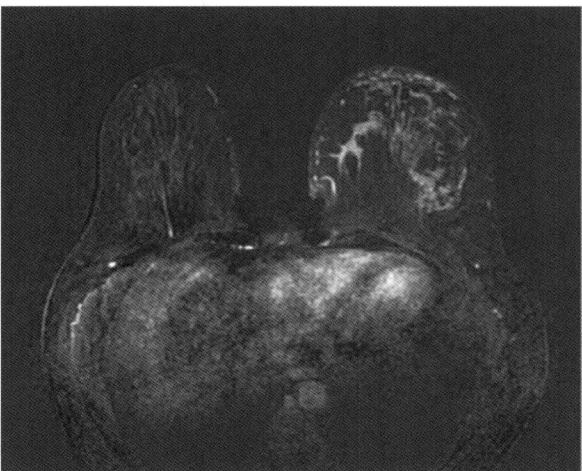

Fig. 11-24. Axial T1 pós-contraste: nódulo de aspecto infiltrativo ocupando quase a totalidade do corpo mamário esquerdo, infiltrando a pele e determinando retração da papila. AP: carcinoma infiltrativo tipo não especial – ductal.

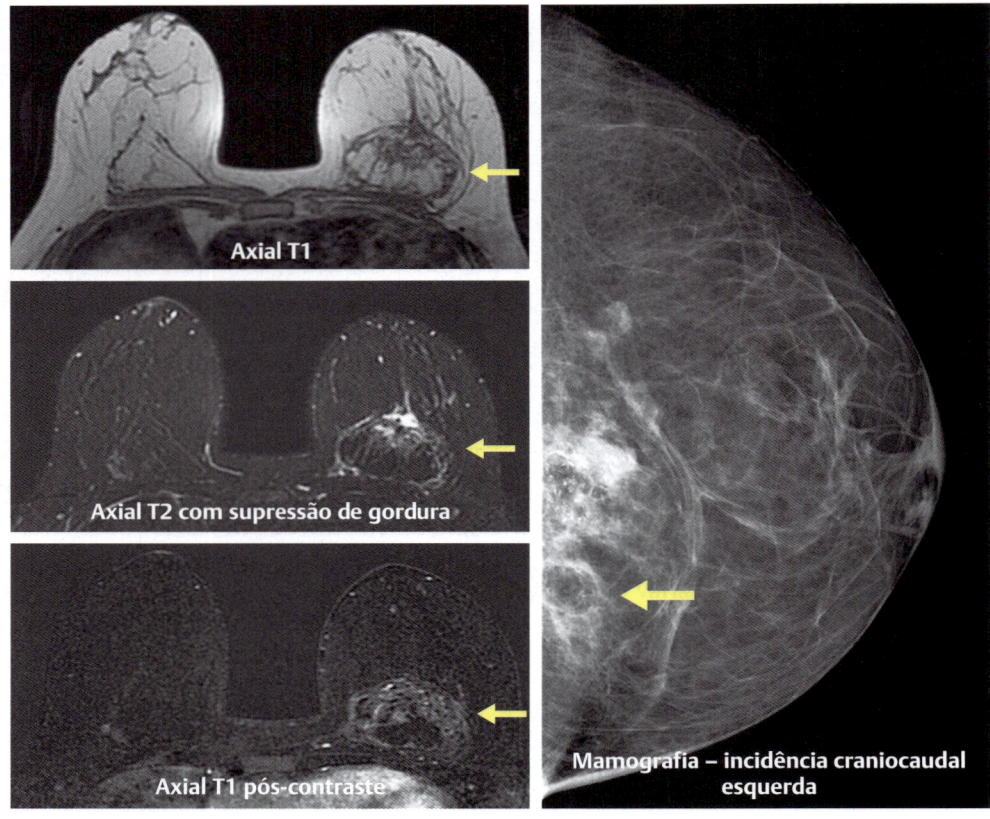

Fig. 11-25. Paciente pós-mamoplastia com queixa de nódulo palpável em mama esquerda. RMM: área com sinal semelhante a do tecido adiposo mamário nas sequências em T1 e T2 e com discreto realce periférico após a administração endovenosa do contraste, compatível com área de esteatonecrose identificada também na mamografia.

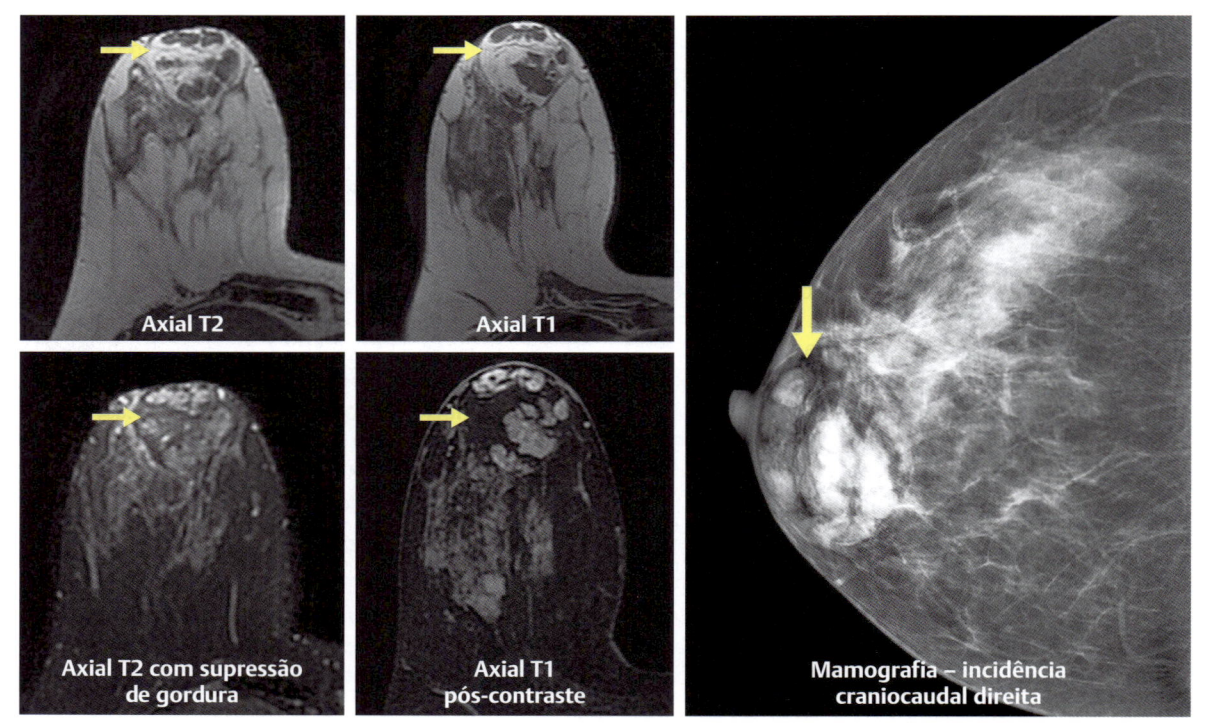

Fig. 11-26. Nódulo circunscrito com radiodensidade mista (na mamografia). Na RMM o nódulo é circunscrito e heterogêneo, com componente adiposo (setas em T1 e T2). Imagem característica de hamartoma.

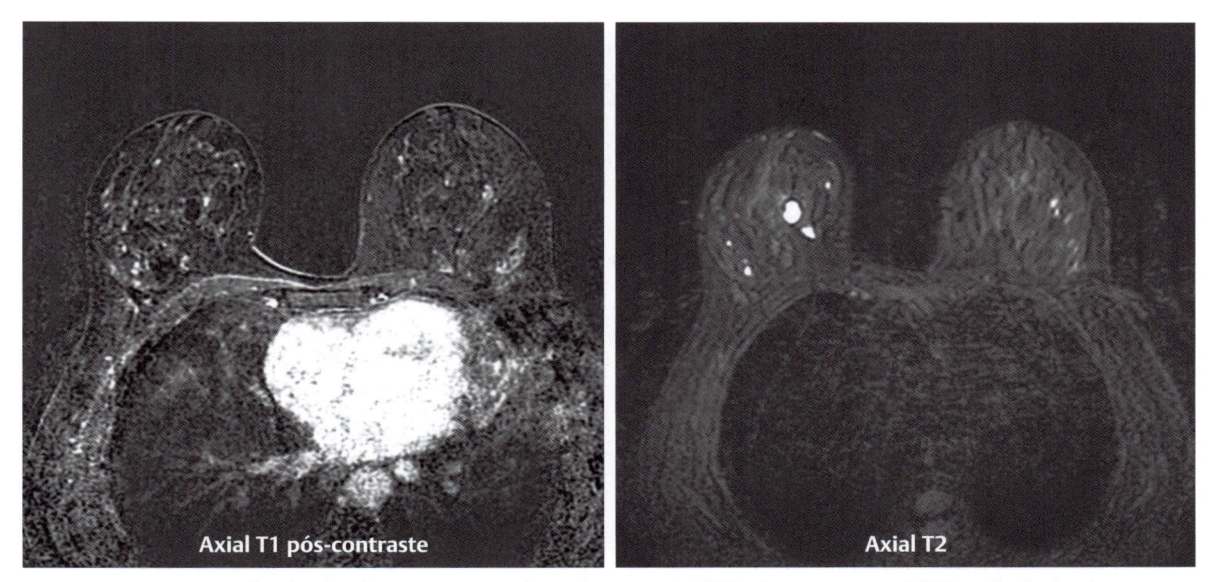

Capítulo 11 ▪ Ressonância Magnética das Mamas (RMM)

Fig. 11-27. Paciente com história familiar positiva para câncer de mama. Axial T1 pós-contraste e axial T2 – achados benignos: nódulo ovalado circunscrito com hipersinal em T2, sem realce após administração EV de contraste, corresponde a cisto simples.

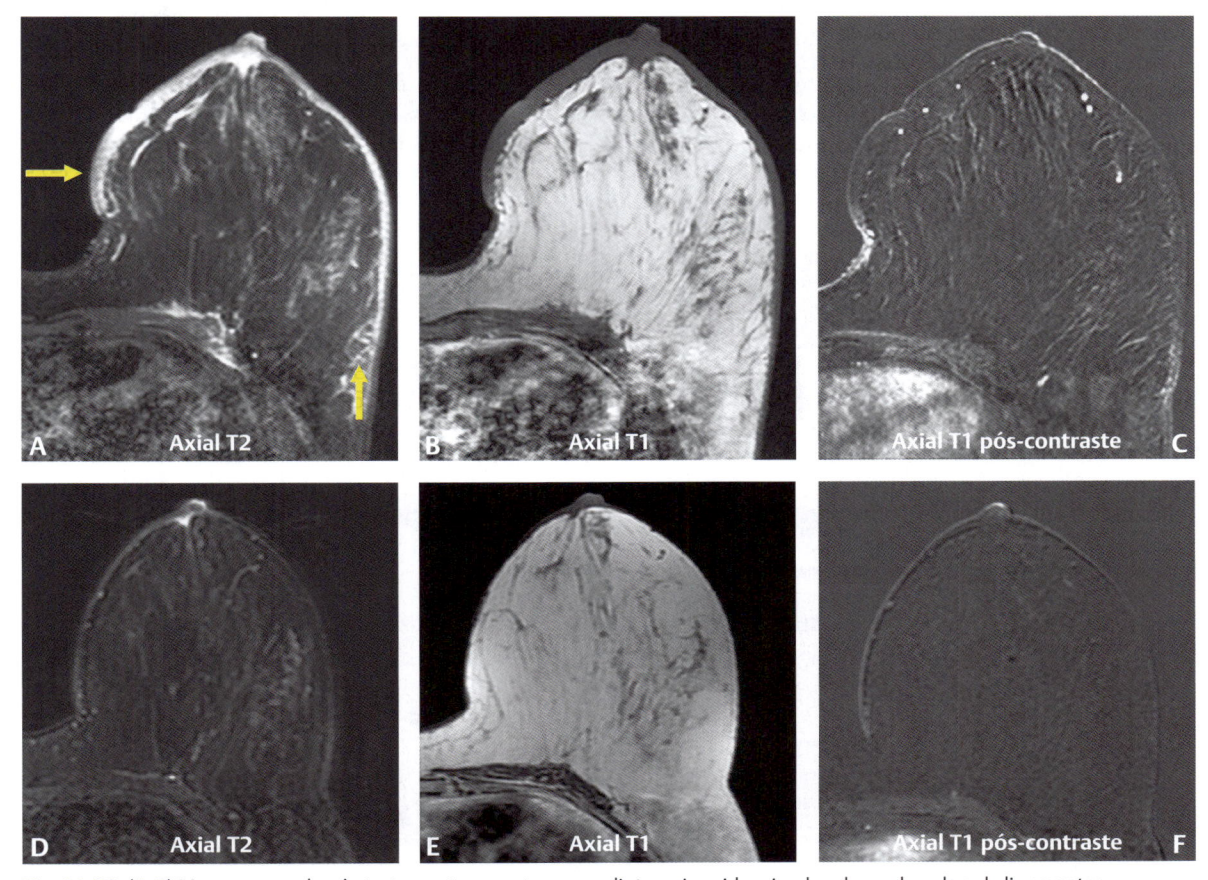

Fig. 11-28. (**A-C**) Mama esquerda pós-tratamento recente com radioterapia evidenciando edema de pele e de ligamentos (hipersinal em T2 – setas), sem realce pós-contraste. (**D-F**) RMM da mesma mama 30 meses depois.

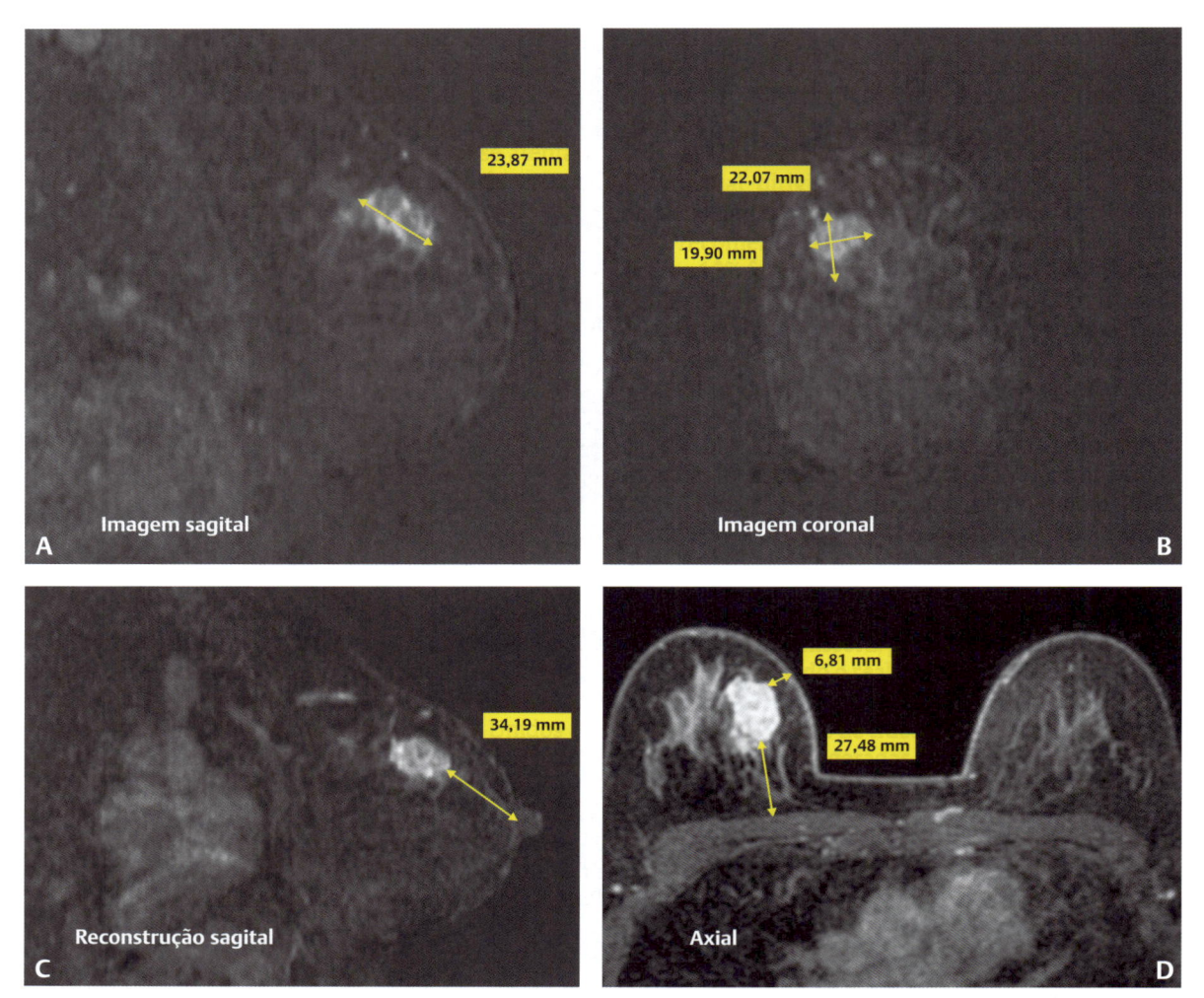

Fig. 11-29. Medidas do nódulo nos três eixos ortogonais (**A** e **B**). Distâncias do nódulo à papila, à pele e à musculatura peitoral (**C** e **D**).

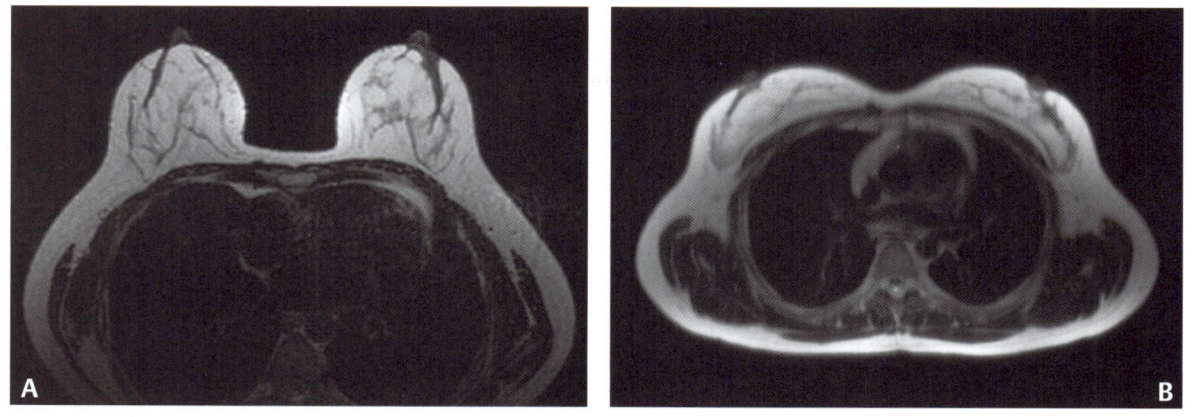

Fig. 11-30. Observar a diferença da conformação da mama da mesma paciente de acordo com a mudança de decúbito. Axial T2 – paciente em decúbito: (**A**) ventral e (**B**) dorsal.

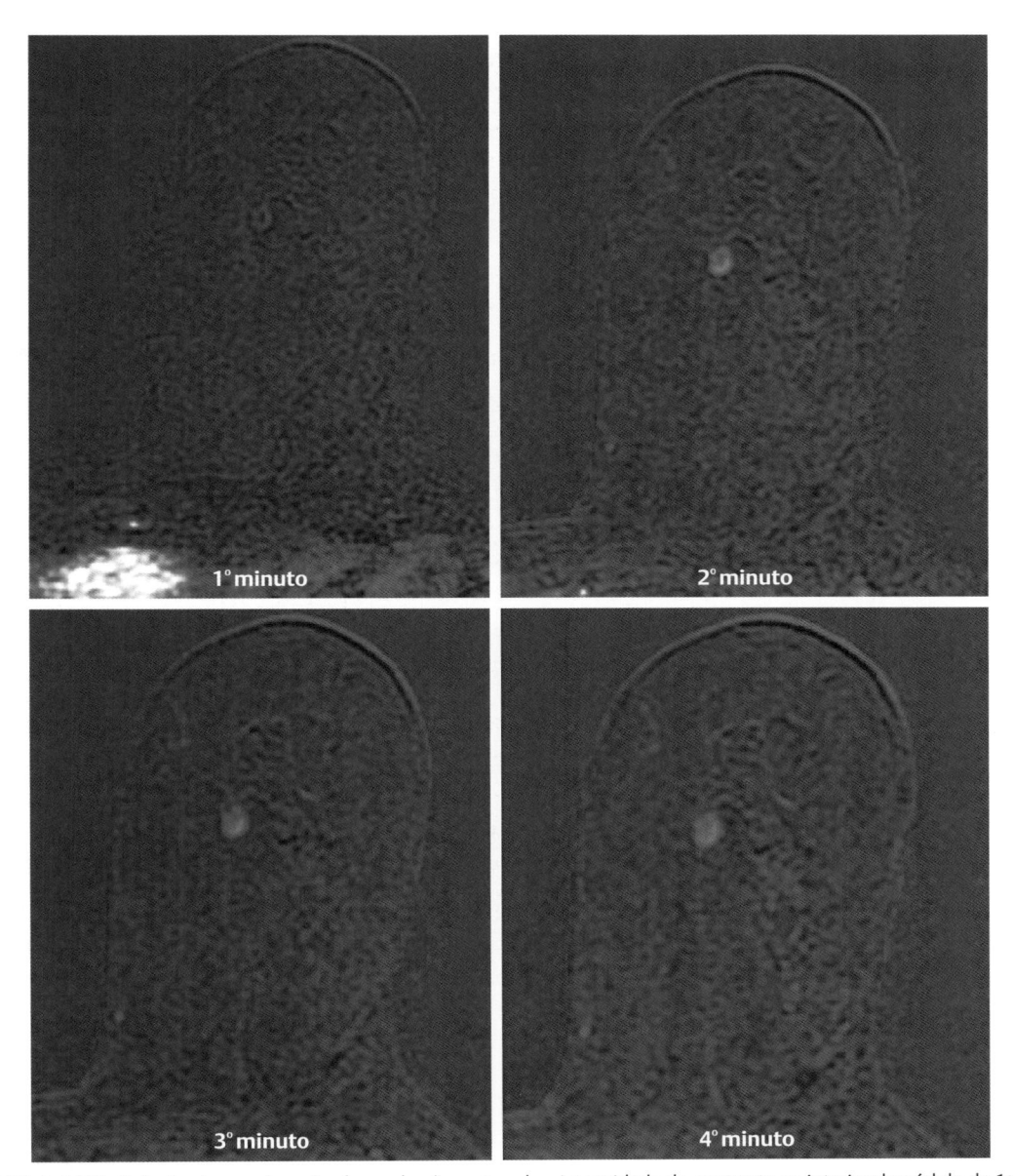

Fig. 11-31. Axial T1 dinâmico (com saturação de gordura) mostrando a intensidade do contraste no interior do nódulo do 1º ao 4º minuto após a injeção. Captação lenta do contraste no 1º minuto e com aumento nos demais minutos, demonstrando curva persistente ou tipo I.

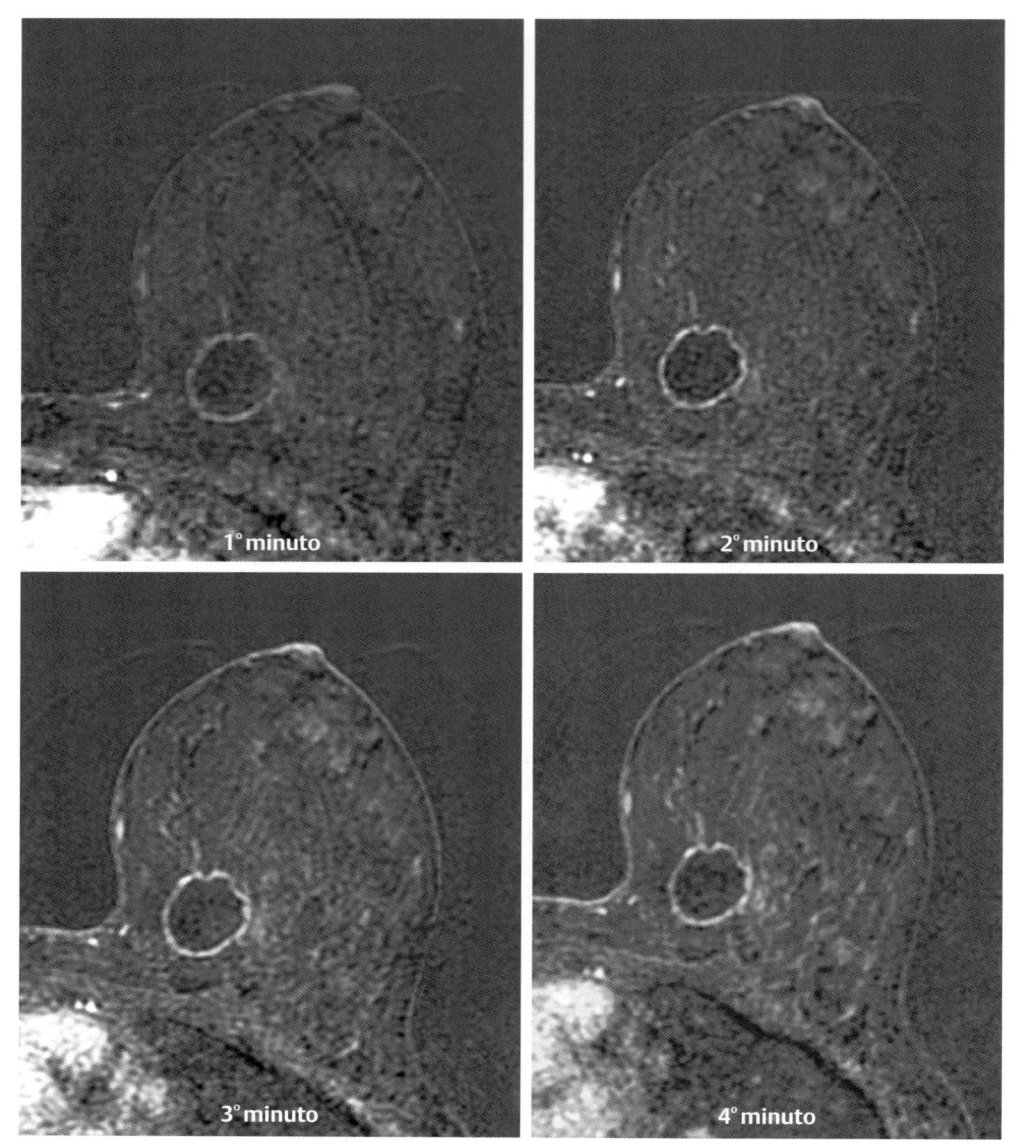

Fig. 11-32. Axial T1 dinâmico (com saturação de gordura) mostrando a intensidade do contraste no nódulo do 1º ao 4º minuto após a injeção. Realce do nódulo é apenas periférico – AP: carcinoma invasivo do tipo não especial (ductal). Captação de intensidade média do contraste no 1º minuto e com igual intensidade a partir do 2º minuto, demonstrando curva em platô ou tipo II.

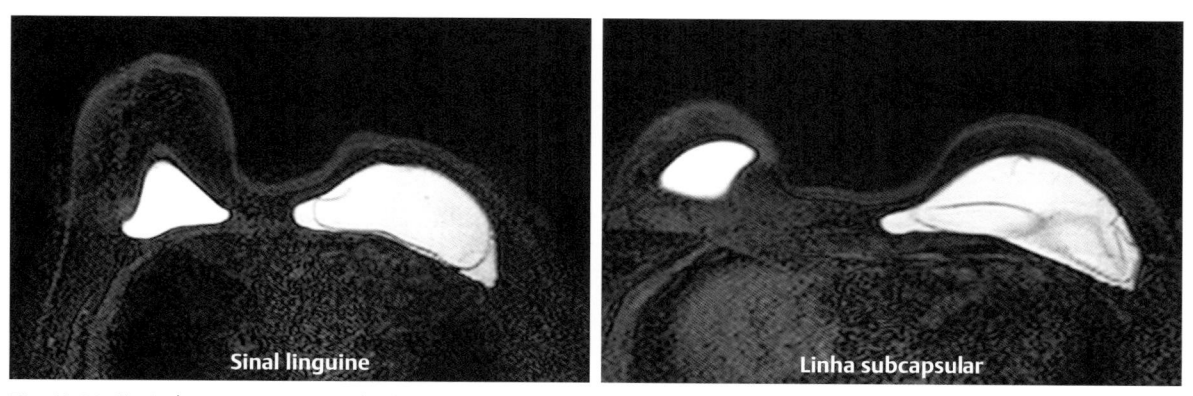

Fig. 11-33. Sinais de ruptura intracapsular do silicone.

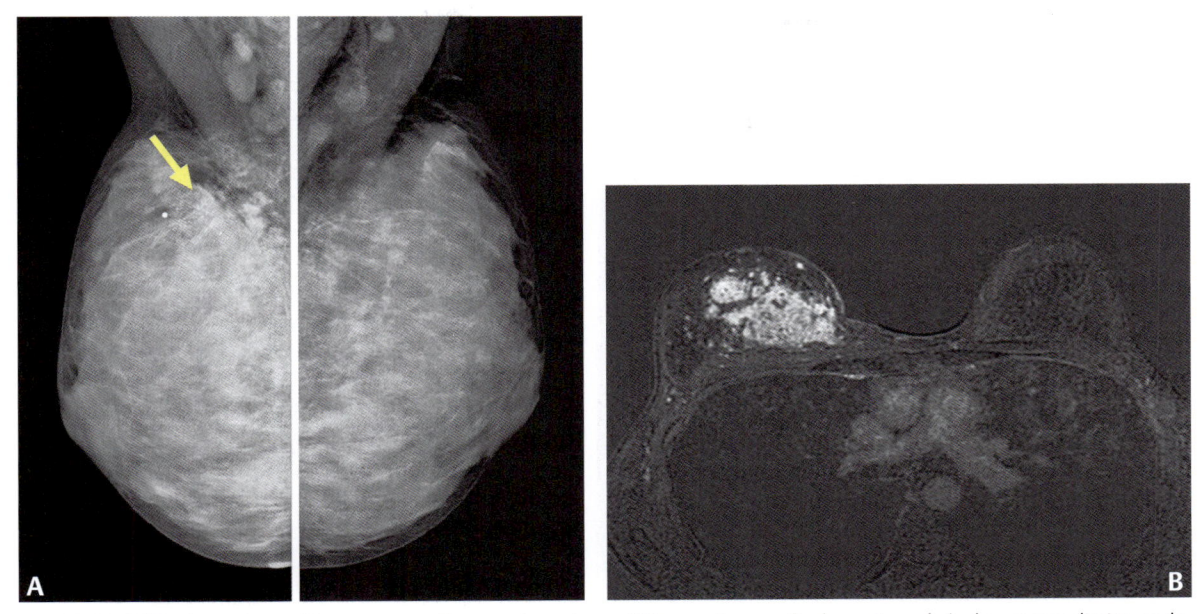

Fig. 11-34. (**A**) Paciente sintomática: mamografia com marcador metálico em topografia de queixa palpável na mama direita, onde são identificadas microcalcificações pleomórficas finas (seta). (**B**) Axial T1 após contraste – nódulos sólidos coalescentes em quadrantes superiores da mama direita, sem plano de clivagem com a musculatura peitoral – AP: carcinoma metaplásico.

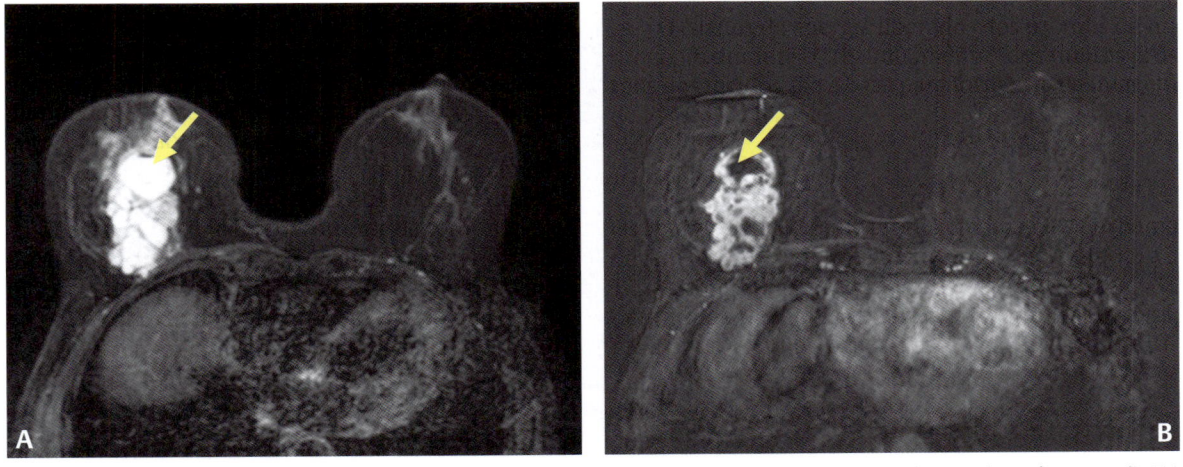

Fig. 11-35. Nódulo sólido com áreas de necrose central em mama direita, com intenso realce heterogêneo após a administração EV do contraste. AP: Carcinoma mucinoso. (**A**) Axial T2 com supressão de gordura – seta mostra área com conteúdo líquido no interior do nódulo. (**B**) Axial T1 pós-contraste – seta mostra área de necrose central, sem realce pelo contraste.

ESTUDO *SECOND LOOK*

À medida do possível, sempre localizar o nódulo ou realce não nodular que necessita de análise histopatológica em exame ecográfico ou mamográfico (recentemente temos usado a mamografia espectral com contraste que tem mostrado ótima correlação com a RMM). O procedimento guiado por ultrassonografia traz diversas vantagens, sendo menos desconfortável para a paciente, mais rápido e menos dispendioso, assim como o procedimento guiado por mamografia ou por mamografia espectral com contraste, em relação ao procedimento guiado por RMM.

A maioria dos estudos *second look* consiste em exame ecográfico dirigido à topografia do achado suspeito identificado inicialmente na RMM (Fig. 11-36).

PROCEDIMENTO GUIADO POR RMM

Quando a lesão suspeita é vista exclusivamente na RMM, então a única opção é usar esta tecnologia para orientar a biópsia (Fig. 11-37).

A nossa instituição dispõe de fio de tungstênio, material não ferromagnético, para marcar as lesões

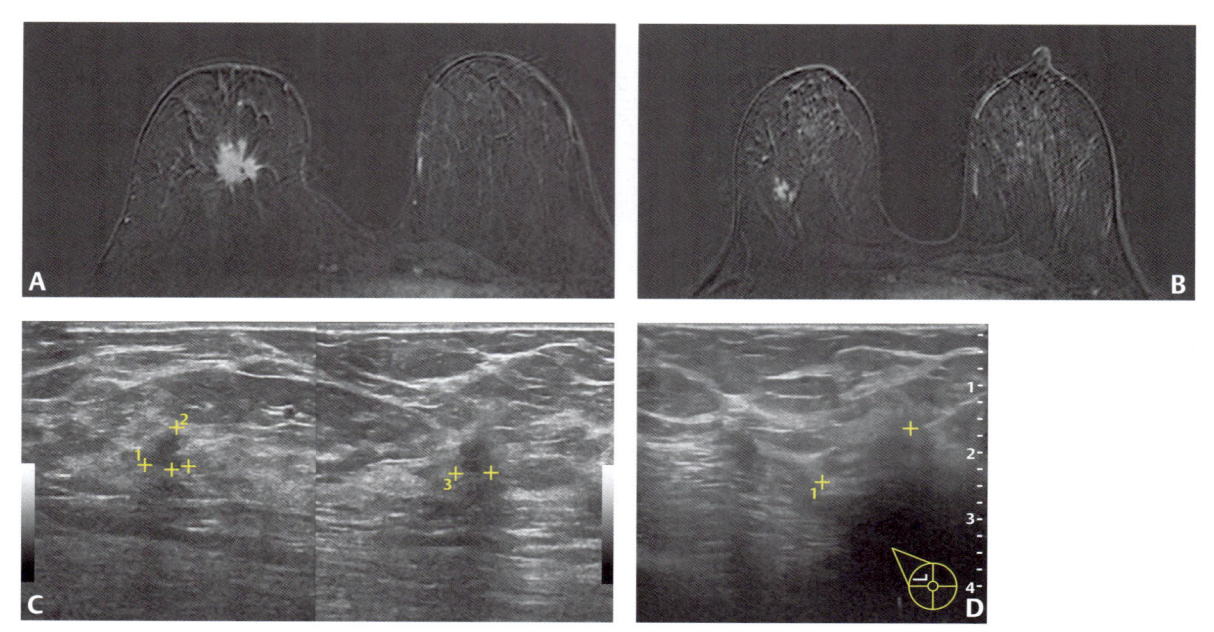

Fig. 11-36. Paciente com nódulo espiculado em união dos quadrantes inferiores da mama direita com diagnóstico AP de carcinoma lobular infiltrativo, realizou RMM para estadiamento. (**A**) Axial T1 pós-contraste: nódulo espiculado descrito anteriormente. (**B**) Axial T1 pós-contraste: nódulo irregular e indistinto no quadrante superior lateral da mama direita, em terço posterior da mama, com realce inicial rápido e cinética tardia persistente; necessária a correlação histopatológica. (**C**) Ultrassonografia *second look* direcionada localizou o pequeno nódulo. (**D**) Realizado agulhamento do pequeno nódulo em mama direita, também com diagnóstico AP de carcinoma lobular infiltrativo em peça cirúrgica.

suspeitas de mama para guiar o local da biópsia cirúrgica.

Neste procedimento, a paciente é preparada como se fosse para uma RMM diagnóstica, a diferença se dá durante o posicionamento das mamas, onde a mama contralateral deverá ficar ocluída, caso a abordagem seja medial.

A mama-alvo necessita de uma suave compressão com uma pá com fenestra quadriculada (Fig. 11-38), colocada junto à sua porção lateral ou medial. A única opção para posicionamento da mama, fazendo-se uma analogia com a mamografia, seria na posição em perfil e, portanto, a entrada do fio pode ser somente lateral ou medial.

Existe restrição em realizar o agulhamento por RM: quando a lesão é muito profunda, pois não é incluída nos limites da placa fenestrada.

CONCLUSÃO

A RMM tem auxiliado na detecção de câncer de mama, tanto em pacientes mutadas e com alto risco e também com outros enfoques em pacientes que já tenham o diagnóstico. Deve ser bem indicada, pois sua alta sensibilidade pode gerar falso-positivo.

É também um exame dispendioso. O uso da mamografia espectral com contraste em um futuro próximo poderá substituir, em muitos casos, a realização da RMM. Dessa forma as indicações para RMM poderão ser cada vez mais específicas.

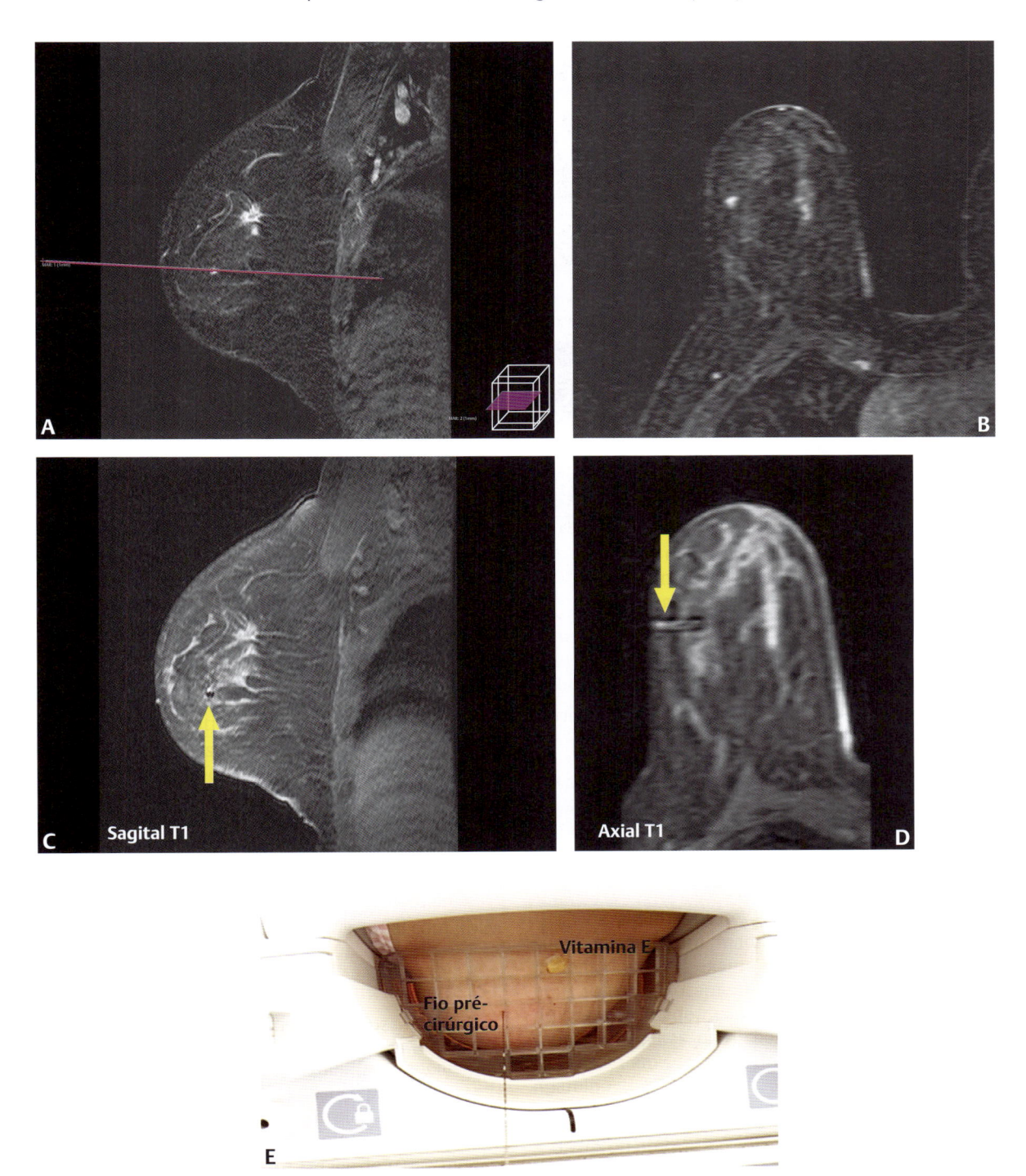

Fig. 11-37. (A e B) Sagital T1 após a administração endovenosa de contraste evidencia nódulo espiculado no quadrante superior lateral da mama direita com diagnóstico AP de carcinoma ductal infiltrativo (biópsia por US) e área de realce não nodular (ainda não investigada) em quadrante inferior lateral da mesma mama, com curva de captação de contraste tipo *washout*, visto apenas na RMM. Indicado agulhamento pré-operatório do realce não nodular guiado por RMM. **(C e D)** Agulhamento pré-operatório de área de realce não nodular em mama direita – abordagem lateral. **(C)** Sagital T1 após a administração endovenosa de contraste, mostrando corte transversal do fio (seta) de tungstênio junto à área de realce não nodular. **(D)** Axial T1 mostrando o fio (seta) introduzido na mama, transfixando a lesão. **(E)** Agulhamento mamário guiado por RMM.

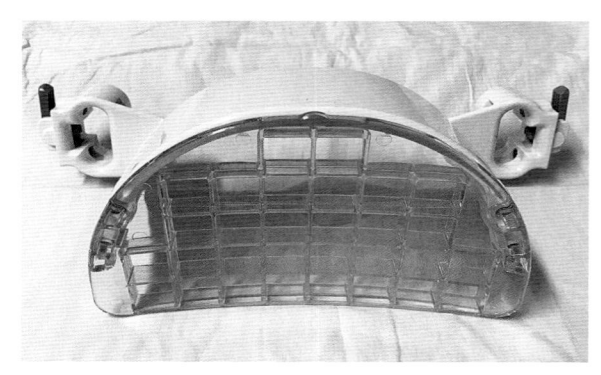

Fig. 11-38. Pá fenestrada utilizada para comprimir e dar estabilidade a mama durante o procedimento guiado por RMM.

LEITURAS SUGERIDAS

Badan GM, Piato S, Roveda D, Fleury EdFC. Predictive values of BI-RADS® magnetic resonance imaging (MRI) in the detection of breast ductal carcinoma in situ (DCIS). *Eur J Radiol.* 2016;85(10): 1701-7.

Baltzer PA, Benndorf M, Dietzel M et al. False-positive findings at contrast-enhanced breast MRI: a BI-RADS descriptor study. *Am J Roentgenol.* 2010;194(6):1658-63.

Bitar R, Leung G, Perng R et al. MR pulse sequences: what every radiologist wants to know but is afraid to ask. *Radiographics.* 2006;26(2):513-37.

Brandão A. *Ressonância Magnética da Mama*. Brasil: Brandão Alice; 2010.

Brandão A. Ressonância Magnética Mamária. In: Aguillar V, Bauab S, Maranhão N. Rio de Janeiro: Revinter, editor. *MAMA Diagnóstico por Imagem* 2009.

Degani H, Gusis V, Weinstein D et al. Mapping pathophysiological features of breast tumors by MRI at high spatial resolution. *Nat Med.*1997;3(7): 780-2.

DeMartini WB, Liu F, Peacock S et al. Background parenchymal enhancement on breast MRI: impact on diagnostic performance. *Am J Roentgenol.* 2012; 198(4):W373-W80.

Dill T. Contraindications to magnetic resonance imaging. *Heart.* 2008;94(7):943-8.

Giess CS, Yeh ED, Raza S, Birdwell RL. Background parenchymal enhancement at breast MR imaging: normal patterns, diagnostic challenges, and potential for false-positive and false-negative interpretation. *Radiographics.* 2014;34(1):234-47.

Grimm LJ, Anderson AL, Baker JA et al. Frequency of malignancy and imaging characteristics of probably benign lesions seen at breast MRI. *Am J Roentgenol.* 2015;205(2):442-7.

Hegenscheid K, Schmidt CO, Seipel R et al. Contrast enhancement kinetics of normal breast parenchyma in dynamic MR mammography: effects of menopausal status, oral contraceptives, and postmenopausal hormone therapy. *Eur Radiol.* 2012;22(12):2633-40.

Hendrick RE. High-quality breast MRI. *Radiologic Clinics.* 2014;52(3):547-62.

Heywang-Köbrunner SH, Hacker A, Sedlacek S. Magnetic resonance imaging: the evolution of breast imaging. *The Breast* 2013;22:S77-S82.

Junior JE, dos Santos AC, Koenigkam-Santos M et al. Complicações do uso intravenoso de agentes de contraste à base de gadolínio para ressonância magnética. *Radiol Bras.* 2008;41(4):263-7.

King V, Brooks JD, Bernstein JL et al. Background parenchymal enhancement at breast MR imaging and breast cancer risk. *Radiology.* 2011;260(1): 50-60.

King V, Goldfarb SB, Brooks JD et al. Effect of aromatase inhibitors on background parenchymal enhancement and amount of fibroglandular tissue at breast MR imaging. *Radiology.* 2012;264(3):670-8.

King V, Gu Y, Kaplan JB et al. Impact of menopausal status on background parenchymal enhancement and fibroglandular tissue on breast MRI. *Eur Radiol.* 2012;22(12):2641-7.

King V, Kaplan J, Pike MC et al. Impact of tamoxifen n amount of fibroglandular tissue, background parenchymal enhancement, and cysts on breast magnetic resonance imaging. *Breast journal* 2012;18(6):527-34.

Kuhl CK, Bieling HB, Gieseke J et al. Healthy premenopausal breast parenchyma in dynamic contrast-enhanced MR imaging of the breast: normal contrast medium enhancement and cyclical-phase dependency. *Radiology.* 1997;203(1): 137-44.

Lehman CD, De Martini W, Anderson BO, Edge SB. Indications for breast MRI in the patient with newly diagnosed breast cancer. *J Natl Comp Canc Net.* 2009;7(2):193-201.

Mann RM, Kuhl CK, Kinkel K, Boetes C. Breast MRI: guidelines from the European society of breast imaging. *Eur Radiol.* 2008;18(7):1307-18.

Morris E, Comstock C, Lee C, Lehman C, Ikeda D, Newstead G. ACR BI-RADS® magnetic resonance imaging. *ACR BI-RADS® atlas, breast imaging reporting and data system Reston, VA. Am Coll Radiol.* 2013:56-71.

Müller-Schimpfle M, Ohmenhaüser K, Stoll P et al. Menstrual cycle and age: influence on parenchymal contrast medium enhancement in MR imaging of the breast. *Radiology.* 1997;203(1):145-9.

Niell BL, Gavenonis SC, Motazedi T et al. Auditing a breast MRI practice: performance measures for screening and diagnostic breast MRI. *J Am Coll Radiol.* 2014;11(9):883-9.

Pagan LL, Shellock FG, Brenner RJ, Rothman B. Ex Vivo Evaluation of Ferromagnetism, Heating, and Artifacts of Breast Tissue Expanders Exposed to a 1.5-T MR System. *J Magn Reson Imaging.* 1995; 5(5):614-6.

Rahbar H, De Martini WB, Lee AY et al. Accuracy of 3T versus 1.5 T breast MRI for pre-operative assessment of extent of disease in newly diagnosed DCIS. *Eur J Radiol.* 2015;84(4):611-6.

Robbins SL. *Patologia Estrutural e Funcional.* 5ª ed. Brasil: Editora Guanabara; 1996.

Saslow D, Boetes C, Burke W *et al.* American Cancer Society guidelines for breast screening with MRI as an adjunct to mammography. *CA Cancer J Clin.* 2007;57(2):75-89.

Siegler P, Holloway C, Causer P *et al.* Supine breast MRI. *J Magn Reson Imaging.* 2011;34(5):1212-7.

MAMOGRAFIA ESPECTRAL COM CONTRASTE

Márcio Mitsugui Saito

INTRODUÇÃO

A mamografia tem sido relatada como o único exame de rastreamento capaz de reduzir a mortalidade pela detecção precoce do câncer de mama. Sabe-se que a sensibilidade do exame mamográfico depende da variação na composição do parênquima mamário, que, além de heterogêneo, varia acentuadamente entre as mulheres, seja na quantidade de tecido fibroglandular e/ou de tecido adiposo. Assim, a sensibilidade da mamografia pode variar de 48% para mamas extremamente densas até 98% para mamas lipossubstituídas. Esta variação de sensibilidade pode ser justificada pelo fato de a mamografia ser um método de imagem em que estruturas em três dimensões, que estão sobrepostas na mama, são projetadas formando imagens em duas dimensões, o que pode causar obscurecimento de pequenos nódulos.

O exame de mamografia foi realizado durante décadas em películas, também denominada mamografia analógica. No entanto, a otimização da conversão dos raios X em um sinal elétrico assim como os avanços nos detectores e nos *softwares* de processamento de imagem permitiram o advento da mamografia que promoveu uma série de melhorias e avanços em relação à mamografia convencional. Entre essas melhorias, destaca-se uma melhor *performance* diagnóstica nos subgrupos de mulheres com idade inferior a 50 anos, mulheres com mamas extremamente densas ou heterogeneamente densas, e mulheres em idade pré e peri-menopausa. Ressalta-se, também, uma maior facilidade no acesso, armazenamento e transmissão dos exames, uso de menor dose de radiação sem afetar a qualidade de imagem, possibilidade de manipulação das imagens, redução da taxa de reconvocação. Finalmente destaca-se que o processamento da imagem digital possibilitou o desenvolvimento de novos métodos de imagem da mama, como a tomossíntese e a mamografia espectral com contraste (CESM), antes impossibilitados na tecnologia analógica.

MEIOS DE CONTRASTE NA RADIOLOGIA MAMÁRIA

O processo da neoangiogênese é vital para o crescimento e sobrevivência tumoral. Do ponto de vista de imagem, o processo de neoangiogênese nos permite utilizar a biologia tumoral como subsídio para detecção e caracterização de tumores, bem como estudar o comportamento dinâmico vascular tumoral, fornecendo dados com potencial para caracterizar a probabilidade de malignidade tumoral.

Uma melhor caracterização das imagens radiológicas pode ser obtida a partir de substâncias à base de gadolíneo ou iodo injetadas por via endovenosa que são denominados contrastes radiológicos. Contrastes à base de gadolíneo são bem consolidados na ressonância magnética (RM) de mamas, pois permitem explorar o processo angiogênico das lesões mamárias, melhorando sua detecção e caracterização, sendo considerada atualmente o método de imagem mais sensível para a detecção do câncer de mama. Entretanto, a RM é uma ferramenta com limitações, uma vez que pode superestimar ou subestimar o tamanho de tumores; apresenta alta taxa de falso-positivos; inabilidade de detectar cânceres de mamas iniciais com apresentação composta apenas por calcificações; é limitada pelo seu alto custo e pelo acesso limitado; curva de aprendizado demorada, bem como por contraindicações específicas.

O contraste iodado endovenoso tem sido muito utilizado atualmente em uma tecnologia inovadora, denominada mamografia espectral com contraste (*contrast-enhanced spectral mammography* – CESM). Esta tecnologia é uma aplicação avançada da mamografia digital que combina a mamografia digital com a injeção endovenosa de contraste iodado. Dessa forma, é possível obter informações acerca do grau de vascularização da lesão (neoangiogênese tumoral) em adição às características morfológicas proporcionadas pela mamografia digital.

HISTÓRICO

A tecnologia de mamografia contrastada utilizava, inicialmente, aquisições temporais com imagens de alta energia antes e após a administração endovenosa do contraste iodado. A técnica consistia na compressão da mama suspeita usando mínima compressão para não alterar a difusão do contraste iodado. Uma imagem inicial era obtida antes da infusão de contraste iodado para servir de máscara. Em seguida, múltiplas imagens eram adquiridas durante vários minutos após a infusão de contraste iodado endovenoso. Técnicas de subtração logarítmica eram aplicadas para gerar as imagens contrastadas. Estudos adicionais evidenciaram benefícios diagnósticos desta técnica em relação à mamografia digital, com aumento de sensibilidade para a detecção de tumores em mamas densas. No entanto, esta técnica apresentava como desvantagens os artefatos de movimento por causa do longo tempo que a paciente permanecia com a mama comprimida, além da inconveniência de se estudar apenas uma mama de cada vez, e em apenas uma incidência mamográfica.

Atualmente, as pesquisas clínicas concentram-se na técnica de aquisição de dupla energia, um segundo método de mamografia contrastada também conhecido como mamografia espectral com contraste (CESM). Os exames de CESM são realizados em aparelhos de mamografia que foram submetidos a duas atualizações: aquisições de dupla energia (baixa e alta energia, respectivamente 26-30 kVp e 40-45 kVp) e processamento de imagem do tipo recombinação. O feixe de baixa energia fornece imagens consideradas equivalentes às imagens proporcionadas pela mamografia digital convencional em termos de valor diagnóstico; no entanto, não são adequadas para a visualização do contraste iodado. Para aumentar a sensibilidade do método a uma baixa concentração de iodo, o espectro de raios X é alterado para proporcionar energias logo acima do nível K do iodo (33,2 keV), denominado feixe de alta energia. A formação deste feixe é obtida pela adição de um filtro adicional de cobre aos filtros de molibdênio e ródio geralmente utilizados para a mamografia digital. As imagens geradas pelo feixe de alta energia não são passíveis de análise diagnóstica. É necessário pós-processamento das imagens de baixa e alta energias para gerar imagens recombinadas, que suprimem o tecido fibroglandular enquanto ressaltam as áreas com contraste (Fig. 12-1).

DADOS ESTATÍSTICOS

A *performance* da mamografia digital, da CESM e da RM foi avaliada por Jochelson *et al.* em estudo com 52 pacientes com diagnóstico recente de câncer de mama. Os autores concluíram que a CESM e a RM tiveram sensibilidade de 96% para a detecção da lesão índice, com VPP de 97% para a CESM e 85% para a RM. Segundo os autores, este resultado indica que a CESM teria a capacidade de substituir a RM de mamas em casos selecionados. Outros estudos recentes apontam que a sensibilidade e a especificidade da CESM variam de 93 a 100% e 41 a 94%, respectivamente, com doses de radiação comparáveis às da mamografia digital. Ressalta-se ainda que a CESM demonstrou-se equiparável à RM em estudos de instituição única.

METODOLOGIA

Para a realização dos exames de CESM são necessários mamógrafos que permitam aquisições de dupla energia (baixa e alta energias) e processamento do tipo recombinação para aquisição da CESM.

O contraste iodado não iônico é injetado por via endovenosa através de um cateter inserido na veia antecubital do braço, na proporção de 1,5 mL/kg de

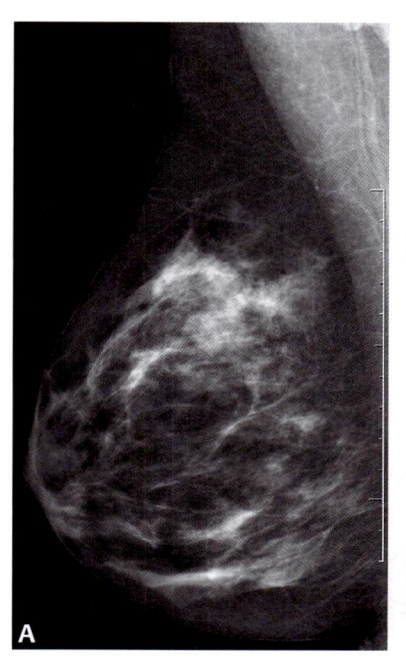

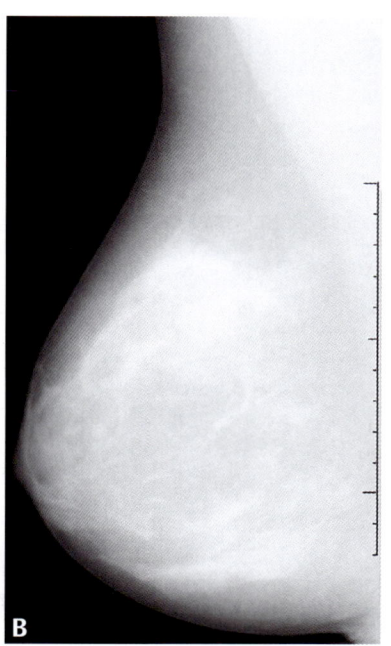

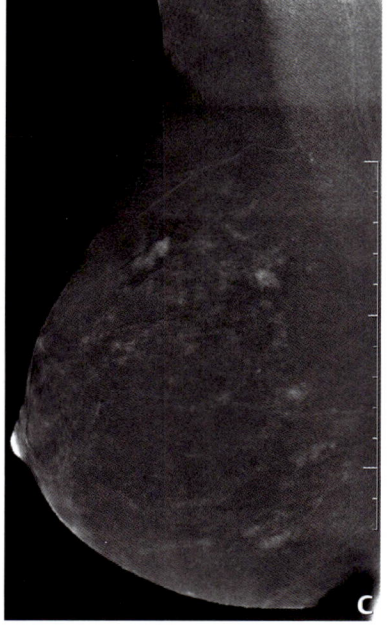

Fig. 12-1. Sequência de aquisição de imagens na incidência mediolateral oblíqua da mama direita na mamografia espectral com contraste. Imagem em baixa energia (**A**); imagem em alta energia (**B**) e imagem recombinada (**C**).

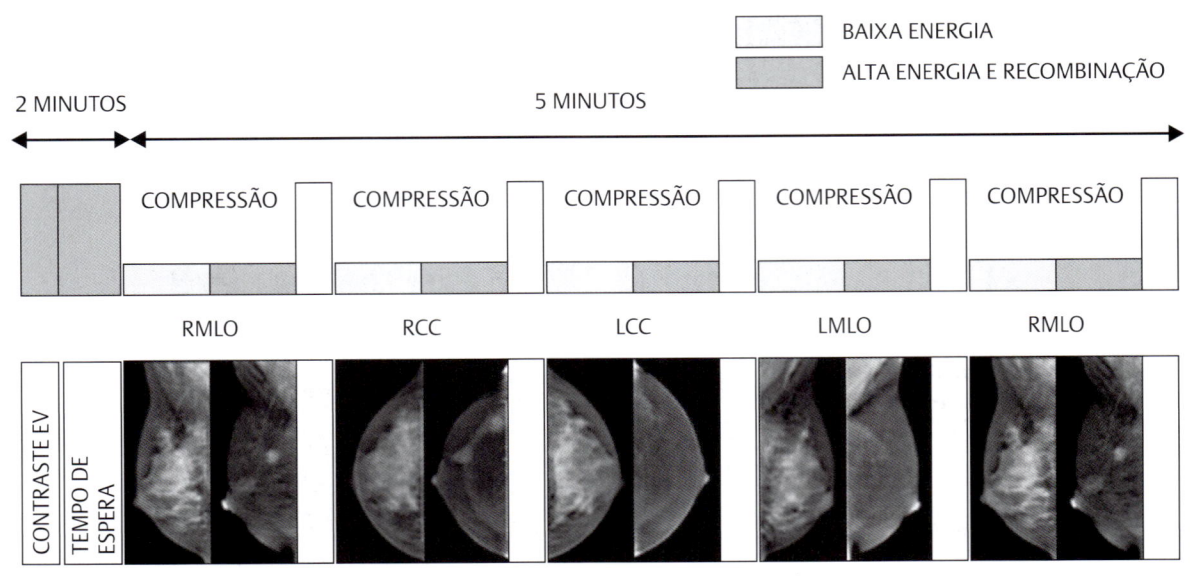

Fig. 12.2. Etapas da realização da mamografia contrastada. Adaptado de Fallenberg et al., 2014.

peso corporal, utilizando-se uma bomba injetora automática a uma taxa de infusão de cerca de 3 mL/s. A infusão do contraste iodado deverá ser feita com a paciente sentada e antes de se realizar a compressão da mama. O acesso endovenoso deverá ser desconectado da bomba injetora e, dois minutos após o início da infusão do contraste, inicia-se a aquisição de imagens. A mama suspeita deverá ser comprimida na incidência mediolateral oblíqua (MLO) e um par de imagens de baixa e de alta energia será adquirido. Normalmente, para uma mama heterogeneamente densa com 5 cm de espessura, o tempo de exposição será em torno de 1 segundo e 3 segundos para as imagens de baixa e de alta energia, respectivamente. Após, a mama suspeita deverá ser comprimida na posição craniocaudal (CC) e um novo par de exposições de baixa e de alta energia será realizado. Prossegue-se para a mama contralateral nas incidências CC e MLO, respectivamente. Por último, uma nova incidência MLO da mama suspeita deverá ser adquirida para avaliar a cinética de captação do contraste. A combinação de imagens de baixa e de alta energia por meio de processamento de recombinação deverá ser realizada a fim de gerar imagens recombinadas em todas as cinco incidências, para avaliar possíveis lesões com captação de contraste iodado (Fig. 12-2).

APLICAÇÕES

Destacam-se algumas das potenciais aplicações clínicas para CESM:

- Caracterização de microcalcificações sem lesão sólida associada – Cheung et al. avaliaram 94 focos de microcalcificações classificadas como BI-RADS 4 em 87 pacientes, num total de 27 lesões malignas (19 CDIS, 8 CDI), 32 lesões pré-malignas e 34 lesões benignas. Dos 94 focos de microcalcificações, 33 apresentaram realce pelo contraste. Todos os CDI (100%) e 16 dos 19 CDIS (84,21%) apresentaram realce; 3 CDIS não obtiveram realce (15,79%). A sensibilidade, especificidade, VPP, VPN e acurácia foram, respectivamente, 88,89%, 86,56%, 72,72%, 95,08% e 87,24%. As microcalcificações pleomórficas (Fig. 12-3) com realce pelo contraste demonstraram maior VPP (90,00% vs. 46,15%, p = 0,013) em relação às microcalcificações amorfas (46,3% vs. 15,1%).

- Avaliação de lesões palpáveis ao exame físico – Tennant et al. avaliaram a precisão diagnóstica e o "valor agregado" das imagens em baixa energia (BE) – equiparáveis às imagens da mamografia digital, e do exame completo de CESM (BE e imagens recombinadas) na avaliação de 100 pacientes sintomáticas. Como resultado, observou-se melhor desempenho geral na curva ROC da CESM em relação às imagens em BE (que neste estudo substituíram as imagens de mamografia digital), com área abaixo da curva ROC de 0,93 versus 0,83 (p < 0,025). CESM mostrou aumento da sensibilidade (95% versus 84%, p < 0,025) (Fig. 12-4) e especificidade (81% versus 63%, p < 0,025) (Fig. 12-5) em comparação às imagens em BE.

- Estudo de extensão tumoral (Figs. 12-3 e 12-4) – Fallenberg et al. avaliaram a mamografia (MMG), a CESM e a RM na detecção e estimativa de tamanho tumoral em 80 pacientes com câncer de mama histologicamente comprovado usando a histologia pós-operatória como o padrão ouro. A média do diâmetro máximo das lesões foi de 27,31 mm na MMG, 31,62 mm na CESM e 27,72 mm na RM versus

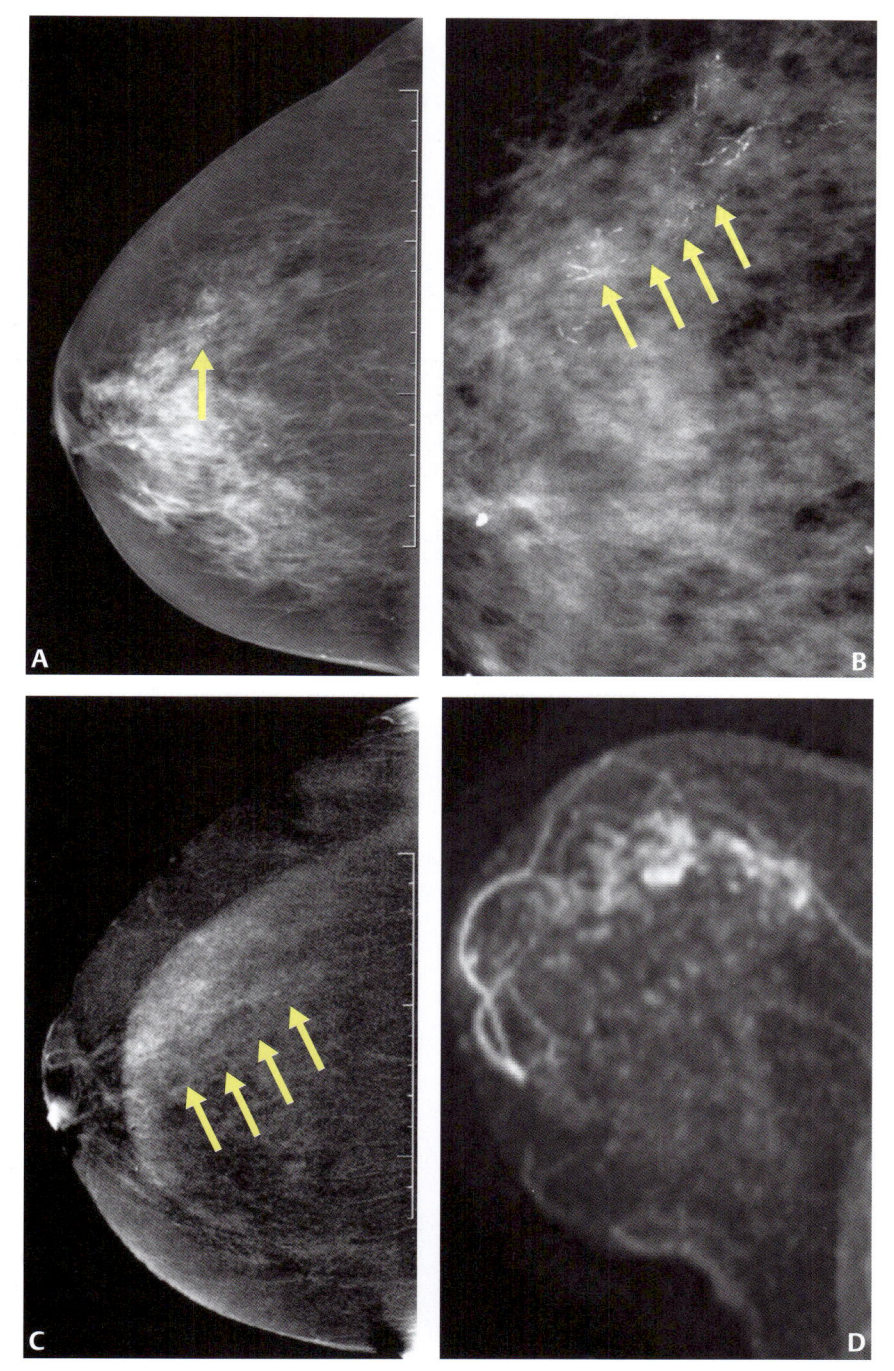

Fig. 12-3. Paciente de 54 anos proveniente do programa de rastreamento com foco de calcificações pleomórficas finas lineares na mama direita. Mamografia (**A**) e magnificação (**B**). CESM evidencia área de realce não nodular heterogênea, de distribuição segmentar (setas em **C**), o que foi confirmado pela RM (**D**). AP de CDIS com pequeno foco de CDI.

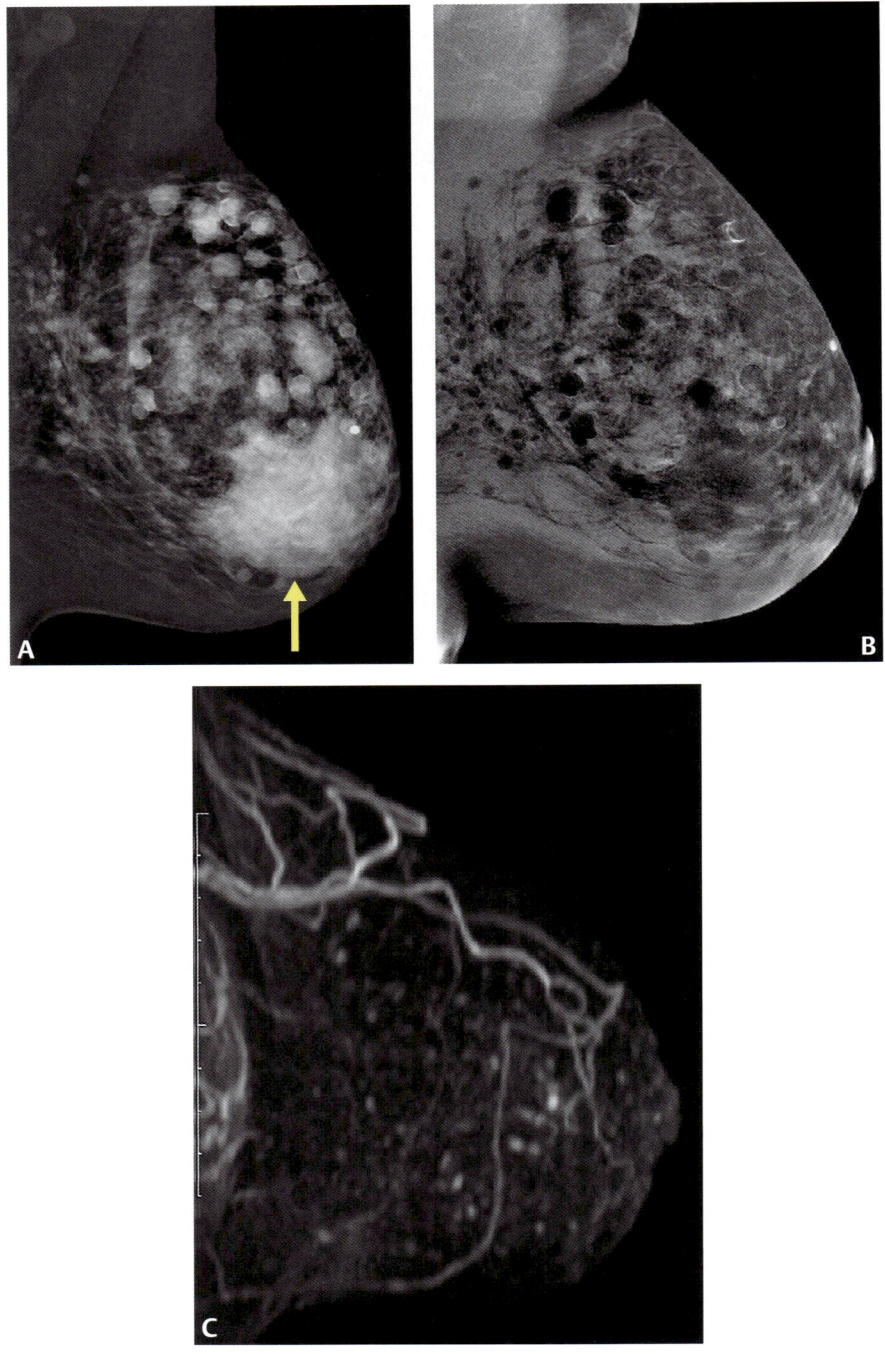

Fig. 12-4. Paciente de 46 anos com história de injeção de silicone industrial bilateralmente, com queixa palpável na mama esquerda. Mamografia diagnóstica evidencia múltiplos nódulos bilaterais (mama direita não mostrada) e assimetria focal na mama esquerda (seta em **A**), correspondendo à queixa palpável referida. CESM (**B**) evidencia múltiplas áreas com artefato de realce negativo, sendo que a área de assimetria focal não apresentou realce, o que foi confirmado pela RM (**C**). Foi realizada biópsia da área palpável, com AP demonstrando ausência de malignidade.

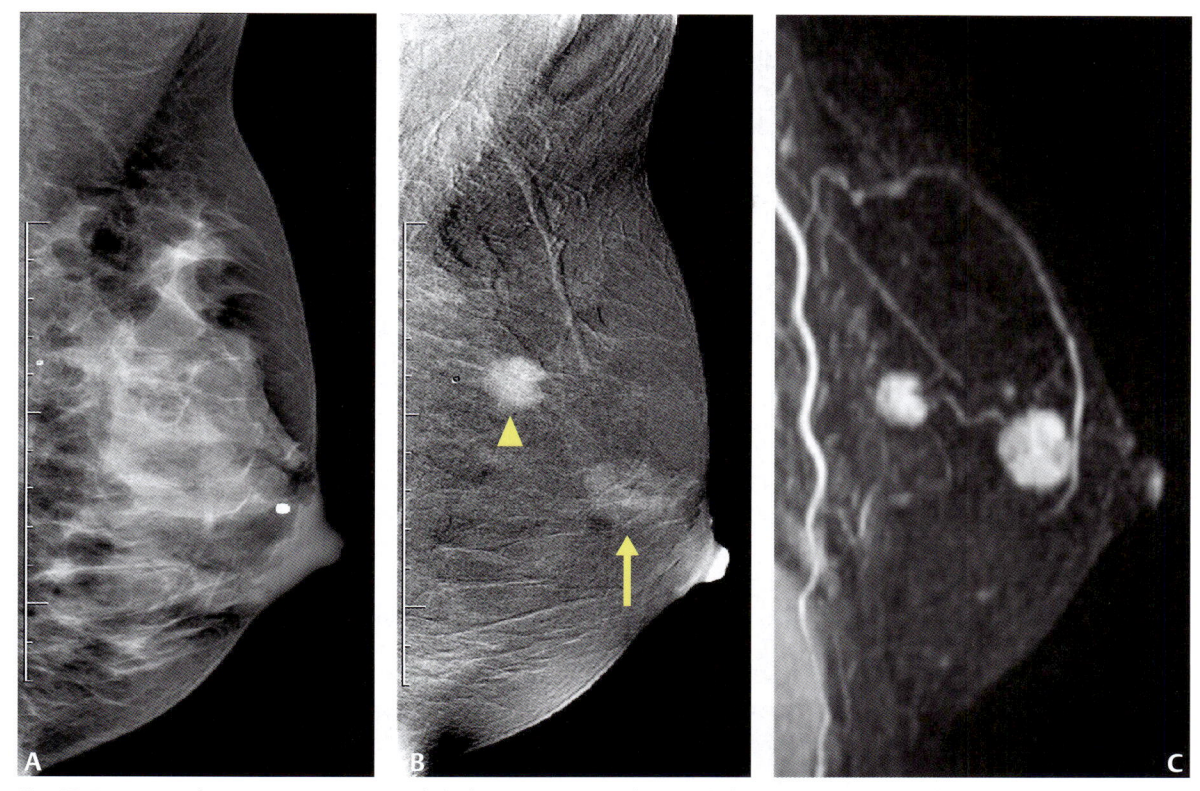

Fig. 12-5. Paciente de 41 anos com queixa palpável na mama esquerda sem nítida expressão mamográfica (**A**) em mamas heterogeneamente densas. CESM evidencia dois nódulos, um em topografia palpável (seta em **B**), e o outro como achado incidental (cabeça de seta em **B**). RM (**C**) confirma os achados. AP de CDI para os dois nódulos.

32,51 mm na histologia pós-operatória. Não houve diferença significativa entre a medida do tamanho da lesão na RM e na CESM em comparação ao tamanho da lesão na histopatologia (Figs. 12-6 e 12-7).

- Caracterização de achados suspeitos na mamografia ou tomossíntese (Figs. 12-8 e 12-9) – Patel *et al.* avaliaram retrospectivamente a CESM de 45 pacientes com distorção arquitetural detectada na tomossíntese (49 lesões no total) e os seus resultados anatomopatológicos. Das 49 distorções arquiteturais, 75% obtiveram realce na CESM e, destas, 29 lesões foram malignas. O realce pelo contraste da área de distorção arquitetural obteve os seguintes resultados: VPP de 78,4% (95% CI, 61,8%–90,2%); sensibilidade 96,7% (95% CI, 82,8%–99,9%); especificidade 57,9% (95% CI, 33,5%–79,8%); VPN de 91,7% (95% CI, 61,5%–99,8%); taxa de falso-positivo de 21,6% (95% CI, 9,8%–38,2%), e taxa de falso-negativo de 8,3% (95% CI, 0,2%–38,5%). Um caso de lesão maligna sem realce pelo contraste foi reportado, em que a lesão media 4 mm, estava obscurecida por acentuado realce de fundo do parênquima e não tinha expressão ultrassonográfica.
- Opção de avaliação em pacientes com contraindicação ao estudo por ressonância magnética – atualmente em nossa Instituição, a CESM é utilizada em casos onde a paciente possui contraindicações à RM, como marca-passo, claustrofobia, reação alérgica ao gadolíneo entre outros.
- Orientação de procedimentos cirúrgicos a partir da correlação com achados de RM (Fig. 12-10) – a CESM é utilizada rotineiramente em nossa Instituição como tecnologia substituta para guiar procedimentos de agulhamento pré-operatório, quando o achado de imagem é visto somente na CESM e na RM. Dessa forma, obtemos um procedimento com menor duração de tempo, com maior conforto para a paciente, com menores custos e sem necessidade de esperar por uma vaga de RM.
- Finalmente, ressaltam-se ainda várias indicações clínicas potenciais para CESM, como avaliação de leito cirúrgico (Fig. 12-11); avaliação de tratamento cirúrgico, quimio ou radioterápico; avaliação de lesões ocultas, multifocais, multicêntricas entre outros.

INTERPRETAÇÃO

A mamografia espectral com contraste não está contemplada na quinta edição do Atlas BI-RADS do American College of Radiology. Desta forma, atualmente, para a análise e decisão dessa técnica, dispomos da avaliação morfológica da lesão nas imagens de baixa energia e do realce pelo contraste iodado endovenoso nas imagens recombinadas. Recentemente, alguns

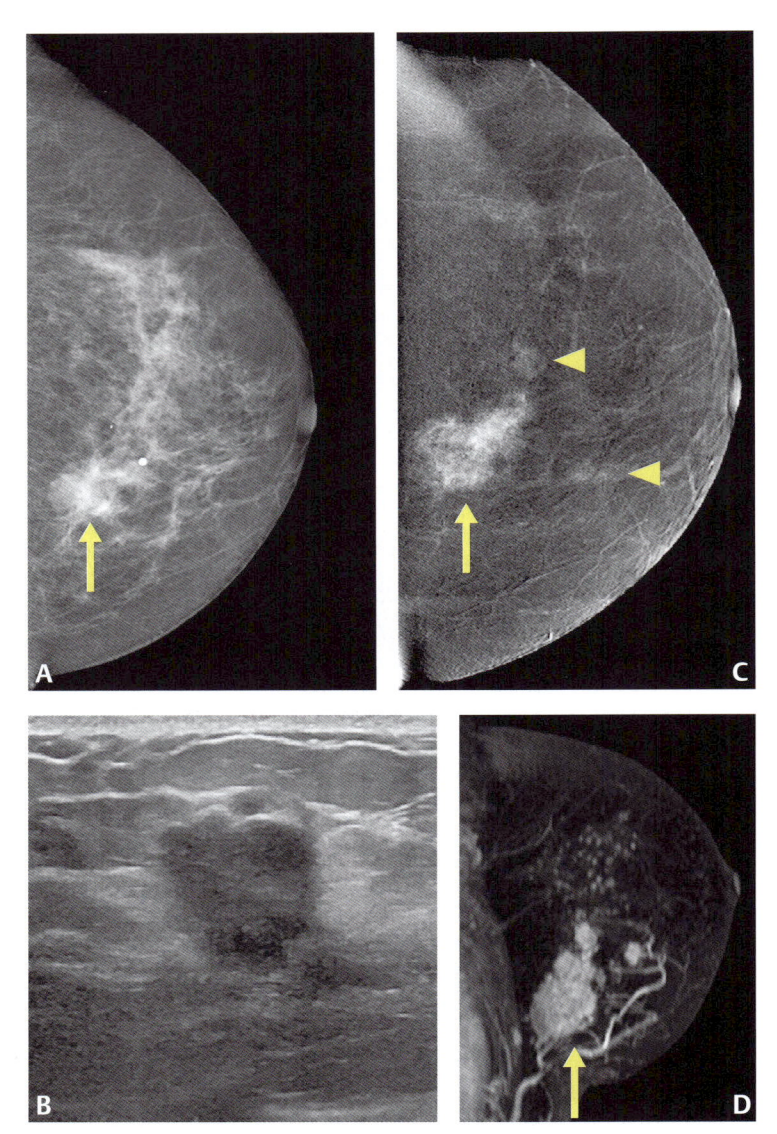

Fig. 12-6. Paciente de 48 com queixa palpável no quadrante superior medial da mama esquerda. Mamografia evidencia nódulo redondo com margens obscurecidas, medindo aproximadamente 2,5 cm (seta em **A**). A medida foi semelhante na ultrassonografia (**B**). CESM evidencia nódulo irregular, não circunscrito, com realce heterogêneo (seta em **C**), associado a nódulos satélites (pontas de setas). O nódulo era muito maior que o antecipado pelos métodos convencionais, medindo 6,2 cm, o que foi confirmado pela RM (**D**). AP de CDI.

autores têm abordado aspectos da CESM que podem influenciar a sua interpretação.

Realce de Fundo do Parênquima

Um fenômeno bem documentado para a RM de mamas tem sido o realce de fundo do parênquima (RFP), que é decorrente do realce normal do parênquima mamário após a injeção de contraste endovenoso. O RFP está relacionado com o suprimento vascular e com a permeabilidade do parênquima mamário, e geralmente apresenta-se de formas bilateral e simétrica. Estudos demonstram que o RFP na RM de mamas é um biomarcador para risco aumentado de câncer de mama. Portanto, o RFP pode ser um potencial biomarcador para outras técnicas de imagem de mama que utilizam contraste endovenoso, como a CESM (Fig. 12-12).

Sogani *et al.* avaliaram os exames de 278 pacientes em termos de extensão do RFP na CESM e na RM de mamas, da concordância interleitor na avaliação do RFP e das associações entre fatores clínicos e o RFP para uma melhor caracterização desse fenômeno. Seus achados foram:

- Menor probabilidade de RFP, tanto na CESM quanto na RM, para mulheres em tratamento hormonal

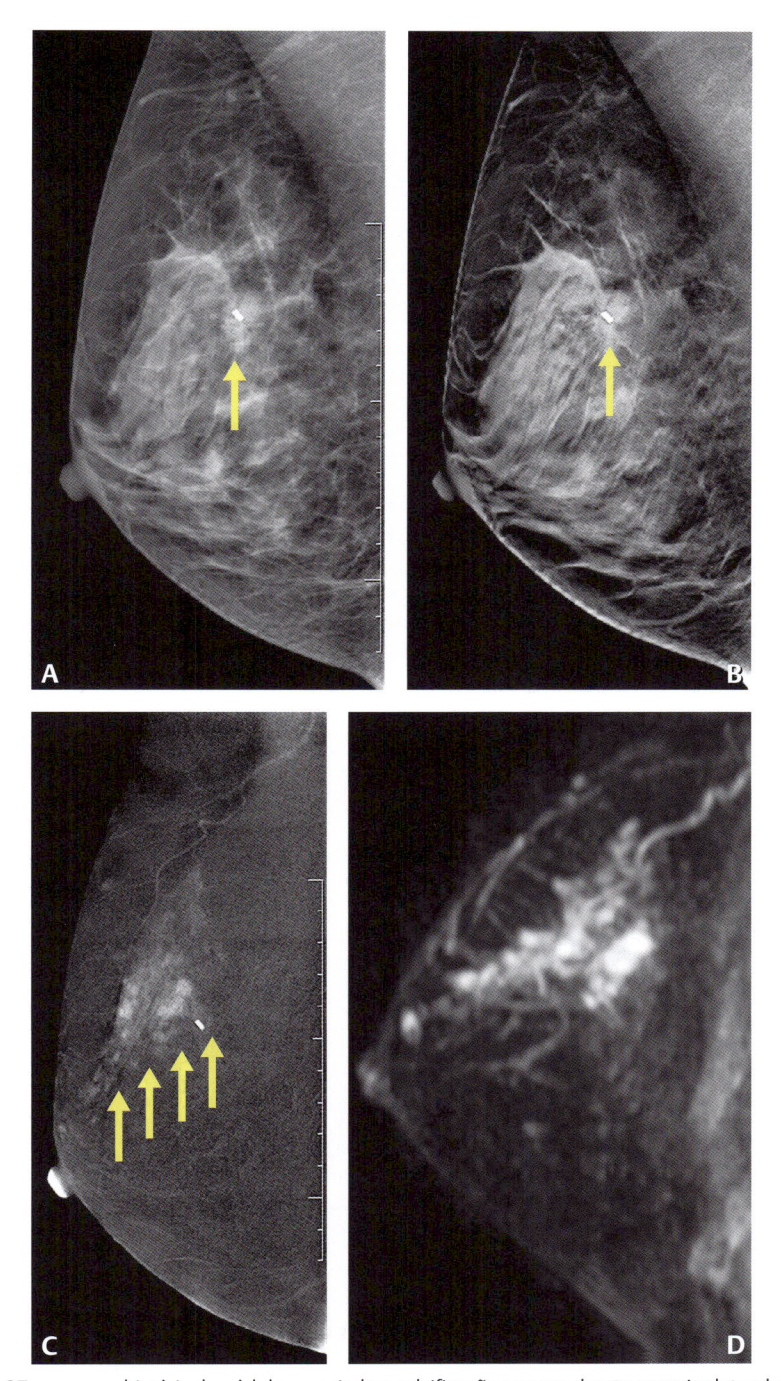

Fig. 12-7. Paciente de 37 anos com história de nódulo associado a calcificações no quadrante superior lateral da mama direita, submetida à mamotomia em serviço externo e com AP de CDIS. (**A**) Mamografia evidencia nódulo irregular (setas), margens obscurecidas, associado a calcificações amorfas agrupadas (imagens não mostradas). O nódulo era mais bem caracterizado na tomossíntese (seta em **B**). (**C**) CESM evidencia área de realce não nodular heterogênea, com extensão de cerca de 4,5 cm (setas), maior que o demonstrado pela mamografia. (**D**) RM corrobora com os achados da CESM. AP de CDI e CDIS, com extensão de cerca de 3,0 cm.

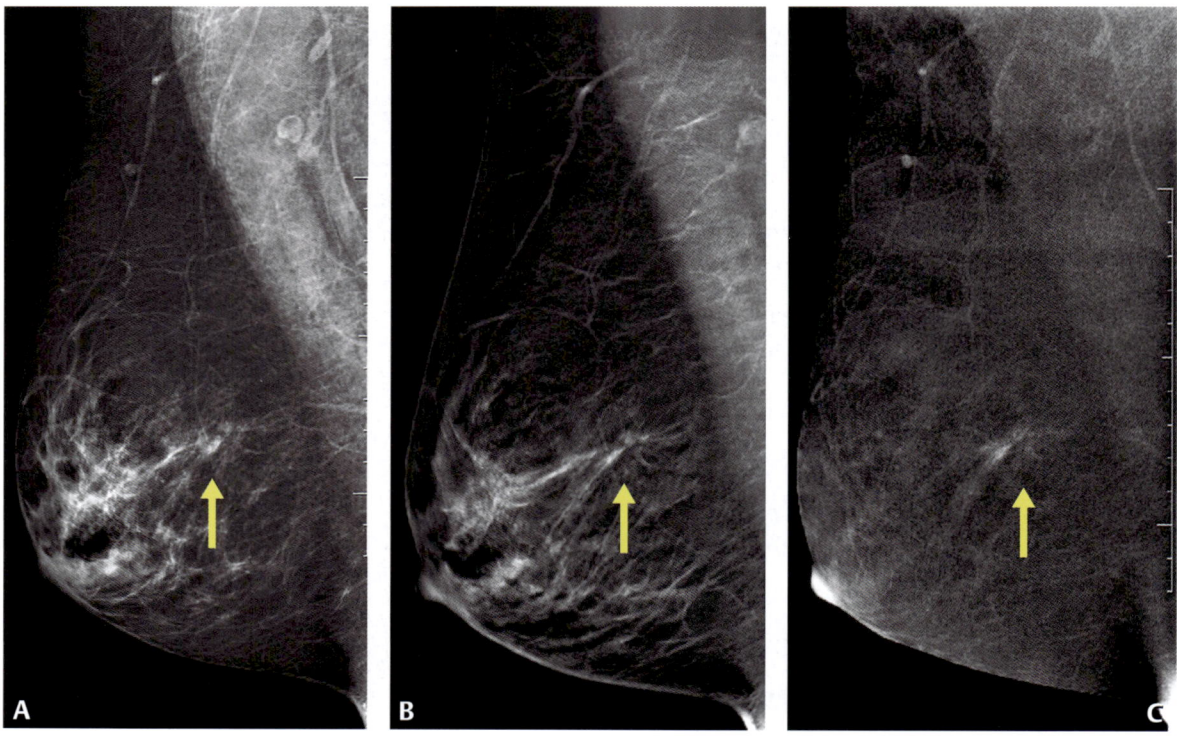

Fig. 12-8. Paciente de 53 anos com distorção arquitetural na união de quadrantes laterais da mama direita (seta em **A**), mais bem caracterizada pela tomossíntese (seta em **B**). CESM evidencia área de realce não nodular heterogênea focal na união de quadrantes laterais da mama direita (**C**). AP de CDI.

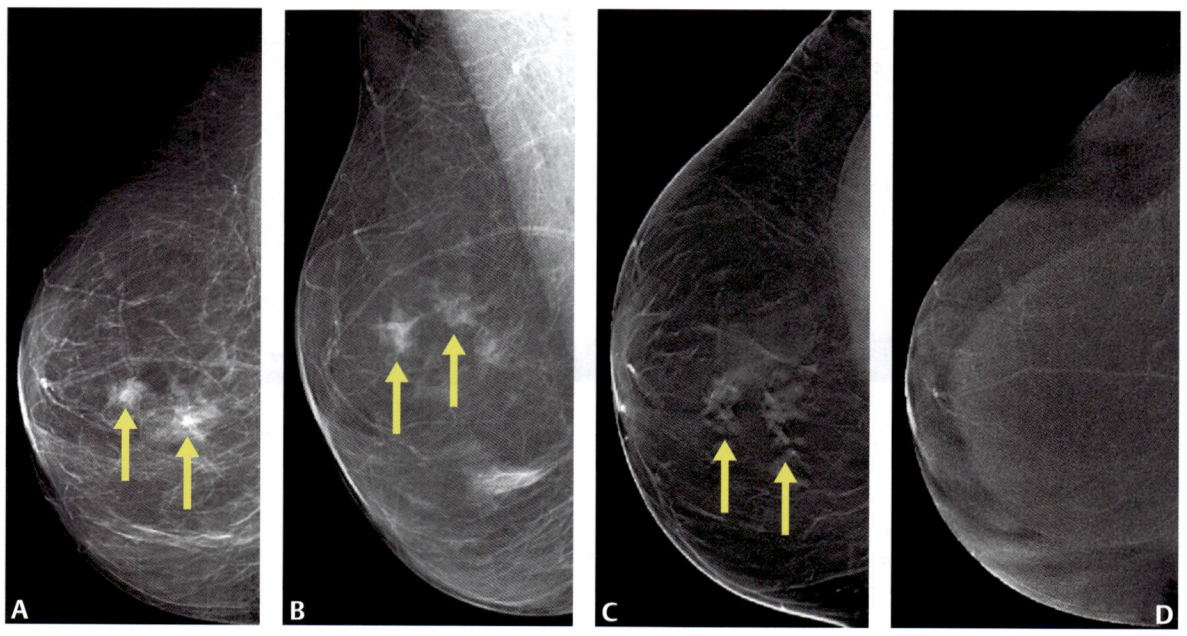

Fig. 12-9. Paciente de 56 anos com história prévia de mamoplastia redutora bilateral. (**A** e **B**) Mamografia evidencia duas áreas de distorção arquitetural (setas) localizadas na união de quadrantes superiores da mama direita (fora do leito cirúrgico), mais bem caracterizadas na tomossíntese (setas em **C**), sem realce na CESM (**D**). Foi realizada exérese cirúrgica com AP de fibrose estromal.

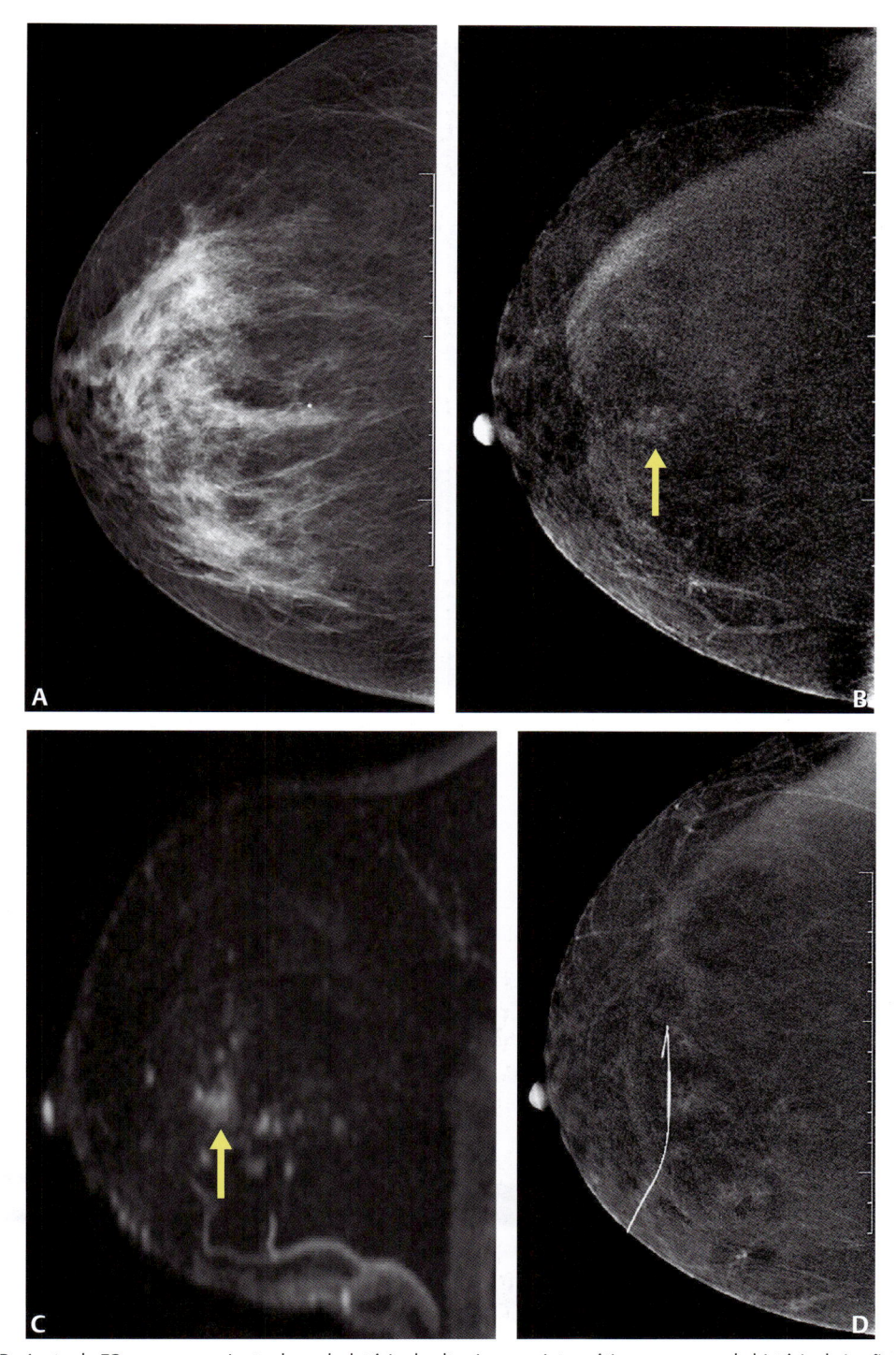

Fig. 12-10. Paciente de 52 anos proveniente do ambulatório de alto risco, assintomática, por causa de história de irmã com câncer de mama aos 37 anos e *lifetime risk* de 41,1%. (**A**) Mamografia classificada como BI-RADS® 2. (**B**) CESM evidencia área de realce não nodular focal heterogênea em região central da mama direita (seta), confirmada pela RM (seta em **C**). Foi realizado agulhamento pré-operatório guiado por CESM (**D**), com resultado AP evidenciando hiperplasia ductal atípica.

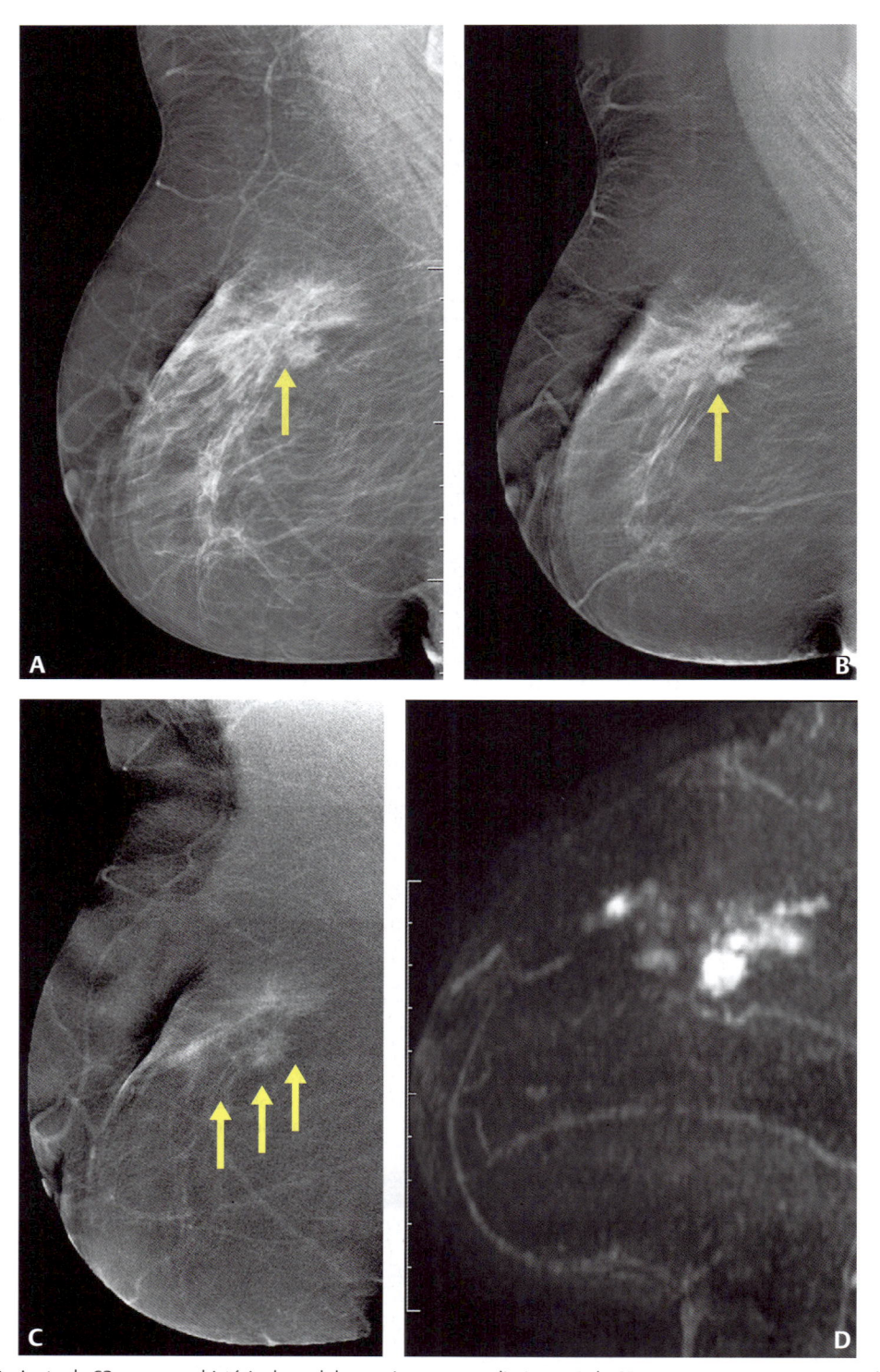

Fig. 12-11. Paciente de 62 anos com história de nodulectomia na mama direita e AP de CDI com margens comprometidas. Veio para avaliação em nossa Instituição. (**A**) Mamografia evidencia área de distorção arquitetural pós-cirúrgica no quadrante superior lateral da mama direita (seta), confirmado pela tomossíntese (**B**), sem evidências de lesão remanescente. (**C**) CESM evidencia área de realce não nodular regional heterogênea (setas) medindo cerca de 5,8 cm de extensão, o que foi confirmado pela RM (**D**). AP de CDI medindo 6,0 cm.

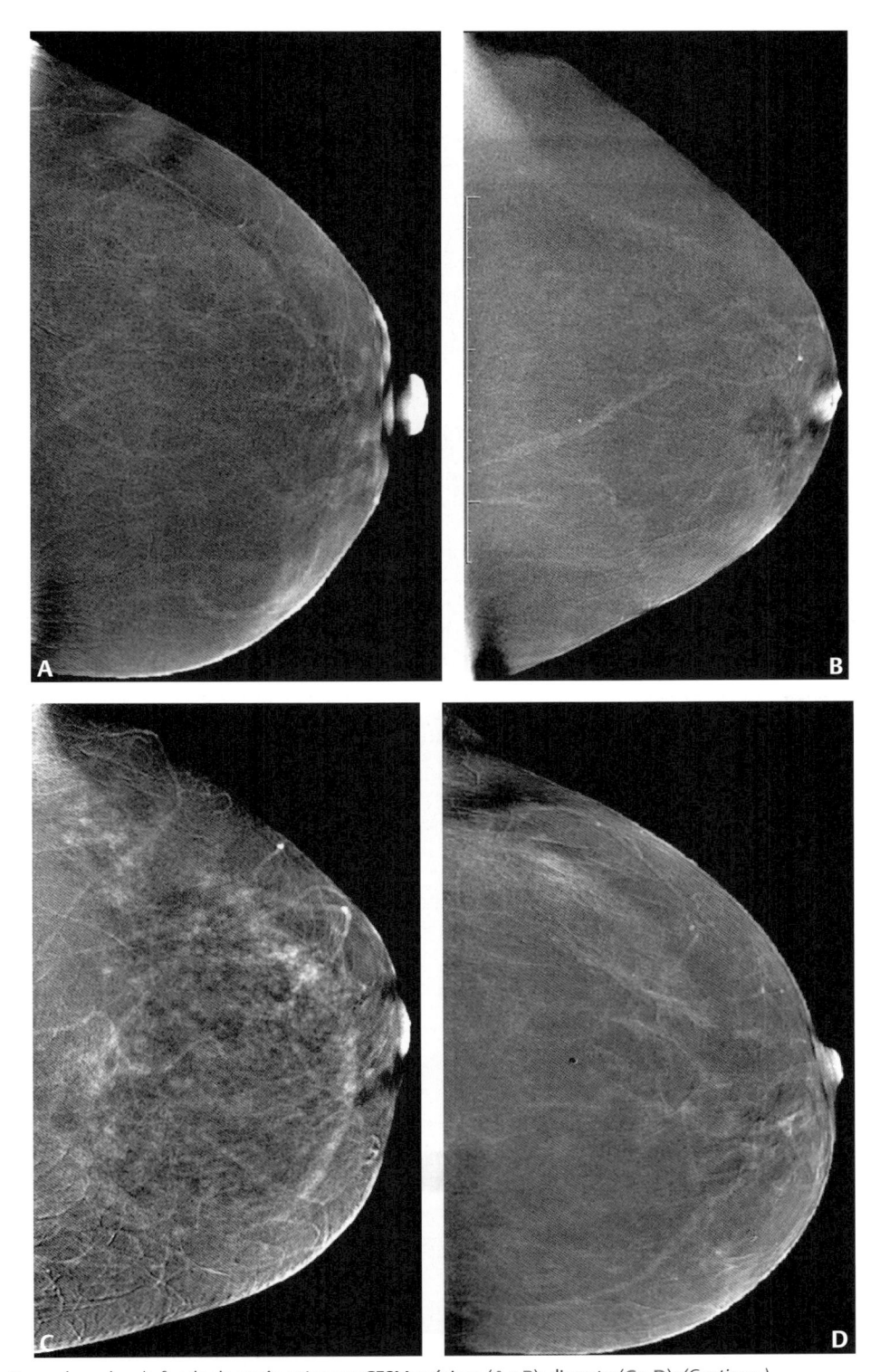

Fig. 12-12. Graus de realce de fundo do parênquima na CESM: mínimo (**A** e **B**); discreto (**C** e **D**); *(Continua.)*

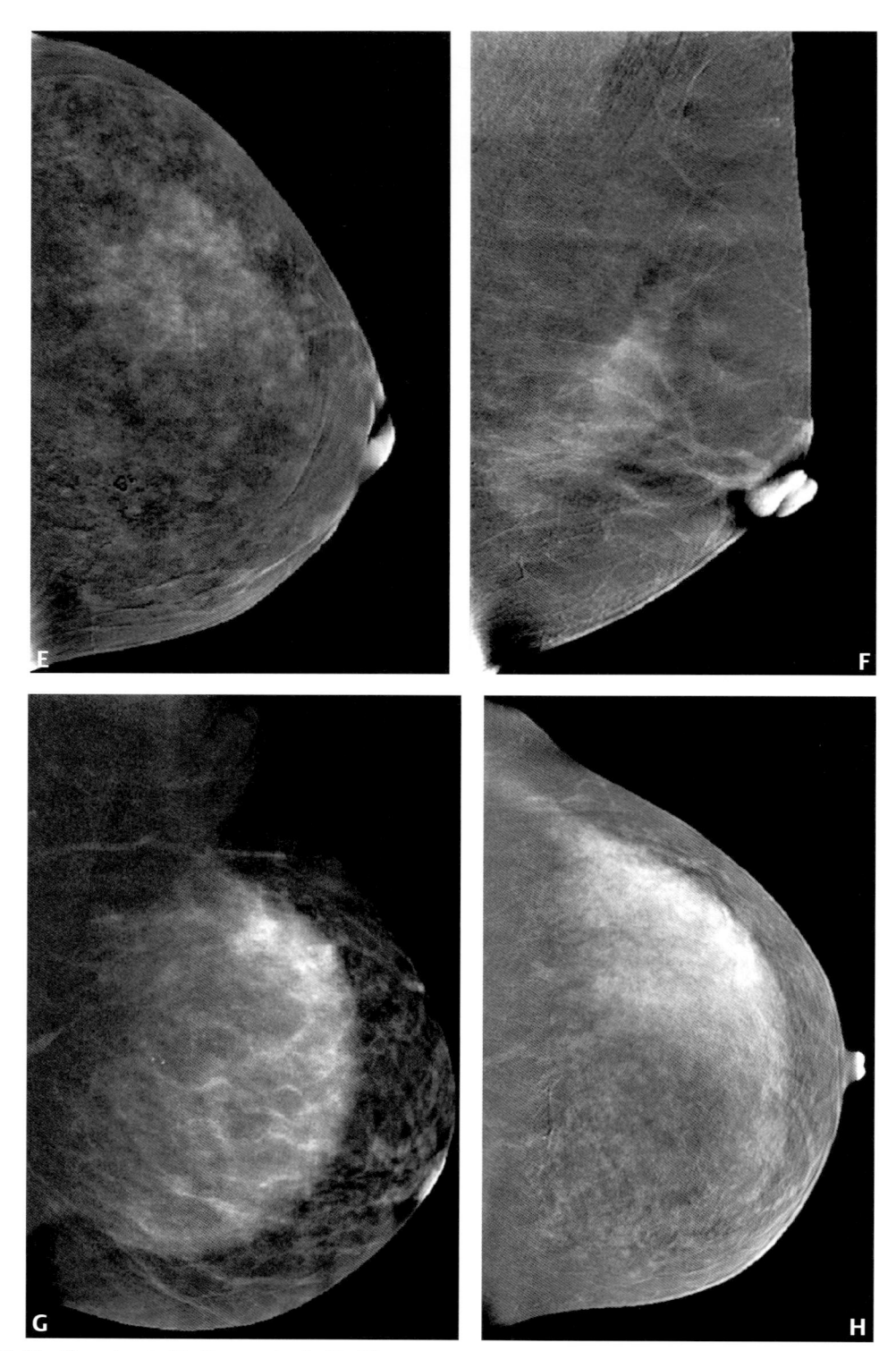

Fig. 12-12. (*Cont.*) moderado (**E** e **F**) e acentuado (**G** e **H**).

para câncer de mama, provavelmente decorrente dos efeitos antiestrogênicos do tratamento.
- Menor probabilidade de RFP, tanto na CESM quanto na RM, para mulheres submetidas à radioterapia nas mamas.
- Maior RFP na CESM associado a aumento de densidade mamária.
- Menor probabilidade de RFP, tanto na CESM quanto na RM, para mulheres em idade pós-menopausa.
- Ausência de uma relação clara entre RFP e a fase do ciclo menstrual, tanto para a CESM quanto para a RM. No entanto, em nossa prática clínica, percebemos nítida variação do RFP de acordo com o ciclo menstrual (Fig. 12-13).
- Finalmente, enquanto um aumento do RFP na RM tem sido associado a um maior risco de câncer de mama, o mesmo não pode ser afirmado para a CESM. Estudos prospectivos serão necessários para avaliar o RFP na CESM como preditor de câncer de mama.

Léxico

Um léxico padronizado e bem definido dos descritores morfológicos para caracterizar lesões mamárias na RM foi bem descrito na quinta edição do Atlas BI-RADS do American College of Radiology. Entretanto, não existe léxico padronizado para a CESM. A maioria das lesões malignas e algumas lesões benignas podem demonstrar realce pelo contraste; portanto, o realce como fator isolado não é suficiente para o diagnóstico de malignidade.

Kamal *et al.* avaliaram retrospectivamente 261 lesões com realce pós-contraste na CESM a fim de avaliar a possibilidade de usar o léxico dos descritores morfológicos do BI-RADS usados na RM para caracterizar lesões com realce pelo contraste identificadas na CESM. Os descritores morfológicos das lesões identificadas na CESM foram classificados como benigno ou maligno (Quadro 12-1).

Após análise criteriosa, os autores observaram que:

- *Descritores para nódulo:* nódulos com realce totalizaram 64,4% das lesões (168/261). A forma que apresentou o maior valor preditivo positivo para malignidade foi a "irregular" (VPP: 92,4%) (Fig. 12-14), não sendo possível excluir malignidade nas formas "redonda" (Fig. 12-15) ou "oval" (Fig. 12-16) (VPN: 44,9%). O descritor para margem que apresentou a melhor *performance* diagnóstica foi o "não circunscrito" (Fig. 12-17); nódulos com margens circunscritas (Fig. 12-18) foram altamente sugestivos de lesões benignas. No entanto, os descritores para padrão de realce interno, ao contrário do BI-RADS para RM, demonstraram baixa especificidade (58,0%) e VPN (40,0%). O realce periférico (Fig. 12-19) não foi confiável para predizer malignidade neste estudo (54,2% das lesões foram falso-positivas – lesões inflamatórias). Para suprir a ausência das sequências T2 da RM, que facilmente demonstrariam o alto sinal T2 de cistos infectados e abscessos, deve-se complementar o achado de nódulo com realce periférico na CESM com exames complementares, como a ultrassonografia. Além disso, o padrão de realce interno homogêneo (Fig. 12-20), muito associado a lesões benignas, também foi a apresentação de cânceres invasivos em 16,0% dos casos deste estudo. Conclusão: forma irregular, margens não circunscritas e realce interno heterogêneo (Fig. 12-21) são os descritores com maior risco para malignidade. As formas redonda ou oval e o padrão de realce interno homogêneo não excluem

Quadro 12-1. Descritores Morfológicos das Lesões Identificadas na CESM

Tipo de realce	Descritores benignos	Descritores malignos
Descritores para foco		
Número	Múltiplo	Único
Lateralidade	Bilateral	Unilateral
Intensidade	Fraco	Intenso
Descritores para nódulo		
Forma	Redondo ou oval	Irregular
Margem	Circunscrita	Não circunscrita
Padrão de realce interno	Homogêneo ou com septações internas escuras	Heterogênea ou realce periférico
Descritores para realce não nodular		
Simetria	Simétrico	Assimétrico
Distribuição	Difuso ou múltiplas regiões	Focal, linear, segmentar e regional
Padrão de realce interno	Homogêneo	Heterogêneo, agrupado e agrupado em anel

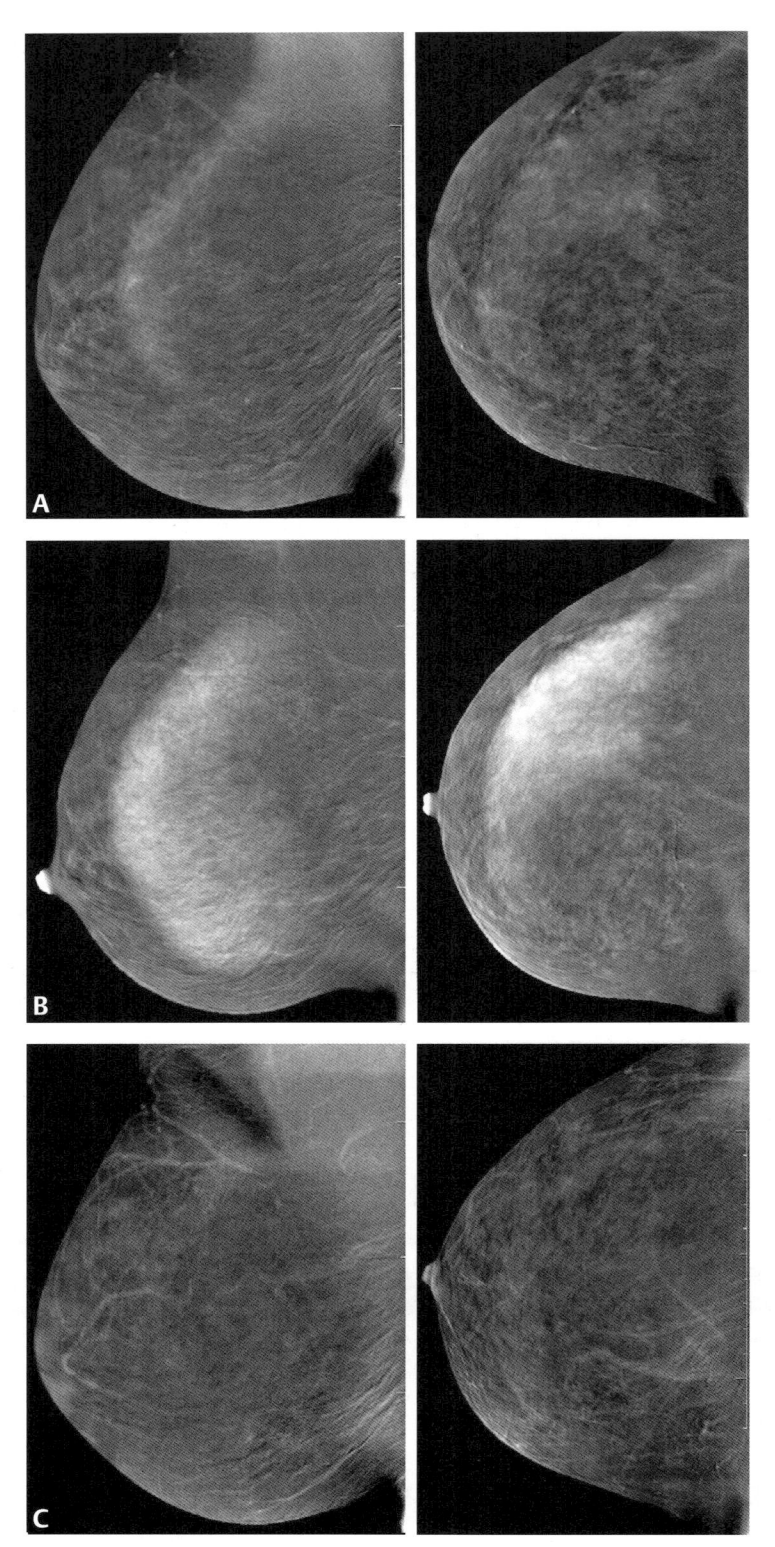

Fig. 12-13. Variação do RFP em relação ao ciclo menstrual, em três diferentes fases do ciclo menstrual de uma mesma paciente: (**A**) 7º dia do ciclo menstrual – RFP discreto com artefato de borda; (**B**) 2º dia do ciclo menstrual – RFP acentuado e (**C**) 9º dia do ciclo menstrual – RFP discreto.

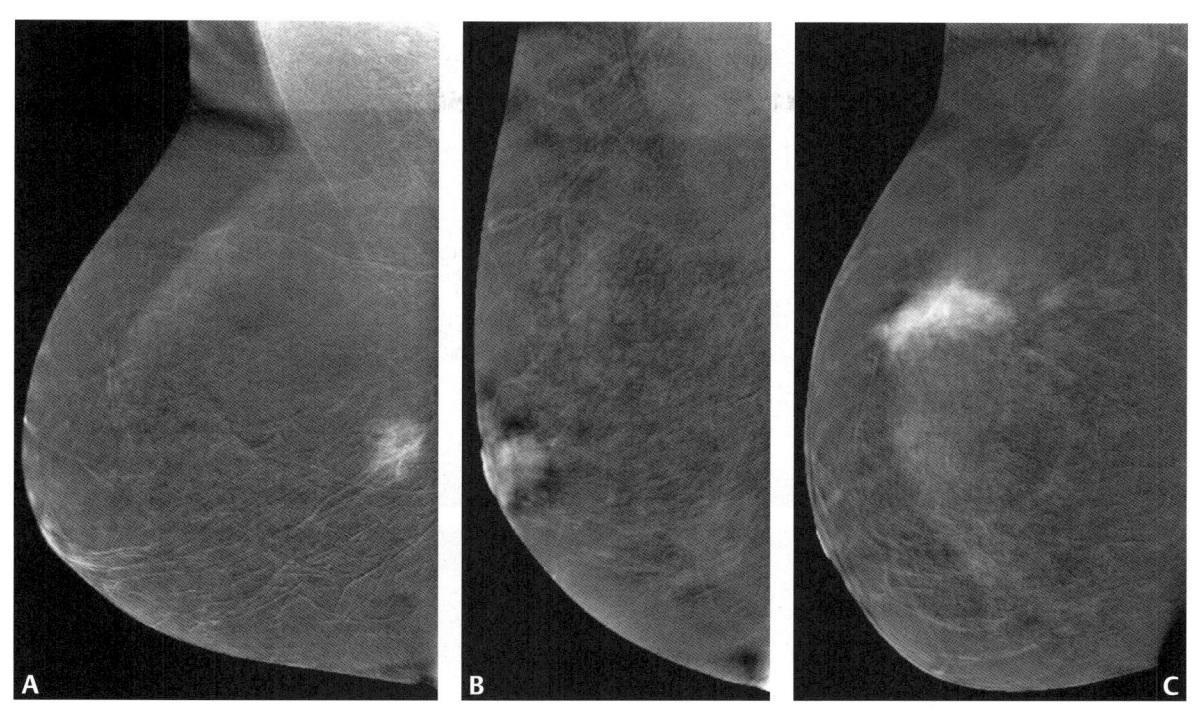

Fig. 12-14. Descritores para nódulo – forma irregular. (**A**) Nódulo irregular, não circunscrito, com realce heterogêneo – CDI. (**B**) Nódulo irregular, não circunscrito, com realce heterogêneo – CDI. (**C**) Nódulo irregular, não circunscrito, com realce homogêneo – CDI.

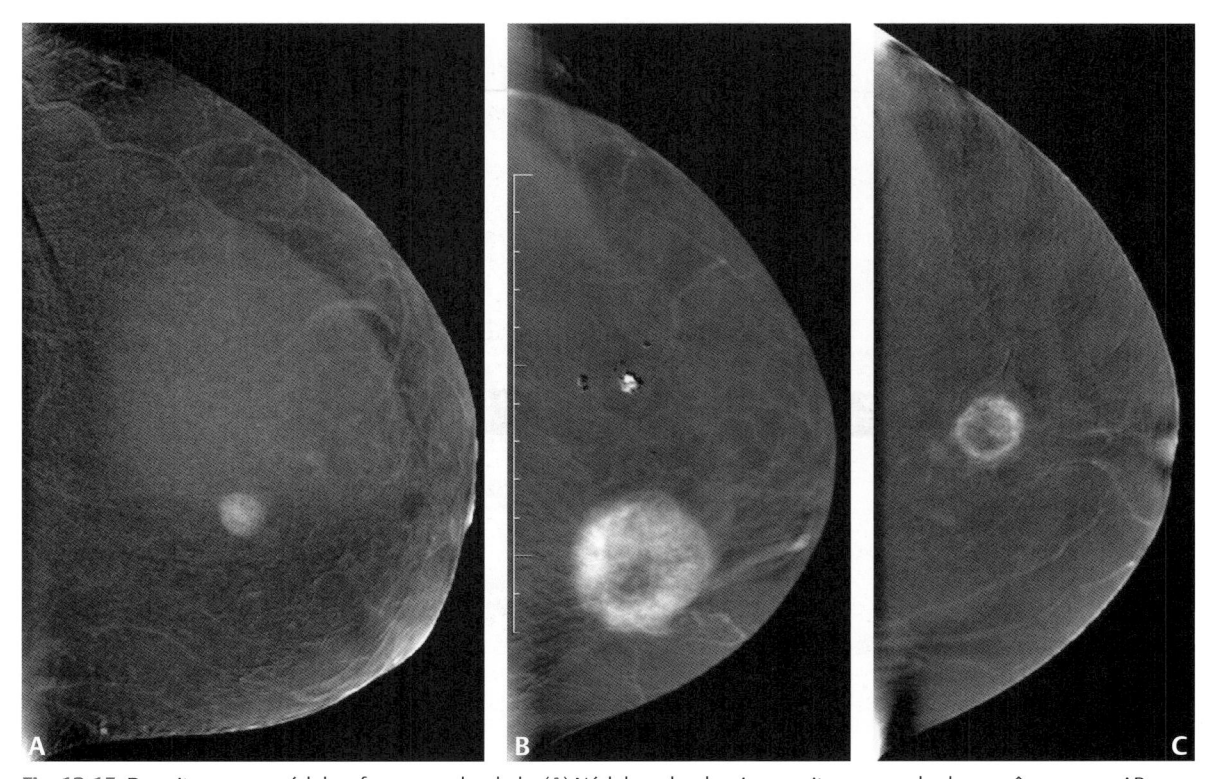

Fig. 12-15. Descritores para nódulo – forma arredondada: (**A**) Nódulo redondo, circunscrito, com realce homogêneo – sem AP. (**B**) Nódulo redondo, não circunscrito, com realce periférico – carcinoma infiltrativo com componente mucinoso. (**C**) Nódulo redondo, circunscrito, com realce periférico – CDI.

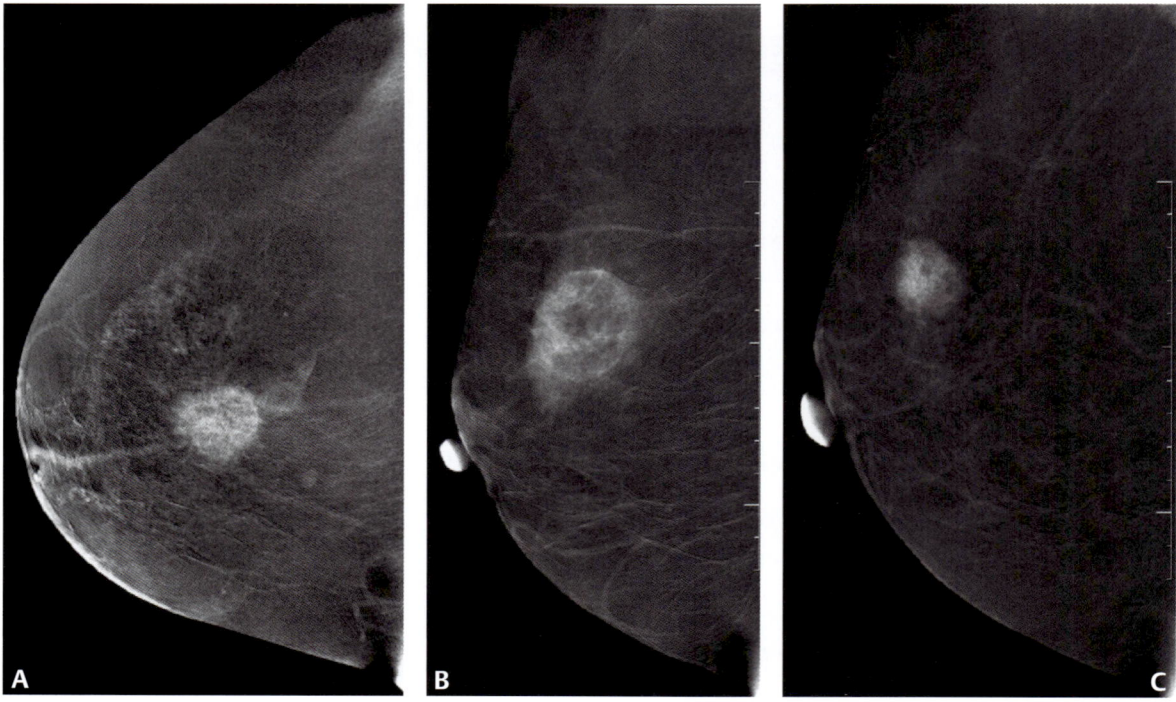

Fig. 12-16. Descritores para nódulo – forma oval. (**A**) Nódulo oval, não circunscrito, com realce heterogêneo – CDI. (**B**) Nódulo oval, não circunscrito, com realce periférico – CDI. (**C**) Nódulo oval, não circunscrito, com realce homogêneo – CDI associado a CDIS.

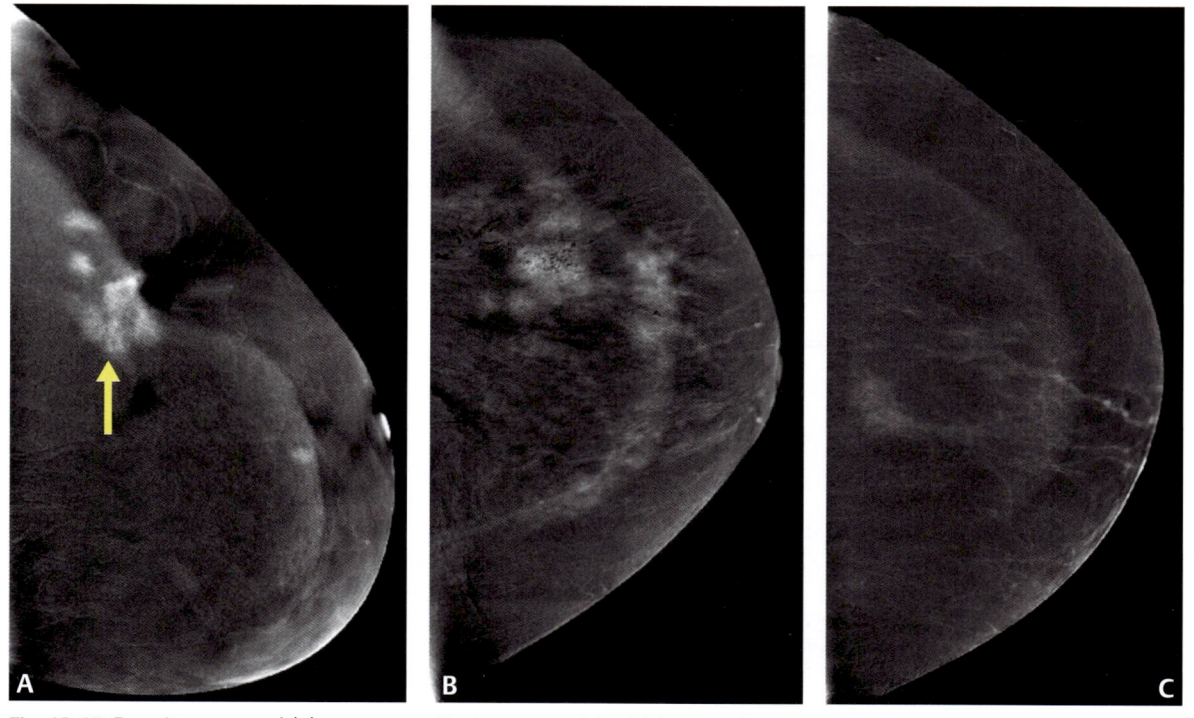

Fig. 12-17. Descritores para nódulo – margem não circunscrita. (**A**) Nódulos irregulares, não circunscritos, o maior (seta) com realce periférico – CDI. (**B**) Nódulos irregulares, não circunscritos, com realce heterogêneo, associados a calcificações pleomórficas finas com distribuição segmentar (imagens não mostradas) – CDI associado a CDIS. (**C**) Nódulo irregular, não circunscrito, com realce heterogêneo – processo infeccioso.

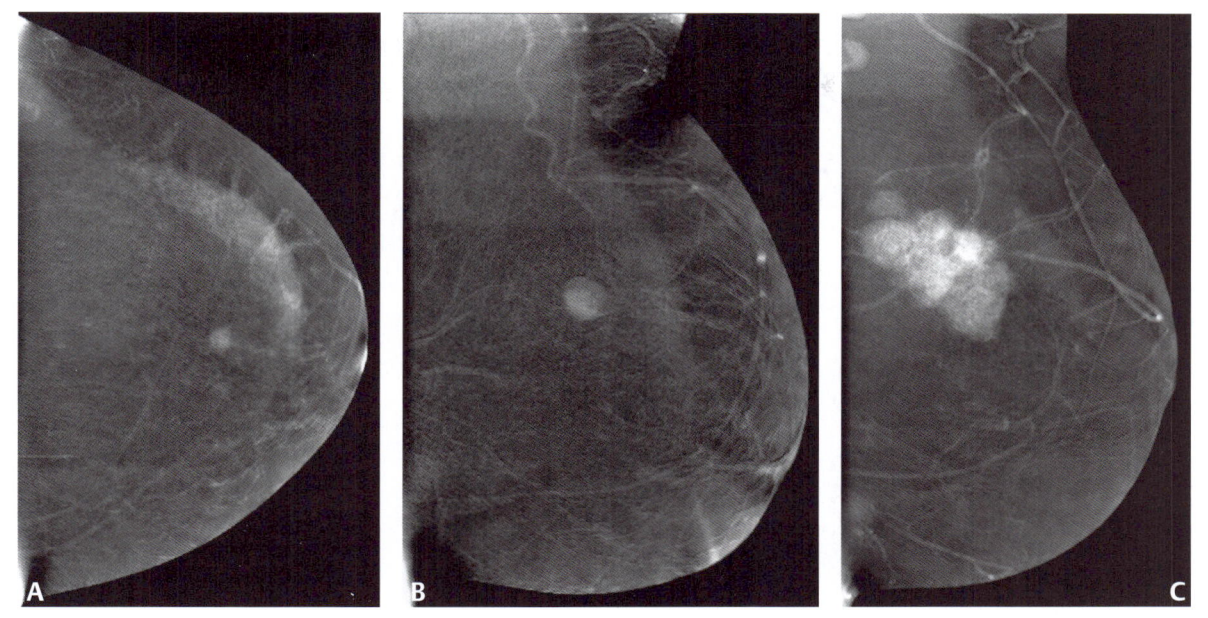

Fig. 12-18. Descritores para nódulo – margem circunscrita. (**A**) Nódulo redondo, circunscrito, com realce homogêneo – CDIS.
(**B**) Nódulo redondo, circunscrito, com realce homogêneo – sem AP. (**C**) Nódulo irregular, circunscrito, com realce heterogêneo – CDI.

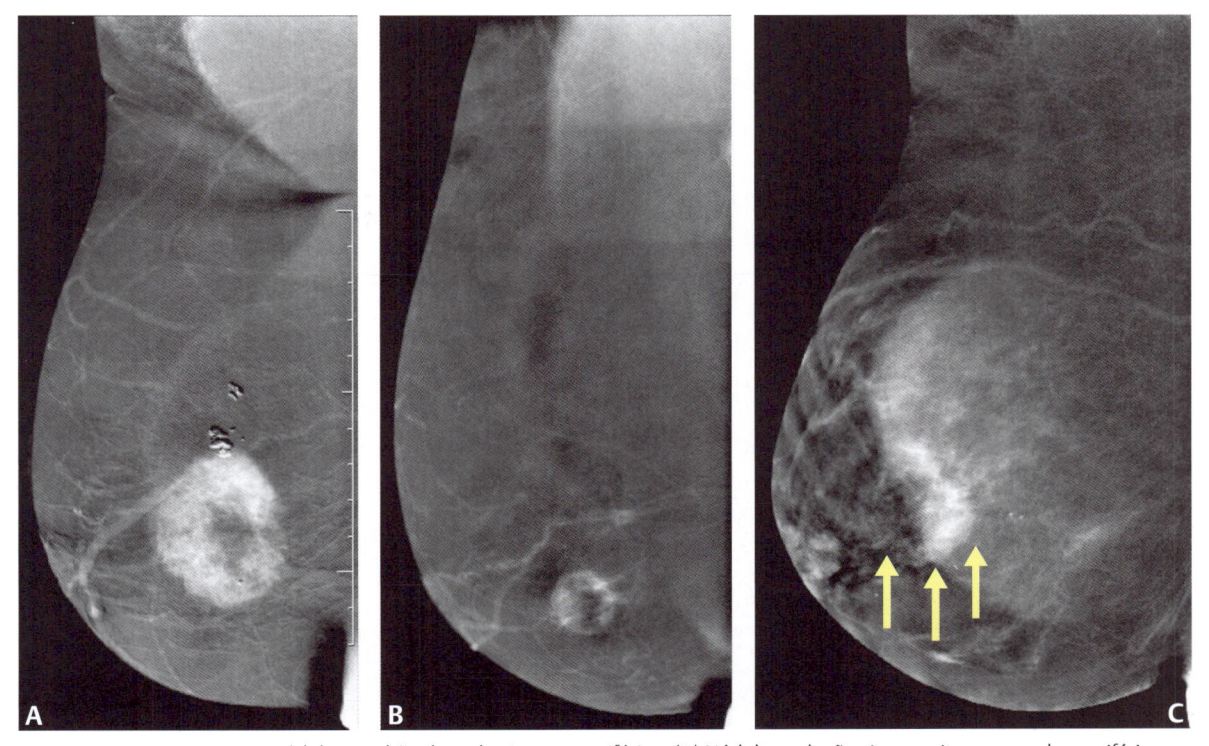

Fig. 12-19. Descritores para nódulo – padrão de realce interno periférico: (**A**) Nódulo oval, não circunscrito, com realce periférico – carcinoma infiltrativo com componente mucinoso. (**B**) Nódulo redondo, circunscrito, com realce periférico – CDI.
(**C**) Nódulo irregular, não circunscrito, com realce periférico, em meio a acentuado realce de fundo do parênquima (setas) – CDI.

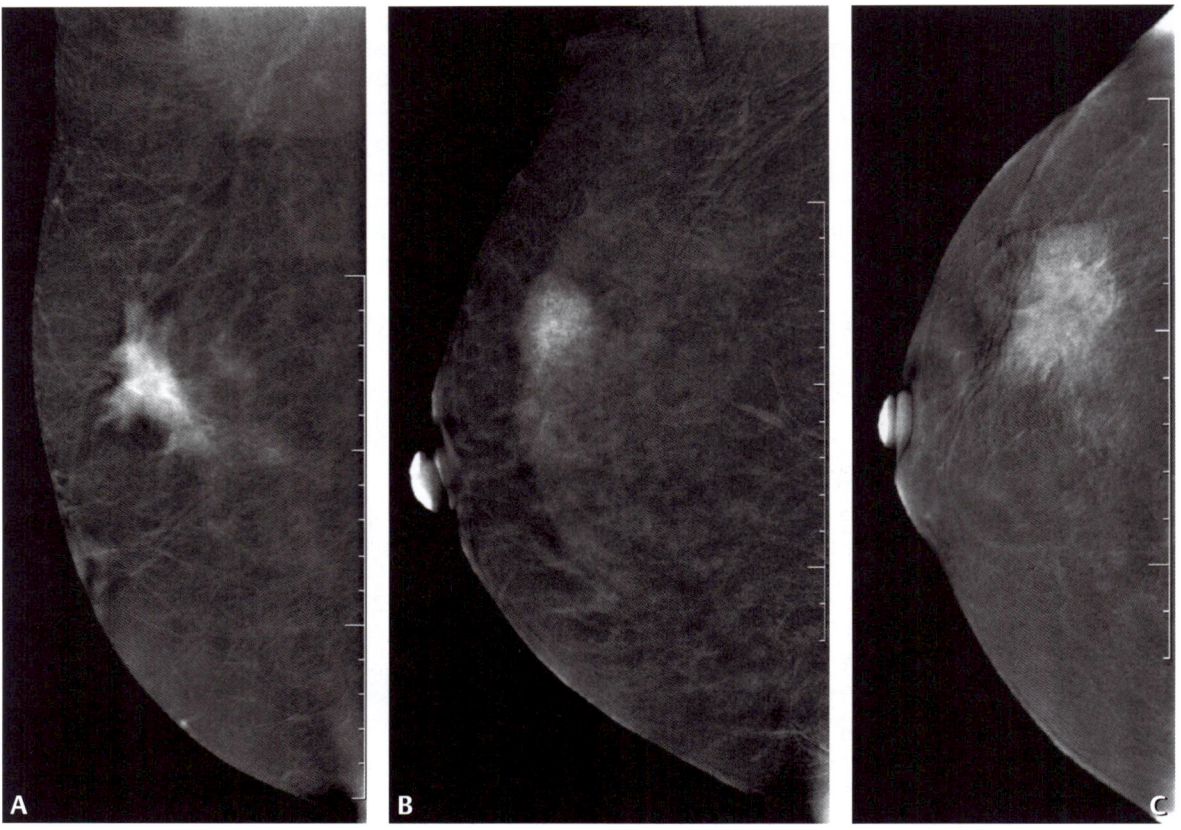

Fig. 12-20. Descritores para nódulo – padrão de realce interno homogêneo. (**A**) Nódulo irregular, não circunscrito, com realce homogêneo – CLI. (**B**) Nódulo oval, não circunscrito, com realce homogêneo – CDI. (**C**) Nódulo irregular, não circunscrito, com realce homogêneo – CDI.

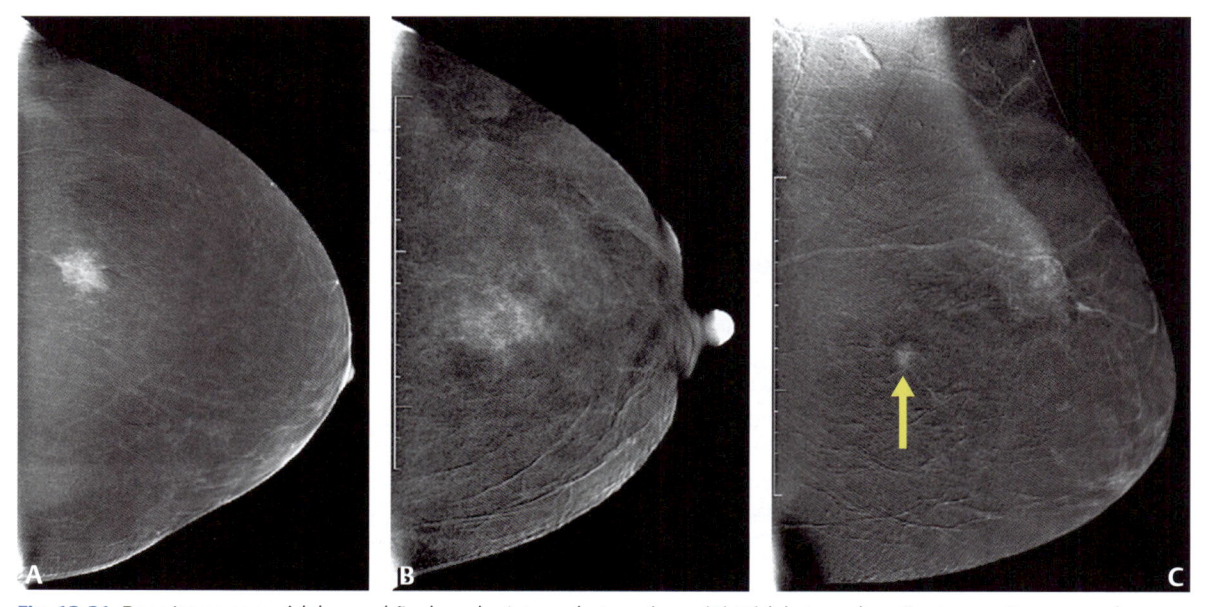

Fig. 12-21. Descritores para nódulo – padrão de realce interno heterogêneo. (**A**) Nódulo irregular, não circunscrito, com realce heterogêneo – CDI. (**B**) Nódulo irregular, não circunscrito, com realce heterogêneo – carcinoma medular. (**C**) Pequeno nódulo irregular, não circunscrito, com realce heterogêneo (seta) – CDI.

malignidade. O padrão de realce interno do tipo periférico não é específico para malignidade na CESM.

- *Descritores para realce não nodular (Figs. 12-22 e 12-23):* realce não nodular totalizou 31,0% das lesões (81/261). Realces focal, linear, segmentar e regional demonstraram associação média à malignidade (VPP: 74,1%). O realce não nodular simétrico bilateral deve ser considerado como realce de fundo do parênquima, enquanto realces assimétricos devem indicar patologias subjacentes, sejam elas benignas ou malignas. Os padrões de realce interno indicativos de malignidade foram os do tipo heterogêneo e agrupado.

- *Descritores para foco:* focos com realce pós-contraste totalizaram 4,6% (12/161) das lesões, sendo que os focos com realce intenso (sejam eles únicos ou múltiplos) eram malignos em oposição aos focos com realce fraco. Isto vai contra as recomendações

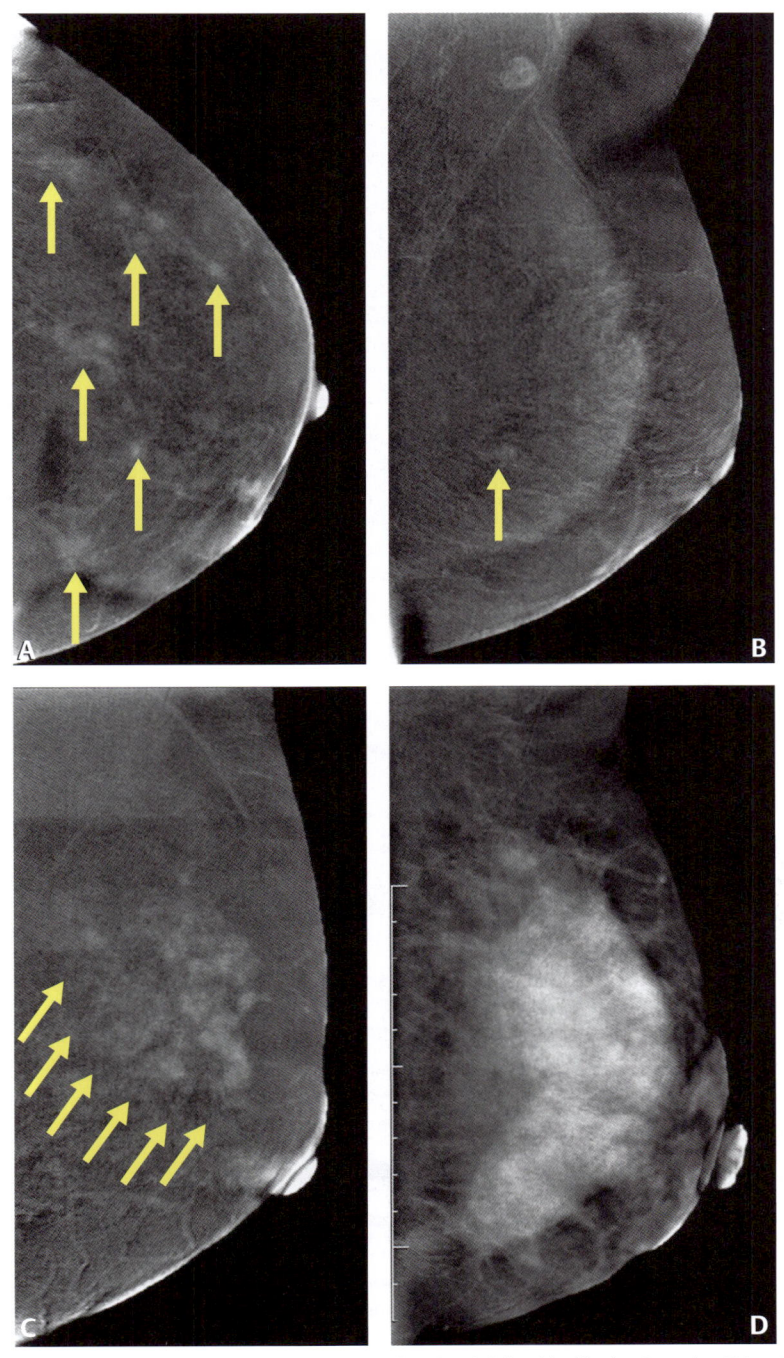

Fig. 12-22. Descritores para realce não nodular – **padrão de distribuição.** (**A**) focal/múltiplos (setas) – CLI multifocal; (**B**) linear (seta) – hiperplasia ductal atípica; (**C**) segmentar (setas) – fibroadenoma associado à hiperplasia ductal atípica e (**D**) difuso – CDI.

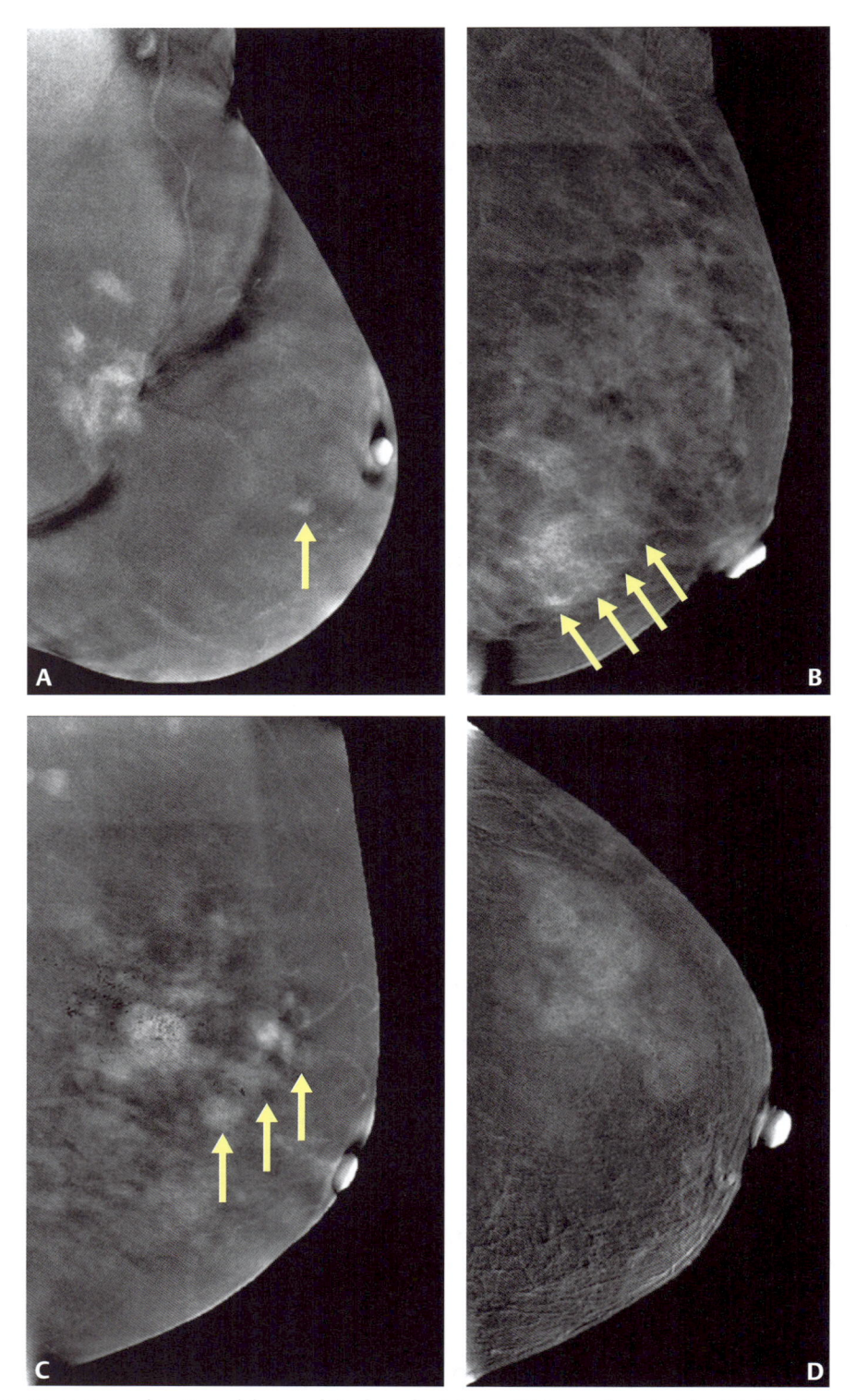

Fig. 12-23. Descritores para realce não nodular – **padrão de realce interno**: (**A**) homogêneo (seta) – CDI; (**B**) heterogêneo (seta) – CDIS. (**C**) Agrupado (setas) – CDI associado a CDIS e (**D**) agrupado em anel – CDI associado a CDIS.

estabelecidas pela 5ª edição do BI-RADS, que recomenda que focos bilaterais de realce não sejam considerados como lesões, mas sim como realce de fundo do parênquima. Neste estudo, *Kamal et al.* evidenciaram que 16,7% dos casos com múltiplos focos bilaterais com realce intenso pós-contraste tinham como diagnóstico histopatológico carcinomas ductais e lobulares invasivos mistos multicêntricos. Além do realce intenso, outras características que apontaram para malignidade foram diferentes tamanhos e distribuições dos focos de realce. Conclusão: somente os focos FRACOS de realce bilaterais múltiplos devem ser considerados como realce de fundo do parênquima.

Artefatos

A completa subtração do tecido mamário normal na CESM nem sempre ocorre por causa da captação de contraste iodado pelo parênquima saudável e pelo sinal residual do tecido nas imagens subtraídas. O processo de pós-processamento de recombinação das imagens de baixa e alta energia para gerar as imagens recombinadas pode gerar artefatos, que podem obscurecer ou mimetizar lesões com realce, dificultando a interpretação da imagem. Alguns autores descrevem alguns artefatos comumente encontrados na CESM (Fig. 12-24):

- *Artefato de borda* (breast in breast): descrito como região fina curvilínea esbranquiçada com formato em "C" próxima da borda do parênquima mamário. É o artefato mais comum e não interfere na interpretação das imagens. Como sugerido por Dromain *et al.*, seu surgimento pode ser explicado pela radiação de espalhamento irregular na borda do parênquima mamário. Pode ainda estar associado a um maior e mais rápido realce das áreas periféricas da mama por causa da menor compressão a que estas áreas são submetidas durante o exame.
- *Artefato ondulado:* descrito como linhas finas onduladas pretas e brancas em camadas sobrepostas, observadas mais comumente nas incidências MLO e, geralmente, são mais comuns na parte inferior da mama, principalmente na mama esquerda. Este artefato não parece interferir na interpretação das imagens e pode ser atribuído às pulsações cardíacas transmitidas pela parede torácica.
- *Artefato da linha axilar:* descrito como uma linha fina reta bem definida que se estende pela axila, geralmente bilateral e somente nas incidências MLO. Este artefato não parece interferir na interpretação da imagem e está associado ao uso de pá de compressão mamográfica pequena.
- *Artefato de realce da linha da pele:* descrito como realce de áreas segmentares da pele. A correlação deste achado com as imagens de baixa energia permite facilmente identificá-lo como artefato, e não como espessamento cutâneo ou realce cutâneo. Este artefato é mais comum nas incidências CC e em sua grande maioria são segmentares, sem envolver todo o contorno cutâneo. Assim como o artefato de borda, pode ser causado pela radiação de espalhamento irregular e pelas diferenças de espessura cutânea pelas várias partes da mama.
- *Artefato de contaminação da pele por contraste iodado:* a falta de cuidado na manipulação do acesso venoso pode resultar na contaminação da pele com contraste iodado, podendo aparecer na CESM (principalmente nas imagens recombinadas) como diminutos pontos brancos, simulando calcificações. É muito importante o cuidado durante a manipulação do acesso venoso, bem como o reconhecimento deste artefato para se evitarem biópsias desnecessárias.
- *Artefato de realce negativo:* descrito como área com ausência de contraste em relação ao parênquima mamário adjacente, presente em casos onde há cistos ou calcificações grosseiras.

Vantagens e Desvantagens

A CESM possui inúmeras vantagens quando comparada à RM: a possibilidade de ser realizada imediatamente após mamografia de rastreio, com as mesmas incidências (craniocaudal e médio-lateral oblíqua); facilidade de comunicação e entendimento entre radiologista e clínico/cirurgião; rápida curva de aprendizado; tempo de duração menor que a da RM, em geral em torno de 7-10 minutos; maior conforto durante o exame; ser uma boa opção de exame com contraste para pacientes com contraindicação para realização de RM de mamas. Além do mais, a mamografia contrastada apresenta menores taxas de falso-positivo, com acurácia e estimativa de tamanho tumoral equiparáveis, sendo um potencial substituto à ressonância magnética de mamas, com um custo de cerca de quatro vezes menor.

Ressaltam-se, como desvantagens, a contraindicação do exame para pacientes com história de reação alérgica ao contraste iodado e a falta de sistematização de léxico, análise e categorização pelo BI-RADS pelo fato de ser uma tecnologia nova.

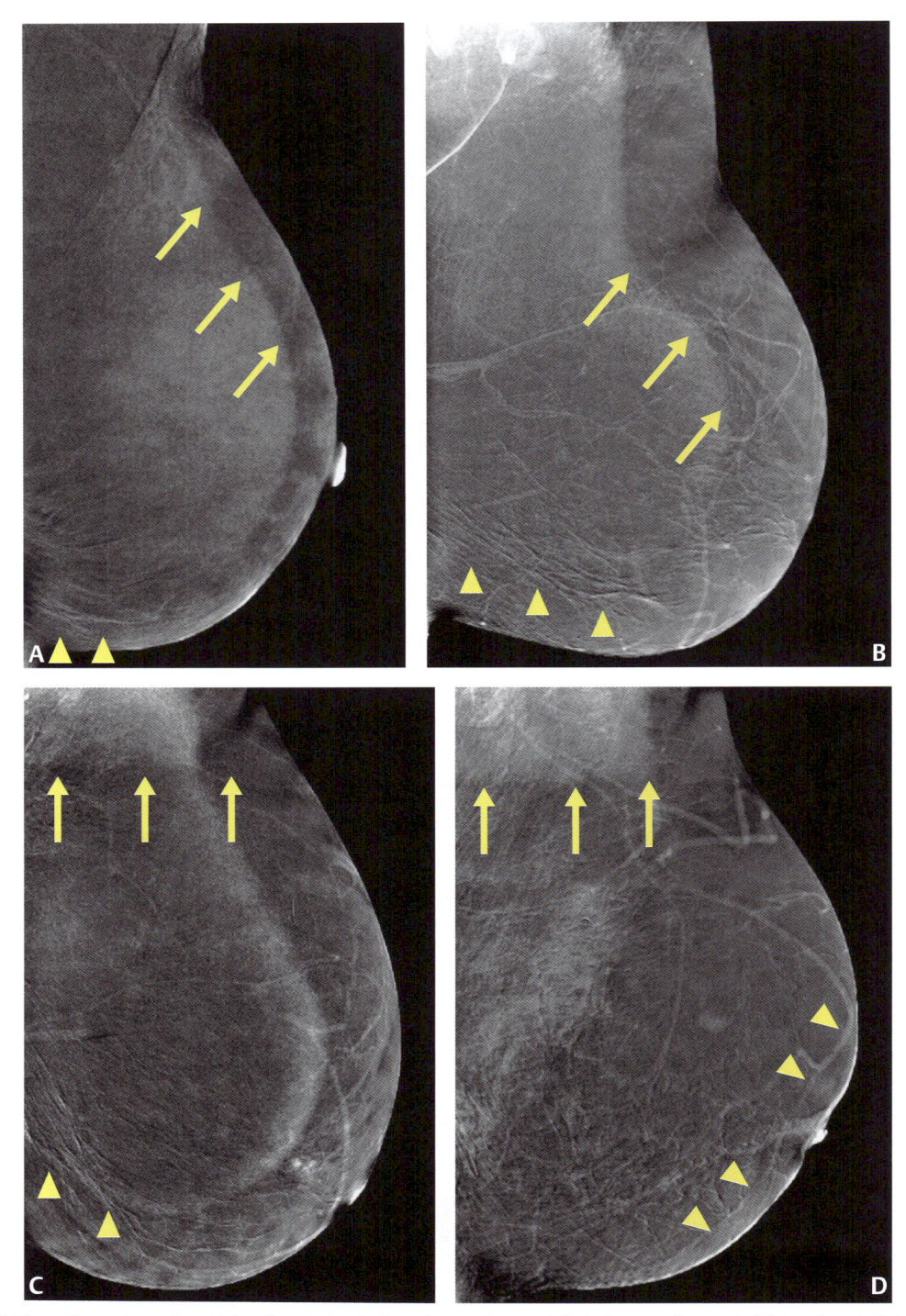

Fig. 12-24. Tipos de artefatos. (**A** e **B**) Artefato de borda (setas) e artefato ondulado (pontas de setas). (**C**) Artefato da linha axilar (setas) e artefato ondulado (pontas de setas); (**D**) Artefato de realce da linha da pele (pontas de setas) e artefato da linha axilar (setas); *(Continua.)*

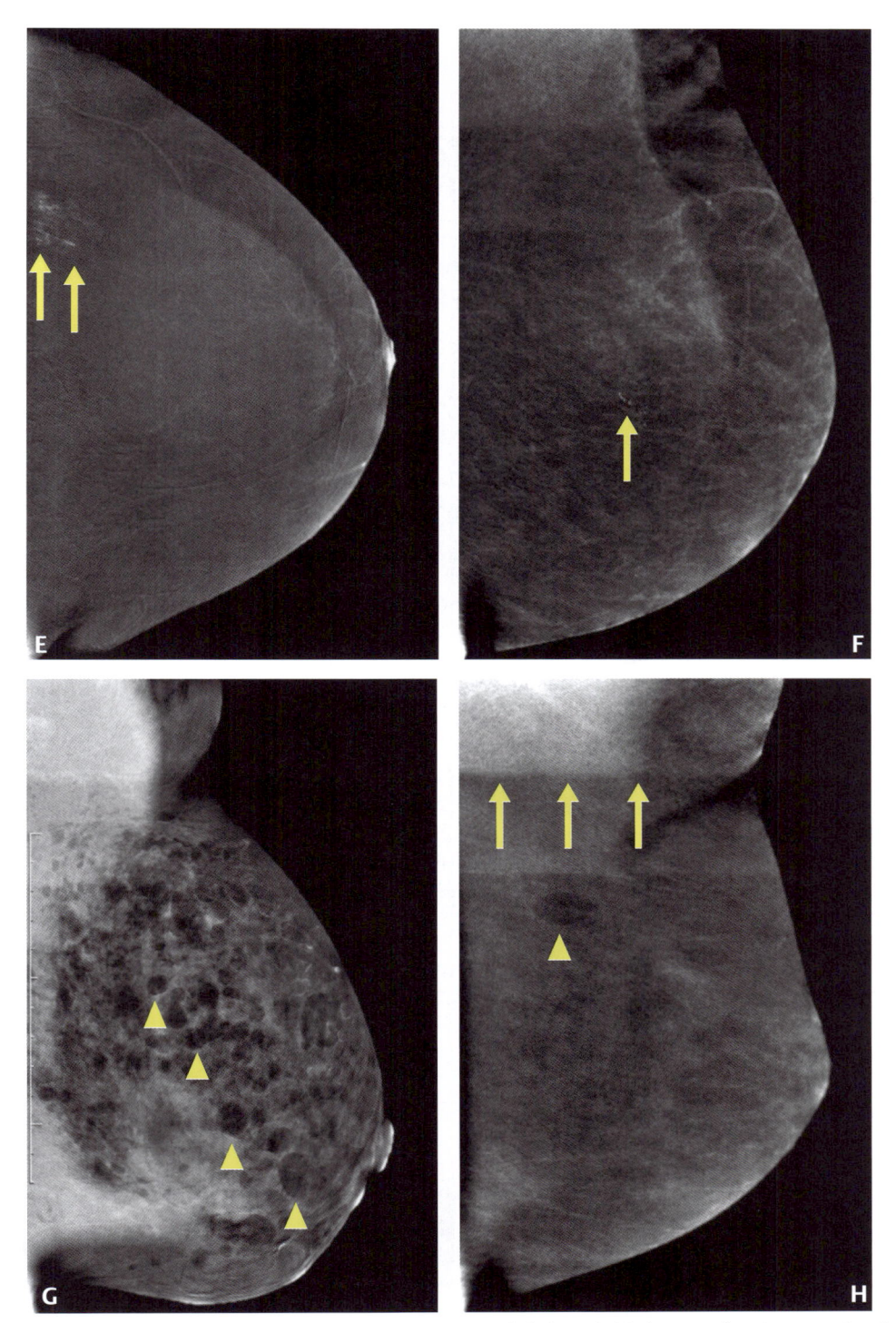

Fig. 12-24. (*Cont.*) (**E**) Artefato de contaminação da pele por contraste iodado (setas); (**F**) tênue artefato de contaminação da pele por contraste iodado mimetizando calcificação (seta); (**G**) múltiplos artefatos de realce negativo por silicone livre injetável (pontas de setas); (**H**) artefato da linha axilar (setas) e artefato de realce negativo (ponta de seta).

LEITURAS SUGERIDAS

Badr S, Laurent N, Regis C et al. Dual-energy contrast-enhanced digital mammography in routine clinical practice in 2013. Diagn Interv Imaging. 2014;95:245-58.

Bhimani C, Li L, Liao L et al. Contrast-enhanced Spectral Mammography: Modality-Specific Artifacts and Other Factors Which May Interfere with Image Quality. Acad Radiol. 2017 Jan;24(1):89-94.

Bloomquist AK, Yaffe MJ, Pisano ED et al. Quality control for digital mammography in the ACRIN DMIST trial: part I. Med Phys. 2006 Mar;33(3): 719-36.

Chang CH, Nesbit DE, Fisher DR et al. Computed tomographic mammography using a conventional body scanner. AJR Am J Roentgenol. 1982;138:553-8.

Cheung YC, Juan YH, Lin YC et al. Dual-Energy Contrast-Enhanced Spectral Mammography: Enhancement Analysis on BI-RADS 4 Non-Mass Microcalcifications in Screened Women. PLoS One. 2016 Sep 9;11(9):e0162740.

Delille JP, Slanetz PJ, Yeh ED et al. Physiologic changes in breast magnetic resonance imaging during the menstrual cycle: perfusion imaging, signal enhancement, and influence of the T1 relaxation time of breast tissue. Breast J. 2005; 11(4):236-41.

DeMartini WB, Liu F, Peacock S et al. Background parenchymal enhancement on breast MRI: impact on diagnostic performance. AJR Am J Roentgenol. 2012;198(4):W373-80.

Diekmann F, Diekmann S, Jeunehomme F et al. Digital mammography using iodine-based contrast media. Invest Radiol. 2005;40(7):397-404.

Diekmann F, Freyer M, Diekmann S et al. Evaluation of contrast-enhanced digital mammography. Eur J Radiol. 2011;78(1):112-21.

Dontchos BN, Rahbar H, Partridge SC et al. Are qualitative assessments of background parenchymal enhancement, amount of fibroglandular tissue on MR images, and mammographic density associated with breast cancer risk? Radiology. 2015;276(2):371-80.

Dromain C, Balleyguier C, Adler G et al. Contrast-enhanced digital mammography. Eur J Radiol. 2009 Jan;69(1):34-42.

Dromain C, Balleyguier C, Muller S et al. Evaluation of tumor angiogenesis of breast carcinoma using contrast-enhanced digital mammography. AJR Am J Roentgenol. 2006;187(5):528-37.

Dromain C, Thibault F, Diekmann F et al. Dual-energy contrast enhanced digital mammography: initial clinical results of a multireader, multicase study. Breast Cancer Research. 2012;14(3):R94.

Dromain C, Thibault F, Muller S et al. Dual-energy contrast-enhanced digital mammography: initial clinical results. Eur Radiol. 2011;21:565–574;

Fallenberg EM, Dromain C, Diekmann F et al. Contrast-enhanced spectral mammography versus MRI: Initial results in the detection of breast cancer and assessment of tumour size. Eur Radiol. 2014; 24(1):256-64.

Fallenberg EM, Dromain C, Diekmann F et al. Contrast-enhanced spectral mammography: does mammography provide additional clinical benefits or can some radiation exposure be avoided? Breast Cancer Res Treat. 2014;146:371-81.

Fallenberg EM, Dromain C, Diekmann F et al. Contrast-enhanced spectral mammography versus MRI: Initial results in the detection of breast cancer and assessment of tumour size. Eur Radiol. 2014; 24(1):256-64.

Fallenberg EM, Schmitzberger FF, Amer H et al. Contrast-enhanced spectral mammography vs. mammography and MRI - clinical performance in a multi-reader evaluation. Eur Radiol. 2017 July;27(7): 2752-64.

Francescone MA, Jochelson MS, Dershaw DD et al. Low energy mammogram obtained in contrast-enhanced digital mammography (CESM) is comparable to routine full-field digital mammography (FFDM). Eur J Radiol. 2014 Aug; 83(8):1350-5.

Hagay C, Cherel PJ, de Maulmont CE et al. Contrast-enhanced C T: value for diagnosing local breast cancer recurrence after conservative treatment. Radiology. 1996;200:631-8.

Hambly NM, Liberman L, Dershaw DD et al. Background parenchymal enhancement on baseline screening breast MRI: impact on biopsy rate and short-interval follow-up. AJR Am J Roentgenol. 2011;196(1):218-24.

Harms SE, Flamig DP. MR imaging of the breast. J Magn Reson Imaging. 1993;3:277-83.

Heywang SH, Wolf A, Pruss E et al. MR imaging of the breast with Gd-DTPA: use and limitations. Radiology. 1989;171:95-103.

Hill ML, Mainprize JG, Carton AK et al. Anatomical noise in contrast enhanced digital mammography. Part II. Dual-energy imaging. Med Phys. 2013 Aug; 40(8):081907.

Jochelson MS, Dershaw DD, Sung JS et al. Bilateral contrast-enhanced dual-energy digital mammography: feasibility and comparison with conventional digital mammography and MR imaging in women with known breast carcinoma. Radiology. 2013; 266:743-51.

Jong RA, Yaffe MJ, Skarpathiotakis M et al. Contrast enhanced digital mammography: initial clinical experience. Radiology. 2003;228(3):842-50.

Kamal RM, Helal MH, Mansour SM et al. Can we apply the MRI BI-RADS lexicon morphology descriptors on contrast-enhanced spectral mammography? Br J Radiol. 2016 July 12:20160157.

Kolb TM1, Lichy J, Newhouse JH. Comparison of the performance of screening mammography, physical examination, and breast US and evaluation of factors that influence them: an analysis of 27,825 patient evaluations. Radiology. 2002 Oct;225(1): 165-75.

Kuhl CK, Bieling HB, Gieseke J et al. Healthy premenopausal breast parenchyma in dynamic contrast-enhanced MR imaging of the breast: normal contrast medium enhancement and cyclical-phase dependency. Radiology. 1997; 203(1):137-44.

Kuhl CK, Mielcareck P, Klaschik S et al. Dynamic breast MR imaging: are signal intensity time course data useful for differential diagnosis of enhancing lesions? Radiology. 1999 Apr;211(1):101-10.

Lewin JM, Niklason L. Advanced applications of digital mammography: tomosynthesis and contrast-enhanced digital mammography. *Semin Roentgenol.* 2007 Oct;42(4):243-52.

Luczynska E, Heinze-Paluchowska S, Hendrick E *et al.* Comparison between breast MRI and contrast-enhanced spectral mammography. *Med Sci Monit.* 2015;21:1358-67.

Morris EA, Comstock CE, Lee CH *et al. ACR BI-RADS® Magnetic Resonance Imaging.* In: *ACR BI-RADS® Atlas, Breast Imaging Reporting and Data System.* Reston, VA: American College of Radiology; 2013.

Morris EA. Diagnostic breast MR imaging: current status and future directions. *Magn Reson Imaging Clin N Am.* 2010;18(1):57-74.

Müller-Schimpfle M, Ohmenhaüser K, Stoll P *et al.* Menstrual cycle and age: influence on parenchymal contrast medium enhancement in MR imaging of the breast. *Radiology.* 1997;203(1):145-9.

Orel SG, Schnall MD. MR imaging of the breast for the detection, diagnosis, and staging of breast cancer. *Radiology.* 2001;220:13-30.

Patel BK, Naylor ME, Kosiorek HE *et al.* Clinical utility of contrast-enhanced spectral mammography as an adjunct for tomosynthesis-detected architectural distortion. *Clin Imaging.* 2017 July 12;46:44-52.

Pisano ED, Gatsonis C, Hendrick E *et al.* Diagnostic performance of digital versus film mammography for breast-cancer screening. *N Engl J Med* 2005 Oct 27;353(17):1773-83.

Rafferty EA. Digital mammography: novel applications. *Radiol Clin North Am.* 2007 Sep;45(5): 831-43.

Sogani J, Morris EA, Kaplan JB *et al.* Comparison of Background Parenchymal Enhancement at Contrast-enhanced Spectral Mammography and Breast MR Imaging. *Radiology.* 2017 Jan;282(1): 63-73.

Tabár L, Vitak B, Chen HH *et al.* Beyond randomized controlled trials: organized mammographic screening substantially reduces breast carcinoma mortality. *Cancer.* 2001 May 1;91(9):1724-31.

Tennant SL, James JJ, Cornford EJ *et al.* Contrast-enhanced spectral mammography improves diagnostic accuracy in the symptomatic setting. *Clin Radiol.* 2016 Nov;71(11):1148-55.

Thibault F, Balleyguier C, Tardivon A, Dromain C. Contrast enhanced spectral mammography: better than MRI? *Eur J Radiol.* 2012 Sep;81 Suppl 1:S162-4.

Weidner N, Semple JP, Welch WR, Folkman J. Tumor angiogenesis and metastasis-correlation in invasive breast carcinoma. *N Engl J Med.* 1991 Jan 3;324(1):1-8.

Yabuuchi H, Matsuo Y, Okafuji T *et al.* Enhanced mass on contrast-enhanced breast MR imaging: Lesion characterization using combination of dynamic contrast-enhanced and diffusion-weighted MR images. *J Magn Reson Imaging* 2008 Nov;28(5):1157-65.

Yaffe MJ1, Mainprize JG, Jong RA. Technical developments in mammography. *Health Phys.* 2008 Nov;95(5):599-611.

Yagil Y, Shalmon A, Rundstein A *et al.* Challenges in contrast-enhanced spectral mammography interpretation: artefacts lexicon. *Clin Radiol.* 2016 May;71(5):450-7.

CAPÍTULO 13

TOMOSSÍNTESE

Ana Paula Hidemi Uema Watanabe

INTRODUÇÃO

A caracterização de uma lesão suspeita de câncer de mama frente ao padrão glandular dominante é uma das maiores limitações no rastreamento mamográfico. As tecnologias digitais encontram-se em constante avanço para otimizar tal dificuldade, buscando-se a aplicabilidade em um ambiente de rastreio, ou seja, alta especificidade e sensibilidade, baixo custo que permita a realização do exame na população-alvo escolhida, com a garantia da periodicidade indicada.

A redução da mortalidade alcançada nos Estados Unidos e no mundo pode ser atribuída a vários avanços radiológicos em imagens diagnósticas.

Neste capítulo, discutiremos uma das tecnologias digitais derivadas, desenvolvidas para superar a fragilidade da mamografia convencional (tela de filme - analógica e/ou mamografia digital) - a tomossíntese de mama (DBT). Os sistemas mamográficos digitais já disponíveis possibilitaram, então, a evolução para a DBT.

TÉCNICA

Do Início aos Dias Atuais

A tecnologia de tomossíntese de mama digital (DBT) começou em 1971, em uma tentativa dos pesquisadores de reduzir a limitação diagnóstica causada pela sobreposição de estruturas na mama em caracterizar lesões suspeitas, especialmente em mulheres com mamas de padrão heterogeneamente densas e densidades fibroglandulares esparsas. A pesquisa original envolveu a obtenção de imagens em diferentes ângulos que poderiam ser usados para produzir "fatias" de tecido mamário. Naquela época não havia detectores digitais, e as velocidades de processamento das imagens eram lentas, quando comparadas aos padrões atuais, limitação essa vencida na década de 1990, quando os detectores digitais ficaram disponíveis. A primeira unidade utilizável foi desenvolvida em 2000, no Massachusetts General Hospital. Foram desenvolvidos vários outros sistemas que variaram os ângulos de captura de imagem e algoritmos utilizados para processar as imagens.

Aprovada pela Food and Drug Admnistration (FDA) dos Estados Unidos em 2011 para imagens de mama, após vários estudos, que demonstraram sua eficácia na distinção de lesões malignas e benignas. Tais estudos mostraram taxas de detecção aumentadas, bem como uma sensibilidade melhorada.

Na mamografia digital convencional (DR), uma mama comprimida é exposta à radiação ionizante. A energia que passa pela mama é transformada em um sinal elétrico por um detector que produz a imagem clínica. O tubo de raios X é estacionário, estando a mama e o detector parados. A imagem produzida nas incidências MLO e CC é uma representação bidimensional do espaço tridimensional. Cada *pixel* é, portanto, uma média da informação obtida pela espessura total da mama, dessa maneira, começou-se, então a busca por uma tecnologia com possibilidade de descrição tridimensional da mama, semelhante às da tomografia computadorizada (TC), ressonância magnética (RM) e ultrassonografia.

Na tomossíntese digital da mama (DBT), o tubo de raios X é movido por um ângulo de arco limitado, enquanto o corpo mamário permanece comprimido, e uma série de exposições é obtida (Fig. 13-1), o que é chamado de método seriado de exposição, aquisição e movimentação. Um mínimo de 10 exposições é adquirido em um ângulo de 10°-50° durante a tomossíntese. A aquisição da imagem pode ser realizada usando uma técnica de passo a passo onde o tubo de raios X para em vários pontos em seu arco ao longo do corpo mamário ou método contínuo onde o tubo se move em arco contínuo durante o processo de aquisição. Estas exposições individuais correspondem a apenas uma fração da dose total utilizada durante a mamografia digital convencional. Esses conjuntos de dados de "projeção" em bruto requerem reconstrução usando algoritmos matemáticos complexos, chamados algoritmos de transformação de Fourier que são usados para representar a intensidade e as localizações espaciais da anatomia nas imagens.

Os conjuntos de dados de projeção geralmente não são interpretados pelos radiologistas, a interpretação baseia-se, então, nas imagens reconstruídas de "tomossíntese". Esses conjuntos de dados de projeção

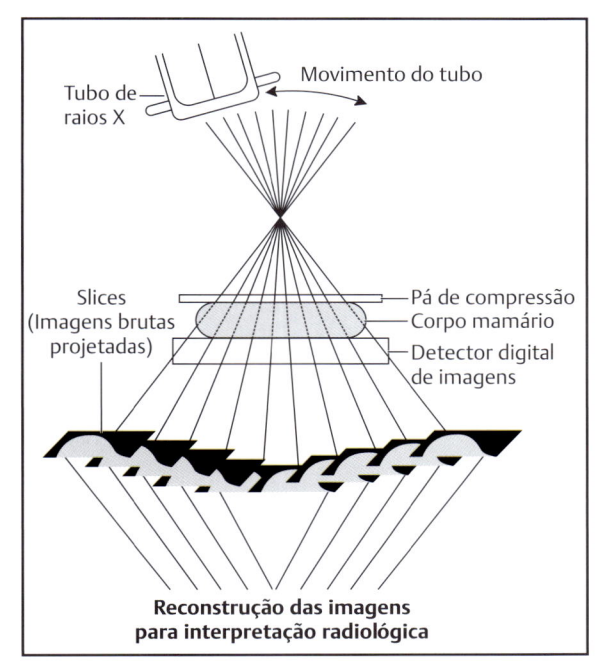

Fig. 13-1. Esquema ilustrativo do mecanismo da **tomossíntese**. Adaptado de Helvie MA, 2010.

Dose de Radiação

O grande desafio é o equilíbrio entre a dose e a qualidade da imagem. Como a qualidade da imagem está diretamente relacionada com a dose, houve a necessidade de que todos os fabricantes mantivessem dosagens inferiores ao limite atual da FDA de 300 *millirads* por exposição. A dose de mamografia convencional comum por incidência é de 150-250 *millirads*. Estudos apontam que com a DBT há redução na taxa de *recall* com a melhora na sensibilidade e especificidade, sendo assim uma dose minimamente maior pode ser aceitável.

Algoritmos de Reconstrução da Tomossíntese

Desde 1997 Niklason LT e Kopans *et al.* já descreveram a preocupação com os algoritmos de reconstrução da DBT como um elemento crítico na qualidade da imagem, semelhante ao que se observa na TC e RM. De maneira superficial, a tomossíntese reconstrói conjuntos de dados de imagem de projeção bruta para produzir imagens clínicas. Certos métodos de reconstrução podem ser melhores para nódulos ou massas e outros para microcalcificações.

TOMOSSÍNTESE NA PRÁTICA CLÍNICA

A tomossíntese de mama digital tem várias vantagens em relação à mamografia digital. Os benefícios potenciais da DBT incluem melhora na sensibilidade do rastreamento pela melhora na caracterização das lesões, uma vez que haja a redução da interferência da sobreposição dos tecidos adjacentes e sobreponíveis, o que permite o diagnóstico de lesões cada vez menores. A DBT mostra-se útil tanto no rastreamento quanto na avaliação diagnóstica.

Ela minimiza o impacto da sobreposição de tecido que dificulta a interpretação das imagens das mamas densas. Ao obter imagens resultantes da varredura em vários ângulos e combiná-los em uma imagem 3D, o tecido denso sobreposto é mais bem separado das lesões verdadeiramente suspeitas. Além disso, as margens da lesão são mais bem visualizadas com DBT do que a mamografia digital. Muitos estudos demonstraram que a DBT tem maior sensibilidade e especificidade do que a mamografia digital sozinha. Como resultado, é possível comprovar a redução de muitos falsos-positivos, acarretando na redução do número de reconvocações e na consequente ansiedade da paciente, secundária a essa dúvida diagnóstica (Fig. 13-3).

O maior benefício da DBT seria nos achados mamográficos não calcificados, como nódulos ou massas, assimetrias ou assimetrias focais e distorções focais (Figs. 13-4 a 13-8). A DBT também oferece a possibilidade de que a caracterização ou a especificidade possam ser aumentadas por uma melhor avaliação da morfologia das lesões detectadas e pela possibilidade

são reconstruídos em fatias muito finas (p. ex., 1 mm) para análise radiológica em uma estação de trabalho de alta resolução (5 *megapixels*), permitindo a interpretação visual, que oferecem o potencial de desmascarar cânceres obscurecidos por tecido normal localizado acima e abaixo da lesão, uma vez que ambas possuem densidades semelhantes.

Os *slices* de 0,5 e 1 mm podem ser reconstruídos em porções pouco mais espessas, chamados *slabs*, 10 mm, por exemplo, que, para alguns radiologistas, permite uma melhor definição do nódulo e sua margem e de focos de microcalcificações (Fig. 13-2).

As diferenças técnicas inerentes a cada marca disponível no mercado podem dificultar a comparação entre os estudos clínicos, destacando-se, sem dúvidas, que todas apresentam vantagens e desvantagens. Destacam-se alguns pontos a serem conhecidos:

- Dose de radiação total, considerando-se as duas incidências, no modo COMBO, ou seja, DBT + DR (1,8 a 2,5 vezes a mamografia digital habitual).
- Duração dos exames – diretamente relacionado com o desconforto e possibilidade de artefatos de moção.
- Desempenho do detector, bem como seu movimento.
- Amplitude de aquisição da imagem (variação de 11 a 60).
- Número de imagens (9 a 25) e espessura de aquisição (0,5 ou 1,0 mm).

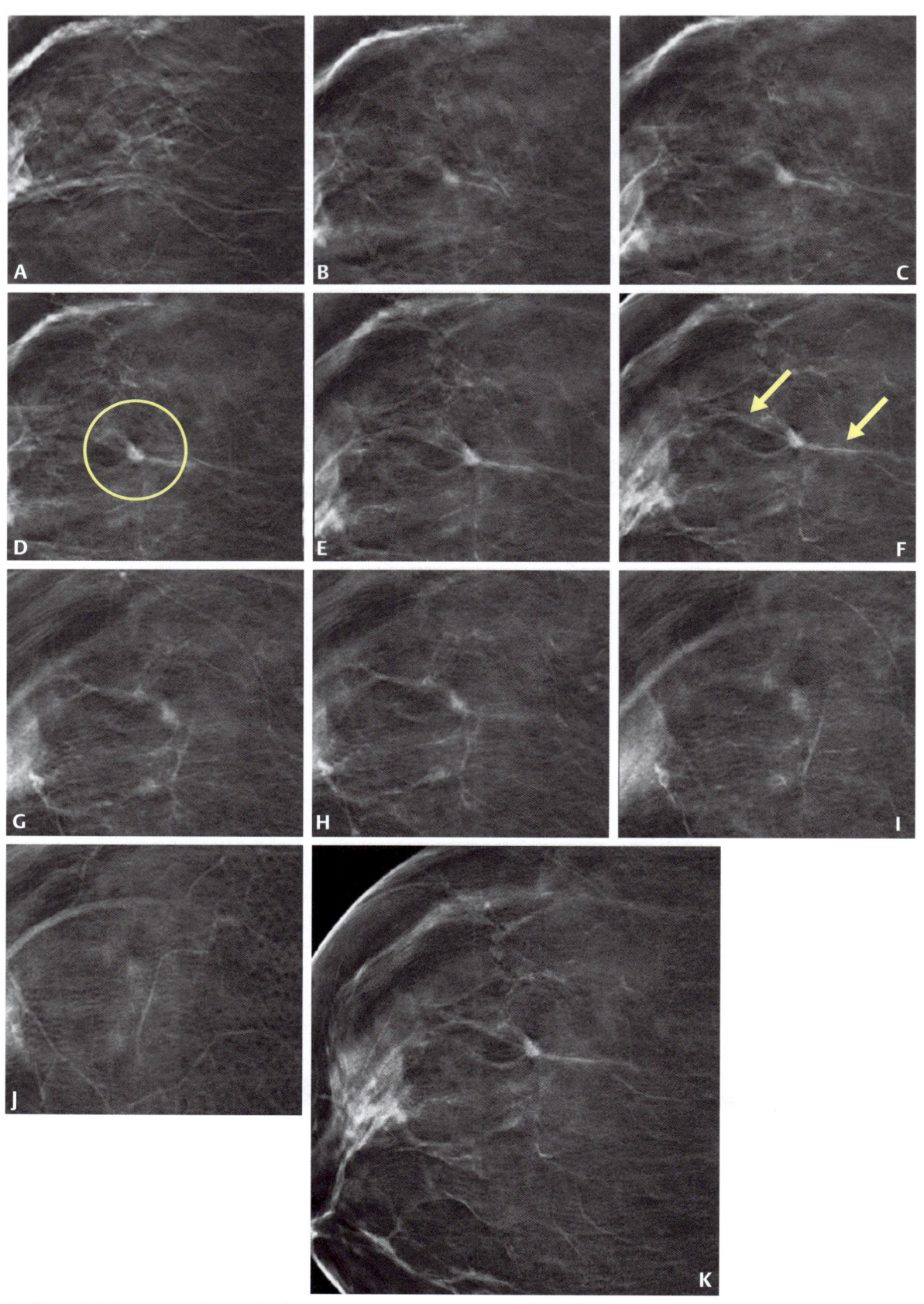

Fig. 13-2. (A-J) Dez cortes selecionados de 1,0 mm cada (*slices*) demonstrando melhor definição de diminuto nódulo irregular (círculo em **D**), anteriormente caracterizado em MMG de rastreamento. Observe o gradual surgimento das finas espículas periféricas (setas em **F**) e o detalhamento da forma irregular, apesar das diminutas dimensões do achado. (**K**) *Slab*, ou seja, corte reconstruído a partir dos *slices* de 10 mm. Para alguns autores, há maior riqueza de detalhes nesse tipo de avaliação – AP de CDI GI.

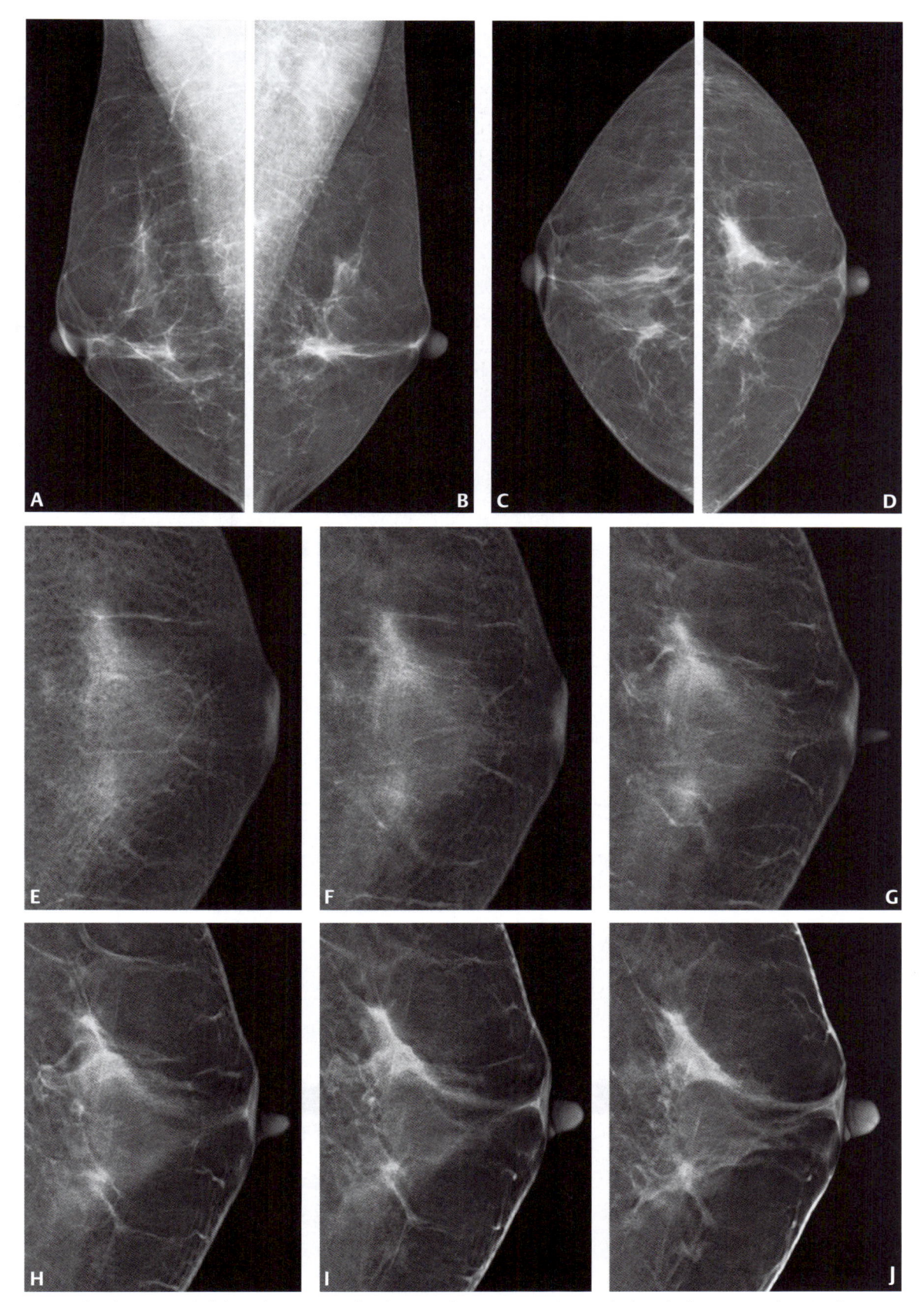

Fig. 13-3. (**A-D**) Mamografia bilateral – assimetria focal na UQL da MD – BI-RADS® 0. Há relato de descarga papilar cristalina espontânea. (**E-N**) **Tomossíntese** complementar mostra irregularidade de margens, porém sem confirmação de nódulo definido – permanece BI-RADS® 0. (**O** e **P**) Ultrassonografia complementar não evidencia nódulos ou outras lesões suspeitas, infere natureza fibroglandular – BI-RADS® 2. (*Continua.*)

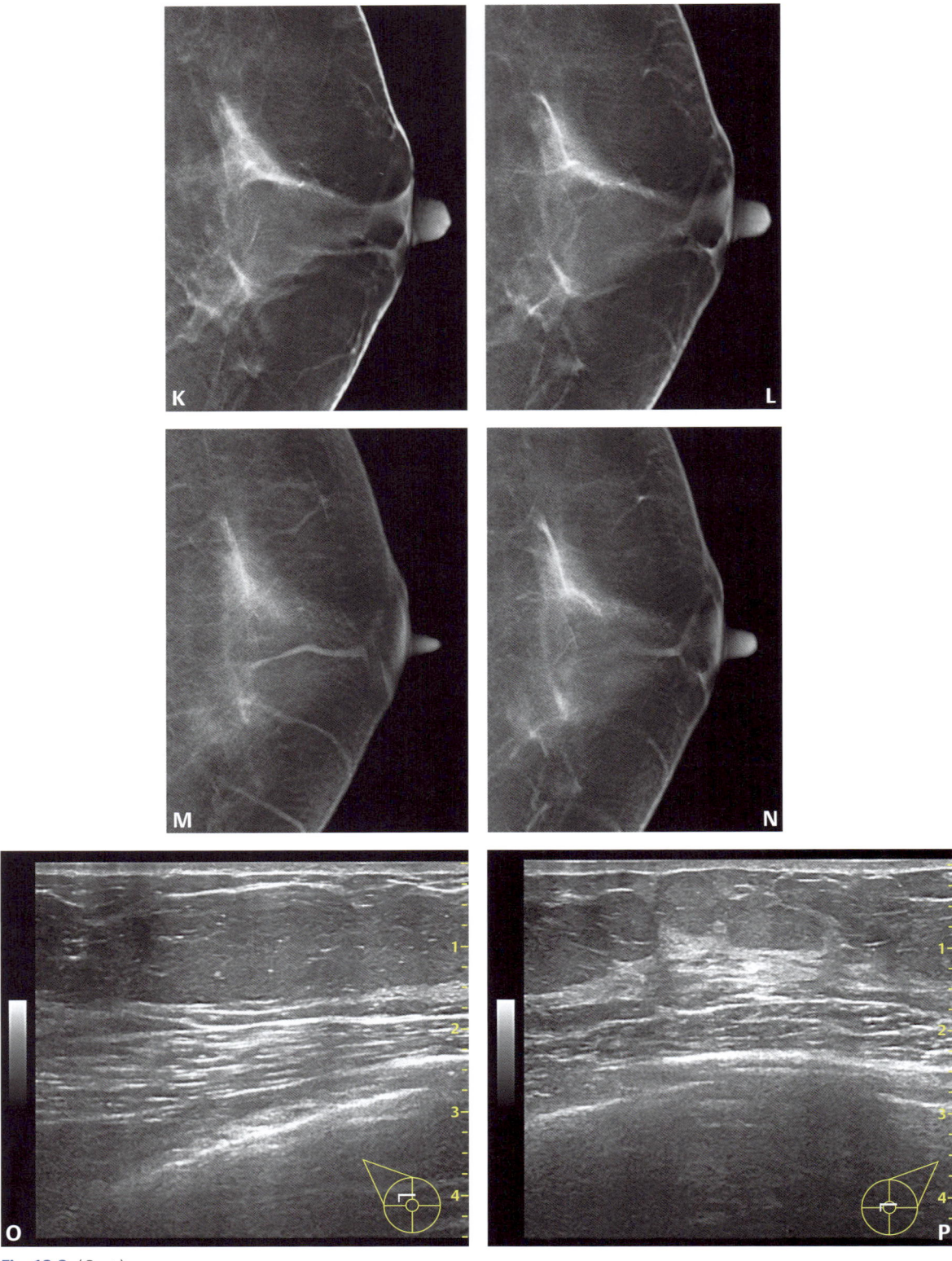

Fig. 13-3. (Cont.)

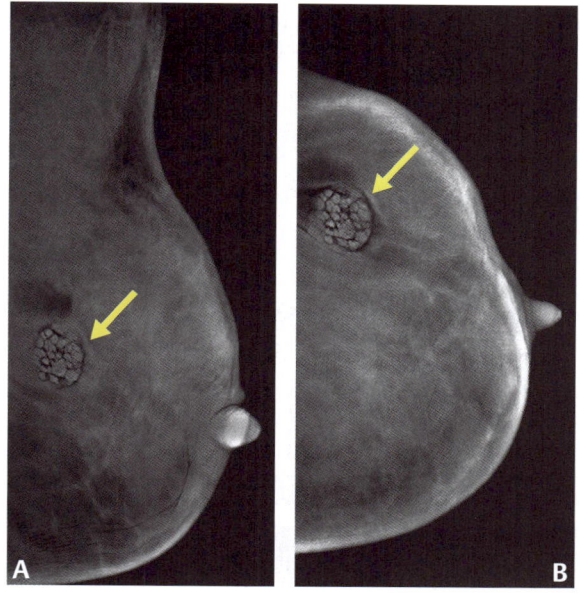

Fig. 13-4. Tomossíntese da ME em MLO (**A**) e CC (**B**) – lesão de pele – verruga evidente em cortes superficialis de **tomossíntese** (setas). Destaca-se halo hipodenso ao redor da lesão que corresponde ao encarceramento de ar no momento da compressão do corpo mamário.

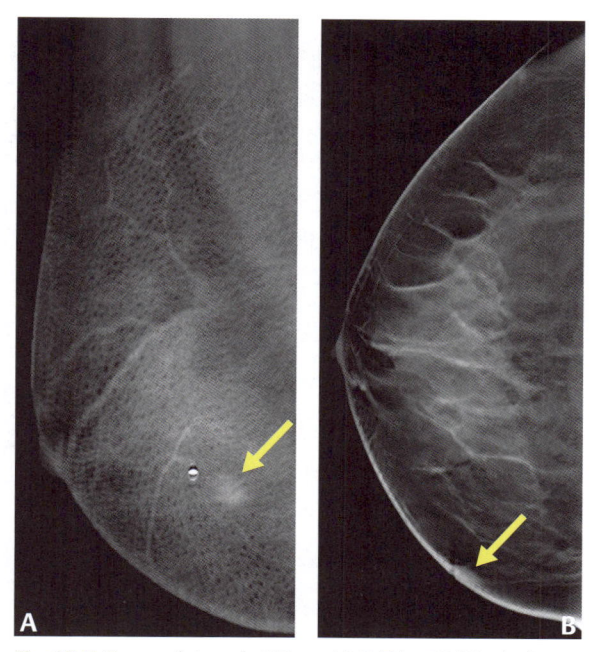

Fig. 13-5. Tomossíntese da MD em MLO (**A**) e CC (**B**) – lesão em subcutâneo – cisto sebáceo referido como queixa palpável, evidente em corte superficial de **tomossíntese** (setas).

de atenuação das chamadas lesões falso-positivas, ou seja, as lesões malignas podem parecer "mais" lesões malignas e benignas "mais" benignas (Figs. 12-9 a 12-11).

No Quadro 13-1 destacam-se os principais estudos comparando o desempenho da DBT em relação à mamografia DR convencional.

Nem todos os estudos avaliando o desempenho da tomossíntese mostraram resultados tão promissores quanto os descritos no Quadro 13-1. Teertstra, na Holanda, comparou 513 mamografias DR - 26% de exames de rastreamento anormais; 44% com achados palpáveis e 30% referidos como segunda opinião. Considerando-se os exames classificados como

Quadro 13-1. Estudos Mostrando a Comparação entre a Qualidade Diagnóstica entre a Tomossíntese (DBT) e a Mamografia Digital Convencional (DR), bem como a Redução das Taxas de *Recall* em Exames Mamográficos de Rastreamento e Aumento na Taxa de Detecção do Câncer de Mama

Estudo			Qualidade da DBT > DR	Qualidade da DBT = DR	Qualidade da DBT < DR
Poplack *et al.*	99 casos de *recall*	Redução de 40% nos casos de *recall*	51%	37%	11%*
Good *et al.*	30 casos diagnósticos	N/A	67%	31%	1,9%
Anderson *et al.*	40 casos de lesões ocultas e/ou sutis	N/A	55%	32%	2%
Helvie *et al.*		Aumento de 35,6% na taxa de detecção	N/A	N/A	N/A
Lo *et al.*		Aumento de 40% na taxa de detecção	N/A	N/A	N/A
Moore *et al.*	1957 casos de *recall*	Redução de 43% nos casos de *recall*	N/A	N/A	N/A

*Dos 11% dos casos referidos como DBT com qualidade inferior à DR, 72% eram microcalcificações.

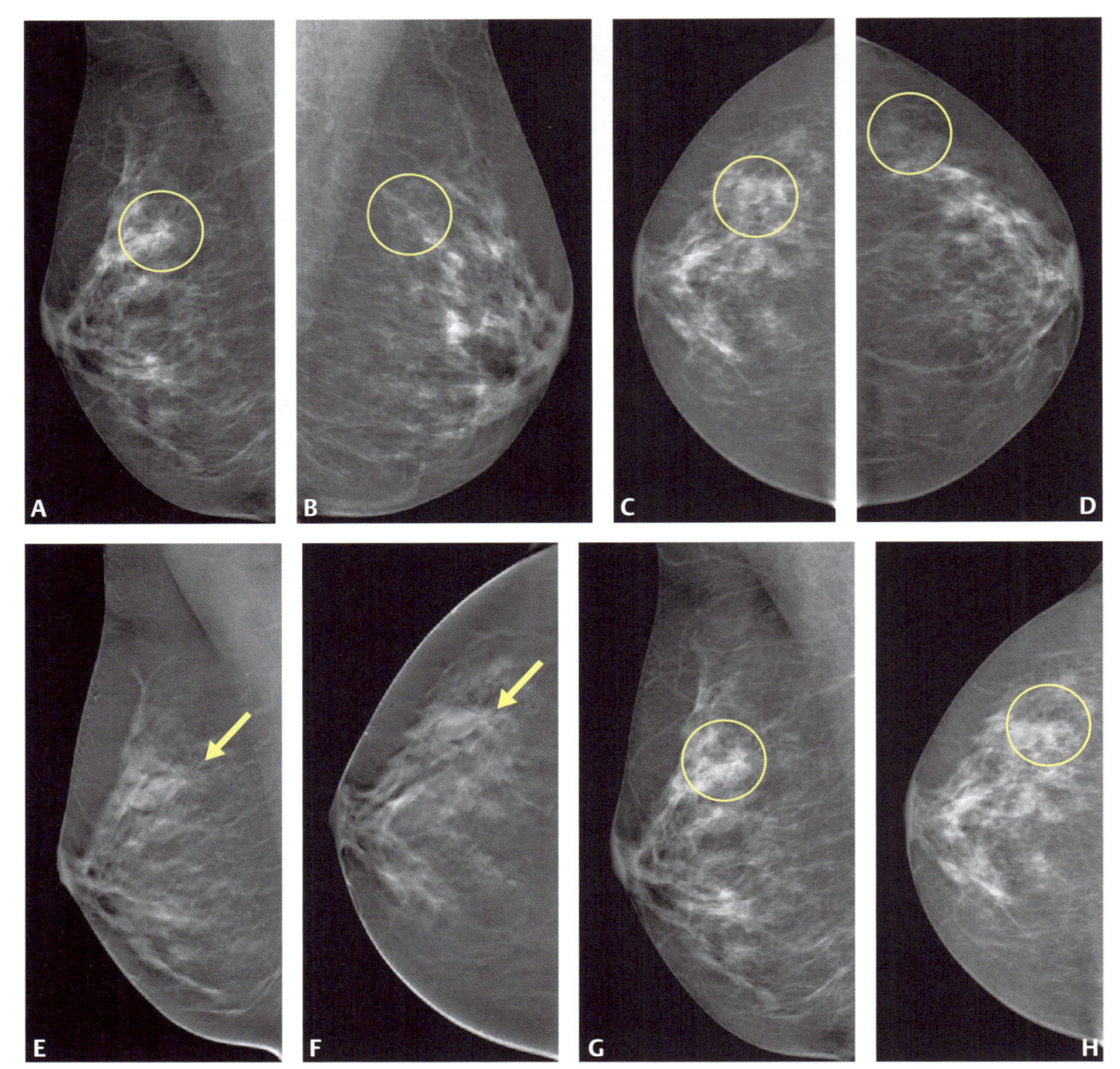

Fig. 13-6. Mamografia nas incidências MLO (**A** e **B**) e CC (**C** e **D**). Mamas heterogeneamente densas, destacando-se distorção arquitetural em QSL da MD (círculo **A** e **C**) e foco de microcalcificações pleomórficas finas em QSL da ME (círculo em **B** e **D**) – BI-RADS® 4C. Incidências complementares com **tomossíntese** em MD – MLO (**E**) e CC (**F**) melhor caracterizam as finas espículas periféricas da distorção arquitetural (setas), descrita em avaliação 2D habitual (**G** e **H** – círculos). *(Continua.)*

Fig. 13-6. (*Cont.*) A ultrassonografia (**I**) mostra correspondência com nódulo sólido hipoecogênico, irregular, de margens indistintas, acompanhado de forte sombra acústica posterior, no 1/3 posterior do raio de 10 horas da MD, medindo 1,1 x 0,7 x 0,7 cm, distando cerca de 4,1 cm do mamilo – BI-RADS® 4C. A *core* biópsia (**J**) do achado demonstra AP de CDIS, padrões sólido e papilar grau nuclear 2. Incidências complementares em ME, com grafias **ampliadas** em MLO (**K**) e CC (**L**) caracterizam melhor o foco de microcalcificações pleomórficas finas no 1/3 médio-posterior do QSL da ME, descritas em exame mamográfico 2D (**M** e **N**) – BI-RADS® 4B.

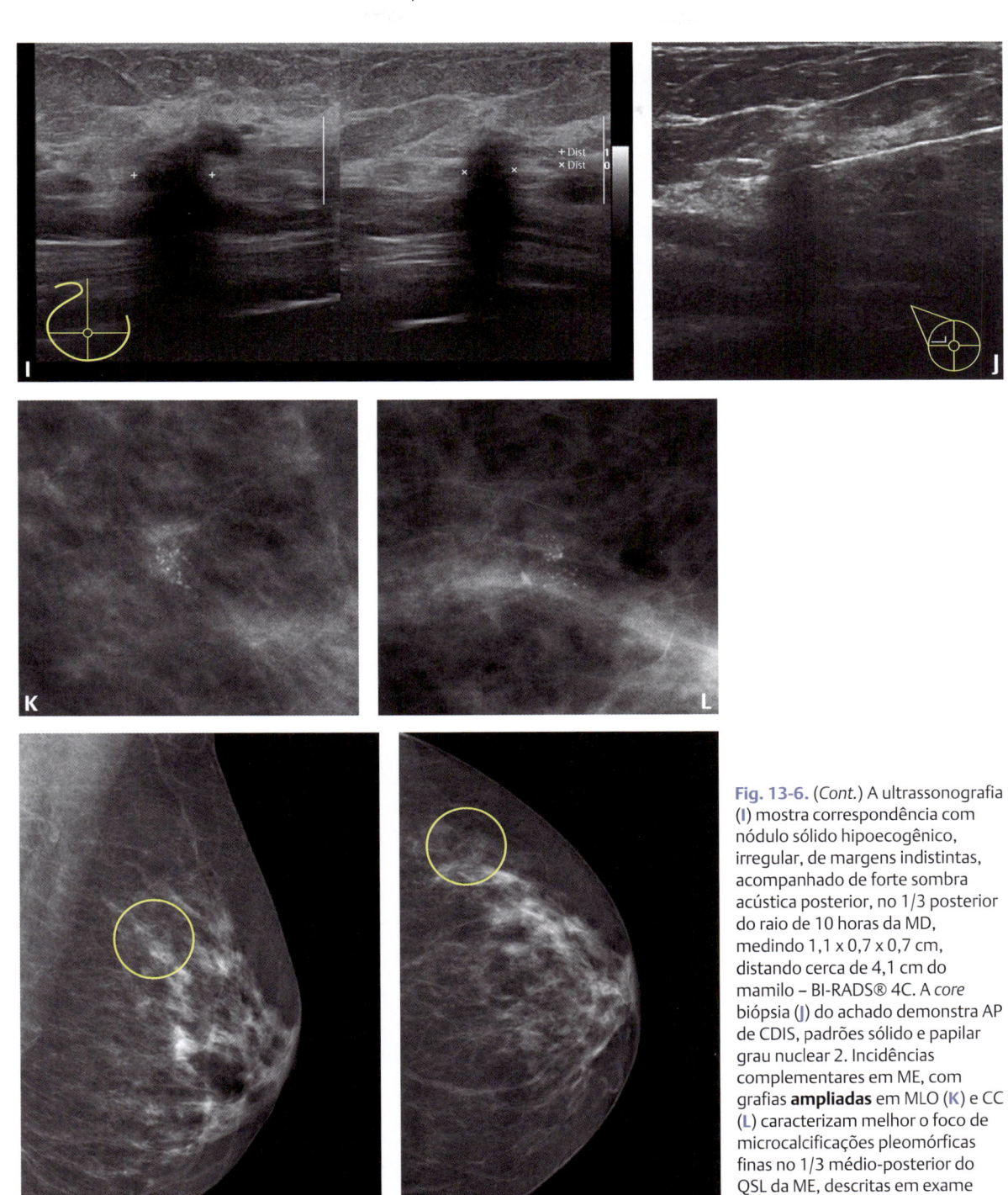

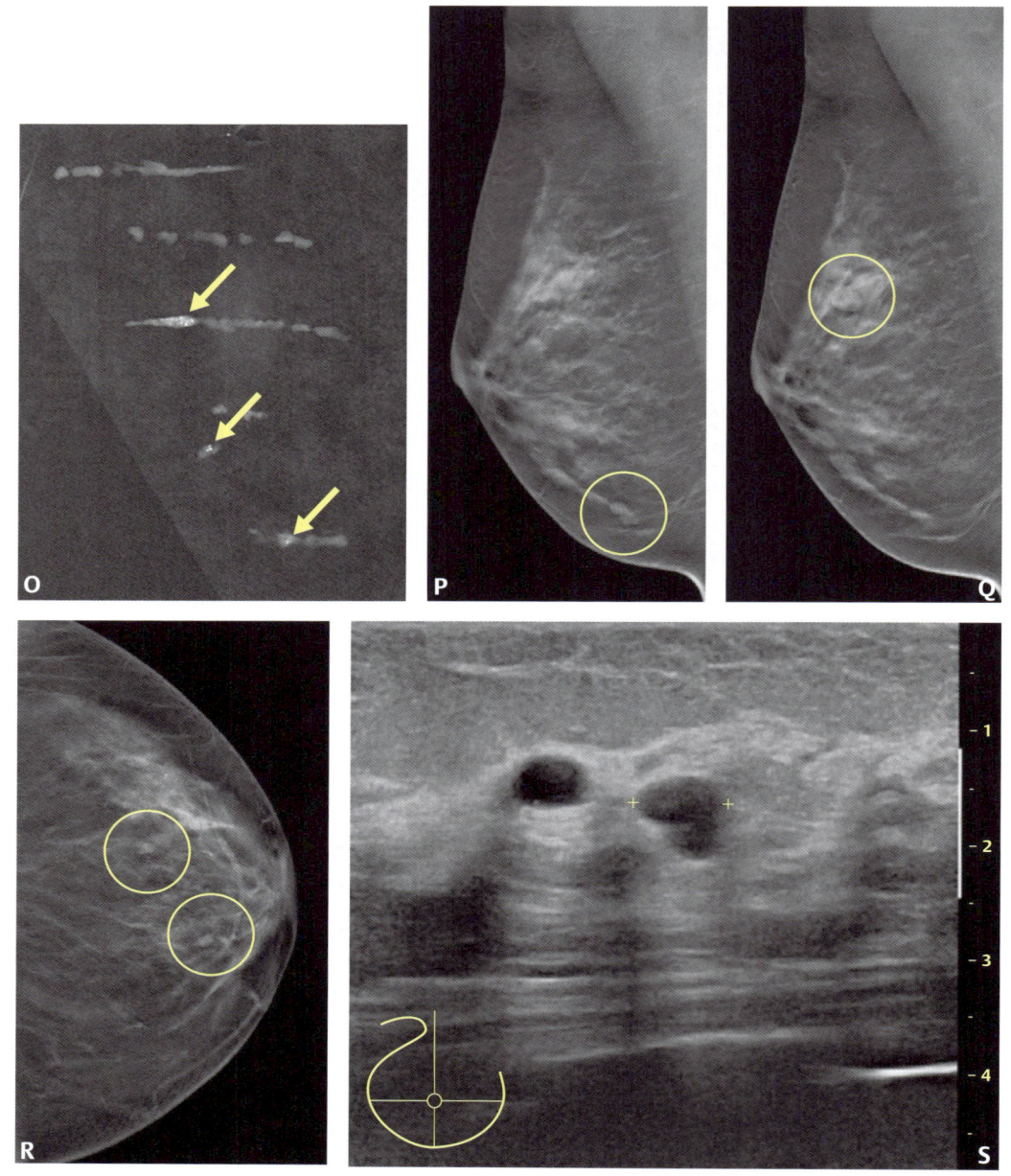

Fig. 13-6. (*Cont.*) (**O**) Fragmentos obtidos por *core* biópsia das microcalcificações da ME confirmam a retirada satisfatória e representativa das mesmas (setas), AP de alteração de células colunares sem atipias, correlação anatomorradiológica concordante sendo indicado acompanhamento precoce com grafias **ampliadas** em 6 meses. Nódulos ovalados e circunscritos, caracterizados esparsos em ambas as mamas (círculos), mais bem evidenciados em cortes seriados de **tomossíntese** MLO da MD (**P** e **Q**) e CC da ME (**R**), correspondendo a pequenos cistos simples de até 0,8 cm, em ultrassonografia (**S**).

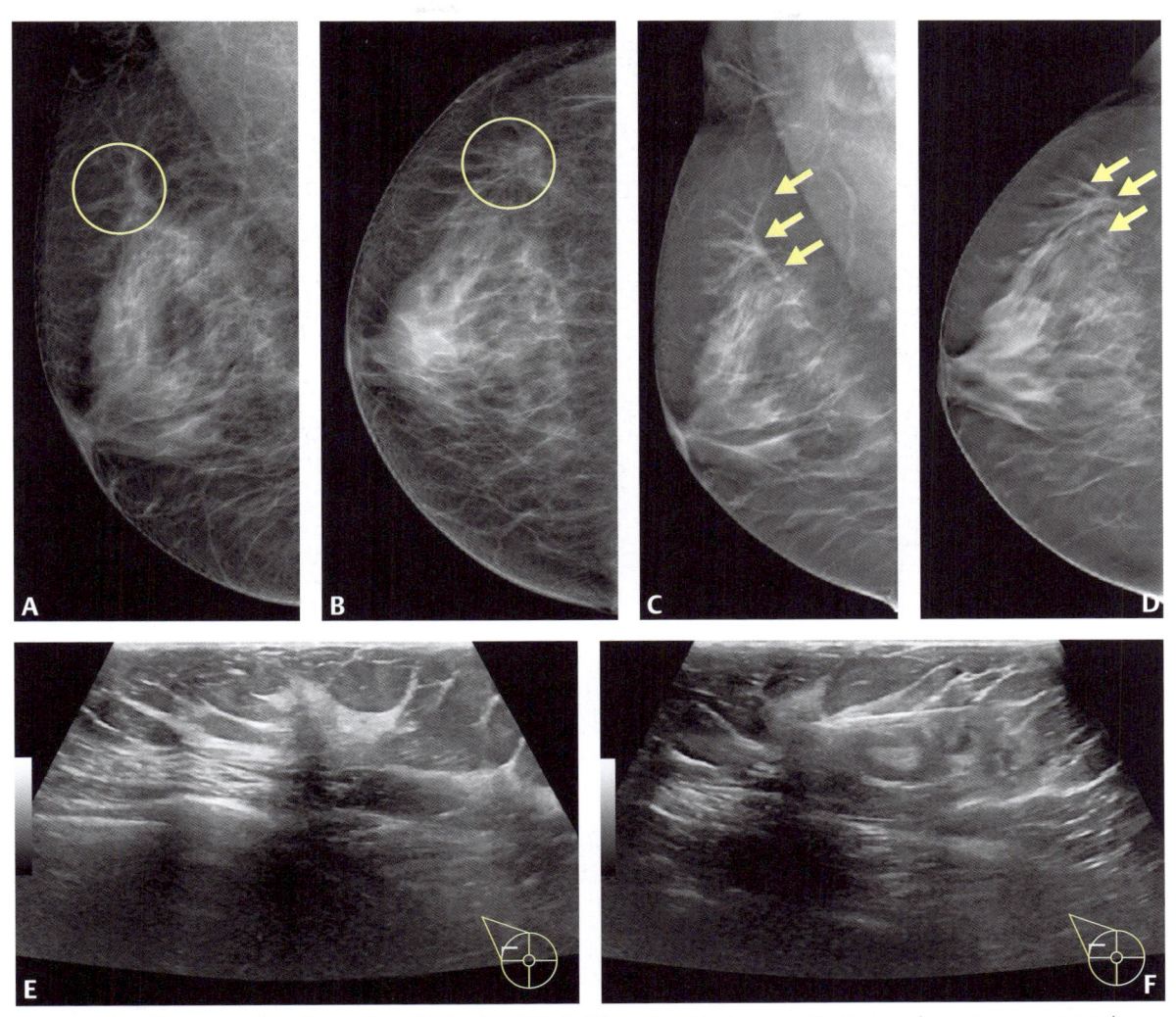

Fig. 13-7. (**A** e **B**) Mamografia DIR com distorção focal no QSL da MD, mais evidente em avaliação complementar com cortes de **tomossíntese** (setas – **C** e **D**) – BI-RADS® 4C. Ultrassonografia caracteriza pequena distorção arquitetural no raio de 10 horas da MD – corresponde ao achado mamográfico (**E**) com AP pós-*core* biópsia (**F**) de CLIS. A setorectomia do achado revela CLI de 0,7 cm, com extenso componente *in situ* associado.

BI-RADS 0, 3, 4 e 5, os autores relataram sensibilidade similar de 92,9% tanto para DBT quanto para DR e especificidade de 86,1% para DR 84,4% para DBT, diferença também não significativa. Os autores notaram que todos os grupos de calcificações malignas detectadas pela mamografia digital também foram detectados na DBT de mama.

A caracterização e avaliação de margens de massas são consideradas uma das melhores vantagens da DBT. Helvie, utilizando-se de exames mamográficos com caracterização de nódulos com indicação de biópsia, submetidos à análise de quatro diferentes radiologistas, confirmou tal afirmação. Nódulos caracterizados tanto em DBT como na mamografia convencional (tanto analógica como digital) apresentaram 77% do seu perímetro na DBT e 53% no segundo grupo. Dois anos depois, o mesmo autor utilizou outros 382 exames também com caracterização de nódulos, destacando que nódulos circunscritos eram muito mais comuns as lesões benignas do que com o câncer (70 contra 5%) em contrapartida, as margens espiculadas ou indistintas foram muito mais comuns com o câncer do que benignas (81% contra 11%).

Anderson *et al.* selecionaram exames de 36 mulheres com lesões malignas sutis, caracterizadas na mamografia digital, a fim de avaliar a *performance* da tomossíntese de mama (DBT) em uma única incidência com a mamografia digital (DM) de uma ou

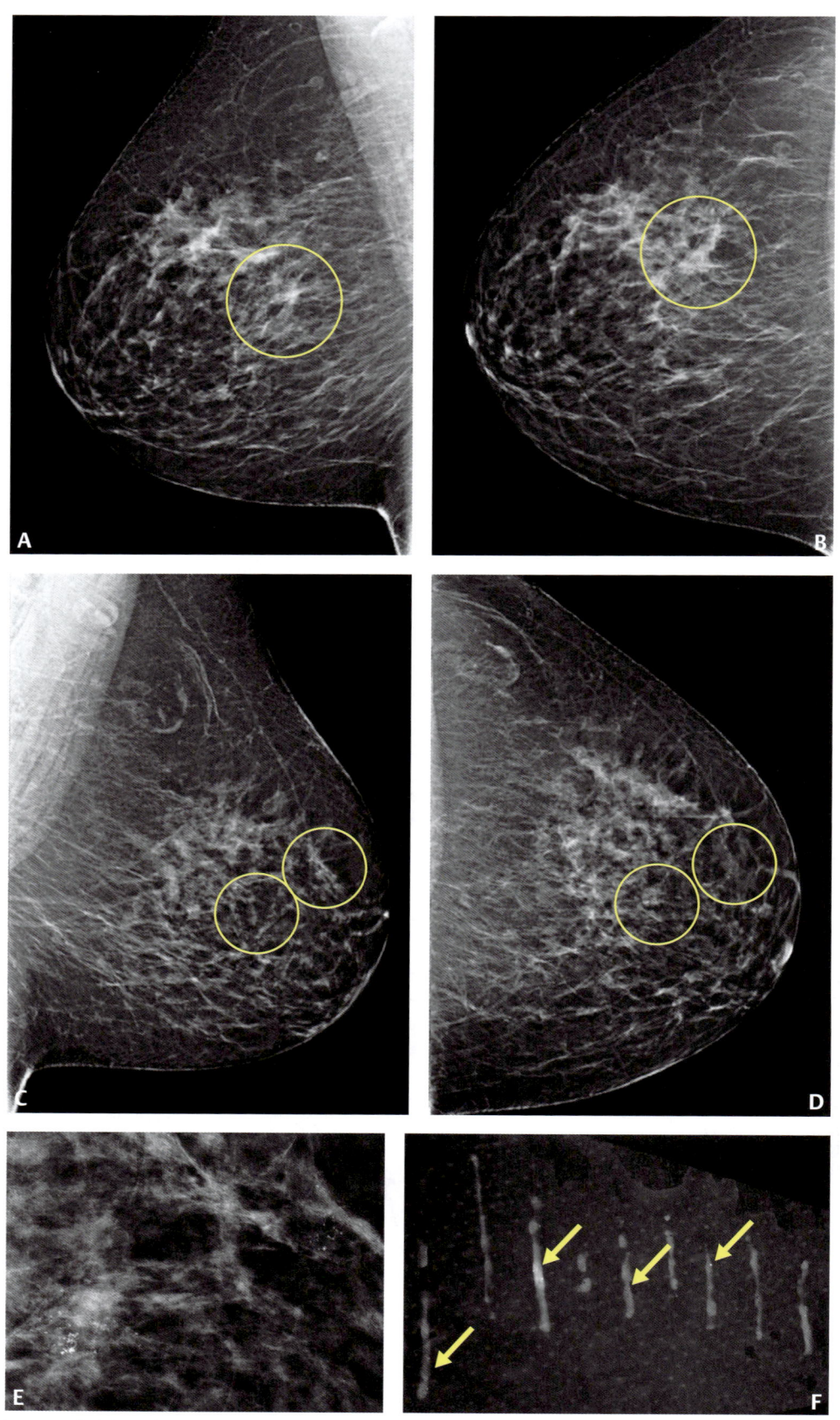

Fig. 13-8. Mamografia bilateral em MLO e CC. Distorção focal em UQL da MD (círculo – **A** e **B**) e dois focos de microcalcificações pleomórficas em QSL da ME (círculos – **C** e **D**). (**E**) Incidência adicional em ML da ME melhor caracteriza a morfologia suspeita dos dois focos de microcalcificações – BI-RADS® 4C. (**F**) Radiografia dos fragmentos produto de *core* biópsia confirmando a retirada de microcalcificações significativas (setas) – AP de CDIS com comedonecrose. *(Continua.)*

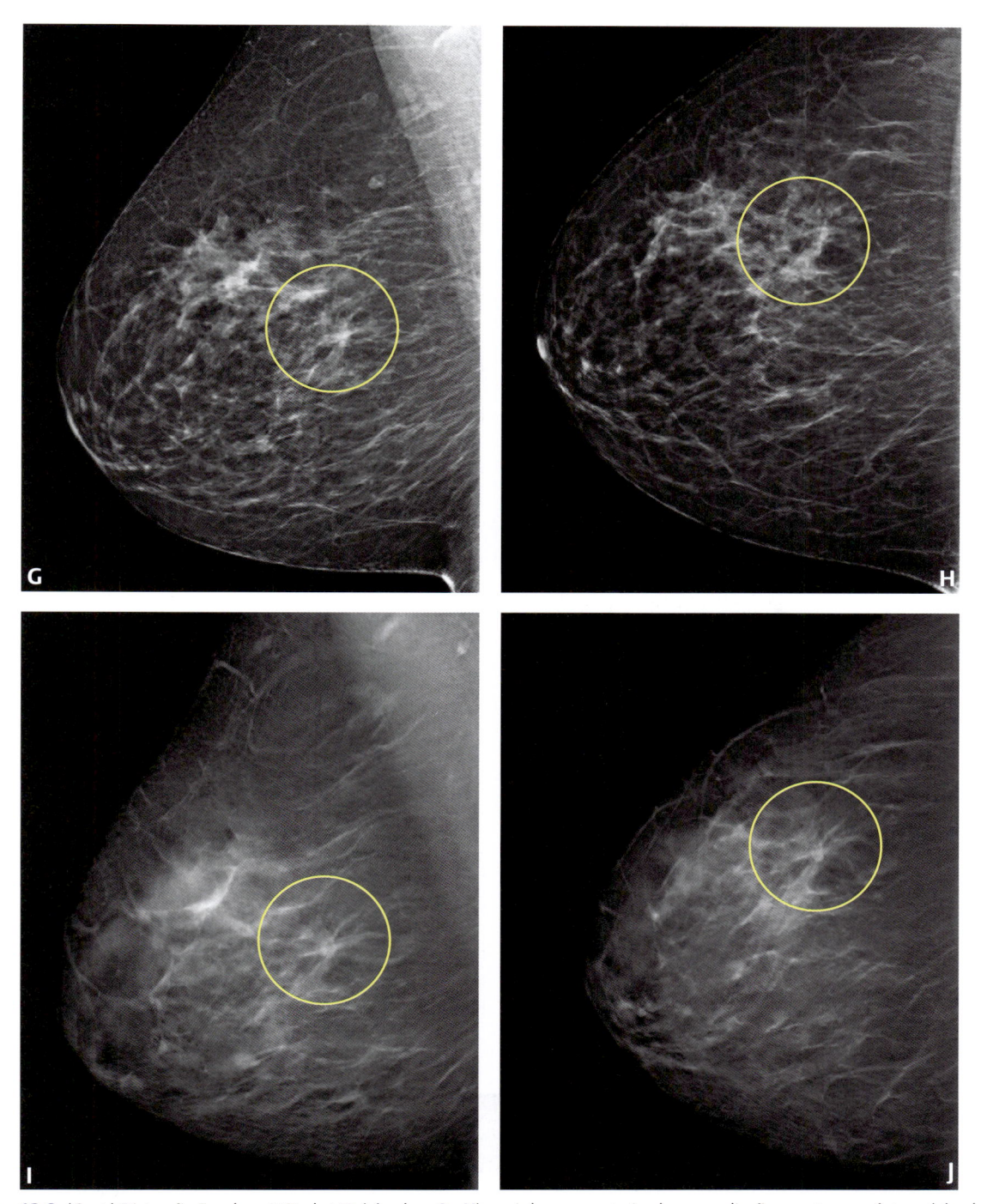

Fig. 13-8. (*Cont.*) Distorção Focal em UQL da MD (círculo – **G** e **H**), mais bem caracterizada em avaliação com **tomossíntese** (círculo pontilhado – **I** e **J**). *(Continua.)*

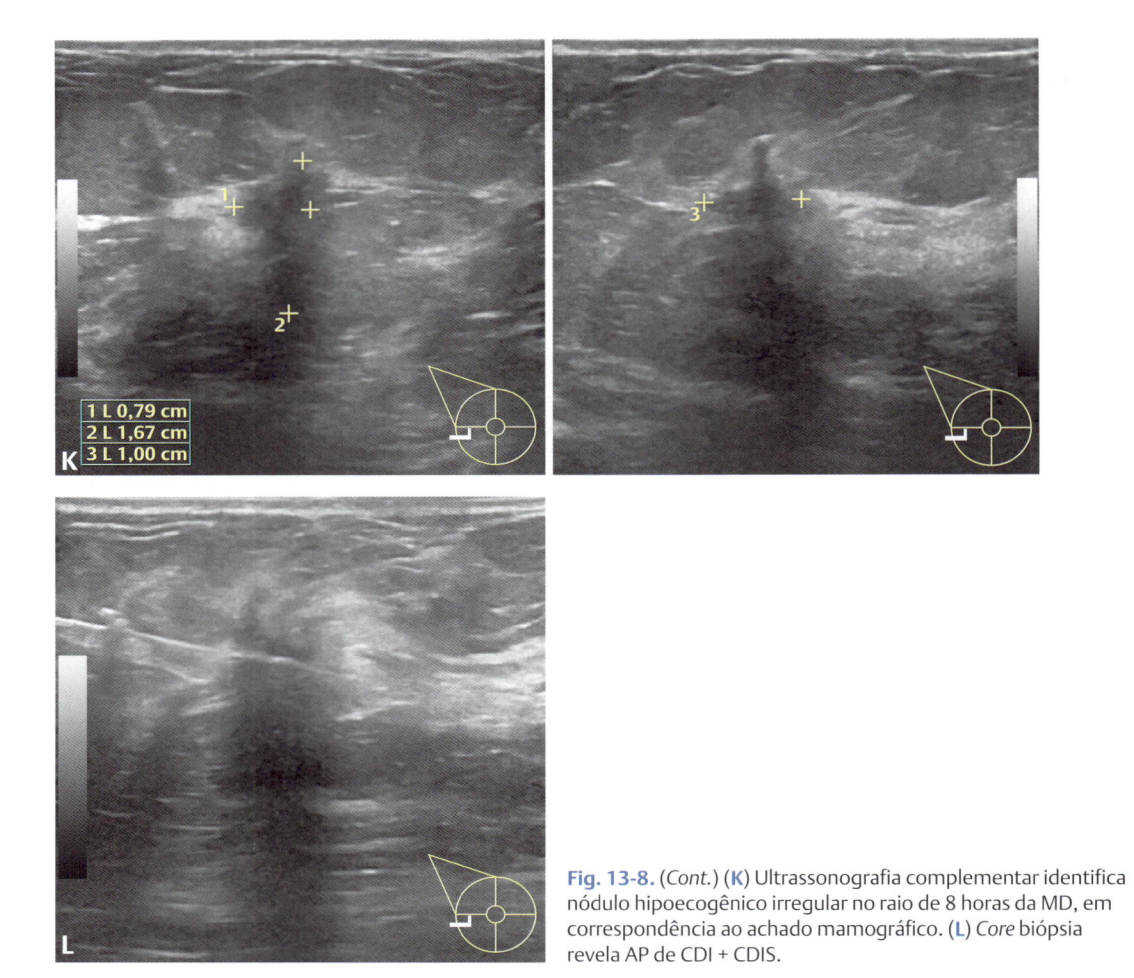

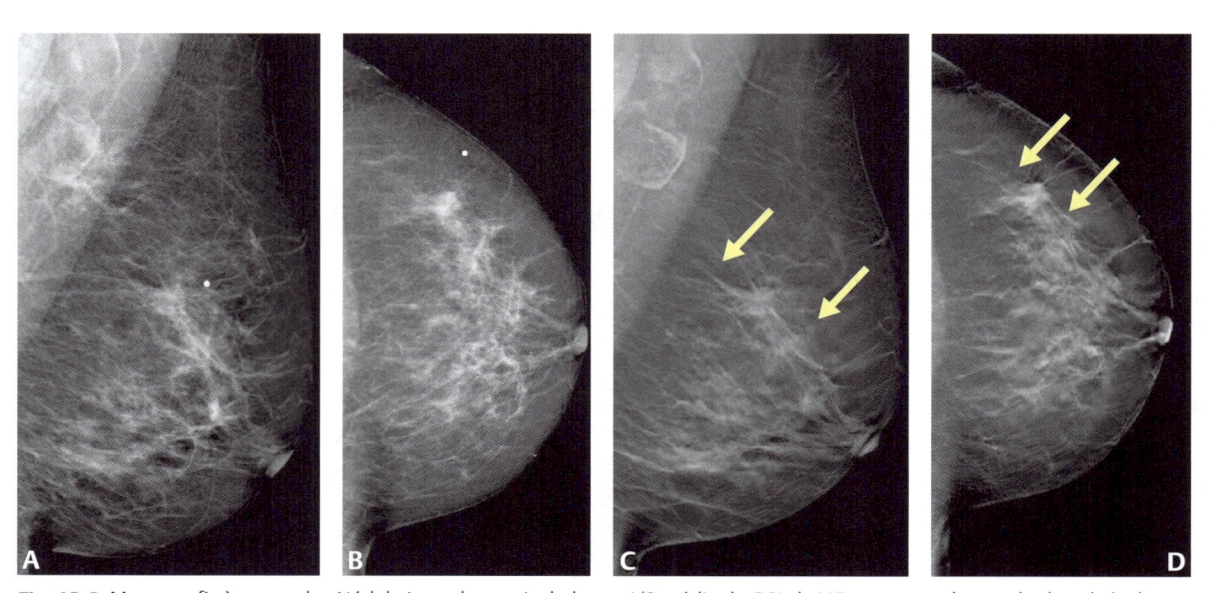

Fig. 13-8. (*Cont.*) (**K**) Ultrassonografia complementar identifica nódulo hipoecogênico irregular no raio de 8 horas da MD, em correspondência ao achado mamográfico. (**L**) *Core* biópsia revela AP de CDI + CDIS.

Fig. 13-9. Mamografia à esquerda - Nódulo irregular, espiculado, no 1/3 médio do QSL da ME, corresponde ao achado palpável referido, como demonstra marcador metálico (**A** e **B**). O estudo complementar com **tomossíntese** melhor evidencia as margens espiculadas (setas – **C** e **D**) – BI-RADS 5 – AP de CDI.

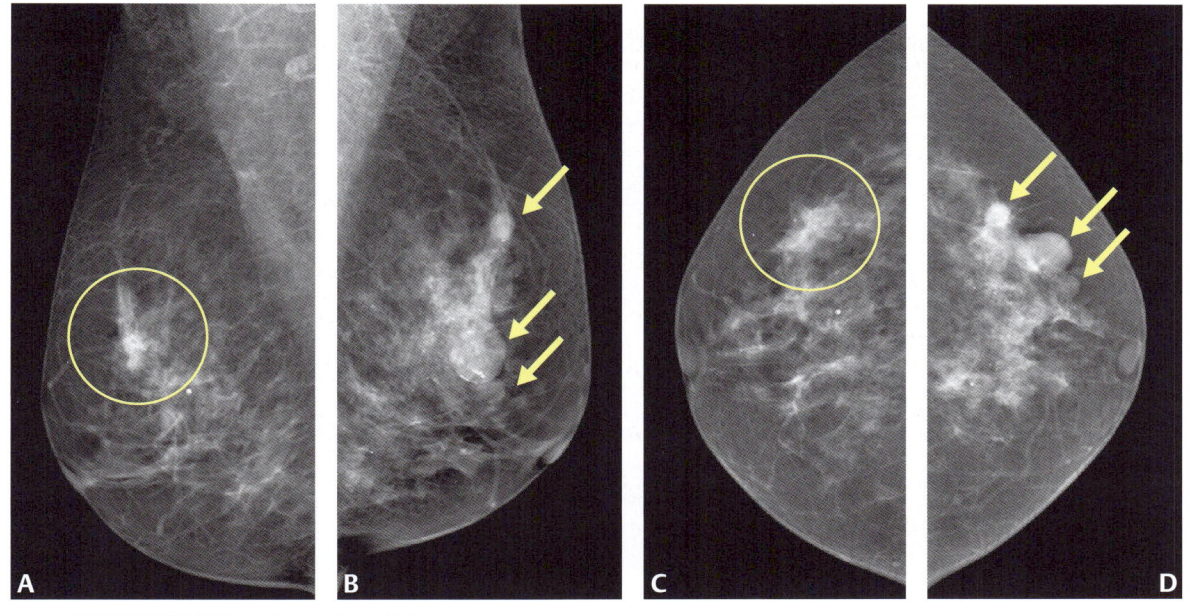

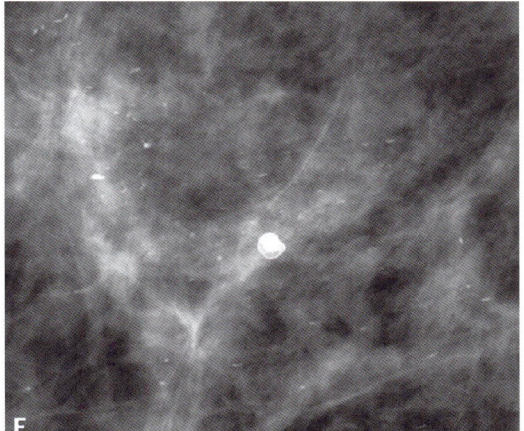

Fig. 13-10. Mamografia bilateral, em MLO (**A** e **B**) e CC (**C** e **D**) com assimetria focal associada a microcalcificações puntiformes grupadas em QSL da MD (círculo) e nódulos ovalados e circunscritos em ME (setas) – BI-RADS® 0. Incidência adicional de magnificação em QSL da MD (**E**), caracteriza calcificações com morfologia benigna – leite de cálcio. Exame complementar com **tomossíntese** (**F** e **G**) não evidencia nódulos suspeitos junto do QSL da MD, na topografia descrita como assimetria focal em mamografia 2D, apenas diminutos nódulos circunscritos, esparsos em ambas as mamas (setas – **H-M**), que correspondem a cistos e microcistos agrupados em exame ultrassonográfico (linha pontilhada – **N-P**), dominantes em ME. Destacam-se calcificações com padrão de deposição no interior de cistos em MLO – setas tracejadas (**J** e **L**) BI-RADS® 2. *(Continua.)*

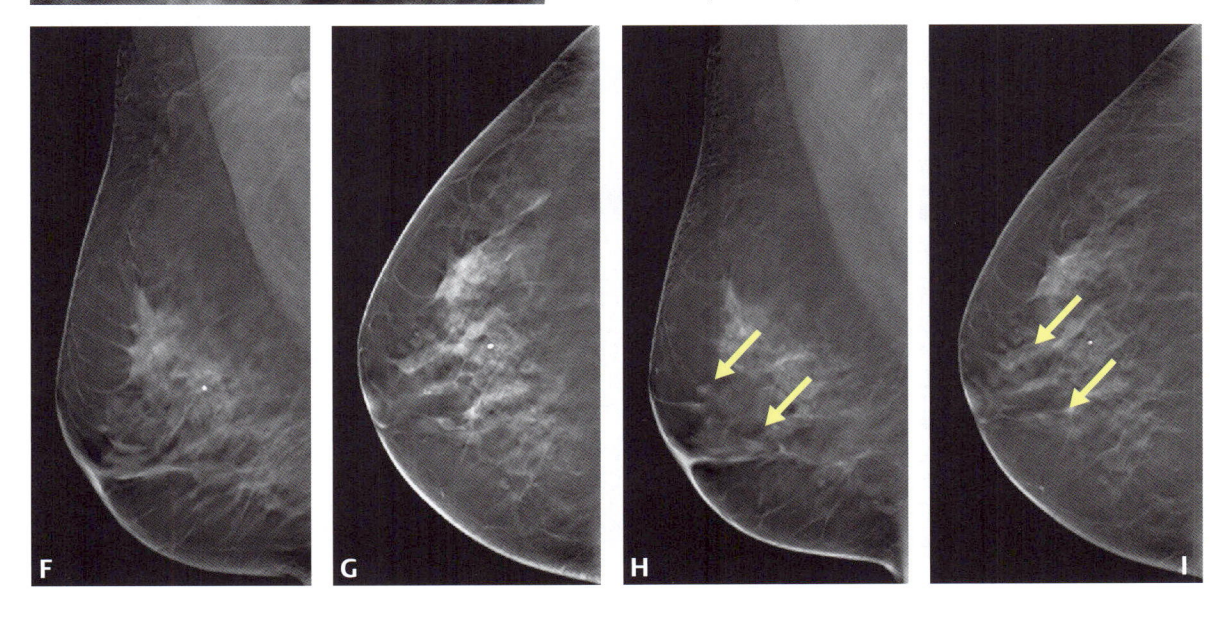

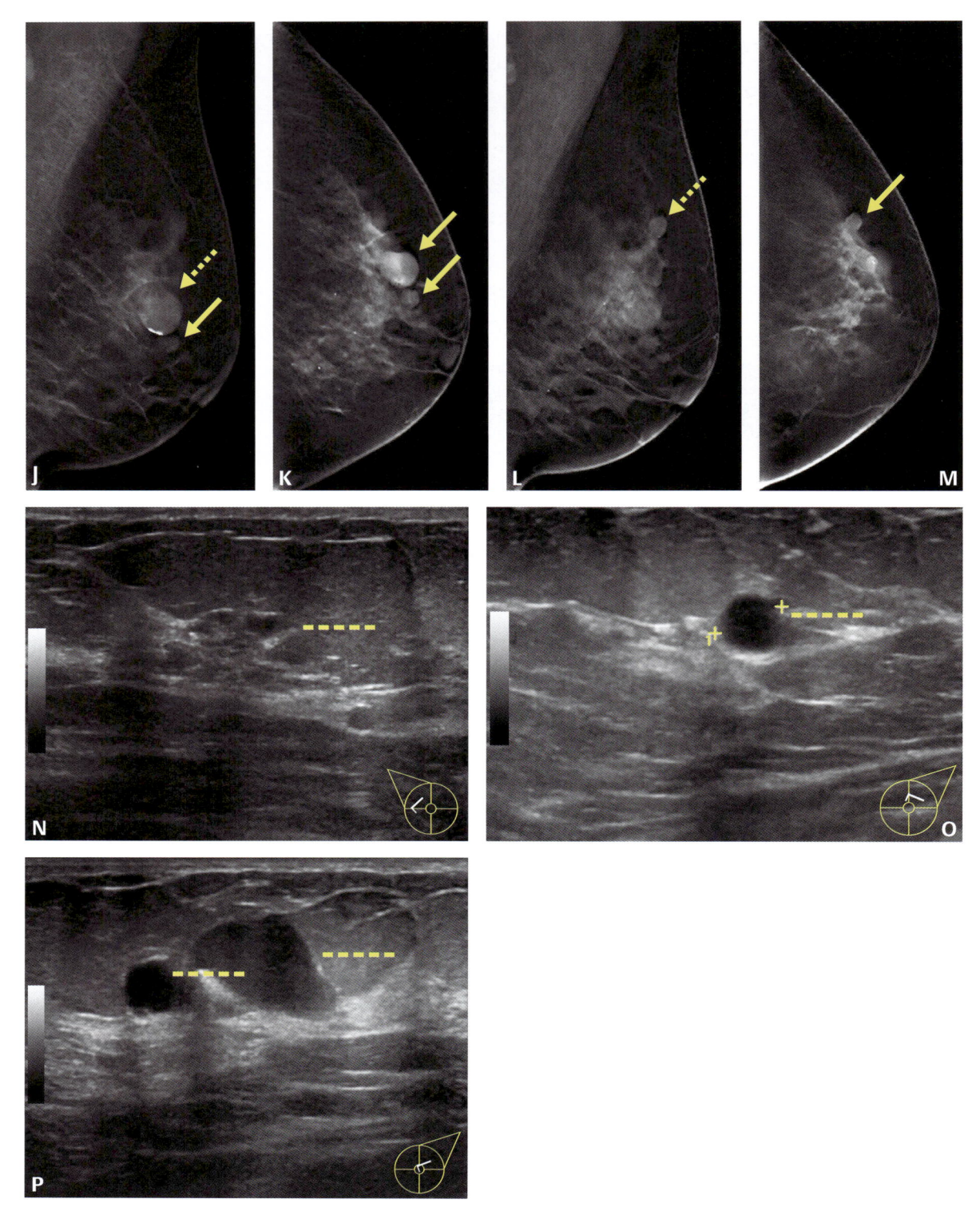

Fig. 13-10. (Cont.)

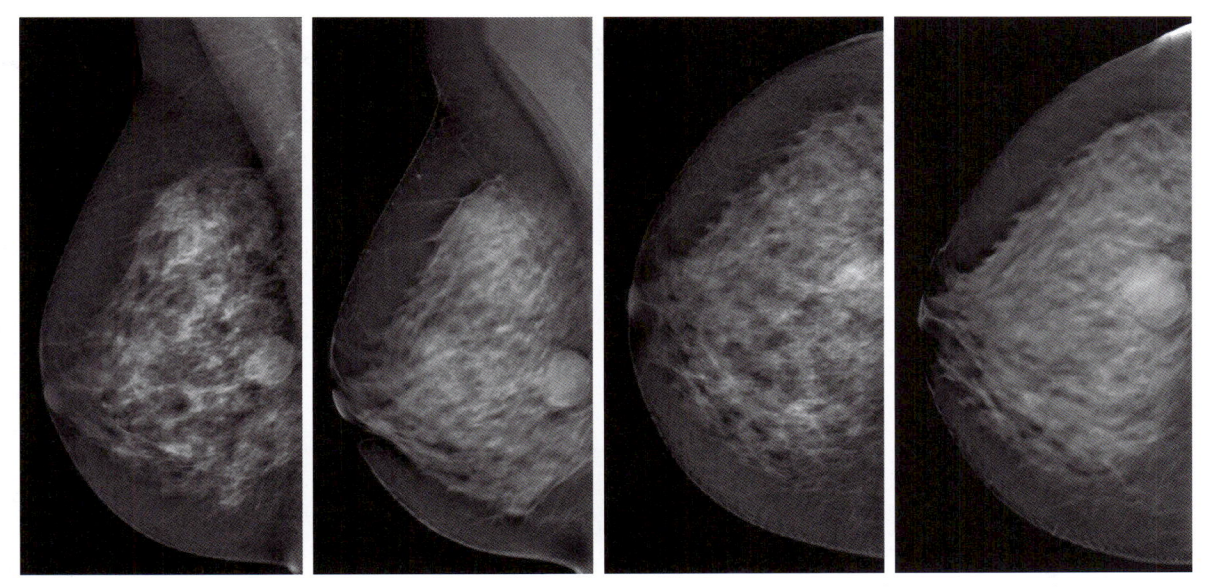

Fig. 13-11. Nódulo arredondado com margens obscurecidas no 1/3 posterior da RC da MD. A avaliação com **tomossíntese** complementar revela margens circunscritas – BI-RADS® 0. Ultrassonografia complementar, **cisto simples** – BI-RADS® 2.

duas incidências. Os cânceres foram classificados mais visíveis na DBT em comparação à DR de uma incidência e/ou duas incidências em 22 e 11 casos, respectivamente, indicando que caracterização do câncer na DBT é superior à DR, o que sugere que a DBT pode ter uma maior sensibilidade para a detecção do câncer de mama.

Anderson explorou a mudança teórica de avaliação de caracterização incremental ao revisar DBT com uma mamografia de DR de uma única incidência *versus* uma mamografia convencional de duas incidências para interpretação de câncer de mama sutil. Eles notaram um aumento na categoria de suspeita do exame mamográfico, *upgrade,* de 25% (da Categoria 1, 2 ou 3 para a Categoria 4 ou 5) quando a DBT foi comparada a uma imagem de DR convencional de visualização convencional. Ou seja, as lesões que foram consideradas benignas por imagem convencional foram consideradas mais suspeitas pela DBT, e uma recomendação de biópsia foi feita. Esse *upgrade* diminuiu para 20%, quando a imagem da DBT foi comparada a uma mamografia digital de duas vistas. Este estudo sugere um rendimento incremental muito pequeno mesmo para tumores malignos sutis quando um estudo de duas incidências (DBT única e DR única) é comparado a um estudo de três incidências (DBT única mais CC DR e MLO DR).

TOMOSSÍNTESE COMO FERRAMENTA DE INCREMENTO NA QUALIDADE DO RASTREAMENTO MAMOGRÁFICO

A tomossíntese de mama digital tem cada vez mais mostrado que se trata de uma ferramenta importante para o rastreamento e diagnóstico precoce do câncer de mama, sobretudo na população de padrão glandular predominante. A aceitação e o uso crescente da tomossíntese na prática clínica dos radiologistas confirmam as expectativas dos primeiros resultados preliminares descritos na literatura, especialmente para nódulos, sendo o incremento diagnóstico das microcalcificações ainda questionado. Destaca-se, por fim, seu potencial de mudar o rastreio mamográfico convencional e a imagem diagnóstica com possíveis melhorias na detecção do câncer, diminuição das reconvocações para complemento, dos exames falso-negativos, que futuramente surgem como tumores de intervalo e das biópsias benignas provenientes de mamografias falso-positivas (Fig. 13-12).

A tomossíntese é um dos grandes avanços no uso de técnicas e modalidades radiológicas no diagnóstico de câncer de mama que ocorreram ao longo desses 50 anos, que corroboraram na redução da mortalidade e aumentaram a expectativa de vida das pacientes com câncer de mama.

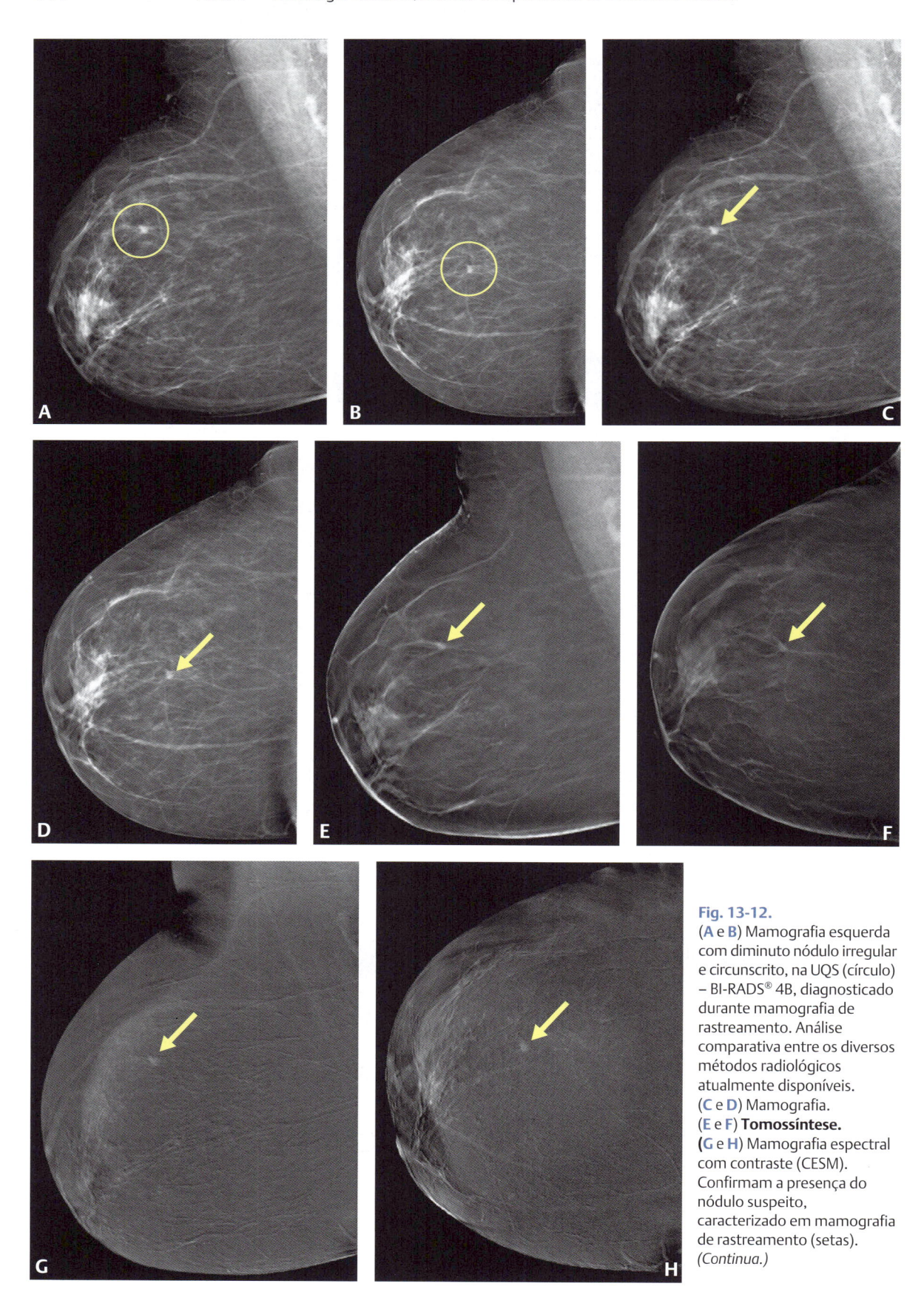

Fig. 13-12.
(**A** e **B**) Mamografia esquerda com diminuto nódulo irregular e circunscrito, na UQS (círculo) – BI-RADS® 4B, diagnosticado durante mamografia de rastreamento. Análise comparativa entre os diversos métodos radiológicos atualmente disponíveis. (**C** e **D**) Mamografia. (**E** e **F**) **Tomossíntese.** (**G** e **H**) Mamografia espectral com contraste (CESM). Confirmam a presença do nódulo suspeito, caracterizado em mamografia de rastreamento (setas). *(Continua.)*

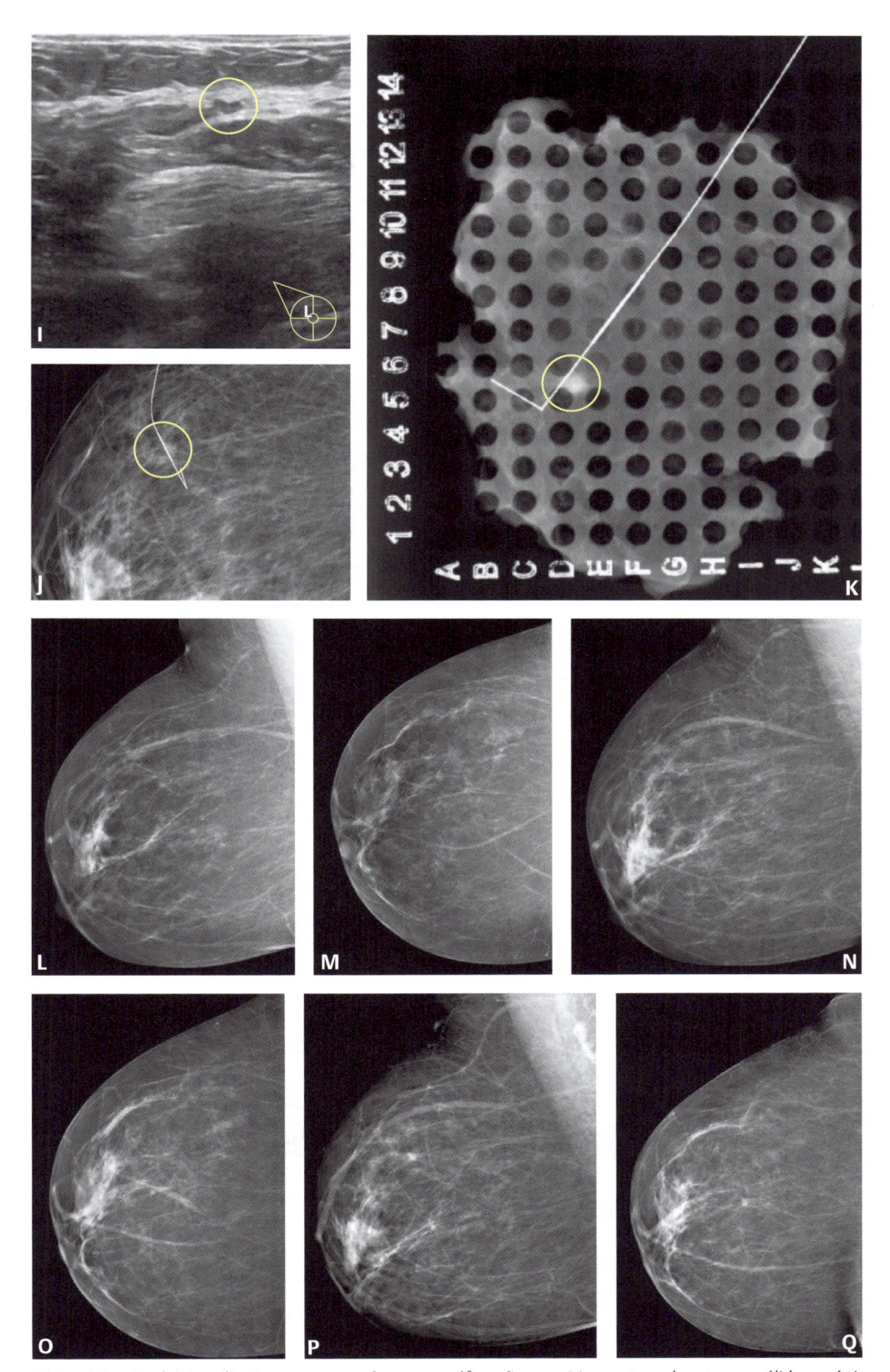

Fig. 13-12. (Cont.) (**I** – círculo) A avaliação com exame ultrassonográfico não permitiu a certeza da natureza sólida ou cística espessa do nódulo suspeito caracterizado em mamografia, decorrente de suas reduzidas dimensões. Procedeu-se, então, ao prosseguimento da investigação pelos métodos já demonstrados (**tomossíntese** e mamografia espectral com contraste), que confirmaram a natureza sólida do achado e a morfologia suspeita com maior detalhamento das margens em **tomossíntese**. A localização pré-cirúrgica do diminuto nódulo ocorreu pelo método de estereotaxia (**J** – círculo), com confirmação de sua adequada retirada pela radiografia de espécime (**K** – círculo). AP de CDI GI de 1,2 cm. Análise comparativa ente as mamografias anteriores disponíveis (**L** e **M**) 31/10/2012, (**N** e **O**) 30/09/2014 e (**P** e **Q**) 07/10/2016 evidencia surgimento de diminuto nódulo irregular na UQS da MD – BI-RADS® 4B – AP de CDI GI.

LEITURAS SUGERIDAS

Andersson I, Ikeda D, Zackrisson S*et al*. Breast tomosynthesis and digital mammography: a comparison of breast cancer visibility and BIRADS classification in a population of cancers with subtle mammographic findings. *Eur Radiol.* 2008; 18: 2817-2825.

Good WF, Abrams GS, Catullo VJ *et al*. Digital Breast Tomosynthesis: A Pilot Observer Study. *AJR Am J Roentgenol.* 2008;190:865–869.

Gur D, Abrams GS, Chough DM *et al*. Digital breast tomosynthesis: observer performance study. *Am J Roentgenol.* 2009;193:586-91.

Helvie MA, Hadjiiski L, Goodsitt MM *et al*. *Characterization of benign and malignant breast masses by digital breast tomosynthesis mammography.* Radiological Society of North America 94th Scientific Assembly and Annual Meeting; Chicago, IL. 2008.

Helvie MA, Roubidoux M, Zhang Y *et al*. Tomosynthesis mammography versus conventional mammography: lesion detection and reader preference - initial experience. Radiological Society of North America. Chicago, IL:2006.

Helvie MA, Roubidoux MA, Hadjiiski L *et al*. Tomosynthesis mammography versus conventional mammography: comparison of breast masses detection and characterization. Radiological Society of North America 93rd Scientific Assembly and Annual Meeting; Chicago, IL. 2007.

Helvie MA, Chan H-P, Hadjiiski L *et al. Digital breast tomosynthesis mammography: successful assessment of benign and malignant micro calcifications.* Radiologic Society of North America 95th Scientific Assembly and Annual Meeting; Chicago, IL. 2009.

Helvie MA. Digital Mammography Imaging: Breast Tomosynthesis and Advanced Application, *Radiol Clin North Am.* 2010 Sep;48(5):917–929.

Linder JM, Schiska AD. Progress in diagnosis of breast cancer: Advances in radiology technology, *Asia Pac J Oncol Nurs.* 2015; 2: 186-191

Lo JY, Durham NC, Baker, JA. Breast tomosynthesis: assessing patient compression, comfort, and preference. Radiologic Society of North America 92nd Scientific Assembly and Annual Meeting; Chicago, IL. 2006.

Moore RH, Boston MA, Kopans DB *et al*. Initial callback rates for conventional and digital breast tomosynthesis mammography comparison the screening setting. Radiologic Society of North America 92nd Scientific Assembly and Annual Meeting; Chicago, IL. 2007.

Niklason LT, Christian BT, Niklason LE, Kopans DB *et al*. Digital tomosynthesis in breast imaging. *Radiology.* 1997 Nov;205(2):399-406.

Niklason LT, Kopans DB, Hamberg LM *et al*. Digital breast imaging: tomosynthesis and digital subtraction mammography. *Breast Dis.* 1998 Aug;10(3-4):151-64..

Poplack SP, Tosteson TD, Kogel CA *et al*. Digital Breast Tomosynthesis: Initial Experience in 98 Women with Abnormal Digital Screening Mammography. *Am J Roentgenol.* 2007;189:616–623.

Rafferty EA, Smith AP, Niklason LT. Assessing radiologist performance in dense versus fatty breasts using combined full-field digital mammography and breast tomosynthesis compared to full-field digital mammography alone. Radiologic Society of North America 95th Scientific Assembly and Annual Meeting; Chicago, IL. 2009.

Teertstra H, Loo C, van den Bosch M *et al*. Breast tomosynthesis in clinical practice: initial results. *Eur Radiol.* 2010;20(1):16–24.

QUALIDADE DE IMAGENS MAMÁRIAS

CAPÍTULO 14

Sílvia Maria Prioli de Souza Sabino

CONSIDERAÇÕES GERAIS

A qualidade dos exames de imagem disponíveis para o diagnóstico do câncer de mama está diretamente ligada ao sucesso da sua detecção.

Dentre todos os exames disponíveis no arsenal diagnóstico, a mamografia é considerada o único exame radiológico em que é possível buscar, de modo sistemático, o tumor de mama em estágio inicial, passível de cura. Indubitavelmente, a mamografia é a modalidade diagnóstica de escolha para o rastreamento do câncer, mas também é a que mais necessita de cuidados durante a sua realização, e a chance de detecção de uma alteração está diretamente relacionada com a qualidade do exame mamográfico obtido.

A sensibilidade do exame mamográfico está fundamentada em um tripé que envolve a colaboração da mulher para a realização do exame, o resultado final da imagem obtida e a experiência do radiologista em identificar a alteração.

Enquanto um exame sem o adequado rigor de qualidade pode apresentar um valor preditivo positivo de 66%, um perfil mais criterioso em relação ao padrão de qualidade pode elevar a acurácia diagnóstica para 85 a 90% em mulheres com mais de 50 anos de idade, possibilitando a detecção do tumor até 2 anos antes de ocorrer acometimento linfonodal.

Diversas causas podem ser identificadas em um exame de mamografia com resultado falso negativo entre eles:

A) Parênquima denso ocultando a lesão.
B) Erro de percepção.
C) Interpretação incorreta de um achado suspeito.
D) Características sutis de malignidade.
E) Crescimento lento da lesão.
F) Posicionamento ou técnica de exame não adequada.

Assim, o adequado posicionamento e contraste são absolutamente necessários na obtenção da imagem mamográfica, e o técnico de radiologia deve aderir aos padrões de posicionamento para maximizar a quantidade e qualidade do tecido mamário incluído na imagem.

HISTÓRICO DA QUALIDADE EM MAMOGRAFIA NO BRASIL

Historicamente, a questão da qualidade das mamografias no Brasil passou a chamar a atenção a partir do início da década dos anos 1990, quando houve o aumento da procura das mulheres pelo exame e, consequentemente, do volume de equipamentos dedicados.

O Colégio Brasileiro de Radiologia (CBR) desenvolveu uma ação para avaliar o número e a qualidade dos mamógrafos em funcionamento no país. Além da revelação de um número insuficiente de equipamentos, o maior problema detectado foi a baixa qualidade dos exames mamográficos obtidos, o que estimulou a criação da Comissão de Mamografia, em 1992. Esta comissão foi uma ação conjunta do CBR, INCA e Instituto de Radioproteção e Dosimetria da Comissão Nacional de Energia Nuclear e visava à emissão de um selo de qualidade para as instituições que tivessem seus exames aprovados. Em 1997, foi atingida a meta histórica de 75% dos equipamentos de mamografia no Brasil certificados por meio do selo de qualidade do CBR.

Em 2006, a imprensa nacional noticiou que 60% dos exames que chegavam ao INCA, vindos tanto do Sistema Único de Saúde (SUS) como de clínicas particulares, apresentavam não conformidades que prejudicavam a adequada interpretação da imagem. Estas falhas estavam relacionadas com a calibração dos equipamentos e dose da radiação, erros no posicionamento das pacientes e também de interpretação pelos radiologistas.

Um novo estudo realizado em 2007 e 2008, pela parceria do INCA com o CBR, a Agência Nacional de Vigilância Sanitária (ANVISA) e o Instituto Avon, monitorando 53 serviços do SUS, distribuídos em todo o território nacional, mostrou que 30% apresentaram qualidade abaixo dos padrões satisfatórios, sendo este índice três vezes maior que o percentual de falhas tolerado pela OMS.

A partir destes resultados, em 2009, foi lançado o Programa Nacional de Qualidade em Mamografia que se amparava em três pilares: avaliação da infraestrutura dos equipamentos, qualidade da dose de radiação emitida e qualificação dos profissionais.

A avaliação de dose e do funcionamento dos mamógrafos é realizada anualmente pelas Vigilâncias Sanitárias (VISA), que aceitam certificados emitidos por empresas terceirizadas, que não apresentam regulamentação específica, estando a critério das VISAS regionais aceitarem ou não a participação das mesmas.

Um dos maiores problemas nos países em desenvolvimento é a capacitação profissional, pois geração de mão de obra qualificada e especializada requer tempo e investimento financeiro. É sabido também que técnicos mais jovens superam os mais experientes na qualidade do posicionamento, assim como cometem erros menos graves.

A capacitação dos técnicos brasileiros de radiologia envolvidos na realização das mamografias realizada em curto espaço de tempo, muitas vezes 18 meses de um curso técnico generalista sem qualificação específica para a área de mamografia, contra até 4 anos de graduação com especialização em mamografia de certos países desenvolvidos, parece ser um fator determinante para a qualificação profissional e, consequentemente, para a qualidade do serviço prestado.

O selo de certificação de qualidade dos serviços de mamografia fornecido pelo CBR, em que exames e relatórios médicos passam por criteriosa avaliação, apesar da extrema importância, não se tornou obrigatório no país e, segundo dados de dezembro de 2017, apenas 3,5% (113) dos cerca de 3.200 serviços de mamografia no Brasil apresentam o selo.

Em 26 de março de 2012 o Ministério da Saúde publicou a Portaria 531 que regulamentou o Programa Nacional de Qualidade em Mamografia (PNQM) quando, pela primeira vez se tornava obrigatória a análise técnica (adequado funcionamento dos equipamentos) e clínica (qualidade final da mamografia obtida), bem como dos laudos de mamografia produzidos nos serviços públicos e privados no Brasil, participantes ou não do SUS. A Portaria 531 foi atualizada em 28 de novembro de 2013 pela Portaria 2.898.

CONTROLE DA QUALIDADE DA IMAGEM MAMOGRÁFICA

A avaliação da qualidade mamográfica requer dois tipos de controles diversos:

Controle de Qualidade Técnico

O controle de qualidade técnico é frequentemente realizado no Brasil, incluindo a avaliação dos equipamentos envolvidos na produção e leitura da mamografia (mamógrafos, processadoras, negatoscópios e estações de trabalho) por meio de testes periódicos bem estabelecidos, que são solicitados durante a inspeção periódica das VISAS.

Tais testes encontram-se, no entanto, descompassados em relação à grande parte do parque tecnológico nacional, visto que a portaria do Ministério da Saúde (MS) que regulamenta o funcionamento dos mamógrafos data do ano de 1998, quando somente existiam equipamentos analógicos, enquanto atualmente são encontrados equipamentos analógicos digitalizados (mamografia computadorizada – CR) e também mamógrafos digitais (mamografia digital – DR), que necessitam de testes adicionais específicos para avaliação dos detectores.

Controle de Qualidade Clínico

A avaliação de critérios clínicos de qualidade de imagem mamográfica envolve a revisão dos filmes produzidos, considerando-se:

- Posicionamento mamográfico.
- Compressão.
- Exposição.
- Artefatos.
- Definição de imagem.

A grande dificuldade de avaliação dos critérios clínicos da imagem mamográfica é que esta é subjetiva, sendo considerada controversa, estando vinculada a variações de percepção individual dos observadores.

Na tentativa de criar um sistema padronizado rigoroso e visando trazer mais objetividade ao processo, diversos modelos foram propostos, sendo que atualmente são preponderantes os do Colégio Americano de Radiologia (ACR) e o da Comissão Europeia (*European Guidelines*). Ambos incluem critérios de posicionamento e exposição, sendo que o da Comissão Europeia, mais antigo e responsável pela orientação dos protocolos de rastreamento na Europa, mostra-se mais criterioso em suas análises.

Os critérios de posicionamento utilizados pelo *European Guidelines* incluem itens de qualidade que devem ser atingidos nas incidências craniocaudais e médio-lateral oblíquas.

Os critérios relacionados com a incidência craniocaudal incluem:

A) Demonstração dos tecidos mamários maximizada.
B) Adequada visualização dos tecidos mamários nas bordas medial e lateral.
C) Papila mamária perfilada.
D) Preferencialmente, que a musculatura peitoral seja identificada.

A incidência médio-lateral oblíqua adequadamente posicionada requer:

A) Todo o tecido mamário claramente demonstrado.
B) Musculatura peitoral identificada até no nível da papila mamária.
C) Ângulo inframamário adequadamente aberto.

Itens comuns às duas incidências também são observados como aquisição de imagens simétricas com adequada compressão e exposição, ausência de dobras de pele e inexistência de artefatos de pré ou pós-processamento, inclusive artefatos de movimento.

No estudo de Sabino *et al.* que avaliou 105.000 itens de qualidade em 5.000 exames mamográficos, foi identificada 1,7 não conformidade por exame, sendo que 89% delas correspondiam a falhas relacionadas com o posicionamento da paciente. As principais falhas observadas neste estudo foram a ausência da musculatura peitoral nas incidências craniocaudal e a abertura inadequada do ângulo inframamário e altura inadequada do músculo peitoral em relação à papila mamária nas incidências médio-lateral oblíquas.

PROGRAMA NACIONAL DE QUALIDADE EM CONTROLE DA QUALIDADE DA IMAGEM MAMOGRÁFICA

Como comentado anteriormente, no ano de 2012 o Ministério da Saúde publicou a Portaria 531, atualizada em 2013 pela Portaria 2.898, regulamentando o PNQM. Este é o programa de qualidade em vigor na atualidade e dita que todos os serviços de diagnóstico por imagem que realizam mamografia deverão:

A) Participar do PNQM.
B) Inserir as informações sobre os exames mamográficos realizados mensalmente no sistema de informação SISCAN para os participantes do SUS ou no sistema simplificado do SISCAN para aqueles não participantes.
C) Enviar **anualmente** ao órgão de vigilância sanitária competente o relatório do PGQ definido pela Portaria nº 453/SVS/MS, de 1º de junho de 1998, contemplando todos os testes de aceitação, constância e desempenho realizados no período.
D) Enviar **trienalmente**, para o INCA/SAS/MS, uma amostra de 5 (cinco) exames completos (imagem radiográfica e laudo) realizados em sistema digital ou 5 (cinco) incidências para os sistemas convencionais, sendo 2 (duas) incidências em craniocaudal e 3 (três) incidências em médio-lateral oblíqua, para que se procedam às respectivas avaliações.

O Ministério da Saúde publicará anualmente a listagem dos serviços de diagnóstico por imagem que realizam mamografia que estão em conformidade com PNQM.

Todos os serviços de diagnóstico por imagem que realizam mamografia deverão atender aos requisitos de qualidade das imagens radiográficas descritos a seguir.

Identificação

Adequada identificação do exame, do serviço de diagnóstico por imagem e do paciente, incluindo a data do exame, incidência radiográfica e lateralidade da mama, não se sobrepondo às estruturas anatômicas.

O exame deve ser composto, no mínimo, por duas imagens nas incidências craniocaudal e médio-lateral oblíqua de cada mama, ressaltando-se que, se as imagens forem analógicas, devem ser documentadas em filmes separados, e se forem digitais, impressas em filme específico sem redução ou gravadas em mídia magnética.

Incidências radiográficas complementares ou manobras devem ser realizadas, por orientação do médico radiologista, sempre que forem detectadas alterações nas incidências básicas que mereçam melhor avaliação. Nas mulheres com implantes mamários devem ser realizadas, para cada mama, as duas incidências básicas e duas incidências com a manobra de deslocamento posterior do implante (manobra de Eklund), salvo quando impossível a manobra, caso em que fica recomendada a realização de incidências em perfil complementares bilaterais.

A compressão e exposição mamárias devem ser adequadas no intuito de promover imagens com definição e contraste, não podendo ser observados artefato, ruído ou dobra de tecido cutâneo.

Posicionamento

Em ambas as incidências os corpos mamários devem estar simétricos, apresentando visualização da gordura retromamária, demonstrando assim que a porção glandular da mama foi completamente radiografada. As estruturas vasculares devem ser vistas em regiões de parênquima denso.

A incidência craniocaudal deve contemplar os seguintes critérios:

- O músculo peitoral maior deve ser visto em cerca de 30% (trinta por cento) dos exames.
- A papila deve estar paralela ao filme e posicionada no raio de 12 (doze) horas, como demonstrado na Figura 14-1.

A incidência médio-lateral oblíqua deve observar os seguintes requisitos:

- As mamas devem estar simétricas.
- O músculo peitoral maior deve ser visto, no mínimo, até a altura da papila, com borda anterior convexa.
- O sulco inframamário deve ser visto aberto na borda inferior da imagem.

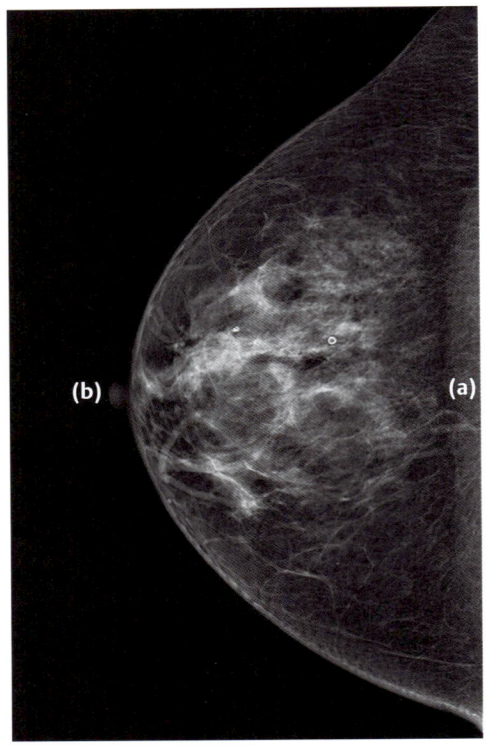

Fig. 14-1. Mamografia – incidência craniocaudal (CC) demonstrando mama adequadamente tracionada com (a) músculo peitoral maior evidente e (b) papila mamária centrada e perfilada, expondo as porções medial e lateral da mama.

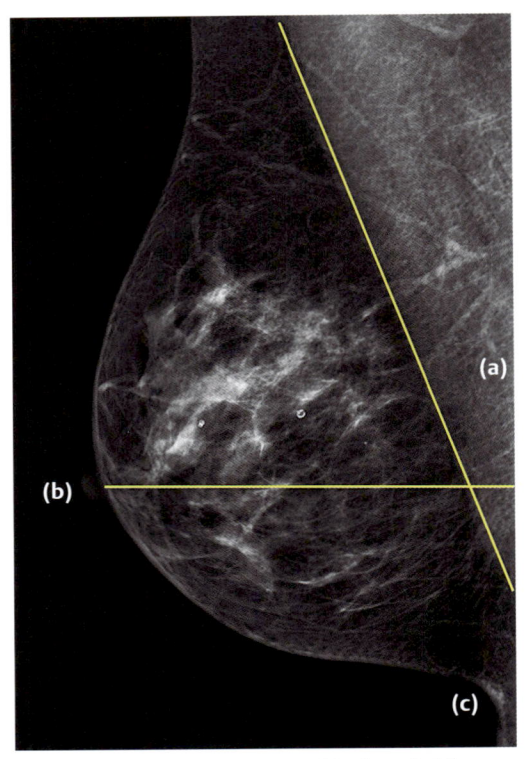

Fig. 14-2. Mamografia – incidência médio-lateral oblíqua (MLO) demonstrando mama adequadamente elevada e tracionada com (a) exposição do músculo peitoral maior até o nível da papila mamária (b), que se encontra paralela à base do filme, evidenciando o ângulo inframamário (c) aberto na borda inferior da imagem.

- A papila deve estar paralela à base do filme e a mama não deve estar pêndula, como observado na Figura 14-2.

Laudo Mamográfico

A leitura dos exames em filmes fica reservada aos exames analógicos e deve ser realizada em negatoscópios com luminescência apropriada.

A leitura dos exames realizados em equipamentos com tecnologia digital deve ser feita, obrigatoriamente, em monitores médicos de 3 a 5 megapixel, específicos para interpretação das imagens das mamas.

O laudo radiográfico deve conter a identificação do serviço, da idade do examinado e data do exame, se exame de rastreamento ou de diagnóstico e o número de filmes ou imagens. As informações referentes ao exame deverão ser seguidas pela descrição do padrão de densidade mamária, achados radiográficos, classificação BI-RADS®, recomendação de conduta, bem como nome e assinatura do médico interpretador do exame.

Vale a pena ressaltar que compete à Agência Nacional de Saúde Suplementar (ANS) deliberar acerca da obrigatoriedade das operadoras de planos de saúde de somente contratar ou manter contratados serviços de diagnóstico por imagem que realizam mamografia que cumpram integralmente o PNQM.

Como discutido anteriormente, a maior parte das não conformidades da mamografia vem do componente humano envolvido no processo de obtenção das imagens. Deste modo, introduzir um programa de educação continuada para os técnicos de radiologia é essencial, sendo que diversos estudos já demonstraram que existe a necessidade de um sistema de monitoramento e *feedback* individual contínuo para os profissionais e que treinamento prático adicional ao curso de formação dos técnicos de radiologia promove aumento da qualidade da mamografia.

Finalmente, a adesão ao PNQM apesar de compulsória, tem um propósito nobre, visando garantir a oferta de exames mamográficos de qualidade à população, favorecendo o diagnóstico precoce do câncer de mama, e minimizar o risco inerente à exposição à radiação.

Esta é uma relação de confiança e consciência. Confiança da mulher que decide realizar um exame mamográfico acreditando na eficiência do método para detecção de uma eventual lesão e consciência dos prestadores do serviço radiológico de que devem oferecer um exame de qualidade e seguro à população rastreada.

Árdua é a missão de conscientização tanto do prestador do serviço mamográfico, quanto da população usuária do exame, assim como a fiscalização dos processos, visto o elevado número de equipamentos de mamografia em funcionamento no país e a importante variação de qualidade observada nos exames produzidos, mas merece o apoio e respeito de todos os segmentos envolvidos para que todos tenhamos a excelência em exame que merecemos.

LEITURAS SUGERIDAS

American College of Radiology. Breast imaging reporting and data system (BIRADS). 3rd edition ed. Reston, VA 1998.

Brasil. Ministério da Saúde. Instituto Nacional de Câncer (INCA). INCA propõem criação de Programa Nacional de Garantia de Qualidade em Mamografia. Rio de Janeiro: Instituto Nacional do Câncer (INCA); 2008 Nov. Disponível em: http://www.inca.gov.br/releases/press_release_view.asp?ID=1970.

Colégio Brasileiro de Radiologia e Diagnóstico por Imagem (CBR). Departamento de Diagnóstico por Imagem e Radioterapia da Associação Médica Brasileira. Programa de certificação de qualidade do CBR – especialidade Mamografia; Disponível em: http://www.unimagem-net.com.br/cbrportal/upload/2017_05_28_mm.pdf.

Collucci C. Erro na mamografia põe laudos em xeque. *Jornal Folha de São Paulo*; 2006 Jun [acesso em 2011]. Disponível em: http://www1.folha.uol.com.br/fsp/cotidian/ff1106200601.htm.

Dershaw DD. Mammographic screening in women 40 to 49 years old. *Ann N Y Acad Sci* [Comparative Study]. 1995 Sep;30;768:53-9.

European Commission and Directorate-General XII: science rad. European guidelines on quality criteria for diagnostic radiographic images. EUR 16260 ed. Luxembourg Office for Official Publications of the European Communities; 1996.

Farria DM, Bassett LW, Kimme-Smith C, DeBruhl N. Mammography quality assurance from A to Z. *Radiographics.* 1994 Mar;14(2):371-85

Grahn A, Hemdal B, Andersson I *et al.* Clinical evaluation of a new set of image quality criteria for mammography. *Radiat Prot Dosimetry.* 2005; 114(1-3):389-94.

Guertin MH. Technologists' characteristics and quality of positioning in daily practice in a canadian breast cancer screening program. *Acad Radiol.* 2016 Nov;23(11):1359-66.

Sabino SMS. Implementation of clinical quality control program in a mammographic screening service of Brazil. *Anticancer Res.* 2014 Sep;34(9): 5057-65.

Taplin SH, Rutter CM, Finder C *et al.* Screening mammography: clinical image quality and the risk of interval breast cancer. *AJR Am J Roentgenol.* 2002 Apr;178(4):797-803.

van Landsveld-Verhoeven C *et al.* Mammographic positioning quality of newly trained versus experienced radiographers in Dutch breast cancer screening programme. *Eur Radiol.* 2015 Nov; 25(11):3322-7.

BIÓPSIAS DE MAMA

Daniele Carvalhais França
Nilton Onari

CONSIDERAÇÕES GERAIS

A identificação de lesões suspeitas na mama requer avaliação complementar por biópsia para o diagnóstico definitivo. Inicialmente, o padrão ouro para aquisição de material era a excisão cirúrgica. No entanto, como até 70 a 80% das lesões representam etiologias benignas, métodos novos com uma boa relação custo-eficácia foram investigados como alternativas à ressecção cirúrgica.

Todas as lesões mamárias, palpáveis ou não, que possam ser alcançadas com segurança por agulha podem ser submetidas à biópsia percutânea. Dessa forma, é possível obter o diagnóstico de câncer pré-operatório, possibilitando melhor planejamento cirúrgico, redução das taxas de margens positivas e de reabordagens.

De acordo com a classificação de BI-RADS, imagens classificadas como categoria 4 ou 5 são indicações de biópsia. Achados categoria 3 devem ser seguidos com intervalo curto de tempo, sem necessidade de amostra. Porém, pode-se optar por biopsiar a lesão em alguns casos especiais como desejo do paciente, fatores psicológicos, presença de múltiplos fatores de risco para câncer de mama, dificuldades de manter acompanhamento e necessidade de antecipação do diagnóstico (p. ex., transplantes, tumores sincrônicos).

Os métodos de obtenção de material via percutânea são:

1. Punção aspirativa por agulha fina (PAAF).
2. *Core* biopsy.
3. Biópsia assistida a vácuo ("mamotomia").

Todos estes métodos podem ser guiados por ultrassonografia (US), estereotaxia ou por ressonância magnética (RM), tanto para lesões palpáveis, como para não palpáveis. Quando a lesão só é detectada por um único método, o procedimento só poderá ser realizado guiado por este mesmo método.

PREPARAÇÃO DO PACIENTE

É importante analisar cuidadosamente os exames que levaram à realização da biópsia. Deve-se confirmar se a lesão é real, no caso das mamografias, por incidências complementares. Se for necessário, utiliza-se a US para afastar a possibilidade de um nódulo denso não espiculado ser um cisto, por exemplo. A mesma conduta é tomada nos casos em que devem ser orientados por RM.

É aconselhável, também, a realização de um anamnese onde constem fatores de risco para a realização do exame, como a presença de comorbidades, alergias e uso de medicamentos (p. ex. anticoagulantes).

A aplicação de termo de consentimento informado é necessária para esclarecer sobre como é feito o procedimento e sobre os possíveis riscos e complicações. As orientações devem ser passadas de forma simples e de fácil compreensão pelo paciente.

PUNÇÃO ASPIRATIVA GUIADA POR AGULHA FINA

Inicialmente, a PAAF era o método utilizado para o diagnóstico das lesões. É um procedimento mais rápido, relativamente mais barato, as pacientes toleram bem e é adequado para diferenciar cistos de nódulos. Além disso, pode ser usada para avaliação de linfonodos axilares haja vista os riscos do uso da *core biopsy* nessa topografia. Em contrapartida, a PAAF possui algumas limitações, como a aquisição insuficiente de material, impossibilidade de diferenciar carcinoma *in situ* de invasivo e avaliar receptores hormonais, além de menor acurácia em relação a *core biopsy* (77% em comparação a 98%).

CORE BIOPSY E CORE BIOPSY ASSISTIDA A VÁCUO

A partir dos anos 1990, as biópsias não cirúrgicas foram introduzidas e tornaram-se o método de escolha para diagnóstico das lesões de mama. Com isso, foi possível prover diagnóstico definitivo com alta acurácia, maior rapidez e menos complicações. Por meio do fragmento de tecido retirado na *core biopsy* é possível diferenciar carcinomas invasores de carcinomas *in situ* além de permitir avaliação imuno-histoquímica da lesão.

A *core biopsy* consiste na retirada de fragmentos de tecido por meio de uma agulha grossa acoplada em uma pistola automática. Podem ser realizados disparos curtos e longos (15 e 22 mm). Geralmente, são usadas agulhas de 14 G de diâmetro por causa do aumento da acurácia comparadas a agulhas menos calibrosas, como as de 16 G e 18 G. São retirados fragmentos com peso em torno de 17 mg.

Apesar da alta acurácia, 5 a 10% das lesões não palpáveis podem prover quantidade insuficiente de material para diagnóstico. Dessa forma, pode-se associar o uso do dispositivo a vácuo para adquirir maior amostra de tecido. Resultados subestimados com a *core biopsy* podem chegar a 48% comparadosa 18% utilizando-se a biópsia a vácuo. Isto é em razão da melhor amostra de tecido retirado em volume, qualidade e menos sangue no fragmento. Há, também, redução dos casos de concordância parcial na hiperplasia ductal atípica de carcinoma ductal *in situ*. Outras vantagens desse método são a possibilidade de deixar um *clip* metálico no local biopsiado, facilitando posteriores abordagens cirúrgicas e a abordagem de lesões próximas ao tórax e em mamas de pequena espessura, pois permite o avanço da agulha até o alvo sem ultrapassá-lo.

Existem dispositivos de várias marcas com poucas diferenças entre eles. São adaptáveis para serem guiados por US, estereotaxia e RM. O primeiro dispositivo lançado foi o Mammotome™ (Ethicon Endo-Surgery), em 1995. Após, foram inseridos no mercado o Vacora™ (Bard Biopsy Systems), Atec™ (Hologic), Eviva™ (Hologic) e EnCor™ (SenoRx) como alternativas. Geralmente, são utilizadas agulhas de 10 G ou 11 G, mas calibres de 8 G e 7 G podem ser usados para ressecções maiores ou terapêuticas.

A maior desvantagem das biópsias a vácuo é o custo, que pode chegar a até 10 vezes o valor da biópsia por agulha grossa. Além disso, não podem ser reutilizadas, pois apresentam peças de difícil higienização e lâminas que perdem o corte após o primeiro uso.

BIÓPSIAS GUIADAS POR ULTRASSONOGRAFIA

Toda lesão que pode ser identificada por US deve ser preferencialmente biopsiada por esse método. Como benefícios, é possível citar a rapidez, melhor acesso ao tecido mamário (especialmente, quadrantes mediais e porção posterior) e a possibilidade de acompanhar o trajeto da agulha em tempo real. Além disso, é um método mais confortável, mais barato e sem exposição de radiação ao paciente.

BIÓPSIAS GUIADAS POR ESTEREOTAXIA

Em lesões não palpáveis e que não são visibilizadas pela US, é possível a amostragem de tecido por meio da biópsia guiada por estereotaxia. Microcalcificações, distorções arquiteturais e assimetrias são exemplos de alterações que podem ser submetidas a esse processo.

Para a realização do procedimento, utiliza-se a mesa de estereotaxia, em que a paciente se posiciona em decúbito ventral, ou no mamógrafo associado a uma unidade estereotáxica, com a paciente sentada. A mama é posicionada e comprimida entre duas placas de acrílico ou de aço que apresenta uma abertura para introdução da agulha. Após a aquisição das incidências estereotáxicas, obtêm-se as coordenadas *x*, *y* e *z* que fornecem a localização da lesão. Informa-se ao equipamento o tamanho da agulha para ajustar a profundidade (índice *z*).

É recomendável que sejam retirados pelo menos cinco fragmentos de tecido. Estes devem ser sempre radiografados após a exérese para confirmar, principalmente, a presença de microcalcificações.

BIÓPSIAS GUIADAS POR RESSONÂNCIA MAGNÉTICA (RM)

A RM apresenta uma alta sensibilidade para diagnóstico de lesões mamárias, porém sua especificidade é baixa. A biópsia guiada por RM deve ser indicada quando uma lesão não é identificada em nenhum outro método de imagem.

A paciente é posicionada em decúbito ventral com a mama comprimida e são realizadas imagens pré e pós-contraste. Utiliza-se normalmente um dispositivo a vácuo para retirada das amostras. Após o procedimento, realiza-se uma sequência de imagens para confirmar alterações pós-biópsia, e coloca-se um clipe no local.

Este procedimento é mais complexo, de custo mais elevado e requer profissional especializado. Além disso, a captação do contraste pode variar conforme o dia do ciclo menstrual da paciente, sendo recomendável que o exame seja feito entre o 6º e 16º dias. Outro entrave é o tempo de *washout* do contraste. Como a lesão só é vista após administração do gadolínio, o exame deve ser feito em torno de 45 minutos para que não seja prejudicado.

LOCALIZAÇÃO PRÉ-CIRÚRGICA DE LESÕES

A localização pré-cirúrgica tem como objetivo direcionar o cirurgião para a lesão não palpável de interesse. Pode ser guiada por US, mamografia e RM. Sempre que possível, deve-se utilizar a ultrassonografia como escolha por causa das facilidades e benefícios do método, já citados anteriormente.

Este procedimento deve ser realizado quando se planeja a exérese cirúrgica, a análise histológica de uma amostra anterior da lesão indica sua remoção total ou quando há discordância anatomorradiológica. A marcação pode ser feita com fio metálico, injeção de radiofármaco (tecnécio – 99) ou carvão vegetal, este último pouco comum no nosso meio.

LEITURAS SUGERIDAS

ACR Practice Parameter for The Performance Of Stereotactic-Guided Breast Interventional Procedures, 2016. Disponível em: https://www.acr.org/~/media/ACR/Documents/PGTS/guidelines/Stereotactically_Guided_Breast.pdf?la=en. Acesso: novembro,2017.

Ames V, Britton PD. Stereotactically guided breast biopsy: a review. *Insights Imaging* 2011; 2:171–176.

Biópsia guiada por imagens de lesões não palpáveis da mama. In: Harris JR, Lippman ME, Morrow M, Osborne CK. *Diseases of the breast*. 5ª ed. Philadelphia: Wolkers Kluwer 2014. 196-209.

Ellis IO, Humphreys S, Michell M *et al*. Guidelines for breast needle core biopsy handling and reporting in breast screening assessment. *J Clin Pathol*. 2004; (57):897–902.

Frasson AL, Garcia GN, Millen E *et al*. *Doenças da Mama – Guia de bolso baseado em evidências*. 1ª Ed. São Paulo: Atheneu, 2013. 81-89.

Jackman RJ, Burbank F, Parker SH et al. Atypical ductal hyperplasia diagnosed at stereotactic breast biopsy: improved reliability with a 14-gauge, directional, vacuum biopsy. *Radiology* 1997; 204:485– 488.

Klimberg VS, Rivere A. Ultrasound image-guided core biopsy of the breast. *Chin Clin Oncol*. 2016;5(3):33

Margolin FR, Leung JWT, Jacobs RP, Denny SR. Percutaneous Imaging-Guided Core Breast Biopsy: 5 Years' Experience in a Community Hospital. *AJR*. 2001; 177:559-564.

Nath ME, Robinson TM, Tobon H *et al*. Automated large-core needle biopsy of surgically removed breast lesions: com parison of samples obtained with 14-, 16-, and 18-gauge needles. *Radiology*. 1995;197(3): 739–742

O'Flynn EAM, Wilson ARM, Michell MJ. Image-guided breast biopsy: state-of-the-art. *Clin Radiol*. 2010; (65):259–270.

Procedimentos invasivos mamários orientados por imagem. In: Aguillar VLN, Bauab SP, Maranhão NM. *Mama - Diagnóstico por Imagem*.1ª Ed. Revinter 2009.587-631.

Rocha RD, Pinto RR, Aquino D, Aires CS. Step-by-step of ultrasound-guided core-needle biopsy of the breast: review and technique. *Radiol Bras*. 2013 ;46(4): 234–241.

Simon JR, Kalbhen CL, Cooper RA, Flisak ME. MD Accuracy and Complication Rates of US-guided Vacuum-assisted Core Breast Biopsy: Initial Results. *Radiology*. 2000 215(3):694-697.

Willems SM, van Deurzen CHM, van Dies PJ. Diagnosis of breast lesions: fine-needle aspiration cytology or core needle biopsy? A review. *J Clin Pathol*. 2012;65: 287- 292.

Wilson R, Kavia S. Comparison of Large-Core Vacuum-Assisted Breast Biopsy and Excision Systems Minimally Invasive Breast Biopsies, Recent Results in Cancer Research 2009,173 :23-41.

ESTADIAMENTO NO CÂNCER DE MAMA

Lúcia Thereza Mascarenhas Freire Oliveira
Cláudio de Carvalho Stanzani

INTRODUÇÃO

Após o diagnóstico, o próximo passo para o tratamento da neoplasia de mama é o estadiamento. O TNM (Tumor, Linfonodos, Metástase) é o sistema de estadiamento mais aceito internacionalmente, sendo usado para guiar a terapêutica empregada e o prognóstico.

Esta classificação teve seu início entre os anos de 1943 e 1952 na França, idealizada por Pierre Denoix. Em 1958 foi lançada pela UICC (International Union Against Cancer) a primeira recomendação de estágio para neoplasia de mama. Essas recomendações são periodicamente revisadas e modificadas.

O estadiamento é fundamentado em observação retrospectiva de uma grande amostra de pacientes em todos os estágios da doença. Tem sua utilidade em correlacionar o momento de diagnóstico com sobrevida, prever desfechos e facilitar a troca de informações entre centros de tratamento.

A partir de 2018 será utilizado um novo sistema de estadiamento com lançamento da 8ª edição do manual do American Joint Committee on Cancer (AJCC) que incorpora biomarcadores de tumores (grau de tumor de Nottingham, *status* receptor hormonal e receptor tipo 2 do fator de crescimento epidérmico humano (HER2), além do estágio anatômico).

A classificação do estadiamento pode ser realizada clinicamente através do exame físico e de imagens ou após a análise histopatológica da peça cirúrgica, e esta classificação clínica inicial é vantajosa por direcionar tratamento inicial, como a instituição de neoadjuvância.

CLASSIFICAÇÃO

T (Tumor)

Avalia o Tumor primário em seu maior diâmetro, sendo que a classificação deve ser indicada por sufixo "c", quando clínica, ou "p", quando patológica. A classificação patológica deve ser a definitiva, por ser mais preciso, e tem de corresponder à medida do componente invasivo na peça cirúrgica.

- *Tx:* o tumor primário não pode ser avaliado.
- *T0:* nenhuma evidência de tumor primário.
- *Tis:* carcinoma *in situ*.
  - Tis (CDIS): carcinoma ductal *in situ*.
  - Tis (Paget): doença de Paget do mamilo não associada ao carcinoma invasivo e/ou CDIS no parênquima de mama subjacente.
- *T1:* tumor ≤ 20 mm na maior dimensão.
  - T1mi: tumor ≤ 1 mm na maior dimensão.
  - T1a: tumor > 1 mm ≤ 5 mm na maior dimensão (arredondando qualquer medida de 1,0 a 1,9 mm para 2 mm).
  - T1b: tumor > 5 mm ≤ 10 mm na maior dimensão.
  - T1c: tumor > 10 mm ≤ 20 mm na maior dimensão.
- *T2:* tumor > 20 mm ≤ 50 mm na maior dimensão.
- *T3:* tumor > 50 mm na maior dimensão.
- *T4:* tumor de qualquer tamanho com extensão direta para a parede torácica e/ou a pele (ulceração ou nódulos macroscópicos da pele).
  - T4a: extensão à parede torácica, não incluindo apenas aderência/invasão do músculo peitoral.
  - T4b: ulcerações e/ou nódulos satélites ipsolaterais e/ou edema (incluindo *peau d'orange*) da pele, que não atendem os critérios de carcinoma inflamatório.
  - T4c: ambos (T4a e T4b).
  - T4d: carcinoma inflamatório.

▪ *Alterações na Classificação do Tumor (T)*

Houve algumas mudanças na classificação do tumor na 8ª edição em relação à anterior:

- Carcinoma lobular *in situ* (CLIS) é considerado uma entidade benigna, sendo removida da categoria de tumor *in situ*.
- Pequenos focos tumorais microscópicos em torno do tumor primário não devem ser adicionados ao tamanho máximo do tumor.
- Na presença de múltiplos tumores sincrônicos, o que vai definir o tamanho máximo do tumor será o de maior dimensão, usando-se o sufixo "m" à categoria T.

155

- Nas lesões T4b como nódulos de tumor satélite para pele identificada apenas macroscopicamente. Células tumorais cutânea e dérmica identificadas apenas no exame microscópico não são classificadas como T4b.

N (Linfonodos)

Neste critério de classificação também se utiliza o sufixo "c" ou "p" dependendo se a análise foi clínica ou patológica.

Os linfonodos regionais são os axilares, intramamários ipsolaterais, mamários internos e supraclaviculares. O envolvimento de qualquer outra cadeia linfonodal ou contralateral é considerado metástase a distância. Os linfonodos intramamários dentro do tecido mamário são classificados como linfonodos axilares para fins de estadiamento, e os linfonodos supraclaviculares como gânglios linfáticos regionais.

Os sufixos (sn) e (f) devem ser adicionados ao N se o acometimento for comprovado por pesquisa de linfonodo sentinela (PLS) ou por punção aspirativa por agulha fina (PAAF)/*core-biopsy*, respectivamente.

■ *Avaliação Linfonodal Clínica*
- *cNX**: os gânglios linfáticos regionais não podem ser avaliados (por exemplo, removidos anteriormente).
- *cN0:* não há metástases de linfonodos regionais (nem por imagem, nem exame clínico).
- *cN1:* metástase para nódulos linfáticos axilares ipsolaterais móveis I, II.
  - **cN1mi****: micrometástases (aproximadamente 200 células, maiores que 0,2 mm, mas não maiores que 2,0 mm).
- *cN2:* metástase aos nódulos linfáticos axilares ipsolaterais de níveis I, II que são clinicamente fixados ou emaranhados; ou nos linfonodos mamários internos ipsolaterais na ausência de metástases do nódulo axilar clinicamente evidentes.
  - cN2a: metástase aos linfonodos axilares ipsolaterais de níveis I, II fixados um ao outro (emaranhado) ou a outras estruturas.
  - cN2b: metástase somente em linfonodos mamários internos ipsolaterais e na ausência de metástases ganglionares axilares clinicamente evidentes.
- *cN3:* metástases no(s) nódulo(s) linfático(s) axilar(es) infraclavicular(es) ipsolateral (nível III) com ou sem envolvimento ganglionar axilar de níveis I, II; ou no(s) linfonodo(s) interno(s) mamário(s) com metástases ganglionares axilares de níves I, II clinicamente evidentes; ou metástases em linfonodos supraclaviculares ipsolaterais com ou sem envolvimento axilar ou interno do linfonodo mamário.
  - cN3a: metástase para nódulos linfáticos infraclaviculares ipsolaterais.
  - cN3b: metástase para nódulos linfáticos internos ipsolaterais e linfonodos axilares.
  - cN3c: metástase no nódulo linfático supraclavicular ipsolateral.

*A categoria cNX é utilizada com moderação nos casos em que os linfonodos regionais já foram removidos cirurgicamente ou quando não há documentação de exame físico da axila.

**cN1mi raramente é usado, mas pode ser apropriado nos casos em que a biópsia do nódulo sentinela seja realizada antes da ressecção tumoral (como em certos casos tratados neoadjuvantemente).

■ *Avaliação Patológica Linfonodal*
- *pNX:* os gânglios linfáticos regionais não podem ser avaliados (por exemplo, previamente removidos ou não removidos para estudo patológico).
- *pN0:* não há metástases de linfonodos regionais.
  - pN0: não há metástase linfonodal regional identificada ou células tumorais isoladas (ITCs).
  - pN0 (i +): células malignas em linfonodos regionais não superiores a 0,2 mm (detectados por hematoxilina e mancha de eosina [H & E] ou imuno-histoquímica [IHC] incluindo ITCs).
  - pN0 (mol +): achados moleculares positivos (reação em cadeia da polimerase de transcrição reversa [RT-PCR]), mas não há metástases de linfonodos regionais detectadas por histologia ou IHC.
- *pN1:* micrometástases, ou metástases em um a três linfonodos axilares e/ou nódulos mamários internos clinicamente negativos com micro ou macrometástases detectados por biópsia de linfonodo sentinela.
  - pN1mi: micrometástases (aproximadamente 200 células, maior que 0,2 mm, mas nenhuma maior que 2,0 mm).
  - pN1a: metástases em um a três linfonodos axilares, com pelo menos uma metástase maior que 2,0 mm.
  - pN1b: metástases em linfonodos sentinelas mamários internos ipsolaterais, excluindo ITCs.
  - pN1c: pN1a e pN1b combinados.
- *pN2:* metástases em 4 a 9 linfonodos axilares, ou gânglios linfáticos mamários internos ipsolaterais positivos por imagem na ausência de metástases linfonodais axilares.
  - pN2a: metástases em 4 a 9 linfonodos axilares (pelo menos um depósito tumoral superior a 2,0 mm).
  - pN2b: metástase somente em nós mamários internos clinicamente detectados com ou sem confirmação microscópica; com nós axilares patologicamente negativos.
- *pN3:* metástases em 10 ou mais linfonodos axilares; ou em linfonodos infraclaviculares (nível III axilar); ou nos linfonodos mamários internos ipsolaterais por imagem na presença de um ou mais linfonodos axilares de níveis I, II; ou em mais de três linfonodos

axilares e em linfonodos mamários internos com micrometástases ou macrometástases detectadas por biópsia de linfonodo sentinela, mas não clinicamente detectadas; ou em linfonodos supraclaviculares ipsolaterais.

- N3a: metástases em 10 ou mais linfonodos axilares (pelo menos um depósito tumoral superior a 2,0 mm); ou metástases aos linfonodos infraclaviculares (linfa linfática axilar de nível III).
- pN3b: pN1a ou pN2a na presença de cN2b (linfonodos mamários internos positivos por imagem); ou pN2a na presença de pN1b.
- pN3c: metástases em linfonodos supraclaviculares ipsolaterais.

Os sufixos (sn) e (f) devem ser adicionados ao descritor N para verificar a confirmação por biópsia de linfonodo sentinela ou PAAF/*core-biopsy*, respectivamente, sem ressecção adicional de gânglios linfáticos.

■ Alterações na Classificação dos Linfonodos (N)

Na 8ª edição os critérios para a medição patológica das metástases dos linfonodos estão claramente definidos. O maior depósito de tumor contíguo é usado para pN, enquanto que os depósitos de tumor satélites adjacentes não são adicionados.

Os especialistas afirmam que o cNX não é uma categoria válida, a menos que a cadeia do nódulo linfático tenha sido removida e não possa ser examinada por imagem ou exame clínico.

A categoria cN0 deve ser atribuída quando qualquer avaliação dos gânglios linfáticos é possível, e o exame físico ou exame de imagem é negativo.

M (Metástases)

Avalia a doença a distância.

- *M0:* nenhuma evidência clínica ou radiográfica de metástases a distância (sem M0 patológico, não são necessários estudos de imagem para atribuir à categoria cM0).
- *cM0 (i +):* nenhuma evidência clínica ou radiográfica de metástases a distância, mas depósitos de células tumorais detectadas molecularmente ou microscopicamente que não são maiores que 0,2 mm e que estão presentes no sangue circulante, medula óssea ou outro tecido nodal não regional em um paciente sem sintomas ou sinais de metástases.
- *M1:* metástases detectáveis distantes, determinadas por meios clínicos e radiográficos clássicos e/ou metástases histologicamente comprovadas maiores que 0,2 mm.

■ Alterações na Classificação de Metástase (M)

Na oitava edição, foi adicionado esclarecimento de que a pM0 não deveria ser usada. Os casos são cM0 ou cM1, e se a doença de cM1 for confirmada por biópsia, então pM1 deve ser usado.

ESTADIAMENTO APÓS TRATAMENTO NEOADJUVANTE

O status após a terapia neoadjuvante é indicado com um prefixo "yc" ou "yp" para a classificação T e N.

Os especialistas na 8ª edição esclareceram que a categoria de terapia patológica T pós-neoadjuvância (ypT) é baseada no maior foco de tumor residual, se presente. A fibrose relacionada com o tratamento adjacente ao carcinoma invasivo residual não está incluída na dimensão máxima de ypT. Quando estão presentes múltiplos focos de tumor residual, o sufixo (m) deve ser incluído. O relatório de patologia deve incluir uma descrição da extensão do tumor residual explicando a base para a categorização ypT e, quando possível, também deve documentar a categoria cT de pré-tratamento.

Além disso, foi esclarecido, ainda, que o maior foco de tumor residual nos gânglios linfáticos, se presente, é usado para a categorização de ypN. A fibrose relacionada com o tratamento adjacente aos depósitos tumorais de linfonodos residuais não está incluída na dimensão e na classificação do ypN.

Se o estadiamento de um câncer for categorizado M1 (clínico ou patológico) antes da terapia, o câncer é categorizado como M1 após a terapia neoadjuvante, independentemente da resposta observada à terapia.

FATORES BIOLÓGICOS NO ESTADIAMENTO

Para a incorporação de fatores biológicos na 8ª edição que inclui o grau de tumor de Nottingham, a expressão de receptores hormonais e HER2, bem como os painéis prognósticos e preditivos multigênicos para o estadiamento, foi cuidadosamente revisada e extensivamente deliberada pelos especialistas em mama para o estadiamento.

A orientação é que os grupos de estágio anatômicos devem ser mantidos, pois podem ser aplicados a todos os pacientes com câncer de mama em todo o mundo, independentemente da disponibilidade de análises de biomarcadores ou ensaios multigênicos. Existem muitos países onde os ensaios de biomarcadores e os painéis multigênicos não são rotineiramente utilizados, muitas vezes por causa da falta de recursos para pagar esses testes.

Para abordar a importância da biologia do tumor, além de definir os grupos de estágio anatômico da AJCC, os grupos de estágios prognósticos com base em fator biológico para a 8ª edição que levam em consideração a classificação do tumor; HER2, receptor estrogênio (RE) e receptor de progesterona (RP) *status*; e o painel multigênico (como Oncotype DX), e assim, permitem um estadiamento com mais significados prognóstico e preditivo dos fatores biológicos (Quadro 16-1).

Quadro 16-1. Estadiamento Anatômico e Prognóstico no Câncer de Mama

T	N	M	Grau	HER2	RE	RP	Estadiamento anatômico	Estadiamento prognóstico
Tis	N0	M0	1 – 3	+ ou –	+ ou –	+ ou –	0	0
T0	N1mi	M0	1	+	+ ou –	+ ou –	IB	IA
T0	N1mi	M0	1–2	–	+	+	IB	IA
T0	N1mi	M0	1	–	+	–	IB	IB
T0	N1mi	M0	1	–	–	+	IB	IB
T0	N1mi	M0	1	–	–	–	IB	IIB
T0	N1mi	M0	2	+	+	+	IB	IA
T0	N1mi	M0	2	+	+	–	IB	IB
T0	N1mi	M0	2	+	–	+ ou –	IB	IB
T0	N1mi	M0	2	–	–	+	IB	IB
T0	N1mi	M0	2	–	–	–	IB	IIA
T0	N1mi	M0	3	+	+	+ ou –	IB	IA
T0	N1mi	M0	3	+	–	+ ou –	IB	IB
T0	N1mi	M0	3	–	+	+	IB	IB
T0	N1mi	M0	3	–	+	–	IB	IIA
T0	N1mi	M0	3	–	–	+	IB	IIA
T0	N1mi	M0	3	–	–	–	IB	IIA
T0	N1	M0	1	+	+	–	IIA	IIA
T0	N1	M0	1 – 2	+	–	+ ou –	IIA	IIA
T0	N1	M0	1	–	+	–	IIA	IIA
T0	N1	M0	1	–	–	+	IIA	IIA
T0	N1	M0	1	–	–	–	IIA	IIB
T0	N1	M0	2	+	+	–	IIA	IIB
T0	N1	M0	2	–	+	–	IIA	IIB
T0	N1	M0	2	–	–	+	IIA	IIB
T0	N1	M0	2	–	–	–	IIA	IIIA
T0	N1	M0	3	–	+	+	IIA	IIA
T0	N1	M0	3	+	+	–	IIA	IIB
T0	N1	M0	3	+	–	+ ou –	IIA	IIB
T0	N1	M0	3	–	+	–	IIA	IIIA
T0	N1	M0	3	–	–	+ ou –	IIA	IIIA
T0	N2	M0	1	–	+	+	IIIA	IIA
T0	N2	M0	1	+	+	–	IIIA	IIIA
T0	N2	M0	1	+	–	+ ou –	IIIA	IIIA
T0	N2	M0	1	–	+	–	IIIA	IIIA
T0	N2	M0	1	–	–	+	IIIA	IIIA
T0	N2	M0	1 – 2	+	+	+	IIIA	IB
T0	N2	M0	2	–	+	+	IIIA	IIB
T0	N2	M0	2	+	+	–	IIIA	IIIA

Quadro 16-1. Estadiamento Anatômico e Prognóstico no Câncer de Mama (*Cont.*)

T	N	M	Grau	HER2	RE	RP	Estadiamento anatômico	Estadiamento prognóstico
T0	N2	M0	2	+	–	+ ou –	IIIA	IIIA
T0	N2	M0	2	–	+	–	IIIA	IIIB
T0	N2	M0	2	–	–	+	IIIA	IIIB
T0	N2	M0	2	–	–	–	IIIA	IIIC
T0	N2	M0	3	+	+	+	IIIA	IIB
T0	N2	M0	3	+	+	–	IIIA	IIIB
T0	N2	M0	3	+	–	+ ou –	IIIA	IIIB
T0	N2	M0	3	–	+	+	IIIA	IIIB
T0	N2	M0	3	–	–	–	IIIA	IIIC
T1	N0	M0	1	+	+ ou –	+ ou –	IA	IA
T1	N0	M0	1 – 2	–	+	+	IA	IA
T1	N0	M0	1	–	+	–	IA	IB
T1	N0	M0	1	–	–	+	IA	IB
T1	N0	M0	1	–	–	–	IA	IIA
T1	N0	M0	2	+	+	–	IA	IB
T1	N0	M0	2	+	–	+ ou –	IA	IB
T1	N0	M0	2	–	–	+	IA	IB
T1	N0	M0	2	–	–	–	IA	IIA
T1	N0	M0	3	+	+	+ ou –	IA	IA
T1	N0	M0	3	+	–	+ ou –	IA	IB
T1	N0	M0	3	–	+	+	IA	IB
T1	N0	M0	3	–	+	–	IA	IIA
T1	N0	M0	3	–	–	+	IA	IIA
T1	N0	M0	3	–	–	–	IA	IIA
T1	N1mi	M0	1	+	+ ou –	+ ou –	IB	IA
T1	N1mi	M0	1–2	–	+	+	IB	IA
T1	N1mi	M0	1	–	+	–	IB	IB
T1	N1mi	M0	1	–	–	+	IB	IB
T1	N1mi	M0	1	–	–	–	IB	IIB
T1	N1mi	M0	2	+	+	+	IB	IA
T1	N1mi	M0	2	+	+	–	IB	IB
T1	N1mi	M0	2	+	–	+ ou –	IB	IB
T1	N1mi	M0	2	–	–	+	IB	IB
T1	N1mi	M0	2	–	–	–	IB	IIA
T1	N1mi	M0	3	+	+	+ ou –	IB	IA
T1	N1mi	M0	3	+	–	+ ou –	IB	IB
T1	N1mi	M0	3	–	+	+	IB	IB
T1	N1mi	M0	3	–	+	–	IB	IIA
T1	N1mi	M0	3	–	–	+	IB	IIA

Quadro 16-1. Estadiamento Anatômico e Prognóstico no Câncer de Mama (*Cont.*)

T	N	M	Grau	HER2	RE	RP	Estadiamento anatômico	Estadiamento prognóstico
T1	N1mi	M0	3	–	–	–	IB	IIA
T1	N1	M0	1	+	+	–	IIA	IIA
T1	N1	M0	1 – 2	+	–	+ ou –	IIA	IIA
T1	N1	M0	1 – 2	–	+	+	IIA	IB
T1	N1	M0	1	–	+	–	IIA	IIA
T1	N1	M0	1	–	–	+	IIA	IIA
T1	N1	M0	1	–	–	–	IIA	IIB
T1	N1	M0	2	+	+	–	IIA	IIB
T1	N1	M0	2	–	+	–	IIA	IIB
T1	N1	M0	2	–	–	+	IIA	IIB
T1	N1	M0	2	–	–	–	IIA	IIIA
T1	N1	M0	3	–	+	+	IIA	IIA
T1	N1	M0	3	+	+	–	IIA	IIB
T1	N1	M0	3	+	–	+ ou –	IIA	IIB
T1	N1	M0	3	–	+	–	IIA	IIIA
T1	N1	M0	3	–	–	+ ou –	IIA	IIIA
T1	N1	M0	1 – 3	+	+	+	IIA	IB
T1	N2	M0	1	–	+	+	IIIA	IIA
T1	N2	M0	1	+	+	–	IIIA	IIIA
T1	N2	M0	1	+	–	+ ou –	IIIA	IIIA
T1	N2	M0	1	–	+	–	IIIA	IIIA
T1	N2	M0	1	–	–	+	IIIA	IIIA
T1	N2	M0	1 – 2	+	+	+	IIIA	IB
T1	N2	M0	2	–	+	+	IIIA	IIB
T1	N2	M0	2	+	+	–	IIIA	IIIA
T1	N2	M0	2	+	–	+ ou –	IIIA	IIIA
T1	N2	M0	2	–	+	–	IIIA	IIIB
T1	N2	M0	2	–	–	+	IIIA	IIIB
T1	N2	M0	2	–	–	–	IIIA	IIIC
T1	N2	M0	3	+	+	+	IIIA	IIB
T1	N2	M0	3	+	+	–	IIIA	IIIB
T1	N2	M0	3	+	–	+ ou –	IIIA	IIIB
T1	N2	M0	3	–	+	+	IIIA	IIIB
T1	N2	M0	3	–	–	–	IIIA	IIIC
T2	N0	M0	1	–	–	–	IIA	IIB
T2	N0	M0	1	+	+	–	IIA	IIA
T2	N0	M0	1	–	+	–	IIA	IIA
T2	N0	M0	1	–	–	+	IIA	IIA
T2	N0	M0	1 – 2	+	–	+ ou –	IIA	IIA

Quadro 16-1. Estadiamento Anatômico e Prognóstico no Câncer de Mama (*Cont.*)

T	N	M	Grau	HER2	RE	RP	Estadiamento anatômico	Estadiamento prognóstico
T2	N0	M0	1 – 3	+	+	+	IIA	IB
T2	N0	M0	1 –2	–	+	+	IIA	IB
T2	N0	M0	2	+	+	–	IIA	IIB
T2	N0	M0	2	–	+	–	IIA	IIB
T2	N0	M0	2	–	–	+	IIA	IIB
T2	N0	M0	2	–	–	–	IIA	IIIA
T2	N0	M0	3	+	+	–	IIA	IIB
T2	N0	M0	3	+	–	+ ou –	IIA	IIB
T2	N0	M0	3	–	+	–	IIA	IIIA
T2	N0	M0	3	–	–	+ ou –	IIA	IIIA
T2	N0	M0	3	–	+	+	IIA	IIA
T2	N1	M0	1	+	+ ou –	+ ou –	IIB	IIB
T2	N1	M0	1	–	–	+	IIB	IIB
T2	N1	M0	1	–	+	–	IIB	IIIA
T2	N1	M0	1 – 2	–	–	–	IIB	IIIB
T2	N1	M0	2	+	–	–	IIB	IIIA
T2	N1	M0	2	–	+	+	IIB	IIIA
T2	N1	M0	2	+	+	+	IIB	IB
T2	N1	M0	3	+	+	–	IIB	IIIA
T2	N1	M0	3	+	–	–	IIB	IIIA
T2	N1	M0	3	–	+	–	IIB	IIIB
T2	N1	M0	3	–	–	+ ou –	IIB	IIIC
T3	N0	M0	1	–	+	–	IIB	IIIA
T3	N0	M0	2	+	–	–	IIB	IIIA
T3	N0	M0	2	–	+	–	IIB	IIIA
T3	N0	M0	1–2	–	–	–	IIB	IIIB
T3	N0	M0	3	+	+	–	IIB	IIIB
T3	N0	M0	3	+	+	–	IIB	IIIA
T3	N0	M0	3	+	–	–	IIB	IIIA
T3	N0	M0	3	–	–	+ ou –	IIB	IIIA
T3	N1–2	M0	1	+	+	–	IIB	IIIA
T3	N1–2	M0	1	–	+	+	IIB	IIA
T3	N1–2	M0	1	+	–	+ ou –	IIB	IIIA
T3	N1–2	M0	1	–	+	–	IIB	IIIA
T3	N1–2	M0	1	–	–	+	IIB	IIIA
T3	N1–2	M0	1	+	+	+	IIB	IB
T3	N1–2	M0	2	–	+	+	IIB	IIB
T3	N1–2	M0	2	+	+	+	IIB	IB
T3	N1–2	M0	2	–	+	–	IIB	IIIB

Quadro 16-1. Estadiamento Anatômico e Prognóstico no Câncer de Mama (*Cont.*)

T	N	M	Grau	HER2	RE	RP	Estadiamento anatômico	Estadiamento prognóstico
T3	N1–2	M0	2	–	–	+	IIB	IIIB
T3	N1–2	M0	2	+	+	–	IIB	IIIA
T3	N1–2	M0	2	+	–	+ ou –	IIB	IIIA
T3	N1–2	M0	2	–	–	–	IIB	IIIC
T3	N1–2	M0	3	+	+	+	IIB	IIB
T3	N1–2	M0	3	+	+	–	IIB	IIIB
T3	N1–2	M0	3	+	–	+ ou –	IIB	IIIB
T3	N1–2	M0	3	–	+	+	IIB	IIIB
T4	N0–2	M0	1	+	+ ou –	+ ou –	IIIB	IIIB
T4	N0–2	M0	1	–	+	–	IIIB	IIIC
T4	N0–2	M0	1	–	–	+ ou –	IIIB	IIIC
T4	N0–2	M0	2	+	+	+	IIIB	IIIB
T4	N0–2	M0	2	–	+	+	IIIB	IIIB
T4	N0–2	M0	2	+	+	–	IIIB	IIIC
T4	N0–2	M0	2	+	–	+ ou –	IIIB	IIIC
T4	N0–2	M0	2	–	+	–	IIIB	IIIC
T4	N0–2	M0	2	–	–	+ ou –	IIIB	IIIC
T4	N0–2	M0	3	+	+	+	IIIB	IIIB
T4	N0–2	M0	3	+	+	–	IIIB	IIIC
T4	N0–2	M0	3	+	–	+ ou –	IIIB	IIIC
T4	N0–2	M0	3	–	+ ou –	+ ou –	IIIB	IIIC
Qualquer	N3	M0	1	+	+ ou –	+ ou –	IIIC	IIIB
Qualquer	N3	M0	1	–	+	–	IIIC	IIIC
Qualquer	N3	M0	1	–	–	+ ou –	IIIC	IIIC
Qualquer	N3	M0	2	+	+	+	IIIC	IIIB
Qualquer	N3	M0	2	–	+	+	IIIC	IIIB
Qualquer	N3	M0	2	+	+	–	IIIC	IIIC
Qualquer	N3	M0	2	+	–	+ ou –	IIIC	IIIC
Qualquer	N3	M0	2	–	+	–	IIIC	IIIC
Qualquer	N3	M0	2	–	–	+ ou –	IIIC	IIIC
Qualquer	N3	M0	3	+	+	+	IIIC	IIIB
Qualquer	N3	M0	3	+	+	–	IIIC	IIIC
Qualquer	N3	M0	3	+	–	+ ou –	IIIC	IIIC
Qualquer	N3	M0	3	–	+ ou –	+ ou –	IIIC	IIIC
Qualquer	Qualquer	M1	1–3	+ ou –	+ ou –	+ ou –	IV	IV

LEITURAS SUGERIDAS

Amin MB, Edge SB, Greene FL et al. *AJCC Cancer Staging Manual.* 8th ed. New York: Springer; 2017.

Amin MB, Greene FL, Edge SB et al. The eighth edition AJCC cancer staging manual: continuing to build a bridge from a population-based to a more "personalized" approach to cancer staging. *CA Cancer J Clin.* 2017 Mar;67(2):93-99.

Giuliano AE, Connolly JL, Edge SB et al. Breast Cancer - major changes in the American Joint Committee on Cancer eighth edition cancer staging manual. *CA Cancer J Clin.* 2017 Jul 8;67(4):290-303.

Weiss A, Chavez-Mac GM, Lichtensztajn D et al. Validation of the AJCC 8th edition prognostic stage in breast cancer. *J Clin Onc.* 2017;35:15.

MEDICINA NUCLEAR E CÂNCER DE MAMA

Bárbara Íris Mascarenhas Freire
Thiago Grando Alberto
Marcelo José dos Santos

Classicamente o estudo na área de Medicina Nuclear mais comumente utilizado na prática clínica do Câncer de Mama é a cintilografia óssea, tanto para fins de estádio da paciente quanto no seu acompanhamento (*follow-up*).

Vale ressaltar, ainda, que a Medicina Nuclear também pode contribuir na área terapêutica, por meio da administração de radiofármacos como o Estrôncio-89 ou mesmo o Samário-153, cujas ações podem levar ao controle álgico em pacientes com metástases ósseas.

No entanto, nas últimas décadas, a aplicabilidade da Medicina Nuclear na mastologia deu um grande salto. Duas grandes intervenções foram a pesquisa do linfonodo sentinela e localização de lesões ocultas e também os estudos híbridos de imagem, denominados PET-CT. Essas duas novas metodologias alteraram significativamente o tratamento, estádio e acompanhamento dos pacientes, trazendo um ganho significativo no manuseio do câncer de mama com repercussões não só na sobrevida, bem como na qualidade de vida.

MÉTODOS DE LOCALIZAÇÃO DE LESÕES NÃO PALPÁVEIS

No câncer de mama lesões não palpáveis são aquelas com cerca de 1-1,5 cm que representa cerca de um terço dos cânceres de mama. Estudos revelam que entre os cinco cânceres invasivos por 1.000 mulheres, detectados no rastreio, 2,7 (54%) foram < 15 mm. Com a implementação do uso de mamografia para rastreio de câncer de mama, houve um aumento na detecção precoce de tumores que tendem a ser pequenos e não palpáveis, sendo estes com maior risco de ressecção incompleta, a partir disso foram desenvolvidas técnicas menos invasivas para garantir a remoção da área suspeita com margens livres, mantendo boa parte do tecido sadio da mama.

Várias técnicas foram desenvolvidas para localizar lesões não palpáveis como, por exemplo: fio metálico, azul de metileno, carvão ativado, ROLL *(Radio-guided occult lesion localization)*, sementes de IODO-125, ultrassonografia intraoperatória. Sendo o mais utilizado o fio metálico com agulha de Kopans e o ROLL.

Técnicas de Localização

■ *Localização Guiada por Fio Metálico*

Atualmente é o método mais utilizado para localização de lesões não palpáveis. Estes são introduzidos por agulhas guia com gancho na ponta, descrito inicialmente por Kopans, orientado por US ou mamografia, e a cirurgia deve ser realizada precocemente para evitar seu descolamento. É um método efetivo, mas com algumas desvantagens, entre elas: presença de corpo estranho na avaliação patológica, deslocamento do fio, transcrição do fio, com difícil realocamento decorrente de punção prévia, pneumotórax e ter maiores taxas de reabordagem.

■ *Roll*

Desenvolvida na década de 1990, no Instituto Europeu de Oncologia (IEO), consiste na administração de material radioativo, no local da lesão guiado por mamografia ou ultrassonografia. O mais utilizado são moléculas ligadas com tecnécio 99 metaestável, que pode ser detectado no intraoperatório por sonda portátil *(gamma-probe)* (Fig. 17-1). Dentre as moléculas mais utilizadas para a marcação com tecnécio a principal é o MAA (macroagregado de albumina) que apresenta cerca de 10 a 100 μm em mais de 90% de suas partículas, que evita o clareamento sanguíneo e linfático.

O método consiste na administração de MAA-^{99m}TC (dose: 1 a 2 mCi), com volume de 0,1 mL, injetado em um ponto intra ou perilesional, guiado por US ou mamografia. Após a injeção, realiza-se imagem de controle para avaliar se houve extravasamento do sítio de injeção (o que inviabilizaria o método) e, portanto, a necessidade de método adicional.

Durante a cirurgia o *gamma-probe* analisa o sinal do radiofármaco, que é traduzido por números e um

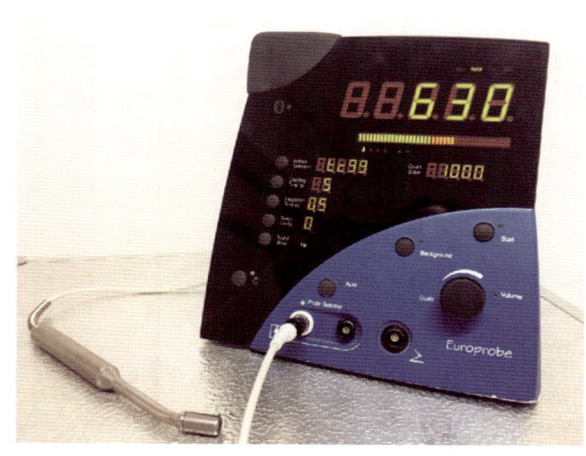

Fig. 17-1. Modelo do *Gamma-probe* utilizado.

sinal acústico diretamente proporcional ao nível radioativo detectado. Desta forma, o cirurgião consegue localizar a área de maior radiação que representa a lesão. Após a retirada da peça cirúrgica verifica-se a radiação de fundo no leito cirúrgico, com captação desejada inferior a 10% da máxima captação inicial.

■ Sementes de Iodo-125

A localização de sementes radioativas foi descrita pela primeira vez como uma alternativa ao fio metálico, em 2001, por Gray *et al*. Uma semente de titânio (4,5 × 0,8 mm) contendo iodo-125 é colocada no centro da lesão sob orientação ultrassonográfica ou mamográfica.

A semente possui uma atividade variando de 0,100 a 0,200 mCi (3,7-7,4 MBq), sendo essa considerada uma taxa baixa de exposição da radiação e segura para uso em humanos de acordo com as agências reguladoras.

A localização da lesão pré-operatória pode ser realizada em até 5 dias antes da excisão cirúrgica (meia-vida do I-125 é de 59,4 dias), o que permite flexibilidade no agendamento dos procedimentos, realizando cirurgias sem necessidade de programação com equipe radiológica. Além disso, o radiologista pode escolher qualquer abordagem para colocação das sementes sem ter de considerar o local da incisão cirúrgica, são colocadas internamente, sem fios externos e sem riscos de transecção, levando a uma maior satisfação do paciente e cirurgião.

Se uma semente não for inicialmente alocada em uma posição satisfatória, essa não deve ser removida no pré-operatório, sendo necessária uma segunda semente ou fio ser utilizado para localizar com precisão a lesão, e ambos devem ser recuperados durante a cirurgia. Vários estudos têm documentado falhas de implantação de sementes de 0,3% a 7,2% dos casos e migração de sementes sendo rara (< 1% de casos) após a implantação.

No intraoperatório, o tumor que contém a semente marcada com Iodo-125 é localizado com o *gamma-probe* e retirado. A pesquisa de linfonodos sentinela com tecnécio-99m pode ser executada dentro do mesmo tempo cirúrgico por causa da energia emitida do I-125 (27 keV) ser diferente do tecnécio-99m (140 keV).

Finalmente, estudos relataram tempos de localização e tempos operatórios mais curtos, bem como melhores taxas de margens negativas e menores taxas de reabordagens cirúrgicas com as sementes quando comparadas ao fio metálico.

Comparação dos Métodos

Um estudo comparativo entre os métodos ROLL e fio metálico, com 333 pacientes, realizado por E. L. Postma *et al*., entre 2007 e 2011, demonstrou que não há diferença estatística na proporção de ressecções com margens livres (86% ROLL e 88% fio metálico), bem como na taxa de reabordagem (12% no ROLL e 10% para o fio metálico).

Da mesma forma, os estudos comparativos não demonstram diferenças significativas entre o uso de sementes e o ROLL, porém quando comparadas ao fio, os primeiros apresentam menores taxas de complicações, menor tempo cirúrgico, menores taxas de reabordagem e menor volume mamário retirado.

LINFOCINTILOGRAFIA E PESQUISA DO LINFONODO SENTINELA

Os vasos linfáticos e sua relação com a disseminação das doenças malignas são estudados desde o século XVII, porém apenas recentemente, na década de 1960, Ernest Gould sugeriu o conceito de linfonodo sentinela ao relacionar o principal sítio de metástases dos tumores de parótidas e linfonodos retromandibulares e que estes provavelmente eram os primeiros a receber a drenagem destas glândulas. Ramon Cabañas, em 1970, estudou a disseminação linfática do carcinoma de pênis e atribuiu a denominação linfonodo sentinela ao primeiro linfonodo que realizava a drenagem destes tumores.

Mantendo acompanhamento desses estudos, Morton, em 1989, foi o primeiro a utilizar o corante azul (*isosulfan blue*) para pesquisa de linfonodo sentinela, e Alex e Krag, em 1993, os primeiros a utilizarem radiofármacos.

A pesquisa do linfonodo sentinela tem como objetivo mimetizar a propagação fisiológica das células cancerosas da lesão para os gânglios linfáticos, e identificar o primeiro linfonodo a receber tal drenagem. Dessa forma, evitar o esvaziamento linfonodal, pois de acordo com inúmeros estudos, como os de Cox, Krag *et al*., a presença ou não do comprometimento metastático desse linfonodo coincide com o resultado dos demais linfonodos axilares em mais de 95% dos casos.

Nos tumores em mama, cuja principal via de disseminação é a linfática, objetiva-se evitar o esvaziamento axilar e consequentemente diminuir as taxas de morbidade relacionadas com tal procedimento, entre elas: lesões de vasos e nervos, restrição dos movimentos do ombro, alterações de sensibilidade em membro superior e, principalmente, o linfedema entre outros.

Estudos com mapeamento da drenagem mamária, utilizando-se a pesquisa de linfonodo sentinela e biópsia, demonstram que a drenagem extra-axilar está presente em aproximadamente 20 a 27% dos casos. Sendo os locais mais frequentes as cadeias mamárias internas ipsolateral (17%), intramamário (3%), supravascular (2%) e interpeitorais (2%). A abordagem destes locais varia de acordo com a equipe cirúrgica, que pode optar ou não pela retirada destes linfonodos para avaliação de metástases e seguinte planejamento terapêutico com radioterapia ou quimioterapia.

Indicações

De acordo com a Sociedade Americana de Oncologia Clínica as principais indicações e contraindicações quanto à realização da pesquisa de linfonodo sentinela são:

A) Indicações:
- Pacientes com câncer de mama precoce (T1 ou T2) que não possuem nódulos clinicamente positivos.
- Nos pacientes com carcinoma ductal *in situ* (DCIS) não há necessidade de realizar pesquisa de linfonodo sentinela, a não ser quando realizará mastectomia, pois após a realização da mesma, o padrão de drenagem irá se alterar e se um tumor invasivo for encontrado inesperadamente na biópsia do tecido mamário, a técnica não poderá ser confiável. É também indicado nos casos de cirurgia conservadora com tumores com mais de 5 cm, que haja suspeita de tumor invasivo sincrônico.

B) Contraindicação:
- Nódulos axilares palpáveis e câncer inflamatório de mama (T4d) são contraindicações absolutas para pesquisa de linfonodo sentinela. Ambos devem ser tratados com dissecção dos linfonodos axilares.
- O câncer de mama localmente avançado é uma contraindicação relativa para pesquisa de linfonodo sentinela. Certos tumores grandes (por exemplo, T3) podem ser passíveis de realização, enquanto outros com envolvimento da pele ou da parede torácica (por exemplo, T4a-c) devem ser tratados com dissecção dos linfonodos axilares.

Métodos

■ Corantes Vitais

Um dos primeiros métodos a ser utilizado na pesquisa do linfonodo sentinela foi a utilização de corantes vitais, sendo os principais o azul patente, o azul de isossulfan e o azul de metileno.

A técnica consiste em administrar o azul em um ponto peritumoral ou periareolar, não se observando diferença estatística entre estes locais de injeção, uma dose de aproximadamente 1 a 4 mL do corante selecionado, sendo preferível iniciar a cirurgia, 10 a 20 minutos após a administração, pela região axilar para se evitar que o corante se difunda por linfonodos secundários e não apenas os sentinelas. Sua principal contraindicação são reações alérgicas cutâneas e anafiláticas com taxas de 1 a 2%.

■ Radiofármacos

Outro método que ganhou espaço após 1993 foi a pesquisa de linfonodos sentinelas utilizando-se coloides marcados com Tecnécio (^{99m}Tc).

Sua técnica envolve a administração de um radiofármaco, de forma subcutânea ou intradérmica em área perilesional ou periareolar. Este método é preferível com partículas maiores que os vasos sanguíneos, aproximadamente 10 nm, o que evita sua absorção sistêmica, e de até 500 nm, pois moléculas maiores não são drenadas pelos vasos linfáticos e permanecem no sítio de administração. Na experiência local, foram observados casos de necrose da pele após a injeção intradérmica, sendo, portanto, essa região preterida em relação às demais possibilidades. Na Figura 17-2 representação dos sítios mais comumente utilizados de injeção.

Nos Estados Unidos, o radiotraçador é geralmente o coloide de enxofre (50-1.000 nm) e mais frequentemente o coloide de enxofre filtrado (30-50 nm); na Europa, o mais usado é o nanocoloide de albumina de soro humano (3-23 nm); na Austrália, trisulfureto de antimônio (7-23 nm); no Japão e Brasil, cálcio fitato e sódio fitato (150-1500 nm ou 150-200 nm). Todos estes marcados com ^{99m}TC.

Em razão do fato da meia-vida do tecnécio ser de 6 horas realiza-se preferencialmente a administração do radiofármaco no mesmo dia da cirurgia ou um dia anterior. A dose utilizada varia de 0,5 a 2 mCi em cirurgias realizadas no mesmo dia e dose de 2 a 4 mCi em cirurgias realizadas um dia após a administração. Estes diluídos em 0,1 mL a 0,5 mL de água destilada se a administração for superficial, ou 0,5 a 1 mL se a administração for peritumoral. Lembrar que a paciente já se encontra em um momento muito sensível e quanto menor o volume, menor a dor provocada pela injeção, principalmente nas regiões mais superficiais.

Após a administração realiza-se uma imagem em câmara de cintilação para se observar o local de migração e realizar a dermografia, como observado na Figura 17-3. Após esta etapa, realiza-se a contagem da radiação e verificação da dermografia com o *gamma-probe* (Fig. 17-1), instrumento que analisa o sinal do radiofármaco, que é traduzido por números e um sinal acústico diretamente proporcional ao nível radioativo detectado para se determinar o local exato do linfonodo.

Durante o intraoperatório utiliza-se o mesmo equipamento para localizar o melhor ponto de incisão cirúrgica, além da orientação para localização do linfonodo sentinela, que corresponde ao local de maior contagem. Após a retirada de tal linfonodo verifica-se novamente com o *gamma-probe* a radiação no local e esta deve ser de no máximo 10% do valor encontrado no linfonodo. Valores inferiores a estes correspondem à radiação de fundo, isto é, à radiação sistêmica e de vasos linfáticos do indivíduo, enquanto que valores acima podem sugerir a existência de outro linfonodo sentinela, que deverá ser retirado.

Quando comparados os métodos a diversos estudos, como o estudo realizado por Radovanovic *et al.*, o azul apresentou sensibilidade de aproximadamente 80% e especificidade de 60%, enquanto que ao se utilizarem as duas técnicas a sensibilidade atinge 95% e especificidade 75%.

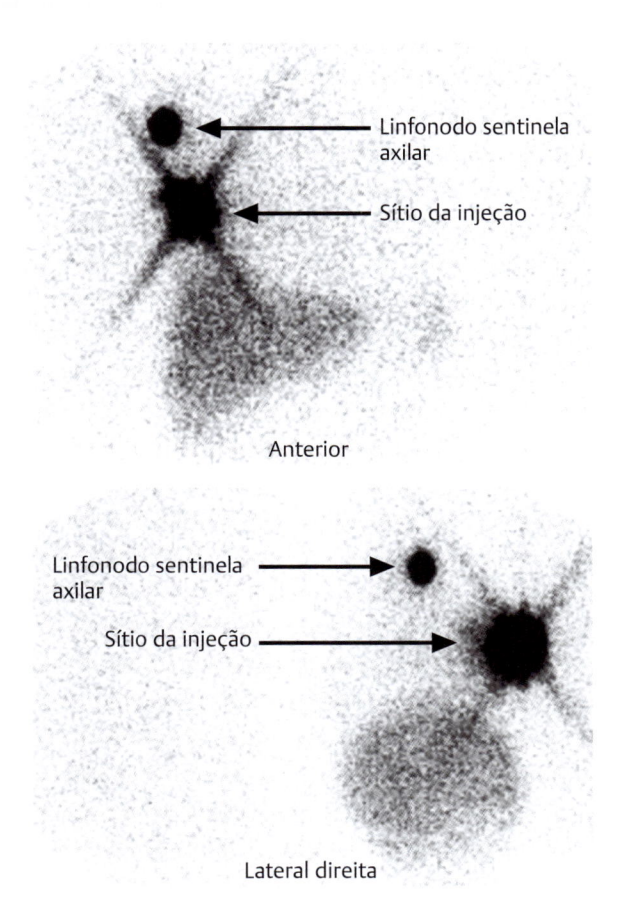

Fig. 17-2. Linfocintilografia de mama direita, mostrando o ponto de injeção e a captação do linfonodo sentinela.

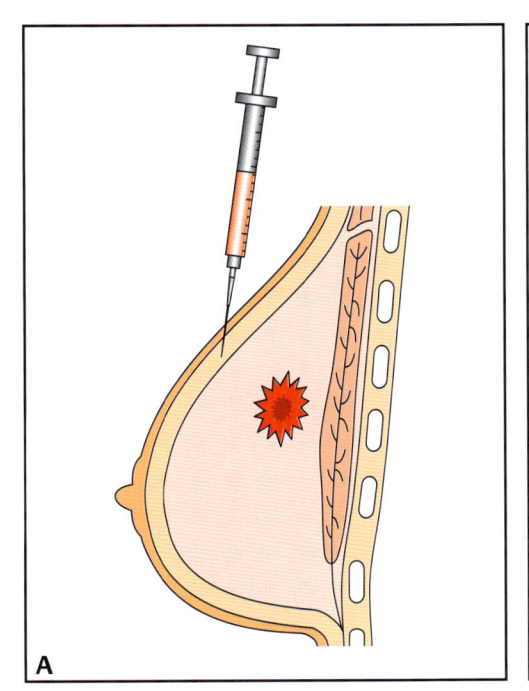

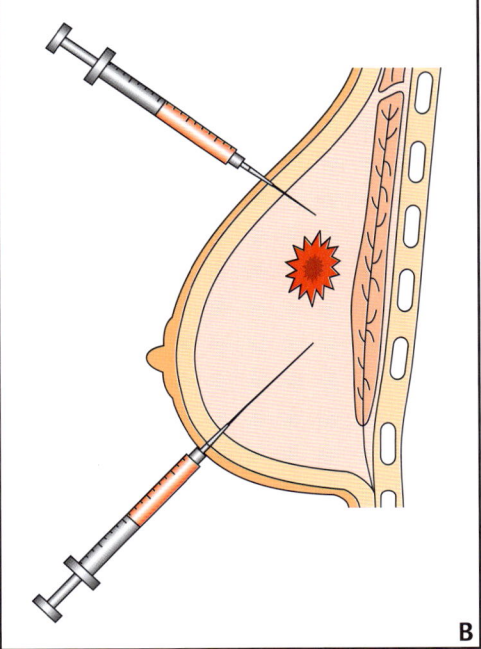

Fig. 17-3. Esquema dos sítios de injeção do radiofármaco. (**A**) Injeção subdérmica e (**B**) injeções intraparenquimatosa e peritumoral. A injeção intraparenquimatosa apresenta menor sensibilidade que a subdérmica.

LEITURAS SUGERIDAS

Ahmed M, Hemelrijck M, Douek M et al. Systematic review of radioguided versus wire-guided localization in the treatment of non-palpable breast cancer. *Breast Cancer Res Treat.* 2013 Jul;140(2):241-52.

Barentsz MW. Radioactive seed localization for non-palpable breast cancer. *Wiley Online Library.* 2012 Dec;100:582-8.

Chan BKY, Wiseberg JA, Audisio RA et al. Localization techniques for guided surgical excision of non-palpable breast lesions (protocol). *The Cochrane Library.* 2011 Jul;1-10.

Douek M, Ahmed M. Sentinel node and occult lesion localization (SNOLL): a systematic review. *Breast.* 2013 Dec;22(6):1034-40.

Dryden MJ. Imaging factors that influence surgical margins after preoperative ^{125}I radioactive seed localization of breast lesions: comparison with wire localization. *Radiological Society of North America.* 2014.

Frasson AL, Novita GG, Camargo EM et al. *Doenças da Mama.* Guia Prático Baseado em Evidências 2012.

Harlow SP. Overview of sentinel lymph node biopsy in breast cancer, up-to-date 2017.

Hayes KM. Update on preoperative breast localization. *Radiol Clin North Am*, 2017 Mai;55(3):591-603.

Hironaka FH, Sapienza MT, Ono CR. Medicina nuclear: princípios e aplicações. São Paulo: Atheneu, 2012. p. 520.

Moncayo VM. Sentinel lymph node biopsy procedures. *Semin Nucl Med.* 2017 Nov;47(6):595-617.

Moncayo VM. Status of sentinel lymph node for breast cancer. *Semin Nucl Med.* 2013 Jul;43(4):281-93.

Morton LD. The concept of sentinel node localization: how it started.*Semin Nucl Med.* 2000 Jan;30(1):4-10.

Postma EL, Verkooijen HM, van Esser S et al. Efficacy of radioguided occult lesion localization (ROLL) versus wire-guided localization (WGL) in breast conserving surgery for non-palpable breast cancer: a randomised controlled multicentre trial. *Breast Cancer Res Treat.* 2012 Nov;136(2):469-78.

Quadros LGA. A pesquisa do linfonodo sentinela para o câncer de mama na prática clínica do ginecologista brasileiro. *Rev Bras Ginecol Obstet.* 2007;29(3):158-64.

Sajid MS, Parampalli U, Haider Z et al. Comparison of radioguided occult lesion localization (ROLL) and wire localization for non-palpable breast cancer: a meta-analysis. *J Surg Oncol.* 2012 Jun 15;105(8):852-8.

Tew K. Meta-analysis of sentinel node imprint cytology in breast cancer. *Br J Surg.* 2005 Sep;92(9):1068-80.

PET-CT NO CÂNCER DE MAMA

Marcelo José dos Santos
Wilson Eduardo Furlan Matos Alves

PET-CT

PET-CT é uma abreviatura em inglês cuja tradução é "Tomografia Computadorizada por Emissão de Pósitrons" e o CT de "Tomografia Computadorizada". O PET é um exame de imagem que avalia o metabolismo das estruturas e órgãos analisados, como ossos, músculos, cérebro, pulmões, fígado entre outros. Geralmente, após a realização do PET, segue-se a aquisição da tomografia computadorizada (CT) que permitirá uma detalhada avaliação anatômica dos órgãos estudados, além de fornecer o mapa (parâmetros) para a correção de atenuação das imagens do PET. Assim sendo, a junção dos dois grupos de imagens formará a imagem híbrida, que permitirá a avaliação do metabolismo com a precisão anatômica em um único estudo. Na Figura 18-1 um exemplo de equipamento híbrido.

Existem vários traçadores, denominados radiofármacos, que permitem a formação de imagens com base na sua biodistribuição no organismo. Há, por exemplo, aqueles que identificam áreas de isquemia (muito utilizados para estudos em coração e cérebro) ou outros que permitem avaliar áreas ou mesmo tumores com atividade simpática, como os tumores neuroendócrinos. Dentre os vários traçadores, o pioneiro e mais utilizado é a fluorodesoxiglicose marcada com ^{18}F (^{18}F-FDG), um análogo da glicose que é captado por transportadores de glicose (GLUT, especialmente o subtipo 1) hiperexpressos na maioria das células tumorais de câncer de mama. Sua quantificação é dada pelo valor padrão de captação (SUV em inglês: *standardized uptake value*), que quanto mais alto em comparação ao valor fisiológico (dado pela sua medida no fígado), maior a atividade metabólica local.

Antes de realizar o exame, a paciente é orientada a realizar um preparo, que consiste basicamente em uma dieta com baixa ingestão de carboidratos na faixa de 12 horas antes do início do estudo, além de repouso relativo. Também é solicitado jejum de 4-6 horas antes da administração do ^{18}F-FDG. Essas medidas visam a reduzir os níveis séricos de insulina, impedindo, assim, que o ^{18}F-FDG seja absorvido por tecidos não neoplásicos, como, por exemplo, a musculatura esquelética. Recomendações específicas são dirigidas a pacientes diabéticos, para que o exame possa ser realizado adequadamente.

Imagens de PET/CT se iniciam após 60 minutos da administração endovenosa de ^{18}F-FDG e englobam

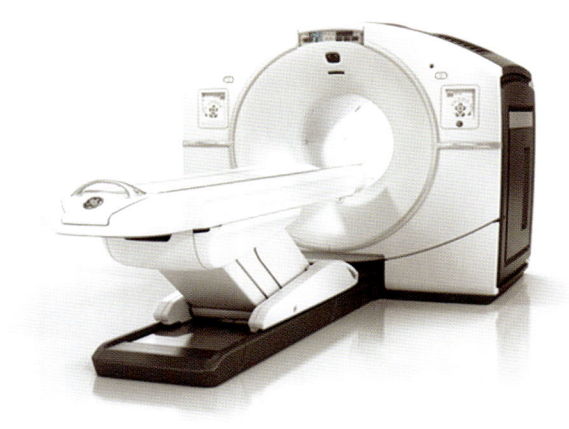

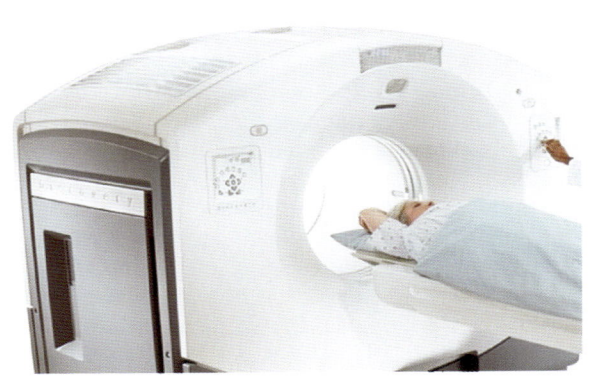

Fig. 18-1. Equipamento híbrido de PET-CT. Na porção mais anterior (1º anel) fica localizado o tomógrafo que após realização do *scout* permite a seleção das áreas de interesse. Na sequência, são adquiridas as imagens de PET (2º anel), para posterior fusão e formação das imagens híbridas.

segmentos do corpo que se estendem desde o crânio até a raiz das coxas. Caso necessário, imagens adicionais podem ser realizadas sequencialmente. A análise e interpretação das imagens podem ser resumidas na identificação de áreas hipermetabólicas, geralmente identificadas simultaneamente à CT, que representam lesões tumorais metabolicamente ativas. Em algumas situações, porém, a definição precisa destas áreas hipermetabólicas não é possível, seja pela pequena dimensão da lesão vista à CT ou pela baixa avidez ao FDG-^{18}F (falso-negativos), seja pela possibilidade de se tratar de um processo inflamatório (falso-positivo). Há também métodos de análise semiquantitativa que tentam graduar a intensidade de captação do ^{18}F-FDG nas lesões tumorais, sendo o SUV o principal deles.

De uma maneira geral, muitos tumores demonstram alto metabolismo glicolítico como uma das mais importantes características do câncer. O PET-CT ao combinar as informações fisiológicas e anatômicas pode prover informações essenciais no diagnóstico inicial, estádio, reestadiamento, avaliação de resposta ao tratamento e até análise prognóstica do paciente com câncer.

Sabe-se que cada tumor tem suas características peculiares, o próprio câncer de mama apresenta um amplo espectro de classificações, conforme células da estrutura de origem, presença de receptores e até de alterações na esfera da biologia molecular. O prognóstico e os fatores preditivos são dados pelo *status* nodal, tamanho do tumor, grau histológico, *status* do receptor de estrogênio, superexpressão/amplificação do receptor do fator de crescimento epidérmico humano 2 (HER2) e *status* do marcador de proliferação Ki-67. Assim sendo, o intervalo de tempo em que um paciente transita da avaliação da resposta para o reestadiamento provavelmente varia em relação à biologia do tumor, regime terapêutico e uma série de outros fatores. Os usos apropriados de critérios estabelecidos por várias sociedades médicas europeias e americanas tentam ajudar os médicos a referendar práticas adequadas no uso do PET-CT para vários tumores, entre eles o câncer de mama.

A biópsia é o padrão ouro no diagnóstico e recidiva dos cânceres de mama. No entanto, é impossível que ela seja realizada em todas as lesões e, por isso, a sensibilidade e especificidade do FDG-PET/CT podem ser influenciadas pela histopatologia de uma lesão, que pode não representar todas as outras. Esta pode ser uma das razões dos vários resultados obtidos em estudos que visam a estabelecer a acurácia do diagnóstico com o FDG-PET/CT. Em geral, quanto mais agressivo o tumor, maior a avidez pelo ^{18}F-FDG, logo maior o valor do SUV. Na prática clínica os valores do SUV tendem a ser mais elevados quando correlacionados com tipo histológico e características biológicas dos tumores, como, por exemplo, no carcinoma ductal invasivo, com significativa expressão de Ki-67 e grau tumoral 3. Da mesma forma, tumores triplo-negativos demonstram maior captação de FDG-^{18}F, e consequentemente maior valor de SUV máx., que tumores não triplo-negativos. Estas correlações entre captação do ^{18}F-FDG e algumas destas características tumorais demonstram que valor elevado de SUV na lesão primária pode ser considerado fator de pior prognóstico. Contudo, por causa de vários fatores que podem interferir na captação do ^{18}F-FDG e no cálculo do SUV, como nível glicêmico no momento da administração do ^{18}F-FDG, variações entre tempo de administração e início da imagem, lesões muito pequenas (efeito de volume parcial), tempo entre quimioterapia (QT) ou radioterapia (RT) e realização do estudo, o uso clínico do valor absoluto do SUV deve ser visto com bastante cautela e não servir como único critério para interpretação ou definição de condutas.

DIAGNÓSTICO PRIMÁRIO

Nos *Guidelines* internacionais, como NCCN, até sua última edição, não há indicação para o uso do FDG-PET/CT no diagnóstico do câncer de mama. Mamografia, ultrassonografia ou ressonância magnética ainda são os melhores exames de escolha.

A sensibilidade do método no diagnóstico primário do câncer de mama varia de 48 a 96%, enquanto que a especificidade varia de 73 a 100%. O tamanho da lesão é uma das principais características que contribuem para a baixa sensibilidade, pois a resolução espacial é baixa, sobretudo para lesões menores que 1,0 cm. Falso-positivos são causados por fibroadenoma, ginecomastia e processos inflamatórios. O valor do SUV nas lesões primárias, como já descrito, mostra íntima correlação com os achados histopatológicos do tumor: tipos mais agressivos têm maior avidez pelo ^{18}F-FDG, e essa elevada captação (traduzida pelo SUV elevado) determina um significativo fator prognóstico negativo.

O PEM (*positron emission mammography*) é um equipamento com tecnologia funcional similar ao PET-CT, porém associado à mamografia e não ao tomógrafo. Na aquisição de imagens também é necessária a compressão das mamas. Sua capacidade de resolução é similar à do PET, aproximadamente 8 mm. Uma de suas grandes vantagens é a possibilidade de biópsia guiada pelas imagens. Apesar de promissor, ainda não há estudos que comprovem sua real contribuição no diagnóstico do tumor primário.

Nos achados incidentais de lesões mamárias em exames de ^{18}F-FDG PET/CT por outras causas, deve-se proceder à investigação. Em uma revisão de mais de 20 estudos, Bertagna *et al.* encontraram uma prevalência de achados incidentais menor de 1%, no entanto, com alta taxa de malignidade. Na Figura 18-2, nota-se um exemplo de câncer de mama direita, triplo-negativo, que, após realização do PET-CT, teve questionada a presença de lesões em útero e ovários (primárias ou secundárias). Após cirurgia, foi constatado que se tratavam de outros tumores primários.

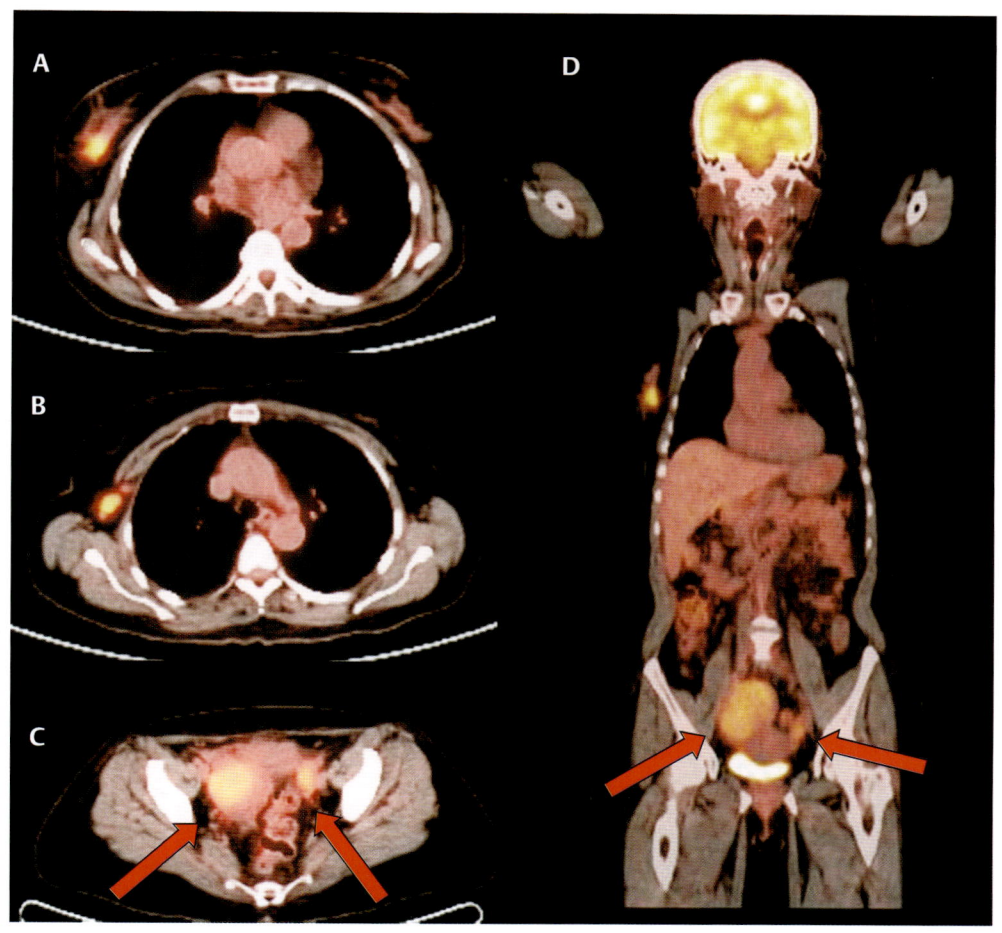

Fig. 18-2. Carcinoma invasivo de mama direita (**A**), triplo-negativo, com comprometimento linfonodal axilar à direita (**B**) e captação de ¹⁸F-FDG nas topografias anexiais bilaterais (setas vermelhas), de aspecto suspeito para neoplasia (**C**). O achado anatomopatológico mostrou tratar-se de segundo primário em ovários (carcinoma endometrioide). (**D**) Corte coronal evidenciando simultaneamente as lesões na mama direita e nas regiões anexiais (setas vermelhas).

PET/CT E ESTADIAMENTO

Uma vez que a disseminação do câncer de mama se dá pelas vias hematogênica e linfática, a abordagem do linfonodo sentinela na axila homolateral é um dos principais meios de avaliar a disseminação locorregional. O envolvimento dos linfonodos no câncer de mama é o maior fator prognóstico negativo. Logo, a biópsia do linfonodo sentinela tornou-se padrão para estadiamento dos tumores. No entanto, é um método invasivo. O uso de PET-CT ¹⁸F-FDG em estágios iniciais de câncer de mama, principalmente em tumores menores que 3 cm e sem linfonodos axilares palpáveis, é limitado, uma vez que sua sensibilidade para detecção de linfonodo sentinela seja muito baixa, e o risco de metástases a distância seja pequeno.

Já para tumores localmente avançados e tumores inflamatórios sua indicação é bem definida e visa a afastar a presença de metástases a distância, permitindo o tratamento neoadjuvante. Groheux *et al.*, ao analisarem 117 pacientes com tumores inflamatórios ou localmente avançados, demonstraram que PET-CT ¹⁸F-FDG alterou o estadiamento inicial em 52% dos pacientes quando comparado a métodos diagnósticos convencionais de estadiamento (cintilografia óssea, tomografia de tórax e/ou radiografia de tórax, tomografia contrastada de abdome e pelve e/ou ultrassonografia hepática), detectando um número expressivo de metástases a distância.

Em relação ao estadiamento axilar, a pesquisa de linfonodo sentinela não deve ser substituída pela avaliação com PET-CT ¹⁸F-FDG. Isto acontece por causa de sua resolução espacial que não permite a detecção de metástases linfonodais pequenas e lhe impõe uma sensibilidade bastante reduzida quando comparado à dissecção linfonodal. Veronesi *et al.* identificaram um número representativo de falso-negativos em exames PET-CT ¹⁸F-FDG realizados previamente à pesquisa de linfonodo sentinela.

Cinquenta a 70% dos tumores de mama podem metastatizar para os ossos (Fig. 18-3). A literatura aponta a ressonância magnética como a de mais alta

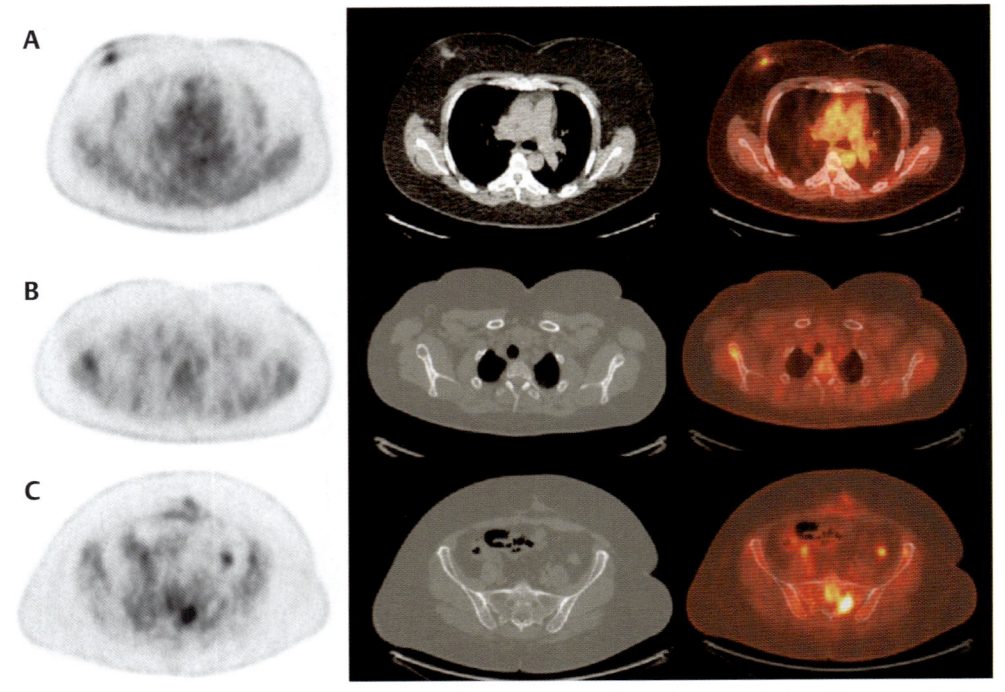

Fig. 18-3. Cortes axiais com imagens de PET-CT com F-FDG de paciente com câncer de mama direita. Além da captação na lesão mamária (**A**), é possível observar a presença de metástase óssea lítica com atividade metabólica na escápula direita (**B**) e metástase óssea hipermetabólica, sem correspondência tomográfica, no lado esquerdo do sacro (**C**).

acurácia na detecção das metástases ósseas. A cintilografia óssea tem uma sensibilidade e especificidade de 87 e 88%, respectivamente, e parece superior nas lesões escleróticas, enquanto o FDG-PET/CT é superior na detecção das lesões líticas, sendo que sua sensibilidade e especificidade para lesões ósseas são de 83 e 95%, respectivamente. As metástases confinadas à medula óssea não mostram alterações estruturais, por isso a superioridade de um método que evidencia as alterações metabólicas, como o PET-CT. Já as lesões metastáticas pulmonares são mais bem identificadas pelo PET/CT ^{18}F-FDG, no entanto, as pequenas lesões (< 5 mm) são difíceis de ser detectadas dada à baixa resolução espacial do PET. Quando as lesões são cerebrais, a ressonância é o melhor método, dado que fisiologicamente o cérebro capta o traçador.

PET/CT NAS AVALIAÇÕES DE RECORRÊNCIA E DE RESPOSTA TERAPÊUTICA

Ainda não há evidências que a detecção precoce da recorrência local aumente a sobrevida; no entanto, essa razão não parece verdadeira para as metástases distantes. PET-CT ^{18}F-FDG apresenta elevada acurácia na detecção de recorrência de câncer de mama, quando sinais clínicos ou achados radiológicos são suspeitos (Fig. 18-4) ou elevação de marcadores tumorais são indicativos. Mesmo em pacientes assintomáticos com elevação de marcadores tumorais séricos, como CEA ou CA 13-5, PET-CT ^{18}F-FDG apresenta sensibilidade e acurácia significativamente elevadas em relação aos métodos padronizados de avaliação, garantindo detecção precoce da recorrência. Quando comparado a métodos radiológicos, pode ainda diferenciar áreas de fibrose pós-terapêutica de locais onde há viabilidade tumoral e se mostrou superior na detecção de recorrência locorregional oua distância. Entretanto, apesar de suas vantagens, sobretudo por permitir avaliação de múltiplos órgãos simultaneamente em um único procedimento, conceituadas *guidelines* não indicam o uso de PET-CT ^{18}F-FDG como primeira escolha na avaliação de recorrência.

Na avaliação de resposta terapêutica, sabe-se que pacientes com PET-CT ^{18}F-FDG negativo após quimioterapia apresentam melhor prognóstico quando comparados àqueles com captação residual. Porém, no contexto pós-terapêutico, é a utilização de PET-CT ^{18}F-FDG na avaliação precoce da terapia neoadjuvante que vem ganhando destaque crescente. Redução da captação de ^{18}F-FDG logo após os primeiros ciclos de quimioterapia, mais evidente nos tumores triplo-negativos, está relacionada à resposta patológica completa, que por sua vez correlaciona-se com as melhores sobrevida global e sobrevida livre de progressão. Estudos maiores são necessários para melhor compreensão da relação entre as quedas de captação de ^{18}F-FDG e a resposta patológica completa, especialmente no que diz respeito aos diferentes subtipos moleculares, e para determinar a possibilidade de alteração da proposta terapêutica de acordo

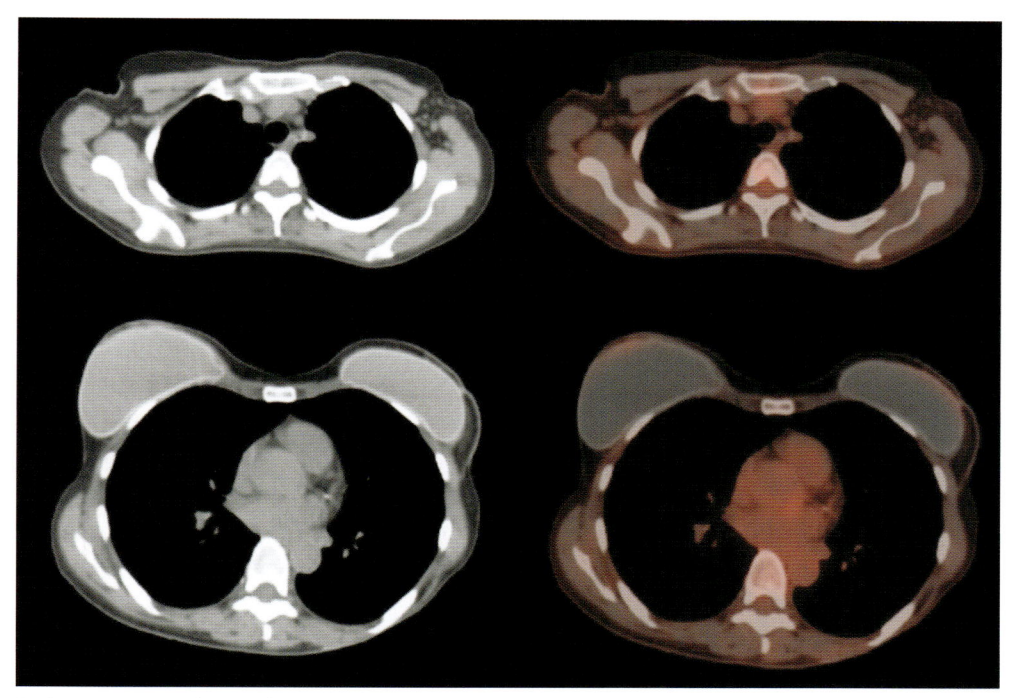

Fig. 18-4. Ca de mama esquerda tratado cirurgicamente (reconstrução mamária com colocação de próteses bilaterais), com linfonodos na axila esquerda suspeitos à ultrassonografia. O estudo de PET-CT descartou neoplasia metabolicamente ativa nos linfonodos axilares.

com os achados de PET-CT, o que evitaria efeitos colaterais desnecessários.

CONCLUSÃO

Vários estudos têm demonstrado que a detecção e o tratamento precoces (estádios iniciais), bem como a rápida detecção da recidiva, levam à diminuição das taxas de mortalidade em todo o mundo. Assim sendo, o PET-CT mesmo que ainda apresente restrições ao diagnóstico, dado às características do câncer de mama, tem-se mostrado como uma importante ferramenta diagnóstica na recidiva, acompanhamento e até monitoramento do tratamento das pacientes com essa modalidade de câncer. Novos agentes, como esteroides endócrinos, agentes dependentes da proliferação celular e outros agentes de imagens moleculares, prometem facilitar o trabalho contínuo na vanguarda do manuseio do câncer de mama.

LEITURAS SUGERIDAS

Bertagna F, Treglia G, Orlando E et al. Prevalence and clinical significance of incidental F18-FDG breast uptake: a systematic review and meta-analysis. *Japan J Radiol.* 2014;32(2):59-68.

Cachin F, Prince HM, Hogg A et al. Powerful prognostic stratification by [18F] fluorodeoxyglucose positron emission tomography in patients with metastatic breast cancer treated with high-dose chemotherapy. *J Clin Oncol.* 2006; 24(19):3026-31.

Champion L, Brain E, Giraudet AL et al. Breast cancer recurrence diagnosis suspected on tumor marker rising. *Cancer.* 2011;117(8):1621-9.

Chang H-T, Hu C, Chiu Y-L et al. Role of 2-[18F] fluoro-2-deoxy-D-glucose-positron emission tomography/computed tomography in the post-therapy surveillance of breast cancer. *PloS One.* 2014;9(12):e115127.

Cornejo KM, Kandil D, Khan A, Cosar EF. Theranostic and molecular classification of breast cancer. *Arch Pathol Lab Med.* 2014;138(1):44-56.

Dirisamer A, Halpern BS, Flöry D et al. Integrated contrast-enhanced diagnostic whole-body PET/CT as a first-line restaging modality in patients with suspected metastatic recurrence of breast cancer. *Eur J Radiol.* 2010;73(2):294-9.

Groheux D, Cochet A, Humbert O et al. 18F-FDG PET/CT for staging and restaging of breast cancer. *J Nucl Med.* 2016;57(Supplement 1):17S-26S.

Groheux D, Espié M, Giacchetti S, Hindié E. Performance of FDG PET/CT in the clinical management of breast cancer. *Radiology.* 2013; 266(2):388-405.

Groheux D, Giacchetti S, Delord M et al. 18F-FDG PET/CT in staging patients with locally advanced or inflammatory breast cancer: comparison to conventional staging. *J Nucl Med.* 2013;54(1):5-11.

Hanahan D, Weinberg RA. Hallmarks of cancer: the next generation. *Cell.* 2011;144(5):646-74.

Heudel P, Cimarelli S, Montella A et al. Value of PET-FDG in primary breast cancer based on histopathological and immunohistochemical prognostic factors. *Inter J Clin Oncol.* 2010;15(6): 588-93.

Hildebrandt MG, Kodahl AR, Teilmann-Jorgensen D et al. [(1)(8)F]fluorodeoxyglucose PET/computed tomography in breast cancer and gynecologic cancers: a literature review. *PET Clin.* 2015;10(1): 89-104.

Jadvar H, Colletti P, Delgado-Bolton R et al. Appropriate Use Criteria for 18F-FDG PET/CT in Restaging and Treatment Response Assessment of Malignant Disease. *J Nucl Med.* 2017 Dec;58(12): 2026-2037.

Lebron L, Greenspan D, Pandit-Taskar N. PET imaging of breast cancer: Role in patient management. *PET Clin.* 2015;10(2):159-95.

Linden HM, Dehdashti F. Novel methods and tracers for breast cancer imaging. *Seminars in nuclear medicine* 2013;43(4):324-9.

Schmidt GP, Baur-Melnyk A, Haug A et al. Comprehensive imaging of tumor recurrence in breast cancer patients using whole-body MRI at 1.5 and 3T compared to FDG–PET–CT. *Eur J Radiol.* 2008;65(1):47-58.

Schneble EJ, Graham LJ, Shupe MP et al. Current approaches and challenges in early detection of breast cancer recurrence. *J Cancer.* 2014;5(4): 281-90.

Senkus E, Kyriakides S, Penault-Llorca F et al. Primary breast cancer: ESMO Clinical Practice Guidelines for diagnosis, treatment and follow-up. *Ann Oncol.* 2013;24 Suppl 6:vi7-23.

Veronesi U, De Cicco C, Galimberti V et al. A comparative study on the value of FDG-PET and sentinel node biopsy to identify occult axillary metastases. *Ann Oncol.* 2006;18(3):473-8.

Wahl RL, Siegel BA, Coleman RE, Gatsonis CG. Prospective multicenter study of axillary nodal staging by positron emission tomography in breast cancer: a report of the staging breast cancer with PET Study Group. *J Clin Oncol.* 2004;22(2):277-85.

Warning K, Hildebrandt MG, Kristensen B, Ewertz M. Utility of 18FDG-PET/CT in breast cancer diagnostics—a systematic review. *Dan Medi Bull.* 2011;58(7):A4289.

Parte III

Patologia Mamária e Aspectos Clínicos e Laboratoriais

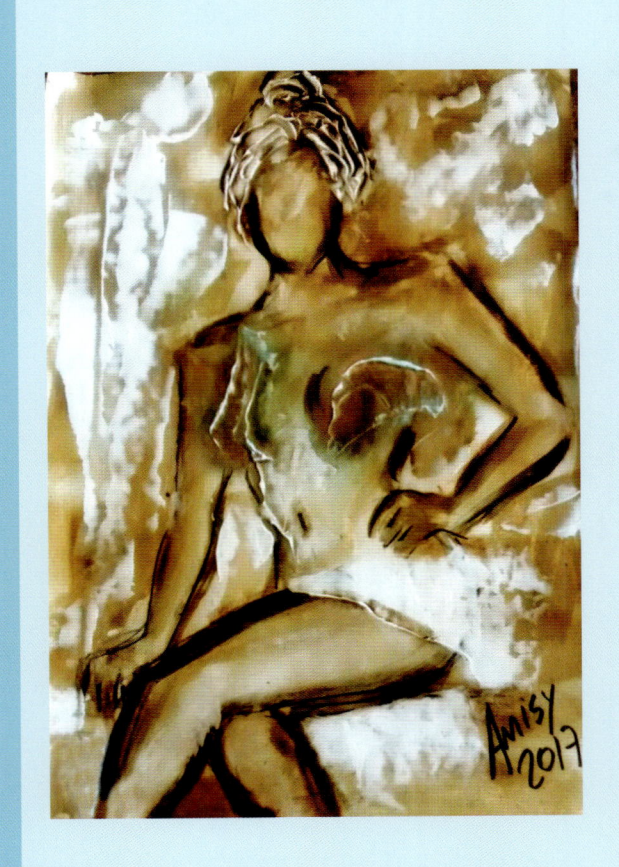

CARCINOMA DUCTAL *IN SITU*

Brenda Fabíola Delgado Taboada

INTRODUÇÃO

O termo carcinoma *in situ* foi usado, pela primeira vez, em 1932, por Broder. Carcinoma ductal *in situ*, ou CDIS, são lesões heterogêneas proliferativas intraductais com diferente comportamento clinico, é caracterizado pelo desenvolvimento de células cancerosas nos ductos lactíferos da mama. O termo *in situ* refere-se à ausência de invasão da membrana basal dos ductos. São precursores morfológicos não obrigatórios da doença invasiva se não for tratada adequadamente com exérese total da lesão e tratamento adjuvante. Esta entidade é considerada no estadiamento do câncer de mama como estágio zero.

EPIDEMIOLOGIA

Atualmente constitui em torno de 20-25% dos cânceres de mama diagnosticados nos Estados Unidos (EUA). Até 1980, o diagnóstico de CDIS se baseava em sinais físicos ou sintomas que representavam 1% de todos os casos de câncer de mama, e a aplicação generalizada da triagem mamográfica de câncer de mama aumentou a incidência de CDIS. O risco de desenvolver CDIS aumenta progressivamente, começando principalmente na idade de 40 anos e atingindo um patamar após os 60 anos de idade. CDIS tem um bom prognóstico, e o risco de desenvolvimento de metástases e/ou morte em um paciente diagnosticado com CDIS puro é raro (< 1 por cento).

Os fatores de risco para CDIS e câncer de mama invasivo são semelhantes e incluem história familiar de câncer de mama, aumento da densidade mamária, obesidade e nulidade ou idade tardia no primeiro nascimento, também é um componente da síndrome do câncer de mama-ovário hereditária definida por mutações deletérias nos genes BRCA1 e BRCA2; as taxas de mutação são semelhantes às do câncer de mama invasivo. Associação entre o uso prolongado da terapia de reposição hormonal pós-menopausa e CDIS, ao contrário do câncer de mama invasivo, não foi estabelecida.

DIAGNÓSTICO

Diagnóstico Clínico

CDIS geralmente não é diagnosticado com exame clínico, no entanto, o exame clínico continua sendo útil, especialmente para excluir outras anormalidades. Em geral, 13% do CDIS puro pode apresentar massa palpável, descarga do mamilo ou doença de Paget do mamilo. O CDIS palpável constitui quase um décimo dos novos casos diagnosticados e foi associado a características biológicas mais agressivas como a comedonecrose de alto grau.

Diagnóstico por Imagem

É comumente diagnosticado por triagem mamográfica. As características mamográficas do CDIS são bem conhecidas, microcalcificações tipicamente agrupadas são comuns em 85-90% dos casos, e 20-30% podem-se manifestar como uma densidade de tecido mole com ou sem calcificações associadas ou por uma área de distorção arquitetural.

Na maioria dos casos o CDIS (98%) se apresenta com foco unicêntrico e tem distribuição segmentar, o CDIS multicêntrico (focos de CDIS em dois quadrantes diferentes separados por parênquima mamário normal) é relativamente raro.

A ressonância magnética (RM) de mama possui uma alta sensibilidade no diagnóstico de câncer de mama invasivo, variando entre 90 a 100% a sensibilidade, para o diagnóstico de CDIS é de 77-96%. A utilidade na avaliação do CDIS não é clara, mas pode ser útil para determinar a extensão e identificar doenças multicêntricas e/ou sincrônicas da mama contralateral. Como a mamografia, a RM frequentemente subestima o tamanho de uma lesão CDIS. O tamanho também pode ser superestimado em até 25% dos casos, particularmente se os achados da RM forem heterogêneos. As desvantagens são a disponibilidade limitada e o alto custo. Por enquanto, o papel principal da RM no CDIS é limitado à avaliação da extensão da lesão e, portanto, ao planejamento da cirurgia conservadora.

Biópsia Tumoral

Existem três procedimentos não cirúrgicos de biópsia utilizados: Punção aspirativa por agulha fina (PAAF), biópsia com agulha grossa e biópsia a vácuo ou mamotomia.

O diagnóstico de CDIS implica a exclusão precisa da invasão estromal, a PAAF fornece uma amostra de células em vez de tecido e muitas vezes é inadequada para distinguir entre doenças invasivas e *in situ*; a biópsia por agulha grossa ou mamotomia, guiada por ultrassonografia ou estereotáxica são os principais exames utilizados para o diagnóstico de CDIS. Para achados visíveis em uma mamografia, não palpáveis, biópsia com agulha grossa pode ser útil. A mamotomia é superior em caso de calcificações. Neste momento, mamografia e SCNB representam o padrão ouro para o diagnóstico de DCIS.

Quando os pacientes não são candidatos a procedimentos estereotáxicos por causa da pouca espessura a compressão da mama, lesões posteriores, implantes mamários, lesão de pele adjacente ou quando as calcificações são muito fracas para serem biopsiadas estereotaxicamente, a alternativa é biópsia excisional guiada por fio metálico.

Concordância Anatomorradiológica

Uma revisão multidisciplinar de imagens e patologia deve ser realizada para garantir que os resultados sejam concordantes (ou seja, se a histopatologia de uma lesão biopsiada se correlaciona com a anormalidade da imagem). A correlação anatomorradiológica deve ser realizada para cada caso, requer uma revisão concomitante dos achados de imagem e das amostras da biópsia, às vezes pode exigir uma biópsia excisional para garantir que o diagnóstico patológico explique adequadamente os achados da imagem.

Em nossa instituição, a abordagem final é individualizada para cada paciente. A apresentação clínica (exame clínico, fatores de risco do paciente) e os achados da imagem (incluindo a confiança da amostra da biópsia guiada por estereotaxia ou ultrassom) devem ser levados em consideração, e as opções para os próximos passos devem ser apresentadas ao paciente.

TRATAMENTO

O objetivo do tratamento do CDIS é evitar o desenvolvimento da doença invasiva. O CDIS é uma doença heterogênea, o que significa que não existe uma estratégia de tratamento ideal; o tratamento deve ser personalizado e implica uma abordagem multidisciplinar. Em termos gerais, a ressecção cirúrgica é indicada em todos os casos.

Tratamento Cirúrgico

Até o início da década de 1990, a mastectomia era o tratamento padrão para CDIS. A evolução da cirurgia conservadora de mama e da radioterapia como tratamento padrão foi estimulada por aumento da detecção do CDIS assintomático diagnosticado na era da mamografia, aceitação da radioterapia e cirurgia conservadora de mama em terapia padrão para câncer invasivo e publicação do National Surgical Adjuvant Breast and Bowel Project (NSABP) B-17, que relatou que a adição de radioterapia após cirurgia conservadora reduziu o risco de recorrência local. Como resultado, as taxas de mastectomia entre pacientes com CDIS diminuíram de 46%, em 1991, para 25%, em 2005.

▪ *Mastectomia*

A mastectomia costumava ser o padrão ouro há vários anos. A taxa de sobrevida específica 10 anos após a mastectomia para CDIS é relatada como sendo de 98-99%. As principais indicações para a mastectomia são a multifocalidade, lesões de CDIS extensas e de alto grau, incapacidade de alcançar margens adequadas após a tumorectomia, idade inferior a 40, radiação prévia da mama e/ou contraindicação à radioterapia. A proporção de pacientes com CDIS submetidos à mastectomia tem diminuído fortemente nos últimos anos. A mastectomia poupadora de pele e mamilo possibilita a preservação cutânea da mama levando a melhores resultados estéticos com reconstrução imediata.

A recorrência após mastectomia é rara (1-2%) e poderia ser resultado de carcinoma invasivo não reconhecido, margens inadequadas ou ressecção incompleta da lesão. Estas pacientes poderiam se beneficiar da biópsia de linfonodo sentinela. A radioterapia pós-mastectomia não é rotineiramente indicada a não ser que as margens sejam extensamente positivas.

▪ *Cirurgia Conservadora*

A cirurgia conservadora visa à remoção total do CDIS, pode ser realizada em pacientes com lesão limitada a um quadrante (doença multifocal não é contraindicação), ressecção cosmética aceitável e passíveis de margens histológicas negativas após a cirurgia.

Cirurgia conservadora sem radioterapia representa um tratamento aceitável para pacientes selecionados. Estudos retrospectivos de abordagem à excisão isolada relataram 20-44% de taxas de recorrência local em 10 anos (Solin, 2006). O ECOG realizou um estudo prospectivo não randomizado para a eficácia da tumorectomia para CDIS de baixo risco. Em acompanhamento médio de 6,7 anos, o grupo de baixo risco teve um risco de 10,5% de recidiva local. Outro julgamento prospectivo teve que ser interrompido por causa da alta taxa de recidiva local.

Cirurgia conservadora com radioterapia, em um estudo de Motwani *et al.* (2011) pacientes com CDIS foram tratados com cirurgia conservadora seguida de radioterapia, a recidiva do tumor de mama ipsolateral de 5 anos e 7 anos para a coorte baixa a média (tamanho > 0,3 cm, mas < 2,5 cm e margens > 3 mm) foi de 1,5 e 4,4% em comparação a 6,1 e 10,5% quando tratada com excisão local sozinha, como no estudo E5194. Para a coorte de alto grau (tamanho < 1 cm e margens > 3 mm), as taxas correspondentes de 5 e 7 anos foram de 2,0% e 2,0% contra 15,3 e 18%. Este estudo sugere que a radioterapia adjuvante reduz o risco de recorrência local da mama ipsolateral. Cinco grandes ensaios randomizados (o ensaio NSAPB B-17 US, o ensaio NSABP B-24, o EORTC 10853, o UK Coordinating Committee on Cancer Research [UKCCCR] e the SweDCIS trial) examinaram a eficácia da radioterapia na redução das taxas de recorrência local após cirurgia conservadora. Em todos estes ensaios, a radioterapia reduziu as taxas de recorrência local em quase 50%. No entanto, a radioterapia não pareceu influenciar a sobrevivência global, enquanto o acompanhamento em alguns ensaios foi muito curto para avaliar os riscos de radioterapia em longo prazo.

RADIOTERAPIA

É padrão para pacientes tratadas com cirurgia conservadora, radioterapia após tumorectomia reduz o risco de recidivas locais. Ensaios randomizados mostraram que reduz em 50% ou mais em comparação à excisão por si só, mas não altera as chances de recorrência a distância ou mortalidade.

Omitir a radioterapia seria uma abordagem razoável para pacientes com risco de recorrência ipsolateral aproximadamente igual ao risco de desenvolver doença contralateral ("baixo risco"). Entre as mulheres diagnosticadas com CDIS, o risco de desenvolver um câncer de mama contralateral ou CDIS é de aproximadamente 3 a 10 por cento. Estudos tentaram identificar uma população de baixo risco com análise histopatológica e de expressão gênica. Embora seja difícil identificar uma população de baixo risco o benefício da RT torna-se menos claro, pois o risco de recorrência ipsolateral se aproxima da recorrência contralateral.

BIÓPSIA DE LINFONODO SENTINELA

Biópsia de linfonodo sentinela ou BLS é recomendada para pacientes com câncer de mama invasivo para determinar prognóstico e abordagem de tratamento. Em geral, a BLS não é recomendada para pacientes com diagnóstico de CDIS. Para pacientes com CDIS puro, o risco geral de microinvasão ou metástase para linfonodos axilares ipsolaterais é inferior a 1%. No entanto, pode ser útil quando as lesões demonstram microinvasão ou no caso de nódulo clinicamente palpável, CDIS extenso de tipo comedo ou lesões multicêntricas. A BLS também deve ser realizada nos casos de mastectomia. Após uma mastectomia a drenagem linfática será alterada permanentemente, tornando impossível uma BLS posterior, se o câncer invasivo for encontrado na peça de mastectomia.

EXAME PATOLÓGICO

Principais componentes a avaliar: grau nuclear, tamanho ou extensão da lesão, distância da margem mais próxima e as margens envolvidas, orientação da amostra, expressão de receptores de estrogênio (RE) e progestágeno (RP), para guiar a terapia sistêmica e o papel do HER2. Até o momento os consensos não recomendam estudo de HER2 em CDIS.

MARGENS CIRÚRGICAS

Há várias décadas existem controvérsias quanto à margem ideal para o CDIS. As atuais diretrizes de consenso publicadas pela Society of Surgical Oncology, American Society for Radiation Oncology, and American Society of Clinical Oncology recomendam um limiar de margem de 2 mm para CDIS, assim também o uso de "julgamento clínico" ao determinar se pacientes com < 2 mm de margens devem ser submetidos a uma nova excisão, sugerindo que os pacientes que estão em maior risco de recorrência devem ser submetidos a uma nova excisão. No entanto, a definição de margem ideal ainda não é clara por causa da quantidade limitada de dados.

É determinante da recorrência local no CDIS o envolvimento da superfície da lesão como positiva. O risco de recidiva locorregional (RLR) em pacientes com CDIS tratados com cirurgia conservadora de mama (CCM) seguido de radioterapia (RT) varia de 5 a 10% aos 10 anos. Existem muitos fatores de risco conhecidos para RLR incluindo idade, história familiar, grau nuclear, comedonecrose, RT e *status* de margem. Destes, apenas RT e o *status* da margem são modificáveis.

No estudo, Ductal Carcinoma *in situ* and Margins < 2 mm, contemporary outcomes with Breast Conservation examinou uma coorte de pacientes com CDIS e RT para determinar o risco de RLR entre pacientes com margens < 2 mm *vs.* margens livres ≥ 2 mm, que fizeram ou não RT. Incluiu pacientes desde janeiro de 1996 até dezembro de 2010, da University of Texas MD Anderson Cancer Center (Houston, TX), que foram identificados de forma prospectiva, foram incluídos pacientes, submetidas à cirurgia conservadora de mama, com margens próximas ou < 2 mm e margens ≥ 2 mm. Uma análise univariada revelou que a idade < 40 anos sem RT e margem negativa < 2 mm foram associados à maior RLR. A associação entre margem e RLR diferiu por estado adjuvante de RT e não houve diferença significativa estatística na RLR entre pacientes com < 2 mm.

Em nosso serviço por causa do alto volume cirúrgico de pacientes com CDIS, consideramos como margens apropriadas quando não se apresenta tinta no tumor. Posteriormente a avaliação multidisciplinar será seguida pela radioterapia e terapia sistêmica.

TRATAMENTO SISTÊMICO

O principal papel do tratamento sistêmico é reduzir o risco de carcinoma invasivo na mama ipsolateral e contralateral. A Quimioterapia não possui papel no manejo pelo baixo risco de doença metastática a distância.

Terapia Endócrina

Aproximadamente 70-75% dos CDIS expressam RE e/ou RP, só o tamoxifeno foi aprovado nos EUA para prevenir o Carcinoma invasivo e recorrência, e o Anastrozol poderia ser também uma opção aceitável.

Tamoxifeno durante 5 anos para mulheres RE-positivas tratadas com terapia conservadora. Oferecemos tratamento pós-operatório com tamoxifeno por cinco anos para prevenir recorrências ipsolaterais, tanto na mama ipsolateral quanto contralateral.

Em pacientes RE-positivo não submetidas à mastectomia, sugere-se tamoxifeno. Tamoxifeno e anastrozol são razoáveis. Nas metanálises de dois estudos randomizados, NSABP B-24 investigou o papel do tamoxifeno em mulheres tratadas com cirurgia conservadora da mama e RT, em acompanhamento médio de 13,6 anos, e o tamoxifeno reduziu o risco de recorrência local em 32%. Infelizmente, o tamoxifeno não influenciou a mortalidade geral e foi associado a um aumento do câncer de endométrio e eventos tromboembólicos que precisam ser sempre discutidos com a paciente. O estudo de CDIS no Reino Unido mostrou que o Tamoxifeno reduziu a recorrência de CDIS ipsolateral e tumores contralaterais sem qualquer efeito na doença invasiva ipsolateral, reduzindo, assim, o risco de recorrência, mas não mostrou melhora da sobrevida global.

LEITURAS SUGERIDAS

Gobbi H. Classificação dos Tumores da Mama: Atualização Baseada na Nova Classificação da Organização Mundial da Saúde de 2012. *Jornal Brasileiro de Patologia e Medicina Laboratorial* 2012; 48.

Harris JR, lippman ME, Morrow M, Osborne CK. *Doenças da Mama*. 5ª Edição.

Oliveira CF, Silva SS. *Carcinoma Invasivo da Mama: Do Diagnóstico ao Tratamento*. Capítulo 37.

ASPECTOS GERAIS DO CARCINOMA INVASIVO

CAPÍTULO 20

Antônio Bailão Júnior

EPIDEMIOLOGIA

O câncer de mama é o tipo mais frequente de neoplasia maligna entre as mulheres, estimativas da Organização Mundial de Saúde apontam que anualmente foram diagnosticados em todo mundo mais de 1.500.000 casos novos, cerca de 570.000 mulheres morreram em razão da doença no ano de 2015, sendo responsável por 15% da mortalidade por câncer no sexo feminino. De acordo com SEER nos EUA foram diagnosticados, em 2017, 252.710 casos novos, e o número de mortes estimado foi de 40.610 mulheres correspondendo a 6,8% do total de mortes relacionadas com todos os tipos de câncer, e acredita-se que 3.327.552 pessoas estejam vivendo com a doença naquele país.

O câncer de mama no Brasil corresponde a 28% do total de novos casos de câncer, sendo que, em 2016, foram diagnosticados 57.960 casos da doença de acordo com o Instituto Nacional de Câncer (INCA), com total de mortes de 14.388 pessoas. No Hospital de Câncer de Barretos são admitidos anualmente no departamento de mastologia e reconstrução cerca de 1.100 novos casos.

FATORES DE RISCO

Idade

O risco de desenvolvimento do câncer de mama ao longo da vida é 12,4%, ou seja, 1 a cada 8 mulheres desenvolverá a doença ao longo de sua vida, e este risco aumenta exponencialmente a cada década de acordo com a American Cancer Society (Breast Cancer 2009-2010), desta forma a idade constitui-se importante fator de risco a ser considerado (Quadro 20-1).

Sexo

O sexo feminino constitui-se no principal fator de risco para a doença com risco relativo 100 vezes maior quando comparado ao sexo masculino, sendo esperado 1 caso de câncer de mama em homem para cada 100 casos diagnosticados nas mulheres.

Quadro 20-1. Risco de uma Mulher Desenvolver Câncer de Acordo com sua Idade nos Próximos 10 Anos

20 anos	1 em 1.760
30 anos	1 em 229
40 anos	1 em 69
50 anos	1 em 42
60 anos	1 em 29
70 anos	1 em 27
Ao longo da vida	1 em 8

História Familiar de Câncer de Mama (Quadro 20-2)

História Prévia de Câncer de Mama

O segundo tumor primário tem incidência variável de 4,1 a 7% nas séries mais importantes.

Lesões Proliferativas de Risco

São lesões benignas de mama que podem aumentar o risco, são agrupadas em três categorias de acordo com a elevação do risco relativo para câncer (Quadro 20-3). Baixo risco quando o risco relativo aumenta 1,5 a 2 vezes, moderado risco relativo aumenta de 5 a 6 vezes e alto risco com risco relativo variável de 10 a 13 vezes.

Síndromes Genético-Hereditárias para Câncer de Mama

A mais conhecida e divulgada é a síndrome de predisposição genético-hereditária para câncer de mama-ovário em decorrência de mutações deletérias dos

Quadro 20-2. Risco de Câncer de Mama e História Familiar

História familiar	Risco relativo
Primeiro grau de câncer de mama unilateral	2,3
Primeiro grau de câncer de mama bilateral	5,5
Dois parentes de primeiro grau	3,0
Segundo grau	1,5

Quadro 20-3. Classificação de Risco das Patologias Benignas da Mama

Nível de aumento de risco	Patologia benigna
Baixo	Fibroadenoma complexo, hiperplasia florida sem ou moderada atipia, adenose esclerosante
Moderado	Hiperplasia ductal atípica
	Hiperplasia lobular atípica
Alto	Carcinoma ductal in situ
	Carcinoma lobular in situ

genes BRCA1, BRCA2 (Quadro 20-4). A estimativa de risco para desenvolvimento de câncer de mama ao longo da vida para mulheres portadoras de mutações do BRCA1 é variável de 44 a 68%, enquanto para as portadoras de mutações do BRCA2 varia de 30 a 40%.

Fatores de Risco Hormonal

Os fatores de risco hormonal poderão ser endógenos, como menarca precoce abaixo dos 12 anos de idade, menopausa tardia acima dos 55 anos de idade. A idade da primeira gestação a termo é importante e possui comportamento ambíguo com relação ao risco para câncer de mama, ora possuindo efeito protetor quando comparado às nulíparas no caso de gestantes abaixo dos 20 anos de idade, ora efeito prejudicial, ou seja, elevando o risco quando comparado às nulíparas, se a primeira gestação ocorrer após os 35 anos de idade.

Os fatores de risco hormonal exógeno constitui-se em terapia de reposição hormonal para mulheres menopausadas, que após 5,6 anos de uso poderão apresentar uma elevação de risco de até 26% fato de pouca relevância para mulheres que possuem risco normal para a doença, entretanto, para mulheres de alto risco para o desenvolvimento de câncer de mama, isto é, aquelas que possuem cálculo de risco Gail, Tyror-Cusyc acima de 40% ou então portadoras de lesões proliferativas de alto risco deverão ser desaconselhadas à terapia de reposição hormonal. O uso de anticoncepcional oral, em publicação recente incluindo cerca de 1,8 milhão de mulheres da Dinamarca, demonstrou-se 1 caso a mais de câncer de mama que o esperado para cada 7.690 usuárias de contraceptivos orais, a comparação dos dados com mulheres que nunca utilizaram anticoncepcionais orais demonstrou um risco relativo para câncer de mama 20% maior para as usuárias, sendo este risco crescente de acordo com o tempo de exposição ao contraceptivo, variando de 9 até 38% do primeiro ano de uso para mais de 10 anos de uso respectivamente. Desta forma o risco relativo para câncer de mama em mulheres em uso de contraceptivos orais será pouco aumentado para a população em geral, não cabendo restrições para seu emprego já que possui fins bem específicos. Em contrapartida para a população de alto risco para o câncer de mama, seja pelos normogramas para cálculo de risco (GAIL, IBIS RISK), ou portadoras de lesões proliferativas de moderado (hiperplasia ductal atípica), ou alto risco (carcinoma lobular in situ/ductal in situ) seu uso deverá ser ponderado mediante os riscos e benefícios e até desaconselhado.

Obesidade

Mulheres obesas apresentarão níveis elevados de estradiol circulante pelo aumento de sua conversão periférica no tecido adiposo pela aromatase, redução dos hormônios sexuais ligados à globulina, aumento da insulina circulante em razão da maior resistência no tecido periférico, aumento do fator de crescimento tipo 1 insulina-símile e redução do fator de crescimento insulina-símile ligado a proteínas.

Ingestão de Bebidas Alcoólicas

Inúmeros estudos relacionam o álcool com elevação do risco para câncer de mama, este risco poderá aumentar em até 7%, se a ingesta de álcool diária for superior a 10 g.

PATOLOGIA E SUBTIPOS MOLECULARES

O carcinoma invasivo de tipo não especial da mama (ductal invasivo) é o tipo histológico mais comum correspondendo a 80-85% dos carcinomas mamários seguido pelo lobular invasivo responsável por 5-10% dos casos, outras histologias compreendem cerca de 1% de todos os casos.

Embora distintos do ponto de vista histológico o carcinoma ductal invasivo e o carcinoma lobular invasivo possuem prognóstico e tratamento semelhantes, porém algumas manifestações clínicas são mais presentes no subtipo lobular como, por exemplo, multicentricidade, bilateralidade, metastatização leptomeníngea, peritônio, trato gastrointestinal e ovários, enquanto que a disseminação para fígado, pulmões e parênquima cerebral é menos frequente quando comparada ao ductal invasivo.

Atualmente os carcinomas invasivos da mama são agrupados em subtipos moleculares a depender

Quadro 20-4. Síndromes Hereditárias para Câncer de Mama

Síndrome	Gene
Cowden	PTEN
Bannayan-Riley-Ruvacalba	PTEN
Li-Fraumeni	P53, CHEK2
Peutz-Jeghers	STK11
Ataxia-telangiectasia	ATM
Câncer de mama do ovário hereditário	BRCA1/BRCA2

de suas características genéticas e fenotípicas com implicações prognósticas e terapêuticas, desta forma temos:

- *Luminal A:* RE(+), RP(+), HER2(-) e Ki 67 menor do que 14%.
- *Luminal B:* RE(+), RP(+), HER2(-) e Ki 67 maior do que 14%.
- *Luminal B:* RE(+), RP(+), HER2(+) e Ki 67 de qualquer valor.
- *HER2:* RE(-), RP(-), HER2(+) e Ki 67 de qualquer valor.
- *Triplo negativo:* RE(-), RP(-), HER2(-) e Ki 67 de qualquer valor.
- *Claudin-low:* são frequentemente triplo negativo, possuem alta expressão de genes relacionados com resposta imune, como CD79b, CD14, vav1, genes relacionados com comunicação celular chemokine[C-X-C motif] 12, genes relacionados com matriz extracelular, fator de crescimento de fibroblasto 7, vimentina, genes relacionados com diferenciação celular, como interleucina 6 e genes relacionados com angiogênese como fator de crescimento endotelial C, matriz metallopeptidase.

FATORES PROGNÓSTICOS E PREDITIVOS DO CARCINOMA INVASIVO MAMÁRIO

Tamanho do Tumor de Mama (T)

Existe uma relação inversamente proporcional entre o tamanho do tumor e a sobrevida livre de doença, sendo assim, quanto maior o tumor, menor será a porcentagem de pessoas com sobrevida livre de doença em 10 anos.

Tumores acima de 5 cm apresentarão mais de 70% de comprometimento linfonodal axilar homolateral ao exame microscópico.

Status Linfonodal Axilar Homolateral

Isoladamente é o principal fator prognóstico do carcinoma mamário invasor e preditor de risco para disseminação sistêmica. Pacientes sem comprometimento linfonodal (N0) têm de 70 a 80% de sobrevida livre de doença em 10 anos, enquanto que em 1 a 3 linfonodos positivos a sobrevida livre de doença em 10 anos é de aproximadamente 60% e acima de 4 linfonodos envolvidos por metástase de carcinoma a sobrevida livre de doença em 10 anos cai para modestos 30%.

Subtipo Molecular

Os tumores de mama que possuem receptores hormonais positivos apresentam melhor prognóstico e exibem comportamento de crescimento e disseminação indolente com queda de até 30% nas taxas de recidivas locais e disseminação sistêmica.

Os tumores que possuem superexpressão do proto-oncogene HER2 possuem comportamento agressivo e maior resistência à quimioterapia com antraciclinas e ciclofosfamida, o emprego do Trastuzumabe associado à quimioterapia parece melhorar esta condição.

O fenótipo basaloide, ou seja, triplo negativo em inúmeras séries, demonstra ter o pior prognóstico.

Avaliação Multigênica

O Oncotype DX (Genomic Health) será avaliado em 16 pares de genes e 5 genes de referência a partir disto será gerado uma pontuação (score) de risco, se o número for menor que 18, isto significa baixo risco, se maior do que 18, alto risco. Este método será aplicado apenas às pacientes com receptor hormonal positivo, linfonodo axilar negativo (N0) ao exame anatomopatológico e para tumores T1/2.

TRATAMENTO DO CARCINOMA MAMÁRIO INVASIVO

O tratamento do carcinoma mamário invasivo norteia-se inicialmente pelo estadiamento clínico, podendo ser resumido da seguinte forma:

Estádio Clínico I/II

O primeiro passo é a cirurgia, que será conservadora se a relação mama/tumor for favorável e, na ausência de contraindicações clínicas para radioterapia, o planejamento preferencialmente será por técnicas oncoplásticas, contemplando o tratamento oncológico seguro e eficaz otimizando a qualidade cosmética das mamas. Caso não seja possível o tratamento conservador da mama, seja por relação mama/tumor desfavorável, seja por desejo da paciente por mastectomia, a opção será por mastectomia poupadora de pele ou pele/aréola e reconstrução imediata com prótese.

Na ausência de comprometimento linfonodal ao exame clínico será realizada biópsia do linfonodo sentinela com dupla marcação de fitato de tecnécio e azul patente, independente da dimensão do tumor inicial da mama.

Em seguida na nossa instituição Hospital de Câncer de Barretos os casos serão discutidos em reunião multidisciplinar envolvendo clínico, cirurgião e radioterapeuta a fim de estabelecer a adjuvância para cada caso.

Estádio Clínico III

Inicialmente quimioterapia neoadjuvante esquema clássico T-AC que exibe a melhor taxa de resposta, sendo que 95% dos tumores responderão ao tratamento, pelo menos parcialmente, com redução de pelo menos 30% em seu maior eixo, após 28 a 45 dias do encerramento da quimioterapia realiza-se o tratamento cirúrgico da mama e por fim radioterapia.

Estádio Clínico IV

A opção terapêutica se faz pelo tratamento sistêmico paliativo em âmbito multidisciplinar conjuntamente com a equipe de cuidados paliativos.

O carcinoma mamário invasivo engloba sob o mesmo espectro tumores que possuem características histológicas semelhantes, porém estruturas genética e molecular bem distintas, conferindo a estes comportamento biológico variável entre a indolência e a rápida disseminação, o reconhecimento do papel da biologia tumoral nas manifestações clínicas e evolutivas da doença permitiu uma maior integração entre cirurgiões, oncologistas clínicos e radioterapeutas com ajustes mais refinados de tratamento, tornando os procedimentos cirúrgicos menos agressivos, menos complexos e mais eficazes, minimizando sequelas e danos à autoimagem da paciente além de proporcionar uma rápida recuperação para o início da terapia adjuvante.

LEITURAS SUGERIDAS

American Cancer Society. Breast Cancer Facts & Figures 2009-2010. Atlanta: American Cancer Society, Inc.

Chen WY, Willett WC, Rosner B, *et al.* Moderate alcohol consumption and breast cancer risk. *ASCO Meeting Abstracts.* 2005,23-515.

Collaborative Group on Hormonal Factors in Breast Cancer. Familial breast cancer: collaborativ e reanalysis of individual data from 52 epidemiological studies including 58.209 women with breat cancer and 101.986 women without the disease. *Lancet.* 2001 Oct 27;358(9291):1389-99.

INCA Estatística 2016/2017.

Mørch LS, Skovlund WC, Hannaford CP. Contemporary hormonal contraception and the risk of breast cancer. *N Engl J Med.* 2017 Dec 377:2228-39.

Pharoah PD, Day NE, Duffy S *et al.* Family history and the risk of breast cancer: a systematic review and meta-analysis. *Int J Cancer.* 1997 May 29;71(5):800-9.

Prat A, Pineda E, Adamo B *et al.* Clinical implications of the intrinsic molecular subtypes of breast cancer. *Breast.* 2015 Nov;24 Suppl 2:S26-35.

Thull D, Vogel VG. Recognition and management of hereditary breast cancer syndromes. *Oncologist.* 2004;9(1):13-24.

CARCINOMAS ESPECIAIS DA MAMA

Jéssica Ponte Portella

CONSIDERAÇÕES GERAIS

As classificações de tumores tornaram-se essenciais na oncologia moderna, sendo necessárias para o diagnóstico, prognóstico e tratamento. Classificação histológica da OMS 2012, 4ª edição, descreve características clínicas, epidemiológicas, anatomopatológicas, genéticas e evolutivas de cada entidade, cuja edição ocorre a cada 8 a 10 anos. A IARC (International Agency for Research on Cancer) lançou em julho de 2012 a 4ª edição do livro "Classificação de Tumores da Mama da Organização Mundial da Saúde", que é o volume 4, da 4ª série da Classificação Histológica e Genética dos Tumores Humanos. Nesse volume, podemos encontrar as categorizações dos tipos histológicos dos carcinomas invasivos da mama.

Neste capítulo iremos discutir as principais características dos carcinomas especiais das mamas: carcinomas tubular, cribriforme, papilar, mucinoso, secretor e metaplásico.

CARCINOMA TUBULAR

Tipo histológico do câncer de mama raro, constituindo menos de 4% dos carcinomas. Sendo a idade média do início da doença a 6ª década. No geral, o diagnóstico é feito pelos programas de rastreio por ser lesão pequena (60-70%), não palpável, com tamanho que varia de 2 mm a 1,5 cm. Na mamografia, o carcinoma tubular se caracteriza por massa tumoral com microcalcificações, geralmente margens espiculadas.

Na microscopia, é caracterizada por uma área central fibroelástica com pequenas estruturas tubulares revestidas por camada única de células epiteliais com atipias. Apresentam projeções citoplasmáticas arredondadas.

São lesões bem diferenciadas, sendo diagnóstico diferencial de lesões benignas como adenose esclerosante, cicatriz radial e lesões esclerosantes, sendo a imuno-histoquímica importante para o diagnóstico. Geralmente, é receptor de hormônios positivos e HER2 negativo. O prognóstico é bom, com potencial metastático baixo, mesmo em pacientes com linfonodos axilares positivos. Nestes, tem um acometimento raro de mais de três linfonodos. Mesmo apresentando esse bom prognóstico, não evidencia que oriente a não realização de radioterapia após cirurgia conservadora.

CARCINOMA MUCINOSO

Corresponde a menos de 5% dos carcinomas da mama, dependendo dos critérios histológicos utilizados. Acomete pacientes na 7ª-8ª décadas de vida.

Apresentam-se geralmente como massa palpável, com tamanho variando de 1-20 cm (média de 3 cm). Na mamografia, parece como uma lesão benigna: lesões lobuladas de limites bem definidos.

Caracteriza-se pela proliferação de grupos pequenos de células neoplásicas monótonas no seio de abundante muco extracelular, que pode ser visível a olho nu. Podem estar associados a carcinoma ductal in situ. É classificado como tipo A (hipocelular) e tipo B (hipercelular, diferenciação endócrina: neuroendócrino).

Desses tumores, 90% são receptores de estrogênio positivo, 70% receptor de progesterona positivo, e HER2 negativo. Seu prognóstico é bom em sua forma pura. No início da doença, 12% apresentam comprometimento axilar, sendo a maioria com doença localizada, 89%, e apenas 2% com doença metastática.

CARCINOMA CRIBRIFORME

É um tumor raro que constitui 1-4% dos carcinomas da mama. Intimamente associado ao carcinoma tubular invasivo, sendo também diagnosticado pelos programas de rastreio.

Acomete paciente da 6ª década, mas varia bastante a faixa etária: 19-86 anos. Sua principal forma de apresentação é como massa palpável. Na mamografia, apresenta-se como nódulo com margens espiculadas com ou sem calcificações. Seu tamanho varia de 1,0-14 cm, sendo o tamanho médio de 3,1 cm. Na microscopia, são células tumorais de baixo/intermediário graus, que invadem o estroma em um padrão de crescimento cribriforme ou fenestrado.

Pode ser classificado como cribriforme puro quando é exclusivamente deste padrão ou mais de 50% associado ao carcinoma tubular. Classificado como misto quando tem outro tipo não tubular associado.

Seu principal diagnóstico diferencial é o carcinoma ductal *in situ* do tipo cribriforme. Eles se diferenciam pela infiltração de ductos e lóbulos, apresentada pelo carcinoma cribriforme e não pelo carcinoma ductal *in situ*. Além da ausência de células mioepiteliais circundando as ilhotas de glândulas.

Caracterizado por células geralmente com pleomorfismo e raras figuras de mitoses. Apresenta receptor de estrogênio positivo em 100% dos casos, receptor de progesterona em 69% e HER2 negativo, no geral, luminal A.

CARCINOMA PAPILAR

Tipo histológico extremamente raro, entre 1-2%. Acomete pacientes na pós-menopausa. Na clínica, é comum linfonodomegalia axilar sugestiva de comprometimento metastático, mas o anatomopatológico evidencia reação benigna, semelhante aos carcinomas medulares.

Na mamografia, mostra-se como densidades nodulares múltiplas ou lobuladas. Na microscopia, é bem circunscrito com papilas delicadas ou grosseiras e apresenta áreas focais sólidas de crescimento tumoral. Tem carcinoma ductal *in situ* em mais de 75%.

É um carcinoma indolente, com um padrão expansivo, no entanto, uma excelente evolução com o tratamento local. A classificação atual da OMS (Organização Mundial da Saúde) classifica carcinomas papilares encapsulados como *in situ*.

Há poucas informações sobre a sua imuno-histoquímica por ser um tipo raro. Mas em geral são receptores de hormônios positivo e HER2 negativo. Sendo seus dados sobre o prognóstico também limitados.

CARCINOMA METAPLÁSICO

Outro tipo histológico raro, correspondendo 5% das neoplasias. É grupo morfologicamente heterogêneo, em que uma parte das células epiteliais glandulares que constituem o tumor se transforme em outro tipo celular. Pode-se transformar em um tipo de célula não glandular, como células escamosas, ou célula mesenquimal, como fusiforme, condroide, óssea, mioide.

Na clínica é uma lesão palpável, de crescimento rápido, sendo 35% fixo à pele e 23% fixo a plano profundo. Na mamografia, não tem característica específica, podendo ser lesões não calcificadas, bem circunscritas, parecendo até benignas. Em outros tipos podem parecer com margens espiculadas. No geral são tumores grandes quando comparados ao carcinoma ductal invasivo.

A OMS classifica os carcinomas metaplásicos em cinco tipos:

1. *Carcinoma metaplásico com diferenciação mesenquimal:* tem elementos heterólogos condroides e ósseos (condrossarcoma e osteossarcoma). Diagnóstico diferencial de tumor filoide maligno, sarcoma puro. Necessita da imuno-histoquímica para diagnóstico correto: citoqueratina (marcador epitelial).
2. *Carcinoma de células fusiformes:* podem variar de altamente pleomórficas e podem apresentar padrões de crescimento fascicular, tipo fascite.
3. *Carcinoma adenoescamoso de baixo grau:* incomum com condição clinicopatológica distinta. Bem diferenciados e tem uma diferenciação epidermoide, apresentam focos de diferenciação glandular e escamosa. Lesões agressivas, mas têm bom prognóstico comparadas aos outros subtipos.
4. *Carcinoma metaplásico tipo fibromatose:* baixo grau, com células fusiformes simples. Alta recorrência local.
5. *Carcinoma de células escamosas:* o tipo puro é raro. Evidencia uma degeneração cística. Este pode ser constituído por cisto revestido por epitélio escamoso.

Independente do subtipo apresentam características imuno-histoquímica de receptores de hormônios negativos, HER2 negativo. Tipo Basal e Claudin-low predominam.

Apresentam menor comprometimento linfonodal quando comparado ao carcinoma ductal invasivo. Podem apresentar metástase para pulmão e cérebro mesmo na ausência de linfonodo comprometido. Não tem estudo que conseguem avaliar o prognóstico/sobrevida. Mas em geral respondem menos à quimioterapia em relação ao triplo negativo. O subtipo carcinoma adenoescamoso de baixo grau e a fibromatose de baixo grau parecem ter um prognóstico favorável.

CARCINOMA SECRETOR

Mais um tipo histológico raro, menor que 0,1%. Tem uma variação de idade: 3-73 anos (média na 3ª década). Mas tem importância no diagnóstico de câncer de mama na infância, sendo também conhecido como carcinoma de mama juvenil.

Apresenta-se como massa palpável (média de 3 cm). Geralmente subareolar, mas pode ser em qualquer local da mama. Não tem relação com alterações hormonais, nem há incidência aumentada em história familiar para câncer de mama.

Na mamografia não apresenta alterações. Na ultrassonografia das mamas, evidenciam-se lesões hipoecoicas com ecos internos heterogêneos e acústica posterior, semelhante a fibroadenoma.

Histologicamente caracteriza-se com células tumorais de baixo grau que formam estruturas glandulares e espaços microcísticos cheios de secreção vacuolada ligeiramente eosinofílica. A imuno-histoquímica é de triplo negativo, subtipo basal.

Quadro 21-1. Tipos de Carcinomas Especiais

Subtipo	Faixa etária	Lesões	Histopatologia	IHQ	Prognóstico	Outros
Tubular < 4%	6ª década	Pequenas, margens espiculadas	Área central fibroelástica com túbulos	Luminal A	Bom	Puro ou misto
Mucinoso < 5%	7ª-8ª décadas	Palpáveis, lobuladas, definidas	Células neoplásicas dispersas no muco	Luminal A	Bom	Carcinoma coloide Tipos A e B (endócrino)
Cribriforme 1-4%	6ª década (19-86a)	Palpáveis Espiculadas	Padrão cribriforme/fenestrado	Luminal A	Bom	Puro e misto
Papilar 1-2%	Pós-menopausa	Densidade Nodulares Lobuladas	Papilas em áreas sólidas	Pouca inf. RH + e HER2 -	Dados limitados	Linfonodo suspeito com AP benigno
Metaplásico 5%	–	Heterogêneo	Outros tipos celulares	TPN Basal/Claudin-low	Dados limitados	5 Subtipos
Secretor < 0,1%	3-73 anos (3ª década)	Palpável, subareolar	Estruturas glandulares entre espaços microcísticos	TPN Basal	Bom	Carinoma de mama juvenil

Sua evolução é indolente. Linfonodo positivo em 25% dos casos, com acometimento de menos que três linfonodos. Tem um bom prognóstico até menor na faixa etária infanto-juvenil. No entanto, houve relato de recorrência na mama e na parede torácica em pacientes idosas.

O Quadro 20-1 apresenta um resumo dos tipos dos carcinomas especiais.

LEITURAS SUGERIDAS

Gobbi H. Classificação dos Tumores da Mama: Atualização Baseada na Nova Classificação da Organização Mundial da Saúde de 2012. *J Bras Pat Med Lab.* 2012; 48.

Harris JR, lippman ME, Morrow M, Osborne CK. *Doenças da Mama.* 5ª Edição.

Oliveira CF, Silva SS. *Carcinoma Invasivo da Mama: Do Diagnóstico ao Tratamento.* Capítulo 37.

CÂNCER DE MAMA NA GESTAÇÃO

Bianca Nicolin Toledo Scholer

CONSIDERAÇÕES GERAIS

O câncer de mama durante a gestação é considerado um evento raro, correspondendo a 0,1% de todas as neoplasias malignas. É, entretanto, uma das neoplasias malignas mais comumente diagnosticada na gestação, e é definido como câncer diagnosticado durante a gravidez, ou até um ano após o parto ou em qualquer período da amamentação. Dados históricos, de série de casos, mostram uma incidência de 1 em 3.000 gestantes, e acredita-se que esta incidência tem aumentado por causa do adiamento da gestação, cada vez mais frequente após os 35 anos.

Existe quase sempre um conflito entre o tratamento ideal para a mãe com câncer de mama e o bem-estar do feto, levando à necessidade de uma equipe médica multidisciplinar para formular e implementar o adequado tratamento.

PATOLOGIA E PROGNÓSTICO

O tipo histológico mais prevalente é o carcinoma ductal infiltrante, presente em 75 a 90% dos casos. Estes tumores são geralmente de alto grau, possuem invasão linfovascular e maior possibilidade de comprometimento nodal pelo seu maior tamanho ao diagnóstico. Os receptores de estrógeno e progesterona são negativos em 60 a 80% dos casos, e o *status* HER2 *neu* costuma ser positivo em 28 a 58% das vezes.

O prognóstico não difere do da mulher não grávida quando ajustamos idade e estágio semelhantes. A maioria das pacientes relatadas em séries apresenta, entretanto, maior tamanho tumoral e comprometimento linfonodal, quando o câncer está associado à gestação.

DIAGNÓSTICO

Existe um aumento do volume e da consistência das mamas na gravidez, o que torna o exame físico cada vez mais difícil à medida que a gestação evolui. Toda gestante deveria ter o exame físico das mamas como parte da rotina obstétrica, sendo a primeira consulta uma boa oportunidade de triagem, uma vez que nesta fase as mamas ainda sofreram poucas alterações fisiológicas.

À semelhança da mulher não grávida, a apresentação clínica mais comum é a de um tumor palpável, indolor ou espessamento glandular.

A mamografia pode ser realizada a qualquer tempo da gestação, desde que com devida proteção abdominal. Doses de radiação inferiores a 5 rad, como no caso da mamografia, em que a dose de exposição estimada é de 0,4 mrad, não oferecem risco de malformações fetais. Mesmo apresentando sensibilidade reduzida para 70% durante o ciclo gravídico-lactacional, ainda é considerada o melhor método na avaliação de microcalcificações, não devendo, portanto, deixar de ser realizada.

A ultrassonografia mamária possui alta sensibilidade e especificidade, além de não oferecer riscos ao feto, sendo considerada o melhor método para a avaliação de nódulos mamários na gravidez.

A ressonância magnética das mamas é contraindicada na gestação em razão da impossibilidade do uso do gadolínio pela exposição do feto a risco e por não trazer benefício diagnóstico com seu uso sem contraste.

A biópsia percutânea é considerada padrão ouro no diagnóstico histopatológico dos nódulos mamários considerados suspeitos na gestação. A core biópsia (*core biopsy*), por sua facilidade de execução e baixos índices de complicação, é considerada método de escolha. Possíveis complicações, como fístula láctea, são geralmente superestimadas, com poucos relatos na literatura. A punção por agulha fina pode ser usada, mas os riscos de falsos-positivos e falsos-negativos levam à indicação de complemento com core biópsia na maioria dos casos.

O estadiamento pode ser realizado com radiografia de tórax com proteção abdominal, ultrassonografia de abdome e pelve e ressonância magnética de coluna sem contraste para rastreamento de metástases ósseas. Tomografia computadorizada e cintilografia óssea são contraindicadas, devendo-se utilizar ressonância magnética sem contraste em casos de suspeita de metástases hepáticas, pulmonares, ósseas ou cerebrais.

TRATAMENTO

O tratamento do câncer de mama na gestação deve assimilar-se ao máximo dos protocolos padronizados para pacientes não gestantes (Figs. 22-1 e 22-2).

Cirurgia

A cirurgia da mama pode ser realizada em qualquer trimestre da gestação, sempre com adequada atenção ao posicionamento materno, oxigenação e monitorização fetal, com mínimo risco ao desenvolvimento do feto ou à continuidade da gestação. O uso de agentes anestésicos durante a gestação é seguro, e não existem evidências de efeito teratogênico fetal.

Os critérios para indicação de cirurgia conservadora *versus* mastectomia seguem as mesmas diretrizes das mulheres não grávidas. A cirurgia conservadora pode ser realizada desde que o início da radioterapia não ultrapasse 12 semanas pós-cirurgia, uma vez que após esse período há um aumento do risco de recidiva local. Deve-se então dar preferência à cirurgia conservadora nos casos de pacientes no final do segundo ou no terceiro trimestre da gestação. Quando existe indicação de quimioterapia adjuvante, a cirurgia conservadora também pode ser realizada no primeiro trimestre, já que o início da radioterapia será postergado.

Nas pacientes sem doença axilar palpável, da mesma forma que nas mulheres não grávidas, a dissecção axilar pode ser evitada com a realização da biópsia do linfonodo sentinela, que deve ser realizada com a utilização da linfocintilografia com radiocoloide Tecnécio 99. A dose de radiação a que o feto é exposto é inferior a 4,3 mGy, o que é bastante inferior à considerada arriscada para malformações fetais (250 a 500 mGy durante o primeiro trimestre e 1Gy para os demais trimestres). O azul patente não deve ser utilizado pelos riscos de anafilaxia materna e teratogênese fetal.

Radioterapia

A radioterapia é contraindicada durante toda a gestação por causa do risco de exposição fetal. Se a dose padrão de 50-60 Gy for usada na mama no caso de cirurgia conservadora, ou na parede torácica no caso de mastectomia, o feto receberá um mínimo de 2 cGy no primeiro trimestre, 2,2-24,6 cGy no segundo trimestre e 2,2-58,6 cGy no terceiro trimestre e deve, portanto, ser sempre postergada para o pós-parto.

Quimioterapia

O risco de teratogênese das drogas usadas no tratamento do câncer de mama depende de múltiplos fato-

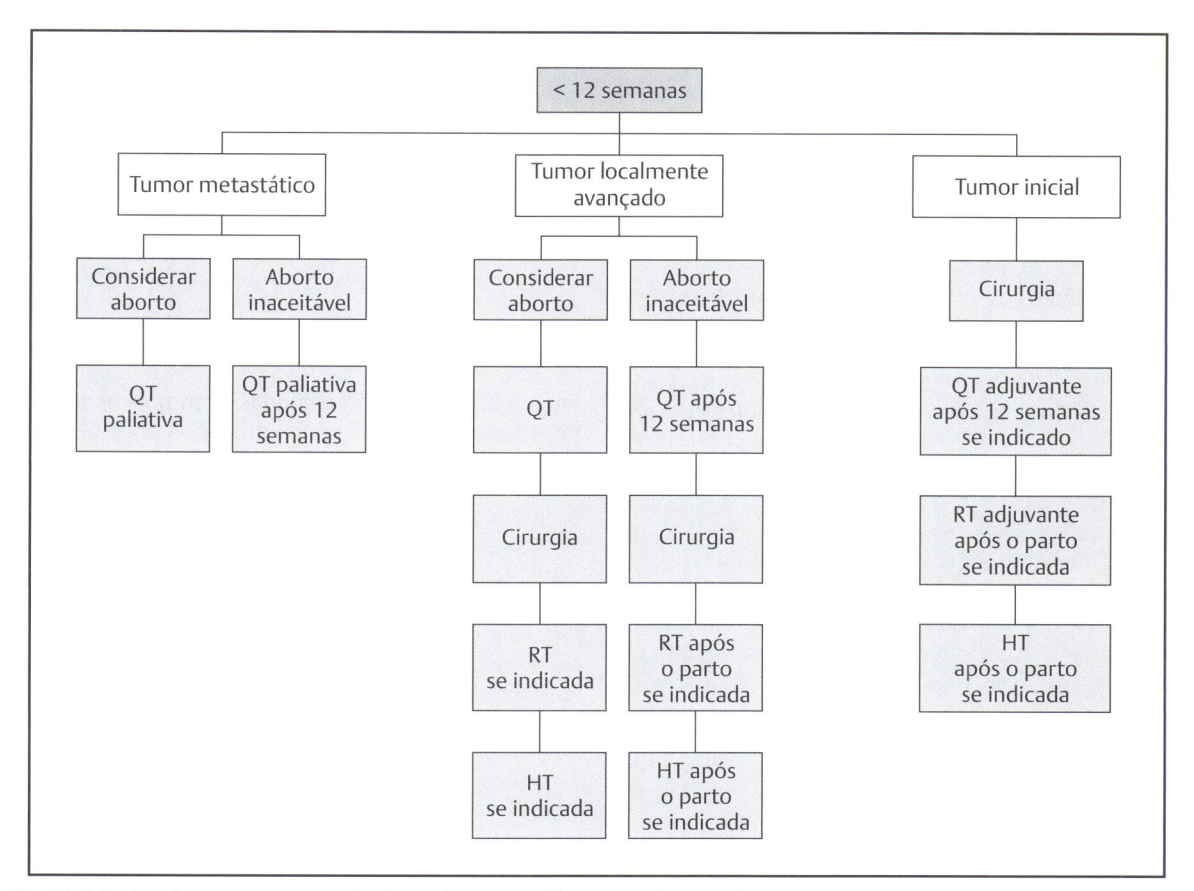

Fig. 22-1. Protocolo para tratamento do câncer de mama < 12ª semana de gestação.

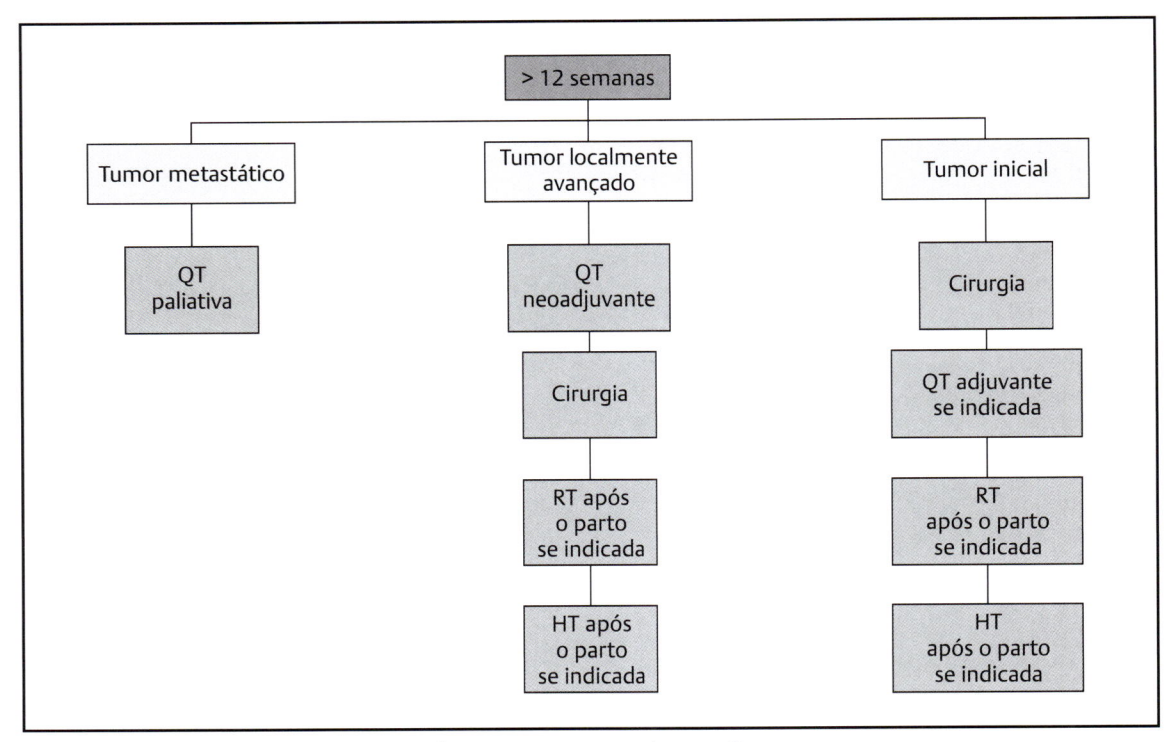

```
                          > 12 semanas
          ┌──────────────────┼──────────────────┐
    Tumor metastático   Tumor localmente    Tumor inicial
                            avançado
          │                  │                  │
         QT                 QT              Cirurgia
      paliativa         neoadjuvante
                            │                  │
                        Cirurgia          QT adjuvante
                                           se indicada
                            │                  │
                        RT após              RT
                        o parto          após o parto
                       se indicada        se indicada
                            │                  │
                        HT após              HT
                        o parto          após o parto
                       se indicada        se indicada
```

Fig. 22-2. Protocolo para tratamento do câncer de mama > 12ª semana de gestação.

res, como idade gestacional e o agente propriamente dito. Dados de série de casos revelam risco de malformação congênita decorrente de exposição a quimioterápicos no primeiro trimestre de 10-20%, enquanto no segundo e terceiro trimestres o risco cai para aproximadamente 1,3%. Caso seja necessário iniciar a quimioterapia antes da 12ª semana da gestação, a interrupção da gravidez deve ser considerada.

Não há definição quanto ao melhor esquema quimioterápico durante a gravidez. O uso de metotrexato isolado ou em associação a outras drogas está contraindicado pelo alto risco de induzir abortamento. Ainda faltam estudos documentando a segurança do uso de taxanos na gestação. Esquemas à base de 5-fluoruracil, doxorrubicina, epirrubicina e ciclofosfamida são os preferidos. A terapia com trastuzumabe está associada a alterações de volume do líquido amniótico e por isso deve ser evitada em toda a gestação. A quimioterapia deve ser evitada 3 a 4 semanas antes da data prevista do parto para reduzir o risco de mielossupressão fetal.

Hormonoterapia

Hormonoterapia, quando indicada, deve começar após o parto e depois de completada a quimioterapia. Há relatos de malformações congênitas com o uso do tamoxifeno na gestação. Por não serem a primeira escolha em mulheres na pré-menopausa, os inibidores da aromatase também não devem ser usados na gravidez.

CONSIDERAÇÕES SOBRE A GESTAÇÃO E O PARTO

Uma ultrassonografia deve ser realizada antes do início da quimioterapia para se assegurar que o feto não apresenta alguma malformação não decorrente do tratamento e para confirmar a idade gestacional e previsão do parto. Em casos de retardo de crescimento intraútero, oligoidrâmnio ou anemia severa materna, uma ultrassonografia com doppler dos vasos do cordão deve ser realizada, e, em caso de achados anormais, monitorização mais rigorosa deve ser realizada.

Gestantes com câncer de mama podem ter o parto induzido ou cesariana realizada quando a maturidade fetal é suficiente. O melhor momento e a melhor forma para o parto devem levar em consideração o tratamento da gestante. Se há planejamento de continuação da quimioterapia após o nascimento, o parto normal pode ser melhor opção, uma vez que há menor morbidade e mais fácil recuperação que a cesariana. A preferência pessoal da paciente e o histórico obstétrico, entretanto, devem sempre ser levados em consideração.

Metástases para a placenta são eventos raros, mas seu exame histopatológico deve sempre ser realizado.

É recomendável que o parto ocorra aproximadamente 3 semanas após a última dose de quimioterapia para minimizar os riscos de neutropenias fetal e materna e subsequente infecção. Amamentação é contraindicada durante a quimioterapia e hormonoterapia, uma vez que a maioria dos agentes pode possa ser excretada no leite materno.

LEITURAS SUGERIDAS

Amant F, Deckers S, Van Calsteren K et al. Breast cancer in pregnancy: recommendations of an international consensus meeting. *Eur J Cancer.* 2010 Dec;46(18):3158-68.

Barker P. Milk fistula: an unusual complication of breast biopsy. *J R Coll Surg Edinb.* 1988 Apr;33(2): 106.

Barros ACSD, Buzaid AC. Câncer de mama - tratamento multidisciplinar. São Paulo: Dendrix, 2007.

Carlson RW, Goldstein LJ, Gradishar WJ et al. NCCN Breast Cancer Practice Guidelines. The National Comprehensive Cancer Network. *Oncology* (Williston Park). 1996;10(11 Suppl):47-75.

Cullins SL, Pridjian G, Sutherland CM. Goldenhar's syndrome associated with tamoxifen given to the mother during gestation. *JAMA.* 1994 Jun;271(24): 1905-6.

Doll DC, Ringenberg QS, Yarbro JW. Antineoplastic agents and pregnancy. *Semin Oncol.* 1989 Oct; 16(5):337-46.

Dunn JS, Anderson CD, Brost BC. Breast carcinoma metastatic to the placenta. *Obstet Gynecol.* 1999 Nov;94(5 Pt 2):846.

Ebert U, Löffler H, Kirch W. Cytotoxic therapy and pregnancy. *Pharmacol Ther.* 1997;74(2):207-20.

Figueiredo E, Monteiro M, Ferreira A. *Tratado de Oncologia.* Rio de Janeiro: Revinter, 2013. vol.2.

Kuerer HM. *Breast Surgical Oncology.* New York: The McGraw-Hill Companies, 2010.

Litton JK, Theriault RL. Breast cancer and pregnancy: current concepts in diagnosis and treatment. *Oncologist.* 2010;15(12):1238-47.

Loibl S, von Minckwitz G, Gwyn K et al. Breast carcinoma during pregnancy. International recommendations from an expert meeting. *Cancer.* 2006 Jan;106(2):237-46.

Lydon-Rochelle M, Holt VL, Martin DP et al. Association between method of delivery and maternal rehospitalization. *JAMA.* 2000 May; 283(18):2411-6.

Maggard MA, O'Connell JB, Lane KE et al. Do young breast cancer patients have worse outcomes? *J Surg Res.* 2003 Jul;113(1):109-13.

Mazonakis M, Varveris H, Damilakis J et al. Radiation dose to conceptus resulting from tangential breast irradiation. *Int J Radiat Oncol Biol Phys.* 2003 Feb;55(2):386-91.

Mazze RI, Källén B. Reproductive outcome after anesthesia and operation during pregnancy: a registry study of 5405 cases. *Am J Obstet Gynecol.* 1989 Nov;161(5):1178-85.

Middleton LP, Amin M, Gwyn K et al. Breast carcinoma in pregnant women: assessment of clinicopathologic and immunohistochemical features. *Cancer.* 2003 Sep;98(5):1055-60.

Molckovsky A, Madarnas Y. Breast cancer in pregnancy: a literature review. *Breast Cancer Res Treat.* 2008 Apr;108(3):333-8.

Novotny DB, Maygarden SJ, Shermer RW, Frable WJ. Fine needle aspiration of benign and malignant breast masses associated with pregnancy. *Acta Cytol.* 1991 Nov-Dec;35(6):676-86.

Ring AE, Smith IE, Ellis PA. Breast cancer and pregnancy. *Ann Oncol.* 2005 Dec;16(12):1855-60.

Rovera F, Frattini F, Coglitore A et al. Breast cancer in pregnancy. *Breast J.* 2010 Sep-Oct;16 Suppl 1: S22-5.

Tewari K, Bonebrake RG, Asrat T et al. Ambiguous genitalia in infant exposed to tamoxifen in utero. *Lancet.* 1997 Jul;350(9072):183.

Vinatier E, Merlot B, Poncelet E et al. Breast cancer during pregnancy. *Eur J Obstet Gynecol Reprod Biol.* 2009 Nov;147(1):9-14.

CÂNCER DE MAMA EM MULHERES JOVENS

Rafael Alves Perdomo
André Luiz Silveira
Rubem Fernando Lellis da Costa Andrade
Ryoko Morimoto

INTRODUÇÃO

Embora não haja um consenso, a maioria dos artigos trata como jovens as mulheres abaixo dos 40 anos que são aproximadamente 7% de todos os casos de tumores de mama.

Em razão de este grupo estar fora da rotina de rastreio, a maioria das pacientes procura o médico com queixas de nodulações ou outras alterações na mama, levando a um diagnóstico em estádio mais avançado.

Nos EUA, esta é a principal causa de morte relacionada com o câncer nesta faixa etária. Outro dado muito importante que corrobora esta informação é de que por ser portador de uma biologia tumoral mais agressiva, o prognóstico destas lesões costuma ser pior.

Em se tratando de pacientes jovens, outras preocupações devem ser levantadas: testes genéticos, planejamento familiar, fatores psicossociais e imagem corporal, além de preservação de fertilidade.

DIAGNÓSTICO

Apesar de ser o único exame de imagem que mostrou decréscimo de mortalidade, a mamografia tem suas limitações quando empregada na mulher jovem, por causa da maior incidência de alta densidade mamária ou presença de fatores que alteram o parênquima mamário, como gravidez e lactação. A mamografia é empregada em pacientes de alto risco (BRCA mutadas, risco familiar maior ou igual a 20% ou irradiação torácica) não antes dos 30 anos.

Em consequência da dificuldade na imagem mamográfica, empregam-se mais comumente a ressonância magnética e a ultrassonografia.

A biópsia percutânea com amostragem tecidual é o método mais aceito, devendo ser enviado para estudo imuno-histoquímico. A maioria dos tumores nas pacientes abaixo dos 40 anos é triplo negativo (TN) e HER2 superexpresso, 34 e 27% respectivamente.

TRATAMENTO

Cirúrgico

Apesar do maior índice de multicentricidade e multifocalidade em pacientes jovens, não há diferença entre cirurgia radical (CR) ou conservadora (CC) em se tratando de sobrevida global, portanto não há contraindicação em realizar tratamento conservador se este tiver indicação.

No entanto, em se tratando do TN devemos levar em consideração que há um controle locorregional maior com associação da radioterapia. Ainda em relação ao TN nesta faixa etária, deve-se pensar em associação a mutações genéticas, chegando a ordem de 30%.

Há um aumento da indicação de tratamento profilático contralateral, mas as bases escassas não justificam tal conduta, se não houver deleção cromossômica ou alto risco familiar.

Quimioterapia

Tanto de forma adjuvante, neoadjuvante ou paliativa, a quimioterapia deve seguir as bases do tratamento de uma paciente em faixa etária superior.

Endocrinoterapia

Em análise do *SEER* cerca de 63% dos casos de câncer de mama na pré-menopausa são receptores hormonais positivos. Nessas pacientes, o uso do tamoxifeno adjuvante é mandatório, devendo-se considerar extensão de uso por 10 anos. Devemos lembrar que os estudos *SOFT* e *TEXT* mostraram que o uso de inibidor de aromatase associado à supressão ovariana é superior em subgrupo de mulheres abaixo dos 35 anos e de alto risco.

Radioterapia

A indicação de radioterapia segue as mesmas normas das pacientes mais velhas. Aconselha-se o uso de dose de reforço (*boost*), quando submetidas a tratamento conservador. Lembrar também que a idade é considerada um fator de risco para indicação de radioterapia.

O hipofracionamento para tumores localmente avançados (T > 5 cm e N comprometido) não está definido, mas pode ser indicado para lesões mais precoces. Já a radioterapia parcial de mama está contraindicada em mulheres na pré-menopausa.

CONSIDERAÇÕES ESPECIAIS
Como estamos tratando de pacientes jovens, com preocupações relacionadas com maior expectativa de vida, algumas considerações devem ser levantadas:

Preservação da Fertilidade
O planejamento familiar deve ser levado em consideração, e a mulher deve ser orientada sobre suas opções. A melhor indicação é a criopreservação de oócitos ou embrião, mas uma alternativa menos efetiva e mais reproduzível em nosso meio é a preservação ovariana durante a quimioterapia (utilizando análogo LHRH).

Alguns estudos mostram que a gravidez após o tratamento oncológico não aumenta taxa de recidiva ou mortalidade, mas outros que mostram até melhora na sobrevida têm discussão sobre possível viés, referindo que as que engravidam após o tratamento podem ter uma saúde melhor.

Mutações Genéticas e Aconselhamento
Sabe-se que o risco de um câncer de mama hereditário é menor que 10%, porém a diretriz do *NCCN* discorre sobre indicação de pesquisa genética em pacientes com tumores TN em idade precoce (< 50 anos). Além disso, a presença de mutações gênicas, principalmente do BRCA, pode aumentar o risco de desenvolvimento do câncer de mama. Estas pacientes devem ser encaminhadas para aconselhamento genético.

Fatores Psicossociais
A autoimagem também é fator que deve ser levado em conta na proposta cirúrgica e de tratamentos adjuvantes. A cirurgia profilática com reconstrução pode levar a disfunções sexuais futuramente por causa da perda da sensibilidade da mama, assim como a endocrinoterapia pode levar a ressecamento vaginal etc. Todas as possibilidades de efeitos adversos devem ser orientadas a paciente para sua ciência e posterior decisão terapêutica

Mulheres mais jovens costumam angustiarem-se de maneira mais considerável tanto física, quanto emocionalmente, e isto pode ser minimizado com uma abordagem multidisciplinar precoce.

LEITURAS SUGERIDAS
Azim Jr HA, Partridge AH. Biology of breast câncer in Young women. *Breast Cancer Res.* 2014,16:427.

Davies C, Pan H, Godwin J *et al*. Long-term effects of continuing adjuvant tamoxifen to 10 years versus stopping at 5 years after diagnosis of oestrogen receptor-positive breast cancer: *ATLAS, a randomised Trial*. Published online, 2012.

Francis PA, Regan MM, Fleming GF *et al*. Adjuvant ovarian suppression in premenopausal breast cancer. *The New England Journal of Medicine,* 2014.

Frasson A, Millen E, Brenelli F et al. *Doenças da mama*: Guia de Bolso Baseado em Evidências. Atheneu, 2017.

Fredholm H, Eaker S, Frisell J, Holmberg L *et al*. Breast Cancer in Young Women: Poor Survival Despite Intensive Treatment. *Plos One.* 2009; 4(11): e7695.

Pagani O, Regan MM, Walley BA*et al*. Adjuvant Exemestane with Ovarian Suppression in Premenopausal Breast Cancer. *The New England Journal of Medicine,* 2014.

Reyna C, Lee MC. Breast cancer in Young women: special considerations in multidisciplinary care. *J 'Multidiscip Healthc.* 2014:7419-429.

Rosenberg SM, Partridge AH. Management of breast cancer in very young women. *Breast.* 2015; 24: S154-S158.

Smith BD, Bentzen SM, Correa CR *et al*. Fractionation for whole breast irradiation: An American society for radiation oncology(ASTRO) Evidence-Based Guideline. *Int J Radiat Oncol Biol Phys.* 2011 Sep 1;81(1):59-68

PRINCÍPIOS GERAIS DO TRATAMENTO DO CÂNCER DE MAMA EM IDOSAS

Thais Agnese Lannes

CONSIDERAÇÕES GERAIS

Para a maioria das mulheres, o avançar da idade é o principal fator de risco para câncer de mama. Dentre os 230 mil novos casos de câncer de mama diagnosticados anualmente nos EUA, pelo menos metade surge em mulheres com idade de 65 anos ou mais.

Segundo a Organização Mundial da Saúde (OMS), idoso é todo indivíduo com 60 anos ou mais. Todavia, para efeito de formulação de políticas públicas, esse limite mínimo pode variar segundo as condições de cada país. Os principais estudos em câncer de mama em idosas se concentram a partir desta faixa etária, 60 anos ou mais.

DIAGNÓSTICO

O quadro clínico nesta população geralmente é semelhante ao de outros grupos etários.

A mamografia é o melhor método diagnóstico nessa população, por causa da lipossubstituição gradativa da mama que ocorre com a idade. A ecografia, em lesões impalpáveis, pode auxiliar à mamografia e ajuda a planejar o método de biópsia percutânea. A ressonância magnética raramente encontra indicação neste grupo de pacientes.

Uma vez detectada uma alteração radiológica ou clínica, a investigação diagnóstica segue a mesma rotina das pacientes da população em geral.

FATORES QUE PODEM AFETAR A DECISÃO TERAPÊUTICA

O câncer de mama na mulher idosa tem como tendência a apresentação de uma evolução mais lenta, o que torna o tumor menos agressivo.

A alta prevalência de tumores de menor risco e/ou a presença de outras condições médicas concomitantes em mulheres nesta faixa etária podem explicar mudanças nas indicações preconizadas como padrão no tratamento do câncer de mama. Isto inclui:

Biologia Tumoral

Na maioria dos estudos, a prevalência de tumores com características de menor risco em mulheres idosas é maior que em mulheres jovens. Alguns exemplos:

- Menores índices de proliferação celular.
- Expressão normal do p53.
- Altas taxas de expressão dos receptores hormonais: carcinomas mamários em mulheres idosas têm maiores expressões de receptores de estrogênio (RE) e/ou progesterona (RP) do que em mulheres jovens.
- Baixas taxas de superexpressão do HER2: amplificação e/ou superexpressão do receptor tipo 2 do fator de crescimento epidérmico humano é menos comumente vista em mulheres idosas. No entanto, assim como em mulheres mais novas, a superexpressão está associada a prognóstico adverso.
- Grande proporção de tumores de baixo risco histológicos: assim como em mulheres jovens, o carcinoma ductal infiltrante é o tipo histológico mais comum em mulheres idosas. Contudo, neoplasias mamárias de melhor prognóstico são encontradas com mais frequência com o avançar da idade (p. ex., carcinomas mucinoso, papilífero e tubular). Como um exemplo, o carcinoma mucinoso representa entre 4 a 6% dos carcinomas mamários em mulheres com mais de 75 anos e, como contraste, ele representa somente 1% dos casos em mulheres na pré-menopausa.

Condições Gerais de Saúde

Expectativa de vida, comorbidades e *status* funcional são importantes fatores a serem considerados na tomada de decisão terapêutica em mulheres idosas. Em geral, idade avançada é associada a uma menor tolerância ao estresse fisiológico, alta prevalência de comorbidades, menor suporte social (p. ex., acesso a transporte), prejuízo cognitivo e fragilidade da saúde geral. Qualquer um destes fatores pode alterar a balança de risco-benefício ao considerar as opções de tratamentos para o câncer de mama.

Segundo um amplo estudo norueguês conduzido por Bastiaannet e publicado em 2010, que envolveu mais de 120.000 mulheres, a idade crescente estava associada às seguintes tendências:

- **Menores taxas de cirurgias:** enquanto que 93% das mulheres abaixo de 80 anos foram submetidas à cirurgia, as taxas de cirurgia foram de 83, 65 e 41% em mulheres de 80 a 84, 85 a 89 e maiores de 90 anos, respectivamente.
- **Menor indicação de radioterapia adjuvante após cirurgia mamária conservadora:** radioterapia foi administrada em > 90, 86, 71, 36 e 15% em mulheres < 75 anos, 75 a 79, 80 a 84, 85 a 89, e maiores > 90 anos. Contudo, não foram relatadas as variações de recomendações de acordo com os fatores prognósticos em relação ao tumor (p. ex., tamanho tumoral, *status* do receptor hormonal).
- **Aumento do uso da terapia endócrina primária (sem tratamento cirúrgico):** uma grande proporção de mulheres em idades avançadas recebeu terapia endócrina primária. Isto variou de menos de 1% em mulheres com menos de 65 anos até 47% em mulheres com 90 ou mais anos.

OPÇÕES TERAPÊUTICAS

Uma boa avaliação pré-operatória nestas pacientes é fundamental. Nesta etapa, além do risco da cirurgia, é importante uma análise objetiva da expectativa de vida, das capacidades física e mental, das comorbidades, do estado nutricional e das medicações usadas. Estes fatores são importantes para definir o tratamento em qualquer idade, mas principalmente nas pacientes idosas. Todos esses fatores, juntamente com o respeito à opinião da paciente e dos familiares, influenciarão a escolha do tratamento.

As taxas de mortalidade da cirurgia para tratamento de câncer de mama nessas pacientes são baixas. As indicações para cirurgia conservadora ou mastectomia seguem as mesmas definidas para as pacientes mais jovens, levando em conta principalmente a proporção do tamanho da mama/tamanho do tumor.

Idade avançada não é contraindicação absoluta para linfadenectomia axilar ou biópsia de linfonodo sentinela. Entretanto pode ser avaliada a não realização da abordagem axilar, se o resultado desta não for interferir na escolha do tratamento adjuvante ou no prognóstico. Tal decisão deve ser compartilhada em equipe multidisciplinar, incluindo o cirurgião, o oncologista clínico e o radioterapeuta.

A radioterapia geralmente é bem tolerada, e os resultados estéticos são bons. Em geral, entretanto, o risco de recorrência local é baixo, e os benefícios da radioterapia após cirurgia conservadora tendem a declinar com a idade. Sendo assim, algumas pacientes idosas podem não requerer radioterapia adjuvante, particularmente aquelas com tumores pequenos, RE positivo e sem evidência de doença axilar e que concordem em receber hormonoterapia adjuvante. Pacientes que preferem não receber a radioterapia devem ser conscientizadas que possuem risco um pouco maior de recorrência da doença quando comparadas às que receberam radioterapia.

A indicação de quimioterapia adjuvante em mulheres idosas saudáveis segue os mesmos critérios utilizados nas mulheres mais novas. Em geral, prefere-se a administração de um regime de antraciclina e/ou taxanos. Entretanto os benefícios do tratamento devem ser balanceados com os riscos, especialmente de dano cardíaco pelo antracíclico. As pacientes não candidatas ao primeiro regime citado teriam como outra opção a combinação de ciclofosfamida, metotrexato e fluoracil (CMF).

Para pacientes idosas saudáveis com superexpressão de HER2 que foram submetidas à cirurgia, o uso de terapia-alvo com trastuzumabe é recomendado na adjuvância em conjunto com a quimioterapia. Tal combinação aumenta significativamente a sobrevida, diminui a taxa de recorrência local e é bem tolerado nessa faixa etária.

Em relação à hormonoterapia, os inibidores da aromatase são a primeira escolha em pacientes idosas. Entretanto, em pacientes com risco de complicações cardiovasculares e/ou perda óssea ou nas que não toleram a medicação, o uso de tamoxifeno é uma alternativa. Uma duração mínima de 5 anos de hormonoterapia deve ser prescrita para a maioria das pacientes acima de 60 anos. Entretanto, o prolongamento do uso por até 10 anos pode ser avaliado em pacientes selecionadas principalmente naquelas de alto risco (p. ex., grande comprometimento linfonodal, tumores de alto grau histológico).

Pacientes idosas com grandes tumores podem ser submetidas à terapia neoadjuvante. A hormonoterapia deve ser especialmente considerada neste grupo.

Todas as terapias descritas anteriormente devem ser realizadas com um plano individualizado. Pacientes com comorbidades, déficit cognitivo, baixa expectativa de vida ou que não desejem ser submetidas às toxicidades dos tratamentos devem ser seguidas com cuidados de suporte e podem ser encaminhadas para serviços de cuidados paliativos.

LEITURAS SUGERIDAS

Bastiaannet E, Liefers GJ, de Craen AJ et al. Breast cancer in elderey compared to younger patients in the Netherlands: stage at diagnosis, treatment and survival in 127,805 unselected patients. *Breast Cancer Res Treat.* 2010;124:801.

Diab SG, Elledge RM, Clark Gm. Tumor characteristics and clinical outcome of eldery women with breast cancer. *J Natl Cancer Inst.* 2000;92:550.

Gennari R, Curigliano G, Rotmensz N et al. Breast carcinoma in eldery women: features of disease presentation, choice of local and systemic treatments compared with younger post-menopausal patients. *Cancer.* 2004;101:1302.

Malik MK, Tartter PI, Belfer R. Under treated breast cancer in elderly. *J Cancer Epidemiol.* 2013;2013: 893-104.

CÂNCER DE MAMA EM HOMENS

Rodrigo Augusto Depieri Michelli

INTRODUÇÃO

O câncer de mama masculino é uma doença rara, apresentando uma baixa frequência, representando cerca de 0,2% de todos os cânceres, 1% dos cânceres de mama e 1,5% de todos os tumores malignos em homens, sendo responsável por 0,1% das mortes por câncer no sexo masculino. No Brasil, as estimativas apontam 57.960 casos de câncer de mama no sexo feminino e cerca de 580 casos no sexo masculino (INCA, 2016). A idade média ao diagnóstico é entre 60 e 70 anos, mas homens de todas as idades podem ser afetados com a doença.

Várias características são similares entre os cânceres de mama nas mulheres e nos homens, dentre elas as relacionadas com a história natural da doença e suas características demográficas. Porém, as características dos tumores e o ambiente hormonal feminino e masculino são muito diferentes.

O número limitado de casos de câncer de mama nos homens, nos diversos serviços, dificulta maiores estudos, no entanto, o uso dos marcadores moleculares e técnicas imuno-histoquímicas tem sido muito útil na compreensão do desenvolvimento e progressão desta patologia.

FATORES DE RISCO

Pela raridade desta patologia, a etiologia do câncer de mama masculino é pouco conhecida. Alguns fatores de risco identificados refletem a importância dos fatores hormonais e sugerem que anormalidades no balanço estrogênico e androgênico, incluindo síndrome de Klinefelter, cirrose, obesidade, ginecomastia, orquite e epididimite, podem estar relacionadas com o aumento do risco de desenvolvimento de câncer de mama nos homens.

Aproximadamente, 15 a 20% dos pacientes masculinos com câncer de mama têm uma história familiar positiva, sendo um importante fator predisponente. Em mulheres, a suscetibilidade genética para o câncer de mama está relacionada com mutações nos genes BRCA1 e BRCA2. Em homens a prevalência das mutações dos genes BRCA1 e 2 é baixa, a associação entre BRCA1 e câncer de mama masculino não é muito clara, e a mutação do BRCA2 é mais frequente em homens com câncer de mama, principalmente se relacionados com história familiar de câncer positiva. Em homens com mutações do BRCA, além do aumento de risco de desenvolvimento de câncer de mama, ocorre maior risco de desenvolver câncer de próstata, pâncreas, estômago e hematológico.

DIAGNÓSTICO E TRATAMENTO

As diretrizes nacionais da Rede Global de Câncer (NCCN) para o tratamento e vigilância do câncer de mama feminino estão bem estabelecidas, mas diretrizes semelhantes sobre câncer de mama masculino são menos reconhecidas.

Apesar de vários estudos sugerirem um pior prognóstico para o câncer de mama masculino, esta questão permanece em aberto. A presença de massa palpável e maior tempo de história representa atraso no diagnóstico do câncer de mama masculino e, além disso, pela sua condição anatômica, é frequente o diagnóstico tardio, pois a anatomia mamária no homem propicia uma invasão mais precoce das estruturas contíguas ao tumor, como a pele, a aréola, o mamilo, o músculo peitoral e a parede torácica.

Nos homens, a mamografia não é um procedimento utilizado para rastreamento do câncer de mama, pois a mama no homem é rudimentar, e o diagnóstico de lesões mamárias à palpação é mais fácil do que nas mulheres.

Ao diagnóstico, a maioria dos homens com câncer de mama apresenta massa subareolar indolor, frequentemente associada à retração mamilar, ulceração ou descarga mamilar sanguinolenta. O envolvimento bilateral é raro, e estima-se que corresponda a menos de 2% dos casos.

Os seguintes exames e procedimentos são usados para diagnosticar o câncer de mama nos homens:

- Exame clínico das mamas.
- Mamografia.
- Ultrassonografia.
- Ressonância magnética das mamas, se clinicamente indicado.
- Biópsia, incluindo *status* dos receptores de estrogênio e progesterona, e amplificação do HER2/*neu*.

Em relação aos dados patológicos, todos os subtipos histológicos de câncer de mama descritos nas mulheres também têm sido relatados nos homens. Aproximadamente 90% de todos os tumores mamários no homem são carcinomas invasivos, e os 10% restantes são não invasivos. Os subtipos histológicos predominantes dos carcinomas invasivos são carcinomas ductais, representando mais de 80% de todos os tumores. O carcinoma lobular é muito menos comum nos homens e representa apenas 1% de todos os casos. Os raros subtipos, tais como medular, tubular, mucinoso e carcinoma de células escamosas, são relatados nos homens, no entanto, são bem mais incomuns do que nas mulheres. O carcinoma inflamatório e a doença de Paget têm uma frequência similar nas mulheres e nos homens.

Em relação à expressão dos marcadores pela técnica imuno-histoquímica, os carcinomas da mama masculina têm uma maior taxa de receptores hormonais positivos do que os carcinomas da mama feminina. Revisões de literatura indicam que aproximadamente 90% dos cânceres da mama em homens são receptores de estrógenos (RE) e 81% são receptores de progesterona (RP) positivo. No entanto, o estado dos receptores hormonais não é considerado fator prognóstico independente para os homens.

O proto-oncogene c-erb-B2 (HER2/*neu*) está associado a um pior prognóstico. A superexpressão do HER2 ocorre em 20 a 30% dos cânceres de mama em mulheres. Estudos da superexpressão do HER2 em câncer de mama em homens são limitados, e os resultados são conflitantes. Dados publicados sugerem menor frequência da superexpressão nos homens em relação às mulheres, e sua significância prognóstica continua controversa; no entanto, alguns estudos têm associado a sua expressão com fatores prognósticos desfavoráveis e com um decréscimo na sobrevida global em homens com câncer de mama.

O p53 é um gene supressor tumoral que induz a morte celular programada por bloqueio do ciclo celular e apoptose. A sua alteração é muito comum em mulheres com câncer de mama, estando mutado em aproximadamente 30% dos casos. Alguns estudos têm mostrado que a incidência da mutação do p53 é similar nas mulheres e nos homens com câncer de mama e está associada à diminuição da sobrevida.

O Ki-67 é um específico antígeno nuclear, que é expresso apenas em células proliferativas. Vários estudos investigaram a significância prognóstica deste marcador no câncer de mama em mulheres, e resultados sugerem um aumento do risco de recorrência e morte em pacientes com Ki-67 elevado. Estudos mostraram que o Ki-67 está positivo em 20 a 40% dos homens com câncer de mama e tem importante associação a receptores hormonais (RH) negativos e pior prognóstico.

Para homens com câncer de mama o tratamento tem sido extrapolado do conhecimento do câncer de mama nas mulheres. Apesar da raridade do câncer de mama masculino, as opções de tratamento com base nos atuais tumores mamários femininos produzem resultados comparáveis ao câncer de mama feminino.

A mastectomia continua sendo o tratamento padrão no câncer de mama masculino, no entanto, a cirurgia conservadora da mama (tumorectomia, lumpectomia, quadrantectomia) pode ser realizada em homens com estádios iniciais da doença. Em um estudo realizado por Cutuli *et al.*, dos 489 casos de câncer de mama masculino, 8,6% foram submetidos à tumorectomia (lumpectomia), 91,4% à mastectomia radical ou mastectomia radical modificada e, dos casos submetidos à cirurgia conservadora da mama, 5% tiveram recidiva local, enquanto no grupo submetido ao tratamento cirúrgico radical a taxa de recidiva local foi de 1,6%. A cirurgia conservadora pode ser realizada nos homens com câncer de mama em algumas situações, como idade avançada, condições clínicas precárias, obesidade, desejo do paciente. Quando este procedimento for realizado, a radioterapia adjuvante é indicada.

Em relação à cirurgia da axila, pacientes com tumores primários pequenos e sem evidências clínicas de envolvimento linfonodal podem ser submetidos à pesquisa do linfonodo sentinela axilar. A pesquisa do linfonodo sentinela axilar, portanto, pode ser realizada em casos selecionados, diminuindo a morbidade relacionada com o esvaziamento axilar e reduzindo o custo do tratamento.

Em razão da alta taxa de positividade do receptor hormonal, o tamoxifeno continua sendo o tratamento adjuvante padrão.

A quimioterapia é útil em homens com menos de 70 anos com envolvimento nodal axilar, especialmente no caso de receptores hormonais negativos. Em homens mais velhos o impacto das comorbidades aumenta amplamente e o benefício da quimioterapia é limitado a subgrupos de alto risco (p. ex., Pn > 3).

A radioterapia locorregional desempenha um papel importante para evitar recorrências locais e regionais, com um possível impacto na sobrevida.

Existem controvérsias em relação à sobrevida no câncer de mama no sexo masculino em comparação ao sexo feminino, no entanto, por causa do melhor conhecimento da doença e do uso ideal de tratamentos locorregionais e sistêmicos, as taxas de sobrevida global e sobrevida livre de doença tornaram-se recentemente semelhantes às mulheres quando comparadas no mesmo estágio. Alguns estudos sugerem um pior prognóstico nos homens, podendo ser atribuído ao estádio clínico mais avançado no diagnóstico e maior incidência de linfonodos positivos.

Os fatores prognósticos no câncer de mama incluem informações do estadiamento clínico, grau histológico, contagem do número de mitoses, estado dos receptores hormonais, HER2, marcadores de proliferação, invasões linfática e sanguínea, p53, catepsina D entre outros. Segundo o consenso do Colégio Americano de Patologistas, os principais fatores prognósticos são o tamanho do tumor e o estado linfonodal, sendo de pior prognóstico os pacientes em estádios clínicos mais avançados e com linfonodos axilares positivos.

CONCLUSÃO

Em resumo, o câncer de mama no homem apresenta-se, frequentemente, com histologia não lobular, receptores hormonais positivos e HER2 negativos. A idade no diagnóstico e o estádio clínico não são mais avançados em relação às mulheres, quando comparados aos dados na literatura. A sobrevida global parece ser similar nos gêneros masculino e feminino após ajuste dos fatores prognósticos conhecidos.

Analisando a expressão dos marcadores pela técnica imuno-histoquímica, a conclusão a respeito dos mecanismos de crescimento e controle do câncer de mama masculino é que o câncer de mama nos homens apresenta diferenças imunofenotípicas distintas daquelas que ocorrem nas mulheres, implicando diferentes patogêneses na evolução e tratamento da doença. A alta porcentagem de casos com receptores de estrógeno e progesterona positivos mostra uma importante contribuição destes hormônios na carcinogênese do câncer de mama no homem.

Concluindo, o câncer de mama em homens não é biologicamente mais agressivo do que nas mulheres, no entanto, são necessários estudos multicêntricos e caso-controle para confirmar estes achados.

LEITURAS SUGERIDAS

Anderson WF, Jatoi I, Tse J et al. Male breast cancer: a population-based comparison with female breast cancer. *J Clin Oncol.* 2010 Jan;28(2):232-9.

Brinton LA, Carreon JD, Gierach GL et al. Etiologic factors for male breast cancer in the U.S. Veterans Affairs medical care system database. *Breast Cancer Res Treat.* 2010 Jan;119(1):185-92.

Ciocca V, Bombonati A, Gatalica Z et al. Cytokeratin profiles of male breast cancers. *Histopathology.* 2006 Oct;49(4):365-70.

Contractor KB, Kaur K, Rodrigues GS et al. Male breast cancer: is the scenario changing. *World J Surg Oncol.* 2008 Jun;6:58.

Cutuli B, Le-Nir CC, Serin D et al. Male breast cancer. Evolution of treatment and prognostic factors. Analysis of 489 cases. *Crit Rev Oncol Hematol.* 2010 Mar;73(3):246-54.

Ge Y, Sneige N, Eltorky MA et al. Immunohistochemical characterization of subtypes of male breast carcinoma. *Breast Cancer Res.* 2009;11(3):R28.

Giordano SH. A review of the diagnosis and management of male breast cancer. *Oncologist.* 2005 Aug;10(7):471-9.

Kiluk JV, Lee MC, Park CK et al. Male breast cancer: management and follow-up recommendations. *Breast J.* 2011 Sep-Oct;17(5):503-9.

Piñero A, Ferri B, Polo L et al. Positive progesterone receptors and cell proliferation index: an independent association with breast cancer in males. *Breast.* 2010 Apr;19(2):133-6.

Speirs V, Ball G. Male versus female breast cancer: a comparative study of 523 matched cases reveals differences behind similarity. *Breast Cancer Res.* 2010;12(Suppl 1):O1.

CÂNCER DE MAMA LOCALMENTE AVANÇADO

Antônio Bailão Júnior

O câncer de mama é uma das causas mais comuns de neoplasias entre as mulheres em vários países do mundo, apresentando-se amplamente distribuído nas diversas regiões do globo e a despeito de fronteiras socioeconômicas constitui-se em questão de saúde pública tanto em países desenvolvidos quanto em desenvolvimento.

A Organização Mundial da Saúde (OMS) estima que anualmente 1.500.000 novos casos da doença sejam diagnosticados em todo mundo. Avaliando-se a relação mortalidade/incidência observa-se que, nos países desenvolvidos, esta relação é de 29,9%, enquanto que nos países em desenvolvimento alcança 42,9%.

De acordo com o SEER foram diagnosticados 252.710 novos casos de câncer de mama invasivo nos Estados Unidos da América em 2017, enquanto que no Brasil este número foi estimado em 57.960 novos casos, com um risco estimado de 57 casos para cada 100.000 mulheres.

Em países em desenvolvimento, como no caso do Brasil, o aumento na incidência de câncer de mama tem sido acompanhado por igual aumento na taxa de mortalidade, o que *per se* ainda é uma condição atribuída, principalmente, ao diagnóstico realizado em estágios mais avançados da doença. As taxas de doença localizada, regional e avançada no Hospital das Clínicas da Universidade de São Paulo são de 33, 53 e 14%, ao passo que, nos Estados Unidos, as taxas são de 63, 29 e 19%.

Dados do SEER mostram que, no período de 1985 e 1995, as taxas de tumores estádios III e IV foram respectivamente de 18,3 (11,6 + 6,7) e 11,6% (7,4 + 4,2). Por outro lado, dados obtidos a partir do Registro Hospitalar do Hospital de Câncer de Barretos, avaliados no período compreendido entre 1986 a 92 e 2000 a 2006, que os tumores localmente avançados representaram respectivamente 56,1% (39,6 + 16,5) e 36,6% (24,7 + 11,9), o que torna a questão dos tumores localmente avançados um problema de saúde pública em nosso meio.

CARCINOMA LOCALMENTE AVANÇADO DE MAMA (CMLA)

O CMLA compreende um grupo heterogêneo de entidades clínicas, biológicas e anatomopatológicas, e, sob o ponto de vista prognóstico, este grupo apresenta características e comportamento distintos que convergem na necessidade imperiosa de planejamento terapêutico multidisciplinar, envolvendo oncologista clínico, cirurgião oncológico/mastologista e radioterapeuta.

Os critérios utilizados para definição de doença localmente avançada incluem:

- Tumores com diâmetro superior a 5 cm.
- Envolvimento linfonodal extenso, incluindo adenomegalia axilar fixa (N2) ou supraclavicular homolateral (N3) ou adenomegalia da cadeia torácica interna (N2/N3).
- Envolvimento direto da pele ou parede torácica.
- Carcinoma inflamatório de mama.

As pacientes portadoras de neoplasias localmente avançadas de mama devem ser cuidadosamente estadiadas, a fim de se estabelecer com máxima acurácia a extensão local, regional e sistêmica da doença.

A avaliação locorregional é bem desempenhada pela mamografia, ecografia mamária e RM das mamas. O estadiamento para pesquisa de doença sistêmica poderá ser realizado pela tomografia computadorizada de tórax, tendo a vantagem de permitir melhor avaliação dos linfonodos mediastinais e da cadeia mamária interna, cintilografia óssea e tomografia computadorizada de abdome total (abdome superior e pelve).

Os principais fatores prognósticos das pacientes portadoras de doença localmente avançada são diâmetro tumoral e o comprometimento dos linfonodos axilares. A presença de carcinoma inflamatório e expressão aumentada de HER2 constituem fatores prognósticos adversos adicionais. A sobrevida em 5 anos para mulheres cujos diâmetros tumorais são menores que 5 cm é de 65%, entre 5 a 10 cm de diâmetro de 36%, e aqueles de tamanho superiores a 10 cm 16%.

No passado o tratamento dos carcinomas localmente avançados era cirúrgico, seguido de quimioterapia. No entanto, a sobrevida em 5 anos era inferior a 20%. Os primeiros relatos da aplicação de quimioterapia neoadjuvante no câncer localmente avançado datam da década de 1970, tendo sido inicialmente empregada em pacientes inoperáveis para permitir melhor ressecção da lesão neoplásica. Nas décadas subsequentes, com maior volume de publicações nesta direção, ficou demonstrado uma elevação na sobrevida das pacientes submetidas a este tipo de tratamento, mais evidente naquelas com respostas patológicas completas.

PLANEJAMENTO TERAPÊUTICO PRÉ-QUIMIOTERAPIA

No Hospital de Câncer de Barretos todas as pacientes admitidas e devidamente estadiadas como EC III, ou seja, portadoras de câncer de mama localmente avançado serão encaminhadas para tratamento quimioterápico neoadjuvante, salvo condições especiais como baixa *performance status,* idosas ou superidosas, urgência/emergência, como sangramento ou infecção tumoral. Neste momento a equipe de cirurgia do departamento de mastologia e reconstrução mamária realizará cuidadoso exame físico a fim de determinar os limites tumorais, e o mesmo será devidamente delimitado por dermatografia com tinta nanquim a título de orientação para avaliar resposta clínica à terapia neoadjuvante de forma mais precisa e objetiva, além de auxiliar o planejamento cirúrgico após quimioterapia.

As pacientes agrupadas no estádio clínico III com linfonodos axilares clinicamente negativos, porém suspeitos à ecografia das axilas, serão encaminhadas à punção por biópsia com agulha fina (PAAF) guiada pelo ultrassom. Já as pacientes com linfonodos axilares clínico e ecograficamente negativos, ou aquelas provenientes de citologia negativa após PAAF de linfonodo axilar, serão direcionadas à biópsia do linfonodo sentinela da axila homolateral sob anestesia local por dupla técnica de fitato de tecnécio e azul patente para apurar o *status* axilar.

Os casos portadores de adenomegalia axilar francamente tumoral seja móvel ou coalescente serão considerados N1/N2, dispensando método propedêutico para investigação adicional. Ainda não realizamos rotineiramente em nossa prática clínica a implantação de clipes metálicos guiados por ultrassom para marcação do linfonodo axilar tumoral para posterior tentativa de preservação axilar.

PLANEJAMENTO CIRÚRGICO PÓS-QUIMIOTERAPIA NEOADJUVANTE

Atualmente o esquema quimioterápico de escolha é o emprego de antracíclicos com taxanos (AC-T) de forma sequencial, por apresentar elevadas taxas de resposta patológica completa, e as pacientes que alcançaram resposta patológica completa também apresentam intervalo livre de doença e sobrevida global significativamente maior em relação às que não apresentaram a mesma resposta. A taxa de resposta patológica completa (RCP) com esquema AC-T está em torno de 20%, enquanto as taxas de resposta clínica completa variam de 42,3 a 71%.

O risco de progressão da doença durante a quimioterapia neoadjuvante é baixo, inferior a 5%. As taxas de respostas objetivas variam de 49 a 93%, e a porcentagem de conversão linfonodal de axilas clinicamente comprometidas para linfonodos livres de comprometimento neoplásico (pN0) após a quimioterapia neoadjuvante é de 30%

A quimioterapia neoadjuvante dentre seus benefícios proporciona uma maior taxa de cirurgia conservadora com melhoria das margens de segurança oncológica.

No Hospital de Câncer de Barretos de 21 a 40 dias após o último ciclo de quimioterapia neoadjuvante será realizada a cirurgia. Para simplificar o planejamento cirúrgico destas pacientes podemos assim agrupá-las:

Elegíveis para o Tratamento Conservador da Mama (TCM) Pós-Quimioterapia Neoadjuvante

Neste grupo encontram-se as pacientes que possuem relação mama/tumor pós-tratamento favorável, ausência de *Peau d'orange*, ausência de componente inflamatório da mama, seja primário ou secundário, no máximo infiltração tumoral da pele localizada e por contiguidade.

Realizam-se, anteriormente à cirurgia, exames de imagem, como mamografia, ultrassonografia das mamas e, para casos selecionados (carcinoma lobular invasivo, por exemplo), até ressonância magnética das mamas a fim de avaliar radiologicamente a qualidade da resposta e, nos casos de doença residual não palpável, procedemos o agulhamento pré-operatório guiado por alguns dos três métodos de imagem antes mencionados.

Em nossa prática realizamos a ressecção de toda a área tumoral residual com margem de segurança acima de 2,0 mm. A pele sobrejacente ao tumor e previamente delimitada por dermatografia com nanquim só será removida se o tumor residual estiver a menos de 1,0 cm, ou nos casos em que houver comprometimento localizado da pele (T4b localizado) antes da quimioterapia neoadjuvante.

A opção cirúrgica conservadora nesta instituição se faz principalmente pelo emprego de técnicas oncoplásticas como pedículos areolados e periareolar entre outras.

Não Elegíveis para o Tratamento Conservador da Mama (TCM) Pós-Quimioterapia Neoadjuvante

Concentram-se aqui os casos de relação mama/tumor desfavorável pós-tratamento, carcinomas inflamatórios, presença de *Peau d'orange*.

Apesar de alguns trabalhos na literatura discordarem da reconstrução imediata para câncer de mama localmente avançado, em nossa prática, desde que não comprometa a segurança oncológica do procedimento, isto é, não se trate de carcinoma inflamatório nem de *Peau d'orange*, indica-se preferencialmente as mastectomias poupadoras de pele, poupadoras de pele e aréola com reconstrução imediata com prótese, caso contrário, a opção será por mastectomia clássica com ampla ressecção da pele sobre a parede torácica.

Em nossa modesta experiência o que pode comprometer e influenciar de maneira desfavorável a sobrevida das pacientes com câncer de mama localmente avançado é a atitude negligente e irresponsável do cirurgião, que lhe assiste, frente às complicações do tratamento reparador imediato, postergando o início da radioterapia adjuvante em detrimento do seu prognóstico e não pelo caráter da reconstrução que já se demonstrou em inúmeras séries seguro e eficaz.

Elegíveis para o Tratamento Cirúrgico Conservador da Axila

Em nossa instituição será realizado o tratamento conservador das axilas apenas às pacientes que apresentaram biópsia negativa para o linfonodo sentinela pré-quimioterapia neoadjuvante e ausência de doença axilar residual suspeita, seja pelo exame clínico ou a ecografia axilar.

Não Elegíveis para o Tratamento Cirúrgico Conservador das Axilas

Este grupo reúne as pacientes que possuem axilas clinicamente negativas, mas a biópsia do linfonodo sentinela ou a PAAF evidenciaram metástase de carcinoma, e todos os casos com adenomegalia axilar clinicamente suspeita pré-quimioterapia neoadjuvante.

Em nosso serviço opção terapêutica se faz pela indicação de linfadenectomia axilar.

A despeito dos novos trabalhos da literatura, que apontam para a segurança da preservação axilar após a quimioterapia neoadjuvante, ou seja, amostragem de três linfonodos radioguiada por fitato de tecnécio, azul patente e demarcada com clipe metálico pré-QT, em casos inicialmente positivos, que evoluíram com resposta clinicorradiológica e patológica completa do linfonodo axilar, demonstrando taxa de falso-negativo em torno de 12%, ou seja aceitável, sugerindo não ter implicações prognósticas desfavoráveis, seguimos a conduta tradicional que se compõe de linfadenectomia axilar para estes casos e aguardamos novos estudos na literatura, que corroboram com estes achados para adoção desta conduta em nossa prática clínica diária.

LEITURAS SUGERIDAS

Abraham DC, Jones RC et al. Evaluation of neoadjuvant chemotherapeutic response of locally advanced breast cancer by magnetic resonance imaging. *Cancer*. 1996. Jul 1;78(1):91-100.

Baker LH. Breast Cancer Detection Demonstration Project: five-year summary report. *CA Cancer J Clin*. 1982 Jul-Aug;32(4):4194-225.

Beriwal S, Schwartz GF et al. Breast-conserving therapy after neoadjuvant chemotherapy: long-term results. *Breast J*. 2006 Mar-Apr;12(2):159-64.

Bonadonna G, Veronesi U et al. Primary chemotherapy to avoid mastectomy in tumors with diameters of three centimeters or more. *J Natl Cancer Inst*. 1990 Oct 3;82(19):1539-45.

Carter CL, Allen C et al. Relation of tumor size, lymph node status, and survival in 24,740 breast cancer cases. *Cancer*. 1989 Jan 1;63(1):181-7.

Chagpar AB, Middleton LP et al. Accuracy of physical examination, ultrasonography, and mammography in predicting residual pathologic tumor size in patients treated with neoadjuvant chemotherapy. *Ann Surg*. 2006 Feb;243(2):257-64.

Chollet P, A mat S et al. Prognostic significance of a complete pathological response after induction chemotherapy in operable breast cancer. *Br J Cancer*. 2002 Apr 8;86(7): 1041-6.

Cocconi G, Di Blasio B et al. Neoadjuvant chemotherapy or chemotherapy and endocrine therapy in locally advanced breast carcinoma. A prospective, randomized study. *Am J Clin Oncol*. 1990 Jun; 13(3):226-32.

Crashaw R, Shapiro-Wright H et al. Accuracy of clinical examination, digital mammogram, ultrasound, and MRI in determining postneoadjuvant pathologic tumor response in operable breast cancer patients. *Ann Surg Oncol*. 2011 Oct;18(11): p.3160-3.

De Lena M, Zucali R et al. Combined chemotherapy-radiotherapy approach in locally advanced (T3b-T4) breast cancer. *Cancer Chemother Pharmacol*. 1978;1(1):53-9.

Eltahir A, Heys SD et al. Treatment of large and locally advanced breast cancers using neoadjuvant chemotherapy. *Am J Surg*. 1998 Feb;175(2):127-32.

Evans TR, Yellowlees A et al. Phase III randomized trial of doxorubicin and docetaxel versus doxorubicin and cyclophosphamide as primary medical therapy in women with breast cancer: an anglo-celtic cooperative oncology group study. *J Clin Oncol*. 2005 May 1;23(13):2988-95.

Fisher B, Anderson S. Conservative surgery for the management of invasive and noninvasive carcinoma of the breast: NSABP trials. National Surgical Adjuvant Breast and Bowel Project. *World J Surg*. 1994 Jan-Feb;18(1):63-9.

Fisher B, Brown A et al. Effect of preoperative chemotherapy on local-regional disease in women with operable breast cancer: findings from National Surgical Adjuvant Breast and Bowel Project B-18. *J Clin Oncol.* 1997 Jul;15(7):2483-93.

Guarneri V, Broglio K et al. Prognostic value of pathologic complete response after primary chemotherapy in relation to hormone receptor status and other factors. *J Clin Oncol.* 2006 Mar 1;24(7): 1037-44.

Haikel RL, Mauad EC et al. Perfil Epidemiológico de 6551pacientes portadoras de câncer de mama ao longo de 21 anos. *Congresso brasileiro de mastologia,* Fortaleza 2007.

Hennessy BT, Hortobagyi GN et al. Outcome after pathologic complete eradication of cytologically proven breast cancer axillary node metastases following primary chemotherapy. *J Clin Oncol.* 2005 Dec 20;23(36):9304-11

Herrada J, Iyer RB et al. Relative value of physical examination, mammography, and breast sonography in evaluating the size of the primary tumor and regional lymph node metastases in women receiving neoadjuvant chemotherapy for locally advanced breast carcinoma. *Clin Cancer Res.* 1997 Sep;3(9): 1565-9.

Holland R, Veling SH et al. Histologic multifocality of Tis, T1-2 breast carcinomas. Implications for clinical trials of breast-conserving surgery. *Cancer.* 1985 Sep 1;56(5):979-90.

Hortobagyi GN, Ames FC et al. Management of stage III primary breast cancer with primary chemotherapy, surgery, and radiation therapy. *Cancer.* 1988 Dec 15; 62(12):2507-16.

Inca. Normas e recomendações do Ministério da Saúde controle do câncer de mama. *Revista demarcada com clipe metálico Brasileira de Cancerologia.* 2004 Jan; 50(2):77-90.

Jemal A, Bray F et al. Global cancer statistics. *CA Cancer J Clin.* 2011 Mar-Apr;61(2)69-90.

Jemal A, Ward E et al. Recent trends in breast cancer incidence rates by age and tumor characteristics among U.S. women. *Breast Cancer Res.* 2007;9(3):R28.

Jemal AT, Murray et al. Cancer statistics, 2005. *CA Cancer J Clin.* 2005 Jan-Feb; 55(1):10-30.

Kaufmann M, Hortobagyi GN et al. Recommendations from an international expert panel on the use of neoadjuvant (primary) systemic treatment of operable breast cancer: an update. *J Clin Oncol.* 2006 Apr 20;24(12):1940-9.

Kaufmann P, Dauphine CE et al. Success of neoadjuvant chemotherapy in conversion of mastectomy to breast conservation surgery. *Am Surg.* 2006 Oct;72(10)935-8.

Kuerer HM, Newman LA et al. Clinical course of breast cancer patients with complete pathologic primary tumor and axillary lymph node response to doxorubicin-based neoadjuvant chemotherapy. *J Clin Oncol.* 1999 Feb;17(2):460-9.

Liu SV, Melstrom L et al. Neoadjuvant therapy for breast cancer. *J Surg Oncol.* 2010 Mar 15;101(4):283-91.

Loehberg CR, Lux MP et al. Neoadjuvant chemotherapy in breast cancer: which diagnostic procedures can be used? *Anticancer Res.* 2005 May-Jun;25(3c):2519-25.

Londero V, Bazzocchi M et al. Locally advanced breast cancer: comparison of mammography, sonography and MR imaging in evaluation of residual disease in women receiving neoadjuvant chemotherapy. *Eur Radiol.* 2004 Aug;14(8):1371-9.

Loo CE, Straver ME et al. Magnetic resonance imaging response monitoring of breast cancer during neoadjuvant chemotherapy: relevance of breast cancer subtype. *J Clin Oncol.* 2011 Feb 20;29(6):660-6.

Martincich L, Montemurro F et al. Monitoring response to primary chemotherapy in breast cancer using dynamic contrast-enhanced magnetic resonance imaging. *Breast Cancer Res Treat.* 2004 Jan;83(1):67-76.

Matthes AGZ. Clinical, radiologic and pathologic evaluation of locally advanced breast cancer in patients submitted to neoadjuvant chemotherapy. (artigo). *Mastology Botucatu.* 2010. 20 p.

Moriguchi SM, Luca LAD et al. Accuracy of 99m TC Sestamibi scintimammography for breast cancer diagnosis. *Experimental and Therapeutic Medicine* 2010;1:205-09.

Nicoletto MO, Nitti D et al. Correlation between magnetic resonance imaging and histopathological tumor response after neoadjuvant chemotherapy in breast cancer. *Tumori.* 2008 Jul-Aug;94(4):481-8.

Parkin DM, Bray F et al. Global cancer statistics, 2002. *CA Cancer J Clin.* 2005 Mar-Apr;55(2):74-108.

Peintinger F, Kuerer HM et al. Accuracy of the combination of mammography and sonography in predicting tumor response in breast cancer patients after neoadjuvant chemotherapy. *Ann Surg Oncol.* 2006 Nov;13(11):1443-9.

Prati R, Minami CA et al. Accuracy of clinical evaluation of locally advanced breast cancer in patients receiving neoadjuvant chemotherapy. *Cancer.* 2009 Mar 15;115(6):1194-202.

Rastogi P, Anderson SJ et al. Preoperative chemotherapy: updates of National Surgical Adjuvant Breast and Bowel Project Protocols B-18 and B-27. *J Clin Oncol.* 2008 Feb 10;26(5):778-85.

Report of results]. *Rev Esp Med Nucl.* 1998;17(5):338-50.

Rouzier R, Extra JM et al. Incidence and prognostic significance of complete axillary down staging after primary chemotherapy in breast cancer patients with T1 to T3 tumors and cytologically proven axillary metastatic lymph nodes. *J Clin Oncol.* 2002 Mar 1;2(5):1304-10.

Rouzier R, Pusztai L et al. Nomograms to predict pathologic complete response and metastasis-free survival after preoperative chemotherapy for breast cancer. *J Clin Oncol.* 2005 Nov 20;23(33):8331-9.

Sardanelli F, Podo F et al. Multicenter comparative multimodality surveillance of women at genetic-familial high risk for breast cancer (HIBCRIT study): interim results. *Radiology.* 2007;242(3): 698-715.

Schott AF, Roubidoux MA *et al.* Clinical and radiologic assessments to predict breast cancer pathologic complete response to neoadjuvant chemotherapy. *Breast Cancer Res Treat.* 2005 Aug;92(3)231-8.

Schwartsmann G. Breast cancer in South America: challenges to improve early detection and medical management of a public health problem. *J Clin Oncol.* 2001 Sep 15;19(18 Suppl):118S-124S.

Siegel R, Naishadham D *et al.* Cancer statistics, 2012. *CA Cancer J Clin.* 2012 Jan;62(1):10-29.

Silverstein MJ, Recht A *et al.* Special report: Consensus conference III. Image-detected breast cancer: state-of-the-art diagnosis and treatment. *J Am Coll Surg.* 2009 Oct;209(4):504-20.

Smith IC, Heys SD *et al.* Neoadjuvant chemotherapy in breast cancer: significantly enhanced response with docetaxel. *J Clin Oncol.* 2002 Mar 15;20(6):1456-66.

Sperber F, Weinstein Y *et al.* Preoperative clinical, mammographic and sonographic assessment of neoadjuvant chemotherapy response in breast cancer. *Isr Med Assoc J.* 2006 May;8(5):342-6.

Swain SM, Sorace RA *et al.* Neoadjuvant chemotherapy in the combined modality approach of locally advanced nonmetastatic breast cancer. *Cancer Res.* 1987 Jul 15;47(14):3889-94.

Symmans, W. F., F. Peintinger, *et al.* Measurement of residual breast cancer burden to predict survival after neoadjuvant chemotherapy. *J Clin Oncol.* 2007 Oct 1; 25(28):4414-22.

Therasse P, Arbuck SG *et al.* New guidelines to evaluate the response to treatment in solid tumors. European Organization for Research and Treatment of Cancer, National Cancer Institute of the United States, National Cancer Institute of Canada. *J Natl Cancer Inst.* 2000 Feb 2;92(3):205-16.

Toonkel LM, Fix I *et al.* Locally advanced breast carcinoma: results with combined regional therapy. *Int J Radiat Oncol Biol Phys.* 1986 Sep;12(9):1583-7.

Valagussa P, Zambetti M *et al.* T3b-T4 breast cancer: factors affecting results in combined modality treatments. *Clin Exp Metastasis.* 1983 Apr-Jun;1(2)191-202.

Van Der Hage JA, Van De Velde CJ *et al.* Preoperative chemotherapy in primary operable breast cancer: results from the European Organization for Research and Treatment of Cancer trial 10902. *J Clin Oncol.* 2001 Nov 15;19(22):4224-37. 2001.

Van Dongen JA, Voogd AC *et al.* Long-term results of a randomized trial comparing breast-conserving therapy with mastectomy: European Organization for Research and Treatment of Cancer 10801 trial. *J Natl Cancer Inst.* 2000 Jul 19;92(14):1143-50.

Veronesi U, Salvadori B *et al.* Breast is a safe method in patients with small cancer of the breast. Long-term results of three randomised trials on 1,973 patients. *Eur J Cancer.* 1995 Sep;31A(10):1574-9.

Von Minckwitz G, Raab G *et al.* Doxorubicin with cyclophosphamide followed by docetaxel every 21 days compared with doxorubicin and docetaxel every 14 days as preoperative treatment in operable breast cancer: the GEPARDUO study of the German Breast Group. *J Clin Oncol.* 2005 Apr 20;23(12):2676-85.

Vrtelova P, Coufal O *et al.* [Accuracy of preoperative establishment of invasive breast carcinoma size using ultrasound and mammography]. *Rozhl Chir;* 2011 Oct;89(10):599-603.

Vyzula R, Dusek L *et al.* Breast cancer and neoadjuvant therapy: any predictive marker? *Neoplasma.* 2004; 51(6):471-80.

Wolmark N, Wang J *et al.* Preoperative chemotherapy in patients with operable breast cancer: nine-year results from National Surgical Adjuvant Breast and Bowel Project B-18. *J Natl Cancer Inst Monogr.* 2001; 30:96-102.

CLASSIFICAÇÃO MOLECULAR DO CÂNCER DE MAMA

Iara Viana Vidigal Santana
Vinícius Duval da Silva
Rui Manuel Reis

O câncer de mama é o segundo tipo de carcinoma mais comum no mundo e o mais frequente entre as mulheres. Desde o final da década de 1970, ocorreram grandes progressos no conhecimento e manejo do câncer de mama. Entretanto, esta doença heterogênea e com comportamentos diferentes continua a ser um difícil desafio clínico. O tratamento envolve abordagem multidisciplinar, envolvendo diagnóstico, quimioterapia, cirurgia e radioterapia.

Com o progresso da compreensão da biologia tumoral e do acesso a técnicas moleculares, permitiu-se uma classificação molecular. A classificação do câncer de mama deve basear-se na biologia subjacente, que sabemos que é determinada por uma infinidade de eventos genéticos e epigenéticos, como mutações genéticas, aberrações de números de cópias, hipermetilação de regiões promotoras de genes e muitos outros, como claramente evidenciado pelos grandes consórcios genômicos, como TCGA (*The Cancer Genome Atlas*) e ICGC (*International Cancer Genome Consortium*). Além disso, como as últimas gerações de agentes antineoplásicos são fundamentadas em mecanismos biológicos, uma estratificação molecular detalhada é um requisito para o gerenciamento clínico apropriado. Um dos perfis mais comumente utilizados na prática clínica fundamenta-se na expressão gênica, distribuídos em quatro subtipos: luminal A, luminal B, superexpressão de HER2 (*human epidermal growth factor receptor 2*) e basal, que serão discutidos ao longo deste capítulo. Além disso, abordaremos algumas dessas assinaturas de expressão gênica e seu potencial para aplicação clínica em medicina de câncer de mama personalizada, com destaque às assinaturas moleculares de maior utilização, nomeadamente o Oncotype DX, PAM50/Prosigna e Mammaprint.

Tradicionalmente o carcinoma de mama foi classificado de acordo com sua histologia em tipos ductal e lobular. A classificação de 2012 da Organização Mundial da Saúde (OMS/WHO), que incorporou o conhecimento de que a origem dos carcinomas ductais ocorre na unidade ducto-lobular terminal, adotou a substituição do termo carcinoma ductal invasivo por carcinoma invasivo de tipo não especial. Um pequeno número de carcinomas com características morfológicas distintas dos dois tipos mais frequentes recebe a designação de tipos especiais, como mucinoso, cribriforme, micropapilar, tubular, medular, metaplásico e carcinoma inflamatório.

Outro componente essencial é a graduação histológica, proposta por Scarff-Bloom-Richardson e modificado por Elston e Ellis, que constitui o sistema de Nottingham. Ela é fundamentada em três critérios: formação de túbulos pela neoplasia, grau de pleomorfismo nuclear e índice mitótico, avaliado pelo número de mitoses por 10 campos de grande aumento (CGA).

Para cada um desses critérios é atribuído um escore progressivo de perda de diferenciação arquitetural (formação de túbulos), diferenciação nuclear (pleomorfismo) e maior atividade mitótica de um a três, conforme o Quadro 27-1. Da soma deriva os escores I, II e III, apresentados no Quadro 27-2. Ao longo dos anos, este sistema de graduação tem-se provado útil e de baixo custo, mostrando, em estudos de acompanhamento, bom prognóstico para tumores

Quadro 27-1. Critérios do Escore de Nottingham

Escore	Critérios de graduação		
	Escore de formação de túbulos	Grau de pleomorfismo nuclear	Índice mitótico em 10 CGA*
1	> 75%	Bem diferenciado	0-9
2	11-75%	Moderadamente diferenciado	10-19
3	< 10%	Pouco diferenciado	> 19

Quadro 27-2. Escore Final de Nottingham

Escore final de Nottingham	Soma dos três critérios
I	3 a 5
II	6 a 7
III	8 a 9

Quadro 27-3. Classes Moleculares do Carcinoma de Mama

Classes moleculares	Marcadores imuno-histoquímicos
Luminal A	RE+ e RP+, HER2-, Ki-67 baixo
Luminal B	RE+ e RP+, HER2+, Ki-67 alto
Rico em HER2	RE- e RP-, HER2+
Basal	RE- e RP-, HER2-

Nottingham grau I e baixa taxa de sobrevida para neoplasias grau III.6,7 Entretanto, apesar das vantagens, essas classificações têm claras limitações, como: incapacidade de predizer com acurácia a agressividade da doença, resposta ao tratamento, probabilidade de recidiva ou metástase, ausência de diferença de sobrevida livre de doença e sobrevida global entre os tipos lobular e não especial (ductal).8 Os critérios para definição dos tipos especiais também não mostraram uniformidade entre diferentes grupos de pesquisadores ao longo do tempo, com várias definições diferentes e arbitrárias de critérios. Por fim, a graduação histológica, elemento mais importante do sistema de classificação, apresenta variações de reprodutibilidade entre observadores, especialmente patologistas não especializados em câncer de mama. Todos estes fatores associados, junto com o objetivo de identificar novos fatores prognósticos e preditivos, estimularam o aperfeiçoamento da classificação molecular do carcinoma de mama

O avanço mais notável no conhecimento da heterogeneidade tumoral do câncer de mama e consequente evolução na classificação molecular ocorreram em 2000, quando Perou, Sorlie et al. descreveram perfis moleculares do carcinoma de mama utilizando *microarrays* de expressão, uma tecnologia de alta capacidade, onde milhares de oligonucleotídeos (específicos de cada gene) estão dispostos em microarranjos e serão utilizados como sondas para hibridização. Perou estudou 8.102 genes humanos em 65 carcinomas invasivos de mama de tipo não especial, dois lobulares e alguns casos de carcinoma *in situ*, um fibroadenoma e três amostras de tecido mamário normal. Isto permitiu a criação de perfis moleculares com 1.753 genes, mostrando semelhanças e diferenças entre variações de taxa de crescimento, atividades de algumas vias de sinalização celular e características celulares das neoplasias. Ainda assim, o conjunto de 1.753 genes não foi adequado para demonstrar as propriedades biológicas intrínsecas das neoplasias. Mas um aspecto fundamental para a importância deste trabalho foi a análise de 22 neoplasias que tiveram duas biópsias, antes de e depois do tratamento com doxorrubicina e duas dessas neoplasias que tiveram suas análises pareadas com os respectivos linfonodos. A análise desses casos mostrou que 15 das amostras pareadas eram mais similares entre si do que com amostras de outros tumores. Isto implicava que cada tumor era único e apresentava assinaturas de expressão diferente. Foi possível demonstrar também que as células não neoplásicas não epiteliais se mantinham constantes, aparentemente sem interferir na análise e expressão.

Esses resultados determinaram a posterior escolha de 496 genes, que apresentavam variações significativamente maiores entre diferentes tumores quando comparados aos tumores com biópsias pareadas. A evolução com estudos subsequentes e variações de genes analisados permitiu a definição de cinco classes distintas de carcinoma de mama: o luminal A, luminal B, superexpressão de HER2, basal e, à época, o similar à mama normal (*normal breast like*). Estudos adicionais foram demonstrando a validade da classificação, com o basal e superexpressão de HER2 mostrando piores desfechos, o luminal B intermediário e o luminal A o de melhor desfecho entre os grupos. Hoje se considera a categoria similar à mama normal um grupo artificial decorrente da amostragem inadequada de neoplasias, não integrando, assim, a classificação atual.

Fica evidente que os experimentos iniciais de avaliação de perfil gênico modificaram definitivamente a compreensão do carcinoma de mama. Os experimentos pioneiros sobre o perfil da expressão gênica no carcinoma de mama evoluíram para a aplicação na rotina prática de diagnóstico e tratamento da doença. Entretanto, a análise cuidadosa da relação custo-benefício entre estes novos testes e a avaliação morfológica e graduação da neoplasia precisa sempre ser avaliada com prudência, pois o valor clínico e aplicabilidade da morfologia têm-se mostrado elevados ao longo do tempo.

Atualmente, a classificação do carcinoma de mama com base em conjuntos de genes intrínsecos à neoplasia apresenta quatro grandes classes reconhecidas, com tradução em perfis imuno-histoquímicos que oferecem informações de maior reprodutibilidade do que as classificações e graduações histológicas, e também melhor relação custo-benefício se comparadas aos testes moleculares. São elas: luminal A; luminal B; superexpressão de HER2 (*HER2 rich*) e basal (*basal-like*), com tradução imuno-histoquímica, apresentada no Quadro 27-3.

LUMINAL A

O subtipo luminal A é a forma tumoral cujo fenótipo é caracterizado pela presença de grande quantidade de células tumorais positivas para receptor de estrógeno

(RE) e ausência de superexpressão de HER2. Geralmente positivo para receptor de progesterona (RP) e índice de proliferação celular (Ki-67) baixo. Este fenótipo está associado a melhor prognóstico, com sensibilidade à hormonoterapia. Até 2015, o valor do Ki-67 para diferenciar entre os tipos luminal A e B era de 14%. O consenso de St. Galen de 2015 definiu o índice de proliferação celular pelo Ki-67 em 20%.

LUMINAL B

A grande diferença entre os subtipos luminal A e B, ambos com fenótipos positivos para RE, é a superexpressão de HER2 no luminal B, que estimula a proliferação das células neoplásicas e tem impacto prognóstico negativo na história natural da doença, característica do subtipo luminal B. Entretanto, mesmo que o tumor não expresse HER2, a distinção entre luminal A e luminal B é feita pelo índice de proliferação celular, onde o subtipo luminal B apresenta maior atividade proliferativa (Ki-67 maior ou igual a 20%). Além disso, o subtipo luminal B está associado a um grau nuclear médio (grau 2) a alto grau (grau 3), e tem pior prognóstico, principalmente referente à recidiva tumoral. Uma porcentagem deste subtipo pode apresentar positividade para RP.

RICO EM HER2 (SUPEREXPRESSÃO DE HER2, HER2 RICH)

A maioria destes tumores, cujo fenótipo é RE-negativo e HER2 positivo, apresenta boas respostas a drogas que bloqueiam a atividade da proteína HER2, como, por exemplo, o anticorpo monoclonal trastuzumabe.

BASAL

O subtipo basal ou basaloide, geralmente, compreende o grupo de tumores cujo fenótipo mais comum é RE-negativo, RP-negativo e HER2 negativo ao estudo imuno-histoquímico. O painel de marcadores proposto para classificação do subtipo basal, além da negatividade para RE, RP e HER2, é a positividade para citoceratinas CK5, CK6, CK14, CK17, receptor do fator de crescimento epidérmico (EGFR), P-caderina e p63, que são proteínas expressas nas células basais/mioepiteliais. Geralmente são tumores pouco diferenciados, indiferenciados, alto grau (grau 3) e com alta taxa de proliferação celular.

Os tumores basaloides e triplo negativos (para a expressão de RE, RP e HER2) não são sinônimos. O subtipo basaloide é definido por expressão gênica, e o triplo negativo por critério imuno-histoquímico. A falsa positividade e falsa negatividade da imuno-histoquímica, heterogeneidade tumoral e o fato de alguns genes serem expressos em níveis baixos, fazendo com a que a proteína não seja detectável pela imuno-histoquímica, demonstraram que nem todos os tumores triplo negativos são de subtipos basais. Os tumores de subtipo basal geralmente estão associados à disfunção (não necessariamente mutação) do gene *BRCA1*, são mais frequentes em mulheres jovens e negras nos EUA, não possuem alvos terapêuticos definidos, e a maioria são casos esporádicos sem associação à história familiar.

Os tumores triplo negativos são ainda caracterizados por um alto grau nuclear, alto índice de proliferação celular, frequentemente apresentam mutação do gene *TP53* e respondem à quimioterapia, mas tem pior prognóstico. Recentemente os tumores triplo negativos foram subdivididos em 4 subtipos distintos: 1. luminal receptor de androgênio positivo; 2. mesenquimal; 3. *basal-like/immunossuppresed* e 4. *basal-like/immuneactived*. O conhecimento dessa subdivisão é relevante porque os prognósticos são distintos, sendo os tumores luminais androgênios positivos os de melhor prognóstico, e os *basal-like/immunosuppresed* os de pior prognóstico. Esses quatro subtipos têm tratamentos, prognósticos, respostas distintas à quimioterapia e, em geral, morfologias diferentes. No subtipo molecular luminal receptor de androgênio, geralmente o subtipo histológico mais comum é o carcinoma com diferenciação apócrina. Já no subtipo mesenquimal, o carcinoma metaplásico, os *basal-like/immunosuppresed*, geralmente tem morfologia de carcinomas de alto grau (grau III) e, por último, no subtipo *basal-like/immuneactived* carcinoma, a morfologia tem características morfológicas de tipo medular rico em linfócitos.

ASPECTOS CLÍNICOS ESSENCIAIS DOS MARCADORES IMUNO-HISTOQUÍMICOS SUBSTITUTOS NO CARCINOMA DE MAMA

- Carcinomas de tipo luminal A são bem diferenciados (baixo grau), com positividade forte para receptores de estrogênio (RE) e outros genes relacionados com este receptor (progesterona, GATA3, FOXA1, BCL2). São também HER2 negativos, com baixo índice de proliferação (Ki-67).
- Carcinomas de tipo luminal B são tumores geralmente de alto grau, positivos para RE, negativos ou fracamente positivos para HER2, com índice de proliferação (Ki-67) elevado. É importante observar que carcinomas RE e HER2 positivos se agrupam de forma progressiva ao longo da categoria luminal B, sendo 75% RE+ e HER2- e cerca de 25% RE+ e HER2+.
- Carcinomas com superexpressão de HER2 (*HER2 rich*) são negativos ou positividade extremamente baixa para receptores hormonais, e fortemente positivos para HER2. A maioria desses carcinomas mostra diferenciação apócrina ao exame histológico.
- Os carcinomas basais são negativos para receptores de estrogênio e progesterona (RE/RP) e negativos para HER2 e são de alto grau. Cerca de 85% dos carcinomas basais mostram positividade para os marcadores CK5, CK5/6, CK14, CK17 e EGFR. Alguns estudos sugerem que carcinomas basais positivos para esses marcadores podem ter prognóstico mais reservado se comparados aos negativos para estes marcadores.

ASSINATURAS MOLECULARES

Numerosas assinaturas moleculares foram desenvolvidas desde o advento das *microarrays*, possibilitando o exame da expressão de milhares de genes em paralelo. Muitas dessas assinaturas moleculares têm utilidade para predição de comportamentos clínicos de câncer de mama (risco de recorrência, resposta à terapêutica, potencial metastático e outros) e prognóstico de resultados em longo prazo do paciente (sobrevida livre de doença e sobrevida global). Inúmeras assinaturas foram descobertas e validadas. No entanto, somente três são hoje amplamente comercializadas e/ou aprovadas pela FDA.

Oncotype DX

O Oncotype DX (Genomic Health, Redwood City, CA) é um teste prognóstico e preditivo, com base na expressão de 21 genes (16 genes estão relacionados com o câncer, e os outros 5 servem como controles) que foi desenvolvido para prever a probabilidade de recaída entre pacientes com ER-positivo, linfonodo negativo e carcinoma de mama em estágio inicial. O Oncotype DX foi isento da autorização da FDA, mas foi aprovado pelo US Clinical Laboratory Improvement Act, para realização no laboratório principal da Genomic Health. O escore do Oncotype DX varia de 0 a 100 e fornece uma indicação de risco relativo de recorrência após 10 anos de diagnóstico de câncer de mama. Os pacientes com pontuação de recorrência de < 18 são classificados como de baixo risco, os pacientes com pontuação de recorrência de 18 a 31 são classificados como risco intermediário, e os pacientes com pontuação de recorrência > 31 são classificados como de alto risco. No cenário clínico, este ensaio molecular é frequentemente usado para estratificar o risco entre pacientes que estão em uma categoria de risco intermediário com base em fatores histopatológicos tradicionais. Embora o teste de oncótipo DX confira benefício a um subconjunto de pacientes com câncer de mama (aqueles com doença em estágio inicial ER-positivo), entre esses pacientes o ensaio tem utilidade clínica importante, identificando os pacientes que não necessitam de quimioterapia, mas responderão com terapia hormonal sozinha.

Mais recentemente, foi desenvolvido um Oncotype DX especificamente para o carcinoma ductal *in situ* (DCIS), Oncotype DX DCIS, uma vez que o DCIS apresente um dilema para o clínico quanto à probabilidade de recorrência ou progressão para o câncer de mama invasivo. Este teste é com base na expressão 12 genes (7 genes relacionados ao câncer e 5 genes de controle), e permite orientar a decisão de terapia de radiação adjuvante em pacientes com DCIS.

MammaPrint

O MammaPrint (Agendia, Amsterdã, Holanda) é um teste de prognóstico com base em *microarray* para pacientes com câncer de mama que são ER-positivos ou ER-negativo, linfonodo negativo (estágio I ou II) e menos de 61 anos. Este ensaio foi aprovado pela FDA, em 2007, e também pela União Europeia. O MammaPrint examina a expressão de 70 genes que permitem que os pacientes sejam estratificados em grupos prognósticos de baixo e alto riscos com base em um índice de expressão gênica. O ensaio foi originalmente desenvolvido para material congelado, mas avanços adaptaram esse ensaio para usar RNA a partir de tecidos fixados em formalina e embebidos em parafina.

PAM50/Prosigna

O teste PAM (*Prediction Analysis of Microarrays*) 50 da Prosigna (NanoString Technologies, Seattle, WA) é com base em um painel de 50 genes (mais cinco genes de controle), aprovado pela FDA, em 2013, e também pela União Europeia. O ensaio gera um risco de recorrência de cânceres de mama de acordo com os quatro principais subtipos intrínsecos de câncer de mama: luminal A, luminal B, HER2 enriquecido e básico. Quando o PAM50 foi combinado com o grau histológico, houve uma melhoria significativa na predição do desfecho em comparação ao subtipo único intrínseco ou à análise histopatológica isolada.

O PAM50 foi aprovado para estimar a sobrevivência sem recorrência entre as mulheres pós-menopáusicas com câncer de mama ER-positivo em estágio I/II tratados com terapia hormonal adjuvante. O risco de pontuação de recorrência produzida com Prosigna variou de 0 a 100, permitindo a atribuição de pacientes individuais em categorias de baixo, intermediário e alto riscos que refletem o risco a 10 anos de recorrência de câncer de mama em locais distantes. O ensaio é realizado em material parafinado, apresentando uma baixa taxa de resultados inconclusivo em decorrência da natureza da tecnologia NanoString, que é ideal para este tipo de tecido.

Numerosas outras assinaturas moleculares de câncer de mama foram desenvolvidas, e alguns já estão disponíveis comercialmente, como os ensaios comerciais *Breast Cancer Index*, Biotheranostics (San Diego, CA) e o *EndoPredict Sividon Diagnostics GmbH* (Koln, Alemanha). O *Breast Cancer Index* é um ensaio de análise de expressão de genes com base em PCR que foi desenvolvido para identificar pacientes com câncer de mama ER-positivo em estágio inicial com alto risco de recorrência após terapia hormonal. Este ensaio gera um índice que reflete a proporção de expressão de HoxB13 e IL17BR, onde a relação HoxB13/IL17BR é usada em conjunto com medidas de cinco genes relacionados com a proliferação (que compõem o índice de grau molecular) para gerar o índice de câncer de mama. Este ensaio prediz recorrência distante precoce (< 5 anos) e tardia (> 5 anos) e fornece uma indicação do benefício provável da terapia hormonal prolongada. O *Breast Cancer Index* ainda não está aprovado pela FDA.

O *EndoPredict* é um teste com base em PCR que examina a expressão de oito genes associados ao câncer e três genes de controle para gerar uma pontuação de risco. O escore *EndoPredict* estratifica os pacientes com câncer de mama ER-positivo em baixo ou alto risco de grupo de recorrência após a terapia hormonal sozinho. O *EndoPredict* é aprovado para uso clínico na Europa, mas não foi aprovado pela FDA. *EndoPredict* foi recentemente modificado para incorporar o *status* dos linfonodos e tamanho do tumor para uma melhor predição, e tem utilidade na predição de recorrência tardia.

Em conclusão, a classificação do câncer de mama evoluiu bastante ao longo dos anos, gradualmente, com base na morfologia descritiva para ser mais integrativa, levando em consideração tanto as características clínicas como os biomarcadores imuno-histoquímicos e, mais recentemente, moleculares. Esta tríade envolvendo histopatologia, classificação molecular e informação clínica, é fundamental para o manejo ideal da paciente com câncer de mama. Cabe enfatizar também que, tal como abordado neste capítulo, existem várias classificações moleculares, que são complementares entre si, que progressivamente auxiliam e aprimoram a medicina personalizada e acurada do câncer de mama.

LEITURAS SUGERIDAS

Alvarado M, Carter DL, Guenther JM *et al*. The impact of genomic testing on the recommendation for radiation therapy in patients with ductal carcinoma in situ: A prospective clinical utility assessment of the 12-gene DCIS score result. *J Surg Oncol*. 2015 Jun;111(8):935-40.

Bertucci F, Finetti P, Cervera N *et al*. How basal are triple-negative breast cancers? *Int J Cancer*. 2008 Jul;123(1):236-40.

Cancer Genome Atlas N. Comprehensive molecular portraits of human breast tumours. *Nature*. 2012 Oct;490(7418):61-70.

Coates AS, Winer EP, Goldhirsch A *et al*. Tailoring therapies - improving the management of early breast cancer: St Gallen International Expert Consensus on the Primary Therapy of Early Breast Cancer 2015. *Ann Oncol*. 2015 Aug;26(8):1533-46.

Coleman WB, Anders CK. Discerning clinical responses in breast cancer based on molecular signatures. *Am J Pathol*. 2017 Oct;187(10):2199-207.

de Ronde J, Wessels L, Wesseling J. Molecular subtyping of breast cancer: ready to use? *Lancet Oncol*. 2010 Apr;11(4):306-7.

Dubsky P, Filipits M, Jakesz R *et al*. EndoPredict improves the prognostic classification derived from common clinical guidelines in ER-positive, HER2-negative early breast cancer. *Ann Oncol*. 2013 Mar;24(3):640-7.

Elston CW, Ellis IO. Pathological prognostic factors in breast cancer. I. The value of histological grade in breast cancer: experience from a large study with long-term follow-up. *Histopathology*. 1991 Nov;19(5):403-10.

Filipits M, Rudas M, Jakesz R *et al*. A new molecular predictor of distant recurrence in ER-positive, HER2-negative breast cancer adds independent information to conventional clinical risk factors. *Clin Cancer Res*. 2011 Sep;17(18):6012-20.

Glas AM, Floore A, Delahaye LJ *et al*. Converting a breast cancer microarray signature into a high-throughput diagnostic test. *BMC Genomics*. 2006 Oct;7:278.

Gyorffy B, Hatzis C, Sanft T *et al*. Multigene prognostic tests in breast cancer: past, present, future. *Breast Cancer Res*. 2015;17(1):11.

International Cancer Genome C, Hudson TJ, Anderson W *et al*. International network of cancer genome projects. *Nature*. 2010 Apr;464(7291):993-8.

Lakhani SR EIO, Schnitt SJ, Tan PH *et al*. WHO *Classification of Tumours of the Breast*: IARC. Lyon; 2012.

Le Du F, Eckhardt BL, Lim B *et al*. Is the future of personalized therapy in triple-negative breast cancer based on molecular subtype? *Oncotarget*. 2015 May;6(15):12890-908.

Ma XJ, Wang Z, Ryan PD *et al*. A two-gene expression ratio predicts clinical outcome in breast cancer patients treated with tamoxifen. *Cancer Cell*. 2004 Jun;5(6):607-16.

Molland JG, Donnellan M, Janu NC *et al*. Infiltrating lobular carcinoma - a comparison of diagnosis, management and outcome with infiltrating duct carcinoma. *Breast*. 2004 Oct;13(5):389-96.

Müller BM, Keil E, Lehmann A *et al*. The EndoPredict Gene-Expression Assay in Clinical Practice - Performance and Impact on Clinical Decisions. *PLoS One*. 2013 Jun;8(6):e68252.

Nielsen T, Wallden B, Schaper C *et al*. Analytical validation of the PAM50-based Prosigna Breast Cancer Prognostic Gene Signature Assay and encounter Analysis System using formalin-fixed paraffin-embedded breast tumor specimens. *BMC Cancer*. 2014 Mar;14:177.

Nielsen TO, Parker JS, Leung S *et al*. A comparison of PAM50 intrinsic subtyping with immunohistochemistry and clinical prognostic factors in tamoxifen-treated estrogen receptor-positive breast cancer. *Clin Cancer Res*. 2010 Nov;16(21):5222-32.

Paik S, Shak S, Tang G *et al*. A multigene assay to predict recurrence of tamoxifen-treated, node-negative breast cancer. *N Engl J Med*. 2004 Dec;351(27):2817-26.

Parker JS, Mullins M, Cheang MC *et al*. Supervised risk predictor of breast cancer based on intrinsic subtypes. *J Clin Oncol*. 2009 Mar;27(8):1160-7.

Perou CM, Jeffrey SS, van de Rijn M *et al*. Distinctive gene expression patterns in human mammary epithelial cells and breast cancers. *Proc Natl Acad Sci U.S.A.* 1999 Aug;96(16):9212-7.

Perou CM, Sørlie T, Eisen MB *et al.* Molecular portraits of human breast tumours. *Nature.* 2000 Aug;406(6797):747-52.

Prat A, Cheang MC, Martín M *et al.* Prognostic significance of progesterone receptor-positive tumor cells within immunohistochemically defined luminal A breast cancer. *J Clin Oncol.* 2013 Jan; 31(2):203-9.

Pusztai L, Mazouni C, Anderson K *et al.* Molecular classification of breast cancer: limitations and potential. *Oncologist.* 2006 Sep;11(8):868-77.

Rakha EA, El-Sayed ME, Lee AH *et al.* Prognostic significance of Nottingham histologic grade in invasive breast carcinoma. *J Clin Oncol.* 2008 Jul; 26(19):3153-8.

Rakha EA, El-Sayed ME, Menon S *et al.* Histologic grading is an independent prognostic factor in invasive lobular carcinoma of the breast. *Breast Cancer Res Treat.* 2008 Sep;111(1):121-7.

Rakha EA, Reis-Filho JS, Baehner F *et al.* Breast cancer prognostic classification in the molecular era: the role of histological grade. *Breast Cancer Res.* 2010;12(4):207.

Reis-Filho JS, Pusztai L. Gene expression profiling in breast cancer: classification, prognostication, and prediction. *Lancet.* 2011 Nov;378(9805):1812-23.

Sørlie T, Tibshirani R, Parker J *et al.* Repeated observation of breast tumor subtypes in independent gene expression data sets. *Proc Natl Acad Sci U.S.A.* 2003 Jul;100(14):8418-23.

Sørlie T. Molecular classification of breast tumors: toward improved diagnostics and treatments. *Methods Mol Biol.* 2007;360:91-114.

Wallden B, Storhoff J, Nielsen T *et al.* Development and verification of the PAM50-based Prosigna breast cancer gene signature assay. *BMC Med Genomics.* 2015 Aug;8:54.

WHO. Cancer 2015 [Available from: http://www.who.int/mediacentre/factsheets/fs297/en/]

ROTINA DA PATOLOGIA EM CÂNCER DE MAMA

Lígia Maria Kerr

CONSIDERAÇÕES GERAIS

Na nova era de tratamentos personalizados e baseados em evidências, com novas tecnologias e testes moleculares disponíveis, além de tratamentos dirigidos e fundamentados, muitas vezes, em características morfológicas, moleculares e biológicas das neoplasias, mais do que nunca o papel do patologista dentro de equipes multidisciplinares para tratamento do câncer faz-se evidente.

Cada vez mais informações dentro do laudo anatomopatológico são requeridas, no intuito de se poder fornecer o melhor tratamento possível para aquele paciente individual, seguindo os protocolos estabelecidos pela instituição em que está sendo tratado, dentro das possibilidades disponíveis no serviço.

A necessidade de realização de exames imuno-histoquímicos para identificação do subtipo molecular e determinação de fatores prognósticos e preditivos da neoplasia apresentada pelo paciente, assim como de eventuais testes moleculares, como hibridização *in situ* e PCR e outros que possam vir a ser utilizados na prática rotineira de diagnóstico e em pesquisa, torna altamente relevantes os procedimentos no manuseio dos espécimes provenientes de biópsia e cirurgia. Além disso, a existência de material biológico a fresco, congelado e armazenado adequadamente, proveniente dos tumores e tecido normal, é hoje primordial para a realização de novas pesquisas em câncer, favorecendo o tratamento adequado dos pacientes com câncer.

Neste contexto, faz-se necessária a adoção de protocolos padronizados, técnicos, de análise e para elaboração dos relatórios anatomopatológicos, que permitam que o patologista possa integrar da melhor maneira possível a equipe multidisciplinar.

FASE PRÉ-ANALÍTICA

É sabido que a fase pré-analítica é fonte muito frequente dos erros em anatomia patológica, sendo necessária uma estreita padronização, com o intuito de evitá-los. Cada instituição deve determinar sua própria padronização, adotando protocolos de boas práticas já existentes, na íntegra ou adaptando-os às necessidades do serviço e à sua realidade. Em seguida descrevemos como são realizadas as etapas desta fase em nosso serviço.

Sala Cirúrgica - Manipulação Inicial, Fixação, Acondicionamento, Registro e Transporte dos Espécimes Cirúrgicos

Achamos que, de modo ideal, deve haver no serviço uma sala da patologia dentro do centro cirúrgico, dotada de criostato, para realização de exames anatomopatológicos intraoperatórios. Em nosso serviço, nesta sala há patologista presente durante o horário de realização das cirurgias e técnicos auxiliares em três turnos, permitindo que o primeiro manuseio do espécime cirúrgico seja realizado por membros do departamento de patologia, facilitando a correta identificação e acondicionamento do mesmo.

Os espécimes são recebidos a fresco e identificados na sala de cirurgia, com pedido de exame devidamente preenchido, com identificações anatômicas necessárias e dados clínicos relevantes. O técnico que recebe o material faz um primeiro exame, conferindo as indicações anatômicas. Na sala de cirurgia, o espécime foi previamente marcado pelo cirurgião, segundo o sistema de padronização (adotado em outros serviços), SIM – um fio superior, dois fios inferiores, três fios mediais. Após a identificação e posicionamento anatômico adequados, os produtos de ressecções segmentares, quadrantectomias e mastectomias têm as margens cirúrgicas tingidas com nanquim, conforme padronização do serviço (margem superior em azul, inferior em vermelho, lateral em verde, medial em amarelo, profunda em preto e superficial em marrom). Em seguida os espécimes são seccionados em cortes paralelos, transversais ao maior eixo do espécime, o mais próximo possível, para que a fixação do tecido seja apropriada, até a realização do exame macroscópico. Imediatamente após os cortes, coleta-se material proveniente do tumor e tecido normal para biobanco, quando possível e após a realização do exame intraoperatório quando requerido, o espécime é mergulhado em solução de formol a 10%, tamponado.

É frequente a solicitação de avaliação intraoperatória de margens cirúrgicas nas ressecções segmentares e linfonodos sentinelas. Estas avaliações são realizadas por exame macroscópico e esfregaços citológicos ou cortes em criostato no caso das margens, a critério do patologista, conforme protocolos estabelecidos pelo CAP (College of American Pathologists) e SBP (Sociedade Brasileira de Patologia).

Procede-se, então, à adequada identificação do material e registro do caso em sistema de informação desenvolvido no hospital (que permite identificação do caso, elaboração de laudo macroscópico, registro de blocos com respectivas designações e lâminas, pedidos auxiliares – como colorações e imuno-histoquímica – registro do patologista responsável e elaboração e emissão dos laudos). Após estes procedimentos os espécimes são transportados ao setor de anatomia patológica (sala de macroscopia) no fim do período. Espécimes não submetidos a exame intraoperatório ou provenientes do hospital-dia e ambulatórios são conferidos e registrados no serviço de patologia.

Exame Macroscópico

Em nosso serviço adotamos para o exame macroscópico, a clivagem dos espécimes e a elaboração dos laudos, os protocolos do CAP e SBP para carcinoma in situ e carcinoma infiltrativo, adaptados à nossa realidade, com o intuito de contemplar todas as informações consideradas obrigatórias pelos mesmos, adicionando-se eventuais informações necessárias aos oncologistas, radioterapeutas e cirurgiões do serviço, de maneira a permitir a realização dos tratamentos estabelecidos dentro da Instituição.

Processamento do Material e Realização das Lâminas para Análise

Após clivagem dos espécimes, os fragmentos devem designados nos cassetes, e as designações anotadas no sistema. No nosso serviço são então colocados em cuba com solução de formol até o processamento. Materiais com rotinas especiais (como linfonodos sentinelas e casos urgentes) podem ser identificados com cassetes de colorações diferentes. No fim do período, os cassetes são transportados ao setor da técnica, onde serão processados em processadores de tecido convencionais e a vácuo, conforme recomendações dos respectivos fabricantes.

FASE ANALÍTICA

Protocolos para Elaboração dos Laudos

■ Carcinoma Ductal In Situ e Carcinoma Invasivo

Nos nossos laudos constam todas as informações consideradas obrigatórias conforme os protocolos do CAP, acrescidas de algumas consideradas não obrigatórias, mas que são utilizadas pelos clínicos e cirurgiões do serviço para decisões terapêuticas, com a adição de recomendações da Sociedade Brasileira de Patologia.

■ Espécimes Pós-neoadjuvância

Como em nosso país são ainda comuns os tumores localmente avançados, é frequente o recebimento de espécimes cirúrgicos pós-quimioterapia neoadjuvante. Nestes casos, é importante informar a resposta ao tratamento e prover a equipe multidisciplinar de dados que possam servir de ferramentas para avaliação prognóstica do paciente e preditiva para tratamentos futuros. Para isso é necessário que os espécimes sejam avaliados seguindo padronização que seja reprodutível e compreendida pelo restante da equipe. Em nosso serviço, seguimos o protocolo do Hospital MDAnderson, disponível no site do mesmo e publicado em 2007 no Journal of Clinical Pathology (JClinPathol).

EXAME IMUNO-HISTOQUÍMICO E HIBRIDIZAÇÃO IN SITU

Procedimentos Técnicos

Como ressaltado anteriormente e extensamente relatado na literatura mundial, é de fundamental importância o cuidado com as etapas pré-analíticas no processamento do material. Utilizamos sempre solução de formol a 10% tamponado e dentro do possível controlamos o tempo de isquemia e fixação dos espécimes, conforme recomendações do CAP disponíveis no site e previamente publicadas em conjunto com a ASCO (American Society of Clinical Oncology) no JClinPathol.

As reações devem também seguir protocolos preestabelecidos e as recomendações dos fabricantes dos anticorpos. No nosso serviço elas são automatizadas, seguindo os protocolos estabelecidos pelos fabricantes dos equipamentos e dos anticorpos.

Todos os casos de câncer de mama devem ter avaliação de receptores hormonais, gene HER2 e Ki-67, que são utilizados para decisões terapêuticas, avaliações preditivas e prognósticas dos pacientes. Anticorpos adicionais podem ser utilizados para determinação aproximada do subtipo molecular e com finalidades diagnósticas. Na nossa instituição estabelecemos como regra realizar a avaliação destes marcadores nos espécimes de biópsia, cuja fixação pode ser mais facilmente controlada, e de maneira a disponibilizar estes dados aos clínicos e cirurgiões previamente à cirurgia em caso de necessidade de tratamento neoadjuvante. Em caso de resultado do gene HER2 duvidoso (duas cruzes) ou positivo (três cruzes) o espécime é, então, enviado para confirmação de amplificação do gene por hibridização in situ, conforme recomendação do ministério da saúde. Esta é realizada pelo método DISH (Dupla Hibridização *in situ* Cromogênica), também automatizada, conforme protocolos do fabricante do equipamento. Somente em caso de exame inconclusivo o material será enviado também para hibridização *in situ* fluorescente. Nos casos triplos negativos na biópsia, a avaliação imuno-histoquímica é repetida no espécime cirúrgico, em vista da possibilidade de deficiência de amostragem pela biópsia e decorrente da heterogeneidade de marcação que pode ser observada nestes tumores. Também adotamos recentemente a rotina de repetição dos testes imuno-histoquímicos em casos de recidiva/metástase.

Análise e Elaboração dos Laudos

Para a análise e elaboração dos laudos, também é necessária a adoção de protocolos previamente estabelecidos e recomendados na literatura, para permitir reprodutibilidade e fidelidade dos dados, com objetivo de garantir a segurança dos pacientes. Adotamos no nosso serviço os protocolos estabelecidos em consensos prévios do CAP e ASCO, previamente publicados em 2010 para os receptores hormonais e, em 2013, para o gene HER2 no Journal of Clinical Pathology. Seguimos suas recomendações técnicas e critérios de avaliação e redação dos laudos.

FASE PÓS-ANALÍTICA

Após a elaboração do laudo, ele é liberado no sistema, de modo a permitir visualização pelos clínicos e cirurgiões nos consultórios e centro cirúrgico e enviado ao prontuário do paciente. Lâminas e requisições são enviadas ao arquivo, onde terão baixa no sistema e serão arquivadas.

CONSIDERAÇÕES FINAIS

Finalmente, acreditamos ser fundamental a integração do patologista dentro de equipes multidisciplinares em um hospital de câncer. Ele deve participar, na medida do possível, das reuniões de discussão dos casos, assim como de reuniões de tomada de decisões nos tratamentos e condutas, informando as possibilidades e limitações dos exames anatomopatológicos e eventualmente existentes em seu laboratório, assim como solicitando o que precisa para a elaboração do laudo e informando-se das necessidades do grupo, no sentido de garantir que todos os dados necessários aos clínicos e cirurgiões para decisões terapêuticas e avaliações prognósticas e preditivas de tratamento estejam contidos no laudo final, garantindo assim a máxima segurança aos pacientes.

LEITURAS SUGERIDAS

Bacchi CE, Melo CRA, Franco MF *et al.* Manual de Padronização de Laudos histopatológicos - Sociedade Brasileira de Patologia. 4.ed. São Paulo: Editora Manole, 2014.

Bass BP, Engel KB, Greytak SR *et al.* A review of preanalytical factors affecting molecular, protein and morphological analysis of formalin-fixed, paraffin-embebed (FFPE) tissue: how well do you know your FFPE specimen? *Arch Pathol Lab Med.* 2014 Nov;138(11):1520-30.

DCIS Breast and Invasive Breast Protocols on Cancer Protocols Templates on Protocols And Guidelines – CAP.

Hammond ME, Hayes DF, Dowsett M *et al.* American Society of Clinical Oncology/College of American Pathologists guidelines recommendations for immunohistochemical testing of estrogen and progesterone receptors in breast cancer. *J Clin Oncol.* 2010 Jun;28(16):2784-95.

Symmans WF, Peintinger F, Hatzis C *et al.* Measurement of residual cancer burden to predict survival after neoadjuvant chemotherapy. *J Clin Oncol.* 2007 Oct; 25(28):4414-22.

Wolff AC, Hammond ME, Hicks DG *et al.* Recommendations for human epidermal growth factor receptor 2 testing in breast cancer: American Society of Clinical Oncology/College of American Pathologists clinical practice guideline update. *J Clin Pathol.* 2013 Nov;31(31):3997-4013.

AVALIAÇÃO DO PERFIL GENÔMICO PARA SELEÇÃO DO TRATAMENTO ADJUVANTE

Cristiano de Pádua Souza

A indicação de ferramentas genômicas para pacientes com câncer de mama inicial auxilia na decisão sobre a realização ou não de quimioterapia adjuvante de mulheres com tumores com receptores hormonais positivos, HER2 negativo, já que as avaliações de risco, como idade, *status* nodal, grau histológico e expressão do receptor de estrógeno e progesterona, são bem subjetivas e, em alguns casos, duvidosas por causa de erro metodológico.

No momento, as assinaturas genômicas mais utilizadas são Oncotype DX, MammaPrint e PAM50, porém estas ferramentas são utilizadas em um grupo bem seleto de pacientes em nosso serviço, uma vez que não esteja disponível no sistema único de saúde e na maioria dos serviços de oncologia do Brasil.

As ferramentas genômicas são indicadas para pacientes tratadas com mastectomia ou quadrantectomia, com receptores hormonais positivos, HER2 negativo, para avaliação prognóstica do risco de recorrência, permitindo, assim, a estratificação do risco em alto, moderado ou baixo. Até meados de 2017, ainda não existiam publicações prospectivas que validem o uso destas ferramentas para pacientes com linfonodos positivos, mas temos estudos que estão em andamento para avaliar o seu uso neste contexto. O Oncotype DX ainda tem valor preditivo para decisão sobre a necessidade de quimioterapia adjuvante ou não.

O teste Oncotype DX fornece um escore de recorrência entre 0 e 100. O resultado abaixo de 18 é considerado de baixo risco de recorrência, não sendo indicado tratamento com quimioterapia adjuvante. O escore entre 18 e 30 demonstra risco intermediário, portanto, não é conhecido se há benefícios com a quimioterapia adjuvante neste grupo de pacientes. Escore de recorrência maior ou igual a 31 demonstra alto risco, e os benefícios da quimioterapia superam os efeitos colaterais. O estudo Tailor X validou o uso do Oncotype DX para a decisão de não indicar quimioterapia naquelas mulheres com câncer de mama com *status* hormonal positivo, HER2 negativo e linfonodo negativo que apresentavam risco baixo. Este estudo mostrou que pacientes de baixo risco (escore ≤ 10) não apresentaram ganho de sobrevida global e sobrevida livre de recidiva com a adição de quimioterapia adjuvante. Aguardamos resultados das pacientes com risco intermediário e alto risco.

O MammaPrint resulta em baixo risco e alto risco de morte por câncer de mama em pacientes com estágio inicial. O estudo MINDACT avaliou 1.550 pacientes com câncer de mama em estágio inicial, com alto risco clínico e baixo risco genômico para recidiva para quimioterapia adjuvante ou não. Após 5 anos, a diferença absoluta de sobrevida foi de apenas 1,5% para as pacientes que fizeram quimioterapia. Uma diferença pequena, já que 94,7% das pacientes que não receberam quimioterapia adjuvante estavam vivas sem metástases em 5 anos de acompanhamento, mostrando que podemos poupar pacientes com baixo risco genômico de recidiva e alto risco clínico de quimioterapia adjuvante.

No entanto, em razão da não disponibilidade destas ferramentas moleculares no sistema único de saúde, continuamos seguindo as variáveis de risco patológicas e de características epidemiológicas para indicar quimioterapia adjuvante ou não.

LEITURAS SUGERIDAS

Cardoso F, van't Veer LJ, Bogaerts J et al. 70-Gene signature as an aid to treatment decisions in early-stage breast cancer. *N Eng J Med.* 2016 Aug;375:717-29.

Harris LN, Ismaila N, McShane LM et al. Use of biomarkers to guide decisions on adjuvant systemic therapy for women with early-stage invasive breast cancer: American Society of Clinical Oncology Clinical Practice Guideline Summary. *J Onc Prac.* 2016 Apr;12(4):384-9.

Sparano JA, Gray RJ, Makower DF et al. Prospective validation of a 21-Gene expression assay in breast cancer. *N Eng J Med.* 2015 Nov;373:2005-14.

BANCO DE TUMORES PARA O CÂNCER DE MAMA

Márcia Maria Chiquitelli Marques

Apesar dos programas de rastreamento em todo o mundo, a incidência do câncer de mama ainda continua a crescer e no Brasil representa a principal causa de morte por câncer entre as mulheres. A principal razão está no baixo conhecimento das bases genético-moleculares que regem o início e progressão do câncer de mama. Atrelado a este fato está o desenvolvimento de estratégias para a melhor identificação de mulheres de alto risco que permitiria melhorar tanto o diagnóstico precoce, quanto os modelos ou estratégias de prevenção para este tipo de neoplasia.

Neste contexto a coleta de material biológico (especialmente tecidos tumoral, normal, metastático e sangue) para armazenamento em biobancos com finalidade de pesquisa oferece uma janela de oportunidades para os avanços nesta área, pois agregam valor ao material biológico de casos raros, permitindo seu uso futuro na pesquisa cientifica. Além disso, a coleta de armazenamento de amostras normais de mulheresé especialmente importante para entender o *status* celular e molecular dos tecidos e identificar potenciais biomarcadores para a detecção precoce de diversos tipos de tumores. No Brasil não existem Biobancos que armazenam amostras normais de mulheres sem câncer de mama. O Hospital de câncer de Barretos é uma referência nacional no tratamento do câncer que, pela sua magnitude e complexidade, gera inúmeras possibilidades científicas.

No entanto, o sucesso de análises celulares e moleculares a partir de amostras biológicas criopreservadas e armazenadas em Biobancos está diretamente associado a procedimentos de qualidade quanto ao gerenciamento das informações clínicas dos pacientes quanto ao controle de qualidade dos procedimentos realizados nas amostras a serem criopreservadas. O biobanco do Hospital de Câncer de Barretos (BB-HCB) foi fundado em 2006, com o intuito de estocar e processar material biológico dos pacientes atendidos na instituição, como tumor, sangue e seus derivados entre outros fluidos biológicos, visando ao uso em pesquisas.

Além de armazenar material biológico de pacientes com câncer o BB-HCB também tem por objetivo armazenar amostras de indivíduos saudáveis como controles para o desenvolvimento de estudos científicos que possibilitam identificar as origens do desenvolvimento neoplásico. Desta forma, o armazenamento de amostras biológicas de mulheres saudáveis assintomáticas no contexto de prevenção também é um dos objetivos do BB-HCB.

Considerando que o BB-HCB recebe, processa e armazena amostras biológicas tanto das unidades móveis quanto de pacientes oriundos de 27 estados brasileiros atendidos em nossa instituição, tal estratégia representa uma oportunidade única de elucidar os mecanismos biológicos celulares e moleculares normais da mama por meio da promoção do desenvolvimento de projetos de pesquisa a partir das amostras criopreservadas. Estas amostras são fontes valiosas para busca de biomarcadores que podem ser detectados tanto em teciduais quanto líquidas em mulheres brasileiras.

A identificação destes biomarcadores pode ser extremamente útil para a construção de uma relação direta entre a densidade mamária obtida pelo exame de mamografia e o risco de desenvolvimento do câncer de mama. Desta maneira o armazenamento de amostras biológicas tanto tumorais quanto normais de mulheres sintomáticas e assintomáticas para o câncer de mama pode propiciar o desenvolvimento de várias pesquisas a fim de aumentar a acurácia tanto da prevenção quanto do tratamento do câncer de mama.

LEITURAS SUGERIDAS

Boyle P. Breast cancer control: signs of progress, but more work required. *Breast* 2005 Dec;14(6):429

Gotzsche PC, Jorgensen KJ. Screening for breast cancer with mammography. *Cochrane Database Syst Rev* 2013 Jun 4;(6):CD001877.

Hebels DGAJ, Georgiadis P, Keun HC et al. EnviroGenomarkers Project Consortium. Performance in omics analyses of blood samples in long-term storage: opportunities for the exploitation of existing biobanks in environmental health research. *Environ Health Perspect.* 2013 Apr;121(4):480–7.

Lönneborg A, Aaroe J, Dumeaux V, Borresen-Dale A-L. Found in transcription: gene expression and other novel blood biomarkers for the early detection of breast cancer. *Expert Rev Anticancer Ther.* 2009 Aug;9(8):1115–23.

BIÓPSIA LÍQUIDA EM CÂNCER DE MAMA

Márcia Maria Chiquitelli Marques

BIÓPSIA LÍQUIDA: CONCEITO E APLICAÇÕES

Atualmente a caracterização dos tumores primários bem como a presença de metástases é realizada por meio da realização de biópsias ou rebiópsias do tecido tumoral. Por se tratar de um método invasivo, a sua realização é limitada a certos centros médicos e nem sempre é factível na prática clínica. Ainda neste contexto são preconizados a realização de exames de imagens que visam ao rastreamento de lesões precursoras, como é o caso da mamografia, que é teste padrão para a detecção precoce do câncer de mama. No entanto, as imagens obtidas não fornecem informações suficientes para identificar o subtipo tumoral e direcionar o tratamento mais adequado.

Na era da medicina de precisão caracterizar a heterogeneidade intra e intertumoral é um passo primordial para entender a biologia dos tumores de mama, bem como direcionar estratégias de tratamento mais eficazes. Vários são os esforços realizados nesta direção que visam a identificar métodos minimamente invasivos capazes de identificar e caracterizar alterações moleculares, como mutações somáticas, no sangue e outros fluidos corpóreos (como urina, saliva entre outros).

Os procedimentos atuais atrelados à biópsia tecidual ainda causam desconforto aos pacientes, bem como custos elevados. Assim, biomarcadores circulantes, no sangue e outros fluidos corpóreos, têm sido estudados na chamada "biópsia líquida" a fim de substituir ou complementar os atuais biomarcadores, superando, desta maneira, os inconvenientes da biópsia tecidual. Além disso, sabe-se que alterações moleculares precedem os sintomas clínicos, desta forma diversas lesões não são diagnosticadas até que tenham atingido um estágio avançado, quando o dano é irreversível e as chances de cura são mínimas.

Em oncologia, biópsias líquidas representam um meio de avaliação de uma determinada neoplasia de maneira mais simples e minimamente invasiva durante o curso de evolução das lesões e permitindo: (I) detecção de lesões em estágios precoces com maior potencial de eficiência no tratamento; (II) rastreamento de alterações tumor-específicas durante o curso da doença; (III) amostragens seriadas e mais representativas da heterogeneidade do tumor; (IV) avaliação da resposta ao tratamento; (V) avaliação do prognóstico e (VI) detecção de doença residual mínima. A possibilidade de monitoramento constante do paciente reduz a morbidade e os custos de biópsias constantes durante o acompanhamento de lesões precursoras e até mesmo de lesões já tratadas.

As análises envolvendo as amostras de biópsias líquidas baseiam-se, principalmente, na detecção e avaliação de células tumorais circulantes (CTCs) derivadas do tumor, exossomos e moléculas de ácidos nucleicos tumorais circulantes (ctNA, do inglês *circulating tumor nucleic acid*). A estratégia de *cell free DNA* (cfDNA) encontrada principalmente no plasma sanguíneo vem recebendo bastante atenção da comunidade científica atualmente desde sua descoberta em 1948. Ao que parece existe uma relação entre a carga tumoral e quantidade de ctDNA em pacientes com câncer quando comparado a indivíduos saudáveis. Além disso, estudos recentes mostram que o reaparecimento de mutações associadas ao tumor é capaz de predizer precocemente a presença de recidiva e/ou metástase.

No entanto a análise de cfDNA tumoral apresenta dois grandes desafios: o primeiro se refere a diferenciar o ctDNA do cfDNA de células normais por meio da identificação de mutações somáticas presentes apenas nos tumores, e o segundo está relacionado com os baixos níveis de ctDNA na circulação, pois os tumores sólidos apresentam cerca de 1% de todo o cfDNA e ctDNA.

Algumas das potenciais aplicações clinicas do ctDNA na biópsia líquida para o gerenciamento de pacientes com câncer de mama incluem: biomarcadores atrelados ao rastreamento de lesões precursoras (que potencialmente complementem a mamografia), monitoramento de resposta ao tratamento ou aparecimento de metástases ou ainda decifrar a heterogeneidade tumoral. Recentemente, alterações genéticas, como mutações somáticas de variantes únicas (SNVs), bem como alterações estruturais no número de cópias (CNVs), têm sido detectadas em ctDNA de pacientes com câncer de mama.

Estas alterações específicas auxiliam na diferenciação do ctDNA do cfDNA pois estão presentes apenas no genoma das células tumorais e nunca em células normais do mesmo indivíduo. Considerando que tais caraterísticas fazem do ctDNA um potencial biomarcador tumoral, pois apresenta várias vantagens em relação aos atuais marcadores utilizados na prática clínica, atualmente existe um grande esforço dos pesquisadores em buscar diferentes estratégias, principalmente no que diz respeito ao diagnóstico precoce do câncer de mama.

LEITURAS SUGERIDAS

De Mattos-Arruda L, Caldas C. Cell-free circulating tumour DNA as a liquid biopsy in breast cancer. *Molecular Oncology*. 2016;464-474.

Massihnia D, Perez A, Bazan V, Bronte G *et al*. A headlight on liquid biopsies: a challenging tool for breast cancer management. *Tumour Biol*. 2016; 4263-4273.

Perlaki's S, Speicher MR. Emerging concepts in liquid biopsies. *BMC Medicine* 2017; 15:75.

Selli C, Dixon JM ,Sims AH. Accurate prediction of response to endocrine therapy in breast cancer patients: current and future biomarkers. *Breast Cancer Res.* 2016;18:118.

Wang R, Li X, Zhang H *et al*. Cell-free circulating tumor DNA analysis for breast cancer and its clinical utilization as a biomarker. *Oncotarget.* 2017; 75742-5.

Parte IV Tratamento Sistêmico

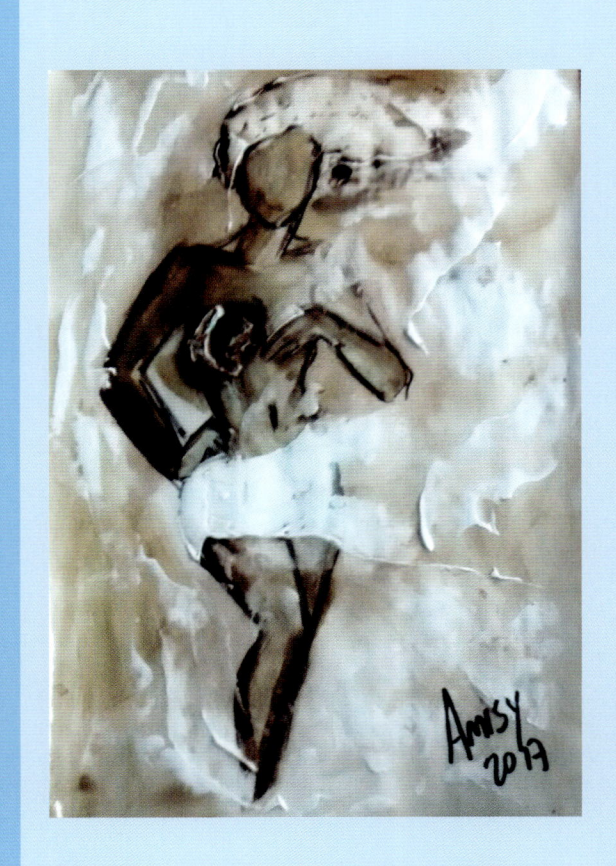

NEOADJUVANTE

32.1 Hormonoterapia Neoadjuvante

Carlos Eduardo Paiva

INTRODUÇÃO

O tratamento sistêmico do câncer de mama em estádios iniciais (TNM I a III) pode ser realizado antes (com intenção neoadjuvante) ou após (com intenção adjuvante) o tratamento local curativo. Conforme detalhado em outro capítulo deste livro (veja Quimioterapia Neoadjuvante), o benefício da quimioterapia neoadjuvante mostrou-se similar em termos de ganhos em sobrevivência quando comparado ao tratamento adjuvante.

No entanto, no tratamento neoadjuvante, algumas vantagens em relação ao tratamento adjuvante são classicamente descritas: diminuição tumoral, favorecendo ressecções com margens livres de neoplasia e melhores resultados cosméticos; tratamento precoce de possíveis micrometástases; possibilidade de ressecção conservadora, quando a intenção inicial seria mastectomia e, principalmente, a avaliação *in vivo* da sensibilidade da neoplasia ao tratamento. A neoadjuvância é um excelente modelo para estudos clínicos; além da sensibilidade da neoplasia ao tratamento ser facilmente observada *in vivo*, a resposta terapêutica é um desfecho mensurado de forma rápida. Estas vantagens, em geral associadas à quimioterapia neoadjuvante, são provavelmente relevantes também para o tratamento com hormonoterapia neoadjuvante. Entretanto, em função da resposta mais lenta dos tumores à hormonoterapia neoadjuvante e também da menor evidência científica da relação entre a resposta terapêutica e o prognóstico, a hormonoterapia neoadjuvante tem sido pouco utilizada na prática clínica.

A quimioterapia neoadjuvante é atualmente considerada como conduta *standard* para o câncer de mama localmente avançado inicialmente inoperável. Adicionalmente, mulheres com câncer de mama operável e desejo de cirurgia conservadora, embora com relação inadequada do tamanho do tumor/tamanho da mama, assim como pacientes com câncer de mama operável e linfonodos axilares comprometidos (cN+) com boa possibilidade de tornarem-se negativos após o tratamento neoadjuvante, são também candidatas à quimioterapia neoadjuvante, de acordo com o *National Cancer Comprehensive Network* (NCCN). O papel da hormonoterapia neoadjuvante é, seguramente, menos definido em comparação à quimioterapia neoadjuvante. No entanto, a hormonoterapia neoadjuvante tem papel importante em pacientes com câncer de mama com expressão de receptores hormonais, especialmente em mulheres climatéricas.

QUAIS AS OPÇÕES TERAPÊUTICAS DE HORMONOTERAPIA NEOADJUVANTE?

Assim como no cenário adjuvante, vários ensaios clínicos demonstraram benefício dos inibidores da aromatase de terceira geração (isto é, anastrozol, letrozol e exemestano) em comparação a tamoxifeno.

Um ensaio clínico randomizado, P024 *trial*, comparou letrozol neoadjuvante (2,5 mg/dia) *versus* tamoxifeno (20 mg/dia), por 4 meses, para pacientes com câncer de mama com positividade para receptores hormonais não elegíveis, na avaliação inicial, para cirurgia conservadora. O letrozol foi superior ao tamoxifeno em termos de resposta clínica objetiva (medida por exame físico), que era o objetivo primário do estudo (letrozol: 55%, tamoxifeno: 36%, p < 0,001). O letrozol foi também superior ao tamoxifeno nos outros desfechos secundários avaliados no estudo. O impacto do letrozol em relação ao tamoxifeno em termos de resposta clínica foi ainda mais evidente nos casos de tumores com expressão de HER1 ou HER2 por imuno-histoquímica (letrozol: 88% *versus* tamoxifeno: 21%, p = 0,0004).

Dois ensaios clínicos randomizados, o PROACT e o IMPACT, comparam anastrozol *versus* tamoxifeno. Ambos mostraram não haver diferença significativa entre os medicamentos em relação à taxa de resposta clínica. Porém, uma metanálise recente comparou ensaios clínicos randomizados a inibidores de aromatase *versus* tamoxifeno na neoadjuvância. Os autores identificaram maiores taxas de resposta clínica objetiva (OR: 1,69, p < 0,001), resposta radiológica (OR: 1,49, p < 0,001) e cirurgia conservadora (OR: 1,62, p < 0,001) para os inibidores da aromatase em detrimento ao tamoxifeno.

O AGOSOG-Z1031 avaliou pacientes com câncer de mama com positividade para receptores hormonais (Allred 6-8), em estádios TNM II e III, tratados com hormonoterapia neoadjuvante por 16 a 18 semanas. As pacientes foram randomizadas para exemestano, letrozol ou anastrozol. Embora as taxas de resposta clínica objetiva (resposta completa + parcial) tenham sido discretamente maiores para o letrozol (letrozol: 74,8%, anastrozol: 69,1%, exemestano: 62,9%), os outros desfechos secundários avaliados foram todos muito semelhantes entre os braços do estudo. Importante ressaltar a elevada taxa de cirurgia conservadora (68%) observada no estudo; metade das pacientes consideradas inicialmente candidatas à mastectomia ou com tumores irressecáveis antes da neoadjuvância foi submetida a cirurgias conservadoras após a hormonoterapia neoadjuvante.

A maior parte dos estudos usou hormonoterapia neoadjuvante por 3 a 6 meses. Um estudo japonês comparou 4 e 6 meses de duração de hormonoterapia neoadjuvante com exemestano e mostrou resultados similares em termos de eficácia (taxas de resposta objetiva e cirurgia conservadora). No entanto, outros dois estudos mostraram resultados distintos; estender o tempo de uso da hormonoterapia neoadjuvante após os 3 a 4 meses iniciais (até 6 meses) acrescentou benefício clínico ao tratamento neoadjuvante. Carpenter *et al.* avaliaram pacientes com câncer de mama com positividade para receptores hormonais, não elegíveis para cirurgia conservadora, tratados com letrozol neoadjuvante e acompanharam as pacientes até o momento em que foram consideradas elegíveis para cirurgia conservadora. O tempo mediano de uso neoadjuvante do letrozol foi de 7,5 meses (95% IC de 6,3 a 8,5 meses).

Independentemente do tempo de uso da hormonoterapia neoadjuvante, as pacientes precisam ter seus tratamentos planejados de forma multidisciplinar e serem acompanhadas de forma cuidadosa. Uma estratégia útil é considerar o tempo de tratamento necessário para a obtenção de benefício máximo com a hormonoterapia, que pode ser variável individualmente

Importante ressaltar que algumas pacientes muito idosas (com expectativas curtas de sobrevivência), ou com comorbidades limitantes para cirurgia, podem ser tratadas de forma primária com hormonoterapia, preferencialmente com algum inibidor da aromatase, sem a expectativa de serem abordadas com cirurgia posteriormente. O acompanhamento multidisciplinar (oncologista clínico, mastologista e rádio-oncologista) é essencial nestes casos.

QUAL PACIENTE DEVE SER TRATADA COM HORMONOTERAPIA NEOADJUVANTE?

Embora a obtenção de respostas patológicas completas após o tratamento neoadjuvante se correlacione com melhores tempos de sobrevida livre de doença e global, o impacto em tumores luminais é, no mínimo, de menor magnitude (provavelmente inexistente). Além do mais, tumores luminais menos proliferativos têm prognóstico mais favorável que outros subtipos mais proliferativos. A taxa de resposta patológica completa, por exemplo, após quimioterapia neoadjuvante com base em antraciclinas, foi de apenas 7% em tumores luminais em comparação a 36% de resposta patológica completa em tumores HER2+/RH- e 27% em tumores triplo negativos. Quanto maior a expressão de receptores de estrógeno, menor a chance de resposta à quimioterapia neoadjuvante. Neste mesmo contexto, o benefício da quimioterapia adjuvante é questionável em tumores com elevada expressão de receptores hormonais, HER2 negativo e baixo índice proliferativo. O *International Breast Cancer Study Group IX trial* não encontrou diferença significativa em sobrevida entre os grupos de câncer de mama com expressão de receptores de estrógeno tratados com quimioterapia adjuvante (regime CMF) seguido de tamoxifeno *versus* tamoxifeno isoladamente. Assim, nesse grupo de mulheres com câncer de mama de fenótipo luminal, especialmente nos casos com alta expressão de receptores hormonais (Allred 7-8) e baixos índices proliferativos, a quimioterapia (e seus eventos adversos) pode ser evitada no cenário adjuvante. Quando o tratamento neoadjuvante é necessário, nas mulheres climatéricas, a hormonoterapia é uma excelente opção.

Ainda a corroborar esta indicação, uma metanálise publicada em 2015, identificou cinco ensaios clínicos randomizados que avaliaram algum tipo de intervenção terapêutica, incluindo a hormonoterapia neoadjuvante. Dentre os estudos analisados, dois deles compararam hormonoterapia *versus* quimioterapia neoadjuvante. Em mulheres pós-menopausadas com tumores com receptores hormonais positivos não houve qualquer diferença entre os tratamentos (OR = 1,01, IC 95% variando entre 0,62 e 1,63). Além do mais, as pacientes submetidas à hormonoterapia neoadjuvante apresentam menos eventos adversos graus 3/4 (OR = 0,109) e maiores taxas de cirurgias conservadoras em comparação a pacientes submetidas à quimioterapia neoadjuvante (OR = 1,54, p = 0,07).

Outra metanálise, publicada mais recentemente, agrupou três estudos que compararam quimioterapia *versus* hormonoterapia neoadjuvante. Não houve diferença estatisticamente significativa em nenhum dos desfechos avaliados. Assim, para pacientes selecionadas, é provável que a quimioterapia neoadjuvante possa ser poupada. Estudos futuros precisam definir de forma acurada quais são as melhores candidatas para hormonoterapia neoadjuvante.

Um ensaio clínico randomizado de fase 2 (GEICAM/2006-03) comparou 24 semanas de hormonoterapia neoadjuvante com exemestano 25 mg/dia (± goserrelina) à quimioterapia neoadjuvante com 4 ciclos de EC (epirrubicina 90 mg/m² e ciclofosfamida 600 mg/m², iv, q21 dias) seguido de 4 ciclos de docetaxel (100 mg/m², q21 dias). Apenas mulheres com tumores luminais (RE+/RP+/HER2-/citoqueratinas 8/18+) foram incluídas. O objetivo primário do estudo foi avaliar a taxa de resposta objetiva avaliada por ressonância magnética. A taxa de resposta foi superior em pacientes que receberam quimioterapia (66%) em comparação às que receberam 24 semanas (48%), com valor de p marginal (p = 0,07). Nas mulheres pré-menopausadas, foi observado um benefício significativo da quimioterapia em relação a 24 semanas em termos de resposta radiológica (75% *versus* 44%, p = 0,027), o que não foi observado nas mulheres climatéricas (quimioterapia: 57%, hormonoterapia: 52%; p = 0,78). Em uma análise não planejada, os autores analisaram apenas pacientes com tumores pouco proliferativos (Ki-67 < 10%), provavelmente luminais A. Nestas pacientes, as taxas de resposta foram muito semelhantes (quimioterapia: 63%, hormonoterapia: 58%; p = 0,74). Porém, nas pacientes com Ki-67 elevado, a quimioterapia neoadjuvante mostrou ser mais eficaz que a hormonoterapia neoadjuvante, embora com valor de p não significativo (67 *versus* 42%; p = 0,075).

Originalmente, a hormonoterapia neoadjuvante era reservada para pacientes idosas com câncer de mama com receptores hormonais positivos e contraindicação à quimioterapia. Atualmente, com um melhor conhecimento da biologia tumoral e um progresso contínuo na identificação de biomarcadores preditores de resposta e prognósticos, a hormonoterapia neoadjuvante pode ser indicada em um perfil de pacientes não apenas idosas e com comorbidades. Assim, acredita-se que pacientes climatéricas com tumores luminais, especialmente os pouco proliferativos (prováveis luminais A), possam receber hormonoterapia neoadjuvante, em detrimento da quimioterapia neoadjuvante, sem prejuízo clínico. Contudo, a quimioterapia neoadjuvante ainda é considerada a terapia *standard*. Novos estudos são necessários para identificar, entre as pacientes com condições clínicas adequadas (que poderiam receber quimioterapia neoadjuvante), o melhor perfil de pacientes candidatas à hormonoterapia neoadjuvante, a melhor estratégia nos casos de progressão de doença durante a neoadjuvância e quando indicar quimioterapia adjuvante nos casos de resposta inadequada à hormonoterapia neoadjuvante.

COMO AVALIAR A RESPOSTA AO TRATAMENTO NEOADJUVANTE?

A resposta ao tratamento neoadjuvante tem sido reportada de formas distintas entre os diversos *trials* clínicos. A resposta clínica pode ser avaliada pelo exame físico (medidas dos maiores diâmetros do tumor por meio da utilização criteriosa de paquímetros) e também pela avaliação do cirurgião quanto à possibilidade de ressecção conservadora. A resposta radiológica é avaliada pelas medidas da neoplasia utilizando diferentes exames de imagem, como, por exemplo, mamografias, ultrassonografias e ressonância magnética. A resposta patológica é definida pelo patologista, no espécimen cirúrgico pós-tratamento, sendo a resposta patológica completa um dos desfechos mais importantes. A ocorrência de resposta patológica completa está associada a melhores tempos de sobrevida livre de recidiva e global, principalmente nos casos de tumores triplo negativos e HER2+ (não luminais). O Residual Cancer Burden (RCB), desenvolvido por pesquisadores do *MD Anderson Cancer Center* (Texas, EUA), é atualmente considerado o método preferencial para quantificar a doença residual pós-tratamento neoadjuvante.

As baixas taxas de resposta patológica completa em tumores luminais levaram à procura de novas estratégias de avaliação de resposta terapêutica. A avaliação da expressão da proteína Ki-67, por imuno-histoquímica, após um tempo de hormonoterapia neoadjuvante, tem impacto prognóstico. A supressão dos níveis tumorais de Ki-67 em um tempo tão curto quanto duas semanas parece ter impacto prognóstico.

Ainda nesta mesma linha de raciocínio, foi desenvolvido o escore prognóstico PEPI (*Preoperative Endocrine Prognostic Index*). Embora tenha sido desenvolvido como ferramenta prognóstica, o PEPI tem sido cada vez mais utilizado como desfecho clínico do tratamento com hormonoterapia neoadjuvante. O PEPI leva em consideração o tamanho do tumor, presença de acometimento de linfonodos axilares, expressões teciduais do Ki-67 (%) e dos receptores de estrógeno (Allred *score*). Ainda não tem sido utilizado de forma rotineira, mas principalmente em estudos clínicos. O Quadro 32-1 detalha o PEPI com suas pontuações específicas para os desfechos de sobrevida livre de doença e sobrevida específica para câncer de mama.

PROTOCOLO DO SERVIÇO

Embora existam algumas evidências de segurança em indicar hormonoterapia neoadjuvante em detrimento de quimioterapia neoadjuvante para pacientes climatéricas com tumores luminais, principalmente aqueles classificados como luminais A ou com baixo índice proliferativo, a conduta do serviço ainda é favorecer quimioterapia neoadjuvante.

Quadro 32-1. Descrição das Pontuações do Escore PEPI (*Preoperative Endocrine Prognostic Index*)

Patologia; biomarcadores	Pontuações	
	SLR	SG-CM
Tamanho do tumor		
T1-2	0	0
T3-4	3	3
***Status* linfonodal**		
N0	0	0
N+	3	3
Nível do Ki-67		
0%-2,7%	0	0
> 2,7%-7,3%	1	1
> 7,3%-19,7%	1	2
> 19,7%-53,1%	2	3
> 53,1%	3	3
Receptores de estrógeno		
Allred 0-2	3	3
Allred 3-8	0	0

SLR: Sobrevida livre de recorrência; SG-CM: sobrevida global de câncer de mama específica.

A hormonoterapia neoadjuvante é preferível para pacientes com comorbidades importantes e/ou idade biológica avançada, onde o risco de toxicidade secundária à quimioterapia é considerado elevado. Nas pacientes climatéricas com tumores luminais A, ou elevada expressão de receptores hormonais (Allred 6-8), HER2 negativo e Ki-67 < 14%, assim como nos casos de carcinomas lobulares, a hormonoterapia neoadjuvante é uma opção a ser considerada.

De forma individualizada, pacientes pré-menopausadas com tumores luminais A, que recusam quimioterapia ou apresentam contraindicação à mesma, podem ser submetidas à hormonoterapia neoadjuvante. Porém, nesses casos, a discussão multidisciplinar deverá focar na opção de cirurgia imediata, se possível. Caso recebam hormonoterapia neoadjuvante, a opção do serviço é pela associação de bloqueio ovariano medicamentoso com anastrozol. Neste cenário, a taxa de resposta objetiva foi de 70% no grupo tratado com anastrozol *versus* 51% no grupo tratado com tamoxifeno, ambos os grupos com bloqueio ovariano com goserrelina.

LEITURAS SUGERIDAS

Aebi S, Sun Z, Braun D et al. Differential efficacy of three cycles of CMF followed by tamoxifen in patients with ER-positive and ER-negative tumors: long-term follow up on IBCSG Trial IX. *Ann Oncol.* 2011 Sep;22(9):1981-7.

Alba E, Calvo L, Albanell J et al. Chemotherapy (CT) and hormonotherapy (HT) as neoadjuvant treatment in luminal breast cancer patients: results from the GEICAM/2006-03, a multicenter, randomized, phase-II study. *Ann Oncol.* 2012 Dec;23(12):3069-74.

Arthur LM, Turnbull AK, Khan LR et al. Pre-operative endocrine therapy. *Curr Breast Cancer Rep.* 2017;9(4):202-9.

Carey LA, Dees EC, Sawyer L et al. The triple negative paradox: primary tumor chemosensitivity of breast cancer subtypes. *Clin Cancer Res.* 2007 Apr;13(8):2329-34.

Carpenter R, Doughty JC, Cordiner C et al. Optimum duration of neoadjuvant letrozole to permit breast conserving surgery. *Breast Cancer Res Treat.* 2014 Apr;144(3):569-76.

Cataliotti L, Buzdar AU, Noguchi S et al. Comparison of anastrozole versus tamoxifen as preoperative therapy in postmenopausal women with hormone receptor-positive breast cancer: the Pre-Operative "Arimidex" Compared to Tamoxifen (PROACT) trial. *Cancer.* 2006 May;106(10):2095-103.

Chiba A, Hoskin TL, Heins CN et al. Trends in neoadjuvant endocrine therapy use and impact on rates of breast conservation in hormone receptor-positive breast cancer: a National Cancer Data Base Study. *Ann Surg Oncol.* 2017 Feb;24(2):418-24.

Coates AS, Colleoni M, Goldhirsch A. Is adjuvant chemotherapy useful for women with luminal a breast cancer? *J Clin Oncol.* 2012 Apr;30(12):1260-3.

Colleoni M, Bagnardi V, Rotmensz N et al. Increasing steroid hormone receptors expression defines breast cancer subtypes non responsive to preoperative chemotherapy. *Breast Cancer Res Treat.* 2009 Jul;116(2):359-69.

Dixon JM, Renshaw L, Macaskill EJ et al. Increase in response rate by prolonged treatment with neoadjuvant letrozole. *Breast Cancer Res Treat.* 2009 Jan;113(1):145-51.

Dixon JM. Role of endocrine therapy in the neoadjuvant surgical setting. *Ann Surg Oncol.* 2004 Jan;11:18S-23S.

Dowsett M, Smith IE, Ebbs SR et al. Proliferation and apoptosis as markers of benefit in neoadjuvant endocrine therapy of breast cancer. *Clin Cancer Res.* 2006 Feb;12(3 Pt 2):1024s-30s.

Eiermann W, Paepke S, Appfelstaedt J et al. Preoperative treatment of postmenopausal breast cancer patients with letrozole: a randomized double-blind multicenter study. *Ann Oncol.* 2001 Nov;12(11):1527-32.

Ellis MJ, Coop A, Singh B et al. Letrozole is more effective neoadjuvant endocrine therapy than tamoxifen for ErbB-1– and/or ErbB-2–Positive, estrogen receptor-positive primary breast cancer: evidence from a Phase III randomized trial. *J Clin Oncol.* 2001 Sep;19(18):3808-16.

Ellis MJ, Suman VJ, Hoog J et al. Randomized phase II neoadjuvant comparison between letrozole, anastrozole, and exemestane for postmenopausal women with estrogen receptor-rich stage 2 to 3 breast cancer: clinical and biomarker outcomes and predictive value of the baseline PAM50-based intrinsic subtype—ACOSOG Z1031. *J Clin Oncol.* 2011 Jun;29(17):2342-9.

Ellis MJ, Tao Y, Luo J *et al.* Outcome prediction for estrogen receptor-positive breast cancer based on postneoadjuvant endocrine therapy tumor characteristics. *J Natl Cancer Inst.* 2008 Oct;100(19):1380-8.

Goldhirsch A, Winer EP, Coates AS *et al.* Personalizing the treatment of women with early breast cancer: highlights of the St Gallen International Expert Consensus on the Primary Therapy of Early Breast Cancer 2013. *Ann Oncol.* 2013 Sep;24(9):2206-23.

Goncalves R, Ma C, Luo J *et al.* Use of neoadjuvant data to design adjuvant endocrine therapy trials for breast cancer. *Nat Rev Clin Oncol.* 2012 Feb;9(4):223-9.

Gradishar WJ, Robert CH, Anderson BO *et al.* NCCN Guidelines Version 3.2017 Panel Members Breast Cancer.

Grossman J, Ma C, Aft R. Neoadjuvant Endocrine Therapy. *Surg Oncol Clin N Am* 2018 Jan;27(1):121–140.

Hojo T, Kinoshita T, Imoto S *et al.* Use of the neo-adjuvant exemestane in post-menopausal estrogen receptor-positive breast cancer: a randomized phase II trial (PTEX46) to investigate the optimal duration of preoperative endocrine therapy. *Breast.* 2013 Jun;22(3):263-7.

Leal F, Liutti VT, Antunes dos Santos VC *et al.* Neoadjuvant endocrine therapy for resectable breast cancer: a systematic review and meta-analysis. *Breast.* 2015 Aug;24(4):406-12.

Masuda N, Sagara Y, Kinoshita T *et al.* Neoadjuvant anastrozole versus tamoxifen in patients receiving goserelin for premenopausal breast cancer (STAGE): a double-blind, randomised phase 3 trial. *Lancet Oncol.* 2012 Apr;13(4):345-52.

Mauri D, Pavlidis N, Ioannidis JPA. Neoadjuvant versus adjuvant systemic treatment in breast cancer: a meta-analysis. *J Natl Cancer Inst* 2005 Feb;97(3):188–94.

Palmieri C, Cleator S, Kilburn LS *et al.* NEOCENT: a randomised feasibility and translational study comparing neoadjuvant endocrine therapy with chemotherapy in ER-rich postmenopausal primary breast cancer. *Breast Cancer Res Treat.* 2014 Dec;148(3):581-90.

Provenzano E, Bossuyt V, Viale G *et al.* Standardization of pathologic evaluation and reporting of postneoadjuvant specimens in clinical trials of breast cancer: recommendations from an international working group. *Mod Pathol.* 2015 Sep;28(9):1185-1201.

Semiglazov VF, Semiglazov VV, Dashyan GA *et al.* Phase 2 randomized trial of primary endocrine therapy versus chemotherapy in postmenopausal patients with estrogen receptor-positive breast cancer. *Cancer.* 2007 Jul;110(2):244-54.

Smith IE, Dowsett M, Ebbs SR *et al.* Neoadjuvant treatment of postmenopausal breast cancer with anastrozole, tamoxifen, or both in combination: the Immediate Preoperative Anastrozole, Tamoxifen or Combined with Tamoxifen (IMPACT) multicenter double-blind randomized trial. *J Clin Oncol.* 2005 Aug;23(22):510-816.

Spring LM, Gupta A, Reynolds KL *et al.* Neoadjuvant Endocrine Therapy for Estrogen Receptor-Positive Breast Cancer: A Systematic Review and Meta-analysis. *JAMA Oncol.* 2016 Nov;2(11):1477-86.

Symmans WF, Peintinger F, Hatzis C *et al.* Measurement of residual breast cancer burden to predict survival after neoadjuvant chemotherapy. *J Clin Oncol.* 2007 Oct;25(28):4414-22.

Toi M, Saji S, Masuda N *et al.* Ki-67 index changes, pathological response and clinical benefits in primary breast cancer patients treated with 24 weeks of aromatase inhibition. *Cancer Sci.* 2011 Apr;102(4):858-65.

von Minckwitz G, Untch M, Blohmer JU *et al.* Definition and impact of pathologic complete response on prognosis after neoadjuvant chemotherapy in various intrinsic breast cancer subtypes. *J Clin Oncol.* 2012 May;30(15):1796-804.

32.2 Quimioterapia Neoadjuvante para Tumores com Ausência de Hiperexpressão do Receptor HER2

Daniella Ramone

CONSIDERAÇÕES GERAIS

No início dos anos 1980 a quimioterapia começou a ter sua posição questionada em relação ao tratamento curativo, encontrando espaço como neoadjuvância para tumores inicialmente inoperáveis ou localmente avançados (EC III), ou carcinomas inflamatórios. Administrar a medicação antes da cirurgia proporciona redução do tamanho do tumor, possibilitando maior taxa de cirurgias conservadoras, redução do número de linfonodos comprometidos, avaliação da resposta tumoral *in vivo* e tratamento de células tumorais circulantes de forma precoce.

O estudo randomizado NSABP-B18 consolidou essa posição com a administração de Antraciclina + Ciclofosfamida neoadjuvante aumentando as taxas de cirurgias conservadoras em 12% (p = 0,002), e para tumores ≥ 5,1 cm houve aumento de 175%, além de maior taxa de redução do estadiamento, sem alteração da sobrevida livre de progressão (SLP) ou global (SG). Estes dados foram consolidados posteriormente por duas metanálises publicadas em 2005 e 2007 (revisado em 2012). O estudo clínico randomizado fase 3 10902 do EORTC não conseguiu comprovar que a quimioterapia neoadjuvante com 5-Fluorouracil + Epirrubicina + Ciclofosfamida (FEC) poderia oferecer melhores índices de sobrevida global e sobrevida livre de progressão, mas também mostrou maior número de cirurgias conservadoras.

OBJETIVO PRINCIPAL NA NEOADJUVÂNCIA

Metanálise publicada por Cortazar *et al.*, em 2014, em que foram analisados 11.955 pacientes de 12 estudos clínicos com pelo menos 200 pacientes em cada, com sobrevida de pelo menos 3 anos, evidenciou que a resposta patológica completa pode ser usada como marcador preditivo de maior taxa de sobrevida global, sobrevida livre de doença e sobrevida livre de eventos, com benefício diferenciado entre as histologias, sendo os tumores triplo negativos os que obtiveram maior benefício em relação à sobrevida livre de eventos e sobrevida global (SLE: HR 0,24, 95% CI 0,18-0,33; SG: 0,16, 0,11-0,25), assim como os tumores HER2 positivos com receptor hormonal negativo (SLE: 0,15, 0,09-0,27; SG: 0,08, 0,03, 0,22).

RACIONAL PARA A ESCOLHA DO ESQUEMA

Para buscar o esquema neoadjuvante com melhor taxa de resposta e investigar o benefício do acréscimo de Taxano aos esquemas com antracíclicos, o estudo clínico NSAPB B-27 randomizou 2.411 pacientes em três braços: 4 ciclos de Doxorrubicina + Ciclofosfamida (AC) seguidos de cirurgia, 4 ciclos de AC seguidos por 4 ciclos de Docetaxel com posterior realização de cirurgia ou 4 ciclos de AC seguidos por cirurgia com 4 ciclos de Docetaxel adjuvantes. A associação de Docetaxel neoadjuvante aumentou a taxa de resposta clínica (91% *versus* 85%; p < 0,001), taxa de resposta clínica completa (64% *versus* 40%; p < 0,001) e resposta patológica completa (pCR) (26% *versus* 14%; p < 0,001) comparada ao grupo que não recebeu taxano. Somando-se a estas respostas, os pacientes que apresentaram pCR obtiveram maior SLD e SG em relação aos que não atingiram (SLD: HR 0,47, P 0,0001; SG: HR 0,32, p 0,0001).

A avaliação de Taxano concomitante ou sequencial, estudado pelo grupo GEPAR-DUO, mostrou que o sequenciamento foi associado à maior taxa de resposta clínica (85% *versus* 75%; *p* < 0,001), pCR (22% *versus* 11%; *p* < 0,001,) e cirurgias conservadoras (75% *versus* 66%; *p* < 0,005).

Um estudo do MD Anderson Cancer Center investigou se o melhor esquema para administração do Paclitaxel neoadjuvante seria a cada 3 semanas por 4 ciclos, com dose ajustada de 150 mg/m^2 ou semanal com dose de 80 mg/m^2 por 12 semanas, ambos seguidos por 5-Fluorouracil + Doxorrubicina + Ciclofosfamida (FAC). Os índices de resposta clínica foram similares nos dois grupos, com taxa de 28,2% de aumento na pCR nos esquemas semanais *versus* 15,7% (p = 0,02).

O protocolo C9741 do Intergroup provou benefício na administração da dose densa do esquema AC – Taxanos, administrado a cada 14 dias, em relação à administração a cada 21 dias, aumentando a SLD ([RR] 0,74; p = 0,010) e SG ([RR] 0,69; p = 0,013). Entretanto, os custos e suporte clínico necessários a este esquema ainda não são viáveis ao sistema público de saúde. Em tumores com ausência da hiperexpressão do receptor HER2 favorecemos o uso de Taxanos anterior ao AC, seguindo estudos que demonstraram maior taxa de resposta patológica completa e menor toxicidade com essa sequência, principalmente em tumores com receptor hormonal positivo.

A avaliação prospectiva de 1.118 pacientes com tumores triplo negativos no MD Anderson Cancer Center provou que apresentam maior taxa de resposta patológica completa em relação aos tumores com receptores hormonais e/ou HER2 positivos (22% *versus* 11%; p = 0,034), mas redução na SLD (p = 0,0001) e SG (p = 0,0001) em 3 anos, sendo então considerados como tumor de pior prognóstico em relação aos outros subtipos com mesma histologia. Os estudos Geparsixto e Alliance (CALGB 40603) avaliaram o acréscimo de Carboplatina neoadjuvante a esquemas com taxanos e antracíclicos, com aumento da pCR de 53,6% *versus* 36,9% p = 0,005 no primeiro estudo e 60% *versus* 44%; p = 0,0018 na mama e 54% *versus* 41%; p = 0,0029 em axilas para o segundo estudo, mas nenhum deles mostrou interferência na SLD ou SG em benefício da adição de platina e ambos favorecendo pacientes com mutação dos genes BRCA1/2. Em nosso centro, o estudo fase II Nacatrine (Neoadjuvant Carboplatin in Triple Negative Breast Cancer NCT02978495) recruta e randomiza pacientes com neoplasia de mama triplo negativo para avaliar o benefício do acréscimo de Carboplatina semanal AUC 2 ao Paclitaxel 80 mg/m^2 por 12 semanas, seguido por AC (60 mg/m^2 – 600 mg/m^2) x 4 a cada 21 dias.

O estudo do grupo Geparquinto mostrou que a adição do antiangiogênico Bevacizumabe à quimioterapia neoadjuvante com Epirrubicina + Ciclofosfamida por 4 ciclos seguidos por Docetaxel em pacientes com tumores de mama triplo negativos aumentou a resposta patológica completa de 27,9% para 39,3%, sem adição na sobrevida livre de progressão ou sobrevida global. O estudo clínico NSAPB 40, que avaliou o acréscimo de Capecitabina ou Gencitabina ao Docetaxel neoadjuvante seguidos por quatro ciclos de Doxorrubicina + Ciclofosfamida, associados ou não de Bevacizumabe, não mostrou benefício na associação de outra droga ao Taxano, mas ao contrário do Geparquinto, mostrou discreto aumento de sobrevida livre de progressão e aumento da sobrevida global, com benefício para pacientes com receptor hormonal positivo, com principal efeito na redução de metástases a distância. Três outros grandes estudos (ECOG 5103, BEATRICE, BETH) não mostraram benefício na associação de antiangiogênico no esquema quimioterápico, além de toxicidade clínica importante. Não há, portanto, indicação do uso deste agente na neoadjuvância, além de não ser medicação contemplada pelo Sistema Único de Saúde (SUS).

INDIVIDUALIZAÇÃO DE CONDUTAS

Para pacientes cardiopatas, favorecemos o uso do esquema DC (Docetaxel 75 mg/m^2 + Ciclofosfamida 600 mg/m^2) por quatro ciclos a cada 21 dias. Para pacientes muitos idosas ou com *performance status* limítrofe para quimioterapia e com classificação luminal pela imuno-histoquímica, consideramos hormonoterapia adjuvante (ver capítulo referente).

Para pacientes com tumores HER2 negativos que mantêm grande volume de doença com resposta patológica pobre após neoadjuvância, foi comprovado benefício na SLD e SG na adjuvância com Capecitabina por 6 a 8 ciclos (SLP 82,8% *versus* 74% com HR 0,70 p = 0,005 e SG 94% x 89% HR 0,60 p < 0,01). Esta indicação não é contemplada pelo sistema público de saúde.

Para pacientes que apresentam progressão de doença local em vigência de quimioterapia, consideramos avançar para o próximo sequenciamento, caso estejam nos primeiros 4 ciclos (AC ou Taxano). Em caso de tumor ressecável, consideramos antecipação da cirurgia e quando não há possibilidade de margens cirúrgicas livres, os pacientes são encaminhados para radioterapia local.

FERRAMENTAS ACESSÓRIAS DE AVALIAÇÃO DE RESPOSTA

A equipe envolvida no tratamento de tumores de mama do MD Anderson Cancer Center publicou, em 2007, uma ferramenta para avaliação do prognóstico dos pacientes, com base no cálculo da resposta patológica do tumor, chamada de "RCB – Residual Cancer Burden", ou Carga Residual de Câncer, classificada de 0 a III: 0 – resposta patológica completa, I – doença residual mínima, II – doença residual moderada e III – doença residual extensa. Esta classificação relaciona-se com o risco de recidiva em 5 anos, variando entre o pior (III) e melhor (0) prognóstico em 48,2% (95% CI, 28,1 para 65,6). Esta ferramenta tem sido utilizada em nosso centro como prognóstico complementar aos estadiamentos clínico e patológico.

PROTOCOLO ATUAL DO SERVIÇO PARA NEOADJUVÂNCIA

Com respaldo na literatura descrita, para pacientes com neoplasia de mama localmente avançado, com boa função cardíaca e bom *performance status*, favorecemos o seguinte esquema apresentado na Figura 32-1.

CONSIDERAÇÕES FINAIS

Os tumores de mama localmente avançados devem ser tratados o mais breve possível, exigindo sempre intervenção multidisciplinar e avaliação sequenciada. Apesar do potencial inicial de irressecabilidade e pior prognóstico, a quimioterapia neoadjuvante veio proporcionar maior número de cirurgias conservadoras, além de melhores taxas de sobrevida global e recidiva livre de doença em pacientes que atingem resposta patológica completa. Tão importante quanto controlar e prevenir as toxicidades conhecidas é fundamental seguir o comportamento clínico do tumor para que outro tipo de abordagem seja empregada em caso de ausência de resposta ao planejamento inicial. Uma boa integração entre as equipes permite ao paciente realizar a cirurgia e radioterapia no tempo recomendável, menor ansiedade pela melhor informação sobre o tratamento proposto e melhor recuperação após a realização dos mesmos.

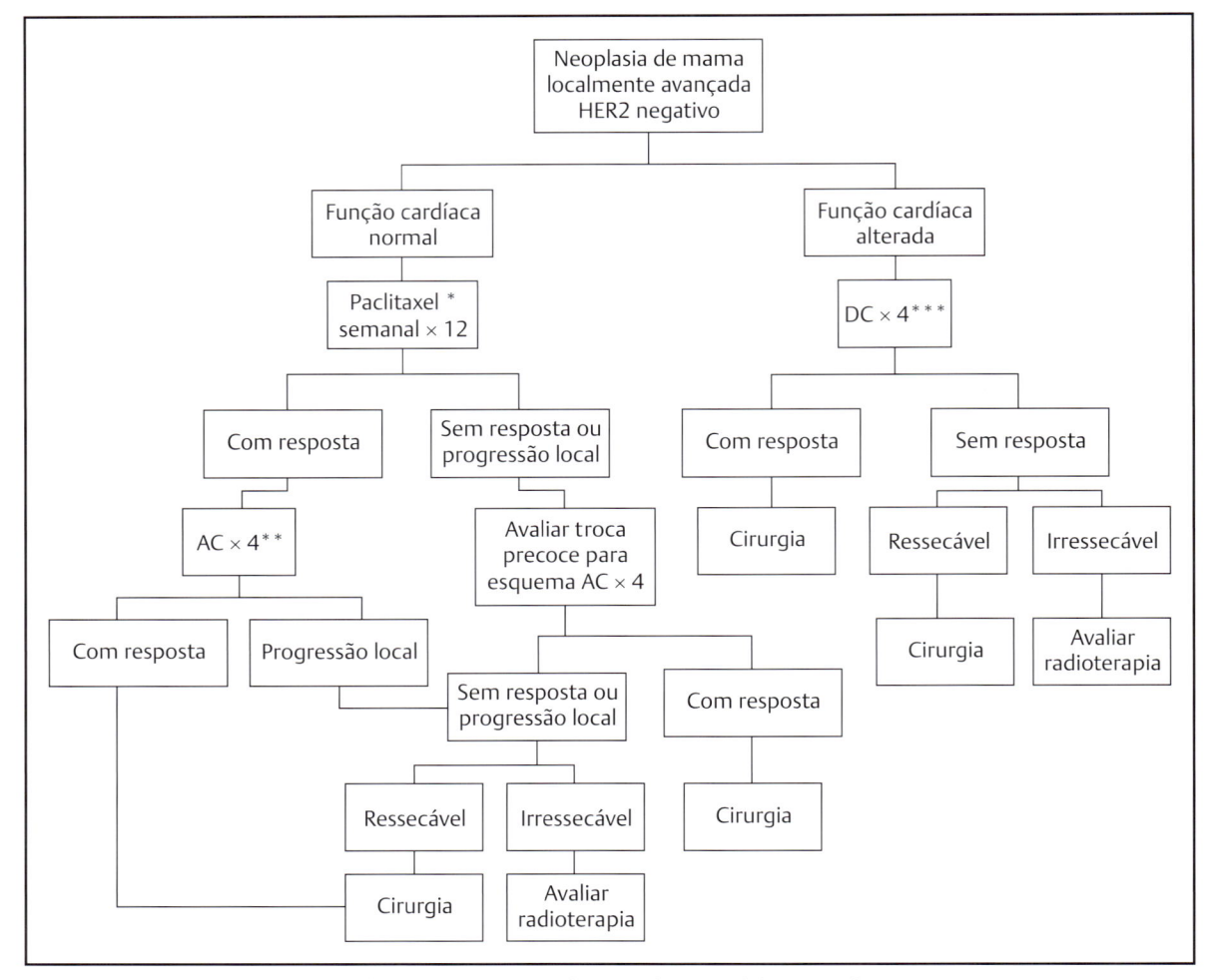

Fig. 32-1. Fluxograma para protocolo de quimioterapia neoadjuvante do Hospital de Câncer de Barretos.
*Paclitaxel 80 mg/m² semanal por 12 ciclos;
**Doxorrubicina 60 mg/m² + Ciclofosfamida 600 mg/m² por 4 ciclos;
***Docetaxel 75 mg/m² + Ciclofosfamida 600 mg/m² por 4 ciclos.

LEITURAS SUGERIDAS

Bear HD, Tang G, Rastogi P et al. Neoadjuvant plus adjuvant bevacizumab in early breast cancer (NSABP B-40 [NRG Oncology]): secondary outcomes of a phase 3, randomised controlled trial. Lancet Oncol. 2015 Sept;16(9):1037-48.

Bines J, Earl H, Buzaid A et al. Anthracyclines and taxanes in the neo/adjuvant treatment of breast cancer: does the sequence matter? Ann Oncol. 2014 Jun;25(6):1079-85.

Cameron D, Brown J, Dent R et al. Adjuvant bevacizumab-containing therapy in triple-negative breast cancer (BEATRICE): primary results of a randomised, phase 3 trial. Lancet Oncol. 2013 Sep;14(10):933-42.

Citron ML, Berry DA, Cirrincione C et al. Randomized trial of dose-dense versus conventionally scheduled and sequential versus concurrent combination chemotherapy as postoperative adjuvant treatment of node-positive primary breast cancer: first report of Intergroup Trial C9741/Cancer and Leukemia Group B Trial 9741. J Clin Oncol. 2003 Apr;21(8):1431-9.

Cortazar P, Zhang L, Untch M et al. Pathological complete response and long-term clinical benefit in breast cancer: the CTNeoBC pooled analysis. Lancet. 2014 Jul;384(9938):164-72.

Earl HM, Vallier AL, Hiller L et al. Effects of the addition of gemcitabine, and paclitaxel-first sequencing, in neoadjuvant sequential epirubicin, cyclophosphamide, and paclitaxel for women with high-risk early breast cancer (Neo-tAnGo): an open-label, 2x2 factorial randomised phase 3 trial. Lancet Oncol. 2014 Feb;15(2):201-12.

Fisher B, Brown A, Mamounas E et al. Effect of preoperative chemotherapy on local-regional disease in women with operable breast cancer: findings from National Surgical Adjuvant Breast and Bowel Project B-18. J Clin Oncol. 1997 Jul;15(7):2483-93.

Fisher B, Mamounas EP. Preoperative chemotherapy: a model for studying the biology and therapy of primary breast cancer. *J Clin Oncol.* 1995 Mar;13(3):537-40.

Green MC, Buzdar AU, Smith T et al. Weekly paclitaxel improves pathologic complete remission in operable breast cancer when compared with paclitaxel once every 3 weeks. *J Clin Oncol.* 2005 Sep;23(25):5983-92.

Jones S, Holmes FA, O'Shaughnessy J et al. Docetaxel with cyclophosphamide is associated with an overall survival benefit compared with doxorubicin and cyclophosphamide: 7-year follow-up of US Oncology Research Trial 9735. *J Clin Oncol.* 2009 Mar;27(8):1177-83.

Lee SJ, Toi M et al. A phase III trial of adjuvant capecitabine in breast cancer patients with HER2-negative pathologic residual invasive disease after neoadjuvant chemotherapy (CREATE-X/JBCRG-04). S1-07, SABCS 2015.

Liedtke C, Mazouni C, Hess KR et al. Response to neoadjuvant therapy and long-term survival in patients with triple-negative breast cancer. *J Clin Oncol.* 2008 Mar;26(8):1275-81.

Mamounas EP. NSABP Protocol B-27. Preoperative doxorubicin pls cyclophosfamide followed by preoperative or postoperative docetaxel. *Oncology.* 1997 Jun;11(6 Suppl 6):37-40.

Mauri D, Pavlidis N, Loannidis JP. Neoadjuvant versus adjuvant systemic treatment in breast cancer: a meta-analysis. *J Natl Cancer Inst.* 2005 Feb;97(3):188-94.

Miller K, O'Neill AM, Dang CT et al. Bevacizumab (Bv) in the adjuvant treatment of HER2-negative breast cancer: final results from Eastern Cooperative Oncology Group E5103. *J Clin Oncol.* 2014 Jan;32:500.

NCCN Clinical Practice Guidelines in Oncology. Version 3.2017. November 10, 2017.

Sikov WM, Berry DA, Perou CM et al. Impact of the addition of carboplatin and/or bevacizumab to neoadjuvant once-per-week paclitaxel followed by dose-dense doxorubicin and cyclophosphamide on pathologic complete response rates in stage II to III triple-negative breast cancer: CALGB 40603 (Alliance). *J Clin Oncol.* 2015 Jan;33(1):13-21.

Slamon DJ, Swain SM, Buyse M et al. Primary results from BETH, a phase 3 controlled study of adjuvant chemotherapy and trastuzumab ± bevacizumab in patients with HER2-positive, node-positive or high risk node-negative breast cancer. *Cancer Res.* 2013 Dec;73(24):S01-03.

Symmans WF, Peintinger F, Hatzis C et al. Measurement of residual breast cancer burden to predict survival after neoadjuvant chemotherapy. *J Clin Oncol.* 2007 Oct;25(28):4414-22.

van der Hage JA, van de Velde CJ, Julien JP et al. Preoperative chemotherapy in primary operable breast cancer: results from the European Organization for Research and Treatment of Cancer Trial 10902. *J Clin Oncol.* 2001 Nov;19(22): 4224-37.

van der Hage JH, van de Velde CCJH, Mieog SJSD. Preoperative chemotherapy for women with operable breast cancer (Review). *Cochrane Database of Systematic Reviews.* 2012.

van der Hage JH, van de Velde CJ, Mieog JS. Preoperative chemotherapy for women with operable breast cancer. *Cochrane Database of Syst Rev.* 2007.

von Minckwitz G, Loibl S, Untch M et al. Survival after neoadjuvant chemotherapy with or without bevacizumab or everolimus for HER2-negative primary breast cancer (GBG 44- GeparQuinto)†. *Ann Oncol.* 2014 Dec;25(12):2363-72.

von Minckwitz G, Raab G, Caputo A et al. Doxorubicin with cyclophosphamide followed by docetaxel every 21 days compared with doxorubicin and docetaxel every 14 days as preoperative treatment in operable breast cancer: the GEPARDUO study of the German Breast Group. *J Clin Oncol.* 2005 Apr;23(12):2676-85.

von Minckwitz G, Schneeweiss A, Loibl S et al. Neoadjuvant carboplatin in patients with triple-negative and HER2-positive early breast cancer (GeparSixto; GBG 66): a randomised phase 2 trial. *Lancet Oncol.* 2014 Jun;15(7):747-56.

32.3 Quimioterapia Neoadjuvante no Câncer de Mama HER2 Positivo

Domício Carvalho Lacerda

CONSIDERAÇÕES GERAIS

A ativação persistente das vias de sinalização como resultado da amplificação do receptor do fator de crescimento epidérmico humano 2 (HER2) em pacientes com câncer de mama HER2 positivo leva a uma malignidade biologicamente agressiva com maior sensibilidade à quimioterapia citotóxica. Entre todos os casos de câncer de mama 20 a 25% apresentam superexpressão do HER2. O uso de terapia direcionada para bloquear a ativação dessas vias aumenta ainda mais a quimiossensibilidade do câncer de mama HER2 positivo, aumentando a taxa de resposta patológica completa (pCR). A definição de pCR mais amplamente aceita requer a ausência de doença invasiva residual na mama e na axila. Embora seja uma medida substituta de resultados de sobrevida, a obtenção de pCR está associada a taxas significativamente melhores de sobrevida livre de doença e sobrevida global em pacientes com doença HER2 positiva. Em uma metanálise de 2016 que reuniu 36 ensaios clínicos, totalizando cerca de 5.800 pacientes com doença positiva a HER2 que receberam terapia neoadjuvante, aqueles que alcançaram pCR (incluindo mama e axila) apresentaram sobrevida livre de eventos (SLE) e sobrevida global (SG) superiores aos que não alcançaram pCR (*hazard ratio* [HR] SLE 0,37, IC 95% 0,32-0,43, HR SG 0,34, IC 95% 0,26-0,42). A associação foi ainda mais forte no subgrupo de receptores hormonais negativos (HR SLE 0,29, IC 95% 0,24-0,36). Uma metanálise anterior, incluindo aproximadamente 2.000 pacientes com doença positiva a HER2, mostrou resultados similares.

A quimioterapia neoadjuvante é indicada principalmente para as pacientes com câncer de mama localmente avançado que inclui tumores inflamatórios, N2 ou N3 e T4 (estádio III), e para alguns casos selecionados de câncer de mama estádio II. Embora toda a terapia sistêmica dada para o câncer de mama não metastático invasivo se destine a reduzir o risco de recorrência a distância, a razão adicional para administrá-lo como terapia neoadjuvante é o *downstage* de um tumor pré-operatório, potencialmente permitindo uma cirurgia menos extensa e melhores resultados estéticos.

RACIONAL PARA A ESCOLHA DO ESQUEMA TERAPÊUTICO

A terapia padrão neoadjuvante para pacientes com doença HER2 positiva consiste em quimioterapia combinada à terapia direcionada a HER2. Nosso esquema terapêutico preferido e mais utilizado consiste em doxorrubicina e ciclofosfamida (AC) a cada três semanas por quatro ciclos, seguido de paclitaxel, semanalmente por 12 semanas ou docetaxel a cada 3 semanas por quatro ciclos. Trastuzumabe é iniciado simultaneamente com o início do taxano, semanalmente durante 12 semanas ou a cada 3 semanas durante quatro ciclos: AC-TH (Quadro 32-2).

O benefício do trastuzumabe como componente da terapia neoadjuvante para tumores HER2 positivos é bem fundamentado, com estudos randomizados e metanálises que demonstram melhorias na taxa de pCR, sobrevida livre de eventos e sobrevida global. Em uma metanálise de 2012, 2.000 pacientes com doença HER2 positiva tratadas com quimioterapia neoadjuvante, a adição de trastuzumabe à quimioterapia aumentou a taxa de pCR de 23 para 40%. A pCR foi associada à melhoria nos desfechos em longo prazo entre pacientes com doença HER2 positiva, independentemente do *status* do receptor hormonal (SLE: *hazard ratio* 0,39, IC 95% 0,31-0,50; SG: 0,34, 0,24-0,47). O estudo Neoadjuvant Herceptin (NOAH) incluiu 235 pacientes com doença HER2 positiva, localmente avançada ou inflamatória (T3N1 ou T4, ou doença N2 ou N3). As pacientes foram tratadas com QT associada ou não a trastuzumabe. A adição de trastuzumabe, a cada 3 semanas, à quimioterapia neoadjuvante à base de antraciclina e taxano foi associada a uma taxa de pCR de 43% *versus* 23% de pCR com o uso de quimioterapia sem trastuzumabe (p = 0,002). O acompanhamento a longo prazo destes pacientes (5,4 anos) revelou aumento de SLE com a adição de trastuzumabe (58% *versus* 43%, HR 0,64, IC 95% 0,544-0,930).

O estudo ACOSOG Z1041 randomizou 282 pacientes com câncer de mama HER2 positivo para serem tratadas com quatro ciclos de FEC seguido de paclitaxel com trastuzumabe *versus* paclitaxel com trastu-

Quadro 32-2. AC-TH

Medicamento	Dose
Doxorrubicina	60 mg/m²
Ciclofosfamida	600 mg/m²
Repetir a cada 21 dias por 4 ciclos	
Paclitaxel ou	80 mg/m²*
Docetaxel	100 mg/m²
Trastuzumabe	8 mg/kg dose de ataque
	6 mg/kg a cada 21 dias – doses subsequentes

*Administrar semanalmente por 12 semanas consecutivas.

zumabe seguido de FEC com trastuzumabe simultâneo. A pCR foi elevada e semelhante entre ambos os braços do estudo (51 versus 49%, respectivamente), sem diferença significativa. Dessa forma, não há justificativa para o uso concomitante de antraciclina e trastuzumabe nesse cenário, e não há justificativa para iniciar com taxano seguido de esquema com antracíclico em tumor HER2 positivo.

Um esquema terapêutico opcional para pacientes com risco cardiovascular aumentado ou outra contraindicação ao uso de antraciclina ou quando se deseja evitar o risco de toxicidade cardíaca associada ao uso de antraciclinas é o esquema TCH que consiste em docetaxel e carboplatina administrados a cada 3 semanas, com trastuzumabe concomitante, durante 6 ciclos. Estudo multicêntrico de fase II incluiu 56 pacientes, HER2 positivas, para tratamento neoadjuvante com docetaxel e carboplatina a cada 3 semanas durante 6 ciclos mais trastuzumabe semanal e resultou em 43% de pCR. Outros estudos de fase II utilizaram a carboplatina semanal mais paclitaxel semanal mais trastuzumabe semanal e obtiveram resultados semelhantes e com ótimas taxas de pCR. A soma dos resultados dos estudos sugere que o tratamento neoadjuvante sem antraciclina, com um taxano, carboplatina e trastuzumabe é uma boa alternativa para o tratamento neoadjuvante das pacientes com câncer de mama HER2 positivas (Quadro 32-3).

Estudos recentes demonstram que a combinação de dois agentes anti-HER2 e quimioterapia (duplo bloqueio) é uma estratégia muito eficaz para atingir maiores taxas de pCR. Dessa forma se o pertuzumabe estiver disponível para ser utilizado, ele deve ser adicionado aos esquemas terapêuticos mencionados anteriormente para o tratamento neoadjuvante das pacientes com câncer de mama estádio III ou carcinoma inflamatório, na dose de 840 mg dose de ataque e 420 mg doses subsequentes a cada 21 dias sendo iniciado simultaneamente ao trastuzumabe. O NeoSphere, estudo randomizado de fase II, avaliou o uso do pertuzumabe no cenário neoadjuvante e demonstrou aumento estatisticamente significativo de pCR no grupo de pacientes que recebeu quimioterapia mais trastuzumabe e pertuzumabe. A pCR que foi definida como ausência de doença invasiva na mama foi de 29% no grupo que recebeu docetaxel e trastuzumabe e aumentou para 45,8% no grupo que recebeu docetaxel e trastuzumabe mais pertuzumabe (p = 0,0141). Quando consideramos como resposta patológica completa a ausência de doença invasiva na mama e axila a diferença foi de 21,5% versus 39,3%. Este estudo serviu de base para a aprovação pela FDA e ANVISA de pertuzumabe em combinação com trastuzumabe e docetaxel no tratamento neoadjuvante de câncer de mama inflamatório, localmente avançado ou inicial (tumores > 2 cm ou com acometimento linfonodal). O NeoSphere, atualizado em 2016, mostrou que a adição de pertuzumabe aumenta numericamente a sobrevida livre de progressão (SLP): 81% no grupo de docetaxel mais trastuzumabe e 86% no grupo de docetaxel mais trastuzumabe e pertuzumabe (HR 0,69) (CI 0,34-1,4). Os resultados de sobrevida livre de doença foram consistentes com os resultados de SLP, 81% versus 84% (HR 0,6) (CI 0,28-1,27). Os pacientes que alcançaram pCR tiveram maior sobrevida livre de progressão que os pacientes que não obtiveram pCR, 85% versus 76%, (HR = 0,54) com significância estatística limítrofe (CI 0,29-1,0). A magnitude do benefício é maior para as pacientes com tumores HER2 positivos e receptores hormonais negativos.

O estudo fase II TRYPHAENA serve de respaldo quanto à segurança cardíaca e à eficácia de três regimes quimioterápicos em associação a trastuzumabe e pertuzumabe. Este estudo demonstra que o esquema terapêutico neoadjuvante TCH mais pertuzumabe atingiu uma pCR de 66,2%, quando considerava apenas a mama (T), e uma taxa de pCR 51,9% quando considerava a mama e axila (ypT0ypN0), demonstrando ser uma excelente opção quando se deseja evitar o uso de antraciclina no tratamento neoadjuvante das pacientes com câncer de mama HER2 positivo. A incidência de disfunção sistólica do ventrículo esquerdo sintomática foi baixa nos três braços de tratamento.

LEITURAS SUGERIDAS

Broglio KR, Quintana M, Foster M et al. Association of pathologic complete response to neoadjuvant therapy in HER2-positive breast cancer with long-term outcomes: a meta-analysis. *JAMA Oncol.* 2016 Jun;2(6):751-60.

Buzdar AU, Suman VJ, Meric-Bernstam F et al. Fluorouracil, epirubicin, and cyclophosphamide (FEC-75) followed by paclitaxel plus trastuzumab versus paclitaxel plus trastuzumab followed by FEC-75 plus trastuzumab as neoadjuvant treatment for patients with HER2-positive breast cancer (Z1041): a randomised, controlled, phase 3 trial. *Lancet Oncol.* 2013 Dec;14(13):1317-25.

Chen XS, Nie XQ, Chen CM et al. Weekly paclitaxel plus carboplatin is an effective nonanthracycline-containing regimen as neoadjuvant chemotherapy for breast cancer. *Ann Oncol.* 2010 May;21(5):961-7.

Quadro 32-3. TCH

Medicamento	Dose
Docetaxel	75 mg/m²
Carboplatina	AUC de 6,0
Trastuzumabe	8 mg/kg dose de ataque
	6 mg/kg doses subsequentes

Administrar a cada 21 dias por 6 ciclos.

Cortazar P, Zhang L, Untch M et al. Pathological complete response and long-term clinical benefit in breast cancer: the CTNeoBC pooled analysis. *Lancet.* 2014 Jul;384(9938):164-72.

Coudert BP, Largillier R, Arnould L et al. Multicenter phase II trial of neoadjuvant therapy with trastuzumab, docetaxel, and carboplatin for human epidermal growth factor receptor-2-overexpressing stage II or III breast cancer: results of the GETN(A)-1 trial. *J Clin Oncol.* 2007 Jul;25(19):2678-84.

Esserman LJ, Berry DA, DeMichele A et al. Pathologic complete response predicts recurrence-free survival more effectively by cancer subset: results from the I-SPY 1 TRIAL—CALGB 150007/150012, ACRIN 6657. *J Clin Oncol.* 2012 Sep;30(26):3242-9.

Gianni L, Eiermann W, Semiglazov V et al. Neoadjuvant and adjuvant trastuzumab in patients with HER2-positive locally advanced breast cancer (NOAH): follow-up of a randomised controlled superiority trial with a parallel HER2-negative cohort. *Lancet Oncol.* 2014 May;15(6):640-7.

Gianni L, Eiermann W, Semiglazov V et al. Neoadjuvant chemotherapy with trastuzumab followed by adjuvant trastuzumab versus neoadjuvant chemotherapy alone, in patients with HER2-positive locally advanced breast cancer (the NOAH trial): a randomised controlled superiority trial with a parallel HER2-negative cohort. *Lancet.* 2010 Jan;375(9712):377-84.

Gianni L, Pienkowski T, Im YH et al. 5-year analysis of neoadjuvant pertuzumab and trastuzumab in patients with locally advanced, inflammatory, or early-stage HER2-positive breast cancer (NeoSphere): a multicenter, open-label, phase 2 randomised trial. *Lancet Oncol.* 2016 Jun;17(6):791-800.

Gianni L, Pienkowski T, Im YH et al. Efficacy and safety of neoadjuvant pertuzumab and trastuzumab in women with locally advanced, inflammatory, or early HER2-positive breast cancer (NeoSphere): a randomised multicentre, open-label, phase 2 trial. *Lancet Oncol.* 2012 Jan;13(1):25-32.

NCCN Clinical Practice Guidelines in Oncology. Version 3-2017. November 10, 2017.

Petrelli F, Borgonovo K, Cabiddu M et al. Neoadjuvant chemotherapy and concomitant trastuzumab in breast cancer: a pooled analysis of two randomized trials. *Anticancer Drugs* 2011 Feb;22(2):128-35.

Schneeweiss A, Chia S, Hickish T et al. Pertuzumab plus trastuzumab in combination with standard neoadjuvant anthracycline-containing and anthracycline-free chemotherapy regimens in patients with HER2-positive early breast cancer: a randomized phase II cardiac safety study (TRYPHAENA). *Ann Oncol.* 2013 Sep;24(9):2278-84.

Untch M, Fasching PA, Konecny GE et al. Pathologic complete response after neoadjuvant chemotherapy plus trastuzumab predicts favorable survival in human epidermal growth factor receptor 2-overexpressing breast cancer: results from the TECHNO trial of the AGO and GBG study groups. *J Clin Oncol.* 2011 Sep;29(25):3351-7.

von Minckwitz G, Untch M, Blohmer JU et al. Definition and impact of pathologic complete response on prognosis after neoadjuvant chemotherapy in various intrinsic breast cancer subtypes. *J Clin Oncol.* 2012 May;30(15):1796-804.

Yu KD, Liu GY, Chen CM et al. Weekly paclitaxel/carboplatin/trastuzumab therapy improves pathologic complete remission in aggressive HER2-positive breast cancers, especially in luminal-B subtype, compared with a once-every-3-weeks schedule. *Oncologist.* 2013; 18(5):511-7.

ADJUVANTE

33.1 Hormonoterapia Adjuvante

Pedro Henrique Araújo de Souza

INTRODUÇÃO

Cerca de dois terços dos tumores de mama apresentam receptores hormonais positivos, seja receptor de estrogênio e/ou progesterona. Metanálises realizadas pelo *Early Breast Cancer Trialists'Collaborative Group (EBCTCG)* mostraram que 5 anos de Tamoxifeno em pacientes com receptor de estrogênio positivo reduziram a mortalidade anual por câncer de mama em 31%, a despeito de estas pacientes terem recebido quimioterapia, da idade destas pacientes, do *status* do receptor de progesterona ou de outras características tumorais. Evolutivamente, a terapia hormonal adjuvante vem sendo construída sobre a base estabelecida com a utilização de tamoxifeno por cinco anos. Sobre esta base, vem se diferenciando o tratamento entre pacientes pré e pós-menopausa (introdução dos inibidores de aromatase, seja *upfront*, sequencial ou em adjuvância estendida), o tempo de tratamento (cinco *versus* dez anos) e a associação de supressão ovariana.

A decisão terapêutica adotada na *Breast Unit Barretos* depende fundamentalmente da combinação de três fatores relacionados com o tumor e com as pacientes: 1. *status* dos receptores hormonais – positivo ou negativo; 2. *status* menopausal – pré-menopausa ou pós-menopausa; 3. estratificação do risco de recidiva tumoral.

Seguindo critérios ASCO/CAP, consideramos câncer de mama receptor hormonal positivo os tumores com imuno-histoquímica expressando ≥ 1% de receptores de estrogênio e/ou progesterona. Considerando também que tumores com ≤ 10% de expressão de receptores hormonais apresentam menor benefício com a terapia hormonal adjuvante, recomendamos uma avaliação criteriosa de risco e benefício da hormonoterapia adjuvante nestas pacientes.

Outra consideração importante é o *status* menopausal da paciente. Utilizamos como critérios para definição de pós-menopausa (bastando apenas um dos critérios): ooforectomia bilateral prévia, idade ≥ 60 anos, idade < 60 anos sem menstruação por, no mínimo, 12 meses sem uso de quimioterapia, supressão ovariana ou terapia antiestrogênica e com FSH e estrogênio em níveis pós-menopausa. Sempre que a paciente apresentar *status* menopausal incerto, deve ser tratada como pós-menopausa.

HORMONOTERAPIA ADJUVANTE NA PACIENTE PRÉ-MENOPAUSA

Risco Baixo para Recidiva
- Receptores hormonais fortemente positivos.
- HER2 negativo.
- Baixa carga tumoral (pT1a, pT1b).
- Axila negativa.
- Grau 1.
- Risco genômico baixo (raramente disponível em pacientes tratados pelo Sistema Único de Saúde).

Favorecemos a utilização de tamoxifeno por 5 anos.

Risco Intermediário para Recidiva
- Receptores hormonais com expressão alta ou intermediária.
- HER2 negativo.
- Carga tumoral intermediária (pT1c, pT2, pN0 ou pN1).
- Grau 2 ou 3.
- Risco genômico intermediário (raramente disponível em pacientes tratados pelo Sistema Único de Saúde).

Favorecemos a hormonoterapia adjuvante com Tamoxifeno por 10 anos, considerando tolerância e preferências da paciente por seguir tratamento. O estudo ATLAS mostra redução nas taxas de recidiva (de 25,1% para 21,4%) e mortalidade por câncer de mama (de 15% para 12,4%) na segunda década após o diagnóstico com 10 anos de Tamoxifeno *versus* 5 anos.

Nas pacientes que se tornam pós-menopausa durante os 5 anos de Tamoxifeno, consideramos a utilização de adjuvância estendida com Inibidor de Aromatase, levando-se em conta a tolerância da paciente ao Tamoxifeno.

Risco Alto para Recidiva
- Expressão baixa de receptores hormonais.
- HER2 positivo.
- Carga tumoral alta (T3/T4 e/ou N2-N3).
- Risco genômico alto (raramente disponível em pacientes tratados pelo Sistema Único de Saúde).

Favorecemos a hormonoterapia adjuvante com tamoxifeno por 10 anos. Levando em conta a análise conjunta dos resultados dos estudos SOFT (pacientes randomizadas para três grupos: tamoxifeno isolado, tamoxifeno com supressão ovariana ou Exemestano com supressão ovariana) e TEXT (pacientes randomizadas para tamoxifeno com supressão ovariana ou exemestano com supressão ovariana), consideramos associar a supressão ovariana (com Leuprorrelina ou goserrelina) durante 5 anos em pacientes com = 35 anos e com mais de 4 linfonodos axilares positivos. Na análise conjunta dos dois estudos, a sobrevida livre de doença em 5 anos foi de 91,1% (exemestano mais supressão ovariana) *versus* 87,3% (tamoxifeno mais supressão ovariana). No estudo SOFT, quando avaliamos as pacientes que receberam também quimioterapia adjuvante (pacientes com maior risco de recidiva), as taxas de sobrevida livre de câncer de mama foram: 78% (tamoxifeno isolado), 82,5% (tamoxifeno mais supressão ovariana) e 85,7% (exemestano mais supressão ovariana).

HORMONOTERAPIA ADJUVANTE NA PACIENTE PÓS-MENOPAUSA

Risco Baixo para Recidiva
- Receptores hormonais fortemente positivos.
- HER2 negativo.
- Baixa carga tumoral (pT1a, pT1b).
- Axila negativa.
- Grau 1.
- Risco genômico baixo (raramente disponível em pacientes tratados pelo Sistema Único de Saúde).

Inibidor de aromatase (anastrozol ou letrozol) por 5 anos ou estratégia sequencial (tamoxifeno por 2 ou 3 anos), completando 5 anos de tratamento com inibidor de aromatase. O estudo ATAC avaliou a utilização de anastrozol *upfront versus* tamoxifeno. A análise de 10 anos do ATAC mostra um ganho absoluto de 4,3% na taxa de recidiva (de 24% para 19,7%) com anastrozol *upfront*. A análise conjunta dos estudos ABCSG 8 e ARNO 95, que avaliam a utilização sequencial de tamoxifeno (2 anos) e anastrozol (3 anos), mostra ganho na sobrevida livre de eventos em 3 anos com a estratégia sequencial (95,8% *versus* 92,7%), com uma redução de 40% no risco de eventos (HR 0,60; p = 0,0009).

Risco Intermediário para Recidiva
- Receptores hormonais com expressão alta ou intermediária.
- HER2 negativo.
- Carga tumoral intermediária (pT1c, pT2, pN0 ou pN1).
- Grau 2 ou 3.
- Risco genômico intermediário (raramente disponível em pacientes tratados pelo Sistema Único de Saúde).

Inibidor de aromatase (anastrozol ou letrozol) por 5 anos ou estratégia sequencial (tamoxifeno por 2 ou 3 anos), completando 5 anos de tratamento com Inibidor de aromatase. Em nossa unidade, optamos por não estender utilização de Inibidor de aromatase para 10 anos.

Risco Alto para Recidiva
- Expressão baixa de receptores hormonais.
- HER2 positivo.
- Carga tumoral alta (T3/T4 e/ou N2-N3).
- Risco genômico alto (raramente disponível em pacientes tratados pelo Sistema Único de Saúde).

Inibidor de aromatase (anastrozol ou letrozol) por 5 anos ou estratégia sequencial (tamoxifeno por 2 ou 3 anos), completando 5 anos de tratamento com Inibidor de aromatase. Em nossa unidade, optamos por não estender utilização de Inibidor de aromatase para 10 anos.

LEITURAS SUGERIDAS

Curigliano C, Burstein HJ, Winer EP *et al.* De-escalating and escalating treatments for early-stage breast cancer: the St. Gallen International Expert Consensus Conference on the Primary Therapy of Early Breast Cancer 2017. *Annals of Oncology* 2017; 28: 1700-1712

Cuzic J, Sestak I, Baum M *et al.* Effect of anastrozole and tamoxifen as adjuvant treatment for early-stage breast cancer: 10-year analysis of the ATAC trial. *Lancet Oncol* 2010; 11: 1135-1141.

Davies C, Pan H, Godwin J *et al.* Long-term effects of continuing adjuvant tamoxifen to 10 years versus stopping at 5 years after diagnosis of oestrogen receptor-positive breast cancer: ATLAS, a randomised trial. *Lancet* 2013; 381: 805-16.

Early Breast Cancer Trialists' Collaborative Group. Effects of chemotherapy and hormonal therapy for early breast cancer on recurrence and 15-year survival: an overview of the randomised trials. *Lancet* 2005; 365:1687-1717.

Francis PA, Regan MM, Fleming GF *et al.* Adjuvant Ovarian Suppression in Premenopausal Breast Cancer. *N Eng J Med* 2015; 372 (5): 436- 446.

Goss PE, Ingle JN, Martino S *et al.* Randomized Trial of Letrozole Following Tamoxifen as Extended Adjuvant

Therapy in Receptor-Positive Breast Cancer: Updated Findings from NCIC CTG MA.17. *J Natl Cancer Inst* 2005; 97 (17): 1262- 1271.

Goss PE, Ingle JN, Pritchard KI *et al.* Extending Aromatase-Inhibitor Adjuvant Therapy to 10 Years. *N Eng J Med* 2016; 375 (3): 209- 219.

Jakesz R, Jonat W, Gnant M *et al.* Switching of postmenopausal women with endocrine responsive early breast cancer to anastrozole after 2 years' adjuvant tamoxifen: combined results of ABCSG trial 8 and ARNO 95 trial. *Lancet* 2005; 366: 455-462.

Pagani O, Regan MM, Walley BA *et al.* Adjuvant Exemestane with Ovarian Suppression in Premenopausal Breast Cancer. *N Eng J Med* 2014; 371 (2): 107- 118.

33.2 Quimioterapia Adjuvante

Cristiano de Pádua Souza

PARA PACIENTE COM CÂNCER DE MAMA FENÓTIPO TRIPLO NEGATIVO

Definição
1. Ausência de superexpressão ou amplificação do gene *HER2*.
2. RE < 1%.
3. RP < 1%.

Tratamento
- T1aN0M0 = sem indicação de quimioterapia adjuvante.
- T1b e LFN negativo: FACx6 (alternativas CMFx6 ou TCx4).
- ≥ T1c e/ou LFN positivo: ACx4 – Tx12.

■ *Esquemas (Quadros 33-1 a 33-4)*

PARA PACIENTES COM CÂNCER DE MAMA FENÓTIPOS LUMINAL A OU B

Definição
1. Ausência de superexpressão ou amplificação do gene *HER2*.
2. RE ≥ 1%.
3. RP ≥ 1%.

Quadro 33-1. FAC

Medicamento	Dose
5-Fluorouracil	500 mg/m²
Doxorrubicina	50 mg/m²
Ciclofosfamida	500 mg/m²

Repetir a cada 21 dias por 6 ciclos.

Quadro 33-2. CMF

Medicamento	Dose
5-Fluorouracil	600 mg/m² D1
Metotrexato	40 mg/m² D1
Ciclofosfamida	600 mg/m² D1

Repetir a cada 21 dias por 6 ciclos.

Quadro 33-3. TC (Considerar Uso de Fator de Crescimento como Profilaxia Primária da Neutropenia Febril)

Medicamento	Dose
Docetaxel	75 mg/m² D1
Ciclofosfamida	600 mg/m² D1

Repetir a cada 21 dias por 4 ciclos.

Quadro 33-4. AC-T

Medicamento	Dose
Doxorrubicina	60 mg/m²
Ciclofosfamida	600 mg/m²
Obs.: Repetir a cada 21 dias por 4 ciclos	
Paclitaxel	80 mg/m²

*Administrar semanalmente por 12 semanas consecutivas.

A quimioterapia adjuvante é avaliada de acordo com os fatores de risco para pacientes com câncer de mama com fenótipo Luminal A ou B.

Quimioterapia adjuvante seguido de hormonoterapia adjuvante se:

- Pacientes pré-menopausadas:
  1. Idade < 35 anos, T entre 1 e 2 cm com GH 2 ou 3, Ki-67 > 14% e/ou IAL positiva, ou Oncotype Dx RS = 31, ou Mammaprint de alto risco, se LNF negativo, ou;
  2. T ≥ 2 cm, RE positivo e RP negativo, ou;
  3. LNF positivo.
- Pacientes pós-menopausadas:
  1. T > 1 cm e GH 3 ou Ki-67 > 14%, Oncotype Dx RS ≥ 31, Mammaprint de alto risco, se LNF negativo, ou;
  2. LFN positivo, GH 2 ou 3, Ki-67 > 14%.

Tratamento
- LFN negativo: FACx6 (Alternativas: CMFx6 ou TCx4).
- LFN positivo: ACx4 – Tx12.

■ *Esquemas (Quadros 33-5 a 33-8)*

TRATAMENTO COM QUIMIOTERAPIA ADJUVANTE

A escolha da quimioterapia adjuvante deve considerar o subtipo de câncer de mama e o risco de recidiva e morte por câncer de mama.

Quadro 33-5. FAC

Medicamento	Dose
5-Fluorouracil	500 mg/m²
Doxorrubicina	50 mg/m²
Ciclofosfamida	500 mg/m²

Repetir a cada 21 dias por 6 ciclos.

Quadro 33-6. CMF

Medicamento	Dose
5-Fluorouracil	600 mg/m² D1
Metotrexato	40 mg/m² D1
Ciclofosfamida	600 mg/m² D1

Repetir a cada 21 dias por 6 ciclos.

Quadro 33-7. TC (Considerar uso de Fator de Crescimento como Profilaxia Primária da Neutropenia Febril)

Medicamento	Dose
Docetaxel	75 mg/m² D1
Ciclofosfamida	600 mg/m² D1

Repetir a cada 21 dias por 4 ciclos.

Quadro 33-8. AC-T

Medicamento	Dose
Doxorrubicina	60 mg/m²
Ciclofosfamida	600 mg/m²

Repetir a cada 21 dias por 4 ciclos.

Paclitaxel	80 mg/m²

*Administrar semanalmente por 12 semanas consecutivas.

A metanálise do grupo EBCTCG atualizou, em 2011, dados de mais de 100.000 pacientes com câncer de mama tratadas com quimioterapia adjuvante, em 123 estudos clínicos randomizados, comparando diferentes esquemas de tratamento. Tivemos cinco conclusões com esta metanálise:

1. O esquema AC tem eficácia semelhante ao esquema CMF e ambos reduzem em um terço o risco de recidiva e de 25% a mortalidade.
2. Regimes com menores doses são menos efetivos, p. ex.: ACx4, CMFx6, TCx4 etc.
3. Esquemas que administram mais ciclos de quimioterapia que 4 ciclos (p. ex.: FAC, FEC, ACx4 + Taxanos) são mais efetivos e conferem benefício adicional de 20% na mortalidade.
4. A administração de quimioterapia adjuvante diminuiu em 36% a mortalidade por câncer de mama quando comparado à não administração de quimioterapia adjuvante.
5. A redução na recidiva e na mortalidade por câncer de mama foi independente da idade, do tamanho do tumor, do *status* linfonodal, do *status* menopausal, do grau histológico e do *status* do receptor de estrógeno.

Com relação aos taxanos, ficou definido pelo estudo E1199 que o paclitaxel deve ser administrado semanalmente, uma vez que demonstrou ganho em sobrevida livre de recidiva e global quando comparado a cada três semanas, e o Docetaxel deve ser administrado a cada três semanas, já que demonstrou ganho de sobrevida livre de recidiva quando comparado a esquema administrado semanalmente.

LEITURAS SUGERIDAS

Palmieri C, Jones A. The 2011 EBCTCG polychemotherapy overview. *Lancet* 2012;379(9814):390-2.

Sparano JA, Wang M, Martino S *et al*. Weekly paclitaxel in the adjuvant treatment of breast cancer. *The New England journal of medicine*. 2008;358(16):1663-71.

33.3 Tratamento Adjuvante no Câncer de Mama HER2 Positivo

Marina Moreira Costa Zorzetto

CONSIDERAÇÕES GERAIS

Seguido ao tratamento cirúrgico, o tratamento sistêmico deve ser considerado após avaliação do risco de recidiva. O *status* HER2 positivo (presente em 20 a 30% das pacientes com câncer de mama) está associado à maior agressividade da doença, pior prognóstico e alto índice de recorrência. Portanto, a identificação HER2 atualmente é essencial ao diagnóstico, visto que dele depende a seleção do tratamento a ser realizado.

ESTUDOS COM TRASTUZUMABE ADJUVANTE

O uso do trastuzumabe adjuvante em pacientes HER2 positivo foi avaliado em vários estudos randomizados.

Os estudos NSABP B-31 (incluiu pacientes com linfonodos positivos) e NCCTG N9831 (incluiu pacientes independente do acometimento linfonodal, com tumor > 1 cm de tamanho se receptores hormonais negativos ou com tumor > 2 cm se receptores hormonais positivos) randomizaram para quimioterapia com antracíclico seguido de taxano *versus* o mesmo regime com trastuzumabe por 1 ano, este começando concomitante ao paclitaxel. O NCCTG N983 ainda incluiu um terceiro braço para avaliar o mesmo regime com trastuzumabe começando sequencial, ou seja, ao término da quimioterapia. A análise conjunta dos dois estudos demonstrou uma redução do risco de recorrência de 48% e 39% de redução do risco de morte, ambos estatisticamente significativos.

O estudo HERA (incluiu pacientes com linfonodos positivos ou negativos em tumores ≥ 1 cm) utilizou vários esquemas quimioterápicos, sendo que os esquemas com antracíclicos corresponderam a 94% da amostra. O estudo randomizou para quimioterapia *versus* quimioterapia com trastuzumabe por 1 ano *versus* quimioterapia com trastuzumabe por 2 anos. O trastuzumabe foi realizado de maneira sequencial à quimioterapia. No *follow-up* de 1 ano, o uso do trastuzumabe por 1 ano apresentou redução no risco de recorrência de 46% sem diferença no risco de morte, entretanto, no *follow-up* de 2 anos, houve ganho de sobrevida no grupo do trastuzumabe que se manteve no *follow-up* de 8 anos (demonstrou redução no risco de recorrência e redução no risco de morte).

O estudo BCIRG 006 (incluiu pacientes com alto risco de recidiva, com linfonodos positivos ou negativos, T1, T2 ou T3) randomizou para quimioterapia com AC seguido por docetaxel *versus* o mesmo regime com trastuzumabe (AC-TH) concomitante (1 ano) *versus* o esquema de carboplatina, docetaxel e trastuzumabe concomitante (TCH) por 1 ano. Após *follow-up* de 65 meses, os pacientes do braço AC-TH apresentaram redução de 35% no risco de recorrência quando comparado ao grupo AC-T. O braço do TCH apresentou redução do risco de recorrência de 25% quando comparado ao grupo AC-T. Houve ganho em sobrevida nos dois braços que continham trastuzumabe quando comparado ao braço controle.

O estudo FinHer (incluiu pacientes com linfonodos positivos ou negativos que fossem de tamanho ≥ 2 cm) randomizou para quimioterapia com 9 semanas de vinorelbine ou 3 ciclos de docetaxel seguido por 3 ciclos de FEC *versus* o mesmo regime com trastuzumabe concomitante à quimioterapia, sendo ela vinorelbine ou docetaxel. Com 3 anos de *follow-up* houve redução do risco de recorrência, sem diferença em sobrevida., o que não se manteve no *follow-up* de 5 anos (HR recorrência 0,65; 95% CI 0,38-1,12, P = 0,12; HR sobrevida 0,55; 95% CI 0,27-1,11, p = 0,094).

O estudo PACS-04 (incluiu pacientes com linfonodos positivos) randomizou para receber trastuzumabe *versus* observação após o término da quimioterapia adjuvante com antraciclina com ou sem docetaxel. Não houve benefício em sobrevida global ou sobrevida livre de doença com a utilização do trastuzumabe, demonstrando que o uso sequencial do trastuzumabe não é tão eficaz quanto o uso concomitante.

O uso do trastuzumabe adjuvante apresenta redução do risco de morte e de recidiva; portanto, indicamos terapia com trastuzumabe para T ≥ 1 cm, independente do receptor hormonal, visto que a doença HER2 positiva por si só já configura como fator desfavorável.

Em relação à quimioterapia indicada para associação a trastuzumabe, o esquema indicado preferencialmente seria AC seguido por taxano (paclitaxel por 12 semanas ou docetaxel por 4 ciclos) concomitante ao trastuzumabe. Preferencialmente o uso do trastuzumabe será a cada 3 semanas.

Estudos com Trastuzumabe Adjuvante em Estádio Inicial

A decisão de oferecer quimioterapia com base em trastuzumabe para pacientes com tumores pequenos e negativos deve ser individualizada.

Estudos retrospectivos em tumores T1a e T1b demonstram que a superexpressão de HER2 aumenta o risco de recorrência em 15 a 30%. O *Guideline* NCCN indica o uso de trastuzumabe adjuvante para tumores de 0,6 a 1 cm e para tumores menores com micrometástases linfonodais, com base nestes estudos retrospectivos.

Metanálise, publicada em 2015 (incluiu dados do HERA, NCCTG N9831, NSABP B31, BCIRG 006 e PACS

04), avaliou o benefício do trastuzumabe (independentemente se utilizado por 9 semanas, 1 ano ou 2 anos,) em tumores HER2 positivos com tamanho = 2 cm, analisando de acordo com *status* hormonal. O maior *viés* da análise é que a maioria da população era T1c e com linfonodos positivos. Houve ganho de sobrevida global e sobrevida livre de doença com o uso do trastuzumabe adjuvante, independentemente do *status* hormonal.

O estudo de fase II, APT incluiu pacientes com tamanho de tumor de até 3 cm, linfonodos negativos ou com um linfonodo com micrometástase (se a axila houvesse sido dissecada sem outros linfonodos comprometidos). O tratamento preconizado foi paclitaxel por 12 semanas concomitante a trastuzumabe semanal, podendo seguir com esquema a cada 3 semanas ao término da quimioterapia, até completar 1 ano de tratamento. O estudo incluiu 49,5% de pacientes com tumores iniciais (2,2% T1 mic,16,7% T1a, 30,5% T1b), com 56,2% de tumores grau 3, 67% tumores com receptor hormonal positivo e 1,5% da amostra com micrometástase linfonodal.

A taxa de sobrevida livre de doença em 3 anos foi de 98,7% (95%CI 97,6-99,8%, p < 0,001), demonstrando que este esquema é uma opção razoável nesta população de paciente.

Como no estudo APT, 30,5% da população T1b, nesta subpopulação indicamos considerar a possibilidade da realização do protocolo APT, visto que é um esquema bem tolerado e seguro (Fig. 33-1).

TEMPO DE ADJUVÂNCIA

Vários estudos foram realizados para análise do tempo de adjuvância com trastuzumabe, visto que um ano padronizado em estudos pivotais foi selecionado sem racional para tal.

O HERA comparou 2 *versus* 1 ano e após *follow-up* de 8 anos, não houve diferença em sobrevida livre de doença em pacientes tratados com 2 anos de trastuzumabe quando comparado a 1 ano de trastuzumabe.

Outro estudo que avaliou adjuvância estendida do bloqueio HER2 com neratinibe *versus* placebo por 1 ano após a conclusão do trastuzumabe foi o estudo ExteNET (incluiu estádio I a III, sem evidência de recorrência e que tivessem completado 12 meses do trastuzumabe neo ou adjuvante). Houve ganho de sobrevida livre de doença (HR 0,73, 95% CI 0,57-0,92, p = 0,0083) no *follow-up* de 5 anos. Análise de sobrevida ainda não foi publicada. Entretanto, a toxicidade no braço do neratinibe foi maior (redução de dose 31% *vs*. 2% e descontinuação por evento adverso 28% *vs*. 5%).

O racional para o estudo de trastuzumabe por menos tempo é que pode haver menos cardiotoxicidade, ser mais barato e mais conveniente. Neste contexto os estudos PHARE, ShortHER e HORG tentaram provar a não inferioridade com uso de trastuzumabe por menos tempo, e todos eles foram negativos.

Uma metanálise avaliou 7,614 pacientes, utilizando análise de 4 estudos que avaliaram o uso de trastuzumabe por menos tempo (ShortHER, HORG,

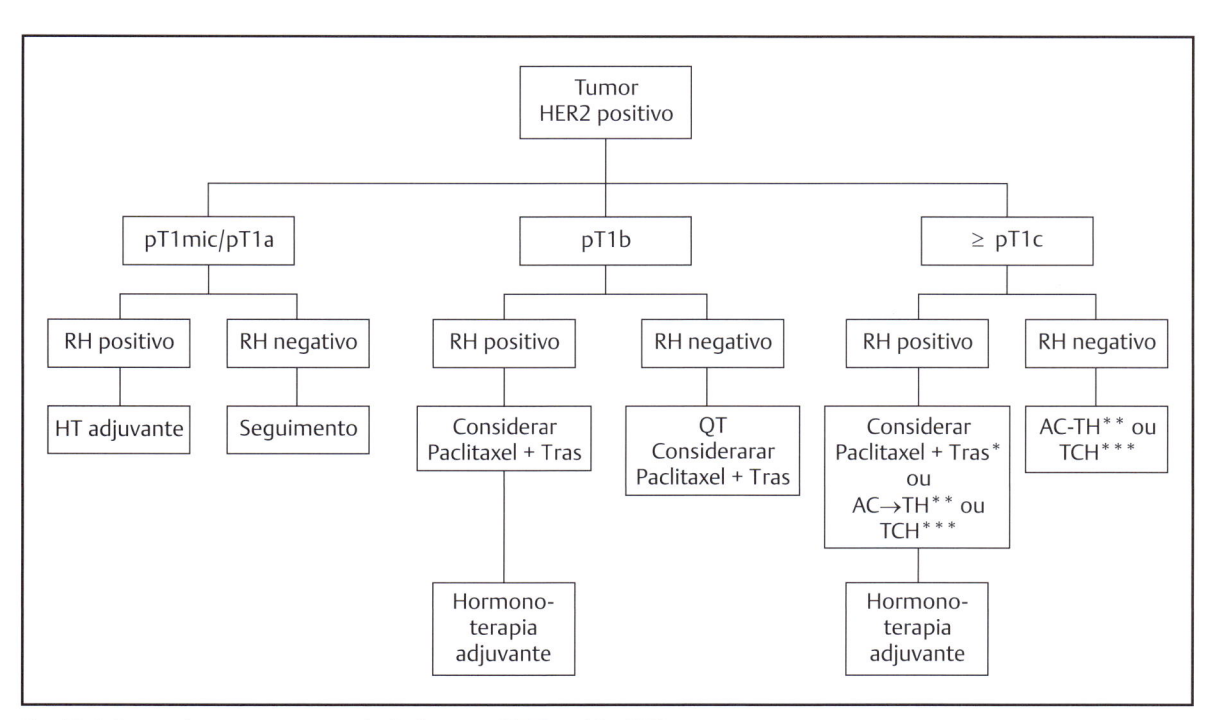

Fig. 33-1. Protocolo para tratamento do Ca de mama HER2 positivo HCB.
*Considerar paclitaxel+ trastuzumabe adjuvantes (esquema APT Trial) se T < 3 cm e axila com micrometástase dissecada.
**Considerar paclitaxel semanal (80 mg/m²) por 12 semanas ou docetaxel a cada 3 semanas (100 mg/m²) por 4 ciclos. Individualizar.
***Indicado para pacientes com alto risco de disfunção cardíaca.

PHARE e PHERSEPHONE) e demonstrou ganho de sobrevida global (HR 1,28; 95% CI 1,02-1,63, p = 0,04) e sobrevida livre de doença (HR 1,24; 95% CI 1,07-1,44, p = 0,004) para o uso de trastuzumabe por 1 ano.

Até o momento o tempo padrão ouro para tratamento com trastuzumabe continua sendo de um ano na adjuvância, o que vai de acordo com nosso protocolo.

TRASTUZUMABE SUBCUTÂNEO

O estudo de neoadjuvância HannaH utilizou a apresentação do trastuzumabe subcutâneo 600 mg. Esta apresentação foi não inferior à apresentação endovenosa com taxa de resposta patológica completa similar.

O racional para o uso da via subcutânea se dá para economia de tempo do paciente e do profissional de saúde. O estudo PrefHEr demonstrou que 89% dos pacientes preferiram a via subcutânea quando comparado à via endovenosa. Esta apresentação não foi incorporada ao nosso protocolo até o momento.

ESTUDOS COM BLOQUEIO DUPLO ADJUVANTE

Apesar do uso do trastuzumabe adjuvante, 16 a 22% das pacientes HER2 positivo tratadas com esta medicação apresentará recidiva. Neste contexto entra o estudo APHINITY que incluiu 4,805 pacientes HER2 positivas que tivessem feito quimioterapia com antracíclico seguido de taxano ou com esquema com docetaxel e carboplatina. A randomização foi feita para pertuzumabe e trastuzumabe *versus* trastuzumabe mais placebo. Ambos os braços começavam no primeiro ciclo do taxano e continuavam pelo tempo de um ano.

Após três anos, 94,1% das pacientes do grupo bloqueio duplo estavam livres de doença *versus* 93,2% do grupo do trastuzumabe isolado (HR 0,81; 95% CI 0,66-1; p = 0,045). O grupo com axila positiva obteve um maior ganho (92% *vs.* 90,2; HR 0,77; 95% CI 0,62-0,96, p = 0,019). Não houve ganho em sobrevida global (HR 0,89; 95% CI 0,66-1,21; p = 0,47) no *follow-up* de 45,4 meses. Diarreia foi o evento adverso mais comum no grupo do bloqueio duplo (9,8% *vs.* 3,7%). Em relação ao objetivo primário avaliado para cardiotoxicidade (insuficiência cardíaca NYHA classe III ou IV e queda da fração de ejeção de 10% do basal ou < 50% ou morte) o grupo do bloqueio duplo apresentou 0,7% *vs.* 0,3% no grupo placebo.

Portanto, o bloqueio duplo pode ser considerado para pacientes HER2 positivas com axila comprometida. Entretanto, este estudo não foi incorporado ao nosso protocolo, visto que a medicação não é contemplada pelo Sistema Único de Saúde (SUS).

CARDIOTOXICIDADE

O trastuzumabe exerce efeito cardiodepressor, geralmente transitório e reversível.

A avaliação de cardiotoxicidade foi amplamente avaliada no estudo NSABP B31, e, no *follow-up* de 7 anos, a incidência cumulativa de evento cardíaco severo foi maior no grupo do trastuzumabe (4% *vs.* 1,3%). No *follow-up* de 8,8 anos, nova análise foi realizada; cujo objetivo primário era avaliar cardiotoxicidade. Nas pacientes randomizadas para o braço do trastuzumabe, 95,3% apresentavam FEVE ≥ 50%, isto se deve, provavelmente, ao seguimento da função cardíaca e interrupção do trastuzumabe, caso fosse necessário, o que enfatiza a necessidade de uma monitorização cuidadosa durante o tratamento.

No nosso serviço, os pacientes com alto risco de disfunção cardíaca (idade ≥ 60 anos, FEVE no *baseline* entre 50 e 55%, hipertensão, tabagismo, dislipidemia, obesidade e diabetes *mellitus*) deverão ser encaminhados ao ambulatório de cardiotoxicidade para acompanhamento e dosagens de biomarcadores (BNP e troponina no *baseline* e após a quimioterapia) e avaliação para uso de medicações (como inibidores da enzima conversora de angiotensina e betabloqueador).

Nesta população de pacientes, favorecemos o esquema TC-H (com base no estudo BCIRG 006), por causa de sua baixa taxa de cardiotoxicidade quando comparado ao esquema AC-TH (9,4% *vs.* 18,6%).

Em tumores até 3 cm, com base no estudo APT, pode ser discutido o uso de paclitaxel concomitante ao trastuzumabe (neste estudo a toxicidade cardíaca foi de 0,5%). Outra opção para tumores iniciais (neste estudo 57,6% de estádio I e 79,3% de axila negativa) com indicação de esquemas sem antracíclicos é a realização de 4 ciclos de DC a cada 21 dias associado a trastuzumabe por 1 ano, com base em estudo fase II (apenas 0,4% da amostra apresentou disfunção cardíaca grau 3 em 2 anos).

A administração concomitante de trastuzumabe com quimioterapia com base em antracíclico não é recomendada em razão do potencial de aumento da cardiotoxicidade.

Para avaliação de cardiotoxicidade, nosso protocolo recomenda o uso de MUGA ou Ecocardiograma (preferencialmente de 2 dimensões associado a *doppler flow* e medição de *strain*) antes da quimioterapia com AC, após quimioterapia com AC e, após o início do trastuzumabe, realizar verificação a cada três meses e ao término do tratamento com trastuzumabe.

Consideramos o uso de trastuzumabe para pacientes sem comorbidades cardiológicas e com FEVE ≥ 50%. Realizamos a interrupção conforme a Figura 33-2.

Se houver critérios para interrupção do trastuzumabe, são indicados a avaliação da FEVE em 4 semanas e a análise de biomarcadores cardíacos, sempre referenciando ao ambulatório de cardiotoxicidade para acompanhamento e avaliação de medicação (como IECA e betabloqueador). Se após a interrupção por 4 semanas, não for cumprido critério para seguimento do trastuzumabe, este deverá ser descontinuado.

```
                    ┌─────────────────┐
                    │  Critérios de   │
                    │ inclusão* + FEVE│
                    │     ≥ 50%       │
                    └────────┬────────┘
              ┌──────────────┴──────────────┐
      ┌───────┴──────┐              ┌───────┴────────┐
      │ Alto risco***│              │ Ausência de alto│
      │              │              │ risco, iniciar  │
      └──────┬───────┘              │  trastuzumabe   │
             │                      └────────┬────────┘
```

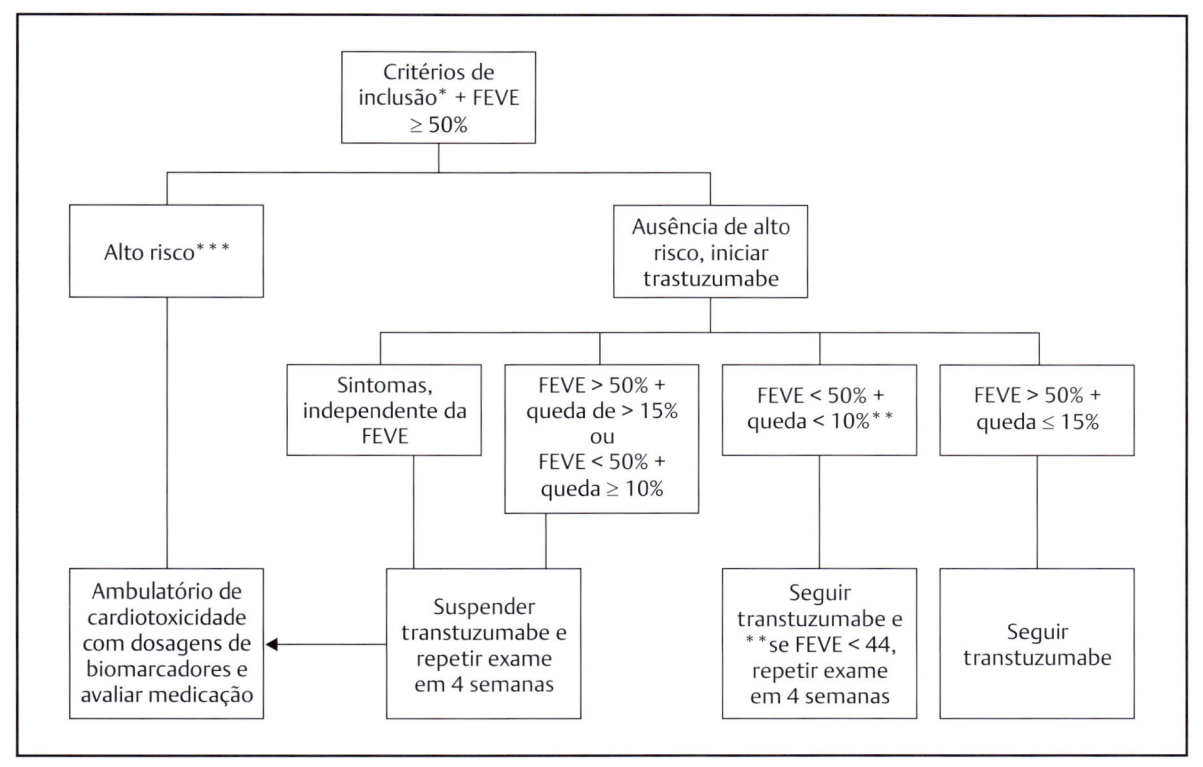

Fig. 33-2. Protocolo para monitorização do trastuzumabe do HCB.

*Critérios de Inclusão: pacientes HER2 positivas e ausência de critérios de exclusão (angina, arritmia, distúrbios de condução severos, doença valvar significativa, cardiomegalia, hipertrofia ventricular, hipertensão não controlada, infarto do miocárdio recente, ICC ou cardiomiopatia).

**Se a queda da FEVE for menor que 10% da *baseline* e o paciente já tiver FEVE = 5 pontos abaixo do limite inferior da normalidade, o trastuzumabe pode seguir desde que realizado ECO (preferencialmente de 2 dimensões associado a *doppler flow* e medida de *strain*) ou MUGA em 4 semanas da aplicação do trastuzumabe.

***Alto risco: idade avançada (≥ 60 anos), baixa fração de ejeção na *baseline* (> 50 e < 55%), hipertensão, tabagismo, dislipidemia, obesidade e diabetes *mellitus*.

LEITURAS SUGERIDAS

Chan A, Delaloge S, Holmes FA *et al.* Neratinib after trastuzumab-based adjuvant therapy in patients with HER2-positive breast cancer (ExteNET): a multicenter, randomized, double-blind, placebo-controlled, phase 3 trial. *Lancet Oncol.* 2016;17:367-77.

Ganz PA, Romond EH, Reena S *et al.* Long- Term Follow-Up of Cardiac Function and Quality of Life for Patients in NSABP Protocol B-31/NRG Oncology: A Randomized Trial Comparing the Safety and Efficacy of Doxorubicin and Cyclophosphamide (AC) Followed by Paclitaxel With AC Followed by Paclitaxel and Trastuzumab in Patients With Node Positive Breast Cancer With Tumors Overexpressing Human Epidermal Growth Factor Receptor 2. *J Clin Oncol.* 2017;35:3942-3950.

Gyawali B, Niraula S. Duration of Adjuvant Trastuzumab in HER2 Positive Breast Cancer: Overall and Disease Free Survival Results from Meta-Analyses of Randomized Controlled Trials. *Cancer Treat Rev.* 2017 Nov;60:18-23

Ismael G, Hegg R, Muehlbauer S *et al.* Subcutaneous versus intravenous administration of (neo)adjuvant trastuzumab in patients with HER2-positive, clinical stage I-III breast cancer (HannaH study): a phase 3, open-label, multicenter, randomized trial. *Lancet Oncol.* 2012;13:869-78.

Joensuu H. Escalating and de-escalating treatment in HER2-positive early breast cancer. *Cancer Treat Revi.* 2017;52:1-11.

Jones SE, Collea R, Paul D *et al.* Adjuvant docetaxel and cyclophosphamide plus trastuzumab in patients with HER2-amplified early stage breast cancer: a single-group, open-label, phase 2 study. *Lancet Oncol.* 2013;14:1121-28.

Kalil Filho R, Hajjar LA, Bacal F et al.Diretriz Brasileira de Cardio-Oncologia da Sociedade Brasileira de Cardiologia. *Arq Bras Cardiol.* 2011;96(2 supl.1): 1-52.

Minckwitz G, Procter M, Azambuja E *et al.* Adjuvant Pertuzumab and Trastuzumab in Early HER2-Positive Breast Cancer. *N Engl J Med.* 2017; 377:122-31.

O'Sullivan CC, Bradbury I, Campbell C *et al.* Efficacy of Adjuvant Trastuzumab for Patients With Human Epidermal Growth Factor Receptor 2 – Positive Early Breast Cancer and Tumors = 2cm: A Meta-Analysis of the Randomized Trastuzumab Trials. *J Clin Oncol.* 2015;33: 2600-2608.

Tolaney SM, Barry WT, Dang CT *et al.* Adjuvant Paclitaxel and Trastuzumab for Node-Negative, HER2-Positive Breast Cancer. *N Engl J Med. 2015; 372:134-41.*

CUIDADO PALIATIVO

34.1 Quimioterapia no Câncer de Mama Metastático

João Soares Nunes

RE NEGATIVO/RP NEGATIVO/HER2 NEGATIVO (SUBTIPO TRIPLO NEGATIVO)

Princípios de Tratamento

A base do tratamento é a quimioterapia.

Sempre considerar a inclusão em estudo clínico, se disponível e se a paciente elegível.

Sempre considerar o acompanhamento em conjunto da equipe de cuidados paliativos, especialmente nas pacientes mais sintomáticas.

A paciente deve ser avaliada a cada ciclo para efeitos colaterais do tratamento e a cada 3 ciclos para resposta.

Em caso de franca progressão deve-se trocar a quimioterapia.

Pacientes com PS:3 ou PS:4 não devem receber quimioterapia.

Em geral favorecer a monoterapia, pois é menos tóxica e não há diferença em sobrevida global se comparada à poliquimioterapia, exceto em caso de crise visceral ou doença muito sintomática que necessite de resposta rápida.

A sequência de esquemas deve começar com antraciclina ou taxanos.

O perfil de toxicidade e potenciais complicações da paciente devem guiar a seleção do tratamento, p. ex., evitar doxorrubicina em cardiopatas, ou evitar taxano, se paciente portador de neuropatia periférica etc.

Em caso de toxicidade limitante o ajuste do tratamento deve contemplar preferencialmente a redução de dose para melhorar a segurança e qualidade de vida da paciente. Se a toxicidade limitante for neutropenia, e a paciente estiver em crise visceral, considerar associação de filgrastina profilático, se disponível.

Esquemas de Quimioterapia

- **Regimes para Pacientes Virgens de Tratamento**
  1. Doxorubicina ou epirrubicina.
  2. Paclitaxel semanal ou 21/21 dias.
  3. Docetaxel 21/21 dias.

- **Regimes para Pacientes em Crise Visceral**
  1. AC.
  2. FAC.
  3. Gencitabina mais paclitaxel.
  4. Capecitabina mais docetaxel.
  5. Gencitabina mais platina.

- **Regimes para Pacientes Resistentes a Antraciclina e Taxanos**
  1. Capecitabina.
  2. Gencitabina.
  3. Vinorelbine.
  4. Gencitabina mais platina.
  5. CMF.
  6. Ciclofosfamida mais metotrexato metronômico.

RE POSITIVO/RP POSITIVO OU NEGATIVO/HER2 NEGATIVO (SUBTIPO LUMINAL)

A primeira escolha é hormonoterapia.

A quimioterapia é reservada para pacientes em crise visceral ou que precisem de resposta rápida, e segue os princípios e esquemas da quimioterapia para o subtipo triplo negativo.

RE NEGATIVO/RP NEGATIVO/HER2 POSITIVO (SUBTIPO HER2)

Princípios de Tratamento

Fundamentada na associação de quimioterapia com bloqueio HER2.

Neste cenário sempre considerar estudo clínico disponível para pacientes elegíveis.

Paciente deve ter função cardíaca normal para ser elegível para terapia anti-HER2.

Não associar terapias anti-HER2 a antraciclinas pelo risco elevado de cardiotoxicidade.

A paciente deve ser avaliada a cada ciclo para efeitos colaterais do tratamento, atenção especial a sintomas de insuficiência cardíaca, e a cada 3 ciclos para resposta.

Deve-se monitorar a fração de ejeção do ventrículo esquerdo (FE) a cada 3 meses durante o tratamento anti-HER2. Em casos de queda da FE assintomática, deve-se pausar a terapia anti-HER2 e reavaliar após 1 mês, se houver recuperação para poder avaliar a reintrodução do mesmo. Se a FE não se recuperar, o bloqueio anti-HER2 deve ser suspenso.

Uma vez a paciente atingindo benefício máximo da quimioterapia, por resposta ou toxicidade limitante, pode-se manter apenas o bloqueio anti-HER2 para manutenção. Neste momento, nos casos que são RE positivo há benefício de associar hormonoterapia (tamoxifeno na pré-menopausa ou inibidor de aromatase na pós-menopausa) como manutenção associada à terapia anti-HER2.

Diante de qualquer sinal ou sintoma neurológico a paciente deve ser elegível para um exame de neuroimagem pelo risco de progressão em SNC.

Pacientes nunca expostas à terapia anti-HER2 ou que concluíram (neo)adjuvância há mais de 1 ano são elegíveis para a combinação de taxano, trastuzumabe e pertuzumabe.

Pacientes expostas a menos de 6 meses do tratamento (neo)adjuvante com trastuzumabe devem ser consideradas para receber preferencialmente TDM1, se disponível, ou alternativamente manter o trastuzumabe e trocar apenas o agente quimioterápico, buscando uma alternativa que não tenha resistência cruzada.

Num cenário de limitação de acesso ao pertuzumabe na 1ª linha, deve-se pelo menos oferecer a quimioterapia com trastuzumabe.

Lapatinibe

Pacientes que receberam todas as linhas anti-HER2, mas mantém bom PS e FE podem receber quimioterapias adicionais, porém com benefício mais limitado.

Sempre considerar tratamento em conjunto com equipe de cuidados paliativos.

Esquemas de Tratamento

1. Docetaxel ou Paclitaxel + pertuzumabe + trastuzumabe.
2. TDM1 (se disponível).
3. Trastuzumabe + "agente quimioterápico alternativo". (*Vinorelbine, capecitabina, docetaxel, paclitaxel ou platina.)

LEITURAS SUGERIDAS

Cardoso F, Costa A, Senkus E et al. 3rd ESO–ESMO International Consensus Guidelines for Advanced Breast Cancer (ABC 3). *Ann Oncol* [Internet]. Oxford University Press; 5 de dezembro de 2016 [citado 25 de janeiro de 2018];28(1):mdw544. Recuperado de: https://academic.oup.com/annonc/article-lookup/doi/10.1093/annonc/mdw544

Giordano SH, Temin S, Kirshner JJ et al. Systemic Therapy for Patients With Advanced Human Epidermal Growth Factor Receptor 2-Positive Breast Cancer: American Society of Clinical Oncology Clinical Practice Guideline. *J Clin Oncol* [Internet]2014 Maio 5 [citado 28 de maio de 2014];1–23. Recuperado de: http://www.ncbi.nlm.nih.gov/pubmed/24799465

Hu X-C, Zhang J, Xu B-H et al. Cisplatin plus gemcitabine versus paclitaxel plus gemcitabine as first-line therapy for metastatic triple-negative breast cancer (CBCSG006): a randomised, open-label, multicentre, phase 3 trial. *Lancet Oncol* [Internet]2015 Abril [citado 26 de janeiro de 2018];16(4):436–46. Recuperado de: http://www.ncbi.nlm.nih.gov/pubmed/25795409

Krop IE, Kim S-B, Martin AG et al. Trastuzumab emtansine versus treatment of physician's choice in patients with previously treated HER2-positive metastatic breast cancer (TH3RESA): final overall survival results from a randomised open-label phase 3 trial. Lancet Oncol [Internet]. junho de 2017 [citado 26 de janeiro de 2018];18(6):743–54. Recuperado de: http://www.ncbi.nlm.nih.gov/pubmed/28526538

Mauri D, Polyzos NP, Salanti G et al. Multiple-Treatments Meta-analysis of Chemotherapy and Targeted Therapies in Advanced Breast Cancer. JNCI J Natl Cancer Inst [Internet]. 17 de dezembro de 2008 [citado 26 de janeiro de 2018];100(24):1780–91. Recuperado de: http://www.ncbi.nlm.nih.gov/pubmed/19066278

Pierce LJ, Reed EC, Fred ξ Pamela Buffett Cancer Center, Kilian Salerno PE et al. NCCN Guidelines Version 2.2017 Panel Members Invasive Breast Cancer NCCN Framework tm: Core Resources (Preliminary). [citado 25 de janeiro de 2018]; Recuperado de: https://www.nccn.org/professionals/physician_gls/pdf/breast_core.pdf

Singh JC, Jhaveri K, Esteva FJ. HER2-positive advanced breast cancer: optimizing patient outcomes and opportunities for drug development. *Br J Cancer* [Internet] 2014 Nov 11 [citado 6 de agosto de 2015]; 111(10):1888–98. Recuperado de: http://www.pubmedcentral.nih.gov/articlerender.fcgi?artid=4229628&tool=pmcentrez&rendertype=abstract

Sparano J, Wang M, Martino S. Weekly Paclitaxel in the Adjuvant Treatment of Breast Cancer. *N Engl J Med* [Internet] 2008 [citado 22 de junho de 2014];358 (16):1663–71. Recuperado de: http://www.nejm.org/doi/full/10.1056/NEJMoa0707056

Swain SM, Baselga J, Kim S-B, Ro J et al. Pertuzumab, Trastuzumab, and Docetaxel in HER2-Positive Metastatic Breast Cancer. *N Engl J Med* [Internet]. Massachusetts Medical Society; 19 de fevereiro de 2015 [citado 26 de janeiro de 2018];372(8):724–34. Recuperado de: http://www.nejm.org/doi/10.1056/NEJMoa1413513

von Minckwitz G, Schwedler K, Schmidt M et al. Trastuzumab beyond progression: Overall survival analysis of the GBG 26/BIG 3-05 phase III study in HER2-positive breast cancer. *Eur J Cancer* [Internet], 2011 outubro [citado 26 de janeiro de 2018];47(15):2273–81. Recuperado de: http://www.ncbi.nlm.nih.gov/pubmed/21741829

Von Minckwitz G, Zielinski C, Maarteense E, Vogel P et al. Capecitabine vs. capecitabine + trastuzumab in patients with HER2-positive metastatic breast cancer progressing during trastuzumab treatment: The TBP phase III study (GBG 26/BIG 3–05). *J Clin Oncol* [Internet]. American Society of Clinical Oncology; 20 de maio de 2008 [citado 26 de janeiro de 2018]; 26(15_suppl):1025–1025. Recuperado de: http://ascopubs.org/doi/10.1200/jco.2008.26.15_suppl.1025

34.2 Hormonoterapia Paliativa em Câncer de Mama

João Paulo Lima

O tratamento hormonal é peça-chave no manejo da paciente com câncer de mama. Cerca de 70% dos tumores apresentam receptores de estrógeno (RE) ou progesterona (RP), sendo considerados tumores hormônio-positivos (RH+), que dependem de hormônios sexuais femininos para expandirem, manterem e formarem metástases. Mesmo em cânceres muito avançados depois de diversas linhas de tratamento, a via hormonal continua ativa e deve ser considerada um alvo terapêutico.

PARA QUEM?
Toda paciente cujo tumor apresente 1% ou mais das células positivas para RE é candidata a tratamento hormonal. Em tumores com expressão de RH entre 1 e 9%, a dependência da via hormonal é menor, e o benefício, por conseguinte, parece ser menor do que em tumores fortemente RH+. Isto deve ser considerado ao discutir as opções e o momento de tratar com o paciente.

Algumas histologias menos comuns (lobular clássico, mucinoso e papilar) são muito dependentes da via hormonal e apresentam forte expressão de RH. É importante ter isto em mente ao avaliar a expressão de RH destes tumores, pois a ausência ou baixa expressão de RH numa biópsia destes tumores pode significar um resultado falso-negativo. Pouco material (punção de agulha fina, aspirado, citologia), biópsia óssea, problemas no preparo da peça, falha na reação imuno-histoquímica são potenciais causas de um resultado falso-positivo. Caso um tumor tipicamente expressor de RH seja negativo, é recomendável reavaliar o material ou mesmo repetir a coleta de material com mais material de conteúdo tumoral.

As novas técnicas de biologia molecular mostram que a maioria dos tumores RH+ mantém esta via ativada na doença metastática. Uma minoria de tumores RH+ na imuno-histoquímica se mostra RH- nos exames moleculares, sendo intrinsecamente hormônio-independentes. Até o momento, não parece ser útil ou custo-efetivo expor o material de todas as pacientes RH+ na avaliação de biologia molecular.

Assim, é melhor ter certeza do *status* RH atual do tumor. Sempre que possível e seguro, devemos pesquisar se a metástase ainda se mantém dependente de estrógeno, já que pode haver a perda de expressão de RH com a progressão da doença (*hormone swtich*). Cenários clínicos que levantam a suspeita de *hormone swtich* são aquelas em que a doença adquire um fenótipo mais agressivo, com rápida progressão durante hormonoterapia, surgimento de metástases viscerais e em sistema nervoso central. É interessante notar que alguns tumores percorrem o caminho reverso, adquirindo a expressão de RH+. Devemos lembrar-nos disto quando uma doença inicialmente RH negativa passa a se comportar como RH+, como, por exemplo, com recidiva após 2 anos, doença óssea ou linfonodal exclusiva ou curso mais indolente. O fenômeno de *hormone swtich* nas duas direções ocorre em até 20% das recidivas.

Não é recomendado associar hormonoterapia à quimioterapia devido a sólidas evidências apontarem para ausência de benefício e maior toxicidade.

QUANDO?
Se o tumor tiver > 1% das células RH+ a paciente deve ter a hormonoterapia obrigatoriamente considerada como a terapia atual, especialmente nas fases iniciais da doença metastática. Diretrizes internacionais advogam que para pacientes RH+ a primeira linha de tratamento paliativo deve ser hormonoterapia.

Contudo, nem sempre a hormonoterapia será o tratamento mais adequado. Embora a taxa de controle de doença com a hormonoterapia seja comparável à da quimioterapia, o tempo para alcançar a diminuição da doença – resposta tumoral – é mais demorado com hormonoterapia. Com quimioterapia a resposta tumoral acontece em menos de dois meses, enquanto que com hormonoterapia pode demorar até 4 meses. Assim, pacientes que precisem de uma resposta rápida, como aqueles sob risco iminente de insuficiência respiratória, hepática, devem receber um tratamento que traga controle rápido de doença, como quimioterapia, até mesmo poliquimioterapia. Após a saída da fase de emergência – com a rápida redução de volume de doença trazida pela quimioterapia – a hormonoterapia pode ser considerada. Alguns médicos têm a preocupação de parar o tratamento quimioterápico e iniciar hormonoterapia, por causa do receio de perder controle da doença, mas é uma técnica segura iniciar a hormonoterapia de manutenção após 4-6 meses de quimioterapia.

COM QUE MEDICAÇÃO?
A escolha do tratamento hormonal paliativo dependente do *status* menopausal da paciente. Pacientes na menopausa contam com diversas opções de tratamento, enquanto a paciente com função ovariana preservada tem um arsenal restrito a castração e uso de tamoxifeno ou análogos de progesterona. Considerando que câncer de mama metastático é uma doença de longa duração, é necessário haver planejamento dos futuros passos, assim favorecemos discutir com a paciente na pré-menopausa a realização precoce de

castração, seja química com uso de análogos de LHRH ou cirúrgica. Mesmo sabendo que a castração (química ou cirúrgica) não "corrige" o pior prognóstico inerente à doença que se manifesta na pré-menopausa, esta tática permite o uso de outras opções terapêuticas mais eficazes seja na primeira linha seja nas demais.

A primeira linha de tratamento deve ser aquela com maiores chances de controlar a doença, já que o tumor se torna mais resistente a cada progressão, e a resposta aos tratamentos subsequentes costuma ser cada vez mais curta. É o princípio da redução dos retornos. Caso uma paciente tenha suspendido um tratamento hormonal adjuvante há mais de 12 meses antes do ressurgimento da doença, podemos considerar sua doença sensível a tal medicação e oferecê-la novamente. Este conceito é muito importante e deve ser lembrado ao inquirir qual foi o tratamento adjuvante (pós-operatório) que a paciente recebeu. Quanto maior o tempo entre o fim da adjuvância hormonal e a recidiva, mais sensível a hormonoterapia, e melhores serão os resultados.

O tamoxifeno 20 mg ao dia, um modulador seletivo do receptor de estrógeno, foi considerado a monoterapia mais eficaz em primeira linha até o surgimento dos inibidores de aromatase de terceira geração, esteroidais (anastrozol 1 mg via oral ao dia e letrozol 2,5 mg via oral ao dia) e não esteroidais (exemestano 25 mg via oral ao dia). Revisões sistemáticas confirmam que os inibidores de aromatase são superiores a tamoxifeno quando usados como primeiro tratamento para doença metastática (primeira linha) tanto em sobrevida global (*hazard ratio* [HR] 0,87; intervalo de confiança de 95% 0,82-0,93), sobrevida livre de progressão (mediana de 10 meses *versus* 7 meses) e taxa de resposta (HR 1,56; intervalo de confiança de 95% 1,17-2,07). A eficácia destes três inibidores é comparável, não havendo nenhum que se sobressaia

Dois estudos prospectivos randomizados sugerem que fulvestranto, antagonista do receptor de estrógeno, seja superior à monoterapia com anastrozol em primeira linha, prolongando a sobrevida livre de doença (mediana de 16 meses *versus* 13 meses; p valor = 0,048). Uma avaliação de subgrupo demonstrou que pacientes sem doença visceral tiveram longa sobrevida livre de progressão com fulvestranto. Um estudo anterior e com menor amostra sugeriu que fulvestranto poderia levar a aumento de sobrevida global. Todas as pacientes estavam na menopausa desde o início do estudo e usaram a dose alta de 500 mg intramuscular no D1, D15 e D29 e, então, 500 mg IM mensalmente.

Em segunda linha – depois de já ter havido falha a um tratamento hormonal paliativo – as diferenças entre as monoterapias diminuem e não há claramente um tratamento que tenha trazido maior sobrevida global.

No entanto, a combinação de um inibidor oral de mTOR (everolimo 25 mg via oral ao dia continuamente) mais exemestano melhorou a sobrevida livre de progressão (11 meses *versus* 4 meses p valor < 0,001) e controle de doença (9,5% *vs.* 0,4%: p valor < 0,001) *versus* exemestano isolado para pacientes que já haviam usado algum tratamento hormonal seja em primeira linha seja após pouco tempo do fim da adjuvante. Percebe-se que estes tratamentos não são opções para pacientes que necessitem de taxa de resposta, mas, mesmo assim, a combinação conseguiu manter a doença controlada por quase um ano em metade da população. Outro estudo randomizado avaliou tamoxifeno *versus* tamoxifeno e everolimo para pacientes com doença refratária a inibidor de aromatase, tendo conclusões similares e sugestão de melhora de sobrevida global.

Com o quê? Inibidores de ciclinas dependentes de quinase 4 e 6 (cyclin-dependent kinase [CDK]). A mais recente inclusão no arsenal terapêutico são os inibidores de CDK4/6 que trouxe uma nova alternativa terapêutica com uma melhora consistente de taxa de respostas, e sobrevida livre de progressão. Os dados de sobrevida global ainda são imaturos. Estes inibidores bloqueiam o ciclo celular, via que parece ser altamente ativa em tumores RH+. Para uma revisão detalhada dos mecanismos de ação e segurança, consulte a referência. Há 3 inibidores em fase final de desenvolvimento com estudos publicados tanto em primeira quanto linhas posteriores (palbociclibe 125 mg via oral 21 dias seguidos com pausa de 7 dias, ribociclibe 600 mg via oral 21 dias seguidos com pausa de 7 dias e abemaciclibe 150 mg via oral duas vezes ao dia continuamente).

Nos três estudos de primeira linha – um com cada droga – o braço controle foi um inibidor da aromatase, e as pacientes incluídas estavam na menopausa, espontânea ou cirúrgica. A sobrevida livre de progressão mediana nos braços controles girou entre 14,5 a 16 meses, e o ganho com a adição do inibidor de CDK4/6 foi de 10 meses, subindo a mediana de sobrevida livre de progressão para 24 a 25 meses. Houve um aumento da taxa de resposta tumoral de 15%, chegando a mais de 50% das pacientes com resposta objetiva.

Porém, a adição de um inibidor de CDK4/6 a um inibidor de aromatase ou fulvestranto trouxe ganhos em sobrevida livre de progressão, diminuindo o risco de progressão em 50% *versus* o braço comparador. As pacientes em todos os subgrupos se beneficiaram igualmente do uso combinado de inibidor de CDK4/6.

Guardada a problemática de se comparar resultados de estudos distintos, os pacientes incluídos nos estudos de inibidor de CDK4/6 em segunda linha tinham menos fatores de pior prognóstico do que aqueles incluídos no estudo everolimo-exemestano, o que torna qualquer comparação de resultados destas medicações algo temerário. Mesmo assim, os resultados robustos desta nova classe de droga parecem apontar como a provável escolha seja como segunda linha ou primeira linha.

QUAL SEQUÊNCIA?

Agora com a chegada dos inibidores de CDK4/6, não há uma clara ordem de tratamento. Sugere-se que os mecanismos de progressão ao inibidor de aromatase sejam estudos, sendo a pesquisa no sangue (DNA circulante) de mutação no gene ESR1, que codifica o receptor de estrógeno mais importante, uma proposta promissora. Caso esteja presente, não seria interessante usar uma combinação com um novo inibidor de aromatase. Contudo, isto ainda é um caminho hipotético. Até o momento, ainda vale o bom senso de discutir a eficácia e segurança conhecidas com a paciente.

Tratamentos mais antigos, como tamoxifeno e progestágenos, tornam-se opções para pacientes que já receberam inibidores de aromatase, fulvestranto e ainda apresentam doença indolente. Neste cenário, não devemos esperar que haja diminuição de volume de doença, mas sim controle de doença na melhor das hipóteses.

O QUE ESPERAR?

O tratamento hormonal pode trazer controle prolongado de doença, tanto em sobrevida global, sobrevida livre de progressão e redução de tumor. Como já dito antes, a hormonoterapia traz controle tumoral similar à quimioterapia, mas demora mais para levar à redução tumoral, com mediana de 2 meses em primeira linha e até 5 meses em segunda linha.

É comum que pacientes com doença hormônio-sensível não apresentem doença mensurável – aquela que pode ser medida em centímetros – como doença óssea, derrame cavitário, carcinomatose peritoneal – por causa do tipo de biologia deste grupo de doenças. Assim, não esperamos que haja uma resposta radiológica com diminuição do tamanho dos sítios de metástases. Neste cenário, aplicamos o conceito de benefício clínico, que é a taxa de resposta completa mais resposta parcial mais doença estável. As pacientes que atingem doença estável por mais de seis meses têm o prognóstico similar daquelas que tiveram uma resposta parcial, enquanto aquelas com doença estável por mais de 24 meses se comparam àquelas com resposta completa.

COMO SEGUIR?

Uma vez alcançado controle de doença, o tratamento hormonal paliativo é continuado indefinidamente até intolerância ou progressão de doença. Todas as medicações são utilizadas diariamente, exceto os inibidores de CDK4/6. Como o tempo de tratamento com hormonoterapia comumente prolonga-se por anos, pequenos efeitos colaterais podem-se avolumar e atrapalhar a qualidade de vida da paciente, e devemos prestar muita atenção a eles, já que a má adesão é uma importante causa de falha terapêutica. Vigiamos a doença com exame físico – cerca de 13% das recidivas são capturadas pelo exame físico – e imagens dos sítios de metástases conhecidos. O intervalo entre os exames radiológicos varia, sendo inicialmente mais curto 2-3 meses e após seis meses podendo ser prolongado para cada 4 meses. Não é sabida a segurança de exposição frequente à radiação de tomografias em pacientes com câncer metastático, mas os benefícios provavelmente superam os riscos. Contudo, a paciente deve estar a par de que exames muitos frequentes não têm impacto positivo e podem onerar sobremaneira o sistema de saúde.

E O PACIENTE DO SEXO MASCULINO?

Os pacientes masculinos com câncer de mama podem receber o mesmo tratamento de mulheres na pós-menopausa, porém caso usem inibidores de aromatase, devem receber também ter a esteroidogênese testicular inibida (análogos de LHRH). Os estudos mais recentes com inibidores de CDK4/6 aceitam pacientes masculinos sem impor condições extras.

LEITURAS SUGERIDAS

Bachelot T, Bourgier C, Cropet C et al. Randomized phase II trial of everolimus in combination with tamoxifen in patients with hormone receptor-positive, human epidermal growth factor receptor 2-negative metastatic breast cancer with prior exposure to aromatase inhibitors: A GINECO study. *J Clin Oncol.* 2012;30:2718–2724.

Baselga J, Campone M, Piccart M et al. Everolimus in postmenopausal hormone-receptor-positive advanced breast cancer. *N Engl J Med.* 2012 Feb 9;366(6):520-9.

Ellis MJ, Llombart-Cussac A, Feltl D, Dewar JA et al. Fulvestrant 500 mg Versus Anastrozole 1 mg for the First-Line Treatment of Advanced Breast Cancer: Overall Survival Analysis From the Phase II FIRST Study. *J Clin Oncol.* 2015 Nov 10;33(32):3781-7.

Finn RS, Martin M, Rugo HS et al. Palbociclib and letrozole in advanced breast cancer. *N Engl J Med.* 2016;375(20):1925-1936.

Fossati R, Confalonieri C, Torri V et al. Cytotoxic and hormonal treatment for metastatic breast cancer: a systematic review of published randomized trials involving 31,510 women. *J Clin Oncol.* 1998;16(10): 3439-3460.

Fribbens C, O'Leary B, Kilburn L et al. Plasma ESR1 mutations and the treatment of estrogen receptor-positive advanced breast cancer. *J Clin Oncol.* 2016 Sep 1;34(25):296-8.

Giordano SH, Valero V, Buzdar AU, Hortobagyi GN. Efficacy of anastrozole in male breast cancer. *Am J Clin Oncol* 2002. Jun;25(3):235-7.

Hortobagyi GN, Stemmer SM, Burris HA et al. Ribociclib as first-line therapy for hr-positive, advanced breast cancer. *N Engl J Med.* 2016 Nov 3;375(18):1738-48

Iwamoto T, Booser D, Valero V *et al.* Estrogen receptor (ER) mRNA and ER-related gene expression in breast cancers that are 1% to 10% ER-positive by immunohistochemistry. *J Clin Oncol.* 2012;30:729–734.

Iwata H. Clinical development of CDK4/6 inhibitor for breast cancer. *Breast Cancer.* 2018 Feb 1.

Mauri D, Pavlidis N, Polyzos NP, Ioannidis JP. Survival with aromatase inhibitors and inactivators versus standard hormonal therapy in advanced breast cancer: meta-analysis. *J Natl Cancer Inst.* 2006;98:1285–1291.

Robertson JFR, Bondarenko IM, Trishkina E *et al.* Fulvestrant 500 mg versus anastrozole 1 mg for hormone receptor-positive advanced breast cancer (FALCON): an international, randomised, double-blind, phase 3 trial. *Lancet.* 2016 Dec 17;388(10063):2997-3005.

Rugo HS, Rumble RB, Macrae E *et al.* Endocrine therapy for hormone receptor-positive metastatic breast cancer: American society of clinical oncology guideline. *J Clin Oncol.* 2016;34:3069–3103.

Sledge GW Jr, Toi M, Neven P *et al.* MONARCH 2: abemaciclib in combination with fulvestrant in women with HR+/HER2- advanced breast cancer who had progressed while receiving endocrine therapy. *J Clin Oncol.* 2017;35(25):2875-84.

Wilcken N, Hornbuckle J, Ghersi D. Chemotherapy alone versus endocrine therapy alone for metastatic breast cancer. *Cochrane Database Syst Rev.* 2003;(2).

TENDÊNCIAS

35.1 Pesquisa Clínica em Câncer de Mama

João Paulo de Carvalho Franco
Gustavo Zucca-Matthes
Natacha Silva Moz

INTRODUÇÃO

Pesquisa clínica é qualquer investigação em seres humanos envolvendo tratamento e diagnóstico com produtos registrados ou passíveis de registro, objetivando descobrir ou verificar os efeitos farmacodinâmicos, farmacocinéticos, farmacológicos, clínicos e/ou outros efeitos do(s) produto(s) investigado(s), e/ou identificar eventos adversos do(s) produto(s) em investigação, averiguando sua segurança e/ou eficácia que poderão subsidiar o seu registro ou a alteração deste junto à ANVISA (Agência Nacional de Vigilância Sanitária).

PESQUISA CLÍNICA = ENSAIO CLÍNICO

Ensaio clínico é o processo científico utilizado para avaliar as intervenções novas ou novas indicações para intervenções previamente aprovadas.

Rastreamento experimental: de cada 10.000 compostos, 250 chegam aos testes pré-clínicos (animais) e apenas cinco dos testes clínicos (em seres humanos). Estima-se que apenas uma molécula chegue ao mercado.

Os protocolos de um estudo devem abranger: objetivo e justificativa do estudo; critérios de seleção dos sujeitos, plano de tratamento; procedimentos do estudo; critérios de avaliação de resposta ao tratamento; sessão estatística; itens administrativos; bibliografia; apêndices; brochura do investigador e agente investigacional.

FASES DE UM ESTUDO CLÍNICO

Pré-Clínica

É a aplicação de nova molécula em animais, depois de identificada em experimentações *in vitro* como tendo potencial terapêutico e apresenta as seguintes características:

- Fornece informações preliminares sobre atividade farmacológica e segurança.
- Mais de 90% das substâncias estudadas nessa fase são eliminadas, pois não demonstram suficiente atividade farmacológica/terapêutica ou são demasiadamente tóxicas em humanos.
- Se tiverem atividade farmacológica específica e perfil de toxicidade aceitável, passam à fase seguinte.

Fase I

É o primeiro estudo de um novo princípio ativo ou nova formulação em seres humanos, geralmente pessoas voluntárias, distribuídas em pequenos grupos. Esta fase se propõe a estabelecer uma evolução preliminar da segurança e do perfil farmacocinético e, quando possível, um perfil farmacodinâmico. Avaliação inicial em humanos (20 a 100 pessoas).

Fase II

Primeiros estudos controlados em pacientes para demonstrar efetividade potencial da medicação (100 a 200 pessoas):

- Indicação de eficácia.
- Confirmação da segurança.
- Biodisponibilidade e bioequivalência de diferentes formulações.

Os objetivos desta fase visam a demonstrar a atividade e estabelecer a segurança em curto prazo do princípio ativo, em pacientes afetados por determinada patologia ou enfermidade. As pesquisas realizam-se em um número limitado de pessoas e frequentemente são seguidas de um estudo de administração. Deve, se possível, também estabelecer as relações dose-resposta, com o objetivo de obter sólidos antecedentes para a descrição de estudos terapêuticos ampliados.

Fase III
Realizam-se estudos internacionais de larga escala, em múltiplos centros, com diferentes populações de pacientes, para demonstrar eficácia e segurança (população mínima de, aproximadamente, 800 pessoas).

Exploram-se, nesta fase, o tipo e o perfil das reações adversas mais frequentes, assim como características especiais do medicamento e/ou especialidade medicinal.

- Conhecimento do produto em doenças de expansão.
- Estabelecimento do perfil terapêutico: indicações; dose e via de administração; contraindicações; efeitos colaterais e medidas de precaução.
- Demonstração de vantagem terapêutica (p. ex., comparação a competidores).
- Farmacoeconomia e qualidade de vida.
- Estratégia de publicação e comunicação (p. ex., congressos e *workshops*).

Fase IV
Realizada após aprovação para comercialização do produto, visa a:

- Detectar efeitos colaterais pouco frequentes ou não esperados (vigilância pós-comercialização).
- Estudo de suporte ao *marketing*.
- Estudos adicionais comparativos a produtos competidores.
- Novas formulações (palatividade, facilidade de ingestão).

ESTUDO CLÍNICO
Um desenho de estudo fase III comum é o estudo clínico duplo-cego. Nestes estudos tanto os participantes como os pesquisadores não sabem qual medicamento do estudo os participantes estão recebendo.

Um estudo cego é aquele onde apenas um lado dos envolvidos não sabe qual o medicamento do estudo está sendo recebido.

Os pesquisadores escolherão ao acaso para definir quais participantes do estudo receberão o medicamento em questão e quais receberão o placebo, medicamento semelhante ao alvo do estudo, porém, sem seu princípio ativo, denominado grupo-controle.

Os placebos não são usados em estudos clínicos quando já existe um tratamento comprovado.

Escolher ao acaso ajuda garantir que os dois grupos sejam representados por diversas características e reduzem a influência do pesquisador.

Termo de consentimento livre esclarecido: é uma ferramenta importantíssima para um ensaio clínico. É um contrato entre Instituição desenvolvedora/Pesquisador e o participante da pesquisa. Deve ser claro e direto e permitir que o participante compreenda tudo o que acontecerá com ele, inclusive eventuais efeitos colaterais e como será realizada sua supervisão e suporte durante o período do Estudo. Apenas após o consentimento e firmas bilaterais o ensaio poderá ser continuado com determinado sujeito.

UNIDADE DE PESQUISA CLÍNICA
A Unidade de Pesquisa Clínica (UPC) foi instituída na Fundação Pio XII no ano de 2006 com a missão de conduzir estudos clínicos de fases I, II, III e IV em oncologia, pautando-se sempre pelas "Good Clinical Practice" (GCP/ICH). Por meio deste departamento, disponibilizam-se aos nossos pacientes tratamentos oncológicos com as mais inovadoras pesquisas disponíveis na atualidade, atuamos em pesquisa clínicas nacionais ou internacionais, com novos fármacos, novas combinações de drogas e/ou novas abordagens terapêuticas, podendo ser desenvolvidas em caráter acadêmico ou vinculadas a patrocínio privado.

A Unidade de Pesquisa Clínica conta com uma área de 1.200 m² dedicados exclusivamente às atividades inerentes ao departamento. O departamento possui estruturas que fazem a diferença na condução dos estudos clínicos, como centro infusional dedicado, farmácia com controle de temperatura 24 horas, consultórios, área administrativa, salas de monitoria, arquivo, auditório e sala de teleconferência.

No ano de 2013 o departamento obteve excelentes resultados durante a inspeção realizada pela FDA (Food and Drug Administration) o que demonstra o caráter técnico e o alto padrão de qualidade adotado pelo departamento.

Em 2017, tivemos uma média mensal de 101 projetos sendo conduzidos na Unidade de Pesquisa Clínica, entre estes projetos estão programas de Uso Compassivo, de Acesso Expandido, estudos clínicos observacionais e estudos clínicos intervencionais.

O departamento proveu tratamento inovador a uma média mensal de 168 participantes nos mais variados estudos clínicos.

O departamento tem expandido seus horizontes e esteve representado nas principais iniciativas internacionais de desenvolvimento de estudos clínicos, como LAOC (*Latin American Oncology Consortium*) e *Win Consortium*. Tornando-se, assim, um centro de referência em pesquisa clínica no Brasil e na América Latina.

O tratamento de pacientes com câncer de mama no departamento vem sendo realizado desde sua inauguração e houve participação em estudos clínicos de grande relevância para os cenários nacional e internacional, é também por meio da realização de ensaios clínicos que se tornou possível a participação de vários investigadores em publicações internacionais, figurando em revistas de altíssimo impacto para o cenário mundial, como o ocorrido em maio de 2013 quando obtivemos coautoria em um artigo publicado pelo *Journal of Clinical Oncology* (https://www.ncbi.nlm.nih.gov/pubmed/23569311) descrevendo uma nova combinação de medicamentos no combate ao câncer de mama.

Atualmente o departamento participa dos mais variados estudos clínicos em busca de tratamentos inovadores contra o câncer de mama, dentre estes estudos destacam-se os estudos inovadores que fazem uso de terapias-alvo moleculares e também os estudos com utilização das imunoterapias.

A realização de pesquisas clínicas patrocinadas dentro da instituição se destaca pela capacidade de oferecer novas terapias ou abordagens aos pacientes da instituição, ampliando, assim, o leque de armas no combate ao câncer (Quadro 35-1).

Quadro 35-1. Estudos Clínicos em Vigência na UPC-HCB 2018

Estudo	Fase	Cenário	População	Intervenção inovadora	Classe de medicamento
MonarchE	3	Adjuvante	Pacientes com câncer de mama, estadiamento inicial com receptores hormonais positivos e HER2 negativo	Abemaciclibe	Terapia-alvo
EGF117165	2	Metastático	Pacientes com câncer de mama, estadiamento metastático, HER2 positivo, recebendo tratamento com trastuzumabe	Lapatinibe	Terapia-alvo
MK3475-355	3	Recorrência Local/metastático	Pacientes com câncer de mama triplo negativo, com recorrência local inoperável e nunca tratados, ou metastático	Pembrolizumabe	Imunoterapia
MONARCH plus	3	Recorrência locorregional/metastático	Pacientes com câncer de mama, estadiamento metastático ou com recorrência locorregional com receptores hormonais positivos e HER2 negativo	Abemaciclibe	Terapia-alvo
EMBRACA	3	Localmente Avançado/metastático	Pacientes com câncer de mama localmente avançado ou metastático com mutação de BRCA positiva	Talazoparibe	Terapia-alvo
NALA	3	Metastático	Pacientes com câncer de mama metastático, HER2 positivo	Neratinibe	Terapia-alvo
MONARCH 1	2	Metastático	Pacientes com câncer de mama, metastático com receptores hormonais positivos e HER2 negativo	Abemaciclibe	Terapia-alvo
MONALEESA-7	3	Localmente Avançado/metastático	Pacientes com câncer de mama localmente avançado ou metastático com receptores hormonais positivos, HER2 negativo	Ribociclibe	Terapia-alvo
BO28407 – KAITLIN	3	Adjuvante	Pacientes com câncer de mama operável HER2 positivo	Antraciclina seguido de trastuzumabe entansina e pertuzumabe	?
REFLECTIONS B327-02	3	Metastático	Pacientes com câncer de mama, metastático com HER2 positivo	PF-05280014	?
KATHERINE	3	?	?	Trastuzumabe entansina	?
EORTC-10085	Observacional	Não aplicável	Pacientes masculinos com câncer de mama	Não aplicável	Não aplicável

O QUE ACONTECE AO TÉRMINO DE UM ESTUDO

Ao fim de um estudo clínico, os pesquisadores analisam detalhadamente os dados coletados durante o mesmo, antes de tomar decisões na interpretação dos resultados e mais testes. Após um estudo fase I ou fase II, os pesquisadores decidem por avançar para a próxima etapa ou interrompem o teste, pois não é seguro ou eficaz. Quando um ensaio fase III é concluído, os pesquisadores analisam os dados e decidem se os resultados são relevantes e demonstram importância médica.

Os resultados de estudos clínicos frequentemente são publicados em revistas científicas com revisão por pares. A revisão por pares é um processo pelo qual especialistas analisam o relatório antes que seja publicado, visando garantir que a análise e as conclusões sejam sólidas. Caso os resultados mostrem-se especificamente importantes, poderão ser apresentados pela mídia e discutidos em congressos científicos e por grupos de representação de pacientes antes de serem publicados.

Assim que comprovada que a nova abordagem é segura e eficaz em um estudo clínico, pode-se tornar uma prática usual e protocolar. A prática-padrão é uma abordagem atualmente aceita e amplamente utilizada e que requer aprovação de um órgão governamental, como, por exemplo, a FDA, a EMEA ou a ANVISA.

Os estudos clínicos geralmente são patrocinados por uma empresa farmacêutica, organizações acadêmicas e Órgãos do Governo e são essenciais para avaliar a segurança e eficácia de novos tratamentos potenciais.

ALGUNS BENEFÍCIOS AO PARTICIPAR EM UM ESTUDO CLÍNICO

Os resultados do estudo podem auxiliar outros pacientes no futuro.

Participantes têm acesso a novas abordagens promissoras que frequentemente não estão disponíveis fora do contexto do estudo clínico.

A abordagem sob estudo pode ser mais eficiente do que a abordagem-padrão.

Participantes passam a receber atendimento médico específico e direcionado de uma equipe de pesquisa que inclui médicos e outros profissionais de saúde, podendo ser os primeiros a se beneficiarem do novo método sob estudo.

CONCLUSÃO

A UPC do Hospital de Câncer de Barretos é relativamente jovem, inaugurada em 2003, e se encontra buscando a maturidade. Torna-se uma opção a mais para pacientes que teriam opções terapêuticas limitadas. Além disso, as parcerias referentes às empresas interessadas na validação dos produtos e o Hospital mostram-se profissionais e extremamente salutares para ambas as partes.

A inclusão de pacientes é paulatina e depende da colaboração dos colegas médicos e da equipe de apoio, cada vez mais conscientes dos benefícios potenciais dos protocolos de estudo para seus pacientes. Também depende de critérios de inclusão, que muitas vezes são muito restritivos, limitando a elegibilidade de pacientes.

Espera-se que muitos outros estudos clínicos possam ser incorporados e inclusive com protocolos mais abrangentes, permitindo que um maior número de pacientes possam se beneficiar de novas terapias contra o câncer de mama.

LEITURAS SUGERIDAS

20060359 - D-CARE – https://clinicaltrials.gov/ct2/show/NCT01077154?term=NCT01077154&rank=1
9002-0077 - B3271002 - https://clinicaltrials.gov/ct2/show/NCT01989676?term=NCT01989676&rank=1
BMN 673-301 – BIOMARIN - https://clinicaltrials.gov/ct2/show/NCT01945775?term=NCT01945775&rank=1
BO27938 - KATHERINE - https://clinicaltrials.gov/ct2/show/NCT01772472?term=NCT01772472&rank=1
BO28407 – KAITLIN - https://clinicaltrials.gov/ct2/show/NCT01966471?term=NCT01966471&rank=1
CLEE011E2301- MONALEESA-7 - https://clinicaltrials.gov/ct2/show/NCT02278120?term=NCT02278120&rank=1
EGF117165 - https://clinicaltrials.gov/ct2/show/NCT02213042?term=NCT02213042&rank=1
Fonseca M S. Enfermagem em Oncologia. Atheneu. São Paulo. Ed 1. 2014.
Hochman B, Nahas F X, Oliveira Filho R S, Ferreira L M. Desenhos de pesquisa. Acta Cir. Bras. vol.20, suppl.2. 2005.
I3Y-CR-JPBQ - https://clinicaltrials.gov/ct2/show/NCT02763566?term=NCT02763566&rank=1
I3Y-MC-JPCF - https://clinicaltrials.gov/ct2/show/NCT03155997?term=NCT03155997&rank=1
I3Y-MC-JPCG - https://clinicaltrials.gov/ct2/show/NCT02747004?term=NCT02747004&rank=1
LACOG 0413 / EORTC 10085 - https://clinicaltrials.gov/ct2/show/NCT01101425?term=NCT01101425&rank=1
MK3475-355 - https://clinicaltrials.gov/ct2/show/NCT02819518?term=NCT02819518&rank=1
MO25757 – AVALTE - https://clinicaltrials.gov/ct2/show/NCT01588184?term=NCT01588184&rank=1
MO27782 – VELVET - https://clinicaltrials.gov/ct2/show/NCT01565083?term=NCT01565083&rank=1
PUMA-NER-1301 – https://clinicaltrials.gov/ct2/show/NCT01808573?term=NCT01808573&rank=1

35.2 Novas Drogas na Terapia Sistêmica para o Câncer de Mama

Diocésio Alves Pinto de Andrade

INTRODUÇÃO

O câncer de mama é uma doença heterogênea, com várias subclassificações, seja por análise de imuno-histoquímica ou mesmo genética. A classificação mais utilizada é pela imuno-histoquímica, onde quatro marcadores/proteínas são avaliados: receptores de estrógeno (RE); receptores de progesterona (RPg); HER2 (*Human Epidermal Growth Factor Receptor 2*); Ki-67 (proteína nuclear de proliferação celular). A realização do sequenciamento genético de um tumor ainda não é uma situação cotidiana por causa dos altos custos deste exame. Na prática diária, correlacionamos o resultado da imuno-histoquímica com o possível perfil genético do tumor, classificando os mesmos em 4 grupos assim divididos:

- *Luminal A:* RE e/ou RPg positivos; HER2 negativo; Ki-67 < 14%.
- *Luminal B:* RE e/ou RPg positivos; HER2 negativo; Ki-67 ≥ 14%.
- *HER2 enriquecido:* RE e/ou RPg positivos ou negativos; HER2 positivo.
- *Triplo negativo:* ausência de expressão de RE, RPg e HER2.

A importância da subclassificação molecular e/ou pela imuno-histoquímica dos tumores da mama é poder oferecer o melhor sistêmico, quer seja com hormonoterapia para os tumores que expressam RE/RPg, terapias-alvo dirigidas como o trastuzumabe/pertuzumabe/lapatinibe/T-DM1 para os tumores que expressam o HER2 em sua superfície ou quimioterapia para ambos os grupos anteriormente mencionados e para os tumores triplo negativos.

Neste capítulo abordaremos as novas drogas que foram recentemente aprovadas para o tratamento do câncer de mama ou compostos que apresentam um potencial terapêutico e que se encontram em fase final de aprovação.

TUMORES RECEPTORES HORMONAIS POSITIVOS

Inibidores de Quinases Dependentes de Ciclina 4 (CDK4) e Ciclina 6 (CDK6)

A terapia hormonal para o câncer de mama tanto no contexto adjuvante quanto no metastático deve sempre considerar o *status* menopausal da paciente. Dois grandes grupos de medicamentos compõem o arsenal terapêutico do manejo hormonal:

- *Moduladores seletivos do receptor de estrógeno (SERMs):* tamoxifeno; raloxifeno; fulvestranto (regulador negativo).
- *Inibidores de aromatase:* anastrozol; letrozol; exemestano.

Durante a terapêutica hormonal, o tumor pode desenvolver resistência. Existem dois tipos de resistência ao tratamento hormonal segundo *guidelines* da ESMO (European Society for Medical Oncology):

- *Primária:* recidiva durante os dois primeiros anos de hormonoterapia adjuvante; progressão de doença nos 6 primeiros meses do tratamento do câncer de mama metastático.
- *Adquirida:* recidiva após o 2º ano de terapia adjuvante; recidiva em < 12 meses do término da adjuvância; progressão de doença após 6 meses do tratamento do câncer de mama metastático.

O primeiro medicamento que demonstrou benefício em reverter a resistência hormonal no tratamento do câncer de mama foi o Everolimo, um inibidor da m-TOR (*mammalian target of rapamycin*). Estudo de fase 3 da associação deste medicamento com o Exemestano, um inibidor de aromatase esteroidal, em pacientes que tiveram progressão/recorrência de doença em uso de inibidores de aromatase não esteroidal demonstrou um aumento na sobrevida livre de progressão de mais de 6 meses quando comparado ao uso exclusivo de Exemestano.

Estudos recentes demonstraram que os inibidores das quinases dependentes de ciclina 4 (CDK4) e ciclina 6 (CDK6) são medicamentos que apresentam excelentes resultados tanto em 1ª linha de tratamento hormonal associado a um inibidor de aromatase, quanto em 2ª linha associados a um modulador seletivo do receptor de estrógeno com o objetivo de reverter uma resistência hormonal. Esta classe terapêutica interfere na síntese do DNA, bloqueando a progressão do ciclo celular da fase G1 para S. Atualmente existem três compostos já desenvolvidos: palbociclibe, ribociclibe e abemaciclibe.

Os estudos de Fase II e Fase III que comprovaram o benefício destes medicamentos estão no Quadro 35-2.

A compilação dos resultados dos quatro estudos em 1ª linha dos inibidores de CDK4 e CDK6 associados a um inibidor de aromatase estão no Quadro 35-3.

Os resultados dos estudos em 2ª linha também demonstraram resultados de ganho de sobrevida livre de progressão (Quadro 35-4).

Os principais efeitos colaterais dos inibidores de CDK4/CDK6 são diarreia, neutropenia, náuseas e fadi-

Quadro 35.2. Estudos de Fases II/III com Inibidores de CDK4/CDK6

Estudo	Medicação	Linha/fase	Controle
PALOMA-1	Palbociclibe	1ª/II	Letrozol
PALOMA-2	Palbociclibe	1ª/III	Letrozol
PALOMA-3	Palbociclibe	2ª/III	Fulvestranto
MONALEESA-2	Ribociclibe	1ª/III	Letrozol
MONARCH-1	Abemaciclibe	2ª/II	–
MONARCH-2	Abemaciclibe	2ª/III	Fulvestranto
MONARCH-3	Abemaciclibe	1ª/III	Inibidor Aromatase

Quadro 35-3. Estudos com Inibidores de CDK4/CDK6 em 1ª Linha

	PALOMA-1	PALOMA-2	MONALEESA-2	MONARCH-3
Tipo de estudo	Fase II	Fase III	Fase III	Fase III
Hormonoterapia	Letrozol	Letrozol	Letrozol	IA
Inibidor CDK4/6	Palbociclibe	Palbociclibe	Ribociclibe	Abemaciclibe
Pacientes	165	666	668	493
HR para SLP	0,49	0,58	0,56	0,54
SLP mediana (m)	20,2 versus 10,2	24,.,.5	25,3 versus 16	NA versus 14,7

HR: *Hazard Ratio*; IA: inibidor de aromatase; m: meses; NA: não atingida; SLP: sobrevida livre de progressão.

Quadro 35-4. Estudos com Inibidores de CDK4/CDK6 em 2ª Linha

	PALOMA-3	MONARCH-1	MONARCH-2
Tipo de estudo	Fase III	Fase II	Fase III
Hormonoterapia	Fulvestranto	–	Fulvestranto
Inibidor CDK4/6	Palbociclibe	Abemaciclibe	Abemaciclibe
Pacientes	521	132	669
HR para SLP	0,42	–	0,55
SLP mediana (m)	9,2 versus 3,8	6	16,4 versus 9,3

ga. Estudos com o Palbociclibe mostraram taxas de neutropenia de mais de 80%, porém com índices de neutropenia febril de 4-5%. Já com o Abemaciclibe mais de 80% dos pacientes apresentaram algum episódio de diarreia, com 45% deles grau 1.

TUMORES HER2 POSITIVOS

A descoberta do bloqueio do receptor HER2 (*Human Epidermal Growth Factor Receptor 2*) com o Trastuzumabe para o tratamento do câncer de mama no início dos anos 2000 mudou completamente o prognóstico das pacientes que apresentavam hiperexpressão desta molécula em seus tumores. Desde então, inúmeros progressos na descoberta de novas drogas para bloquear esta via da carcinogênese têm sido realizados.

Pertuzumabe

O Pertuzumabe, um anticorpo monoclonal como o Trastuzumabe, atua impedindo a homo (HER2/HER2) ou heterodimerização (HER2/HER3) destas moléculas. Desde 2013 esta molécula está disponível para o tratamento das pacientes com diagnóstico de câncer de mama metastático HER2 positivo associado ao Trastuzumabe e quimioterapia à base de taxanos (docetaxel ou paclitaxel). A sobrevida global mediana das pacientes que receberam esta associação chegou a 56 meses comparado a 40 meses com o uso tradicional de Trastuzumabe e taxanos.

Na sequência, estudos de neoadjuvância demostraram aumento na taxa de resposta patológica completa com o duplo bloqueio do HER2. Inúmeras combinações de quimioterápicos podem ser utilizadas, incluindo a associação a antracíclicos. A taxa de resposta patológica na associação do docetaxel/carboplatina com o duplo bloqueio do HER2 ultrapassou 60%, ultrapassando 80% nas pacientes HER2 positivas e receptores hormonais negativas.

No cenário adjuvante, o duplo bloqueio do HER2 aumentou a sobrevida livre de recorrência e a sobrevida global em 3 anos quando comparado ao uso exclusivo de Trastuzumabe, sobretudo nas pacientes de pior prognóstico (ausência de resposta patológica completa na neoadjuvância ou linfonodo positivo).

T-DM1

O trastuzumabe entansina (T-DM1) é uma droga conjugada em que o anticorpo monoclonal Trastuzumabe está ligado ao quimioterápico inibidor de microtúbulo Entansina. Este quimioterápico não estava sendo mais utilizado na prática diária por causa dos inúmeros efeitos colaterais quando administrado sistemicamente. Por meio da engenharia genética e sua conjugação com o trastuzumabe, ele é internalizado pelas células tumorais que superexpressam HER2 agindo diretamente no citoplasma das mesmas.

Ele está indicado em pacientes com câncer de mama metastático que utilizaram trastuzumabe previamente e apresentaram progressão de doença. Neste cenário, ele foi comparado à associação do lapatinibe, uma tirosina quinase bloqueadora do HER2, e o quimioterápico capecitabina, demonstrando melhora na sobrevida global próximo de 6 meses.

Neratinibe

O Neratinibe, um inibidor irreversível de tirosina quinase que bloqueia os receptores HER1, HER2 e HER4, demonstrou benefício no tratamento do câncer de mama adjuvante HER2 positivo. As pacientes receberam este medicamento por 12 meses após terem realizado tratamento adjuvante ou neoadjuvante com Trastuzumabe, todas com estádio 2 ou 3. Houve um benefício marginal de sobrevida global, sobretudo nos tumores que expressam receptores hormonais além do HER2, mesmo com um tempo de acompanhamento extremamente curto. O principal efeito colateral do neratinibe é a diarreia, atingindo 40% de diarreia grau 3 neste estudo.

TUMORES TRIPLO NEGATIVOS

Inibidores da PARP

Os inibidores da PARP são medicamentos que inibem a enzima Poli Adenosina Difosfato Ribose Polimeras (PARP). Esta enzima é essencial para o reparo de quebras na cadeia simples do DNA pelo mecanismo de excisão de bases. Pacientes que não possuem algum tipo específico de mutação, mesmo tendo a PARP bloqueada, conseguem restabelecer este dano pelo reparo por recombinação homóloga (HRR). As mulheres com câncer de mama que apresentam mutação do gene BRCA1 e/ou BRCA2 (genes supressores tumorais) apresentam um defeito constitutivo do HRR. Recebendo um tratamento com inibidor da PARP teoricamente perderiam o segundo mecanismo de reparo, levando à apoptose da célula neoplásica.

Há uma forte correlação entre pacientes com tumores com mutação do BRCA1 serem triplo negativos, assim como os com mutação do BRCA2 apresentarem receptores hormonais positivos na imuno-histoquímica. Estudo de Fase III publicado, em 2017, comparou Olaparibe monoterapia (inibidor da PARP) *versus* quimioterapia de escolha do investigador (capecitabina, eribulina ou vinorelbina) em pacientes com câncer de mama metastático previamente tratados (máximo de duas linhas prévias de tratamento) com mutação germinativa do BRCA e HER2 negativos. Houve aumento da sobrevida livre de progressão (7,0 *versus* 4,2 meses) e da taxa de resposta objetiva (59,9% *versus* 28,8%) favorável ao grupo que recebeu Olaparibe, sendo este medicamento uma excelente opção terapêutica para este grupo selecionado de pacientes com a mutação germinativa do BRCA. Novos inibidores de PARP estão em estudo, sendo o Talazoparibe o mais promissor deles.

Novos Quimioterápicos

A imunoterapia é a mais nova ferramenta para o tratamento oncológico sistêmico, com resultados importantíssimos em vários tumores sólidos, como melanoma, câncer de pulmão de não pequenas células, câncer de bexiga, entre outros. Para pacientes com diagnóstico de câncer de mama metastático ainda não foi apresentado nenhum estudo com resultados importantes para a mudança da prática clínica. Um estudo de Fase Ib incluiu 111 pacientes com câncer de mama triplo negativo com o intuito de avaliar a expressão de PD-L1 (*programmed death-ligand 1*) e também a taxa de resposta objetiva das pacientes que receberam o Pembrolizumabe, um inibidor do PD-1 (*programmed cell death protein 1*). Nessa coorte houve quase 60% de positividade para o PD-L1 e dos 27 pacientes avaliados para resposta, apenas 18,5% apresentaram uma resposta objetiva a este tratamento.

Um novo quimioterápico extremamente promissor para o tratamento dos tumores triplo negativos é o sacituzumab govitecan (IMMU-132), um fármaco conjugado. Trata-se da conjugação do metabólito ativo do Irinotecano (SN-38) com um anticorpo IgG humanizado dirigido contra a TROP-2, uma glicoproteína de superfície celular expressa em mais de 90% dos tumores de mama triplo negativos. Estudos preliminares demonstraram uma taxa de resposta objetiva de 30% e um benefício clínico de quase 50% em pacientes extensivamente pré-tratados (mediana de cinco tratamentos prévios).

CONSIDERAÇÕES FINAIS

O tratamento do câncer de mama tem sofrido inúmeras mudanças nos últimos anos. É necessário determinar potenciais biomarcadores preditores de resposta, seja por técnica molecular seja por imuno-histoquímica. Com isso poderão ser desenvolvidos novos tratamentos, e aqueles já existentes serão administrados apenas para pacientes que apresentam tumores com potencial benefício de resposta.

LEITURAS SUGERIDAS

Bardia A, Mayer IA, Diamond JR et al. Efficacy and safety of anti-trop-2 antibody drug conjugate sacituzumab govitecan (IMMU-132) in heavily pretreated patients with metastatic triple-negative breast cancer. *J Clin Oncol.* 2017 Jul;35(19):2141-8.

Baselga J, Campone M, Piccart M et al. Everolimus in postmenopausal hormone-receptor-positive advanced breast cancer. *N Engl J Med.* 2012 Feb;366(6):520-9.

Cardoso F, Costa A, Norton L et al. 1st International consensus guidelines for advanced breast cancer (ABC 1). *Breast.* 2012 Jun;21(3):242-52.

Chan A, Delaloge S, Holmes FA et al. Neratinib after trastuzumab-based adjuvant therapy in patients with HER2-positive breast cancer (ExteNET): a multicentre, randomised, double-blind, placebo-controlled, phase 3 trial. *Lancet Oncol.* 2016 Mar;17(3):367-77.

Dickler MN, Tolaney SM, Rugo HS et al. MONARCH 1, A Phase II Study of Abemaciclib, a CDK4 and CDK6 Inhibitor, as a Single Agent, in Patients with Refractory HR+/HER2- Metastatic Breast Cancer. *Clin Cancer Res.* 2017 Sep;23(17):5218-24.

Farmer H, McCabe N, Lord CJ et al. Targeting the DNA repair defect in BRCA mutant cells as a therapeutic strategy. *Nature.* 2005 Apr;434(7035): 917-21.

Finn RS, Crown JP, Lang I et al. The cyclin-dependent kinase 4/6 inhibitor palbociclib in combination with letrozole versus letrozole alone as first-line treatment of oestrogen receptor-positive, HER2-negative, advanced breast cancer (PALOMA-1/TRIO-18): a randomised phase 2 study. *Lancet Oncol.* 2015 Jan;16(1):25-35.

Finn RS, Martin M, Rugo HS et al. Palbociclib and letrozole in advanced breast cancer. *N Engl J Med.* 2016 Nov;375(20):1925-36.

Goetz MP, Toi M, Campone M et al. MONARCH 3: abemaciclib as initial therapy for advanced breast cancer. *J Clin Oncol.* 2017 Nov;35(32):3638-46.

Hortobagyi GN, Stemmer SM, Burris HA et al. Ribociclib as First-Line Therapy for HR-Positive, Advanced Breast Cancer. *N Engl J Med.* 2016 Nov;375(18):1738-48.

Nanda R, Chow LQ, Dees EC et al. Pembrolizumab in patients with advanced triple-negative breast cancer: phase Ib KEYNOTE-012 study. *J Clin Oncol.* 2016 Jul;34(21):2460-7.

Perou CM, Sørlie T, Eisen MB et al. Molecular portraits of human breast tumours. *Nature.* 2000 Aug;406(6797):747-52.

Robson M, Im SA, Senkus E et al. Olaparib for metastatic breast cancer in patients with a germline BRCA mutation. *N Engl J Med.* 2017 Nov; 377(6):523-33.

Schneeweiss A, Chia S, Hickish T et al. Pertuzumab plus trastuzumab in combination with standard neoadjuvant anthracycline-containing and anthracycline-free chemotherapy regimens in patients with HER2-positive early breast cancer: a randomized phase II cardiac safety study (TRYPHAENA). *Ann Oncol.* 2013 Sep;24(9):2278-84.

Slamon DJ, Leyland-Jones B, Shak S et al. Use of chemotherapy plus a monoclonal antibody against HER2 for metastatic breast cancer that overexpresses HER2. *N Engl J Med.* 2001 Mar; 344(11):783-92.

Sledge GW Jr, Toi M, Neven P et al. MONARCH 2: Abemaciclib in combination with fulvestrant in women with HR+/HER2- advanced breast cancer who had progressed while receiving endocrine therapy. *J Clin Oncol.* 2017 Sep;35(25):2875-84.

Swain SM, Baselga J, Kim SB et al. Pertuzumab, trastuzumab, and docetaxel in HER2-positive metastatic breast cancer. *N Engl J Med.* 2015 May; 372(8):724-34.

Turner NC, Ro J, Andre F et al. Palbociclib in Hormone-Receptor-Positive Advanced Breast Cancer. *N Engl J Med.* 2015 Jul;373(3):209-19.

Verma S, Miles D, Gianni L et al. Trastuzumab emtansine for HER2-positive advanced breast cancer. *N Engl J Med.* 2012 Nov;367(19):1783-91.

von Minckwitz G, Procter M, de Azambuja E et al. Adjuvant pertuzumab and trastuzumab in early HER2-positive breast cancer. *N Engl J Med.* 2017 Jul;377(2):122-31.

Parte V Cirurgias da Mama

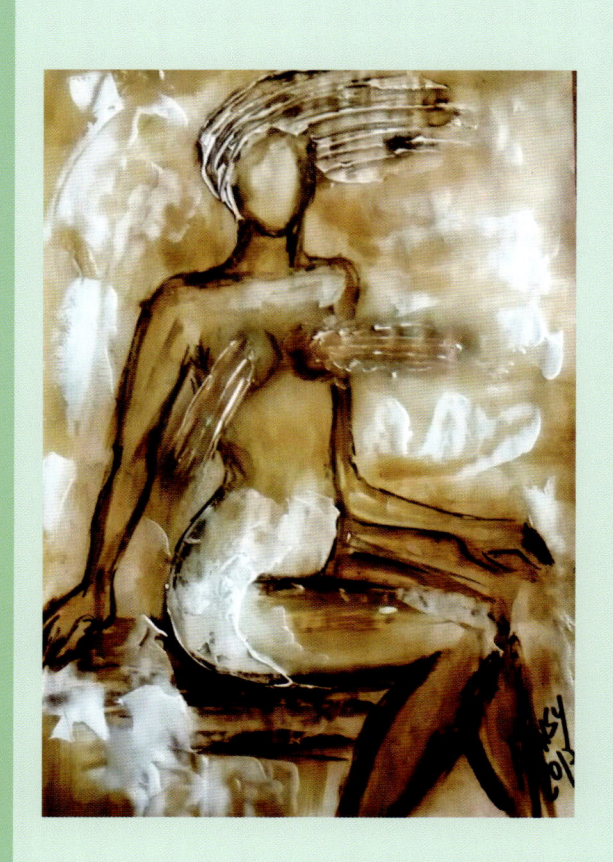

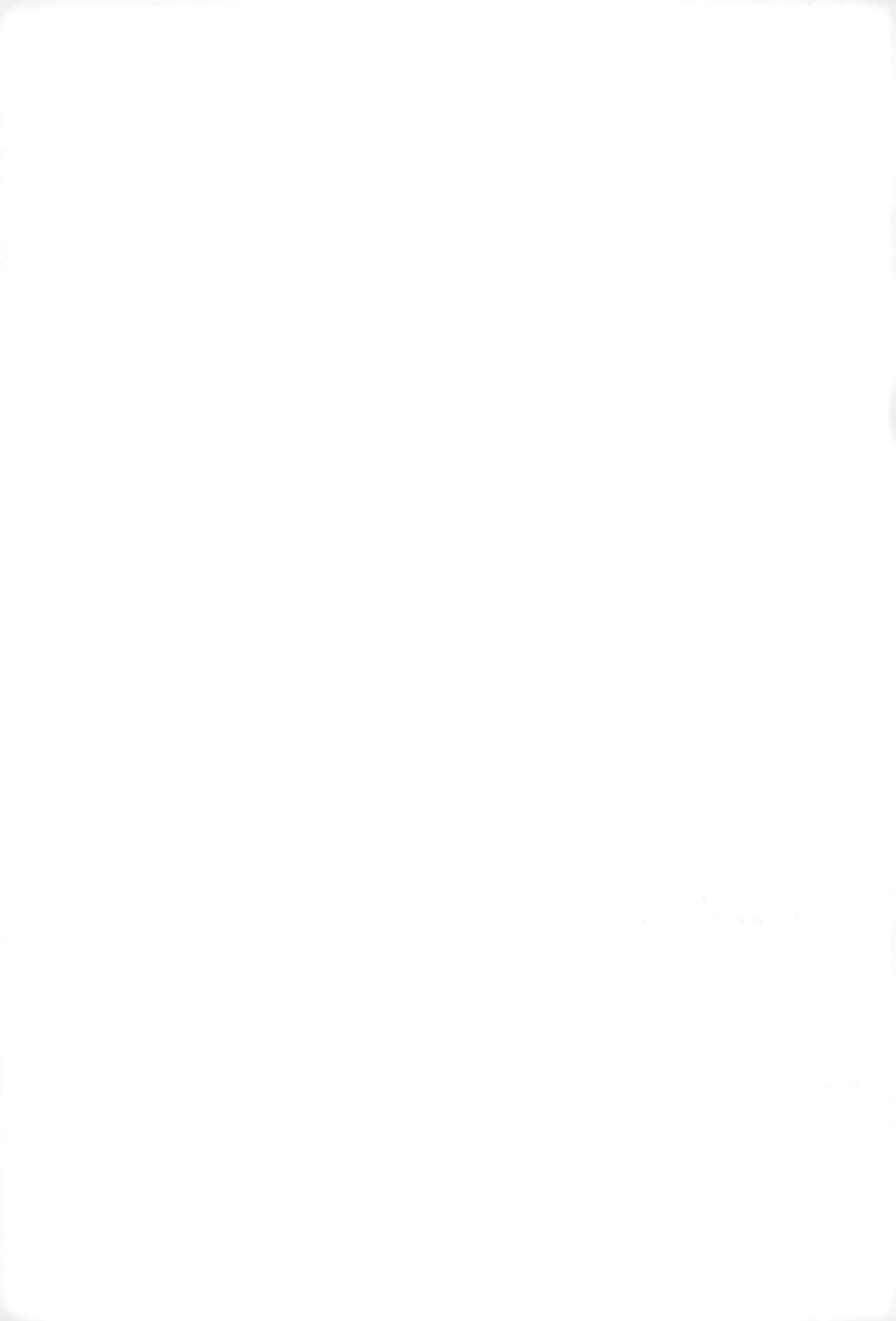

TREINAMENTO PARA CIRURGIA MAMÁRIA

Gustavo Zucca-Matthes
Ângelo do Carmo Silva Matthes

INTRODUÇÃO

O alto nível de responsabilidade em várias profissões chama a atenção especial para os programas educacionais necessários para a competência. Para ser um piloto de aeronave ou comandante naval, é extremamente necessário ter um ótimo número de horas gasto em um simulador.

Durante a faculdade de medicina, futuros médicos lidam com diferentes modelos de treinamento. Eles começam com dissecção cadavérica, laboratórios de animais e, finalmente, chegam ao treinamento clínico guiado por um médico experiente. Para ser cirurgião, é necessário passar muitas horas estudando e praticando habilidades manuais. Por que não treinar em algum tipo de simulador cirúrgico também? Na verdade, esse tipo de treinamento já existe e é comumente usado para cirurgias minimamente invasivas em procedimentos de laparoscopia e robótica. O principal ponto desses dispositivos é imitar de perto a realidade, simular cenários clínicos reais e testar e avaliar o desempenho.

No que diz respeito à cirurgia mamária, encontrar o material físico ideal para simular uma mama real não é fácil. Os pesquisadores mencionaram o uso de modelos de espuma tentando simular tecidos humanos. No entanto, o nível esperado de realismo não foi alcançado. Isto tornou necessário encontrar mais modelos para facilitar o treinamento cirúrgico e permitir que os cirurgiões desenvolvessem suas habilidades e praticassem novas técnicas sem risco real para um paciente.

TIPOS DE TREINAMENTO CIRÚRGICO
Programas de Treinamento

Ao longo do tempo, o método de aprendizado tornou-se o padrão ouro para treinamento cirúrgico. O paradigma de "ver um, fazer um, ensinar um" revela claramente os princípios básicos deste método. É uma abordagem consagrada em que um tutor hábil oferece demonstrações práticas e compartilha conhecimento teórico com o estagiário. Portanto, a cirurgia é aprendida, por exemplo, e repetida. Este modelo de treinamento exige um número muito grande e variedade de casos para treinar um novo cirurgião. No final dos anos 1800, William Osler e William Halsted foram responsáveis por divulgar esse método. Eles também estabeleceram um sistema mais formal e estruturado envolvendo uma equipe de estagiários e mentores. Na verdade, a organização do treinamento de residência atualmente empregada na maioria das escolas de medicina deriva principalmente do seu trabalho. Rotações cirúrgicas e relações estreitas entre mestres e novatos ajudam o estagiário a ganhar competência, otimizando e ampliando a curva de aprendizado. Finalmente, após a conclusão do programa de residência, os residentes devem demonstrar sua proficiência por exames práticos para serem totalmente certificados.

Embora o atual sistema de treinamento de aprendizado tenha um histórico comprovado de sucesso, as restrições nas horas de trabalho dos residentes, as pressões financeiras, as questões de segurança dos pacientes, debates acurados sobre a especialização precoce, a duração do treinamento e a busca de uma melhor qualidade de vida levaram alguns cirurgiões de renome a propor alternativas mais eficientes a este método de ensino. Além disso, os avanços tecnológicos, como os simuladores com base em computador, permitiram que os cirurgiões jovens obtivessem experiência cirúrgica em um ambiente protegido sem risco para o paciente e para melhorar rapidamente suas habilidades.

A mama é um símbolo importante da feminilidade e, portanto, hoje vemos um aumento no número de cirurgias estéticas. Além disso, o câncer de mama se espalhou por todo o mundo, e cada país tem seu próprio conjunto de costumes para as especialidades envolvidas na reconstrução mamária. No entanto, todos eles têm em comum a percepção de que a cirurgia de câncer de mama está mudando e deve-se adaptar para fornecer tratamento atual, seguro e refinado para as mulheres.

Ao longo das últimas décadas, as técnicas cirúrgicas avançaram até o ponto em que a cirurgia de conservação de mama (CCM) tornou-se o padrão de cuidados para o tratamento de carcinomas de mama em estágio inicial. No início dos anos 1990, alguns autores sugeriram a integração de técnicas de cirurgia plástica com CCM no tratamento do câncer de mama. Conceitualmente, esta abordagem, referida como "cirurgia oncoplástica", visa proporcionar tratamento oncológico seguro por planejamento cuidadoso pré-operatório com a incorporação de técnicas de cirurgia plástica para obter um bom controle oncológico com resultados estéticos favoráveis imediatos. Além disso, a cirurgia oncoplástica oferece muitas vezes melhores resultados estéticos globais e procura otimizar a simetria de mama contralateral.

Em 2003, Rainsbury escreveu sobre futuros treinamentos e habilidades para cirurgiões de mama no novo milênio. Ele comentou que a cirurgia de mama estava se tornando mais especializada como resultado do treinamento de companheirismo, maior demanda de pacientes por especialistas, aumento das expectativas dos estagiários e novas habilidades aprendidas por cirurgiões de mama existentes. Como resultado, os programas de treinamento modernos precisam reconhecer esses requisitos, apoiando iniciativas de troca de experiências para treinamento entre especialidades e incentivando o desenvolvimento profissional.

No Reino Unido, o conceito oncoplástico tornou a cirurgia da mama como uma opção de carreira mais popular e atraente para uma nova geração de estagiários cirúrgicos. Os programas de cirurgia geral não oferecem um número adequado de casos de câncer de mama para que os residentes treinem adequadamente, então eles seguem para especialização em cirurgia de mama ou para bolsas de oncologia cirúrgica. As bolsas oncoplásticas devem formar especialistas que tenham um papel ativo no gerenciamento abrangente de pacientes com câncer de mama, capazes de fornecer a cirurgia de câncer mais adequada com os melhores resultados cosméticos. Robertson *et al.* provaram que especialistas em cirurgias de mama treinados realizam reconstruções imediatas de mama com base em implantes com um resultado satisfatório quando avaliadas por análises subjetivas e objetivas.

Isto leva à evolução da cirurgia mamária com refinamento das técnicas cirúrgicas em busca de melhores resultados, especialmente no que diz respeito à reconstrução mamária e procedimentos estéticos. É importante mencionar que, para bons resultados imediatos, a reconstrução mamária com implantes requer uma mastectomia muito bem realizada.

O objetivo é proporcionar educação para cirurgiões com grandes práticas em cirurgia de mama, mas sem experiência de cirurgia oncoplástica ou reconstrutiva. Também é importante a estrutura dos cursos de pós-graduação e o nível de atividade da unidade de treinamento de reconstrução mamária. Os centros de câncer de mama com alto volume devem ser certificados como programas de treinamento

Com o aumento da subespecialização, como exemplificado pelo crescente número de médicos dedicados exclusivamente à cirurgia de mama, os cirurgiões são obrigados a desenvolver mais sofisticação em um período de tempo relativamente mais curto. No entanto, o método com base em aprendizagem depende de um longo período de tempo para fornecer ao estagiário experiência suficiente.

Simuladores

O desenvolvimento e uso de simuladores recém-criados em residência ou programas educacionais médicos contínuos promoveram uma mudança na educação cirúrgica. Por meio de um número ilimitado de exercícios repetidos e em um ambiente tranquilo e livre de estresse, os cirurgiões podem, teoricamente, obter uma vasta experiência em um breve período de tempo. A criação de um modelo de simulador ótimo como complemento à educação em cirurgia de mama e plástica pode melhorar o processo de treinamento para ambas as especialidades e permitir uma conquista mais rápida de competência. Foram utilizados diferentes tipos de simuladores ou técnicas de ensino e revelaram bons resultados em diferentes aspectos do treinamento. O uso de modelos de espuma permite uma estrutura tridimensional em comparação à superfície de mama reconstruída bidimensional padrão usada ao ensinar técnicas de abas locais. Ele ilustra, por exemplo, como os retalhos são confeccionados e como o mamilo é formado na reconstrução do complexo areolar do mamilo. O uso de simuladores semelhantes a tecidos é amplamente utilizado para calibrar e comparar sistemas de imagem e treinar cirurgiões para operar sob orientação de imagem. Há também modelos de exames de mama usados para ensinar exames de mama, melhorar a habilidade de palpação do médico e aumentar a efetividade deste exame para permitir que o médico fique menos ansioso com essa interação e mais confortável com essa habilidade.

Os modelos de treinamento também foram desenvolvidos com parênquimas de mama ajustáveis, com diferentes densidades e tamanhos e relações físicas com estruturas de nervuras e músculos subjacentes em uma mama de silicone que torna o simulador muito realista.

Mastotrainer

O modelo Neoderma chamado Mastotrainer foi criado com foco na estética e reconstrução do peito.

Para este modelo, foi necessário criar diferentes planos de dissecção, tecidos subcutâneos, mama, músculos e costelas. O "Mastotrainer" baseia-se nesta recreação realista do órgão e cai em uma nova classe de simuladores: "R.E.S.T. (*Realistic Endo Surgical Trainer*)

simuladores" (Fig. 36-1). Esta tecnologia foi introduzida em 42 países e inclui especialidades como neurocirurgia, urologia, ginecologia e cirurgia geral entre outros. Faz uso de um tipo de borracha moldável que, juntamente com um grupo de polímeros, permite mais de 60 tipos de consistências que vão desde secreções mucoides até a cartilagem. Ele permite colorações diferentes, o que ajuda a criar uma grande variedade de diferentes planos de tecido anatômico, bem como lesões. A combinação destes componentes estimula a formação de cistos, tumores sólidos, massas de consistência diferente, incluindo aquelas com calcificações e a formação de planos de clivagem. O Neoderma é usado de forma personalizada que corresponde às patologias variáveis que podem ser escolhidas antes do processo de treinamento. Estes simuladores são colocados em uma base de fibra de vidro que permite a manipulação e prática na parte do corpo de interesse. A parte anatômica usada é descartada após a cirurgia prática, e a base de fibra de vidro agora está pronta para outra unidade cirúrgica e treinamento. Os fabricantes oferecem tecnologia Neoderma que imita de perto a cor, consistência, sensação, elasticidade e resiliência dos tecidos humanos. Tecnologias mais avançadas permitem hemorragias dentro das cavidades do corpo. Existem tecidos que podem ser cortados por um bisturi ultrassônico e *laser* também. Ao praticar a sutura, pode fornecer a resistência adequada aos tecidos específicos em que trabalha, além do tipo de suturas que estão sendo utilizadas e manobras realizadas. Essas técnicas avançadas de ensino diminuem a curva de aprendizado para novos profissionais ao aprender a executar procedimentos pela primeira vez.

O "Mastotrainer" foi introduzido como um novo conceito de simuladores para uso em treinamento cirúrgico. Ele se mostrou muito útil no treinamento de várias técnicas cirúrgicas, com a primeira versão do simulador focada no aumento e reconstrução de mama após a mastectomia. A segunda versão do Mastotrainer, peitos maiores e ptóticos fornece treinamento prático para marcações pré-operatórias, várias técnicas de mamoplastia, incluindo cirurgia de conservação de mama, tumorectomias reconstrutivas e procedimentos oncoplásticos. É valioso para o treinamento de cirurgias de mama oncológicas, estéticas e/ou reconstrutivas. Nesta sequência foram desenvolvidos outros dois modelos permitindo uma

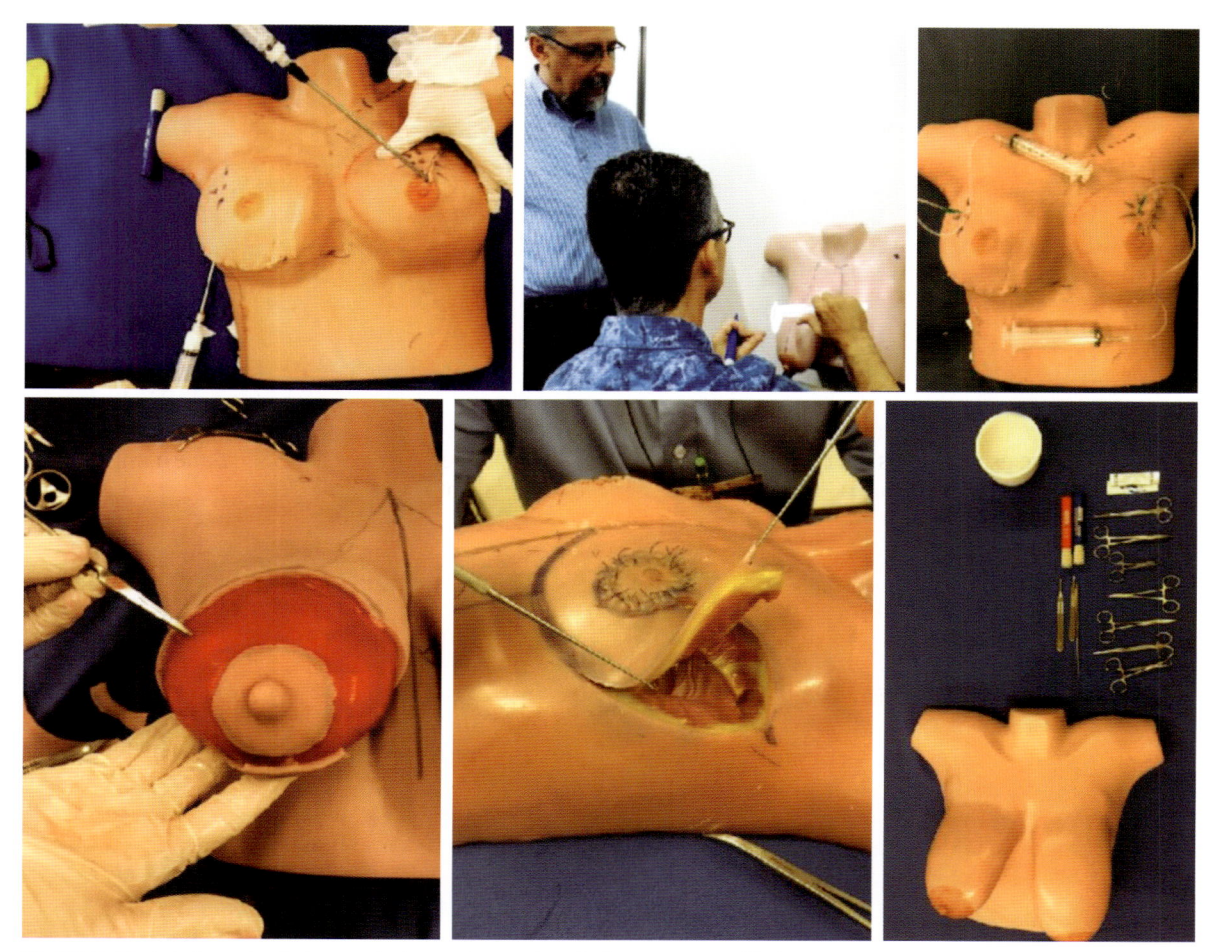

Fig. 36-1. Mastotrainer: simulador para treinamento em cirurgia de mama oncoplástica.

base mamária mais ampla e mamas assimétricas, favorecendo o exercício de diversas técnicas cirúrgicas, sobretudo, para mastopexias e reduções mamárias volumosas.

Este modelo de treinamento permite que os cirurgiões iniciantes adquiram experiência com habilidades e princípios cirúrgicos fundamentais, como fazer incisões, sutura e identificar planos cirúrgicos que diminuam o risco de futuros erros evitáveis que podem ocorrer na prática da cirurgia. Há uma enorme lista de fatores que contribuem para a prevenção de erros, como experiência adequada, familiaridade com o campo cirúrgico e reconhecimento imediato, e solução bem-sucedida de problemas críticos prévios. Todos os erros são discutidos após os exercícios serem concluídos, e isto é crucial para a experiência de aprendizado do cirurgião e capacidade para prevenir a morbidade para seus pacientes no futuro.

Múltiplos cenários clínicos virtuais desafiadores podem ser simulados por este programa, e o desempenho do cirurgião em situações de estresse pode ser avaliado. Esses tutoriais se concentram em melhorar o desempenho do cirurgião usando módulos básicos e mais avançados (Quadro 36-1).

CadaverLab

A dissecção cadavérica é amplamente utilizada para o treinamento especializado em laboratório. Recentemente, foi utilizado para treinamento estético e reconstrução de mama. No entanto, esta prática é dificultada pelos custos envolvidos na preparação de cadáveres e laboratórios, para não mencionar as muitas questões éticas e financeiras que tornam essa prática difícil em alguns países (Fig. 36-2).

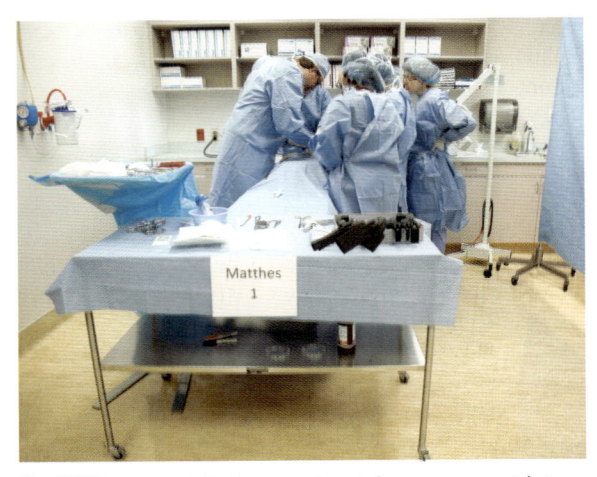

Fig. 36-2. Tutoria cirúrgica no *cadaverLab* por um especialista.

EXPERIÊNCIA DE BARRETOS

As estatísticas mais confiáveis sobre a incidência de câncer de mama revelam que cerca de 1.500.000 mulheres serão diagnosticadas com esta doença em todo o mundo em 2018. Apesar dos avanços significativos no tratamento cirúrgico com a introdução da cirurgia de conservação da mama na segunda metade do século XX, até hoje, a maioria das mulheres ainda é submetida a mastectomias, e menos de 10% terá uma reconstituição imediata ou tardia. No Brasil, os números são semelhantes, com 59 mil novos casos esperados este ano. A maioria dessas mulheres será tratada com cirurgias radicais, e talvez 15% desses pacientes tenham reconstruído os seios. Por esse motivo, o Departamento de Cirurgia de Mastologia e Reconstrução do Hospital de Câncer de Barretos considera a reconstrução mamária, bem como a incorporação de técni-

Quadro 36-1. Comparação entre Diferentes Tipos de Curso em Cirurgia Oncoplástica Reconstrutiva

Programas	CadaverLab	Mastotrainer	Centro de Treinamento (cirurgias ao vivo)
Nível de experiência	Variável	Variável	Variável
Duração	2 dias	Variável	21 meses
*Procedimentos oncoplásticos	Níveis I a IV	Níveis I a III	Níveis I a IV
Conteúdo	Prático – 50% Teórico – 50%	Prático – 75% Teórico – 25%	Prático – 90% Teórico – 10%
Realismo	★★	★	★★★
Investimento	$$	$	$$$

*Classificação para procedimentos oncoplásticos:
Nível 1: técnicas de reconstrução mamária monolateral, como incisões estéticas da pele, descompensação das margens areolares, mobilização glandular e técnicas de remodelamento, busca de soluções para a reconstrução do quadrante central e reconstrução mamária imediata com expansores temporários.
Nível 2: procedimentos bilaterais, como *lipofilling*, aumento mamário, redução mamária, mastopexia e reconstrução de mamilo e aréola.
Nível 3: reconstrução mamária imediata e retardada com implantes ou uma combinação de técnicas.
Nível 4: procedimentos monolaterais ou bilaterais mais complexos envolvendo retalhos autólogos (retalhos pediculados ou livres).

cas de cirurgia oncoplástica na prática diária do cirurgião de mama, como componente essencial do tratamento do paciente.

Este ponto de vista permitiu a parceria visionária e brilhante entre o Dr. Angelo Matthes e a generosidade e experiência do Dr. Raphael Haikel, que conseguiu convencer o Conselho de Administração desta instituição única e extraordinária da importância e da necessidade de estabelecer o primeiro Centro de Treinamento de Cirurgia de Reconstrução Oncológica e de Mama (CTO) no Brasil, e talvez o mundo, oferecendo aos mastologistas, cirurgiões oncológicos e cirurgiões plásticos a capacidade de aprender as técnicas mais recentes, mais sofisticadas e reconstrutivas.

Em março/2009 foi inaugurado o primeiro Centro de Treinamento em Oncoplastia do Brasil no Hospital de Câncer de Barretos. Há muito se esperava por um centro nacional capaz de suprir os anseios dos profissionais especialistas na busca por conhecimentos práticos na área da oncoplastia.

O curso é dividido em módulos, abordando diferentes técnicas e cirurgias. Houve um apelo a procedimentos práticos, portanto, além das aulas teóricas, ministradas brilhantemente por professores de cirurgia, membros e convidados, são realizadas inúmeras cirurgias, com diferentes técnicas, proporcionando aos alunos experiência em tempo real com os procedimentos, dificuldades e armadilhas, complicações e resultados.

Desde 2009, por meio de um programa progressivo, o CTO já treinou cinco grupos e ajudou orgulhosamente 56 colegas a ver a cirurgia de mama com um prisma diferente – dando-lhes melhores opções para tratar seus pacientes com as últimas técnicas oncoplásticas.

Atualmente o curso é ministrado em 21 módulos mensais, sendo cada módulo de 3 dias, envolvendo a visualização dos resultados pós-operatórios, manejo de curativos, desenhos e planejamento pré-operatório, aulas teóricas e cirurgias presenciais.

É importante notar que existe uma curva de aprendizado significativa para essas operações e a importância de uma boa formação. Nesse sentido, é marca de nosso CTO buscar qualidade e segurança, mostrando vários tipos de resultados e discussões das potenciais limitações, complicações e possíveis armadilhas. Também é papel deste Centro ensinar seus alunos a resolverem as eventuais complicações pelas quais possam se deparar, permitindo uma formação ampla e consolidada (Figs. 36-3 e 36-4).

DISCUSSÃO

Na aviação, a experiência piloto é reconhecida como inestimável, e isto é adquirido em programas de simulação e tutoria antes de pilotar um avião. Eles são, portanto, obrigados a realizar treinamento anual com novas tecnologias em diferentes simuladores de crise. Por que também não o fazem os cirurgiões?

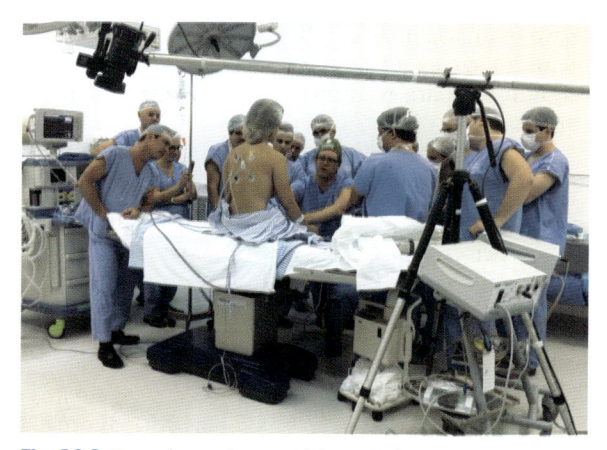

Fig. 36-3. Desenhos pré-operatórios guiados.

Os erros médicos são, e sempre serão, inevitáveis na prática da medicina. O objetivo aqui seria dar a experiência do cirurgião novato com difíceis desafios operatórios em um simulador antes de ser forçado com uma situação semelhante em um paciente vivo.

A evolução contínua da educação cirúrgica na doença da mama é um processo complexo que foi afetado por muitas variáveis. Durante a última década, muitos fatores como a crescente demanda por cuidados especializados por parte dos pacientes e médicos, forçaram algumas mudanças ao método atual de treinamento. Na verdade, cirurgiões de mama e plásticos foram forçados a desenvolver suas habilidades cirúrgicas em um período relativamente curto de tempo. O treinamento cirúrgico na reconstrução mamária possui alguns requisitos específicos. É necessário um conjunto único de instrumentos, assim como um modelo de prática que se assemelha muito aos diferentes tipos de tecido com os quais um cirurgião de mama será confrontado.

Apesar da capacidade de modelos cadavéricos para fornecer excelente simulação de múltiplos procedimentos cirúrgicos variados, o acesso, questões éticas, segurança e custo-eficácia desta estratégia prejudicaram o uso generalizado de tais modelos.

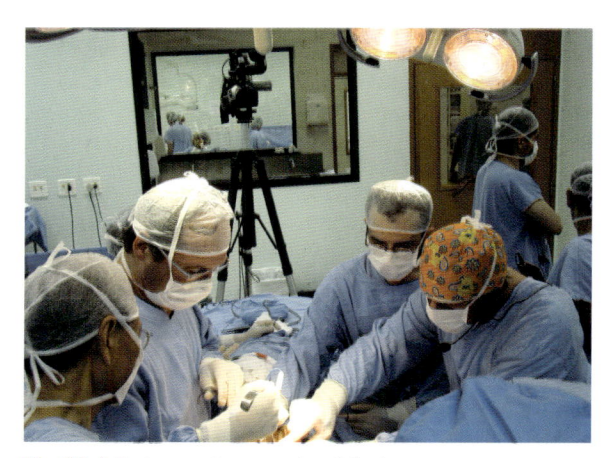

Fig. 36-4. Treinamento no centro cirúrgico.

Outra questão não cirúrgica, mas talvez com um papel igualmente importante para os centros de treinamento é ensinar aos cirurgiões o valor de realmente ouvir seus pacientes. Muitas vezes, os resultados estéticos são pobres do ponto de vista do cirurgião, mas o paciente está contente, principalmente porque foi tratada por câncer e ainda possui uma forma de mama aceitável. Claro, os resultados estéticos são importantes; no entanto, para um especialista em mama, os resultados não podem ser avaliados isoladamente, mas devem levar em consideração os objetivos, motivações, desejos e psique da mulher que está sendo tratada. À medida que um cirurgião ganha experiência com métodos oncoplásticos, a abordagem é muito parecida com um canivete suíço – repleta de diferentes funções e opções cirúrgicas, mais ou menos apropriadas para o cenário clínico e as expectativas do paciente. No século XXI, o tratamento do câncer de mama tornou-se mais e mais individualizado, tanto no nível molecular, quanto no nível de todo o ser humano, respeitando os desejos e expectativas do paciente diante do médico. Além disso, os pacientes tornaram-se mais exigentes, com o aumento das expectativas de seus médicos tratantes, nos empurrando para refinar continuamente suas técnicas cirúrgicas. A comunicação entre cirurgiões de mama e cirurgiões plásticos é certamente importante para esta melhoria no padrão de cuidados, independentemente das funções específicas de cada cirurgião.

Criticamente importante para o ensino de cirurgia oncológica é o uso de uma variedade de métodos, incluindo demonstrações da anatomia relevante para reconstrução mamária, pequenos grupos de tutoriais, oficinas de implantes e experiência com dissecção anatômica. Os alunos devem realizar procedimentos com base em cadáveres ou simuladores, reforçados pelo ensino de vídeos e demonstrações operacionais ao vivo. Os centros de treinamento devem fornecer treinamento oncológico e reconstrutivo abrangente com supervisão educacional estruturada, avaliação e *feedback*.

CONCLUSÃO

Um programa educacional bem organizado na cirurgia de mama e cirurgia oncoplástica pode elevar o padrão atual de cuidados. Apesar do HC Barretos ser o pioneiro em como Centro de Treinamento com cirurgias presenciais, acreditamos firmemente que os simuladores cirúrgicos fornecerão uma experiência crítica no treinamento oncoplástico de futuros cirurgiões de mama, assegurando a transição segura para a cirurgia em pacientes vivos.

LEITURAS SUGERIDAS

Audisio RA, Chagla LS. Oncoplastic fellowship: can we do better? *Breast*. 2007 Feb;16:11-12.

Baildam A, Bishop H, Boland G *et al*. Oncoplastic breast surgery – a guide to good practice. *Eur J Surg Oncol*. 2007 Aug;33 Suppl 1:S1-23.

Choy I, Okrainec A. Simulation in surgery: perfecting the practice. *Surg Clin North Am*. 2010 Jun;90(3):457-73.

Dutta S, Krummel TM. Simulation: a new frontier in surgical education. *Adv Surg*. 2006;40:249-263.

Fitzal F. Oncoplastic surgery: "a rolling stone gathers no moss". *Breast*. 2010 Dec;19(6):437-8.

Franzese CB, Stringer SP. The evolution of surgical training: perspectives on educational models from the past to the future. *Otolaryngol Clin North Am*. 2007 Dec;40:1227-35, vii.

Gerling GJ, Weissman AM, Thomas GW *et al*. Effectiveness of a dynamic breast examination training model to improve clinical breast examination (CBE) skills. *Cancer Detect Prev*. 2003;27:451-6.

Heitmiller RF, Gupta VK, You CJ. Apprenticeships: preserving the commitment in surgical education. *J Surg Educ*. 2008 Jul-Aug;65(4):259-62.

Matthes AG, Perin LF, Rancati A *et al*. Mastotrainer: new training project for breast aesthetic and reconstructive surgery. *Plast Reconstr Surg*. 2012 Sep; 130(3):502e-4e.

Matthes AGZ, Viera RAC, Michelli RAD *et al*. The development of an Oncoplastic Training Center– OTC. *Int J Surg*. 2012 Mar;10(5):265-9.

Pugh CM, Salud LH. Fear of missing a lesion: use of simulated breast models to decrease student anxiety when learning clinical breast examinations. *Am J Surg* 2007 Jun; 193(6):766-70.

Quinn AD, Smiddy PF, Duggan M *et al*. Technical report: a training phantom for stereotactic breast biopsies. *Clin Radiol*. 1997 Feb;52(2):149-50.

Rainsbury RM. Training and skills for breast surgeons in the new millennium. *ANZ J Surg*. 2003 Jul;73(7):511-6.

Richardson JD. Training of general surgical residents: what model is appropriate? *Am J Surg*. 2006 Mar; 191(3):296-300.

Robertson S, Wengström Y, Eriksen C *et al*. Breast surgeons performing immediate breast reconstruction with implants - assessment of resource-use and patient-reported outcome measures. *Breast*. 2012 Aug;21(4):590-6.

Saleh DB, Rhodes ND. Nipple reconstruction—educating the patient. *J Plast Reconstr Aesthet Surg*. 2009 Jun; 62(6):720.

Satava, RM. Emerging trends that herald the future of surgical simulation. *Surg Clin North Am*. 2010 Jun; 90(3):623-33.

Stefanidis D. Optimal acquisition and assessment of proficiency on simulators in surgery. *Surg Clin North Am*. 2010 Jun;90(3):475-89.

Urban CA. New classification for oncoplastic procedures in surgical practice. *Breast*. 2008 Aug;17(4):321-22.

Vieira RAC, Z-MA, Michelli RAD, Ribeiro GFP *et al*. A oncoplastia e o tempo de treinamento do mastologista (Oncoplastic Surgery and breast surgeon training). *Rev Bras Mastol*. 2010

Zucca-Matthes G, Lebovic G, Lyra M. Mastotrainer new version: realistic simulator for training in breast surgery. *Breast*. 2016 Aug;31:82-84.

EVOLUÇÃO DAS MASTECTOMIAS

CAPÍTULO 37

Gustavo Zucca-Matthes

Apesar de o tratamento conservador ser considerado o padrão ouro no tratamento cirúrgico para o câncer de mama, o Brasil é um país repleto de heterogeneidades. Isto quer dizer que as taxas de mastectomias variam muito de região para região, de acordo com o estádio diagnóstico realizado.

Em Barretos, apesar de a Instituição ter sua sede no Estado de São Paulo, atendem-se pacientes de todo o Brasil. Desta forma, é possível testemunhar um retrato das dificuldades de cada estado, refletindo em cada um dos casos novos que chegam por aqui. Cabe ao Serviço propiciar a melhor técnica cirúrgica para cada caso, sendo as mastectomias armas ainda muito utilizadas (Figs. 37-1 e 37-2).

Contudo, ao longo do tempo, as técnicas cirúrgicas avançaram até o ponto em que a segurança oncológica e os resultados estéticos tornaram-se os pilares da cirurgia mamária contemporânea.

TRATAMENTO CIRÚRGICO DO CÂNCER DE MAMA

A padronização sistemática do tratamento cirúrgico do câncer de mama teve início no final do século XIX com Halsted (Fig. 37-3).

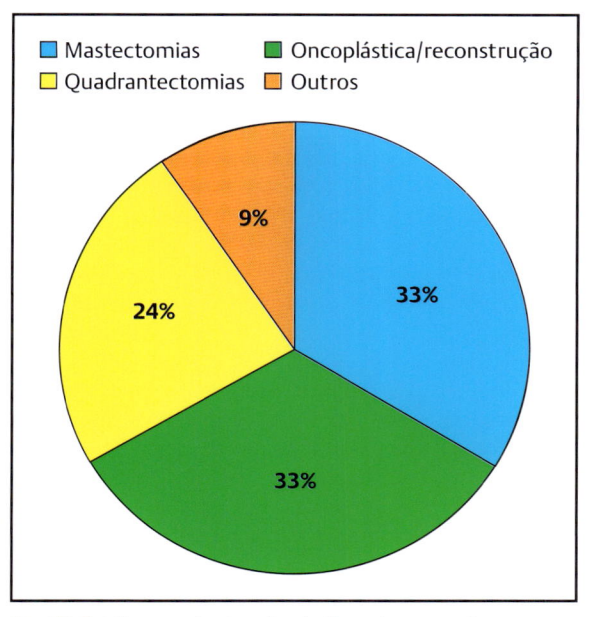

Fig. 37-2. Números de cirurgias do Departamento de Mastologia e Reconstrução (01/01/2016-31/01/2017) – Total 870 procedimentos cirúrgicos.

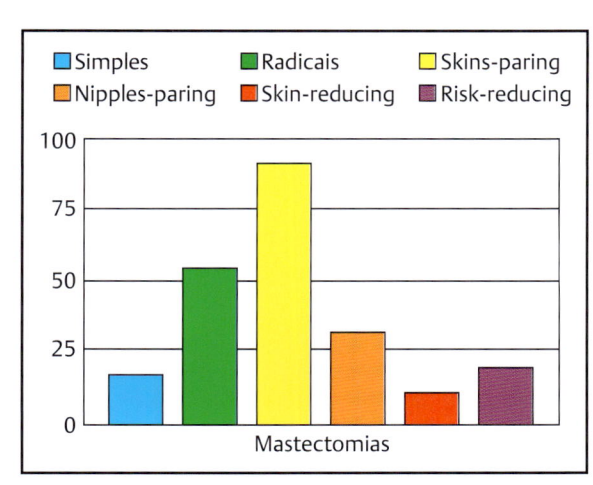

Fig. 37-1. Números recentes de mastectomias – Departamento de Mastologia e Reconstrução (01/01/2016-31/01/2017) – Total 298.

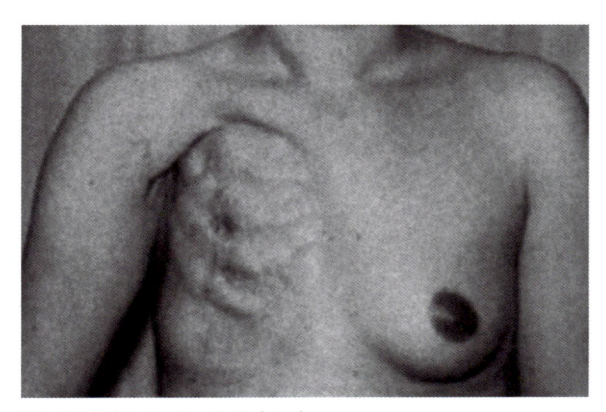

Fig. 37-3. Mastectomia Halsted.

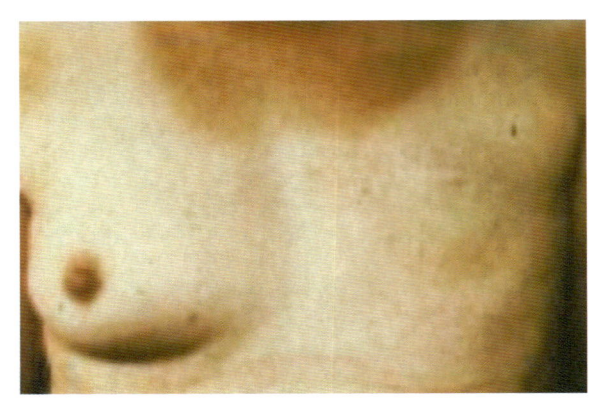

Fig. 37.4. Mastectomia radical modificada.

Sua técnica radical foi largamente empregada praticamente até metade do século XX. Contudo, por volta dos anos 1950, a mastectomia radical passa a ser abandonada ou frequentemente menos indicada, cedendo lugar às mastectomias radicais modificadas com preservação muscular desenvolvidas por Patey (1948), preservando o músculo peitoral maior, ou Madden (1965), preservando os músculos peitoral maior e menor (Fig. 37-4).

Além disto, neste período, iniciaram-se estudos randomizados prospectivos, responsáveis por uma mudança significativa na forma de tratar, favorecendo a remoção do tumor com preservação parcial da mama. Veronesi publicou seus resultados em 1981, seguido por Fisher, em 1985. Com isso, a ideia de que o tratamento cirúrgico conservador das mamas, acompanhado de tratamento radioterápico no câncer em estádios iniciais, favorecia uma taxa de sobrevida igual a da mastectomia, teve seu reconhecimento definitivo e passou a ser usada no tratamento do câncer de mama em todo o mundo. Assim, pacientes com câncer de mama em estádios I e II, com tumores de até 3 cm, tornavam-se geralmente candidatas à cirurgia conservadora, seguida por radioterapia adjuvante (Fig. 37-5).

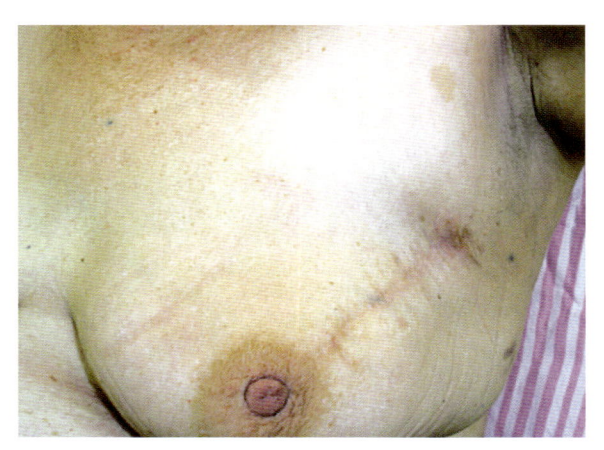

Fig. 37-5. Tratamento conservador da mama (Quadrantectomia).

A partir de então começou, de forma cada vez mais frequente, a busca por tratamentos que fossem efetivos, com menos efeitos colaterais, sendo introduzida a ideia do tratamento mínimo e eficaz.

Cirurgia Oncoplástica da Mama

No início dos anos 1990, um pensamento comum começou a surgir em diferentes pontos do mundo, todos convergindo para o mesmo propósito. Contudo foi Werner Audretsch quem estabeleceu definitivamente a integração de técnicas de cirurgia plástica com tratamento de conservação de mama (BCT) para câncer de mama. Conceitualmente, esta abordagem foi referida como "cirurgia oncoplástica", que visa proporcionar tratamento oncológico seguro por planejamento cuidadoso pré-operatório e incorporação de técnicas de cirurgia plástica para obter um bom controle oncológico com resultados cosméticos favoráveis em casos de grande volume de mama e grandes tumores. Posteriormente, o conceito foi concedido ao termo de reconstrução imediata específica do tumor. Além disso, a cirurgia oncoplástica muitas vezes oferece melhores resultados estéticos globais e favorece a realização da simetria contralateral da mama.

O cirurgião plástico americano John Bostwick III, em 1996, sugeriu que o termo Cirurgia Oncoplástica de Mama (COM) inclui não apenas técnicas que impedem as consequências do tratamento conservador, mas também toda uma gama de técnicas que envolvem reconstrução pós-mastectomia imediata parcial ou total (reconstrução mamária imediata), correção de suas consequências (reconstrução tardia da mama) e reparação imediata do tratamento cirúrgico de tumores e recidivas localmente avançados na parede torácica. Hoje em dia, após um período de incerteza na nomenclatura, o termo COM está uniformemente associado na comunidade médica e é perfeitamente aceito e utilizado, após sua consolidação por inúmeras publicações científicas. É importante esclarecer que o termo COM também abrange as técnicas desenvolvidas para a cirurgia preventiva em pacientes de alto risco (mastectomias de redução de risco) (Quadro 37-1).

Mastectomia Conservadora

Atualmente, o princípio da cirurgia oncoplástica é amplificado e foi incorporado à ideia de um RMI. Recentemente, Veronesi *et al.* publicaram o termo cirurgia conservadora em relação a uma técnica cirúrgica exigindo tratamento oncológico, removendo o parênquima mamário e tentando poupar o envelope de pele possível, incluindo o complexo areolar do mamilo. Em outras palavras, para remover o tecido glandular da mama sem prejuízo para sua aparência. Permite a reconstrução mamária imediata (RMI) e a abordagem simétrica contralateral. Também aumenta a autoestima e a qualidade de vida do paciente.

Quadro 37-1. Evolução do Tratamento Cirúrgico do Câncer de Mama

Autor	Ano	Cirurgia	Descrição
W Halsted	1894	Mastectomia radical	Ressecção da mama, dois músculos peitorais e conteúdo axilar em monobloco
Stewart	1915	Mastectomia radical modificada	Incisão transversa, melhoria estética
Urban	1956	Mastectomia ultrarradical	Cirurgia de Halsted mais esvaziamento da cadeia linfática mamária interna em monobloco
Patey-Dyson	1948	Mastectomia radical modificada	Ressecção da mama, músculo peitoral menor e conteúdo axilar em monobloco
Madden – Auchinclos	1965	Mastectomia radical modificada	Ressecção da mama, preservação em ambos os músculos peitorais e conteúdo axilar em monobloco
Fisher	1985	Tratamento conservador	Ressecção tumoral ampla (tumorectomia, setorectomia e quadrantectomia), linfadenectomia axilar e radioterapia
Veronesi	1986	Tratamento conservador	Ressecção tumoral ampla (Quadrantectomia), linfadenectomia axilar e radioterapia
Toth e Lappert	1991	Mastectomia *Skin Sparing*	Mastectomia total com o máximo de preservação de pele e reconstrução imediata
Audretsch	1994	Oncoplástica mamária	Associação de técnicas de cirurgia plástica para o tratamento conservador
Giuliano	1994	Dissecção do linfonodo sentinela	Ressecção do primeiro linfonodo axilar
Petit	2006	Mastectomia *Nipple Sparing*	Mastectomia poupando pele e o complexo areolopapilar (CAP), radioterapia intraoperatória do CAP e reconstrução imediata

Mastectomia Preservadora de Pele (*Skin Sparing Mastectomy*)

Neste caminho, Toth e Lappert descreveram a técnica *Skin Sparing Mastectomy* (SSM) em associação à remoção de tumores malignos. Permitiu a conservação de uma grande parte da pele e da dobra mamária em favor da reconstrução mamária imediata (RMI).

Carlson *et al.* consideraram quatro tipos diferentes de incisões para SSM (Fig. 37-6).

Mastectomia com Preservação de Papila (*Nipple Sparing Mastectomy*)

Defendendo a ideia de RMI realizada por cirurgiões de mama treinados em cirurgia oncoplástica ou por equipes dedicadas de cirurgiões de mama e cirurgiões reconstrutivos, Petit *et al.*, descreveram a *Nipple Sparing Mastectomy* (Fig. 37-7) como uma opção para pacientes com câncer de mama invasivo e não invasivo localizado distante do complexo areolopapilar

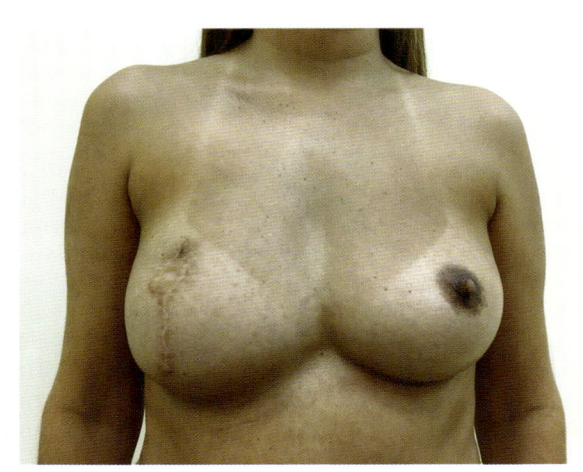

Fig. 37-6. Mastectomia *skin sparing* à dirieta.

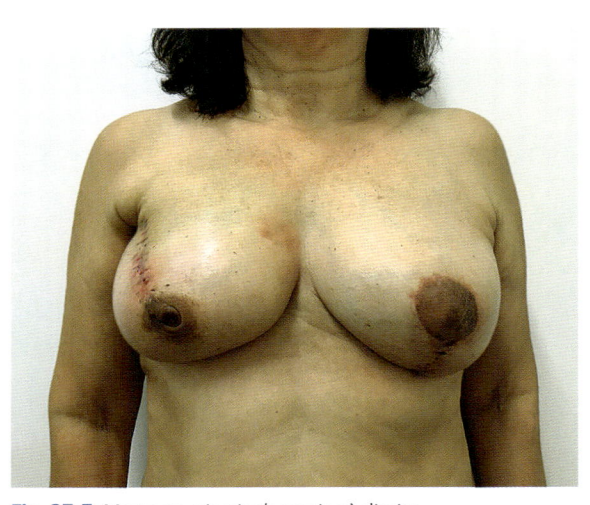

Fig. 37-7. Mastectomia *nipple sparing* à direita.

(CAP). O princípio é o da remoção completa da glândula mamária com preservação da pele, e também o CAP foi mantido. No início, foi indicado em mulheres com mamas pequenas, com doença multicêntrica, carcinoma intraductal extenso e especialmente quando houve uma relação desfavorável entre o volume da mama e o tamanho do tumor e também para mulheres de alto risco. Houve muita controvérsia sobre quando seria seguro preservar o CAP. Em Barretos, preserva-se o CAP sempre que a biópsia perioperatória da região retroareolar for negativa, independente da distância do tumor.

Mastectomia Redutora de Pele (*Skin-Reducing Mastectomy*)

É uma técnica de mastectomia poupadora de pele para mamas volumosas. Utiliza-se uma incisão tipo mastoplastia *wise pattern*, no Brasil mais conhecida como marcação de Pitanguy. Este é um perfeito exemplo de como usar uma técnica de cirurgia plástica para realizar mastectomia.

Chama-se a mastectomia poupadora de pele de padrão *wise-pattern* (WPM) que permitiu excelentes resultados como RMI em pacientes obesos e mamas ptóticas que exigem uma redução notável do envelope da pele e uma redução contralateral ou mastopexia. No entanto, no lado que sofre o WPM, as abas da pele podem ficar finas e apresentarem problemas de cicatrização de feridas, particularmente, a necrose da pele no "T", predispondo à exposição da prótese e, portanto, limitando sua utilidade. Assim, Nava *et al.* descreveram uma modificação deste último tipo de mastectomia poupadora de pele, surgindo a mastectomia redutora da pele (*Skin-Reducing Mastectomy*) (Fig. 37-8). Neste caso, a reconstrução mamária em pacientes selecionados é realizada em um único estágio em que um implante de gel de silicone anatômico é colocado em um bolso de aba mista entre derme decorticada e músculo peitoral maior. Também permite a realização de simetria de mama contralateral.

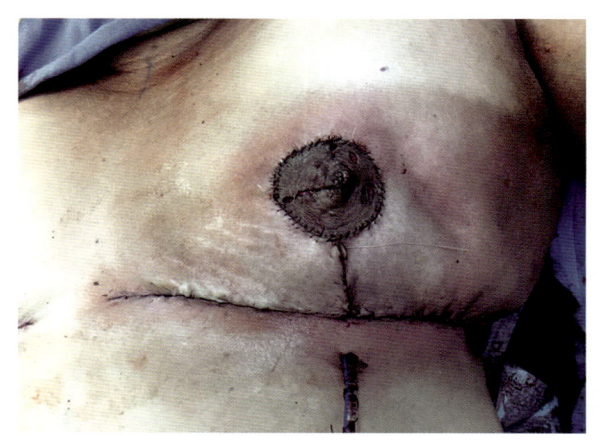

Fig. 37-8. *Skin reducing mastectomy*, resultado imediato.

Quadro 37-2. Complicações Registradas pelo Departamento de Mastologia no Período de 01/01/2016-31/01/2017

Tipo	Taxas (%)
Deiscência	23
Infecção	3
Seroma	18
Necrose	4
Hematoma	8
Epidermólise	6
Perda protésica	5

Em Barretos, utilizamos para esta técnica o implante expansor definitivo de Becker, associados ao enxerto livre das aréolas bilateralmente. Após esta variação da técnica, notou-se uma drástica redução das complicações e melhor manejo das mesmas, caso ocorram (Quadro 37-2).

Mastectomia Redutora de Risco (*Risk-Reducing Mastectomy*)

É importante mencionar a mastectomia profilática ou Mastectomia Redutora de Risco (MRR) responsável por poupar a maior parte da pele e complexo de aréola do mamilo, mas é indicado para tratamento benigno ou para reduzir o risco de câncer. Ele foi amplamente realizado para pacientes que apresentam os seguintes fatores de risco oncológicos: história familiar positiva, mutação do gene BRCA-1 e 2, hiperplasia ductal atípica, carcinoma lobular intensivo *in situ*, carcinoma ductal *in situ* e ainda quando um medo extremo do câncer de mama é manifestado. A MRR é realizada cada vez mais em razão da demanda do paciente ou da proposta do cirurgião oncológico. Por outro lado, a responsabilidade de sua indicação é grande e merece um vasto esclarecimento ao paciente a respeito das potenciais complicações associadas. A preservação do CAP é extremamente importante para resultados estéticos e satisfação do paciente tanto em câncer de mama em estágio inicial, como em grupos de alto risco.

Atualmente iniciamos um novo projeto, desenvolvendo uma técnica para mastectomia endoscópica incialmente empregado para pacientes que necessitam de uma cirurgia redutora de risco (Fig. 37-9).

CONCLUSÃO

Não há dúvidas de que a mastectomia continua a ser a escolha mais comum de tratamento para o câncer de mama em todo o mundo. Mais frequentemente, os pacientes, especialmente mulheres jovens, estão procurando um tratamento oncológico de segurança garantido pelos benefícios da reconstrução mamária. Os procedi-

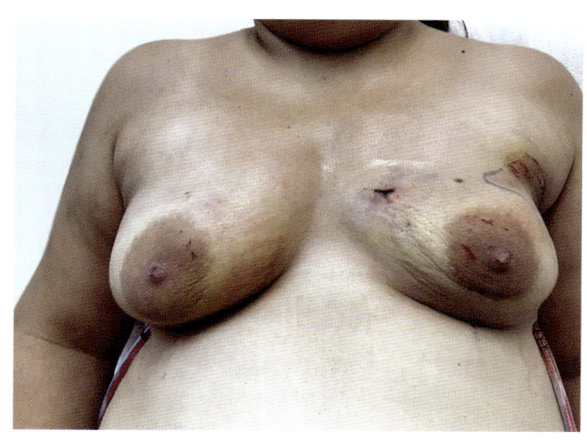

Fig. 37-9. Mastectomia endoscópica bilateral, PO de 1 semana.

mentos cirúrgicos mamários foram atualizados, e a mastectomia também. Essas modalidades de mastectomia são técnicas seguras que proporcionam melhores resultados estéticos sem comprometer a segurança oncológica de acordo com a evidência atual. Eles permitiram a abordagem de grandes tumores com uma RMI, algo considerado impensável no passado. Além disso, a literatura recente mostrou que o RMI é uma opção viável e segura para mulheres submetidas a mastectomias para o câncer de mama. Hoje, é importante individualizar cada caso, ouvir o paciente, esclarecer suas dúvidas e tentar fornecer a melhor opção para cada situação. Também é importante explicar os riscos de complicações e atrasos na terapia adjuvante. Embora a radioterapia não represente uma contraindicação à RMI, não há consenso sobre o tratamento adjuvante.

Em suma, a mastectomia com RMI é uma das melhores alternativas para tratar o câncer de mama e também a solução mais adequada para os pontos relevantes da imagem corporal, se bem indicado. Hoje, as diferentes modalidades de mastectomia, definitivamente, podem e devem ser usadas, quando bem indicadas, contra o câncer de mama.

LEITURAS SUGERIDAS

Audretsch W, Rezai M, Kolotas C et al. (1994) Onco-plastic surgery: "Target" volume reduction (BCT-mastopexy), lumpectomy, reconstruction (BCT-reconstruction), and flap-supported operability in breast cancer. *Second European Congress on Senology, Breast Diseases.* 1994;139-157.

Carlson GW, Bostwick J, Styblo TM et al. Skin-sparing mastectomy. Oncologic and reconstructive considerations. *Ann Surg.* 1997 May;225(5):570-575.

Clough KB, Jacqueline SL, Couturaud B et al. Oncoplastic techniques allow extensive resections for breast-conserving therapy of breast carcinomas. *Ann Surg.* 2003 Jan;237(1):26-34.

Fisher B, Bauer M, Margolese R et al. Five-year results of a randomized clinical trial comparing total mastectomy and segmental mastectomy with or without radiation in the treatment of breast cancer. *N Engl J Med.* 1985 Mar;312(11):665-73.

Giuliano AE, Kirgan DM, Guenther JM et al. Lymphatic mapping and sentinel lymphadenectomy for breast cancer. *Ann Surg.* 1994 Sep;220(3):391-401.

Halsted WS. I. The results of operations for the cure of cancer of the breast performed at the Johns Hopkins Hospital from June, 1889, to January, 1894. *Ann Surg* 1894 Nov;20(5):497-555.

Madden JL. Modified radical mastectomy. *Surg Gynecol Obstet* 1965 Dec;121(6):1221-30.

Nava MB, Cortinovis U, Ottolenghi J et al. Skin-reducing mastectomy. *Plast Reconstr Surg.* 2006 Sep;118(3): 603-10.

Patey DH, Dyson WH. The prognosis of carcinoma of the breast in relation to the type of operation performed. *Br J Cancer.* 1948 Mar;2(1):7-13.

Petit JY, Veronesi U, Orecchia R et al. Nipple-sparing mastectomy in association with intra operative radiotherapy (ELIOT): A new type of mastectomy for breast cancer treatment. *Breast Cancer Res Treat.* 2006 Mar;96(1):47-51.

Piper M, Peled AW, Foster RD et al. Total skin-sparing mastectomy: a systematic review of oncologic outcomes and postoperative complications. *Ann Plast Surg.* 2013 Apr;70(4):465-7.

Rancati A, Gonzalez E, Dorr J et al. Oncoplastic surgery in the treatment of breast cancer. *Ecancermedicalscience.* 2013;7:293.

Stewart FT. Amputation of the breast by a transverse incision. *Ann Surg.* 1915 Aug;62(2):250-51.

Toth BA, Lappert P. Modified skin incisions for mastectomy: the need for plastic surgical input in preoperative planning. *Plast Reconstr Surg.* 1991 Jun;87(6):1048-53.

Tukenmez M, Ozden BC, Agcaoglu O et al. Videoendoscopic single-port nipple-sparing mastectomy and immediate reconstruction. *J Laparoendosc Adv Surg Tech.* 2014 Feb;24(2):77-82.

Urban JA. Radical mastectomy with en bloc in continuity resection of the internal mammary lymph node chain. *Surg Clin North Am.* 1956 Aug;1065-82.

Veronesi U, Del Vecchio M, Greco M et al. Conservative treatment for breast cancer of limited extent. Results of a randomized trial. *Isr J Med S.* 1981 Sep;17(9-10): 928-31.

Zucca-Matthes AG, Uemura G, Kerr L et al. Feasibility of oncoplastic techniques in the surgical management of locally advanced breast cancer. *Int J Surg.* 2012; 10(9)500-5.

TRATAMENTO CONSERVADOR DO CÂNCER DE MAMA

Ana Paula Victor Schmitt
Gustavo Zucca-Matthes

CONSIDERAÇÕES GERAIS

Tratamento conservador da mama refere-se à cirurgia conservadora da mama seguida de radioterapia em dose moderada, com a finalidade de erradicar doença microscópica residual, possibilitando sobrevida equivalente à mastectomia, resultados cosméticos aceitáveis e menor taxa de recorrência de doença na mama tratada.

CONTEXTO HISTÓRICO

Em meados de 1973, Umberto Veronesi, do Instituto Nacional de Câncer de Milão, pela primeira vez demonstrou a efetividade do tratamento conservador para o câncer de mama pelo estudo Milan Trial I, em que comparou dois grupos de pacientes com câncer de mama de até 2 cm de diâmetro, totalizando 701 pacientes. Um dos grupos foi tratado com mastectomia à Halsted, e o outro, com quadrantectomia, esvaziamento axilar e radioterapia da mama remanescente. As pacientes com *status* linfonodal positivo ainda receberam quimioterapia adjuvante. Esse estudo demonstrou taxas de sobrevida semelhantes entre os dois grupos e forneceu evidências de que as recorrências locais não influenciam o aparecimento de metástases a distância.

Um segundo estudo foi desenhado, o Milan Trial II, com o objetivo de definir o quão conservadora uma cirurgia pode ser sem implicar em aumento de recorrência local. Setecentos e oito pacientes com tumores de até 2,5 cm foram recrutadas e randomizadas em dois grupos, um deles submetido à quadrantectomia do esvaziamento axilar e radioterapia, e o outro a tumorectomia, esvaziamento axilar e radioterapia. Entende-se quadrantectomia como o procedimento que remove uma porção ampla de tecido mamário, incluindo pele e fáscia muscular, com margens de 2 a 3 cm do tumor, englobando a árvore ductal regional. A tumorectomia, por outro lado, não remove pele e faz uma excisão de tecido próxima ao tumor.

O Milan Trial II demonstrou taxa de sobrevida global equivalente entre os dois grupos, mas a incidência de metástases a distância e número de recorrências locais após 5 anos foi em torno de duas vezes maior no grupo submetido à tumorectomia.

Com 500 pacientes randomizadas em dois grupos, foi iniciado um terceiro estudo, o Milan Trial III, com o propósito de responder o quão necessária seria a radioterapia adjuvante à cirurgia – as pacientes foram submetidas a quadrantectomia, esvaziamento axilar e radioterapia ou apenas à quadrantectomia e esvaziamento axilar. Após 3 anos, o surgimento de metástases a distâncias não foi diferente entre os grupos, mas a taxa de recorrências locais foi muito maior no grupo que não recebeu radioterapia (em torno de 20% em 6 anos), exceto nas pacientes com mais de 55 anos, em que essa diferença não foi significativa entre os dois grupos.

Paralelo aos estudos italianos, o grupo do Prof. Bernard Fisher também mostrou, por meio de seus estudos nos Estados Unidos, dados que corroboraram com o emprego de cirurgias conservadoras para a evolução segura do tratamento cirúrgico do câncer de mama.

Através desses estudos, o tratamento conservador para o câncer de mama encontrou amparo para se desenvolver. Ainda há várias questões em aberto sobre o limiar entre mutilações desnecessárias e tratamentos excessivamente conservadores, buscando proporcionar o melhor tratamento possível para o câncer de mama. O tratamento conservador, ao que as novas evidências indicam, é seguro no sentido de proporcionar maior preservação da mama com resultados oncológicos satisfatórios.

SELEÇÃO DE PACIENTES

A seleção apropriada das pacientes candidatas ao tratamento conservador do câncer de mama é crucial para o sucesso dessa modalidade terapêutica. Apesar de representar uma alternativa aceitável à mastectomia para o câncer invasivo, pode não ser aplicável a todas as pacientes.

As características e expectativas das pacientes devem ser sempre individualmente abordadas e consideradas. Sendo assim, é mandatória a discussão entre médico e paciente sobre os riscos e benefícios da terapia conservadora *versus* mastectomia, em termos de sobrevida em longo prazo, taxas de recorrência local, impacto cosmético e repercussões psicossociais.

São fundamentais, para a avaliação:

- Anamnese e exame físico completos.
- Comprovação de malignidade por análise anatomopatológica, sendo preferível a biópsia por agulha grossa à biópsia cirúrgica.
- Classificação adequada do tumor primário, pela avaliação histológica, perfil hormonal e perfil de HER2.
- Avaliação pré-operatória da mama por exames de imagem, com definição da extensão da doença e da presença de doença multifocal ou multicêntrica, o que poderia contraindicar ou potencialmente dificultar a obtenção de margens cirúrgicas adequadas.

Os exames de imagem tipicamente incluem mamografia bilateral e, quando apropriado, ultrassonografia. A documentação de tamanho do tumor, bem como da presença de microcalcificações junto ou adjacente à massa tumor, deve ser clara e precisa.

O uso de ressonância magnética para a avaliação das mamas vem sendo incorporado por alguns cirurgiões, embora seu uso na rotina não está indicado, e, isoladamente, os achados deste método de imagem não devem embasar o planejamento cirúrgico ou a decisão de conversão de tratamento conservador à mastectomia.

Uma vez feita a avaliação inicial, é importante a discussão multidisciplinar entre equipes de cirurgia de mama e cirurgia reconstrutora, oncologistas clínicos, radioterapeutas e patologistas. Em alguns casos, e a depender do estadiamento clínico da doença, deve ser avaliada a indicação de quimioterapia neoadjuvante, com o propósito de reduzir o tamanho do tumor e possibilitar maior preservação da mama na cirurgia. Nesses casos, a marcação das margens do tumor com clipe metálico é de especial valor para auxiliar o cirurgião a localizar o leito tumoral, nos casos que apresentarem resposta completa à neoadjuvância.

CRITÉRIOS PARA SELEÇÃO

Resume-se como indicação para tratamento conservador a manutenção de uma relação favorável entre o volume da mama e o tamanho do tumor, ou seja, se independente das medidas tumorais a mama a ser tratada permitir que o mesmo seja ressecado com margens oncológicas seguras e a mama possa ser remodelada com aspecto estético adequado e aceitável, o tratamento conservador, independente de qual técnica seja usada, estaria indicado. Além disso, existem aspectos que podem ser ponderados:

- A idade não é considerada contraindicação ao tratamento conservador. Idade fisiológica, através de perfil *status* e presença de comorbidades são os principais determinantes na escolha da terapêutica a ser adotada.
- Presença de retração da pele, da papila ou do parênquima mamário não necessariamente são sinais de doença localmente avançada e não contraindicam o tratamento conservador. No entanto, devem ser levados em consideração, se o acometimento implicar em prejuízo na obtenção de margens cirúrgicas adequadas e/ou do resultado estético.
- Subtipos histológicos diferentes do ductal invasivo, como lobular invasivo, não estão necessariamente associados a risco maior de recorrência. Essas pacientes são candidatas a tratamento conservador se:
  - A distribuição do tumor não for difusa, e a excisão puder ser realizada com margens negativas.
  - A presença de componente intraductal extensivo é um indicador de que a extensão da doença pode ser maior do que a suspeitada na avaliação clínica, mas, por si só, não é contraindicação ao tratamento conservador.
  - Positividade linfonodal é um marcador de pior prognóstico, mas não representa contraindicação ao tratamento conservador, uma vez que os resultados sejam semelhantes ao da mastectomia, independentemente de metástases nodais.
  - A localização do tumor não deve influenciar a escolha do tratamento. Por exemplo, tumores em localização subareolar podem demandar ressecção do complexo areolopapilar para atingir ressecção com margens negativas e um bom resultado oncológico, à custa de um resultado cosmético não ideal. Ainda que as técnicas oncoplásticas possam melhorar o aspecto estético, em casos assim, sempre deve haver a discussão sobre o quanto esse tipo de ressecção pode ser ou não preferível à mastectomia.
  - História familiar de câncer de mama não caracteriza contraindicação, mas mulheres com história familiar forte ou sugestiva de predisposição genética devem ser claramente informadas sobre risco maior de terem um segundo câncer primário.
  - Risco de recorrência sistêmica apenas é indicativo da necessidade de terapia sistêmica adjuvante, e não é contraindicação para tratamento conservador.
  - Tecido mamário denso não deve influenciar na escolha do tipo de tratamento, uma vez que não haja nenhuma associação à positividade de margens ou taxa de conversão à mastectomia.
- Outras:
  - Doenças do tecido conectivo: por causa da possível menor tolerância à radioterapia, o tratamento conservador do câncer de mama para pacientes com esclerodermia e lúpus eritematoso sistêmico parece possuir contraindicação relativa, por maior risco tardio de toxicidade. Outras doenças, no entanto, não possuem maior risco estatisticamente comprovado.

CONTRAINDICAÇÕES

São consideradas contraindicações à abordagem conservadora: presença de doença multicêntrica, microcalcifações extensas, alterações cutâneas extensas, câncer de mama inflamatório e envolvimento linfático dérmico.

- Doença multicêntrica, com dois ou mais tumores primários em quadrantes distintos, que não podem ser ressecados em excisão única.
- Microcalcificações malignas difusas na mamografia.
- História de radioterapia prévia incluindo a área mamária afetada, pela excessiva radiação total aplicada na parede torácica.
- Gravidez, por ser contraindicação absoluta à radioterapia. A partir do terceiro trimestre, no entanto, pode ser realizada cirurgia conservadora, postergando a irradiação para o período pós-parto.
- Margens positivas, mesmo após múltiplas reexcisões.

CONSIDERAÇÕES SOBRE A TÉCNICA CIRÚRGICA

O essencial sobre o tratamento conservador é a obtenção de alta taxa de sobrevida com bons resultados cosméticos. Para alcançar o primeiro objetivo, o controle local da doença, por meio de excisão completa com margens livres, é mandatório; para o segundo, é necessário o esforço para preservar o formato, o volume e a simetria da mama.

As incisões cirúrgicas devem ser sempre planejadas considerando que uma mastectomia pode ser posteriormente necessária. Assim, preferencialmente devem ser realizadas próximas ao tumor, de modo a evitar dissecção excessiva de tecido mamário. Nos quadrantes superiores da mama, as incisões devem ser curvilíneas ou transversas, seguindo as linhas de Langer. Nos quadrantes inferiores, a escolha entre incisões curvilíneas ou radiais depende do contorno da mama, da distância entre a pele e o tumor e da quantidade de tecido a ser ressecado. A sutura subcuticular da pele é importante para evitar seu embricamento. Lesões profundas não necessariamente demandam remoção de pele, sendo que a preservação do tecido adiposo subcutâneo, evitando retalhos cutâneos finos, é essencial para a manutenção de um contorno natural da mama. Por outro lado, para a ressecção de tumores mais superficiais, pode ser necessária a remoção da pele adjacente. Devem-se evitar as incisões curvilíneas nos quadrantes inferiores, pois tendem a causar distorções. A remoção dos trajetos de biópsias por punção com agulha grossa ou aspiração por agulha fina não é mandatória.

A hemostasia meticulosa deve ser sempre realizada, já que hematomas volumosos podem comprometer a aparência final da mama operada, dificultando também a avaliação pós-operatória e reexcisões, caso sejam necessárias.

Há muitas variáveis envolvidas no resultado cosmético de uma cirurgia com intenção conservadora. A mais importante é a extensão da excisão cirúrgica, sendo o volume total de tecido mamário ressecado o principal determinante do resultado estético final, responsável pelas alterações no formato da mama e assimetria resultante. A segunda variável é a localização do tumor, já que há áreas em que mesmo uma excisão pequena pode resultar em importantes distorções, como em quadrantes inferiomediais. Em resumo: o planejamento cirúrgico minucioso é mandatório, e a associação a técnicas oncoplásticas pode prever, prevenir ou corrigir possíveis deformidades.

Margens

A possibilidade de obtenção de margens livres é o principal critério para indicação de cirurgia conservadora, em razão da influência na taxa de recorrência local.

Margens para Câncer Invasivo

Para estadiamentos I e II, a recomendação padrão é a de "margens do tumor livres de tinta" (*no ink on tumor*), aplicável às pacientes que serão submetidas à irradiação total da mama, excuindo-se aquelas submetidas à quimioterapia neoadjuvante, irradiação parcial da mama ou que não receberão tratamento com radioterapia.

A realização de mamografia após a cirurgia é desejável para a confirmação de adequada ressecção. Para margens exíguas, < 1 mm, a reexcisão nem sempre é necessária, devendo-se considerar avaliação multidisciplinar, idade, margem obtida, discrepância entre achados radiológicos e anatomopatológicos, além da possível morbidade implicada por cirurgia adicional. Considera-se margem livre ausência de células patológicas na marcação por tinta das margens patológicas.

Margens para Carcinoma Ductal In Situ (CDIS)

O consenso entre as Sociedades americanas de cirurgia oncológica, radioterapia e oncologia clínica considera 2 mm como margem livre para CDIS, com recomendação de irradiação adjuvante total da mama, considerando risco de recorrência ipsolateral. No Hospital de Câncer de Barretos por convenção da BUB concordou-se em considerar margens cirúrgicas livres as mesmas referentes ao carcinoma invasivo, ou seja, ausência de tumor na tinta referente às margens.

Técnicas para Obtenção de Margens Adequadas

A ressecção macroscópica de aproximadamente 0,5 a 1 cm de tecido mamário normal adjacente ao tumor fornece margens histológicas negativas na maioria dos casos, embora ressecções mais amplas possam ser necessárias para carcinomas invasivos com componente intraductal extensivo ou para carcinomas lobulares invasivos. Localização do tumor guiada por fio metálico, posicionado com auxílio de métodos de imagem, radiografia do espécime e avaliação intraoperatória de margens entre outros são recursos úteis para a obtenção de ressecções com margens livres.

- *Lesões não palpáveis:* marcação pré-operatória, guiada por métodos de imagem e marcação radioguiada (ROLL) são as técnicas mais utilizadas.
- *Avaliação do espécime no intraoperatório:* ressecção em peça única, com adequada inspeção macroscópica e avaliação microscópica com exame de congelação, além de radiografia do espécime para lesões não palpáveis, com marcação da orientação da peça com sutura ou clipes, facilitam a obtenção de margens livres em um único ato cirúrgico.

RECORRÊNCIA LOCAL

As taxas de recorrência local após tratamento conservador da mama tendem a ser maiores em pacientes jovens (< 40 anos), margens positivas, *status* linfonodal positivo, receptor de estrógeno negativo e não realização de radioterapia. Assim, a identificação desses fatores, a avaliação da probabilidade e do impacto de uma possível recorrência devem ser sempre consideradas na escolha do tratamento a ser indicado.

Em estudos randomizados, incluindo técnicas cirúrgicas e de radioterapia variáveis, as taxas de recorrência em longo prazo após cirurgia conservadora + radioterapia variaram entre 5 e 22%, comparado a 4 a 14% após mastectomia. Enquanto a maioria das recorrências locais após mastectomia ocorreu nos três primeiros anos, quando o tratamento é conservador, parece ocorrer mais tarde – 7% em 5 anos, 14% em 10 anos e 20% em 20 anos, demonstrados em um estudo.

Não há evidências de haver vantagens entre tratamento conservador ou mastectomia para mulheres < 40 anos, quando comparando a mulheres mais velhas. A idade, por si só, não caracteriza fator que possa contraindicar tratamento conservador, embora possa ser considerada como um fator prognóstico, possivelmente por causa da maior frequência de ocorrência de fatores patológicos adversos nessa faixa etária, como tumores maiores e mais agressivos, invasão linfonodal, graus histológicos menos diferenciados e negatividade dos receptores de estrógeno. Uma revisão retrospectiva, incluindo 3.512 mulheres <-40 anos com câncer de mama T1, demonstrou que aquelas submetidas a tratamento conservador (n = 1.951) tiveram taxa de sobrevida global em 10 anos semelhante às submetidas à mastectomia (95% *versus* 92,1%). A taxa de sobrevida específica em 10 anos também foi similar (96,9% *versus* 94,9%), sem diferença estatística significativa em relação ao *status* linfonodal.

A presença de componente intraductal extensivo, ou seja, carcinoma ductal invasivo com presença de neoplasia intraductal em pelo menos 25% do tumor caracteriza um risco maior de recorrência local apenas quando as margens de ressecção não são bem avaliadas, refletindo a maior incidência de multifocalidade e câncer residual. No entanto, nas pacientes em que as margens de ressecção são negativas, mesmo na presença de componente intraductal, o risco de recorrência após cirurgia conservadora não é maior, reforçando a importância de adequada programação cirúrgica, com reconhecimento pré-operatório da presença de componente intraductal, sugerido por microcalcificações suspeitas na mamografia, e da apropriada avaliação das margens no intraoperatório.

A associação entre maior recorrência local ao subtipo carcinoma lobular *in situ* é controversa, e não deve, pela ausência de dados conclusivos, ser considerada uma contraindicação.

SUBUTILIZAÇÃO DO TRATAMENTO CONSERVADOR DA MAMA

Apesar das evidências de que o tratamento conservador e a mastectomia são equivalentes em termos terapêuticos, e das atuais recomendações de que o tratamento conservador é preferível para o tratamento do câncer de mama em estádios iniciais, só nos Estados Unidos mais de ¼ das mulheres em estádios I e II ainda são submetidas à mastectomia. Os principais aspectos envolvidos nessa estatística parecem estar relacionados com as contraindicações ao tratamento, com o uso de critérios inadequados de seleção das pacientes, com o crescente uso de ressonância magnética na avaliação das mamas e com a preferência das pacientes.

A seleção inadequada parece ser a principal causa da elevada taxa de mastectomias, com critérios, como tamanho de tumor, axila positiva, presença de componente intraductal e grau histológico maior, além de idade, predizendo maior chance de receber indicação ao procedimento. Outro aspecto importante a ser explorado é o treinamento inadequado dos cirurgiões da mama limitando seu potencial terapêutico. O uso de técnicas oncoplásticas favoreceu em muito a possibilidade de ressecções amplas, abordagem de tumores maiores, com novas incisões, favorecendo margens oncológicas seguras e propiciando um resultado estético aceitável, contudo, ainda nota-se muita resistência por parte dos cirurgiões na assimilação desta nova arma terapêutica. Atualmente em torno de 24% dos procedimentos realizados no HC Barretos utiliza alguma técnica de cirurgia oncoplástica (Fig. 38-1).

A crescente indicação de ressonância magnética para a avaliação das mamas proporciona maior ocorrência de identificação de doença adicional ipsolateral, o que certamente influencia a indicação de mastectomia. Ainda, há dados apontando que a preferên-

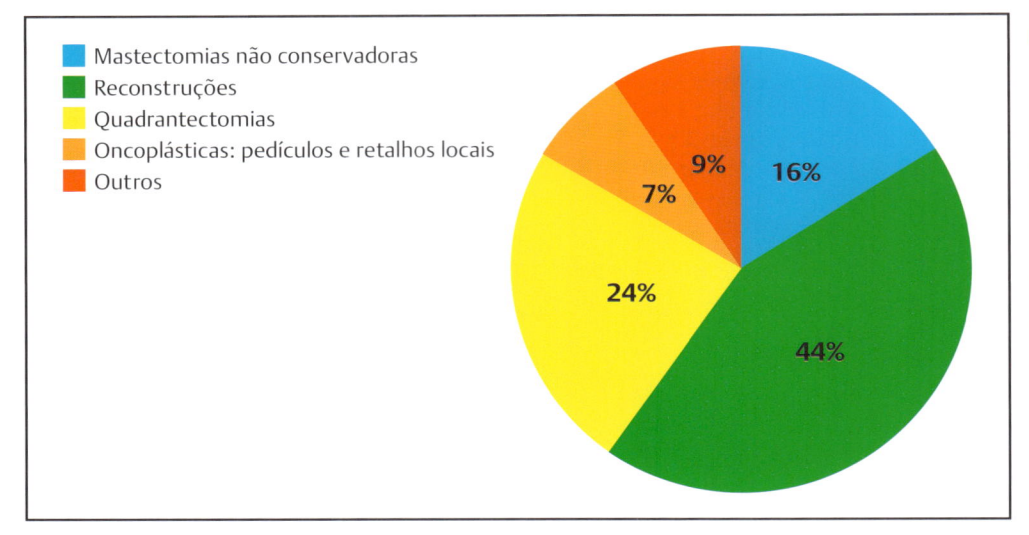

Fig. 38-1.
Números de cirurgias do Departamento de Mastologia e Reconstrução (01/01/2016-31/01/2017) – Total de 870 procedimentos cirúrgicos por tratamentos.

- Mastectomias não conservadoras
- Reconstruções
- Quadrantectomias
- Oncoplásticas: pedículos e retalhos locais
- Outros

16%, 44%, 24%, 7%, 9%

cia das pacientes, muito mais que a do cirurgião, é um dos fatores que mais influenciam na escolha da cirurgia – mesmo pacientes bem esclarecidas parecem preferir mastectomia para evitar radioterapia, com a esperança de evitar recorrência da doença e necessidade de outra cirurgia.

CONCLUSÕES

O tratamento conservador do câncer de mama, com ressecção completa do tumor com margens negativas seguida de radioterapia, proporciona resultados oncológicos satisfatórios, comparáveis aos da mastectomia, com o benefício de melhores resultados estéticos.

O domínio pelo cirurgião sobre os critérios de seleção e de contraindicação a essa modalidade de tratamento tanto quanto sobre as estratégias cirúrgicas para alcançar a ressecção tumoral completa com margens adequadas e resultado estético favorável são fundamentais. Ainda, são indispensáveis as discussões multidisciplinares e a educação das pacientes sobre os tratamentos disponíveis.

LEITURAS SUGERIDAS

Fisher B, Anderson S, Bryant J *et al.* Twenty-year follow-up of a randomized trial comparing total mastectomy, lumpectomy, and lumpectomy plus irradiation for the treatment of invasive breast cancer. *N Engl J Med.* 2002;347(16): 1233-1241.

Fisher B. Role of Science in the Treatment of Breast Cancer When Tumor Multicentricity is Present. *J Natl Cancer Inst.* 2011;103(17):1292-1298.

Harris JR, Recht A, Schmitt S *et al.* Current status of conservative surgery and radiotherapy as primary local treatment for early carcinoma of the breast. *Breast Cancer Res Treat.* 1985;5:245.

Veronesi U, Banfi A, Salvadori B *et al.* Breast conservation is the treatment of choice in small breast cancer: long term results of a randomized trial. *Eur J Cancer.* 1990;26:668-670.

Veronesi U, Marubini E, Mariani L *et al.* Radiotherapy after breast conserving surgery in small breast carcinoma: long-term results of a randomized trial. *Ann Oncol.* 2001;12:997-1003.

CIRURGIA ONCOPLÁSTICA

Igor Araújo da Silva
Gustavo Zucca-Matthes

CONSIDERAÇÕES GERAIS

O termo "oncoplástica" foi inicialmente utilizado pelo médico alemão Dr. Audretsch no ano de 1993. A oncoplástica corresponde à utilização de técnicas de cirurgia plástica de maneira a auxiliar o tratamento cirúrgico oncológico da mama. Já é bem estabelecido que a cirurgia oncoplástica é segura do ponto de vista oncológico, permite uma maior ressecção de tecido, possibilita a obtenção de margens mais amplas, oferece uma oportunidade para redução das mamas, com prejuízo estético mínimo (principalmente pela simetrização da mama contralateral). De maneira geral a cirurgia oncoplástica demanda um tempo cirúrgico maior (especialmente quando abordada a mama contralateral) e mais cicatrizes mais amplas do que a quadrantectomia clássica, em contrapartida, oferece melhor forma e simetria.

A mama pode variar muito ao compararmos diferentes mulheres e até mesmo na mesma mulher (aproximadamente 90% das mulheres possuem assimetria mamária). Esta grande variação de forma e tamanho e, principalmente, a localização do tumor a ser tratado cirurgicamente são as principais variáveis a serem consideradas ao se escolher a técnica oncoplástica mais adequada. Existem várias técnicas que podem ser utilizadas no universo da oncoplástica e neste capítulo abordaremos, de maneira objetiva, as principais.

ROUND-BLOCK

A técnica do *round-block* pode ser aplicada em qualquer tipo ou tamanho de mama e possui as grandes vantagens de abordar qualquer quadrante da mama e evitar outras cicatrizes além da periareolar. Com essa técnica o complexo areolopapilar (CAP) pode ser reposicionado superiormente se assim desejado, dependendo da distância entre a incisão circular externa (cuja extremidade superior corresponde ao ponto "A") e a incisão da "nova" aréola, que deve ser desenhada com o auxílio de um areolótomo no momento da cirurgia.

Os resultados estéticos são mais satisfatórios em mamas pequenas/médias, simétricas e com pouca ptose. Não é aconselhável utilizar essa técnica em mamas muito grandes e com tumor localizado em região muito periférica, nos casos de tumor localizado em região central e nos casos de tumor multicêntrico.

A incisão realizada na área desepidermizada deve ser ampla (aproximadamente 180°) para uma boa apresentação cirúrgica. Amplo também deve ser o descolamento da glândula mamária em relação à pele e à fáscia do músculo peitoral maior para que se tenha maior liberdade na realização da ressecção oncológica. Após a ressecção o parênquima mamário é aproximado com sutura absorvível, e a sutura periareolar é realizada associando pontos simples invertidos nas regiões cardinais e sutura intradérmica contínua. Geralmente não é necessária a utilização de dreno. Pode ser realizada também uma sutura em "bolsa de tabaco" para diminuir a tensão da sutura periareolar intradérmica. Indicada a utilização de sutiã cirúrgico por 8 semanas no pós-operatório, curativo por 24 horas e higienização com água e sabão (após a retirada do curativo). Se houver pontos para retirada, este procedimento deve ser realizado em 2 semanas de pós-operatório (Fig. 39-1).

PEDÍCULO INFERIOR

A técnica oncoplástica de pedículo inferior é fundamentada na ressecção de parênquima mamário em "ferradura" (junção dos quadrantes superiores, quadrante inferolateral e quadrante inferomedial) e remodelamento mamário mantendo a nutrição do CAP pelo pedículo inferior. Esta técnica pode ser utilizada para ressecção de tumores em qualquer quadrante mamário, exceto aqueles localizados no pedículo inferior (6 horas ou junção dos quadrantes inferiores).

Essa técnica é bem indicada em mamas grandes e ptóticas com tumor que não se localize na junção dos quadrantes inferiores, em pacientes que desejam redução da mama. Não é indicada em mamas pequenas e sem ptose, assim como nos casos em que o tumor está localizado no polo mais alto da mama

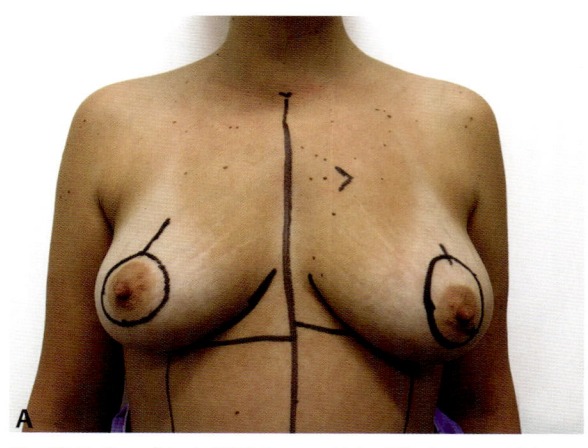

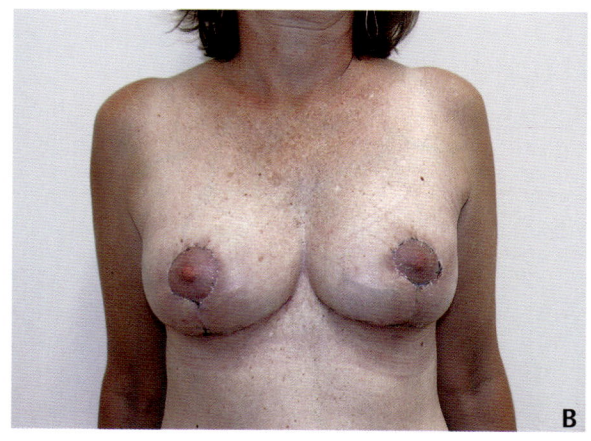

Fig. 39-1. *Roundblock*. (A) Pré-operatório; (B) pós-operatório.

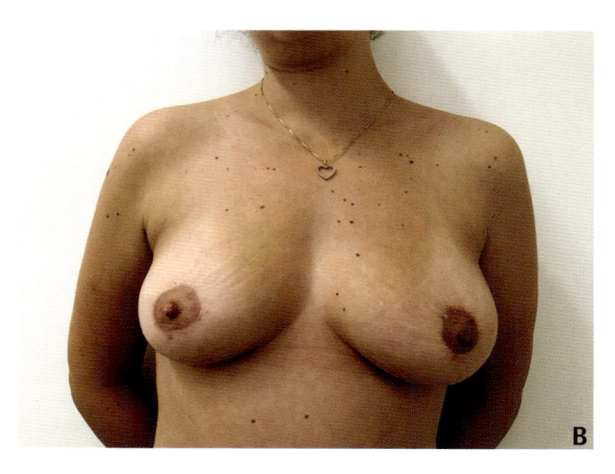

(a aréola ficaria posicionada muito acima do nível desejável resultando em resultado estético insatisfatório).

O pedículo inferior deve ser desenhado na pele com uma base de 6-12 cm (uma regra simples é que a base do pedículo não deve ser inferior a 1/3 de sua altura). Quanto mais longo o pedículo, mais larga deve ser sua base. Nos casos de pedículos muito longos pode ser necessário o enxerto livre de aréola por causa da dificuldade de irrigação sanguínea do CAP. Nos casos de tumor retroareolar uma ilha de pele circular pode ser marcada no pedículo e utilizada para substituir o CAP excisado.

As marcações para mamoplastia redutora e para a ressecção oncológica são realizadas separadamente e, sempre que possível, se utilizam as incisões da mamoplastia para realizar a ressecção oncológica.

É indicada a utilização de sutiã cirúrgico por 8 semanas no pós-operatório, curativo por 24 horas e higienização com água e sabão (após a retirada do curativo). Se houver pontos para retirada, este procedimento deve ser realizado em duas semanas de pós-operatório (Fig. 39-2).

PEDÍCULO SUPERIOR

A técnica oncoplástica de pedículo superior é baseada na ressecção dos quadrantes inferiores da mama e remodelamento mamário mantendo a nutrição do CAP pelo pedículo superior. É uma excelente escolha quando o tumor a ser operado está localizado nos quadrantes inferiores da mama.

Esta técnica é bem indicada em mamas grandes e ptóticas com tumor que não se localize na junção dos quadrantes superiores, especialmente em pacientes que desejam redução do volume mamário. Deve-se ter cuidado com a indicação dessa técnica em mamas muito ptóticas, pois a "elevação" do CAP além de 10-12 cm pode comprometer sua vascularização. O pedículo superior não é indicado em mamas pequenas e sem ptose.

As marcações para mamoplastia redutora e para a ressecção oncológica são realizadas separadamente e, sempre que possível, se utilizam as incisões da mamoplastia para realizar a ressecção oncológica.

É indicada a utilização de sutiã cirúrgico por oito semanas no pós-operatório, curativo por 24 horas e higienização com água e sabão (após a retirada do

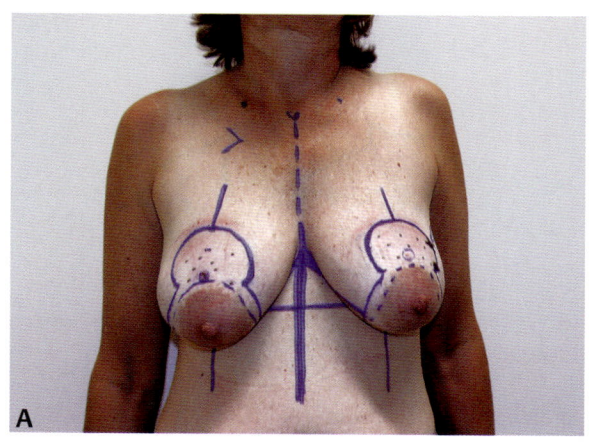

Fig. 39-2. Pedículo inferior. (A) Pré-operatório; (B) pós-operatório.

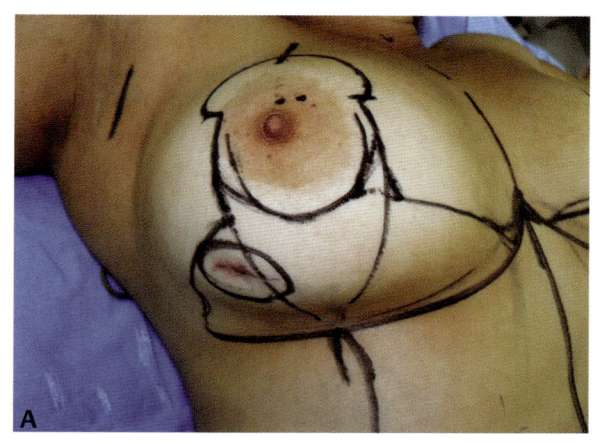

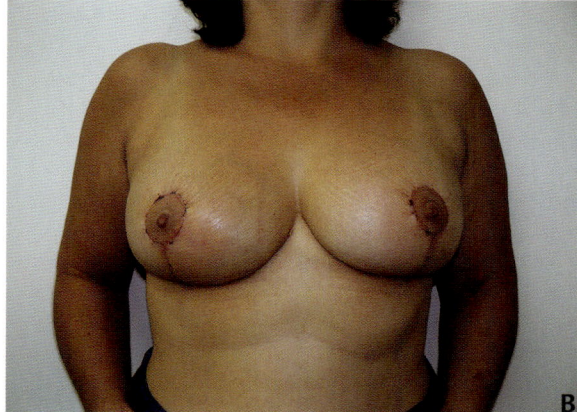

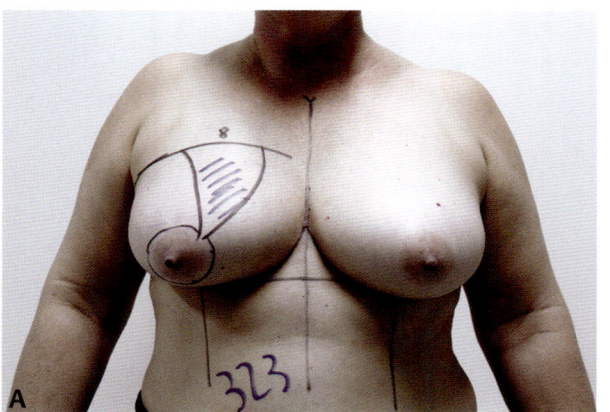

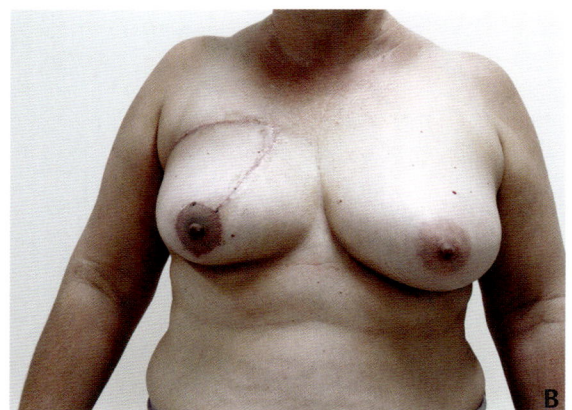

Fig. 39-3. Pedículo superior. (A) Pré-operatório; (B) pós-operatório.

curativo). Se houver pontos para retirada, este procedimento deve ser realizado em duas semanas de pós-operatório (Fig. 39-3).

TÉCNICAS VARIADAS

Apesar de cicatrizes muitas vezes extensas o domínio de diferentes técnicas pode propiciar ao cirurgião excelentes soluções oncológicas, sem necessidade de simetrias, ou seja, sem tocar a mama contralateral. É fundamental um diálogo franco prévio com a paciente para exposição dos riscos e benefícios.

Batwing

Técnica de execução simples e bem indicada para casos de tumor em região central da mama de paciente idosas em que devem ser evitadas cirurgias de duração prolongada ou em casos de tumor na junção dos quadrantes superiores com comprometimento de pele. A marcação é feita por duas linhas arciformes com concavidade para baixo (a distância entre essas linhas deve ser maior que a área comprometida por tumor). Quando o tumor está localizado na junção dos quadrantes superiores, a linha arciforme inferior corresponde à borda superior do CAP. São desenhados também dois triângulos opostos, cujas bases "conectam" as linhas arciformes previamente desenhadas em suas extremidades, e a ressecção desses triângulos serve para compensar a pele e o parênquima no momento da síntese, evitando a formação de "orelha" de pele.

Triângulo de Burrows (Matrix)

Esta técnica é particularmente útil nos casos em que o tumor se localiza no quadrante súpero-medial da mama. É desenhado um triângulo invertido no quadrante súpero-medial da mama, que engloba a área tumoral. O desenho é prolongado para o CAP, e é feita uma marcação periareolar oval para remodelamento após retirada da área do triângulo previamente marcado. A parte superior do desenho (base do triângulo invertido) é ampliada horizontalmente em direção à axila ipsolateral e desenhado outro triângulo, de mesma base do primeiro, porém esse novo triângulo não é invertido. O triângulo desenhado na axilar serve para a abordagem cirúrgica axilar e para compensar a área ressecada na mama, funcionando como um retalho de transposição. Geralmente não necessita de simetria contralateral (Fig. 39-4).

Fig. 39-4. Matrix. (A) Pré-operatório; (B) pós-operatório.

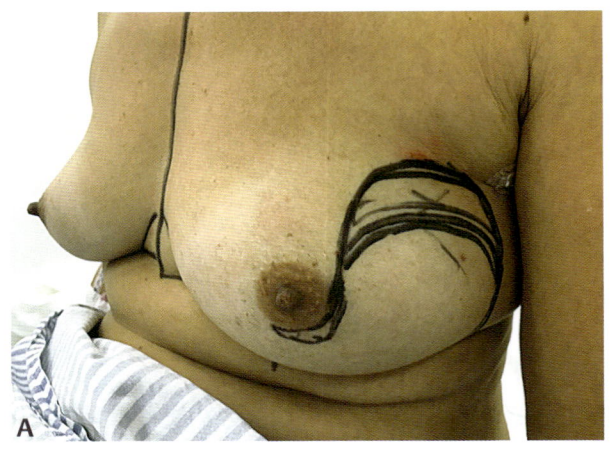

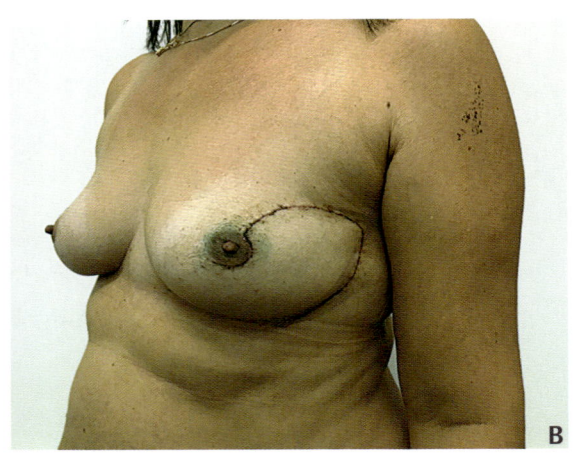

Fig. 39-5. Dermoglandular. (A) Pré-operatório; (B) pós-operatório.

"Caracol" (Rotação Dermoglandular)

O retalho em "caracol" é simplesmente um retalho dermoglandular da mama, que leva esse nome por causa do tipo de rotação do retalho (horário ou anti-horário). É um retalho especialmente útil para tumores localizados no quadrante súpero-lateral e que requerem retirada de pele. A marcação é feita sobre o tumor como uma "meia-lua", e uma "meia-lua" menor e contrária é desenhada no CAP para compensação após montagem da mama. Após ressecção oncológica a área da meia-lua do CAP é desepidermizada, e a incisão para ressecção tumoral é prolongada pelo sulco lateral da mama e sulco inframamário até o retalho ser mobilizado o suficiente para fechar o defeito sem tensão. Geralmente não necessita de simetria contralateral (Fig. 39-5).

CONCLUSÃO

A cirurgia oncoplástica é uma ferramenta muito relevante no tratamento cirúrgico do câncer de mama, pois associa segurança oncológica à melhora dos resultados estéticos. Uma série de técnicas está disponível, e cada caso deve ser individualizado para que a indicação técnica seja precisa. Basicamente o cirurgião deve conhecer bem os parâmetros anatômicos mamários e torácicos, manter o complexo areolopapilar bem vascularizado e conseguir boa forma ao remodelar a glândula mamária. É muito importante marcar o leito cirúrgico com clipes, pois o remodelamento glandular na oncoplástica pode ser de grande monta, e a ausência da marcação do leito cirúrgico dificulta a realização do *boost* por parte da Rádio-Oncologia ou até uma eventual reabordagem para ampliação de margens cirúrgicas. Também é de suma importância que a equipe da Patologia conheça os produtos de ressecção cirúrgica oncoplástica e que o cirurgião oriente de forma precisa a peça cirúrgica.

LEITURAS SUGERIDAS

Fitzal F, Schrenk P. *Oncoplastic Breast Surgery*. Vienna, Austria. Springer Wien New York, 2010.

Harris JR, Lipman ME, Morrow M, Osborne CK. *Diseases of the Breast*. 5ª edição. Philadelphia, USA: Wolters Kluwer Health, 2014.

Nahabedian MY. *Oncoplastic Surgery of the Breast*. United Kingdon. Saunders Elsevier. 2009.

Neligan PC. *Cirurgia Plástica da Mama*. 3ª edição. Rio de Janeiro, Brasil. Elsevier, 2015.

Rovere GQ, Benson JR, Nava M. *Oncoplastic and Reconstructive Surgery of the Breast*. 2º edition. Colchester, United Kingdom. Informa Healthcare, 2011.

ABORDAGEM AXILAR NO CÂNCER DE MAMA

Fernanda Kinceski Pina
Rodrigo Augusto Depieri Michelli

INTRODUÇÃO

O estado dos linfonodos axilares é um dos fatores prognósticos mais importantes em mulheres com câncer de mama em estágio inicial. Por muitos anos o tratamento padrão axilar foi a dissecção linfonodal axilar (DLA) englobando os níveis I, II e III de Berg. No entanto, as mudanças no tratamento cirúrgico do câncer de mama refletiram mudanças na abordagem da axila, e, assim, a biópsia do linfonodo sentinela (BLS) tornou-se o padrão de cuidados na avaliação da disseminação metastática linfonodal. Após a introdução e a padronização da BLS, este procedimento foi viabilizado com segurança para o estadiamento da axila em pacientes com câncer de mama e axila clinicamente negativa, visto que a recorrência locorregional é muito baixa.

Por definição, o linfonodo sentinela (LS) é frequentemente o primeiro gânglio da cadeia linfática que recebe a drenagem da mama. Antes da cirurgia, uma injeção intradérmica ou subdérmica de corante (azul patente) ou radiofármaco (fitato marcado com tecnécio 99) é realizada. Em geral, a combinação de corante e radiofármaco fornece uma maior identificação do linfonodo sentinela. Sua taxa de falso-negativo é relativamente baixa, e a sensibilidade é alta na detecção de metástase linfonodal.

INDICAÇÕES PARA A BIÓPSIA DO LINFONODO SENTINELA

A BLS é indicada para estadiamento de pacientes com câncer de mama invasivo inicial (T1-2) e gânglios axilares clinicamente negativos, submetidas à cirurgia conservadora da mama, ou mastectomia. Em mulheres com carcinoma ductal *in situ* está indicada quando optado por cirurgia radical ou ressecção de área tumoral com mais de 5 cm. A BLS pode ser considerada em pacientes com câncer de mama recorrente ipsolateral após terapia conservadora de mama que foram submetidos à BLS prévia.

CONTRAINDICAÇÕES PARA A BIÓPSIA DO LINFONODO SENTINELA

São duas as contraindicações absolutas para a realização da BLS: pacientes com carcinoma inflamatório da mama e pacientes com gânglios axilares clinicamente positivos. Estas pacientes têm indicação de DLA.

As contraindicações relativas incluem pacientes submetidas à punção aspirativa com agulha fina (PAAF) guiada por ultrassom de um linfonodo axilar, comprovando metástase. Enquanto alguns cirurgiões tradicionalmente realizam DLA nestas pacientes, outros optam por avaliar o potencial da BLS, principalmente nos casos submetidos à quimioterapia neoadjuvante.

Além disso, o uso de azul patente para a BLS deve ser evitado durante a gravidez em razão de possíveis efeitos teratogênicos, podendo ser utilizados radiofármacos isoladamente nesta situação.

CONDUTA

Na BLS negativa não há necessidade de tratamento adicional. Após o estudo anatomopatológico em parafina, caso constate-se linfonodo comprometido rediscute-se a complementação do tratamento.

O estudo NBSABP-32 randomizou pacientes com câncer de mama invasivo e axila clinicamente negativa em dois braços. O primeiro grupo realizou a BLS seguida de uma DLA níveis I ou II, e o segundo grupo, dissecção axilar, se a BLS fosse positiva, ou observação axilar, se BLS negativa. A conclusão desse estudo foi que a BLS negativa era equivalente à DLA em termos de proporcionar uma avaliação adequada da propagação da doença para a axila, não havendo diferença estatisticamente significativa entre os grupos em relação à sobrevida global, sobrevida livre de doença e controle local. Observou-se ainda maior morbidade naquelas pacientes submetidas à DLA.

Veronesi *et al.* publicaram resultados de um estudo comparando os dados em 10 anos das pacientes com nódulos clinicamente negativos submetidas apenas à BLS ou DLA. Neste estudo, as pacientes com BLS negativa que não foram submetidas à DLA não mostraram diferença estatística em eventos relacionados com o câncer de mama.

Na BLS positiva, classicamente procede-se à linfadenectomia axilar. No entanto, a questão atual é se todo caso onde a BLS é positiva necessita de dissecção axilar. Estudos recentes têm avaliado o impacto da dissecção axilar nos casos com LS positivo e, em casos selecionados, observou-se que a dissecção linfonodal não altera a sobrevida livre de doença e a sobrevida global das pacientes.

O estudo ACOSOG Z0010 avaliou pacientes com neoplasia inicial submetidas à cirurgia conservadora da mama com BLS e biópsia de medula óssea para avaliação de impacto de sobrevida global em 5 anos. Nas pacientes em que o LS não foi identificado, procedeu-se à linfadenectomia dos níveis I e II. Nas pacientes com LS negativo não houve complementação de tratamento, eas pacientes com LS positivo foram randomizadas para o estudo seguinte (ACOSOG Z0011). Observou-se nesse estudo que com o uso da imuno-histoquímica houve um aumento de 10,5% na identificação de metástase linfonodal - micrometástases, porém não houve diferença estatística na sobrevida em 5 anos entre os grupos LS positivo e negativo. Foi observado, entretanto, que naquelas com biópsia de medula óssea positiva, houve redução significativa na sobrevida no mesmo período. Portanto, a linfadenectomia axilar pode ser seguramente omitida naquelas pacientes com neoplasia inicial e comprometimento axilar limitado (micrometástase).

O estudo ACOSOG Z0011 avaliou as pacientes do estudo anterior (Z0010) em que houve positividade no LS. Todas as pacientes participantes eram estádio clínico I ou II e foram submetidas à cirurgia conservadora da mama, com LS positivo por congelação ou HE. Pacientes submetidas à BLS com 3 ou mais linfonodos comprometidos ou com extravasamento capsular foram excluídas do estudo. As pacientes foram randomizadas em dois braços. No primeiro grupo foram submetidas à linfadenectomia axilar, seguida de radioterapia total da mama e terapia sistêmica adjuvante e no segundo grupo não foi realizada a linfadenectomia, mas foram igualmente submetidas à radioterapia e quimioterapia sistêmica adjuvante. Observou-se nesse estudo que enquanto 70% das pacientes desenvolvem efeitos adversos após a linfadenectomia axilar, como seroma, infecção e parestesia, apenas 25% do grupo submetido apenas à BLS apresentou efeitos adversos. Conclui-se que em mulheres com câncer de mama invasivo T1-2 sem linfonodos clinicamente palpáveis e um a dois gânglios contendo metástases, o uso da BLS exclusivamente não resultou em uma sobrevida inferior às pacientes submetidas à DLA. Ressaltando que neste estudo todas as mulheres foram tratadas com cirurgia conservadora da mama e radioterapia na mama, sem irradiação nodal axilar.

A melhor estratégia de abordagem axilar deve ser individualizada para cada paciente, assim como as demais etapas do tratamento, levando-se em consideração outros fatores prognósticos, como idade, estádio clínico, tipo histológico, receptores hormonais e o desejo da paciente.

QUIMIOTERAPIA NEOADJUVANTE E BLS

A quimioterapia neoadjuvante (QN) é oferecida a mulheres com grandes tumores primários de mama, a fim de reduzir o tamanho do tumor primário antes da terapia locorregional definitiva.

O estudo Z1071 avaliou a realização da BLS após quimioterapia neoadjuvante em pacientes com doença avançada e axila positiva, comprovada por PAAF ou biópsia. Observou-se que, após a quimioterapia, 83% das pacientes tornaram a axila clinicamente negativa. Nas pacientes N1 a taxa de falso-positivo na BLS foi de 12,6%, porém quando realizada a técnica combinada de azul patente e radiofármaco houve queda para 10,8% dessa taxa. Observou-se também que se 3 linfonodos eram dissecados na BLS a taxa de falso-positivo reduzia para 9,1%. A recomendação é que em pacientes com resposta axilar completa após tratamento neoadjuvante, seja optado pela realização da BLS e que seja realizada com técnica combinada. Porém, no momento, não há recomendação para realização da BLS após quimioterapia neoadjuvante nas pacientes com doença nodal residual ou que obtiveram má resposta à quimioterapia.

O tempo ideal para BLS em pacientes que receberam QN foi amplamente debatido, uma vez que alguns relataram uma taxa de falso-negativo mais elevada para BLS realizada após a quimioterapia, enquanto outros não. As diretrizes da NCCN recomendam que a BLS seja realizada antes de QN porque fornece informações prognósticas valiosas para o planejamento do tratamento locorregional.

Didaticamente vamos separar a abordagem axilar no câncer não invasivo e no câncer invasivo:

1. Câncer de mama não invasivo: esse grupo engloba o CDIS (carcinoma ductal *in situ*) e CLIS (carcinoma lobular *in situ*).
    - No CLIS isoladamente, ou seja, sem associação a outros tipos histológicos, não há a necessidade da investigação axilar.
    - No CDIS, se for optado pela tumorectomia, não há indicação da investigação axilar, exceto se a área tumoral for maior do que 5 cm.
    - No CDIS, se for optado pela mastectomia, a BLS é opcional, mas fortemente indicado.
2. Câncer de mama invasivo (NCCN):
    - Estádios clínicos I/II (T1,T2/N0):
        - BLS negativa, micrometástase ou 1 a 2 linfonodos contendo metástases, sem extravasamento capsular: sem indicação de DLA.

- BLS positiva em 3 ou mais linfonodos e/ou extravasamento capsular: proceder à DLA.
- Estádio clínico III (T4/N0):
  - Tratamento cirúrgico inicial
    - BLS negativa ou micrometástase: sem indicação de DLA.
    - BLS positiva: proceder à DLA.
  - Quimioterapia neoadjuvante
    - BLS pré-quimioterapia negativo: sem indicação de DLA.
    - PAAF ou BLS pré-quimioterapia positivo: proceder à DLA após o tratamento neoadjuvante.
- Estádio clínico III (T0 a T4/N1 e N2):
  - Tratamento cirúrgico inicial: proceder à DLA.
  - Quimioterapia neoadjuvante:
    - Doença linfonodal residual ou má resposta ao tratamento: proceder à DLA.
    - Se axila clinicamente negativa após o tratamento neoadjuvante: considerar a possibilidade da BLS em casos selecionados após discussão com a paciente.

CONCLUSÃO

A biópsia do linfonodo sentinela é um procedimento seguro, confiável e reprodutível que fornece uma avaliação precisa do estado linfonodal axilar para a paciente com câncer de mama.

Pacientes com tumores invasivos iniciais de mama (T1-2), com 1-2 linfonodos positivos, podem-se beneficiar da abordagem conservadora da axila, omitindo a linfadenectomia axilar.

Com a BLS o manejo cirúrgico do câncer de mama precoce foi modificado, e embora seja o tratamento padrão para pacientes com axila clinicamente negativas, a utilidade deste procedimento em áreas mais controversas continua sendo estudada, como, por exemplo, em pacientes submetidas à terapia neoadjuvante.

Pacientes com neoplasia avançada e axila clinicamente positiva devem ser submetidas à linfadenectomia axilar.

LEITURAS SUGERIDAS

Boughey et al. Sentinel lymph node surgery after neoadjuvant chemotherapy in patients with node-positive breast cancer: the ACOSOG Z1071 (Alliance) clinical trial. *JAMA*. 2013 Oct 9;310(14):1455-61.

Chatterjee A et al. Sentinel Lymph Node Biopsy in Breast Cancer: A Work in Progress. *Cancer J*. 2015 Jan-Feb;21(1):7–10.

Coates et al. Tailoring therapies - improving the management of early breast cancer: St Gallen International Expert Consensus on the Primary Therapy of Early Breast Cancer, 2015.

Cote et al. ACOSOG Z0010: A multicenter prognostic study of sentinel node (SN) and bone marrow (BM) micrometastases in women with clinical T1/T2 N0 M0 breast cancer.

Giuliano et al. ACOSOG Z0011: A randomized trial of axillary node dissection in women with clinical T1-2 N0 M0 breast cancer who have a positive sentinel node.

Harris et al. *Doenças da Mama*. 5 edição, vol 2 - Capítulos 37,38 e 41.

Krag et al. Sentinel-lymph-node resection compared with conventional axillary-lymph-node dissection in clinically node-negative patients with breast cancer: overall survival findings from the NSABP B-32 randomised phase 3 trial.

NCCN Clinical Practice Guidelines in Oncology. *Breast Cancer*, 2017.

RECONSTRUÇÃO MAMÁRIA

Igor Araújo da Silva
Raphael Luiz Haikel
Gustavo Zucca-Matthes

CONSIDERAÇÕES GERAIS

Apesar do constante aumento no número de cirurgias conservadoras para tratamento do câncer de mama, a mastectomia ainda é uma cirurgia muito realizada. Em muitos países em desenvolvimento, como o Brasil, os casos oncológicos chegam aos serviços de referência em estádio clínico avançado e, por conseguinte, podem demandar um tratamento cirúrgico mais agressivo (mastectomia).

A mutilação ocasionada pela retirada cirúrgica da mama causa um impacto muito grande nas pacientes, prejudicando libido, autoimagem, interação social, maneira de se vestir e lembrança constante do câncer.

Diante de todo esse contexto exposto, a reconstrução mamária traz um enorme benefício para as pacientes. Diversos trabalhos já demonstraram que a reconstrução mamária não altera índices de sobrevida ou recidiva, nem tampouco prejudica o tratamento oncológico adjuvante.

De forma objetiva, existem dois caminhos para a reconstrução mamária: tecido autólogo (retalhos) ou material aloplástico (próteses e expansores). A escolha da técnica depende do biótipo da paciente, da presença ou não de áreas doadoras viáveis para retalhos miocutâneos, do tamanho da mama, das atividades exercidas pela paciente (por exemplo: atletas de alto desempenho são candidatas ruins para retalho transverso do reto abdominal [TRAM], pois podem precisar muito da musculatura abdominal), da experiência da equipe cirúrgica, do material disponível e, principalmente, da vontade da paciente.

Também faz parte da reconstrução a questão da simetria entre as mamas. Com isso deve-se sempre avaliar a mama contralateral e a necessidade de intervenção cirúrgica para que as mamas fiquem o mais semelhante possível. Basicamente a simetrização pode ser alcançada com a redução (mamoplastia redutora), aumento (mamoplastia aditiva com implantes de silicone) ou reposicionamento (mastopexia) da mama contralateral.

PRÓTESES E EXPANSORES

Os materiais aloplásticos têm sido cada vez mais utilizados para reconstrução mamária. Os procedimentos cirúrgicos tendem a ser mais simples e, consequentemente, com menor tempo cirúrgico em comparação aos retalhos miocutâneos. Muito contribui também com o aumento da utilização dos implantes e expansores o fato de que atualmente existe uma grande variedade de tamanho e forma dos implantes fabricados, e com isso cada paciente tem virtualmente um implante adequado para sua reconstrução, tendo como base suas características corporais.

Esse tipo de reconstrução requer boa qualidade e quantidade de tecidos após a cirurgia oncológica e isto está intimamente ligado à realização da mastectomia de maneira cuidadosa, preservando as estruturas importantes para a reconstrução (sulco inframamário, músculo peitoral maior, músculo serrátil, pele, vasos perfurantes intercostais). Obviamente a prioridade é o tratamento oncológico e, portanto, pode haver necessidade de sacrificar estruturas importantes para a reconstrução, durante a ressecção tumoral.

Existem três opções para a reconstrução com material aloplástico: prótese de silicone no mesmo tempo cirúrgico da mastectomia; expansor de tecidos e troca posterior por prótese de silicone e prótese expansora definitiva.

A utilização de prótese de silicone imediatamente após a mastectomia possui a grande vantagem de dar uma "nova mama" à paciente em um só procedimento que necessite de anestesia geral. Requer uma experiência considerável principalmente no que diz respeito à escolha da prótese ideal, pois teoricamente o cirurgião tem uma única chance de acertar tamanho e forma da prótese a ser utilizada. A prótese deve ser inserida em loja submuscular, que pode ser parcial ou total. A loja parcial é mais simples de se realizar, pois não necessita de descolamento do serrátil e confere um aspecto mais natural à reconstrução, principalmente em relação ao contorno lateral (Fig. 41-1).

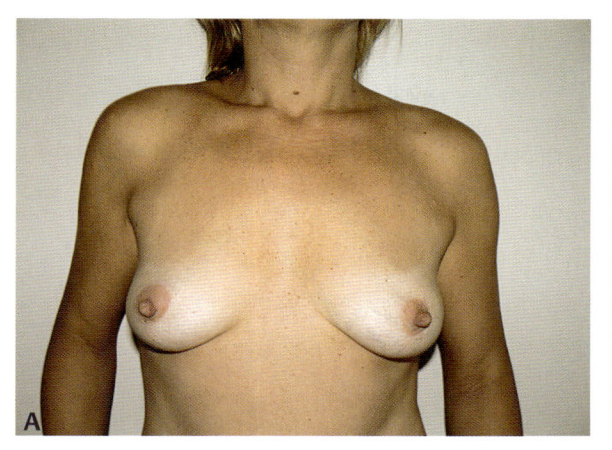

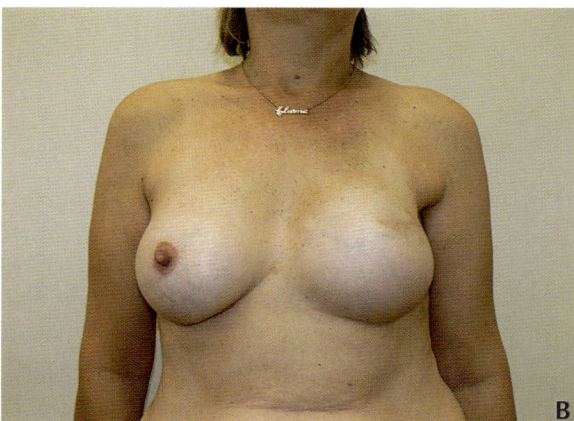

Fig. 41-1. Reconstrução em tempo único com prótese de silicone. (**A**) Pré-operatório; (**B**) pós-operatório.

O expansor é particularmente útil quando não há tecido suficiente para cobrir adequadamente uma reconstrução com prótese. Requer pelo menos dois procedimentos com anestesia geral, pois é necessária a troca do expansor por prótese (idealmente entre 3-6 meses após o primeiro procedimento). O fato de haver dois procedimentos permite ao cirurgião uma nova oportunidade para alterar volume da reconstrução, corrigir sulco-inframamário e outros pequenos ajustes que por ventura sejam necessários em virtude de resultado insatisfatório após o primeiro procedimento. A expansão deve ser iniciada após completa cicatrização da ferida operatória (o que geralmente corresponde a 2-3 semanas após a cirurgia) e realizada em intervalos semanais com volume entre 50-100 mL por expansão (o volume expandido depende das condições da ferida operatória, da qualidade dos tecidos adjacente e do grau de desconforto que a paciente venha a apresentar). O sítio de punção é identificado por um instrumento imantado, pois a válvula do expansor é metálica e costuma ser embutida no mesmo. É importante lembrar que o expansor pode ser desinsuflado a qualquer momento se ocorrer sofrimento tecidual com a expansão. Idealmente a expansão deve ser finalizada antes do início da adjuvância, especialmente a radioterapia, pois o planejamento de tratamento está intimamente vinculado ao volume da reconstrução e qualquer variação deste durante o tratamento radioterápico dificulta o trabalho dos rádio-oncologistas (Fig. 41-2).

A prótese expansora definitiva corresponde a uma alternativa intermediária entre a reconstrução com prótese imediata e a utilização do expansor de tecidos. Este dispositivo tem na sua parte anterior o material similar a uma prótese de silicone e posteriormente possui um reservatório, que pode ser insuflado com soro fisiológico até atingir o volume planejado. Esta versatilidade permite uma barganha da reconstrução com um eventual sofrimento cutâneo ou cobertura tecidual deficiente. Esta técnica, assim como a reconstrução com prótese imediata, necessita de apenas um procedimento com anestesia geral, pois não é necessária sua troca por uma prótese de silicone. A válvula desse dispositivo é remota e precisa ser retirada cirurgicamente após ajuste de volume com o soro fisiológico. Ao contrário da válvula do

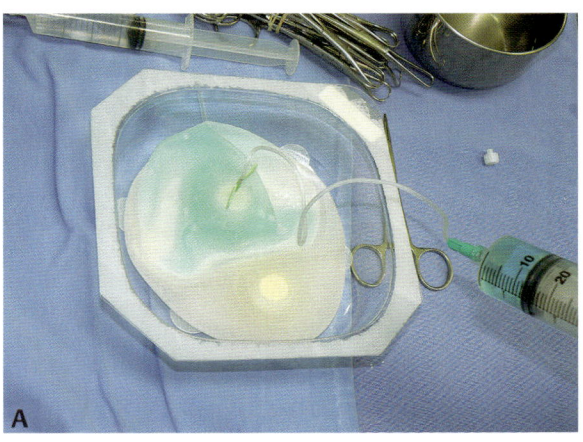

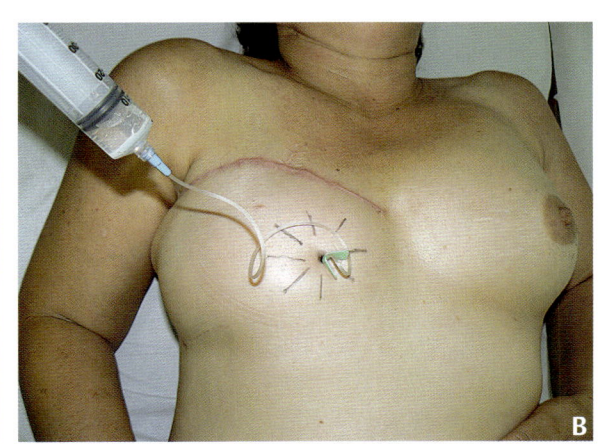

Fig. 41-2. (**A**) Preparo pré-operatório de expansor; (**B**) expansão de implante pós-operatório.

expansor, que é metálica e embutida, a válvula da prótese expansora não possui componente metálico e deve ser identificada pela palpação (Fig. 41-3).

RETALHO DO MÚSCULO GRANDE DORSAL

O músculo grande dorsal (GD) oferece um retalho miocutâneo muito utilizado nas reconstruções de mama. Possui uma rica vascularização, com base no tronco tóraco-dorsal, que traz bastante segurança no que diz respeito à viabilidade do retalho após sua rotação. A grande extensão do GD (maior músculo do corpo humano) faz com que o cirurgião tenha ampla liberdade na confecção da "ilha" de pele que acompanhará o músculo no retalho.

O maior limitante da utilização do GD é que dificilmente esse retalho consegue repor o volume da mama, sendo quase sempre necessária a associação a material aloplástico para atingir o volume ideal.

Idealmente não se deve utilizar o GD na reconstrução mamária imediata (no mesmo tempo cirúrgico da mastectomia) quando já se sabe que a radioterapia adjuvante está indicada, pois a radioterapia aumenta a chance de atrofia do retalho, contratura da prótese, deiscência de sutura e resultado estético insatisfatório. Quando já é sabido que a radioterapia adjuvante será realizada, é prudente aguardar a realização da adjuvância e programar a reconstrução tardia com o retalho intacto.

Esse retalho é uma ótima opção de reconstrução tardia em pacientes mastectomizadas e com plastrão irradiado, especialmente naquelas não candidatas a retalho abdominal por motivos clínicos (obesas, diabéticas não controladas e tabagistas) ou cirúrgicos (abdominoplastia prévia) (Figs. 41-4 e 41-5).

RETALHOS ABDOMINAIS

O retalho abdominal mais consagrado e utilizado atualmente é o retalho transverso do músculo reto abdominal (TRAM), popularizado na década de 1980 pelo Dr. Carl Hartrampf. Como o próprio nome diz, esse retalho é com base no músculo reto abdominal e tem como área irrigada uma "ilha" transversa de pele e gordura na região inferior do abdome, região essa que geralmente é sacrificada nas abdominoplastias estéticas. Essa elipse de pele e gordura deve ser cuidadosamente dissecada mantendo o músculo reto abdominal, que é responsável pela irrigação sanguínea do retalho. Nesse momento é realizada incisão ao redor do umbigo para separá-lo do retalho. Os vasos epigástricos inferiores são ligados para liberar o reto abdominal, fazendo com que o retalho dependa basicamente dos vasos epigástricos superiores. É realizado

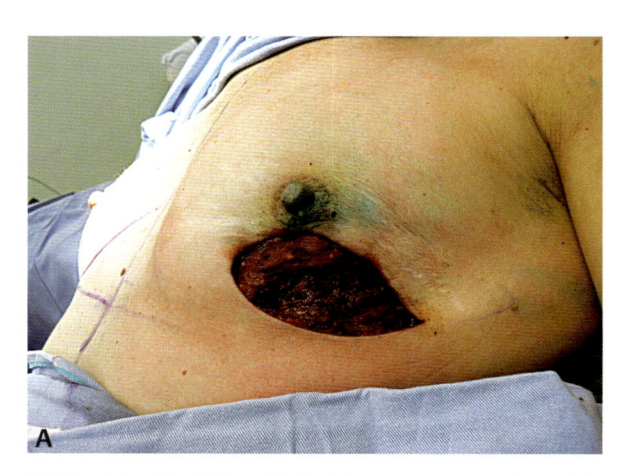

Fig. 41-3. (**A**) Defeito cirúrgico em quadrante inferior lateral da mama esquerda. (**B**) Reconstrução com expansor definitivo em perfil. (**C**) Reconstrução com expansor definitivo frontal.

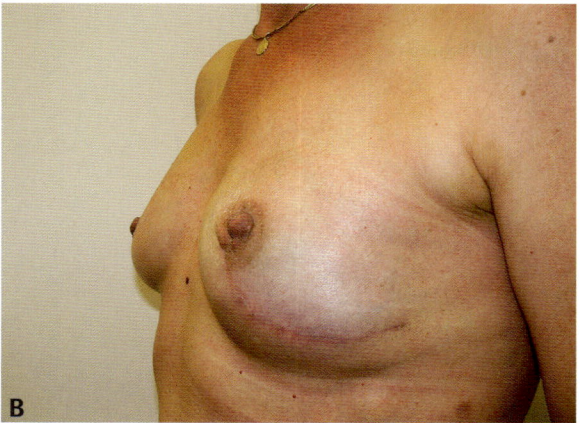

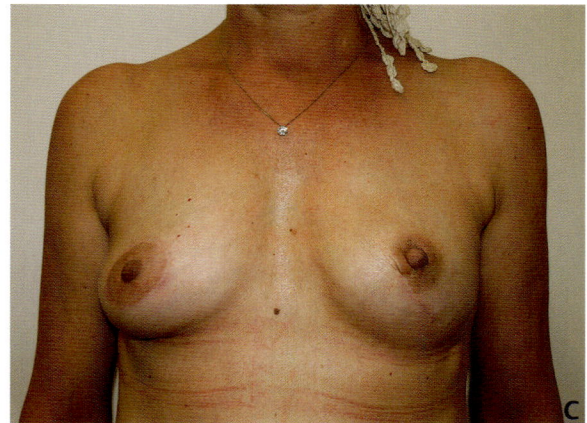

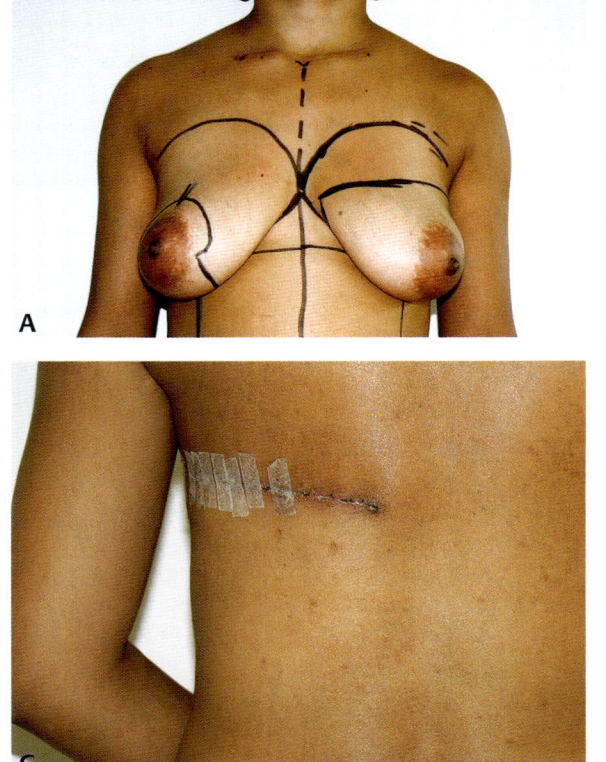

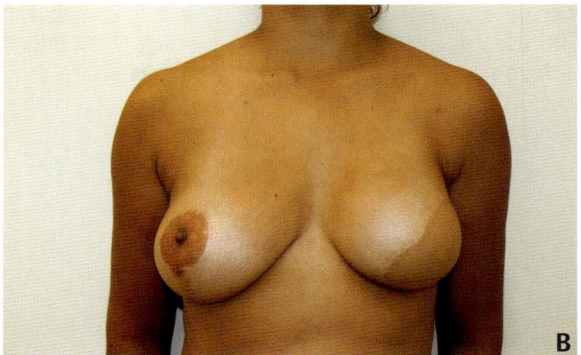

Fig. 41-4. Reconstrução com grande dorsal. (**A**) Pré-operatório; (**B**) pós-operatório e (**C**) cicatriz dorsal.

amplo descolamento supra-aponeurótico abdominal para que haja espaço para a rotação do reto abdominal, e o retalho possa ser posicionado na região torácica. Na confecção do TRAM é sugerido que se utilize uma tela sintética (por exemplo: polipropileno) para reduzir a chance de hérnia pós-operatória, além disso, o umbigo precisa ser reposicionado no momento da síntese abdominal.

O reto abdominal pode ser utilizado para reconstrução de mama ipsolateral ou contralateral. Existe a opção de utilizar os dois retos abdominais para melhor nutrição do retalho, porém aumentando o dano causado à parede abdominal. Além disso, também existe a possibilidade de reconstrução mamária bilateral bipartindo o retalho na linha média e separando os retos abdominais, utilizando cada um para a reconstrução ipsolateral, realizando, assim, a reconstrução imediata das duas mamas. Não se deve "cruzar" os retalhos, se a proposta for a reconstrução bilateral, ou seja, nesse caso, cada reto abdominal vai nutrir o retalho a ser utilizado do mesmo lado do músculo.

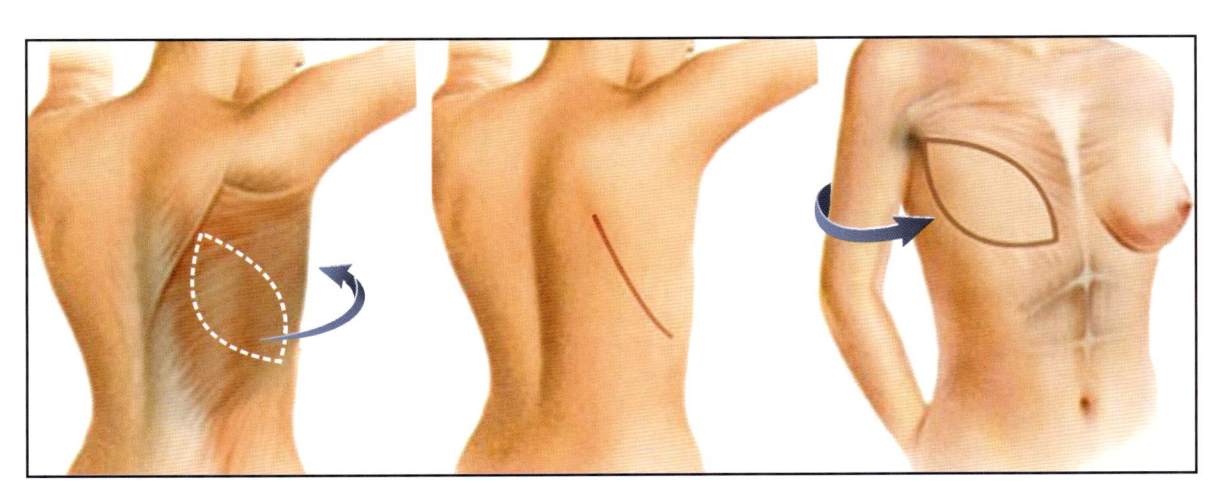

Fig. 41-5. Esquema cirúrgico da reconstrução com retalho do grande dorsal.

O TRAM possui a grande vantagem de já possuir volume suficiente para substituir a mama, não sendo necessário, portanto, a utilização de material aloplástico. As três principais contraindicações para a realização do TRAM são: obesidade (IMC > 30 kg/m²); tabagismo e diabetes. Pacientes que realizaram abdominoplastia prévia não podem realizar o TRAM para reconstrução mamária, pois o retalho foi "ressecado" naquele procedimento. A incisão subcostal transversa prévia também inviabiliza a utilização do TRAM ipsolateralmente, pois esse tipo de incisão "sacrifica" os vasos epigástricos superiores (responsáveis pela nutrição do retalho).

Com a evolução das técnicas cirúrgicas e da microcirurgia, os retalhos abdominais microcirúrgicos têm sido utilizados em alguns grandes centros. As técnicas microcirúrgicas possuem a vantagem de causar menor morbidade à área doadora, porém a microcirurgia requer uma equipe altamente treinada e estrutura especializada. Além disso, é importante ressaltar o custo mais elevado e o tempo cirúrgico consideravelmente maior. Os retalhos microcirúrgicos devem ser monitorados rigorosamente, especialmente nas primeiras horas após a cirurgia, pois se ocorrer trombose da microanastomose, existe uma enorme chance de perda total do retalho (os retalhos pediculados dificilmente necrosam totalmente), fazendo com que seja necessária uma revisão imediata da anastomose.

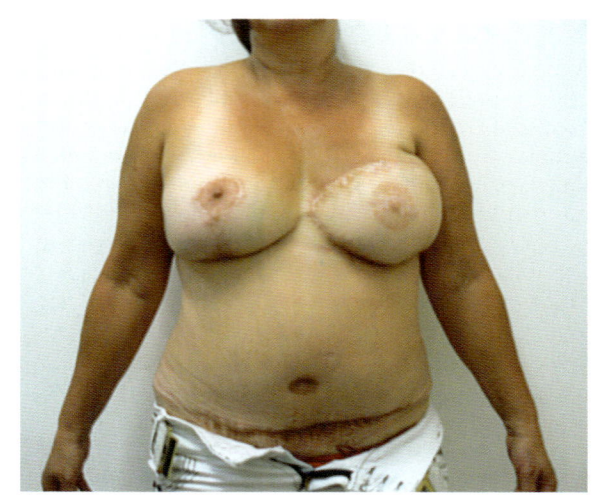

Fig. 41-6. Reconstrução mamária tardia com TRAM e simetria contralateral.

Entre as técnicas microcirúrgicas de retalho abdominal estão incluídas o TRAM livre, TRAM poupador de músculo, DIEP (retalho com base em perfurantes dos vasos epigástricos profundos) e SIEAP (retalho com base na artéria epigástrica inferior superficial). Todos esses retalhos utilizam a mesma ilha de pele transversa da região inferior do abdome (Figs. 41-6 e 41-7).

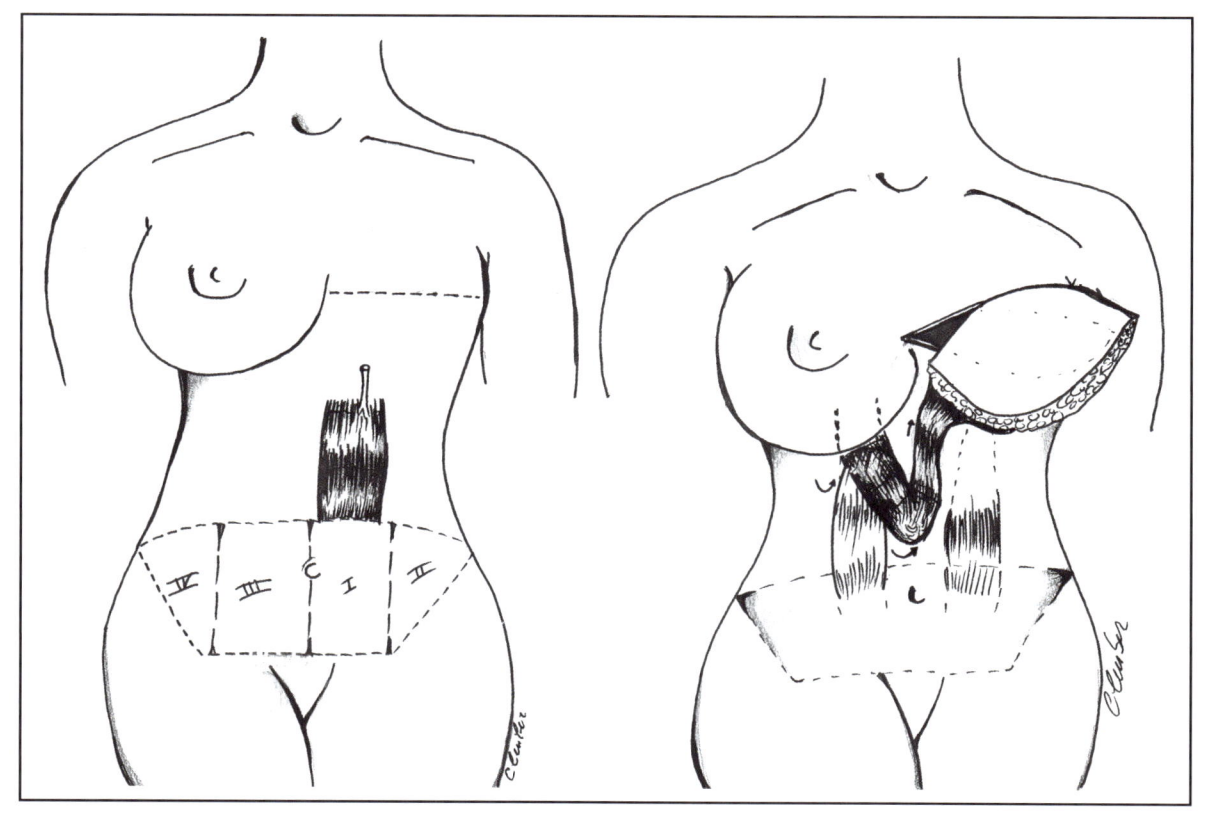

Fig. 41-7. Esquema cirúrgico da reconstrução com TRAM.

RETALHOS VARIADOS

A preferência da paciente e suas atividades físicas/corporais desempenham papel determinante na escolha do retalho para reconstrução. A microcirurgia ampliou a gama de possibilidades de retalhos miocutâneos para reconstrução mamária. Esses são retalhos raramente utilizados, mas que podem ser muito úteis em casos específicos, principalmente se houver impossibilidade de realizar outras técnicas mais rápidas e de menor custo. Até hoje o Departamento de Mastologia e Reconstrução Mamária de Barretos teve uma única indicação precisa para uma reconstrução microcirúrgica com retalho de glúteo, porém acabou sendo resolvida com outra técnica. Isto reforça o conceito que a grande maioria das reconstruções mamárias não depende de microcirurgia, e que tais procedimentos merecem ser realizados em centros especializados e com grande experiência em microcirurgia.

Glúteo

Os retalhos baseados em perfurantes das artérias glúteas superior e inferior, para reconstrução de mama, foram descritos, em 1993. Assim como outros retalhos baseados em perfurantes (microcirúrgicos), a morbidade para a área doadora é mínima e não há necessidade de sacrificar o músculo. Essa técnica não pode ser realizada se a paciente já realizou lipoaspiração da área doadora.

A artéria glútea superior é uma continuação da divisão posterior da artéria ilíaca interna, e a artéria glútea inferior é um ramo terminal da divisão anterior da artéria ilíaca interna. O pedículo do retalho baseado na artéria glútea superior (SGAP) mede aproximadamente 5-8 centímetros, e o pedículo do retalho baseado na artéria glútea inferior (IGAP) mede aproximadamente 7-10 centímetros.

Os retalhos da região glútea são muito impopulares em um país tropical, como o Brasil, em que a região glútea fica mais exposta com o maior uso de trajes de banho em piscinas e praias. Essas técnicas podem causar deformidade em região glútea, principalmente se utilizado retalho baseado na SGAP.

Grácil

O músculo grácil é um músculo presente na face interna da coxa (tubérculo púbico – região súpero-medial da tíbia), é caracterizado como um músculo tipo II pela classificação de Mathes e Nahai (um pedículo dominante e outro pedículo menor). Inervado pelo nervo obturatório (plexo lombar – L3/L4) e irrigado pela artéria femoral circunflexa medial (originada da artéria femoral profunda). A ilha de pele do retalho, que se localiza na face interna da coxa, mede aproximadamente sete centímetros de base e 20-26 centímetros de comprimento. É importante manter a veia safena intacta durante a dissecação para minimizar a chance de linfedema de membro inferior.

LIPOFILLING

A técnica consiste, primeiramente, em definir a área doadora (geralmente *abdome*), que pode ser infiltrada com solução de ringer lactato e anestésico local com *vaso* constritor, em seguida usando um sistema de lipoaspiração por seringa com baixa pressão, o tecido gord*uro*so é aspirado e depois centrifugado com intuito de separar *sangu*e, líquidos (óleo e solução injetada) do tecido adiposo a ser usado sem danos significativos. Uma vez separado o tecido a ser enxertado é transferido para seringas de menor volume e, então, começam a ser injetados na área doadora e à medida que é inserido, o defeito começa a ser preenchido e, assim minimizado. Após 2 meses em torno de 60% do tecido transplantado é absorvido, o que sugere a necessidade de repetir as injeções após algum tempo, sempre em busca de um melhor êxito.

Como a contaminação bacteriana pode destruir as células transplantadas e pôr em risco a saúde da paciente, uma atenção severa em relação à esterilidade da técnica é recomendada.

O tecido transplantado *sobre*vive por difusão até ocorrer a revascularização do local. A gordura injetada deve ser depositada em vários passos na região, com forma e volume desejados por uma cânula específica. O uso c*orre*to da técnica diminui o índice de complicações, como necroses gord*uro*sas, edemas, hematomas e celulites.

Estudos apontam para a existência de 3 a 5% de *stem cells* junto ao tecido adiposo transplantado, o que favorece a neovascularização local, sendo comprovadamente promissora para minimizar efeitos radiodistróficos da pele *sub*metida à radioterapia prévia. Para casos selecionados, com variações de técnica, é possível a realização de reconstruções mamárias inteiras apenas com gordura (Fig. 41-8).

CONCLUSÃO

A reconstrução mamária deve ser considerada parte integral do tratamento do câncer de mama, indepen-

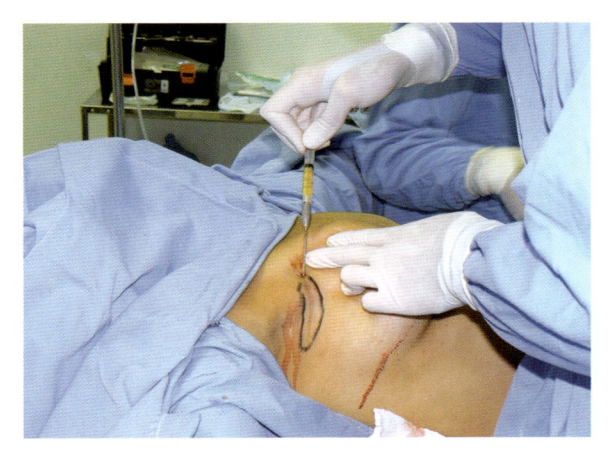

Fig. 41-8. Aplicação de enxerto gorduroso em defeito de tratamento conservador prévio para câncer de mama.

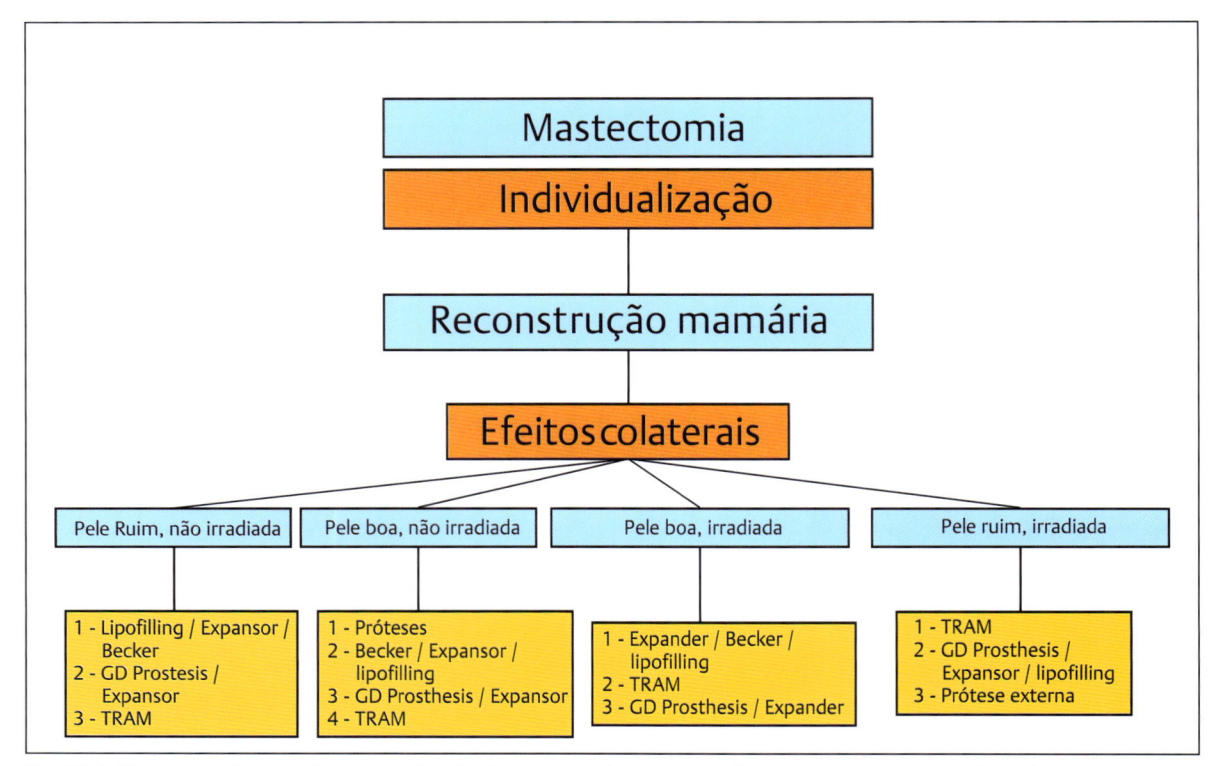

```
                        Mastectomia
                            │
                      Individualização
                            │
                   Reconstrução mamária
                            │
                     Efeitos colaterais
    ┌───────────────┬───────────┴───────────┬───────────────┐
Pele Ruim,      Pele boa,            Pele boa,         Pele ruim,
não irradiada   não irradiada        irradiada         irradiada
```

Pele Ruim, não irradiada	Pele boa, não irradiada	Pele boa, irradiada	Pele ruim, irradiada
1 - Lipofilling / Expansor / Becker 2 - GD Prostesis / Expansor 3 - TRAM	1 - Próteses 2 - Becker / Expansor / lipofilling 3 - GD Prosthesis / Expansor 4 - TRAM	1 - Expander / Becker / lipofilling 2 - TRAM 3 - GD Prosthesis / Expander	1 - TRAM 2 - GD Prosthesis / Expansor / lipofilling 3 - Prótese externa

Fig. 41-9. Fluxograma de estratégia para indicação da reconstrução mamária pelo Departamento de Mastologia de Reconstrução do HAB.

dente se realizada de forma imediata ou tardia. Existe uma série de possibilidades de reconstrução, e cada paciente se beneficia mais de determinada técnica. A equipe cirúrgica deve avaliar a vontade da paciente, o tipo de cirurgia oncológica que será realizada, o planejamento de tratamento adjuvante (principalmente radioterapia), as atividades exercidas pela paciente no cotidiano, os recursos disponíveis e a experiência da equipe.

Com a escolha da técnica mais adequada (Fig. 41-9) e sua realização de maneira precisa, a equipe cirúrgica pode conseguir melhorar sobremaneira a qualidade de vida da paciente e amenizar o grande sofrimento que traz o diagnóstico e o tratamento do câncer.

LEITURAS SUGERIDAS

Fitzal F, Schrenk P. *Oncoplastic Breast Surgery*. Vienna, Austria. Springer Wien New York, 2010.

Harris JR, Lipman ME, Morrow M, Osborne CK. *Diseases of the Breast*. 5ª edição. Philadelphia, USA, Wolters Kluwer Health; 2014.

Nahabedian MY. *Oncoplastic Surgery of the Breast*. United Kingdom. Saunders Elsevier. 2009.

Neligan PC. *Cirurgia Plástica da Mama*. 3ª edição. Rio de Janeiro, Brasil. Elsevier; 2015.

Rovere GQ, Benson JR, Nava M. *Oncoplastic and Reconstructive Surgery of the Breast*. 2º edition. Colchester, United Kingdom. Informa Healthcare; 2011.

Zucca Matthes, G et al. Oncoplastia Mamária Aplicada. São Paulo: Lemar, 2002.

FECHAMENTOS DE GRANDES RESSECÇÕES TORÁCICAS NO CÂNCER DE MAMA

CAPÍTULO 42

Ilana Polegatto
Gustavo Zucca-Matthes

INTRODUÇÃO

Mais de um milhão de mulheres são diagnosticadas com câncer de mama a cada ano no mundo. Nos Estados Unidos, mais de 58.000 casos de câncer de mama são diagnosticados por ano, e cerca de 40.000 mulheres morrem da doença a cada ano.

O câncer de mama localmente avançado pode ser definido como tumores maiores de 5 cm de diâmetro, envolvendo pele ou musculatura peitoral adjacente, com envolvimento linfonodal axilar, supraclavicular e/ou infraclavicular ou, ainda, câncer de mama inflamatório. Seu tratamento consiste em terapias neoadjuvantes, seguidas de cirurgia.

Há também os cânceres metastáticos, em que a ressecção cirúrgica é indicada como paliativa ou "higiênica".

Em ambos os casos, a área de ressecção é ampla, e muitas das vezes o paciente é grave, surgindo a necessidade de técnicas mais simples e com cobertura satisfatória do defeito, visando à rápida recuperação para que possa receber precocemente tratamento sistêmico ou local. As reconstruções de grandes defeitos de parede são importantes visto que sem elas muitas vezes não haveria possibilidade de controle locorregional ou de melhora em qualidade de vida ou mesmo da busca de uma dignidade terminal para a paciente.

INDICAÇÕES E CONTRAINDICAÇÕES

Não há indicações absolutas de uma técnica, pois não existem evidências na literatura que mostrem vantagens de uma sobre outra. Na realidade, a escolha depende da habilidade do cirurgião, nas características da lesão e na experiência da equipe em realizar retalhos miocutâneos. Além disso, devem ser levadas em consideração possíveis comorbidades do paciente, necessidade de mudança de decúbito e necessidade de ressecção da parede torácica.

À medida que pacientes com câncer de mama localmente avançado têm limitações prognósticas e necessitam de rápido fechamento e cicatrização cirúrgica para início de radioterapia ou quimioterapia, grandes e complexas reconstruções não são normalmente indicadas.

As principais técnicas descritas na literatura são os retalhos miocutâneos e os toracoabdominal, sendo que estes podem se dividir entre dermogordurosos e fasciocutâneos.

Os retalhos miocutâneos mais utilizados são o de reto abdominal, transverso ou vertical, o de grande dorsal e o de oblíquo externo. Eles apresentam menor risco de necrose com relação aos retalhos toracoabdominais, porém exige maior habilidade da equipe, maior tempo cirúrgico e estão relacionados com maior morbidade. Portanto, devem ser utilizados preferencialmente em pacientes com boa *performance* e sem comorbidades significativas.

Dentre os retalhos toracoabdominais, existem várias técnicas descritas, porém não há diferenças significativas com relação à morbidade, justificando o uso de qualquer um deles, de acordo com os critérios já citados anteriormente, como a preferência do cirurgião. Sua escolha em detrimento de retalhos miocutâneos baseia-se na maior rapidez do procedimento, menor curva de aprendizado e fechamento satisfatório não estético. Os retalhos de músculo grande dorsal e o de reto abdominal (TRAM), por causa do grau de complexidade e do seu uso rotineiro na reconstrução cosmética do volume mamário, não serão aqui descritos.

TÉCNICAS CIRÚRGICAS

Retalho Miocutâneo do Grande Dorsal em V-Y

O retalho miocutâneo do músculo grande dorsal é indicado para reconstrução de grandes defeitos, pois sua área de rotação é ampla por causa do pedículo, com base na artéria toracodorsal.

A marcação cirúrgica deve ser feita com a paciente em pé, antes da cirurgia, ou em decúbito lateral ipsolateral à lesão, se após anestesia, e com o membro superior em abdução de noventa graus. A lesão a ser ressecada deve ser marcada, de modo à análise da maior área com possibilidade de fechamento primário. Após definição da área que necessitará de cobertura do retalho, este é desenhado adjacente à porção lateral da lesão. Em seguida, um dos vértices do triângulo é desenhado na linha da coluna vertebral, na altura do meio da lesão mamária. As laterais do triângulo vão de encontro à porção lateral da lesão mencionada anteriormente.

Após a mastectomia, o retalho é dissecado, levemente tracionado e rodado, permitindo cobertura total da lesão.

Esta técnica permite fechamento de grandes lesões, sem a desvantagem de fraqueza da parede abdominal. É mais rápida, quando comparada a outros retalhos miocutâneos e à menor incidência de morbidade, o que a torna ideal para tratamento de doença avançada (Fig. 42-1).

Retalho Miocutâneo Reto Abdominal Vertical (VRAM)

O retalho miocutâneo do músculo reto abdominal vertical é suprido pelas artérias perfurantes do músculo reto abdominal, que se originam do sistema epigástrico profundo.

É bem indicado para defeitos longitudinais e possui boa cobertura para grandes áreas de ressecção. Por apresentar orientação diretamente acima do músculo reto abdominal e, dessa forma, captando um maior número de perfurantes, possui melhor vascularização que o retalho transverso (TRAM).

Como é baseado na rotação do músculo reto abdominal, pode levar à fraqueza da parede abdominal, protuberâncias ou herniações de parede. É uma boa opção para quando o retalho de grande dorsal não pode ser realizado.

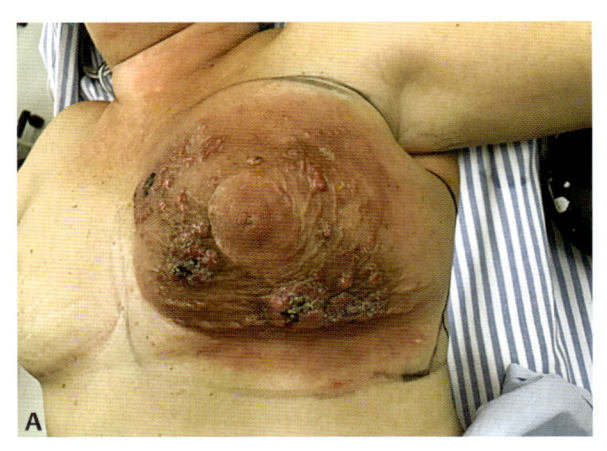

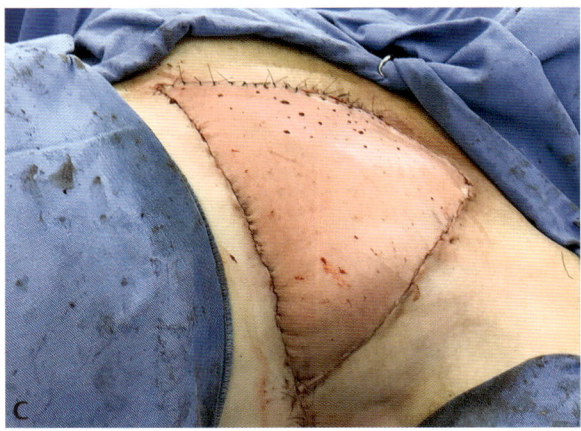

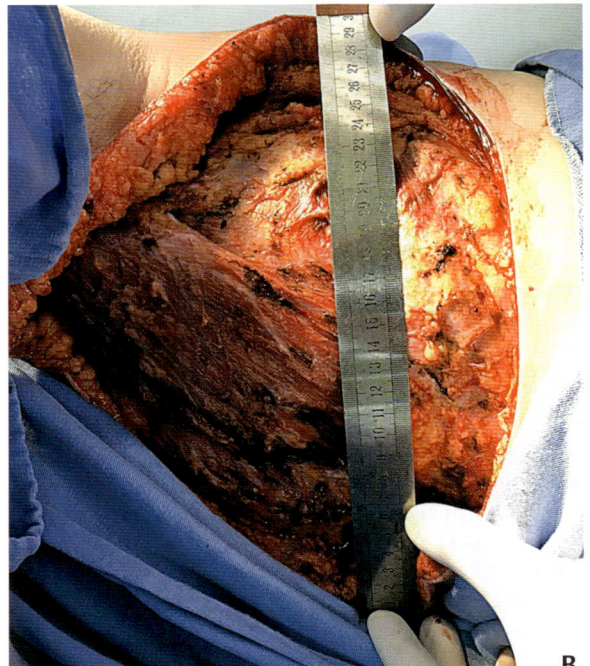

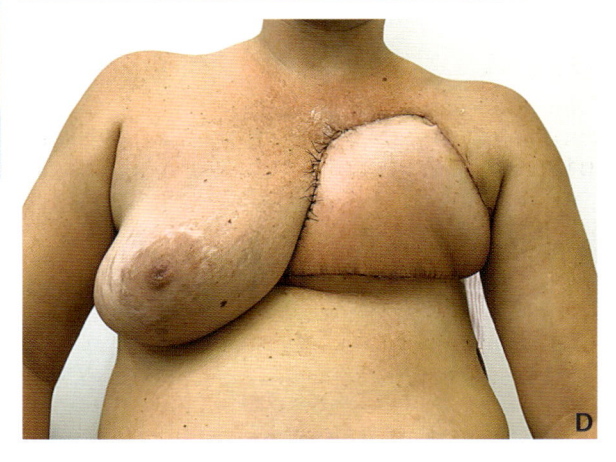

Fig. 42-1. (**A**) Lesão pré-operatória; (**B**) defeito operatório; (**C**) resultado de pós-operatório imediato; (**D**) resultado pós-operatório de 30 dias.

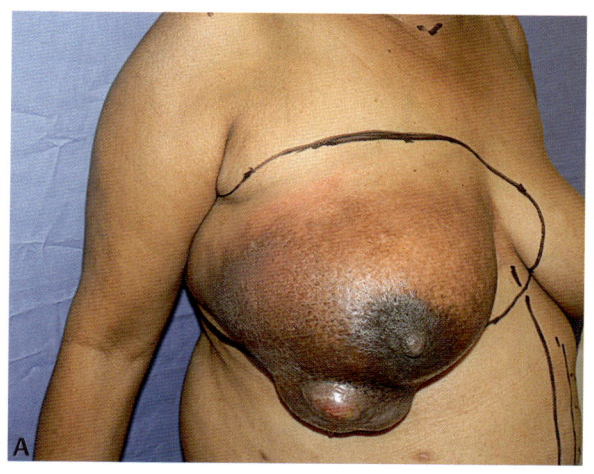

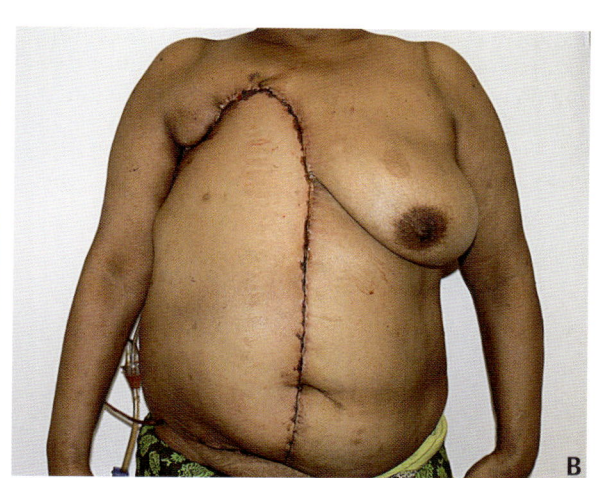

Fig. 42-2. (**A**) Lesão pré-operatória; (**B**) resultado pós-operatório.

Retalho Miocutâneo Oblíquo Externo

Este retalho é confeccionado com o músculo oblíquo externo ipsolateral, sendo o suprimento sanguíneo por perfurantes dos vasos intercostais posteriores do sexto ao décimo segundo arcos costais. A sua marcação é feita traçando-se uma linha de 3 cm pela linha média. O limite inferior do retalho fica na altura da cicatriz umbilical, e o início da dissecção de planos é na bainha lateral do músculo reto abdominal até a linha axilar posterior, onde ficam as perfurantes citadas. O retalho é, então, rodado superiormente, e o sítio doador é suturado por planos.

A vantagem desse retalho é a possibilidade de fechamento satisfatório, com baixos índices de complicações e ausência de fraqueza de parede abdominal. Além disso, é possível cobrir defeitos maiores que o retalho com grande dorsal não cobriria; a textura de pele é mais semelhante e, principalmente, em pacientes mais idosas e com elasticidade maior da pele nessa região, é uma boa opção (Fig. 42-2).

Retalhos Toracoabdominais

▪ Baroudi

É um retalho toracoabdominal de base lateral, transverso. A área de ressecção é marcada em formato de triângulo de laterais convexas cuja base fica ao longo do sulco inframamário e com suas laterais unindo-se logo abaixo da clavícula. O retalho propriamente dito também é desenhado em formato triangular com proporção de comprimento 2:1. Um de seus lados vai ao longo do sulco inframamário contralateral, e o outro é desenhado ao longo do hipocôndrio contralateral, formando o vértice. Sua base é lateral com pedículo nas perfurantes da artéria epigástrica homolateral ao defeito.

▪ Retalho Dermogorduroso Toracoabdominal Ipsolateral (Itade – Ipsilateral Thoracoabdominal Dermofat Flap)

O retalho ITADE é um retalho rotacional, horizontal, unilobado, randomizado e com irrigação lateral com base nas perfurantes torácicas e lombares. É realizado por uma incisão de 1 a 2 cm da linha média estendendo-se lateralmente até a linha axilar anterior e mantendo-se horizontalmente até uma proporção de 2:1 em relação à sua base. O retalho é, então, rodado superiormente, junto com o tecido gorduroso adjacente, proporcionando fechamento primário da lesão.

▪ Retalho Dermogorduroso Transverso Abdominal

O retalho toracoabdominal possui seu suprimento sanguíneo medialmente, com base nas perfurantes do músculo reto abdominal, artéria e veia epigástrica supeior, que corresponde a sua base. O eixo pode ser transverso ou oblíquo, conforme necessário, e seu desenho vai até a linha axilar posterior, respeitando-se a proporção de 1:2,5 ou menor.

CONCLUSÃO

Mesmo cientes de que muitas vezes estes esforços serão fugazes em conter a evolução da doença, nossa equipe mantém-se fiel à filosofia da Instituição em proporcionar dignidade aos nossos pacientes, sempre que possível.

LEITURAS SUGERIDAS

Balogun OD, Formenti SC. Locally advanced breast cancer - strategies for developing nations. *Front Oncol.* 2015;5:89.

Bogossian N, Chaglassian T, Rosenberg PH *et al.* External oblique myocutaneous flap coverage of large chest-wall defects following resection of breast tumors. *Plast Reconstr Surg.* 1996 Jan;97(1):97-103.

Bramhall RJ, Lee J, Concepcion M *et al.* Central round block repair of large breast resection defects: oncologic and aesthetic outcomes. *Gland Surg.* 2017 Dec;6(6):689-97.

Lee J, Bae Y, Audretsch W. Combination of two local flaps for large defects after breast conserving surgery. *Breast.* 2012 Apr;21(2):194-8.

Lee S, Jung Y, Bae Y. Immediate chest wall reconstruction using an external oblique myocutaneous flap for large skin defects after mastectomy in advanced or recurrent breast cancer patients: a single center experience. *J Surg Oncol.* 2018 Feb;117(2):124-129

Zucca-Matthes G, Vieira RAC. *Oncoplastia Mamária Aplicada.* São Paulo: LEMAR; 2013.

MASTECTOMIAS REDUTORAS DE RISCO

Gustavo Zucca-Matthes

INTRODUÇÃO

Com o avanço dos conhecimentos e a descoberta de mutações genéticas responsáveis por diversas patologias, sobretudo oncológicas, torna-se viável o investimento de medidas profiláticas que possam impedir ou reduzir o risco do aparecimento de determinadas doenças, como é o exemplo do câncer de mama hereditário.

O câncer de mama hereditário representa 5-10% da população acometida. Seu diagnóstico ocorre junto a um paciente-alvo, positivo para a doença que possui uma história de alto risco que chame atenção e obrigue o acompanhamento genético de seus descendentes (Quadro 43-1). No HC Barretos estes descendentes serão convidados a responder a um questionário (Tyrer-Cuzick) que avalia o seu risco individual de desenvolver o câncer de mama ao longo da vida e se obtiver um índice maior que 20%, será considerado de alto rico e terá o teste genético a sua disposição e sem custos.

Este acompanhamento pode gerar o chamado teste genético, que fará um rastreamento das principais mutações conhecidas para aquele indivíduo. Uma vez detectadas as alterações genéticas, opções profiláticas deverão ser oferecidas:

- Acompanhamento clínico regular para paciente de alto risco.
- Quimioprofilaxia.
- Cirurgias redutoras de risco: Ooforectomia e Mastectomia (Fig. 43-1).

Quadro 43-1. Alto Risco para Câncer de Mama

- Idade menor que 40 anos
- Parente de primeiro ou segundo grau com câncer de mama ou ovário
- Câncer de mama em homens na família
- Câncer de mama bilateral
- Parente com câncer de mama triplo negativo de qualquer idade
- Antecedente de irradiação torácica prévia, antes dos 30 anos de idade

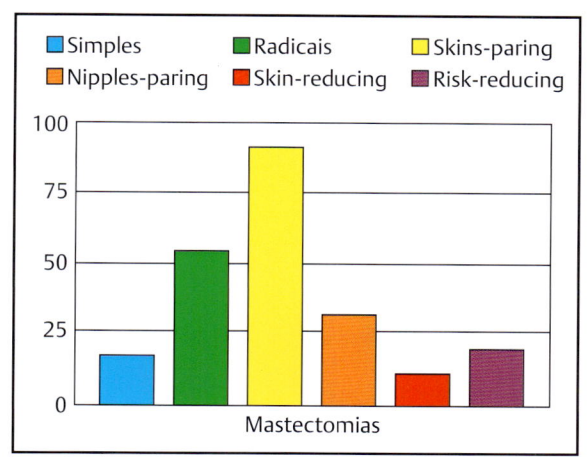

Fig. 43-1. Números recentes de mastectomias – Departamento de Mastologia e Reconstrução (01/01/2016-31/01/2017) – Total de 298 – 6,7% de mastectomias redutoras de risco.

MASTECTOMIA REDUTORA DE RISCO (MRR)

Ao longo do tempo, as técnicas cirúrgicas avançaram até o ponto em que a segurança oncológica e os resultados estéticos são os pilares da cirurgia mamária contemporânea. Neste sentido, a mastectomia redutora de risco encontra-se dentro do arsenal terapêutico das cirurgias mamárias como uma mastectomia conservadora, porém empregada na tentativa de diminuir o risco para a doença hereditária. Ressalta-se que o termo profilático, neste caso, deve ser evitado, uma vez que se estima uma permanência de pelo menos 10% de tecido mamário residual, justificando o uso do termo "redução de risco".

É importante mencionar que a mastectomia redutora de risco (MRR) é responsável por poupar a maior parte da pele e complexo do areolopapilar, porém é indicada para reduzir o risco de câncer. Ela foi amplamente realizada para pacientes que apresentam os seguintes fatores de risco oncológicos: história familiar positiva; mutação dos genes BRCA-1 e 2, PTEN, TP53, PALB2, CHEK2, ATM, BRIP1 entre outros; hiperplasia ductal atípica e carcinoma lobular *in situ* e ainda quando existe um medo extremo de manifestar o câncer de mama, cancerofobia. A MRR vem sendo realizada cada vez mais em decorrência da solicitação do paciente ou por proposta do cirurgião oncológico. A preservação do complexo areolopapilar é extremamente importante para resultados estéticos e satisfação da paciente, sempre que possível.

O uso indiscriminado e inadvertido dos testes genéticos pode ter um impacto negativo na vida dos pacientes e familiares. Steiner *et al.* mostraram um aumento significativo das tendências das mastectomias entre 2005 e 2013, notou-se o triplo das indicações de mastectomias bilaterais e em mulheres cada vez mais jovens. Sem falar da repercussão do chamado "efeito Jolie", relacionado com a divulgação das escolhas cirúrgicas redutoras de risco associadas ao caso da atriz hollywoodiana, quem indiretamente estimulou muitos pacientes e profissionais a realizarem mastectomias por uma distorção dos fatos. Generalizou-se que o benefício da cirurgia redutora de risco seria para todas as mulheres, quando, na verdade, a mídia deveria ter esclarecido que os beneficiados com esta conduta seriam pessoas com histórias semelhantes ao da atriz ou ao menos com risco genético elevado.

Uma vez o teste realizado, surge um grande dilema relacionado com o que fazer diante de resultado positivo. Dados do SEER mostram que 1 em 8 mulheres americanas apresentará câncer de mama. Portanto, este risco gera um desconforto na psique das mulheres e muitas das quais ficam vulneráveis a influências externas e sem alicerces científicos. O ideal é que uma avaliação prévia de cada caso fosse realizada e se pudesse estratificar as mulheres em grupos de alto, médio e baixo riscos e informações sérias e diretas fossem fornecidas para cada grupo individualmente. O uso de testes avaliadores de risco é capaz de selecionar uma população de alto risco que poderia apresentar uma maior chance de desenvolver o câncer de mama (56-84%) ao longo da vida, sendo este um grupo de maior atenção para ações efetivas.

QUEM DEVE SER SUBMETIDO?

Outro ponto importante que deve ser esclarecido seria relacionado com as pacientes que realmente se beneficiariam de uma cirurgia redutora de risco. Segundo as análises de Kurian *et al.*, mulheres mutadas submetidas a cirurgias redutoras de risco terão seu potencial benéfico ampliado se as cirurgias, mastectomias e ooforectomias, forem realizadas até os 25 anos e 40 anos respectivamente. Portanto, a indicação destes procedimentos também deve levar em consideração a idade da paciente como momento ideal, considerando riscos e benefícios.

A mastectomia redutora de risco deve ser considerada quando a paciente apresenta reconhecidamente uma mutação genética ou um alto risco para câncer de mama e ainda não manifestou a doença. Em muitas situações a mastectomia contralateral tem sido indicada para casos de câncer unilateral. Segundo a metanálise de Cochrane (2010) há um decréscimo do risco de novo câncer de mama e não há impacto na sobrevida global com a abordagem contralateral, portanto, devendo ser uma conduta desestimulada. Além disso, a taxa de aparecimento de câncer de mama contralateral é de 0,7% ao ano, apresentando um risco acumulativo de 4-5% em 10 anos, diferente da mulher BRCA mutada que teria um risco anual de 4% e um risco acumulativo de 40% em 10 anos. Neste último caso a tendência é que as mulheres mutadas se beneficiem da cirurgia com redução de risco em torno de 90% ao longo da vida. Se pacientes com câncer de mama unilateral insistirem em realizar a cirurgia contralateral, considerar mulheres abaixo dos 50 anos, com tumores que apresentem receptores hormonais negativos e estádios iniciais, a fim de obter um ganho percentual de 4,8% e 5 anos de vida. Mulheres que tenham desenvolvido o câncer e sejam mutadas também se beneficiam da cirurgia redutora de risco com decréscimo do risco em 90% após acompanhamento de 13-14 anos. A abordagem axilar, mesmo que com linfonodo sentinela, é contraindicada para as cirurgias redutoras de risco.

CANCEROFOBIA

A cancerofobia e a ansiedade gerada em determinados indivíduos são aspectos importantes, que devem ser amplamente discutidos tratando de cirurgias redutoras de risco. As mastectomias redutoras de risco estão associadas a resultados estéticos ruins e disfunções sexuais, apesar disso, 83% destas pacientes parecem estar satisfeitas com suas decisões após 10 anos de acompanhamento. Isto significa que se deve levar em consideração o estado emocional da paciente e quanto isto pode implicar diretamente na qualidade de vida e na geração de seu bem-estar independente dos riscos preestabelecidos. Cabe à equipe médica discutir exaustivamente todos os pontos relacionados e os riscos e benefícios de cada procedimento proposto individualmente, dividindo a responsabilidade das decisões com o paciente.

Com o avanço das técnicas reconstrutoras e dos implantes mamários fica evidente que melhores resultados podem ser obtidos com as reconstruções mamárias imediatas, mas é fundamental a discussão das potenciais complicações e consequências de uma conduta cirúrgica. O pretexto de indicar uma mastectomia redutora de risco para propiciar uma melhor simetria mamária possui muitos riscos nas entre linhas, devendo ser friamente calculados, afinal a mastectomia redutora de risco não é, e está longe de ser, uma cirurgia estética.

CURIOSIDADES

Mamas Volumosas

Mamas volumosas implicam em dificuldades para a reconstrução mamária, principalmente com implantes. Contudo, com a evolução das técnicas cirúrgicas foi proposta a mastectomia de redução da pele, *Skin-reducing mastectomy* (SRM) é uma técnica de estágio único que nos ajuda a superar a inadequação cosmética de uma mastectomia de tipo IV de padrão Wise (cicatriz final invertida em T) em mamas pesadas e pendentes ao preencher o quadrante medial inferior com volume adequado.

Sua virtude reside na maneira como ele fornece uma cobertura de implante adequada usando músculo e um retalho dérmico profundo, reduzindo assim o risco de extrusão de implantes e proporcionando um bom contorno inframamário.

A SRM está associada a altas taxas de complicações. Em 2015, 187 mastectomias conservadoras foram realizadas Hospital de Câncer de Barretos. Seis casos (11,22%) foram submetidos à SRM. A perda de implante foi observada em um (16,6%) caso relacionado com a recidiva do soro. Para reduzir as complicações no Hospital de Câncer de Barretos, a técnica cirúrgica foi alterada. Atualmente, seguimos a técnica SRM, mas com algumas mudanças:

1. Enxerto livre de complexo de aréola de mamilo (NAC) (Fig. 43-2).
2. Expansor definitivo (Becker) (Fig. 43-3).
3. Tela de reforço tecidual (Fig. 43-4).

Existem boas razões para essas mudanças. A técnica SRM é potencialmente prejudicial para o fornecimento de sangue ao complexo areolopapilar (CAP), de modo que o enxerto livre deve resolver esse problema. No final, o implante de CAP foi enxertado para a posição planejada.

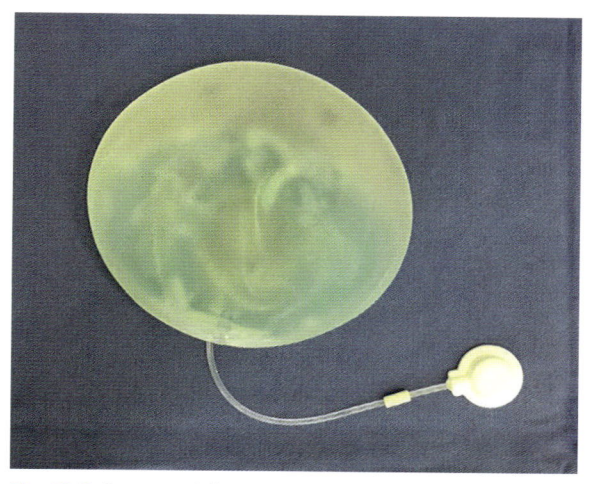

Fig. 43-3. Expansor definitivo, tipo Becker 35.

Além disso, o SRM apresenta altos níveis de necrose. O implante de Becker é um expansor definitivo, uma mistura de expansor de solução salina e implante de silicone. Em outras palavras, temos os benefícios de ambos os tipos de implantes. Se necessário, no caso de sofrimento na pele, o cirurgião poderá negociar com o volume salino para ajustar a pele e descobrir a reconstrução mamária.

Em caso de tumor na parte inferior da mama, a ressecção da derme inferior torna-se inevitável, o uso de ADM pode ser uma solução. O uso de matriz dérmica acelular (ADM) pode permitir a cobertura total do implante ou substituir a derme em caso de comprometimento oncológico. Nossa primeira escolha é a

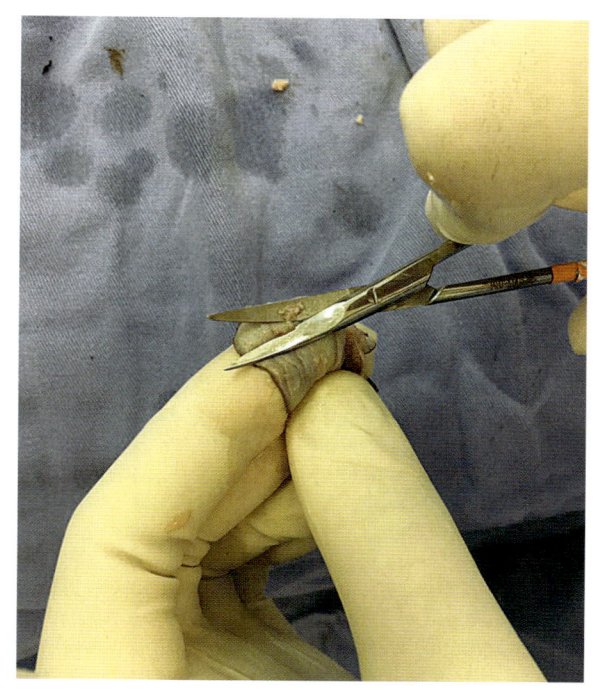

Fig. 43-2. Enxerto de mamilo.

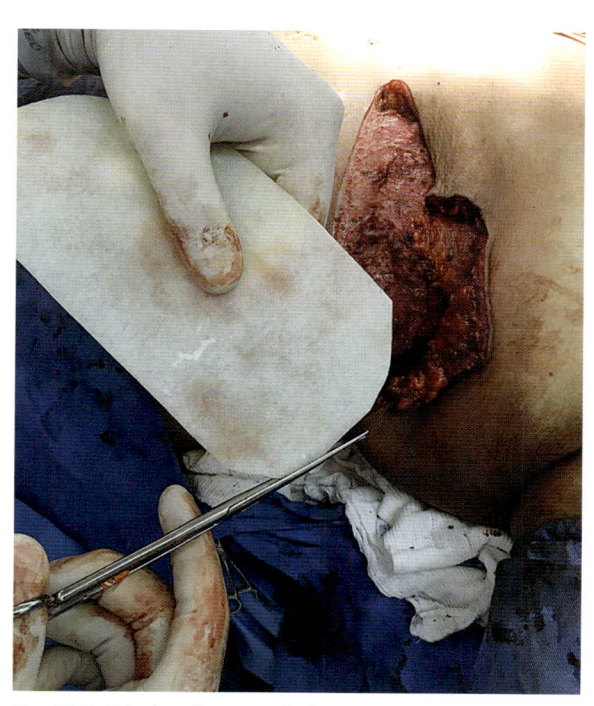

Fig. 43-4. Tela de reforço tecidual, Bio A.

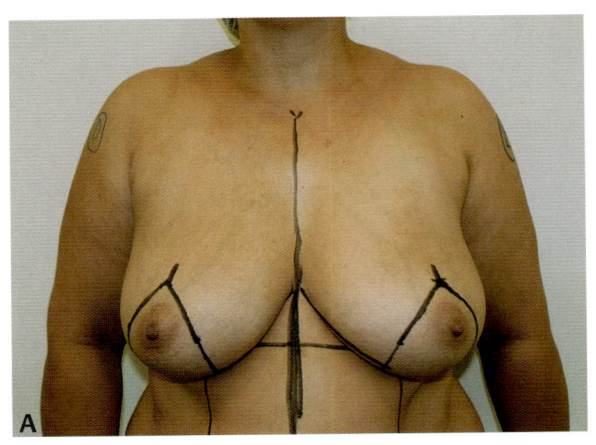

Fig. 43-5. SRM. (**A**) Pré-operatório; (**B**) pós-operatório.

malha chamada BIO A (67% de ácido poliglicólico (PGA): 33% de carbonato de trimetileno (TMC)). É uma malha sintética capaz de suportar e proteger o implante da deiscência da pele durante os primeiros meses, destacar a dobra inframamária da mama e, após 6 meses, será totalmente absorvida e incorporada pelos tecidos locais proporcionando forma natural e toque suave (Fig. 43-5 – resultado pré-operatório e pós-operatório imediato após SRM com enxerto livre de NAC, ADM e expansor definitivo).

Os drenos devem ser inseridos e deixados no local por cerca de 5-10 dias ou até débito de 24 h menor de 40 mL. Sutiãs especiais devem ser usados por 4-6 semanas.

Mastectomia Endoscópica

Recentemente técnicas cirúrgicas minimamente invasivas vêm sendo desenvolvidas em diversas áreas da medicina. Há alguns anos grupos ao redor do mundo em países, como Japão, França, Itália e Turquia, têm-se destacado no avanço de técnicas endoscópicas para realização de mastectomias.

Basicamente é feita uma incisão de 3 a 4 cm na base da axila semelhante às incisões para dissecção de linfonodo sentinela. Então um sistema *single port* é introduzido, conhecido como SILS. Dois trocartes de 5 mm e um outro de 10 mm foram inseridos pela porta SILS. A porta SILS estava conectada a um insuflador (Karl Storz, Tuttlingen, Alemanha) para manter a pressão em 8-10 mm Hg. A visão endoscópica foi observada por uma câmera óptica angulada em 30 graus, sendo um endoscópio rígido de ângulo reto de 10 mm de diâmetro (Karl Storz). A dissecção pode ser realizada com Endo Grasp (Autosuture, Covidien), uma endoscissor (Endo Minitesoura. Instrumento de 5 mm com cautério unipolar; Covidien), LigaSure. V (Valleylab Inc., Boulder, CO) e Harmonic ou tesouras curvas (Ethicon Endo-Surgery, Cincinnati, OH). O sistema óptico e todos os trocartes foram retirados da caixa de instrumentação de laparoscopia. Não foram realizadas adaptações específicas.

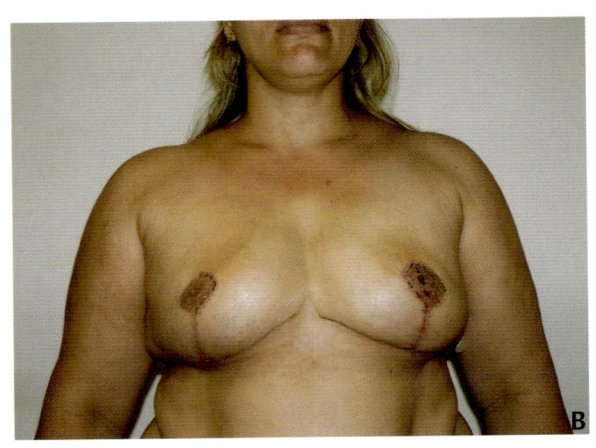

O procedimento exige uma curva de aprendizagem longa, apresentando muitas dificuldades. Acredita-se que variações na técnica serão sugeridas para melhor adequação do método. Mais tempo será necessário para que uma conclusão mais precisa sobre a utilidade e eficácia do método seja comprovada (Fig. 43-6).

CONCLUSÃO

Pode-se concluir que pacientes mutadas e de alto risco são o grupo de maior benefício com a mastectomia redutora de risco, mesmo assim todas as variáveis necessitam ser exaustivamente discutidas antes da indicação deste procedimento. Os pacientes submetidos a estes procedimentos não estarão totalmente livres de um câncer futuro e estarão diretamente expostos às complicações inerentes do procedimento. Por isso, é fundamental que o paciente seja esclarecido e esteja ciente de sua escolha, cabendo aos médicos e suas equipes a responsabilidade de desmistificar lendas urbanas e proporcionar informações claras e competentes, individualizadas para cada caso em especial.

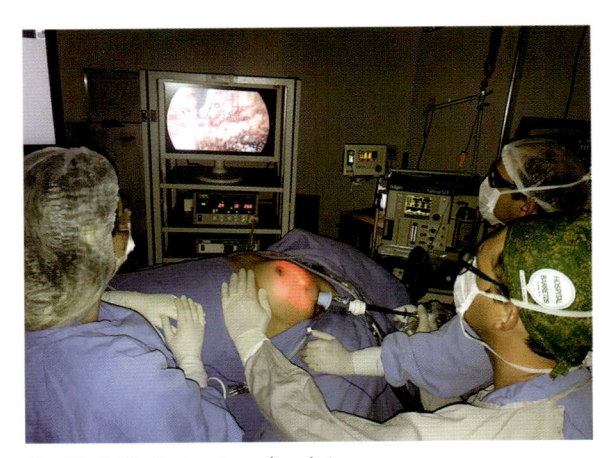

Fig. 43-6. Mastectomia endoscópica.

LEITURAS SUGERIDAS

Burke EE, Portschy PR, Tuttle TM. Prophylactic mastectomy: who needs it, when and why. *J Surg Oncol.* 2015;111:91-5.

Clark K. Efficacy of bilateral prophylactic mastectomy in women with a family history of breast cancer. *J Insur Med.* 1999;31:41-3.

Evans DG, Wisely J, Clancy T et al. Longer term effects of the Angelina Jolie effect: increased risk-reducing mastectomy rates in BRCA carriers and other high-risk women. *Breast Cancer Res.* 2015;17:143.

Hemminki K, Ji J, Forsti A et al. Survival in breast cancer is familial. *Breast Cancer Res Treat.* 2008;110:177-82.

Hemminki K, Sundquist J, Bermejo JL. How common is familial cancer? *Ann Oncol.* 2008;19:163-7.

Janssens AC, Ioannidis JP, Berdosian S et al. Strengthening the reporting of genetic risk prediction studies (GRIPS): explanation and elaboration. *Eur J Clin Invest.* 2011;41:1010-35.

Kurian AW, Sigal BM, Plevritis SK. Survival analysis of cancer risk reduction strategies for BRCA1/2 mutation carriers. *J Clin Oncol.* 2010;28:222-31.

Metcalfe K, Gershman S, Ghadirian P et al. Contralateral mastectomy and survival after breast cancer in carriers of BRCA1 and BRCA2 mutations: retrospective analysis. *BMJ.* 2014;348:g226.

Nair A, Jaleel S, Abbott N et al. Skin-reducing mastectomy with immediate implant reconstruction as an indispensable tool in the provision of oncoplastic breast services. *Ann Surg Oncol.* 17:2480-5.

Steiner CA, Weiss AJ, Barrett ML et al. Trends in Bilateral and Unilateral Mastectomies in Hospital Inpatient and Ambulatory Settings, 2005-2013: Statistical Brief #201. Healthcare Cost and Utilization Project (HCUP) Statistical Briefs. Rockville (MD); 2006.

Tukenmez M, Ozden BC, Agcaoglu O et al. Videoendoscopic single-port nipple-sparing mastectomy and immediate reconstruction. *J Laparoendosc Adv Surg Tech A.* 2014;24:77-82.

Zucca-Matthes G MA, Viera RAC, Michelli RAD, Matthes ACS. The evolution of mastectomies in the oncoplastic breast surgery era. *Gland Surgery.* 2013;2:102-6.

QUIMIOTERAPIA NEOADJUVANTE E TRATAMENTO CIRÚRGICO DO CÂNCER DE MAMA

René Aloísio da Costa Vieira
Guilherme Freire Angotti Carrara

INTRODUÇÃO

O câncer de mama, pela sua incidência, constitui um problema de saúde pública, sendo a relação mortalidade/incidência superior nos países em desenvolvimento, visto limitações relacionadas com o diagnóstico e tratamento, tornando o carcinoma mamário localmente avançado (CMLA) uma entidade frequente em nosso meio. A elevação do arsenal terapêutico permitiu o uso tanto do tratamento quimioterápico adjuvante, quanto neoadjuvante. A quimioterapia neoadjuvante (QTN) permite as mesmas taxas de sobrevida global, porém seleciona melhor os pacientes que se beneficiaram do tratamento, permitindo também uma elevação nas taxas de conservação mamária, transformando pacientes inicialmente inelegíveis para o tratamento conservador em pacientes candidatas a este tipo de tratamento. Mais recentemente seu uso tem sido utilizada na associação à cirurgia oncoplástica, na preservação da axila, faltando estudos com longo tempo de acompanhamento.

A QTN tem-se associado a algumas vantagens, como: 1. tratamento precoce da doença micrometastática; 2. avaliação *in vivo* da resposta à terapêutica; 3. redução do volume tumoral, permitindo a elevação do tratamento conservador da mama e axila; 4. oportunidade de avaliação de novos quimioterápicos; 5. conhecimento prévio do prognóstico da paciente, visto que pacientes com resposta patológica completa (RPC) apresentam melhor sobrevida.

Metanálise de estudos randomizados comparando a QTN ao tratamento adjuvante mostrou que a QTN não se associou à alteração na morte, progressão de doença, recorrência a distância, porém esteve associada à elevação do risco de recorrência locorregional, principalmente quando é realizada radioterapia sem cirurgia. Outra recente metanálise, avaliando tumores de mama precoce submetidas à QTN ou tratamento adjuvante, evidenciou elevação na taxa de tratamento conservador da mama, e semelhantes resultados em termos de recorrência a distância, mortalidade por câncer, observando-se uma elevação da taxa de recorrência local aos 15 anos (21,4% *versus* 15,9%), sugerindo a necessidade de estratégias para redução da recorrência local, como a avaliação cuidadosa do tumor, avaliação patológica detalhada e radioterapia apropriada.

RESPOSTA À QUIMIOTERAPIA NEOADJUVANTE

Existem várias classificações patológicas de resposta a terapêutica, porém nem sempre o exame anatomopatológico se associa aos da mamografia, da ultrassonografia mamária, ou da ressonância magnética, sendo a última a que apresenta melhor correlação. Apesar de se observar uma tendência a aceitação da diminuição da área de ressecção em pacientes com resposta à quimioterapia, tal fato decorre mais da opinião de especialistas, do que da presença de estudos randomizados. O questionamento refere-se à possibilidade de focos microscópicos de células no leito tumoral. Na prática clínica, os exames de imagem devem nortear o tratamento, sendo necessário a sua realização, visando à segurança na cirurgia conservadora, e avaliação do leito tumoral. Fato é que os exames de imagem têm-se mostrado insuficientes para se correlacionar com o achado anatomopatológico (AP), e nem sempre uma resposta clínica ou radiológica completa, se associa ao achado AP.

São fatores relacionados com a resposta patológica o tipo, o esquema de quimioterapia, o tamanho do tumor, a idade, o receptor de estrógeno (RE), o receptor de progesterona (RP), a amplificação do HER2, o tipo histológico, o grau de diferenciação nuclear e subtipos moleculares. Tumores de menor tamanho, pacientes jovens, RE negativo, RP negativo, tumores de alto grau, apresentam melhor resposta à QTN. Tumores triplo negativo e HER2 apresentam melhor resposta em relação aos luminais. Estudos têm sido realizados visando a identificação de genes relacionados com resposta patológica, porém os resultados são preliminares

Os estudos NSABP-18 e NSABP-27 confirmaram a importância da resposta patológica completa (RPC), em função do tipo de quimioterapia utilizada. O estudo NSABP-27 mostrou uma elevação da taxa de RPC de 14,3% no esquema AC para 26,1% no esquema AC-T, porém sem alteração na sobrevida. Em tumores HER2, o trastuzumabe tem sido utilizado na neoadjuvância, elevando as taxas de RPC de 26,3% para até 78%.

RESPOSTA PATOLÓGICA

Os critérios de RPC não são universais, existindo diversas classificações sendo, atualmente, o critério mais utilizado a classificação utilizada pelo NSABP, fato este sugerido em consenso internacional. Neste considera-se resposta patológica completa a ausência de doença invasora mamária e linfonodal, mesmo com a presença de doença *in situ*. Existem outros critérios descritos de avaliação da resposta patológica, como o de Miller e Payne, que considera 5 graus de resposta com base na redução tumoral e da presença de ninhos de células isoladas; e a classificação japonesa, que envolve 3 graus, com base na forma e área tumoral.

Na avaliação da resposta radiológica temos a classificação WHO que avalia em dois eixos, classificando em progressão de doença (elevação de 25%), doença estável, resposta parcial (diminuição de 50%) e resposta completa; e a classificação RECIST (*Response Evaluation Criteria in Solid Tumors*) avalia em um eixo, classificando em progressão de doença (elevação maior de 20%), doença estável, resposta parcial (diminuição maior de 30%) e resposta patológica completa. Recentemente este foi adaptado à mama, sendo denominado RECIST-B (*breast*), que considera resposta parcial uma diminuição maior de 30% e progressão superior a 10%.

Estudo realizado no Hospital de Câncer de Barretos (HCB) avaliou a resposta patológica na mama, de pacientes submetidas à QTN, pela forma de fragmentação do tumor. Avaliando 50 pacientes, observou-se 44% de diminuição concêntrica, 12% de macrofragmentação, 14% de microfragmentação, 10% de doença estável, 6% de micro e macrofragmentação; 2% de carcinoma *in situ* e 2% de ausência de tumor. A Figura 44-1 exemplifica as diferentes formas de resposta patológica encontradas. Esta forma de classificação foi avaliada em uma coorte de 446 pacientes e comparada às diferentes formas presentes na literatura (Fig. 44-2), também se mostrando prognóstica.

A forma de fragmentação tumoral é importante, visto que na presença de doença multifocal residual encontra-se associada à elevação da taxa de recorrência local. Em pacientes submetidas a tratamento conservador, Chen *et al.* (2004) classificaram a morfologia da doença residual em massa solitária (53,5%), tu-

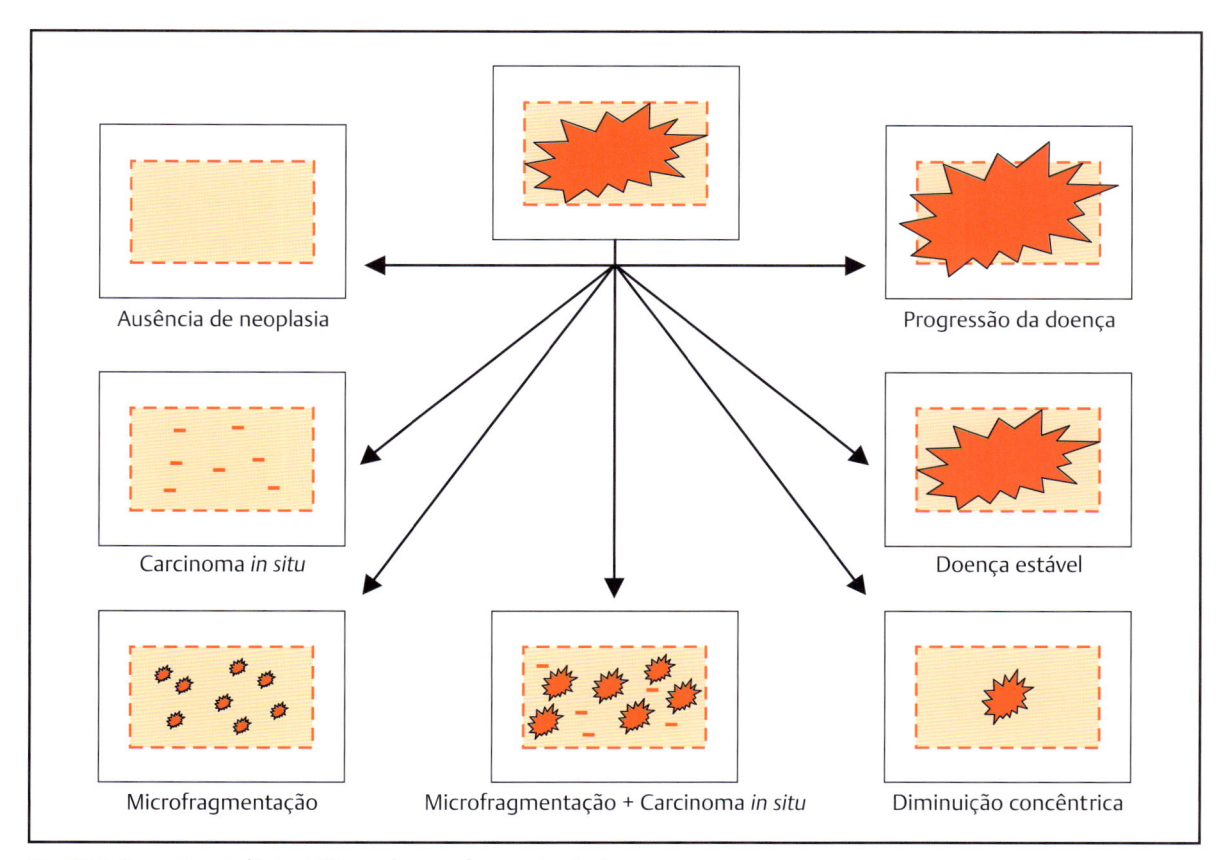

Fig. 44-1. Resposta patológica HCB com base na fragmentação do tumor.

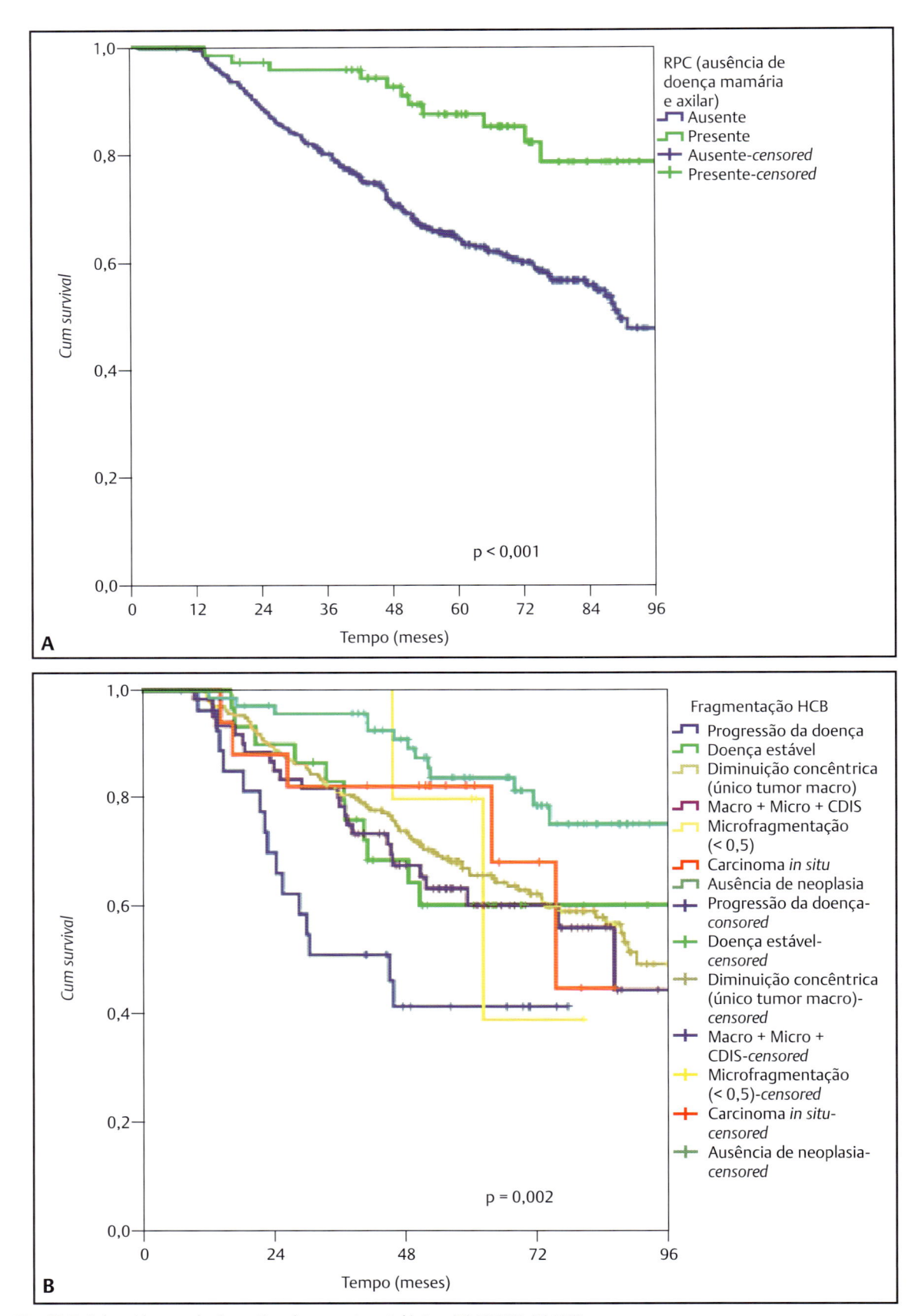

Fig. 44-2. Sobrevida em relação ao tipo de resposta patológica. (**A**) NSABP; (**B**) HCB.

mor multifocal residual (23%), ou ausência de doença residual (23,5%). A doença multifocal residual foi definida como a presença de focos não contíguos no tecido examinado, onde, tipicamente, ocorriam ilhas de tumor nas múltiplas lâminas, além de tecido fibrótico, necrose, granulomas e células gigantes. A presença de tumor residual (> 2 cm) ou múltiplos focos esteve relacionado com uma maior taxa de recorrência. Da mesma forma Huang *et al.* (2005), em pacientes submetidas à mastectomia, subclassificam a forma de doença residual multifocal/multicêntrica, relatando que a taxa de recorrência é superior na presença de doença residual multicêntrica e multifocal, em relação à diminuição concêntrica e à ausência de tumor.

Com base em avaliação patológica prospectiva temos a classificação RCB (Residual Cancer Burden), onde os achados patológicos encontram-se associados a resultados prognósticos. Esta avaliação é fundamentada na área do leito tumoral, percentual de celularidade de doença invasora, o tamanho do maior foco metastático linfonodal e o número de linfonodos positivos. Assim, o RCB = 0 implica em resposta patológica completa, com ausência de doença invasora mamária e axilar, fato que se associa a uma melhor sobrevida, e um RCB III implica em não resposta à QTN e um prognóstico desfavorável.

TRATAMENTO CONSERVADOR DA MAMA

No tratamento conservador da mama, deve-se considerar o tamanho inicial do tumor, a marcação prévia do leito tumoral e o tipo de cirurgia a ser realizada. A ressecção da lesão deve ter o leito tumoral inicial, ou nova área pode ser definida a partir da diminuição concêntrica do tumor? Fato é que apesar de discussões e possibilidade de estabelecimento da ressecção a partir da resposta, estudos prospectivos sobre o assunto são limitados.

Muitos consideram a importância da marcação do leito tumoral previamente à QTN, visto que a marcação leva à diminuição da recorrência, porém não há ainda método padrão para sua marcação do tumor. Esta pode ser realizada pela realização de tatuagem cutânea, marcação da topografia na lesão no prontuário, na marcação com clipe metálico no centro ou nas margens da lesão, ou a colocação de um material não absorvível nas margens. Visando à segurança oncológica, exames de imagem devem ser associados, sendo melhor avaliação obtida pela ressonância magnética.

Discute-se a necessidade da ressecção completa da área prévia à quimioterapia ou à ressecção da nova margem, visto que apesar da área poder ser clinicamente normal, esta pode conter focos microscópicos de doença. Quem advoga a necessidade de ressecção de toda a área tumoral previa a quimioterapia, o faz com base nas respostas adversas frente à quimioterapia. Fato é que não há estudo prospectivo controlado que determine o método mais seguro na ressecção de área tumoral prévia à QTN. Apesar das considerações apresentadas anteriormente, no último consenso de St. Gallen de 2017 (*St. Gallen International Expert Consensus Conference*), com base na opinião de especialistas, sugeriu-se a diminuição da área ressecada, considerando-se que a ressecção deve-se restringir à nova área de resposta à QTN. Em contraposição a este fato temos a elevação das taxas de recorrência local. As margens devem estar livres, sendo que na presença de doença residual multifocal, estas margens devem ser generosas.

No CMLA são candidatas a tratamento conservador: ausência de envolvimento na pele ou parede torácica, ausência de doença multicêntrica ou microcalcificações extensas, tumor menor de 5 cm, possibilidade de localização do tumor, ausência de contraindicação da radioterapia, margens negativas, desejo do paciente em preservar a mama, envolvimento cutâneo localizado e tumores maiores de 5 cm, desde que a pele encontrava-se íntegra pré-QTN e a relação mama-tumor favorável. As pacientes submetidas à cirurgia conservadora constituem um subgrupo de pacientes, onde as condições clínicas e radiológicas dão suporte a tal procedimento. As pacientes com margem comprometida serão submetidas à mastectomia, e todas as pacientes com cirurgia conservadora serão submetidas à radioterapia.

Ao se discutir o tratamento conservador, não se deve esquecer da importância de margens livres de doença, bem como das recorrências local e locorregional, observando-se na literatura dados relacionados com *Ipsilateral Breast Tumor Recurrence (IBTR)*. Observa-se recorrência local de 12,7% na presença de margens livres, 15% quando esta é livre, porém inferior a 2 mm, 20,3% na presença de margem comprometida, e elevação de 3,3 vezes na presença de múltiplos focos tumorais em relação à diminuição concêntrica. Estudo realizado em nosso meio avaliando 98 pacientes submetidas a tratamento conservador e QTN, no CMLA, observou em tumores em média de 5,3 cm, acompanhamento de 64,1 meses, a taxa de recorrência local foi de 11,2% e locorregional de 16,3%, números estes considerados aceitáveis por causa do tamanho inicial dos tumores.

Com o aparecimento da oncoplastia, elevaram-se as possibilidades do tratamento conservador da mama. Assim, além da técnica convencional proposta por Veronsesi, outras técnicas podem ser utilizadas como o *plug flap* para tumores centrais, técnicas de remodelamento local, além do uso de pedículos mamários. Cabe destaque o uso da técnica de compensação geométrica, que se baseia no remodelamento mamário não convencional, sendo muito útil visando um maior aproveitamento do tecido mamário. Fato é que a cirurgia oncoplástica no CMLA não se associa à elevação das taxas de recorrência local.

MASTECTOMIA COM PRESERVAÇÃO DE PELE

Com o advento da oncoplastia, a mastectomia clássica tem sido cada vez mais substituída pela mastectomia com preservação de pele. Porém são limitados os estudos utilizando esta técnica com o CMLA, bem como o número de pacientes submetidas a este procedimento, porém os resultados têm-se mostrado promissores em termos de recorrência local, com aparente elevação na taxa das complicações relacionadas com perda da prótese. A mastectomia com preservação de pele pode ser indicada em casos selecionados de pacientes portadoras de CMLA, como na presença de doença linfonodal extensa, tumores T3, ou tumores T4 localizados, onde a ressecção da pele ainda permita condições para a colocação de prótese ou expansor. Nestes casos, a radioterapia adjuvante frequentemente será realizada, e a contratura capsular deve ser considerada. Estudo caso-controle realizado em nosso meio observou elevada taxa de contratura capsular (41,6%), visto associação frequente à radioterapia adjuvante; porém a taxa de recorrência local e sobrevida foi inferior em relação às pacientes submetidas à mastectomia sem reconstrução, fato este considerado decorrente de um viés de seleção.

TRATAMENTO CONSERVADOR DA AXILA

De uma maneira geral, as pacientes submetidas à QTN são candidatas a linfadenectomia axilar, visto que estudos iniciais relacionados com o linfonodo sentinela não avaliaram esta população. Posteriores estudos avaliaram a acurácia da detecção do linfonodo sentinela após QTN, a metodologia utilizada na identificação dos linfonodos, faltando estudos em longo prazo demonstrando o valor deste método.

Em pacientes submetidas à QTN, a taxa de identificação é cerca de 90,9%, associado à taxa de falso negativo de 10,5%, valor preditivo negativo de 89%, e acurácia de 94,4%. O Estudo SENTINA avaliou a realização da pesquisa do linfonodo sentinela (PLS) antes e após a quimioterapia neoadjuvante. Pacientes N0 pré e pós-quimioterapia (braço A) não foram submetidas à linfadenectomia axilar (LA); pacientes N+ pré-QTN foram submetidas à PLS e LA se achado positivo (braço B). Pacientes N+ pré-QTN, caso se tornassem clinicamente negativa, eram submetidas à PLS e LA se achado positivo (braço C); e nas pacientes sem resposta axilar eram submetidas à LA (braço D). No braço B a taxa de identificação do LS prévio a QTN foi de 99,5% diminuindo para 76,2% após a QTN. A taxa de falso-negativo, frente à positividade, foi de 51,6% no braço B e 14,2% no braço C. A taxa de falso-negativos diminui com a elevação do número de linfonodos sentinela avaliados, sendo de 24,3% na presença de um linfonodo, para 18,5% na presença de dois linfonodos. Avaliação da taxa de detecção do segundo linfonodo sentinela foi de 60,8%, associado à avaliação falso-negativa elevada. Assim em pacientes com axila clinicamente com axila negativa pré-quimioterapia, a PLS é aceitável. Em pacientes com axila clinicamente positiva, a taxa de identificação foi elevada (89%), e na presença de resposta à QTN, a taxa de falso-negativo foi de 14%. O exame de imuno-histoquímica do linfonodo diminui a taxa de exame falso-negativo de 12% para 9%, sendo sugerida sua utilização.

O consenso de St. Gallen de 2017 sugere que em pacientes com axila clinicamente negativa e que receberam QTN, a PLS é apropriada, sugerindo a realização da mesma após a terapia neoadjuvante. Em pacientes com axila positiva e que tiveram uma resposta clínica para axila negativa, a PLS pode ser adequada se pelo menos 3 ou mais linfonodos são examinados e se mostram negativos. Na presença de axila positiva ou com macrometástases a linfadenectomia deve ser realizada. Não houve consenso frente ao achado de micrometástase, neste contexto. Cabe relatar que faltam estudos prospectivos e com longo tempo de acompanhamento, ainda não sendo o tratamento padrão.

CONCLUSÃO

O papel positivo da QTN no CMLA é inquestionável, visto a sua associação à elevação das taxas de preservação mamária e axilar. Neste sentido apesar da ausência de estudos prospetivos e controlados, a opinião de especialistas sugere a manutenção, em casos selecionados, da diminuição da área a ser ressecada, ou na elevação da preservação axilar, porém metanálise de estudos evidenciou elevação nas taxas de recorrência local. Assim a indicação do tratamento conservador deve ocorrer em casos selecionados, com a utilização de exames radiológicos que permitam substrato à diminuição da área a ser ressecada na presença de resposta, associado ao uso da radioterapia adjuvante, e a presença de margens livres. No que se refere à mastectomia poupadora de pele, seu uso também deve ocorrer em casos selecionados, fato que tem se mostrado seguro. No que se refere à axila que se tornou clinicamente negativa, sugere-se com a dupla marcação do linfonodo e ressecção mínima de três linfonodos sentinela, visto taxas de falso-negativo aceitáveis.

No nosso serviço, optamos pela marcação pré-operatória, desde que possível pela ressecção de toda a área tumoral prévia à QTN. A diminuição da área de ressecção fica condicionada à resposta clínica e radiológica, desde que discutido os prós e contras com a paciente. Na presença de doença linfonodal metastática conhecida, o tratamento continua sendo a linfadenectomia axilar, podendo em casos selecionados a realização da PLS, desde que discutido com a paciente, visto a ausência de estudos prospectivos em longo prazo.

LEITURAS SUGERIDAS

Bear HD, Anderson S, Smith RE et al. Sequential preoperative or postoperative docetaxel added to preoperative doxorubicin plus cyclophosphamide for operable breast cancer: National Surgical Adjuvant Breast and Bowel Project Protocol B-27. J Clin Oncol. 2006 May;24(13):2019-27.

Bhargava R, Beriwal S, Dabbs DJ et al. Immunohistochemical surrogate markers of breast cancer molecular classes predicts response to neoadjuvant chemotherapy: a single institutional experience with 359 cases. Cancer. 2010 Mar;116(6): 1431-39.

Buchholz TA, Hunt KK, Whitman GJ et al. Neoadjuvant chemotherapy for breast carcinoma: multidisciplinary considerations of benefits and risks. Cancer. 2003 Sep;98(6):1150-60.

Carrara GF, Scapulatempo-Neto C, Abrahão-Machado LF et al. Breast-conserving surgery in locally advanced breast cancer submitted to neoadjuvant chemotherapy. Safety and effectiveness based on ipsilateral breast tumor recurrence and long-term follow-up. Clinics (Sao Paulo). 2017 Mar;72(3):134-42.

Chagpar AB, Middleton LP, Sahin AA et al. Accuracy of physical examination, ultrasonography, and mammography in predicting residual pathologic tumor size in patients treated with neoadjuvant chemotherapy. Ann Surg. 2006 Feb;243(2):257-64.

Chen AM, Meric-Bernstam F, Hunt KK et al. Breast conservation after neoadjuvant chemotherapy: the MD Anderson cancer center experience. J Clin Oncol. 2004 Jun;22(12):2303-12.

Curigliano G, Burstein HJ, P Winer E et al. De-escalating and escalating treatments for early-stage breast cancer: the St. Gallen International Expert Consensus Conference on the Primary Therapy of Early Breast Cancer 2017. Ann Oncol. 2017 Aug;28(8):1700-12.

Early Breast Cancer Trialists' Collaborative G. Long-term outcomes for neoadjuvant versus adjuvant chemotherapy in early breast cancer: meta-analysis of individual patient data from ten randomised trials. Lancet Oncol. 2017 Dec;19(1): 27-39.

El-Didi MH, Moneer MM, Khaled HM et al. Pathological assessment of the response of locally advanced breast cancer to neoadjuvant chemotherapy and its implications for surgical management. Surg Today. 2000;30(3):249-54.

Fisher B, Anderson S, Bryant J et al. Twenty-year follow-up of a randomized trial comparing total mastectomy, lumpectomy, and lumpectomy plus irradiation for the treatment of invasive breast cancer. N Engl J Med. 2002 Oct;347(16):1233-41.

Folgueira MAAK, Snitcovsky IML, Del Valle PR et al. Transcriptional profile and response to neoadjuvante chemotherapy in breast cancer. Rev Assoc Med Bras. 2011 May;57(3):347-52.

Foster RD, Esserman LJ, Anthony JP et al. Skin-sparing mastectomy and immediate breast reconstruction: a prospective cohort study for the treatment of advanced stages of breast carcinoma. Ann Surg Oncol. 2002 Jun;9(5):462-6.

Fu JF, Chen HL, Yang J et al. Feasibility and accuracy of sentinel lymph node biopsy in clinically node-positive breast cancer after neoadjuvant chemotherapy: a meta-analysis. PLoS One. 2014; 9(9)e105316.

Huang EH, Tucker SL, Strom EA et al. Predictors of locoregional recurrence in patients with locally advanced breast cancer treated with neoadjuvant chemotherapy, mastectomy, and radiotherapy. Int J Radiat Oncol Biol Phys. 2005 Jun;62:351-7.

Ishitobi M, Ohsumi S, Inaji H et al. Ipsilateral breast tumor recurrence (IBTR) in patients with operable breast cancer who undergo breast-conserving treatment after receiving neoadjuvant chemotherapy: Risk factors of IBTR and validation of the M.D. Anderson Prognostic Index. Cancer. 2012 Sep;118(18):4385-93.

Julius T, Kemp SE, Kneeshaw PJ et al. MRI and conservative treatment of locally advanced breast cancer. Eur J Surg Oncol. 2005 Dec;31(10):1129-34.

Kaufmann M, von Minckwitz G, Rody A. Preoperative (neoadjuvant) systemic treatment of breast cancer. Breast. 2005 Dec;14(6):576-81.

Kaur N, Petit JY, Rietjens M et al. Comparative study of surgical margins in oncoplastic surgery and quadrantectomy in breast cancer. Ann Surg Oncol. 2005 Jul;12(7):539-45.

Khokher S, Qureshi MU, Chaudhry NA. Comparison of WHO and RECIST criteria for evaluation of clinical response to chemotherapy in patients with advanced breast cancer. Asian Pac J Cancer Prev. 2012;13(7):3213-18.

Kong X, Moran MS, Zhang N et al. Meta-analysis confirms achieving pathological complete response after neoadjuvant chemotherapy predicts favourable prognosis for breast cancer patients. Eur J Cancer. 2011 Sep;47(14):2084-90.

Kronowitz SJ, Lam C, Terefe W et al. A multidisciplinary protocol for planned skin-preserving delayed breast reconstruction for patients with locally advanced breast cancer requiring postmastectomy radiation therapy: 3-year follow-up. Plast Reconstr Surg. 2011 Jun; 127(6):2154-66.

Kuehn T, Bauerfeind I, Fehm T et al. Sentinel-lymph-node biopsy in patients with breast cancer before and after neoadjuvant chemotherapy (SENTINA): a prospective, multicentre cohort study. Lancet Oncol. 2013 Jun;14(7):609-18.

Kurosumi M. Significance and problems in evaluations of pathological responses to neoadjuvant therapy for breast cancer. Breast Cancer. 2006 Jul;13(3):254-9.

Loehberg CR, Lux MP, Ackermann S et al. Neoadjuvant chemotherapy in breast cancer: which diagnostic procedures can be used? Anticancer Res. 2005 Mar;25(3c):2519-25.

Mathieu MC, Bonhomme-Faivre L, Rouzier R et al. Tattooing breast cancers treated with neoadjuvant chemotherapy. *Ann Surg Oncol.* 2007 Aug;14(8): 2233-8.

Matthes AGZ. Análise de fatores clínicos, radiológicos e patológicos que influenciam o tratamento cirúrgico do câncer de mama localmente avançado, submetidoa a quimioterapia neoadjuvante. In: Departamento de Ginecologia, Obstetricia e Mastologia. Botucatu: Faculdade de Medicina de Botucatu – UNESP; 2010. p. 149.

Mauri D, Pavlidis N, Ioannidis JP. Neoadjuvant versus adjuvant systemic treatment in breast cancer: a meta-analysis. *J Natl Cancer Inst.* 2005 Feb;97(3):188-94.

Miller AB, Hoogstraten B, Staquet M et al. Reporting results of cancer treatment. *Cancer.* 1981 Jan;47(1): 207-14.

Oh JL, Nguyen G, Whitman GJ et al. Placement of radiopaque clips for tumor localization in patients undergoing neoadjuvant chemotherapy and breast conservation therapy. *Cancer.* 2007 Dec;110(11): 2420-27.

Parkin DM, Bray F, Ferlay J et al. Global cancer statistics, 2002. *CA Cancer J Clin.* 2005 Mar;55(2): 74-108.

Parmar V, Krishnamurthy A, Hawaldar R et al. Breast conservation treatment in women with locally advanced breast cancer - experience from a single centre. *Int J Surg.* 2006;4(2):106-14.

Partridge SC, Gibbs JE, Lu Y et al. Accuracy of MR imaging for revealing residual breast cancer in patients who have undergone neoadjuvant chemotherapy. *AJR Am J Roentgenol.* 2002 Nov; 179(5):1193-9.

Paulinelli RR, de Oliveira VM, Bagnoli F et al. Oncoplastic mammaplasty with geometric compensation - a technique for breast conservation. *J Surg Oncol.* 2014 Dec;110(8):912-8.

Prabhu R, Godette K, Carlson G et al. The impact of skin-sparing mastectomy with immediate reconstruction in patients with Stage III breast cancer treated with neoadjuvant chemotherapy and postmastectomy radiation. *Int J Radiat Oncol Biol Phys.* 2012 Mar;82(4):e587-93.

Prati R, Minami CA, Gornbein JA et al. Accuracy of clinical evaluation of locally advanced breast cancer in patients receiving neoadjuvant chemotherapy. *Cancer.* 2009 Mar;115(6):1194-202.

Ribeiro LM, Vieira RAC, Carrara GFA et al. Papel da reconstrução imediata com protese mamária no carcinoma mamário localmente avançado. Estudo caso-controle pareado. In: Mastologia SBd (ed) 20° Congresso Brasileiro de Mastologia. Porto de Galinhas, PE: 2017. p. 63.

Rouzier R, Extra JM, Carton M et al. Primary chemotherapy for operable breast cancer: incidence and prognostic significance of ipsilateral breast tumor recurrence after breast-conserving surgery. *J Clin Oncol.* 2001 Sep;19(18):3828-35.

Schwartsmann G. Breast cancer in South America: challenges to improve early detection and medical management of a public health problem. *J Clin Oncol.* 2001 Sep;19:118S-124S.

Sperber F, Weinstein Y, Sarid D et al. Preoperative clinical, mammographic and sonographic assessment of neoadjuvant chemotherapy response in breast cancer. *Isr Med Assoc J.* 2006 May;8(5): 342-6.

Symmans WF, Peintinger F, Hatzis C et al. Measurement of residual breast cancer burden to predict survival after neoadjuvant chemotherapy. *J Clin Oncol.* 2007 Oct;25(28):4414-22.

Tan VK, Goh BK, Fook-Chong S et al. The feasibility and accuracy of sentinel lymph node biopsy in clinically node-negative patients after neoadjuvant chemotherapy for breast cancer - a systematic review and meta-analysis. *J Surg Oncol.* 2011 Jul; 104(1):97-103.

Tewari M, Krishnamurthy A, Shukla HS. Predictive markers of response to neoadjuvant chemotherapy in breast cancer. *Surg Oncol.* 2008 Dec;17(4):301-11.

Therasse P, Arbuck SG, Eisenhauer EA et al. New guidelines to evaluate the response to treatment in solid tumors. European Organization for Research and Treatment of Cancer, National Cancer Institute of the United States, National Cancer Institute of Canada. *J Natl Cancer Int.* 2000 Feb;92(3):205-16.

Valachis A, Mauri D, Polyzos NP et al. Trastuzumab combined to neoadjuvant chemotherapy in patients with HER2-positive breast cancer: a systematic review and meta-analysis. *Breast.* 2011 Dec;20(6):485-90.

van Deurzen CH, Vriens BE, Tjan-Heijnen VC et al. Accuracy of sentinel node biopsy after neoadjuvant chemotherapy in breast cancer patients: a systematic review. *Eur J Cancer.* 2009 Dec;45(18): 3124-30.

Veronesi U, Cascinelli N, Mariani L et al. Twenty-year follow-up of a randomized study comparing breast-conserving surgery with radical mastectomy for early breast cancer. *N Engl J Med.* 2002 Oct;347(16):1227-32.

Vieira RAC, Carrara GFA, Santos AC et al. Resposta patológica no carcinoma mamário localmente avançado. Qual a melhor classificação a ser utilizada na prática clínica? In: 11ª Jornada Paulista de Mastologia. São Paulo: 2015.

Vieira RAC, Carrara GFA, Scapulatempo Neto C et al. The role of oncoplastic breast conserving treatment for locally advanced breast tumors. A matching case-control study. *Ann Med Surg* (Lond). 2016; 10:61-68.

Vieira RAC, Matthes AGZ, Scapulatempo Neto C et al. Analysis of clinical and pathological factors related pathologic complete response and local recurrence in patients with locally advanced breast cancer who underwent neoadjuvant chemotherapy. *J Senol Inter Soc.* 2012;1(4).

Vieira RAC, Matthes AGZ, Watanabe AU et al. Papel da tatuagem cutânea ou colocação de clips metálicos no tratamento cirúrgico do carcinoma mamário localmente avançado após quimioterapia neoadjuvante. *Rev Bras Mastologia.* 2011; 21:140-146.

Yeh E, Slanetz P, Kopans DB *et al.* Prospective comparison of mammography, sonography, and MRI in patients undergoing neoadjuvant chemotherapy for palpable breast cancer. *AJR Am J Roentgenol.* 2005 Mar;184(3):868-77.

Zucca Mathes AG, Vieira RAC, Kerr LM *et al.* The importance of radiologic and pathologic analyses to deal with oncoplastic surgical treatment of locally advanced breast cancer. *Mastologia* 2015; 1: 18-26.

Zucca-Matthes AG, Matthes A, Vieira RAC *et al.* The evolution of mastectomies in the oncoplastic breast surgery era. *Gland Surgery.* 2013 May;2(2):102-6.

TRATAMENTO CIRÚRGICO DE PACIENTES METASTÁTICAS

Gustavo Zucca-Matthes

O manejo do câncer de mama evoluiu muito nas últimas décadas, contudo, estima-se que em torno de 5% dos casos ainda apresentem metástases no momento do diagnóstico e que 50% destes casos, do ponto de vista cirúrgico, apresentem lesões primárias ressecáveis. Geralmente estes pacientes são conduzidos para uma abordagem sistêmica, considerados incuráveis, apesar de doenças tratáveis.

O tratamento locorregional de pacientes metastáticos é geralmente indicado para os casos de pacientes sintomáticos e que visam a uma higiene local com fins de dignidade, já que, muitas vezes, estes pacientes podem apresentar condições precárias de convívio social. Contudo, na era do tratamento individualizado busca-se uma maior duração e qualidade de vida. Sendo assim, a introdução de novas terapias sistêmicas e abordagens multidisciplinares ampliaram as possibilidades e esperanças destes pacientes, visando a uma maior sobrevida e permitindo que o tratamento local pudesse ser repensado.

A ressecção do tumor primário é motivo de muita discussão. Pontos positivos sugerem que a remoção tumoral seria responsável por reduzir a massa tumoral e, por sua vez, a fonte de células metastáticas. Por outro lado, evidências clínicas suportam a teoria da "autossemeadura do câncer", ou seja, ao remover-se o tumor primário, células tumorais tornariam-se capazes de recircular a partir do sítio metastático e se reimplantariam no sítio primário, favorecendo a progressão da doença local e sistemicamente. Outra hipótese sugere que o tumor primário seria uma fonte de fatores antiangiogênicos e de fatores inibidores de crescimento, portanto, sua remoção provocaria um descontrole sistêmico dos sítios metastáticos causando a recorrência da doença. Outros pontos negativos são relacionados com a liberação de fatores de crescimento gerados pela cirurgia e pela anestesia. Além disso, vale ressaltar que a sequela cirúrgica pode estar relacionada com uma maior morbidade pós-operatória, gerando atrasos na administração de terapias sistêmicas.

Desta forma, na última década muitos estudos tentaram esclarecer estas dúvidas clínicas. Alguns trabalhos mostraram benefícios de sobrevida com a remoção do tumor primário em pacientes metastáticos, porém foram retrospectivos, e a grande maioria considerou a cirurgia antes do diagnóstico da metástase, e seus dados não apresentaram significância estatística, causando muita dúvida sobre a credibilidade das conclusões apresentadas.

Estes estudos também apontam para alguns erros de seleção relacionados com fatores prognósticos, já que consideraram a extensão do sítio tumoral e da doença metastática, mulheres jovens, tamanho tumoral, resposta ao tratamento sistêmico, além de, em alguns casos, as análises terem sido ajustadas para comorbidades e margens cirúrgicas com intuito de confundir o impacto dos dados.

O grupo de Harvard foi o primeiro a definir que a cirurgia primária não traria benefícios para paciente com câncer de mama metastático. Em 2013, um estudo turco buscou esclarecer esta dúvida. Soran *et al.* sugeriram que pacientes com metástases isoladas em ossos podem-se beneficiar da cirurgia. Contudo, assim como afirma outro estudo indiano, a cirurgia não beneficia a maioria dos pacientes metastáticos e pode piorar seus resultados.

A identificação do melhor caso para esta conduta não é simples, recentemente estudo com células tumorais circulantes (CTCs) parece sinalizar os casos que teriam menor probabilidade de sofrer disseminação metastática e, sendo assim, maior benefício com o controle locorregional.

Alguns estudos retrospectivos mostraram que pacientes metastáticas operadas e com margens cirúrgicas livres apresentaram melhores resultados. Isto pode sugerir que o tratamento cirúrgico, inclusive envolvendo a abordagem axilar e radioterapia, possa ser útil. Por causa da falta de dados a respeito da importância da dissecção axilar neste contexto, necessita-se de mais estudos. Outro ponto a ser discutido e com escassez de dados é a associação de cirurgia e tratamento sistêmico. Faltam respostas quando seria o melhor momento para se realizar uma cirurgia, se seria melhor realizá-la tão logo houvesse resposta tumoral ou em um momento mais tardio.

No Hospital de Câncer de Barretos os números apresentados refletem a literatura, sendo o objetivo primário do tratamento do câncer metastático ser paliativo e não curativo. A sobrevida de pacientes com câncer de mama estádio IV fica em torno de 18 a 24 meses. As taxas de respostas completas a tratamentos de doença metastática são de 13%, sendo que, destes, apenas 3% conseguem sobrevida em 10 anos. A recorrência inicial afeta ossos (40 a 75%), locorregional (15 a 40%), pulmão (5 a 15%), fígado (3 a 10%), cérebro (até 5%). A abordagem cirúrgica de tumores primários é feita após discussão conjunta em reunião multidisciplinar e optada para casos de doença oligometastática, estável por período maior de 6 meses. As técnicas mais utilizadas para fechamentos de defeitos torácicos são os retalhos locorregionais, retalho oblíquo externo e retalho grande dorsal em V-Y.

Indica-se, ainda, reconstrução mamária tardia nas mesmas condições, porém sem doença locorregional em evidência. Cada caso deve ser discutido individualmente. É filosofia deste serviço propiciar condições de dignidade ao paciente sempre que possível!

O tratamento do paciente metastático é complexo e envolve múltiplas variáveis, não possuindo uma definição clara de conduta. Devem ser considerados os aspectos biológicos, sociais, religiosos, individuais e, inclusive, relacionados com o centro médico onde será feito o tratamento. Atualmente a recomendação para o tratamento cirúrgico de pacientes metastáticos deve ser restrita aos casos paliativos e relacionados com casos selecionados, com oligometástases, especialmente metástases ósseas. Desde que a cirurgia não gere maiores comorbidades que compliquem ainda mais as condições clínicas do paciente, retardando eventuais atitudes terapêuticas sistêmicas. Caso a cirurgia seja considerada, deve ser feita de forma clássica, espelhada no tratamento não metastático. A falta de dados e informações claras mostra a real necessidade de mais estudos a respeito deste tema.

LEITURAS SUGERIDAS

Babiera GV, Rao R, Feng L et al. Effect of primary tumor extirpation in breast cancer patients who present with stage IV disease and an intact primary tumor. *Ann Surg Oncol.* 2006;13:776-82.

Badwe RPV, Hawaldar R et al. Surgical removal of primary breast tumor and axillary lymph nodes in women with metastatic breast cancer at first presentation: a randomized controlled trial. *San Antonio Breast Cancer Symposium Proceedings* 2013.

Chia SK, Speers CH, D'Yachkova Y et al. The impact of new chemotherapeutic and hormone agents on survival in a population-based cohort of women with metastatic breast cancer. *Cancer.* 2007;110:973-9.

Comen E, Norton L, Massague J. Clinical implications of cancer self-seeding. *Nat Rev Clin Oncol.* 2011;8: 369-77.

Criscitiello C, Giuliano M, Curigliano G et al. Surgery of the primary tumor in de novo metastatic breast cancer: To do or not to do? *Eur J Surg Oncol.* 2015;41: 1288-92.

Dominici L, Najita J, Hughes M et al. Surgery of the primary tumor does not improve survival in stage IV breast cancer. *Breast Cancer Res Treat.* 2011;129: 459-65.

Giuliano M, Giordano A, Jackson S et al. Circulating tumor cells as early predictors of metastatic spread in breast cancer patients with limited metastatic dissemination. *Breast Cancer Res.* 2014;16:440.

Rao R, Feng L, Kuerer HM et al. Timing of surgical intervention for the intact primary in stage IV breast cancer patients. *Ann Surg Oncol.* 2008;15:1696-702.

Ruiterkamp J, Ernst MF, de Munck L et al. Improved survival of patients with primary distant metastatic breast cancer in the period of 1995-2008. A nationwide population-based study in the Netherlands. *Breast Cancer Res Treat.* 2011;128: 495-503.

Ruiterkamp J, Ernst MF, van de Poll-Franse LV et al. Surgical resection of the primary tumour is associated with improved survival in patients with distant metastatic breast cancer at diagnosis. *Eur J Surg Oncol* 2009;35:1146-51.

Soran AOV, Ozbas S, Karanlik H, Muslumanoglu MIA. Early follow up of a randomized trial evaluating resection of the primary breast tumor in women presenting with de novo stage IV breast cancer: Turkish Study (Protocol MF07e01). *Cancer Res.* 2013; 24:73.

ANESTESIA NAS CIRURGIAS MAMÁRIAS

Daniel Carlos Cagnolati
Cassiano Ramiro Viegas do Nascimento

INTRODUÇÃO

As cirurgias mamárias estão entre os procedimentos cirúrgicos mais comuns. A escolha do tipo de anestesia depende de vários fatores, leva-se em consideração, por exemplo, história clínica da paciente, técnica cirúrgica a ser realizada, posicionamento intraoperatório e recursos disponíveis. Atualmente sabe-se que algumas condições ou situações que ocorrem durante o período perioperatório, como hipotermia, hipotensão e dor, podem ocasionar alterações que interferem diretamente na qualidade de vida da paciente. Contextualizando, estudos correlacionam a intensidade de dor perioperatória experimentada pela paciente com a possibilidade de sua cronificação. Até 55% de pacientes pós-mastectomias apresentam dor crônica por meses a anos. Diante destes, o controle álgico torna-se de suma importância no período perioperatório, que pode e deve ser planejado já anteriormente à incisão cirúrgica. Portanto, o conhecimento prévio da paciente é fundamental para uma melhor programação do procedimento anestésico.

AVALIAÇÃO ANESTÉSICA

A avaliação anestésica ou consulta anestésica passou a ser estimulada após a Resolução do CFM 1802/2006, que preconiza que a consulta seja feita antes da admissão hospitalar e, preferencialmente, dias antes do procedimento. Desta forma, o anestesiologista conhece as condições clínicas prévias da paciente, identifica preditores de risco e orienta sobre exames necessários, período de jejum e manutenção ou suspensão de medicamentos no período perioperatório.

Algumas considerações importantes são relatadas na avaliação anestésica de pacientes oncológicas com radioterapia e/ou quimioterapia prévias ao procedimento cirúrgico. A irradiação da mama esquerda pode causar pericardite, anormalidades de condução, cardiomiopatia, anormalidades valvares e doença coronariana, mesmo sem os fatores de risco cardiovasculares tradicionais. Por isso, pacientes jovens com história de radioterapia, mesmo na ausência de outros riscos para doença cardíaca, devem ser submetidas à avaliação cardiológica com eletrocardiograma e, se necessário, teste de estresse e ecocardiograma. Irradiação prévia dos pulmões, mama ou mediastino também podem causar pneumonite. Em alguns pacientes, dependendo dos achados na consulta anestésica, pode-se requisitar medida da saturação arterial de oxigênio, radiografia de tórax e teste de função pulmonar. Pacientes submetidas à quimioterapia devem também receber um cuidado especial, principalmente pela toxicidade dos quimioterápicos nos diversos órgãos e sistemas. Alguns podem levar à cardiomiopatia, como a doxorrubicina e epirrubicina, toxicidade hepática, renal e da medula óssea. Pacientes que receberam esteroides como parte do seu tratamento podem apresentar risco para insuficiência suprarrenal. Estas pacientes podem ser avaliadas com teste de estimulação de ACTH ou podem receber suplementação perioperatória de esteroides. Com base no tipo de quimioterapia, devem-se solicitar eletrólitos, dosagem de creatinina, ureia, hemograma e coagulograma. Em alguns casos, dependendo dos exames pré-operatórios e programação cirúrgica, devem-se solicitar tipagem sanguínea e reserva de hemoderivados, a fim de se evitarem atrasos no dia da cirurgia.

A consulta anestésica proporciona um atendimento mais humanizado e diminuição da ansiedade perioperatória, simplesmente pela melhora do relacionamento médico-paciente, com base nas orientações e esclarecimentos realizados durante a avaliação.

TÉCNICA ANESTÉSICA

A definição da técnica anestésica a ser utilizada deve ser fundamentada nas informações colhidas na consulta anestésica, conjuntamente com as informações sobre o procedimento cirúrgico e posicionamento da paciente durante a cirurgia. Por exemplo, o posicionamento de céfalo-aclive, associado ao bloqueio simpático extenso, causado por anestesia espinhal, pode levar à hipotensão importante e refratária no período intraoperatório. Hipotensão arterial persistente no intraoperatório está associada à maior morbimortalidade, além de comprometer a perfusão de um retalho nos casos de reconstrução mamária. Para se entender de uma forma mais clara as técnicas anestésicas que podem ser empregadas, devemos conhecer a inervação da região.

A mama é essencialmente um órgão subcutâneo que recebe inervação dos ramos dos nervos intercostais (ramo cutâneo lateral e ramo cutâneo anterior) com uma pequena contribuição dos nervos supraclaviculares que são ramos do plexo cervical superficial. A maior parte do tecido mamário é imediatamente anterior aos músculos peitorais. Os músculos peitorais maior e menor são inervados, predominantemente, pelos nervos peitorais lateral e medial, ramos do plexo braquial. O plexo braquial também contribui para a inervação da parede torácica com os nervos toracodorsal (músculo grande dorsal) e torácico longo (músculo serrátil anterior). Especial consideração deve ser dada ao nervo intercostobraquial que emerge do nervo intercostal T_2 e contribui para a inervação da região da axila com a mama e a parte medial do braço (Fig. 46-1).

A) *Bloqueio intercostal:* anestésico local pode ser depositado próximo aos nervos intercostais, promovendo anestesia no dermátomo correspondente. Múltiplos nervos intercostais devem ser anestesiados para propiciar anestesia cirúrgica (geralmente de T_2 a T_7). Classicamente 3 a 5 mL de ropivacaína a 0,5% são suficientes para cada nível. Se somente a parte medial da mama for envolvida na cirurgia, o bloqueio intercostal pode ser realizado em qualquer lugar ao longo de seu trajeto, incluindo no ponto final do ramo cutâneo anterior, medialmente ao esterno. Se a parte lateral da mama estiver envolvida, o bloqueio intercostal deve ser realizado proximal à origem do ramo cutâneo lateral, geralmente localizada na linha axilar média (Fig. 46-2). O bloqueio intercostal deve ser combinado com outras abordagens, se a cirurgia envolver os músculos adjacentes, pois este bloqueio não anestesia os nervos provenientes dos plexos braquial e cervical. Cuidado adicional deve ser tomado com a quantidade de anestésico local administrada, o bloqueio intercostal apresenta grande absorção sistêmica pela sua proximidade com os vasos intercostais.

B) *Bloqueio peridural e subaracnóideo:* os bloqueios do neuroeixo são excelentes técnicas para os procedimentos mamários, principalmente se a cirurgia for bilateral. Particular cuidado deve-se ter com o bloqueio simpático secundário a essas técnicas. Estes bloqueios, quando associados ao posicionamento de cefálo-aclive, anestesia geral, sangramento intra-operatório e fármacos anti-hipertensivos, podem resultar em hipotensão de difícil controle no perioperatório. O bloqueio peridural apresenta grande vantagem em relação

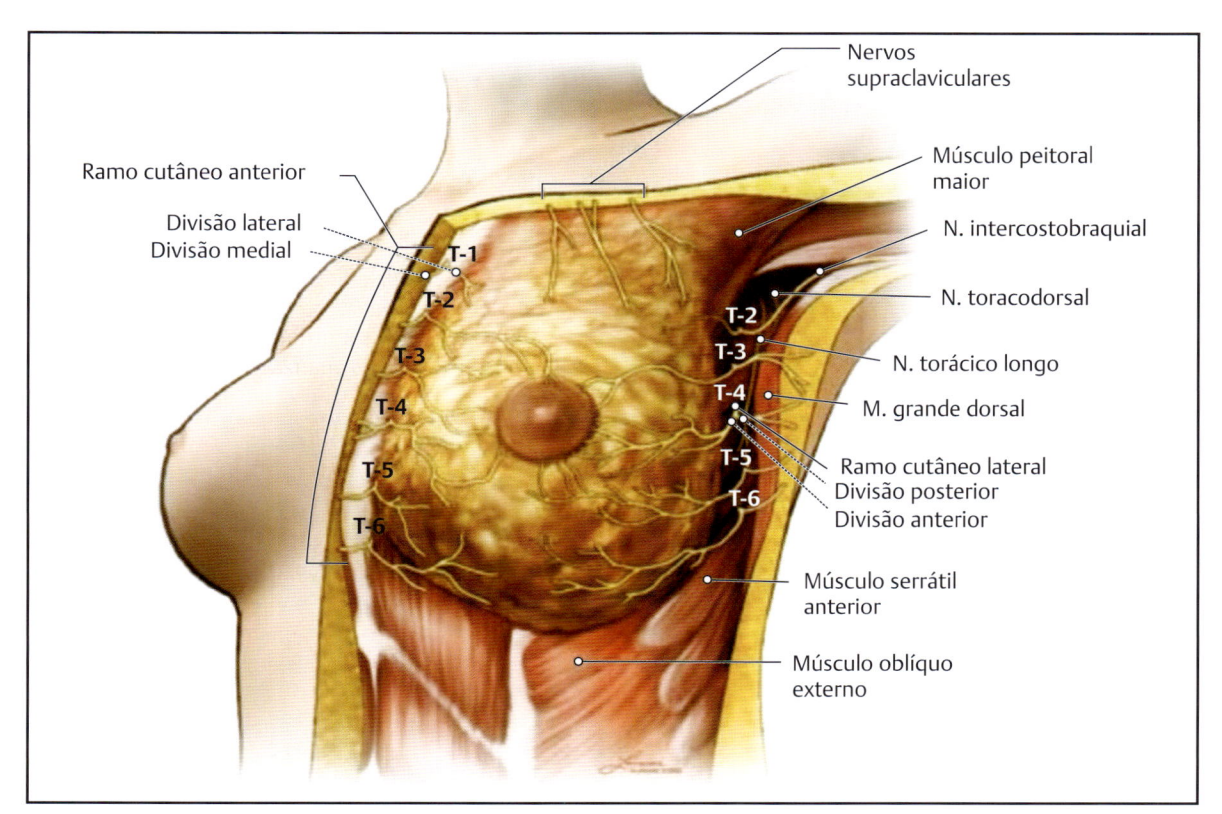

Fig. 46-1. Distribuição dos nervos na região da mama. Fonte: Woodworth GE *et al.*, 2017.

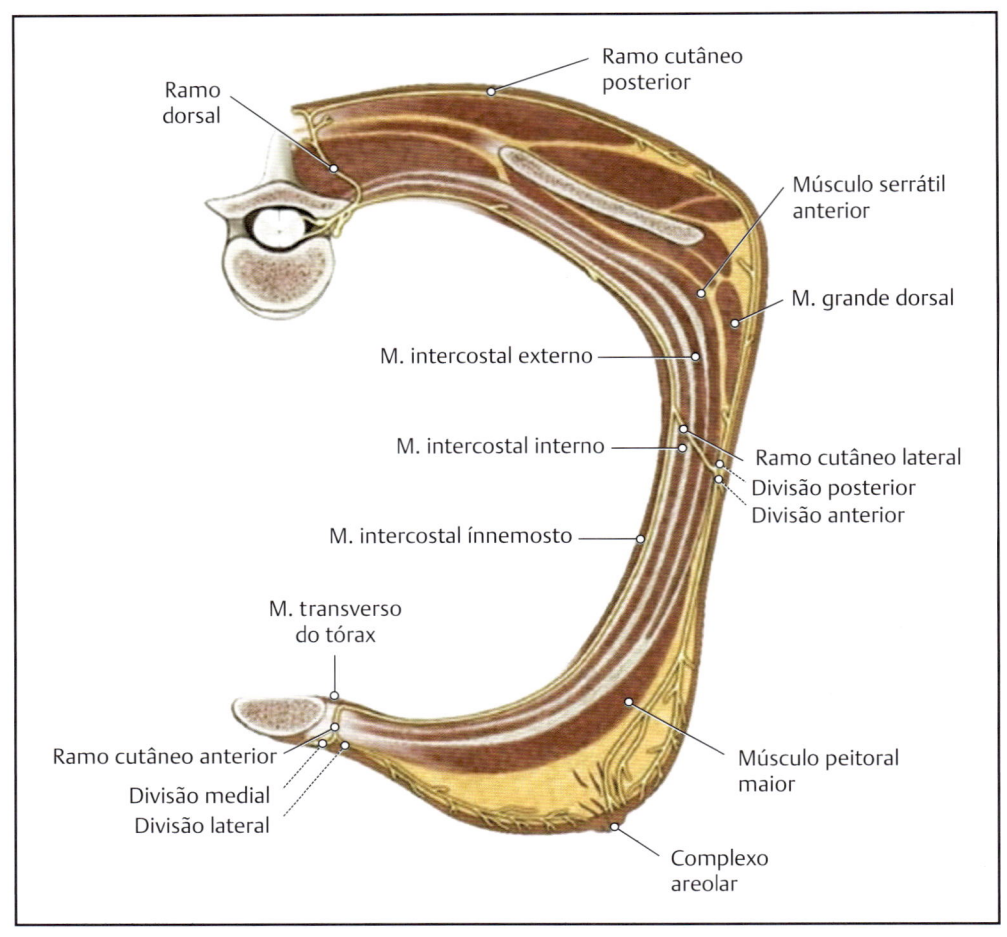

Fig. 46-2. Relações anatômicas do nervo intercostal desde sua origem. Fonte: Woodworth GE et al., 2017.

ao bloqueio subaracnóideo (raqui) pela opção de passagem de cateter no espaço peridural para uso de doses intermitentes e/ou contínuas de anestésico local e adjuvantes, aumentando assim a duração da anestesia ou controlando a dor no pós-operatório. Assim como o bloqueio intercostal, os bloqueios do neuroeixo sem dispersão cervical não bloqueiam os ramos provenientes dos plexos braquial e cervical, podendo contribuir para a dor no perioperatório.

C) *Bloqueio paravertebral:* o espaço paravertebral pode ser acessado para se anestesiarem os nervos espinhais torácicos que saem do forame intervertebral. Anestésico local depositado neste espaço difunde-se para níveis superiores e inferiores. Esta técnica geralmente resulta em bloqueio ipsolateral dos nervos simpáticos e somáticos e pode resultar em anestesia cirúrgica para procedimentos mamários em que não necessitam de anestesia as regiões dos nervos supraclaviculares, peitorais e ramos do plexo braquial.

D) *Bloqueio Pecs I e Pecs II:* novos bloqueios começaram a ser realizados após a introdução da ultrassonografia na prática anestésica. A visualização das estruturas proporcionada por esse método, associada ao conhecimento anatômico prévio da relação dos nervos com essas estruturas, faz com que, ao término do bloqueio, o anestésico local seja depositado por visualização direta no plano interfascial desejado. O bloqueio Pecs I visa a anestesiar os nervos peitorais lateral e medial com a injeção de cerca de 10 mL de anestésico entre os músculos peitorais maior e menor com o objetivo de reduzir o espasmo muscular e a dor miofascial dos músculos peitorais em cirurgias que os envolvam. Com o objetivo de expandir a utilidade do bloqueio interfascial para cirurgia de mama, Blanco propôs a modificação do bloqueio Pecs I, denominado agora de bloqueio Pecs II. Este bloqueio consiste, com o auxílio do ultrassom, na injeção de anestésico em dois planos. Uma injeção profunda de 20 mL de anestésico local ao nível da quarta costela entre os músculos peitoral maior e serrátil anterior e uma injeção superficial de 10 mL idêntica ao Pecs I (entre os músculos peitorais maior e menor). A adição da injeção profunda aumenta a área de anestesia dos nervos: divisão anterior do ramo cutâneo lateral do nervo intercostal, nervo torácico longo, nervo toracodorsal e intercostobraquial.

A complexidade da inervação da região das mamas associada a possíveis variações anatômicas faz com que a realização dos bloqueios anestésicos, por si só, não constitui boa opção como técnica isolada. Entretanto, combinar bloqueios anestésicos à sedação ou à anestesia geral proporciona melhor conforto para a paciente e para o cirurgião. Quando se associa o uso de anestésico local, seja na infiltração ou nos bloqueios, consegue-se um plano anestésico adequado com uma quantidade menor de fármacos, tornando a recuperação mais rápida e com menor incidência de efeitos adversos e, principalmente, dor.

Resumidamente, quando o bloqueio da nocicepção é realizado com anestésico local, seja na técnica infiltrativa ou nos bloqueios dos nervos, há menor sensibilização das vias da dor, tornando mais fácil o controle álgico desta paciente no período perioperatório, e, consequentemente, melhorando sua recuperação. Outros fármacos também são utilizados para diminuir a sensibilização e modulação das vias da dor, como, por exemplo, AINE (anti-inflamatório não esteroides), antagonistas dos receptores NMDA (cetamina e magnésio), alfa-2 agonistas (dexmedetomidina e clonidina) e anticonvulsivantes (pregabalina e gabapentina). A associação de mais de uma classe de fármaco no controle da dor é denominada analgesia multimodal. Revisão sistemática na combinação de dois analgésicos mostra melhor eficácia analgésica em comparação a qualquer fármaco isolado. O uso de analgésicos adjuvantes em uma abordagem multimodal demonstrou ser benéfico no período perioperatório, reduzindo o consumo de opioides e seus efeitos colaterais, como náuseas, vômitos e alterações do trato gastrointestinal. Portanto, mesmo que a anestesia infiltrativa, ou bloqueio, tenha sido realizada, a utilização de uma analgesia multimodal promove um melhor alívio da dor, facilitando a reabilitação do paciente no pós-operatório.

CONTROLE DA DOR PÓS-OPERATÓRIA

Para obter um bom controle da dor no pós-operatório, deve-se inicialmente avaliar a dor da paciente de forma sistemática como quinto sinal vital. Existem várias formas para se avaliar a dor, uma forma simples e muito utilizada é a escala verbal numérica (EVN), em que a paciente estipula uma nota para dor, graduando-a de 0 a 10, onde 0 consiste na ausência de dor, e 10 como a pior dor já experimentada pela paciente (Fig. 46-3).

O uso racional de opioides para analgesia pós-operatória é benéfico para a paciente. Uma revisão Cochrane sobre estudos analgésicos de dose única mostra limitações no alívio da dor. Revisão sistemática na combinação de dois analgésicos mostra melhor eficácia analgésica em comparação a qualquer fármaco isolado. O uso de analgésicos adjuvantes em abor-

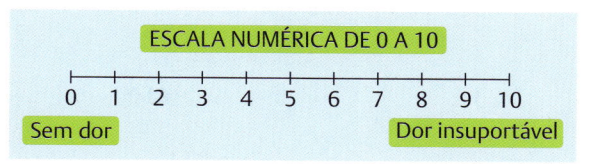

Fig. 46-3. Escala verbal numérica (EVN) de intensidade da dor. Sarmento P *et al.*, 2013.

dagem multimodal demonstrou ser benéfico no período perioperatório, reduzindo o consumo de opioides, náuseas, vômitos, recuperação precoce da função intestinal, diminuição da intensidade da dor e alta mais precoce. Alguns estudos mostraram alívio da dor e melhora na reabilitação física em 1 mês da cirurgia e outros estudos mostram menos dor entre 3 a 6 meses após a cirurgia.

O Quadro 46-1 apresenta sugestão de esquema de analgesia multimodal para o pós-operatório de cirurgia de mama.

Algumas considerações:

- As drogas adjuvantes (dipirona e AINE) apresentam efeito poupador de opioides e devem ser iniciadas no intraoperatório e mantidas durante todo o pós-operatório.
- Os AINEs apresentam um efeito analgésico "teto", o aumento da dose recomendada ou associação a outro AINE não apresentam vantagens.
- A Nalbufina por ser uma droga de ação mista nos receptores opioides (ação agonista κ e antagonista μ) não deve ser administrada juntamente com outro opioide, correndo o risco de reverter o efeito analgésico dos receptores μ.
- Opioides podem ser prescritos como fármacos de resgate, porém, se houver perspectiva de dor pós-operatória moderada a forte, devem ser utilizados regularmente.
- Sempre que possível devemos tratar mais intensamente a dor aguda pós-operatória, a fim de evitar maior sensibilização das vias da dor, tornando seu controle mais difícil.

ANESTESIA EM CIRURGIA ONCOLÓGICA NO HOSPITAL DE CÂNCER DE BARRETOS

O departamento de Anestesiologia do Hospital de Câncer de Barretos tem como objetivo proporcionar aos seus pacientes um tratamento anestésico humanizado.

Após o atendimento inicial e constatando-se a necessidade de o paciente ser submetido a um procedimento anestésico, o mesmo é encaminhado ao Ambulatório de Consulta Pré-Anestésica, onde são realizadas a avaliação clínica e a verificação de exames necessários para a liberação do paciente ao procedimento anestésico. Na consulta pré-anestésica, caso seja necessário, o anestesiologista poderá solicitar novos exames e/ou pareceres de outros departamen-

Quadro 46-1. Esquema de Analgesia Multimodal para o Pós-Operatório de Cirurgia de Mama

Dor leve EVN < 4	Dor moderada EVN entre 4 e 6	Dor intensa EVN > 6	Dor refratária à farmacoterapia
Dipirona 1 a 2 g 6/6 h + AINE	Opioides fracos Tramadol 50 a 100 mg ev em 100 mL SF 0,9% 6/6 h ou 8/8 h ou Nalbufina 5 a 10 mg ev 8/8 h ou 12/12 h + Dipirona 2 g 6/6 h + AINE	Opioides fortes Morfina 2 mg ev *bolus* em Intervalos de 10 min até EVN < 4 ou Metadona 0,1 mg/kg ev 8/8 h ou 12/12 h + Dipirona 2 g 6/6 h + AINE	Associar procedimento intervencionista da dor (bloqueios)

tos, como Cardiologia, Pneumologia entre outros. Após a realização desses exames, o paciente deverá retornar em consulta pré-anestésica para liberação do procedimento, nesse momento, caso haja necessidade de realização de pós-operatório em Unidade de Terapia Intensiva, é feita a solicitação de vaga.

Além disso, durante a consulta é explicado ao paciente o tipo de anestesia que será indicado para seu caso, os riscos e complicações inerentes ao procedimento. Após a coleta de dados e informações do paciente é explicado o tempo de jejum necessário para cada procedimento e a necessidade de um adulto responsável. Durante a aplicação do termo de consentimento informado, reforçamos sobre os riscos, bem como reações adversas do procedimento a ser realizado. A aplicação do termo de consentimento informado é obrigatória, exceto em situações de urgência e emergência, devendo sempre ser aplicado, no mínimo, com 24 horas de antecedência da realização do procedimento.

Nosso maior fluxo de atendimento se faz aos pacientes do departamento da Mastologia que, além da realização das cirurgias oncológicas em mama, realizam as reconstruções plásticas que denominamos Oncoplástica. Nestas cirurgias, a fim de proporcionar um tratamento de qualidade aos pacientes oncológicos, é feita a ressecção do tumor sendo proporcionada a reconstrução plástica. Em relação à técnica anestésica, para esses casos, optamos pela utilização da Anestesia Geral, que proporciona maior conforto e segurança ao paciente, evitando com isso que o mesmo tenha alguma lembrança negativa, que possa lhe acarretar algum sofrimento no futuro, não sendo incomum o retorno desses pacientes para a realização de novos procedimentos. Caso o paciente tenha alguma contraindicação da realização de anestesia geral, opta-se pela sedação com anestesia locorregional.

Após a realização da cirurgia o paciente é encaminhado e acompanhado à Sala de Recuperação Pós-Anestésica com a presença do anestesiologista responsável pelo procedimento. Durante o período de pós-operatório imediato o paciente é assistido pela anestésico-cirúrgica e de enfermagem até atingir os critérios de alta anestésica para a Unidade de Internação ou Alta Hospitalar. A equipe anestésico-cirúrgica tem como rotina informar o desfecho do procedimento realizado ao responsável do paciente após o término da cirurgia.

LEITURAS SUGERIDAS

Adams MJ, Hardenbergh PH, Constine LS et al. Radiation-associated cardiovascular disease. *Crit Rev Oncol Hematol.* 2003 Jan;45(1):55-75.

Chin ML. Multimodal Analgesics for Pain Management. *ASA Refresh Course;* 2016.

Moore RA, Derry A, Aldington D et al. Single dose oral analgesics for acute postoperative pain in adults - an overview of Cochrane reviews. *Cochrane Database Syst Rev.* 2015 Sep 28;(9):CD008659.

Rai AS, Khan JS, Dhaliwal J et al. Preoperative pregabalin or gabapentin for acute and chronic postoperative pain among patients undergoing breast cancer surgery: A systematic review and meta-analysis of randomized controlled trials. *J Plast Reconstr Aesthet Surg.* 2017 Oct;70(10):1317-1328.

Sarmento P, Marcos A, Fonseca C et al. Recomendações para o tratamento da dor aguda pós-operatória em cirurgia ambulatória. *Associação Portuguesa de Cirurgia Ambulatória* 2013. Disponível em: http://www.apca.com.pt/documentos/recomendacoes/recomendacao_DorAguda.pdf.

Vilholm OJ, Cold S, Sindrup SH. The post mastectomy pain syndrome: an epidemiological study on the prevalence of chronic pain after surgery for breast cancer. *Br J Cancer.* 2008;99:604-610.

Woodworth GE, Ivie RM, Nelson SM et al. Perioperative Breast Analgesia. *Reg Anesth Pain Med.* 2017;42: 609-631.

INFLUÊNCIA DA QUIMIOTERAPIA NAS CIRURGIAS DE MAMAS

Daniella Ramone

CONSIDERAÇÕES GERAIS

A quimioterapia no câncer de mama pode ser indicada para tratamento neoadjuvante, adjuvante ou paliativo. Nos primeiros dois cenários encontra-se mais diretamente vinculada ao tratamento cirúrgico, com suas toxicidades potenciais influenciando diretamente no ato e recuperação cirúrgica. As toxicidades mais frequentes são medular, cardíaca, gastrointestinal, cutânea, pulmonar e endotelial.

As toxicidades cutânea, cardíaca e gastrointestinal podem ser causadas tanto pela quimioterapia, como por drogas-alvo, sendo os bloqueadores dos receptores HER2 os mais comumente usados para o tratamento de neoplasia de mama. A quimioterapia atinge não só o ciclo celular das células tumorais, mas também afeta as células normais, sobretudo as células lábeis, gerando maior taxa de eventos adversos que as terapias-alvo.

O reparo do tecido conectivo para a cicatrização após a cirurgia envolve a formação de novos vasos sanguíneos, migração e proliferação de fibroblastos com deposição na membrana extracelular e remodelamento do tecido fibroso, processo este intimamente dependente do funcionamento adequado das células hematopoiéticas, células lábeis amplamente afetadas pelos quimioterápicos. O processo de cicatrização, passando pelas fases de inflamação, granulação de tecidos, contratura de feridas, acúmulo de colágeno e remodelação leva em torno de 30 dias, período em que a administração de quimioterapia oferece maior potencial de complicações. Fatores gerais que interferem no processo de reparo de tecidos, como nutrição, estados metabólico, circulatório, hormonal e infeccioso, também sofrem ação direta das drogas e devem sempre ser considerados.

A seguir estão descritos os efeitos colaterais da quimioterapia mais comumente relacionados com o procedimento cirúrgico.

Toxicidade Cardíaca

A doxorrubicina frequentemente empregada nos esquemas neoadjuvantes e adjuvantes apresenta conhecida cardiotoxicidade, sendo dose-cumulativa e podendo se expressar de forma precoce ou tardia, com semanas ou anos após término do último ciclo. Entre as manifestações clínicas mais frequentes estão arritmias, redução da fração de ejeção do ventrículo esquerdo e insuficiência cardíaca, sendo sintomática em casos mais avançados. A disfunção cardíaca com a ciclofosfamida ocorre em < 1% dos pacientes, e os taxanos oferecem risco de até 4% de bradicardia e hipotensão nas primeiras 3 horas de infusão. O fluorouracil tem uma taxa descrita de cardiotoxicidade de até 8% das infusões, e o metotrexato apresenta raro potencial de hipotensão, derrame pleural e pericardite.

Toxicidade Medular

A doxorrubicina oferece 75% de risco de neutropenia, alcançando o nadir entre 10 – 14 dias de infusão. Os agentes alquilantes, entre eles, a ciclofosfamida, produzem redução generalizada da produção celular da medula óssea, aumentando, além da neutropenia, o risco de anemia e plaquetopenia. O nadir dos leucócitos com a ciclofosfamida é de 8 a 15 dias e das plaquetas de 10 a 15 dias, com recuperação em 17 a 28 dias.

Os taxanos apresentam maior taxa de anemia, com o paclitaxel oferecendo risco a 62 – 78%, sendo graves em 6 – 16% dos casos; neutropenia acontece em 87-90% dos casos, sendo grave em 4 - 17%, com nadir de 10 a 12 dias e recuperação em 15 a 21 dias e plaquetopenia em até 20%, com nadir em 8 a 9 dias. O docetaxel oferece risco ainda mais alto, com possibilidade de anemia em até 90% dos tratamentos, sendo grave em 9% deles, e neutropenia em 75 – 96%, casos com 11 – 25% de risco de neutropenia febril, com nadir em 7 dias e plaquetopenia em torno de 8%.

O fluorouracil apresenta mielossupressão em 7 a 10 dias após infusão com nadir em 14 dias e recuperação em 30 dias. O Metotrexato também pode causar pancitopenia, com neutropenia em dois picos: o primeiro com nadir de 4 a 7 dias e recuperação em 7 a 13 dias, e o segundo com nadir em 12 a 21 dias com recuperação em 15 a 21 dias; a plaquetopenia ocorre com nadir de 5 a 12 dias e recuperação entre 15 a 27 dias.

Considerando-se o tempo de vida das hemácias de 120 dias, dos leucócitos de 4 – 8 horas no sangue e 4 a 5 dias nos tecidos, o das plaquetas de 8 a 10 dias, deve-se monitorar o período de maior interferência medular da quimioterapia para se propiciar adequada recuperação tecidual até o início da quimioterapia, na adjuvância, ou oferecer tempo adequado para recuperação medular até o início da cirurgia, na neoadjuvância. O planejamento adequado reduz a possibilidade de sangramentos e infecções.

Sistema Imune

Apesar do risco conhecido de reação de hipersensibilidade em até 21% dos casos com docetaxel e risco aumentado de infecção em até 22%, incluindo sepse e pneumonia, os estudos não encontraram relação com aumento de complicações pós-operatórias e terapia neoadjuvante. O paclitaxel pode apresentar reação de hipersensibilidade em até 42% dos casos e infecção em até 30% dos pacientes, sendo as mais comuns nos tratos urinário e respiratório. Ciclofosfamida, doxorrubicina, fluorouracil e metotrexato oferecem baixo risco de anafilaxia.

Toxicidade Pulmonar

Entre as drogas mais frequentemente utilizadas, o paclitaxel pode causar dispneia em 2% dos pacientes, a Ciclofosfamida pode levar à fibrose pulmonar intersticial e pneumonite em menos de 1% dos pacientes, docetaxel pode desencadear tosse em até 9% dos tratamentos, dispneia em até 15%, derrame pleural em até 9%, e em menos de 1% dos casos pode induzir à pneumonite intersticial e edema pulmonar. O metotrexato oferece toxicidade pulmonar em até 8% dos casos, mais relacionada com o uso crônico, e o fluorouracil oferece risco de dispneia inferior a 1% das infusões.

Outros Eventos Adversos

Outras toxicidades, como elevação de transaminases, toxicidade cutânea, como escurecimento do leito ungueal, unhas quebradiças, *rash*, lacrimejamento, toxicidade gastrointestinal, como diarreias, mucosites e anorexia, ou toxicidade neurológica, como neuropatia periférica, apresentam-se comumente entre os esquemas administrados, mas geralmente em baixo grau e não se relacionam com gravidade ao processo cirúrgico.

Os pacientes idosos apresentam maior risco para mielossupressão, cardiotoxicidade e neuropatia, especialmente com taxanos.

TEMPO RECOMENDADO PARA REALIZAÇÃO DE CIRURGIA APÓS NEOADJUVÂNCIA OU INÍCIO DE QUIMIOTERAPIA ADJUVANTE:

Não há na literatura um consenso sobre qual o tempo ideal para a realização de cirurgia após término da quimioterapia. Um estudo prospectivo do M.D. Anderson Cancer Center avaliou 1.101 pacientes sobre a interferência no tempo de realização de cirurgia após o término da neoadjuvância, dividindo-se o tempo em ≤ 4 semanas, 4 a 6 semanas ou > 6 semanas, sem diferença na sobrevida livre de doença (SLD) ou recidiva local entre os 3 grupos, em 5 anos. Os pacientes que tiveram esse intervalo de até 8 semanas atingiram iguais taxas de sobrevida global (SG), SLD e sobrevida livre de recidiva local. O estudo apontou pior prognóstico para as pacientes que aguardaram mais de 8 semanas para ressecção do tumor.

Uma metanálise com o objetivo de avaliar o impacto da neoadjuvância na reconstrução de mama imediata, publicada por Song et al. sobre 11 estudos, provou que não houve aumento das taxas de complicação na reconstrução, (SG = 0,59; 95% Intervalo de confiança – CI = 0,38–0,91), nas taxas de infecção, SG = 0,82; 95% CI = 0,46–1,.45), hematomas (SG = 1,35; 95% CI = 0,57–3,21) e seromas (SG = 0,77; 95% CI = 0,23–2,55). Na ausência de literatura concisa, há frequentemente uma extrapolação do tempo ideal entre quimioterapia e ressecção cirúrgica fundamentando-se nos estudos de adjuvância.

Sanches et al. estudaram retrospectivamente 2.782 pacientes em relação ao tempo de início de quimioterapia adjuvante e as taxas de sobrevida, dividindo-os em quatro grupos com início da adjuvância em até 3 semanas, de 3 – 6 semanas, de 6 – 9 semanas e maior que 9 semanas, e não encontraram diferença estatisticamente significativa entre os 4 grupos em relação à SLD e SG em 5 anos. Um estudo publicado, em 2005, pelo Danish Breast Cancer Cooperative Group (DBCG), avaliou 7.501 pacientes quanto ao início da adjuvância em 1 – 3 semanas, 4, 5 – 6 e 6 – 13 semanas, sem comprovação estatística de que o tempo de início teria influência com o prognóstico. Em contrapartida, Lohrisch C *et al.* publicaram um estudo retrospectivo com 2.594 pacientes avaliando a sobrevida em pacientes com estadiamento inicial de câncer de mama para início da quimioterapia em até 4, 4 – 8, 8 – 12 ou 12 – 24 semanas após a cirurgia, encontrando SLD e SG semelhantes para tratamentos iniciados em até 12 semanas, mas pior sobrevida para pacientes que iniciaram adjuvância após 12 semanas (RR 1,6 (95% CI, 1,2 a 2,3; p = 0,005).8 Consubstanciando estes resultados, Gagliato de M *et al.* avaliaram 6.827 mulheres com estadiamentos I a III para câncer de mama em relação ao início da quimioterapia em até 30 dias, 31 a 60 e a partir de 61 dias, encontrando piores taxas de SLD e SG em estádios II e III que começaram quimioterapia após 60 dias, sendo mais evidenciado nos subtipos triplo negativos (HR, 1,54; 95% CI, 1,09 a 2,18) e HER2 positivo (HR, 3.09; 95% CI, 1,49 a 6,39).

CONSIDERAÇÕES FINAIS

A administração de quimioterapia neoadjuvante ou adjuvante oferece toxicidades que estão fortemente associadas ao ato e à recuperação cirúrgica, devendo ser administradas com riscos calculados e tempos previstos. Apesar de não existir consenso na literatura em relação ao intervalo de tempo entre os dois tratamentos, não se recomenda que sejam realizados com intervalo inferior a 21 dias ou superior a 60 dias, proporcionando adequada recuperação e evitando-se atrasos desnecessários, sobretudo, em subtipos de pior prognóstico. O tratamento multidisciplinar com equipes integradas permite as programações ideal e integral, menor risco de complicações e melhores taxas de resposta, com benefício inquestionável para os pacientes.

LEITURAS SUGERIDAS

BC Cancer Agency Cancer Drug Manual Developed. September 1994 Revised: 1 February 2017. Disponível em <http://www.bccancer.bc.ca.>

Cold S et al. Does timing of adjuvant chemotherapy influence the prognosis after early breast cancer? Results of the Danish Breast Cancer Cooperative Group (DBCG). *British Journal of Cancer.* 2005;93(6): 627–32.

Gagliato DDE M et al. Clinical impact of delaying initiation of adjuvant chemotherapy in patients with breast cancer. *J Clin Oncol.* 2014; 32(8):735-44.

Kumar V et al. *Patología Estructural y Funcional.* 7.ed. Elsevier, p. 836–42, 2010.

Lohrisch C et al. Impact on survival of time from definitive surgery to initiation of adjuvant chemotherapy for early-stage breast cancer. *Journal of Clinical Oncology.* 2006; 24(30):4888-94.

Sánchez CJ et al. Influence of timing of initiation of adjuvant chemotherapy over survival in breast cancer: A negative outcome study by the Spanish breast cancer research group (GEICAM). *Breast Cancer Research and Treatment* .2007;101(2): 215–23.

Sanford RA et al. Impact of Time from Completion of Neoadjuvant Chemotherapy to Surgery on Survival Outcomes in Breast Cancer Patients. *Annals of Surgical Oncology.* 2016; 23(5):1515–21.

Song J, Zhang X, Liu Q et al. Impact of neoadjuvant chemotherapy on immediate breast reconstruction: a meta-analysis. *PLoS One.* 2014; 9(5):e98225.

Tae-Kyung Yoo et al. Time interval of neoadjuvant chemotherapy to surgery in breast cancer: how long is acceptable? *Gland Surg.* 2017;6(1):1-3.

ASPECTOS DA PATOLOGIA NAS CIRURGIAS MAMÁRIA E ONCOPLÁSTICA

Iara Viana Vidigal Santana
Helenice Gobbi

TIPOS DE ESPÉCIMES MAMÁRIOS EXAMINADOS PELA PATOLOGIA

Os principais tipos de espécimes de mama examinados pelos patologistas são *core biopsy* e peças cirúrgicas (tumorectomias, biópsias incisional, excisional, de lesões não palpáveis, setores/quadrantes, mastectomias e peças de cirurgias oncoplásticas). Algumas recomendações são importantes para envio, manuseio e transporte e aplicam-se a todos os tipos de espécimes.

Em *core biopsy* é importante fornecer informações radiológicas e, idealmente, enviar em frascos separados os espécimes que contenham calcificações. É recomendado que o radiologista envolva os fragmentos em papel de filtro, antes de mergulhá-los no fixador.

Em biópsias excisionais ou ressecções segmentares, é essencial que a orientação topográfica das margens seja feita pelo cirurgião, marcando três relações anatômicas na superfície externa para permitir a orientação adequada do espécime. A marcação deve ser especificada na requisição do exame, juntamente com a lateralidade e o quadrante. Alguns serviços sugerem utilizar marcação padronizada com fios de tamanhos diferentes (curto, médio e longo) para facilitar a memorização, por exemplo: fio **c**urto = margem **c**ranial, fio **m**édio: margem **m**edial e fio **l**ongo = margem **l**ateral.

O cuidado com espécimes provenientes de cirurgias oncoplásticas não difere daqueles indicados para as setorectomias e mastectomias radicais modificadas. No entanto, o formato das peças oncoplásticas pode ter maior variação no formato ou vir acompanhado com maiores retalhos de pele. Nestes casos, recomenda-se que o cirurgião faça, além da marcação anatômica com fios, um esquema da peça na requisição de exame para facilitar a melhor compreensão das relações anatômicas pelo patologista que fará o exame da peça.

Os espécimes ressecados por anormalidade mamográfica devem ser radiografados com o espécime intacto. É importante comparar a radiografia da peça à mamografia das pacientes. Quando possível, comprimir o espécime com duas placas de acrílico marcadas com uma grade perfurada para localizar com maior precisão a lesão. Para o transporte e manuseio de peças com marcação com guia metálico deve-se, preferencialmente, utilizar um dispositivo para fixar o espécime, radiografar e só depois transportar. Esses cuidados evitam o deslocamento e retração do fio-guia. As peças cirúrgicas removidas por lesões não palpáveis (detectadas somente por exame de imagem) devem vir obrigatoriamente acompanhadas da mamografia do espécime. As marcações de relações anatômicas na peça devem ser referidas na requisição do exame, à semelhança das lesões palpáveis. Examinar o espécime intacto e medir em três dimensões, pesar e pintar. Seccionar o espécime em fatias paralelas e transversais com espessura de 3 a 5 mm e, se possível, radiografar as fatias. Examinar a superfície de corte e retirar fragmentos de modo a se fazer um mapa de orientação da peça. Após descrever a lesão, retirar fragmentos, conforme recomendado para as lesões palpáveis. Se as alterações mamográficas forem microcalcificações, estas devem ser visualizadas ao exame histológico. Algumas vezes as microcalcificações podem não aparecer no exame rotineiro: 1. se forem formadas por oxalato de cálcio em vez de fosfato de cálcio, são visíveis somente à luz polarizada; 2. a profundidade do corte no bloco de parafina não foi suficiente para a sua amostragem e 3. calcificações extensas e grosseiras podem desprender-se durante o processamento.

O mapa de clivagem do espécime, o número de blocos amostrados e a sua correspondência anatômica e das margens devem constar no laudo patológico, permitindo remontar espacialmente o espécime, para medida adequada da lesão e avaliação das margens, além de permitir que seja compreendido por outros patologistas, quando o caso for enviado para revisão.

Após a amostragem macroscópica, o material residual deve ser guardado até finalizar o exame microscópico e a correlação com as alterações mamográficas. O ideal é guardar em frascos diferentes, que identifiquem as margens. Quando lesões ou microcalcificações não são identificadas, os fragmentos residuais devem ser radiografados e mais amostras processadas. Se ainda assim, as lesões não forem identificadas, o patologista deve comunicar ao cirurgião, e uma nova mamografia da paciente deve ser repetida para verificar se a lesão não foi removida e se há microcalcificações residuais.

O exame microscópico cuidadoso acompanhando o mapa de clivagem é fundamental principalmente para adequada correlação radiológico-histológica, medida da lesão e avaliação das margens. O laudo histopatológico deve conter: o diagnóstico; a medida microscópica do tumor; a medida da menor distância entre a neoplasia e margem; no caso de margem comprometida (ou seja, o tumor toca a margem), informar se o envolvimento é focal ou difuso, qual(ais) margem(ens) está(ão) comprometida(s) e o tipo de tumor (*in situ* ou invasor) que está presente na margem.

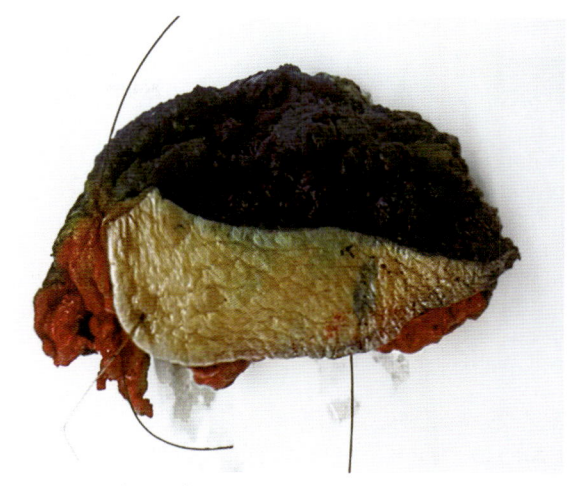

Fig. 48-2. Espécime de setorectomia recebido com marcação de relações anatômicas com fios cirúrgicos. As margens cirúrgicas foram tingidas em azul (superior) e vermelho (inferior).

CONGELAÇÃO PEROPERATÓRIA E SUA IMPORTÂNCIA NA AVALIAÇÃO DAS MARGENS

O exame de congelação peroperatório é um método bem estabelecido em patologia cirúrgica principalmente para avaliação das margens de ressecção, reduzindo o número de procedimentos de reexcisão para ampliação das margens. O cirurgião deve previamente marcar com fios de sutura as relações anatômicas (idealmente três relações anatômicas) e referir na requisição do exame, além de informar a lateralidade de mama e procedimentos prévios (resultado da biópsia, quimioterapia neoadjuvante, radioterapia). Lembrar que a prioridade em lesões pequenas é o diagnóstico histológico, e que lesões menores que 1,0 cm não devem ser submetidas a exame de congelação. As lesões não palpáveis, detectadas apenas por método de imagem, também não devem ser submetidas a exame de congelação peroperatória com finalidade diagnóstica.

A peça deve ser enviada a fresco, logo após sua retirada, e será avaliada pelo patologista após a pintura com diferentes cores para cada margem (Figs. 48-1 e 48-2). Na sala de congelação o patologista irá fazer a clivagem do espécime em fatias (cortes paralelos e transversais) de, no máximo, 1 cm de espessura. As margens devem ser avaliadas macroscopicamente, anotando-se as distâncias do tumor às respectivas margens cranial, medial, lateral, inferior e posterior. Cortes obtidos por criostato são realizados para confirmação microscópica das margens. Um relatório do exame de congelação deve ser reportado durante o peroperatório, e o espécime deverá ser colocado em fixador (formol tamponado a 10%) imediatamente.

Em espécimes de reexcisão para avaliação das margens por congelação peroperatória, é fundamental que o cirurgião faça a marcação topográfica da margem verdadeira.

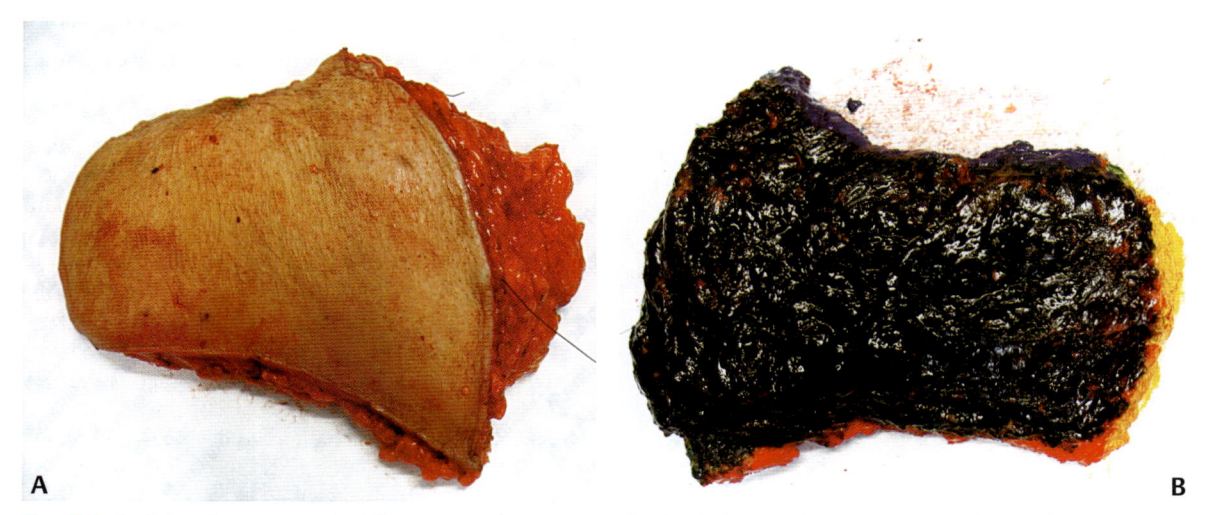

Fig. 48-1. Espécime de setorectomia. (**A**) Peça recebida com marcação de relações anatômicas com fios cirúrgicos. (**B**) As margens cirúrgicas foram tingidas em preto (profunda), vermelho (inferior) e amarelo (medial).

CUIDADOS QUE O CIRURGIÃO DEVE TER COM A PEÇA CIRÚRGICA

A qualidade dos exames patológico, morfológico e molecular depende da integração da equipe multidisciplinar responsável pelo paciente e inclui as fases pré-analítica, analítica e pós-analítica. A fase pré-analítica envolve fixação (tempo de fixação, tempo de isquemia fria e tipo de fixador) e processamento do material. A fase analítica compreende as técnicas utilizadas para a realização das reações, e a fase pós-analítica envolve a interpretação e quantificação das reações pelo patologista.

Em todas as circunstâncias, o ideal é assegurar a chegada imediata do espécime ao patologista. A peça cirúrgica idealmente deve ser examinada e seccionada imediatamente após a retirada, e os fragmentos fixados em formol tamponado a 10%. O tempo de fixação do tecido deve ser de, no mínimo, 6 h e, no máximo, 72 h. A clivagem tardia e fixação inadequada levam à autólise tecidual, mais acentuada em peças cirúrgicas grandes, como mastectomias, setorectomias e cirurgias oncoplásticas. O volume do formol adequado deve ser 10× maior que o volume da peça enviada para análise histológica. A clivagem do material deve ser realizada em, no máximo, 1 hora após sua retirada do organismo. Tempo excessivo de fixação também altera os testes imuno-histoquímicos e moleculares e podem resultar em falsos-negativos. Para os testes moleculares que usam material fixado em formol e incluído em parafina, são empregadas as mesmas recomendações usadas para os testes imuno-histoquímicos. Para os testes que empregam materiais a fresco e congelado devem ser seguidas as orientações de coleta e transporte dos laboratórios que realizam os testes.

A requisição do exame patológico preenchida pelo cirurgião é outro fator muito importante no manejo das peças cirúrgicas oncológica e oncoplástica. A requisição deve conter obrigatoriamente dados de identificação (nome da paciente, idade, sexo), nome do médico solicitante responsável, data e hora do procedimento, dados clínicos relevantes (história familiar de câncer de mama ou de ovário, presença de microcalcificações, gravidez ou lactação atual, história prévia de cirúrgica de mama, diagnóstico prévio de câncer de mama, tratamentos prévios), tipo de espécime, lateralidade, local do tumor nos quadrantes mamários, informações radiológicas (mamografia, ultrassonografia, ressonância magnética) e identificação dos fios de marcação da peça.

LAUDO PATOLÓGICO

Os principais elementos a serem avaliados no exame histopatológico são: 1. tipo histológico do carcinoma invasor, segundo a classificação da Organização Mundial de Saúde; 2. se houver carcinoma in situ associado, referir a extensão deste. A presença de componente intraductal extenso (> 25% da área tumoral) está relacionada com maior taxa de recidiva local; 3. grau histológico; 4. invasão neoplásica linfovascular; 5. presença de infiltrado inflamatório linfocitário peritumoral; 6. estado das margens cirúrgicas.

Atualmente exames imuno-histoquímicos para marcadores preditivos de resposta terapêutica (receptores hormonais e HER2) estão indicados em todos os carcinomas invasores de mama. Para os carcinomas ductais in situ estão validados apenas os receptores hormonais de estrógeno e progesterona. A avaliação do marcador de proliferação celular Ki-67 está indicada em casos de carcinomas invasores que serão submetidos à quimioterapia neoadjuvante.

AMOSTRAGEM TUMORAL PARA TESTES IMUNO-HISTOQUÍMICOS E MOLECULARES

A seleção das amostras tumorais feita pelo patologista é etapa fundamental para estabelecer diagnóstico e fornecer fatores prognósticos e preditivos de resposta terapêutica. Um diagnóstico patológico de qualidade requer amostra de tecido colhido e processado em condições ótimas como referido anteriormente. Os métodos empregados para diagnóstico morfológico não são suficientes para os novos testes moleculares. Cuidados na colheita, fixação e transporte do material são fundamentais para preservar o DNA e RNA, evitando a degradação e fragmentação de ácidos nucleicos das amostras a serem submetidas a testes moleculares. O médico requisitante deve seguir as orientações dos laboratórios, onde os testes moleculares serão realizados para colheita, fixação e transporte adequado do material.

O patologista deve escolher para o estudo imuno-histoquímico um bloco de parafina contendo boa amostra de tumor viável, evitando áreas de necrose e hemorragia. Este tipo de amostra tumoral também é indicado para testes moleculares, usando metodologia de RT-PCR (como o Oncotype Dx). Para testes que empregam tecidos frescos e metodologia de microarranjos de DNA (como o Mammaprint), deve-se seguir o protocolo indicado pelo laboratório que realizará o teste.

ESTADIAMENTO PATOLÓGICO DO CÂNCER DE MAMA

A 8ª Edição do TNM (T-tumor primário, N-status dos linfonodos regionais e M- metástases a distância) do American Joint Committee for Cancer (AJCC) de 2017 trouxe importantes avanços. Ele é fundamentado no sistema de estadiamento TNM originalmente definido pela anatomia e histologia, mas incorporou marcadores biológicos detectados pelo método imuno-histoquímico ao sistema de estadiamento para refinar a avaliação prognóstica e melhorar a seleção da terapêutica de forma individualizada. O AJCC indica também incorporar, quando disponível, informações de testes genômicos para estadiar os tumores receptores de estrógeno-positivos, linfonodo-negativos que deverão receber terapia adjuvante. O Comitê responsável pelo novo TNM acredita que o poder de avaliação prognóstica dos elementos clássicos do estadiamento é potencializado pela adição dos marcadores biológicos e novos testes moleculares preditores de recorrência e resposta à quimioterapia adjuvante. A inclusão destes marcadores pode alterar o estadiamento dos pacientes (Quadro 48-1). Por exemplo, uma paciente com tumor T2N0M0, grau histológico 1, receptores de estrógeno e progesterona positivos, HER2 negativo e Oncotype Dx < 11 seria estadiada pela 7ª edição do TNM como IIA e pela 8ª edição como IB. Ou seja, o grau histológico, marcadores biológicos e o teste molecular neste caso indicam um prognóstico melhor que apenas o TNM apenas anatômico.

Outra modificação do novo TNM foi a exclusão dos carcinomas lobulares *in situ* (CLIS) da categoria pTis. Os CLIS devem ser tratados como entidades benignas com risco potencial para desenvolvimento de carcinoma invasor subsequente, mas não como tumor maligno com capacidade de dar metástase. Casos exibindo carcinoma ductal *in situ* (CDIS) são classificados como pTis.

A 8ª Edição do TNM define os carcinomas microinvasivos como tumores invasivos menores que 1 mm (pT1 mi). Tumores > 1 mm e menores que 5 mm são incluídos na categoria pT1a. As demais categorias de tamanho (T) permanecem como na 7ª Edição.

O painel de *experts* não recomendou maiores mudanças em relação à classificação "N" na 8ª Edição. Entretanto, os critérios para medida das metástases em linfonodos foram mais bem definidos. Quando houver mais de um depósito de células metastáticas, não se somam os vários focos. Deve-se utilizar a medida do maior foco contínuo de células epiteliais metastáticas para definir a categoria pN. Depósitos tumorais adjacentes ao maior foco não devem ser somados. A classificação dos casos onde se encontram apenas células tumorais isoladas identificadas pela imuno-histoquímica (pN0 i+) ou com micrometástases < 2 mm (pN1 mi) é a mesma da 7ªedição. O novo manual ressalta que é frequente nos casos de células tumorais isoladas ou micrometástases serem encontrados múltiplos depósitos tanto próximos uns dos outros como dispersos pelo linfonodo. Nestes casos, apenas o maior depósito de células tumorais é utilizado para classificar aquele linfonodo na categoria pN. Por exemplo: se o paciente tiver um linfonodo com foco de células metastáticas > 2 mm e várias células isoladas ou alguns focos de micrometástases esparsas em outros linfonodos, a classificação final é de macrometástase em um linfonodo (pN1a). Assim, a tabulação dos linfonodos positivos reconhece apenas o maior depósito de células metastáticas nos linfonodos.

Nos casos de tumor residual de pacientes tratados com quimioterapia neoadjuvante, vários esclarecimentos foram acrescentados na categoria "T" (tamanho do tumor) e "N" (metástase em linfonodos). O laudo patológico deve conter descrição se há tumor residual na mama (ypT) e nos linfonodos (ypN). Quando tumor residual está presente, o maior foco de tumor residual contínuo é usado na classificação ypT e ypN. Fibrose e áreas de necrose adjacentes ao foco tumoral não são incluídas na medida do tamanho do

Quadro 48-1. Testes Multigênicos Incluídos na 8ª Edição do TNM do American Joint Committee on Cancer, Indicados para Pacientes com Tumores Receptores Hormonais Positivos, HER2 Negativos e Linfonodos Negativos e Respectivo Estadiamento do Paciente*

Inclusão de teste multigênico quando disponível, como modificador do estadiamento	Resultado do teste e respectivo estadiamento
Oncotype DX, escore de recorrência de 21 genes	Um resultado do Oncotype DX (escore de recorrência) < 11, independentemente do tamanho do tumor, coloca o paciente na mesma categoria prognóstica T1a-T1b N0M0, e o tumor é estagiado usando o grupo prognóstico estágio I
Mammaprint, teste de 70 genes	Um resultado do Mammaprint de escore de baixo risco, independentemente do tamanho do tumor, coloca o paciente na mesma categoria prognóstica T1a-T1b N0M0
Endopredict, teste de 12 genes	Um resultado do teste de 12 genes Endopredict de escore de baixo risco, independentemente do tamanho do tumor, coloca o paciente na mesma categoria prognóstica T1a-T1b N0M0
PAM50 (Prosigna)	Um resultado do teste de 50 genes PAM50 de baixo índice de recorrência, independentemente do tamanho do tumor, coloca o paciente na mesma categoria prognóstica T1a-T1b N0M0
Índice de Câncer de Mama	Um resultado do teste "índice de câncer de mama" de baixo risco, independentemente do tamanho do tumor, coloca o paciente na mesma categoria prognóstica T1a-T1b N0M0

T: tamanho do tumor; N: metástases em linfonodos regionais; M: metástases a distância;
*Modificado de Giuliano AE *et al.*, 2017.

tumor residual. Qualquer foco residual de tumor encontrado em linfonodos, em casos em que não se encontrou tumor residual na mama, exclui o caso da categoria "resposta patológica completa". O encontro de carcinoma ductal *in situ* após quimioterapia neoadjuvante é classificado como ypTis. Não há uma categoria específica de ypT para casos em que foram observadas células tumorais residuais apenas no interior de vasos linfáticos. Este achado deve ser relatado no laudo patológico, e o caso não é considerado como "resposta patológica completa".

Em conclusão, a 8ª Edição do TNM definiu melhor a forma de se mensurar os tumores menores que 2 cm e de avaliar a dimensão das metástases nos linfonodos. Esta nova edição preserva a relevância do estadiamento anatômico clássico, aplicável a todo o mundo, mas recomenda integrar os biomarcadores e testes moleculares, quando disponíveis, como elementos adicionais na avaliação prognóstica individualizada dos pacientes.

LEITURAS SUGERIDAS

Giuliano AE, Connolly JL, Edge SB *et al*. Breast Cancer-Major changes in the American Joint Committee on Cancer eighth edition cancer staging manual. *CA Cancer J Clin*. 2017;67(4):290-303.

Hammond ME, Hayes DF, Dowsett M *et al*. American Society of Clinical Oncology/College of American Pathologists guideline recommendations for immunohistochemical testing of estrogen and progesterone receptors in breast cancer. *J Clin Oncol*. 2010, 28:2784-95.

Krop I, Ismaila N, Andre F *et al*. Use of Biomarkers to Guide Decisions on Adjuvant Systemic Therapy for Women With Early-Stage Invasive Breast Cancer: American Society of Clinical Oncology Clinical Practice Guideline Focused Update. *J Clin Oncol*. 2017; 35(24):2838-47.

Lakhani SR, Ellis IO, Schmitt SJ, Tan PH, van de Vijver MJ (eds). *WHO classification of tumours of the breast*. IARC WHO Classification of Tumours, 4. ed. (Lyon) vol.4: IARC Press; 2012.

Wolff AC, Hammond ME, Hicks DG *et al*. American Society of Clinical Oncology; College of American Pathologists. Recommendations for human epidermal growth factor receptor 2 testing in breast cancer: American Society of Clinical Oncology/College of American Pathologists clinical practice guideline update. *Arch Pathol Lab Med*. 2014; 138(2):241-56.

CURATIVOS E MANEJO DE FERIDAS EM CÂNCER DE MAMA

Priscila Cecles Silva

A enfermagem, assim como toda equipe multidisciplinar, exerce um papel essencial no cuidado do paciente com câncer de mama, sendo alguns cuidados essenciais para seu sucesso no tratamento, entre os quais podemos citar o tratamento das complicações com acompanhamento do curativo.

É de competência do enfermeiro estomaterapeuta atender as solicitações das Internações, dos ambulatórios de especialidade e avaliar os pacientes encaminhados ao setor, avaliando as características da lesão, prescrevendo a terapia tópica e acompanhando sua evolução.

ANATOMIA DA PELE

A pele constitui-se de três camadas distintas e interdependentes: a epiderme, a derme e a hipoderme (ou tecido subcutâneo)

- *Epiderme:* é formada por um revestimento de camadas de células sobrepostas, sendo que as células superficiais são achatadas e compõem uma camada córnea rica em queratina (por isso a pele é classificada como um epitélio estratificado pavimentoso queratinizado) e é isenta de vasos sanguíneos (a epiderme depende dos vasos sanguíneos da derme para sua nutrição). Sua espessura varia de acordo com a região do corpo, chegando a 1,5 mm, nas regiões palmares e plantares. As células empilhadas não são todas iguais: a camada mais superficial é o estrato ou camada córnea. Mais abaixo encontram-se as camadas granulosa, espinhosa e basal. (Os carcinomas espinocelulares originam-se das células da camada espinhosa).
- *Derme:* camada intermediária da pele com aproximadamente 0,5 mm de espessura, vascularizada, composta por 2 estratos (papilar e reticular), formada por tecido conectivo rico em vasos sanguíneos e linfáticos, nervos, receptores sensoriais, fibras elásticas, colágeno, glândulas sebáceas, glândulas sudoríparas e elementos celulares.
- *Hipoderme ou tecido subcutâneo:* é constituída por tecido adiposo e está situada entre a derme e estruturas mais profundas, como fáscia e tecido muscular. Efetua a união dos tecidos vizinhos com a subcamada reticular da derme. Na junção dermo-hipodérmica se acham localizadas as glândulas sudoríparas (cerca de 2 a 3,5 milhões). Também se localizam nessa camada as terminações nervosas, denominadas Corpúsculo de Pacini, e os vasos sanguíneos, além de elementos celulares. As características desse tecido é a de ser frouxo, o que lhe confere maleabilidade e elasticidade, com exceção das regiões palmares, plantares e dedos, permitindo amplitude de movimentos.

FISIOLOGIA DA PELE

A pele é um órgão que exerce múltiplas funções imprescindíveis para a manutenção do funcionamento adequado dos demais órgãos. São elas:

- *Proteção:* funciona como uma película protetora contra a perda excessiva de líquidos, eletrólitos e outras substâncias do interior do organismo, impedindo a penetração de microrganismos e, ainda, as alterações celulares decorrentes de irradiações ionizantes.
- *Percepção:* as terminações nervosas permitem que a pessoa sinta os estímulos táteis, térmicos, dolorosos, pressóricos e vibratórios.
- *Termorregulação:* funciona como isolante das alterações ambientais, sendo fundamental na homeostase do ser humano.
- *Secretora:* o sebo produzido tem ação antimicrobiana, antibacteriana e antifúngica. Os ácidos graxos livres e, em especial, o ácido oleico atuam num processo de autodesinfecção da pele. As secreções sebáceas e sudoral, os eletrólitos e os ácidos graxos livres atuam também como emulsificantes, além de determinarem o pH da pele e ajudarem na termorregulação.
- *Metabólica:* a síntese de vitamina D na pele exposta à luz solar ativa o metabolismo de cálcio e fosfato (minerais que desempenham um papel importante na formação óssea), facilitando a absorção dos mesmos.
- *Imunológica:* muitos elementos celulares da derme participam do processo de defesa. Os linfócitos e macrófagos são os leucócitos que atuam nos pro-

cessos infecciosos crônicos, como os da Hanseníase. As células de Langherans exercem função macrocítica e antigênica e participam do processo de defesas imunológica e celular. Outras células possuem histamina, que se encontra nos locais em que ocorrem sinais de reação inflamatória tissular.
- *Absorção:* a pele permite a absorção de medicamentos, mesmo que diminuta pelos orifícios adanexiais e os espaços intercelulares da camada córnea.

FERIDA

A ferida é a ruptura da integridade de um tecido ou órgão, podendo atingir desde a epiderme, que é a camada mais externa da pele, até estruturas mais profundas, como fáscia, músculos, aponeuroses e órgãos cavitários. A ferida também pode ser definida como lesão tecidual ou solução de continuidade.

CLASSIFICAÇÃO DAS FERIDAS

A classificação das feridas é de grande importância para a avaliação e prescrição do tratamento adequado. Elas deverão ser classificadas conforme a localização anatômica, etiologia e comprometimento tecidual. São elas:

A) Quanto à causa:
- *Ferida intencional ou cirúrgica:* lesão programada e realizada em condições assépticas.
- *Ferida acidental ou traumática:* lesão imprevista.

B) Quanto ao tempo:
- *Feridas agudas:* são aquelas que surgem de súbito e têm curta duração. Incluem feridas cirúrgicas e feridas traumáticas. Em geral respondem rapidamente ao tratamento e cicatrizam sem complicações.
- *Ferida crônica:* é a ferida onde danos repetidos interrompem ou destroem a formação de tecidos ou quando um ou mais elementos químicos ou celulares do processo de cicatrização são deficientes (Fig. 49-1).

C) Quanto ao conteúdo microbiano:
- *Ferida limpa:* lesão feita em condições assépticas e isenta de microrganismos.
- *Ferida colonizada:* lesão sem contaminação significativa por microrganismos.
- *Ferida criticamente colonizada:* lesão com presença de microrganismos contaminantes, mas sem processo infeccioso local, mas que não evolui e, consequentemente, precisa de intervenção para a remoção desse biofilme.
- *Ferida infectada:* presença de agente infeccioso local e lesão com evidência de intensa reação infamatória e destruição de tecidos, havendo exsudato purulento.

D) Quanto ao tipo do agente causador:
- *Incisão (incisa ou cortante):* produzida por objeto cortante, com bordas ajustáveis e passíveis de reconstituição.

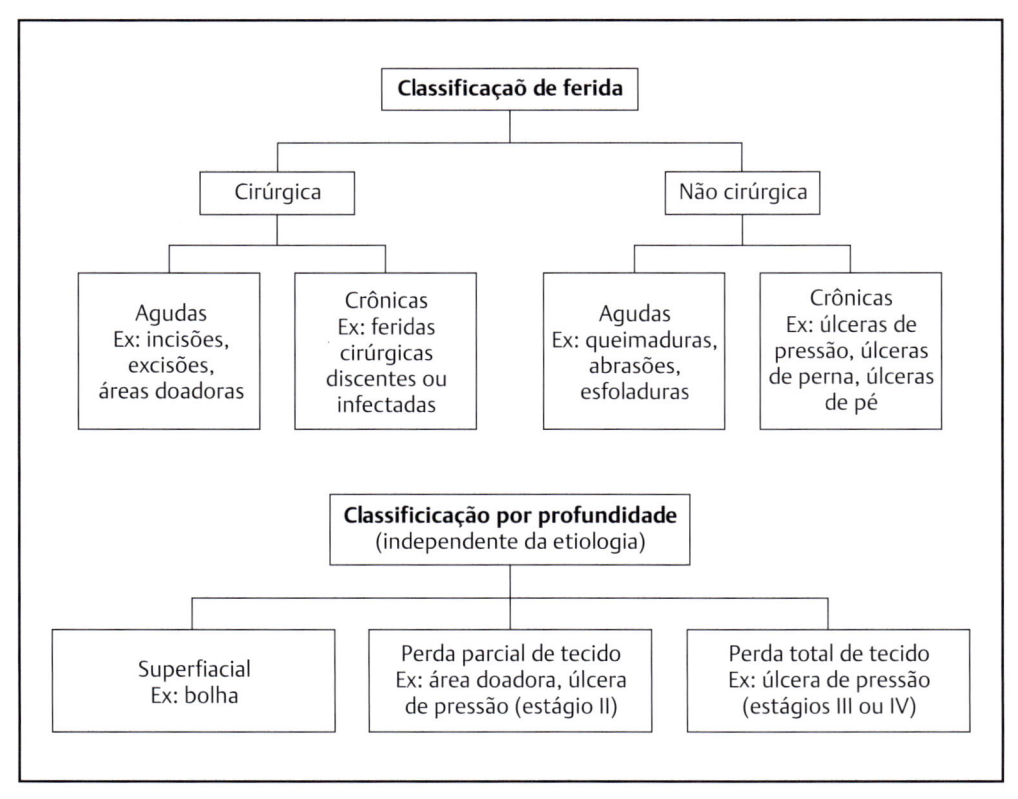

Fig. 49-1. Classificação de ferida.

- *Laceração:* produzida por objetos lacerantes, que provocam a separação da pele dos tecidos adjacentes.
- *Perfuração (perfurante):* produzida por objetos que provocam pequenas aberturas na pele, podendo ser rasas ou profundas.
- *Contusão (contusa):* produzida por um objeto rombo.
- *Escoriação ou abrasão:* geralmente produzida por atrito com superfície áspera, sendo superficial.
- *Queimadura (térmica):* causada por exposição a temperaturas extremas de frio ou calor.
- *Dermatites:* causadas por contato com agressores externos, como:
  - Radiodermites: causadas por radiação.
  - Dermatites irritativas: urina, conteúdo entérico, secreção gástrica, saliva, produtos citotóxicos (PVPI, clorexedina, sabões, tinturas, éter, benzina etc.).
  - Dermatites alérgicas: contato da pele com materiais alergênicos (fralda, fitas adesivas etc.).
  - Dermatite por trauma mecânico: remoção abrupta de fitas adesivas, bolsas coletoras ou limpeza exagerada da pele.
  - Dermatite por infecção: secundária as causas descritas anteriormente. As infecções mais comumente observadas são a foliculite (estafilococos) e a candidíase (Cândida albicans).
- *Patológica:* causada por fatores intrínsecos do paciente (úlceras venosas, arteriais, diabéticas, neoplásicas etc.).

PROCESSO DE CICATRIZAÇÃO

O processo de cicatrização de feridas é composto de uma série de estágios complexos, interdependentes e simultâneos, que são descritos em fases. Do ponto de vista morfológico, identificam-se três fases consecutivas, havendo um dinamismo com sobreposição entre elas.

Classificação dos Processos Biológicos da Cicatrização (Fisiologia da Cicatrização)

- *Fase inflamatória:* imediatamente após a lesão há vasoconstrição por 5 a 10 minutos, inicialmente reflexa, propiciando o fechamento dos vasos lesionados. Em seguida, as células endoteliais retraem-se e perdem suas conexões, aumentando a permeabilidade vascular e permitindo a passagem dos elementos sanguíneos para a ferida; plasma, eritrócitos e leucócitos pelo fenômeno de diapedese. Esta vasodilatação com extravasamento de elementos para o exterior do vaso forma um exsudato, traduzido clinicamente por tumor, calor, rubor e dor, cuja intensidade correlaciona-se com o tipo e grau de agressão. Juntamente com todas estas alterações, que correspondem à resposta vascular, existe uma resposta celular. Algumas células são importantes nesta fase: os neutrófilos são responsáveis pela digestão de bactérias e tecidos desvitalizados, e os monócitos transformam-se em macrófagos e auxiliam na fagocitose de bactérias e restos celulares. Após o trauma, são liberados mediadores celulares, que estimulam a elaboração de substâncias, que desenvolvem o fenômeno inflamatório (histamina, serotonina, bradicinina, prostaglandinas e tromboxanos, linfocinas, interleucinas 1 e 2). O fator de crescimento é liberado pelas células epidérmicas e plaquetas. Inúmeros fatores de crescimento e mediadores têm sido estudados e sua influência na cicatrização de feridas (Fig. 49-2).
- *Fase proliferativa:* nesta fase ocorrem a reparação do tecido conectivo e do epitélio. Na reparação do tecido conectivo ocorre a formação do tecido de granulação, com proliferação endotelial e fibroblastos. O fibroblasto surge por volta do segundo e terceiro dias após o trauma, sendo uma célula fusiforme, com núcleo oval, de origem controversa. O fibrinogênio do exsudato inflamatório transforma-se em fibrina, formando uma rede, onde os fibroblastos depositam-se e passam a multiplicar-se e a secretar os componentes proteicos do tecido cicatricial. Concomitante a esta fibroplasia, ocorre intensa proliferação vascular. Este tecido formado por fibroblastos, substâncias produzidas por eles e vasos sanguíneos é denominado tecido de granulação, clinicamente apresentando-se com aspecto granuloso e avermelhado. O miofibroblasto é uma célula que está presente no tecido de granulação e confere capacidade contrátil, reduzindo a área cruenta e facilitando a epitelização. A atividade mitótica do fibroblasto praticamente desaparece em torno do 15º dia. Estes passam a secretar as proteínas presentes no tecido de granulação, produzindo componentes da substância fundamental e colágeno. A substância fundamental é formada por água, eletrólitos e glicosaminoglicanos, tem aspecto semelhante a um gel e está distribuído entre fibras do tecido conectivo. A formação do epitélio é outro fenômeno que ocorre na fase de fibroplasia. Esta epitelização faz-se pelo aumento de tamanho, da divisão e da migração das células da camada basal da epiderme por sobre a área de reparação do tecido conectivo subjacente. Nas feridas com perda total da derme, a epitelização se faz apenas das margens da mesma, pois não há anexos cutâneos remanescentes (Fig. 49-3).
- *Fase de maturação ou remodelação:* nesta fase ocorrem dois eventos importantes: deposição, agrupamento e remodelação do colágeno e regressão endotelial. A remodelação do colágeno inicia-se na formação do tecido de granulação e mantém-se por meses após a reepitelização. As colagenases e outras proteases produzidas por macrófagos e células epidérmicas dão direção correta às fibras colágenas

Fisiologia da Cicatrização

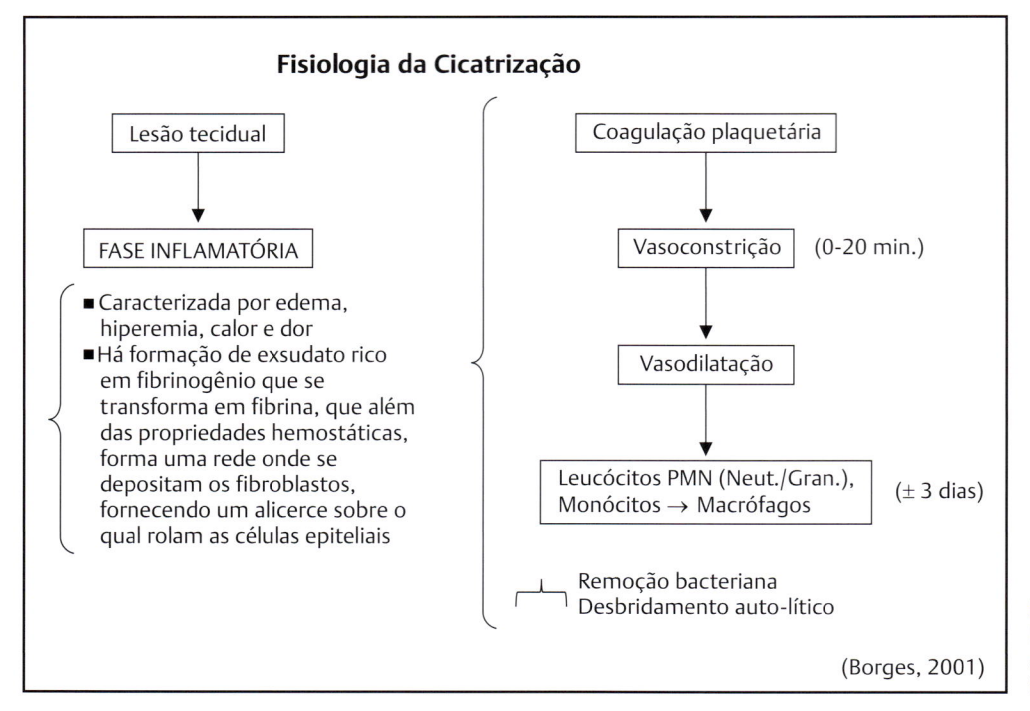

Lesão tecidual → FASE INFLAMATÓRIA
- Caracterizada por edema, hiperemia, calor e dor
- Há formação de exsudato rico em fibrinogênio que se transforma em fibrina, que além das propriedades hemostáticas, forma uma rede onde se depositam os fibroblastos, fornecendo um alicerce sobre o qual rolam as células epiteliais

Coagulação plaquetária → Vasoconstrição (0-20 min.) → Vasodilatação → Leucócitos PMN (Neut./Gran.), Monócitos → Macrófagos (± 3 dias) → Remoção bacteriana / Desbridamento auto-lítico

(Borges, 2001)

Fig. 49-2. Fisiologia da cicatrização – fase inflamatória.

difusas. Há diminuição de todos elementos celulares, inclusive fibroblastos, bem como dos elementos do tecido conectivo. A regressão endotelial ocorre pela diminuição progressiva de vasos neoformados, clinicamente a cicatriz se torna menos espessa, passando de uma coloração rosada para esbranquiçada (Fig. 49-4).

Formas de Cicatrização

- *Cicatrização por primeira intenção:* está associada às feridas limpas, com perda tecidual mínima, onde as bordas da lesão são aproximadas pelas suturas ou outros meios. Este processo ocorre dentro do tempo fisiológico esperado e há formação de discreto tecido cicatricial.

Fisiologia da Cicatrização

Macrófagos → Fatores de crescimento

Macrófagos → FASE PROLIFERATIVA (24 horas, vários meses ou anos)

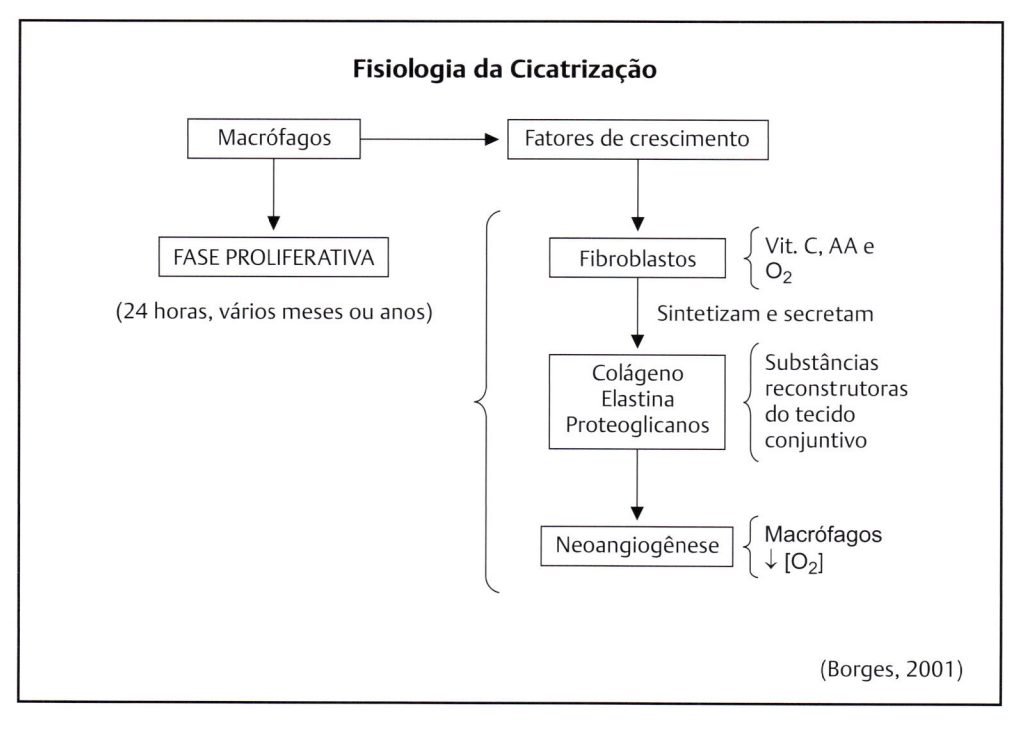

Fatores de crescimento → Fibroblastos { Vit. C, AA e O_2 } → Sintetizam e secretam → Colágeno, Elastina, Proteoglicanos { Substâncias reconstrutoras do tecido conjuntivo } → Neoangiogênese { Macrófagos, ↓ [O_2] }

(Borges, 2001)

Fig. 49-3. Fisiologia da cicatrização – fase proliferativa.

Fisiologia da Cicatrização

Tecido de granulação
↓
Epitelização — { Ambiente úmido as células deslizam
↓ Contração da ferida
FASE MATURAÇÃO — { Equilíbrio da síntese de colágeno / Reorganização das fibras de colágeno
(1,5 a 2 anos)

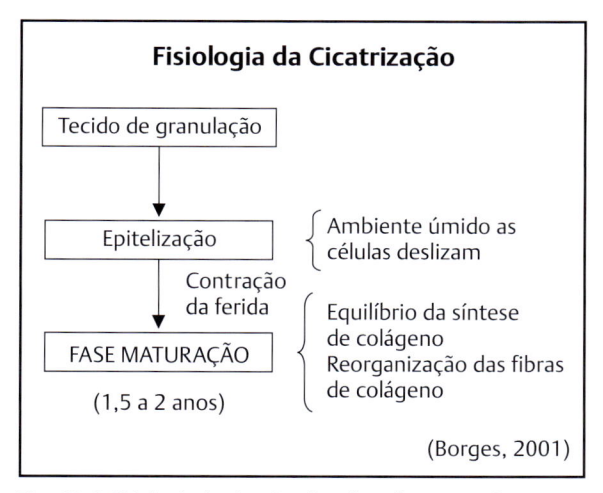

(Borges, 2001)

Fig. 49-4. Fisiologia da cicatrização – fase de maturação.

- *Cicatrização por segunda intenção:* ocorre em feridas abertas com acentuada perda tecidual, onde não é possível realizar a junção das bordas, acarretando um desvio da sequência esperada do reparo tecidual, está relacionada com ferimentos infectados. Este processo requer mais tempo, produzindo uma cicatrização significativa (Fig. 49-5).

- *Cicatrização por terceira intenção:* acontece quando há fatores que retardam a cicatrização de uma lesão inicialmente submetida a um fechamento por primeira intenção. Esta situação acontece quando uma incisão é deixada aberta para drenagem do exsudato, para posteriormente ser suturada.

CONDIÇÕES FAVORÁVEIS X FATORES QUE INTERFEREM NO PROCESSO DE CICATRIZAÇÃO

Para uma cicatrização efetiva é necessário e fundamental manter as características fisiológicas do leito da ferida ou tentar promovê-las sistematicamente. Dessa forma, o conhecimento das condições favoráveis para o processo de reparação tecidual assim como dos fatores que interferem no processo de cicatrização é de fundamental importância para a definição da melhor conduta terapêutica. No entanto, esses fatores muitas vezes não podem ser eliminados, mas devem ser controlados.

Os fatores que interferem no processo de cicatrização estão divididos em: fatores locais, fatores sistêmicos e fatores externos.

Fatores Locais

- *Cobertura impermeável:* formar barreira física contra microrganismos patogênicos.
- *Hipóxia:* melhora do crescimento de fibroblastos, células epidermais e da angiogênese quando há baixa da pressão de oxigênio do ar ambiente.
- *Temperatura:* a temperatura ideal, para que ocorram as reações químicas, (metabolismo, síntese de proteínas, fagocitose, mitose) é em torno de 36,4 °C a 37,2 °C. **Se a temperatura variar, o processo celular pode ser prejudicado ou até interrompido**.
- *pH:* a manutenção do pH é essencial para a promoção de um meio fisiológico para as estruturas celulares trabalharem e se multiplicarem adequadamente, favorecendo e acelerando a cicatrização, assim como mantendo a integridade tecidual já estabelecida. As variações do pH de acordo com as camadas da pele são:
  - pH da epiderme é de 5,4 a 5,6 (levemente ácido), o que impede a penetração ou colonização por microrganismos.
  - pH da derme e do subcutâneo é de 7,35 a 7,45 (alcalino). Eles podem ser afetados por secreções (urina, fezes, saliva,) e certos antissépticos.
- *Níveis bacterianos na ferida:* o controle da colonização nas feridas depende da limpeza adequada, do uso de técnica asséptica na troca do curativo e do uso de curativos que promovam barreira protetora.
- *Umidade no leito da lesão:* a atividade celular adequada ocorre em meio úmido pois ele proporciona a migração e a reprodução celular. O excesso de umidade (exsudato) deve ser removido para evitar maceração das bordas e/ou pele perilesional além de controlar os níveis bacterianos e levar a uma neoangiogênese ideal.

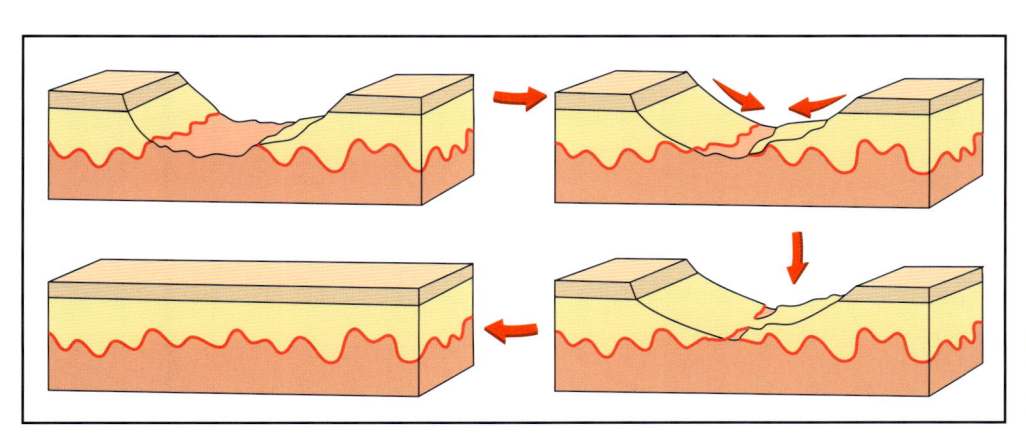

Fig. 49-5. Cicatrização por segunda intenção.

- *Pressão:* a pressão, a fricção e o cisalhamento são forças mecânicas que podem contribuir para romper a integridade tissular. Estão associadas às úlceras por pressão.
- *Tipos de tecidos na ferida:* favoráveis × desfavoráveis
  - Favoráveis:
    - Tecido de granulação.
    - Tecido epitelial.
  - Desfavoráveis:
    - Tecido desvitalizado:
      - Esfacelo (necrose úmida).
      - Escara (necrose seca).

Nota: qualquer tipo de tecido desvitalizado retarda a cicatrização e aumenta o risco de infecção na lesão, pois os agentes microbianos ficam "alojados" nesses tecidos, dificultando a ação até mesmo dos antimicrobianos sistêmicos que não chegam nessas estruturas pela ausência de capilares sanguíneos. Por isso devem ser removidos o mais rapidamente. A descrição exata desses tecidos pode ser encontrada no capítulo sobre a Avaliação das Feridas.

Fatores Sistêmicos

A partir do conhecimento das condições ideais para a reparação do tecido lesionado, devemos avaliar a saúde do paciente portador de ferida. Alguns fatores sistêmicos influenciam no tempo e na qualidade da cicatrização. Dentre estes fatores podemos citar diabetes, vasculopatias, tabagismo, idade, uso de medicamentos, alergia a medicamentos e alterações nutricionais.

- *Tabagismo:* fumar reduz a tensão de oxigênio no sangue e no tecido subcutâneo das feridas e leva a uma hipóxia tecidual. Acredita-se que isto seja decorrente da vasoconstrição induzida pela nicotina.
- *Idade:* há redução da elasticidade, vascularização, terminações nervosas e dos fibroblastos.
- *Doenças crônicas:* reduzem a capacidade de síntese de colágeno e a migração leucocitária, por alteração no processo inflamatório. Nos diabéticos, pode ocorrer a neuropatia diabética, causando desmielinização dos nervos periféricos, que diminuem a vasodilatação e a sensibilidade protetora. Observa-se nestes pacientes uma tendência à hipóxia tecidual por presença de arteriosclerose de pequenos vasos.
- *Medicamentos:* a terapêutica anti-inflamatória, com esteroides, corticosteroides e hormônios compromete a reação inflamatória inicial, podendo diminuir ou inibir a fibroplasia, comprometer a síntese proteica, limitar a angiogênese e reduzir a epitelização. Os quimioterápicos inibem a divisão de fibroblastos e células epiteliais, uma vez que exerce seus efeitos por inibição da síntese do ácido ribonucleico, que depende do ácido desoxirribonucleico.
- *Estado nutricional:* as proteínas são essenciais para a síntese de colágeno, proliferação epidérmica e neovascularização. A vitamina C é responsável pela hidroxilação da lisina e prolina no processo de síntese de colágeno e importante na produção de fibroblastos. A vitamina A é essencial à formação e manutenção da integridade do tecido epitelial. As vitaminas do complexo B são necessárias para a efetiva ligação cruzada entre as fibras colágenas, para função linfocitária e produção de anticorpos. Os oligoelementos, como o zinco, ferro, cobre e manganês, são necessários para a formação do colágeno. A água é o mais importante nutriente, uma vez que corresponda a cerca de 55% do peso corporal e compõe todas as atividades celulares e funções fisiológicas.
- *Vascularização:* a oxigenação e perfusão tissular são condições essenciais para a manutenção da integridade e sucesso na reparação tissular. Indivíduos portadores de insuficiência arterial ou venosa podem desenvolver ulcerações distais que tendem à cronificação. O fumo também é um componente importante na ocorrência da hipóxia, por causa da ação vasoconstritora da nicotina.

Fatores Externos

- *Irradiação:* também interfere negativamente no processo de cicatrização, pois o efeito máximo ocorre nos três primeiros dias. Altas doses podem retardar significativamente o ganho de resistência da ferida. Segundo Bevilacqua, recomenda-se aguardar pelo menos três semanas após radioterapia local para se proceder à cirurgia, uma vez que após esse período os efeitos deletérios serão mínimos.
- *Antibióticos tópicos:* diante das feridas crônicas, destacamos que as bactérias que as colonizam raramente são eliminadas pelos antibióticos, e podem estar protegidas por uma capa fibrinosa na superfície ulcerada, e algumas espécies bacterianas são capazes de produzir um "biofilme" protetor, dificultando a ação do antibiótico tópico. Tal fato permite-nos afirmar que a antibioticoterapia sistêmica é a mais adequada para o tratamento de feridas, reservando os novos antibióticos para situações criteriosamente selecionadas, como resistência aos antibióticos mais comuns e menos onerosos, hipersensibilidade ou intolerância à droga e infecções por múltiplos agentes."
- *Antissépticos:* têm sido utilizados amplamente no tratamento das feridas infectadas, contudo, retardam a cicatrização da ferida, e seu efeito é insignificante no controle do processo infeccioso. Estudos evidenciam que estas substâncias retardam o processo de cicatrização, seja por ação citotóxica aos fibroblastos, seja por inibição da formação do tecido de granulação. A clorexidina 0,5% diminui a camada do tecido de granulação em 33,77%, e a polivinilpirrolidona-iodo 0,5% a reduz em 38%.

COBERTURAS (PRODUTOS)

"O curativo e a cobertura terão as funções de manutenção da limpeza e tratamento local, com o objetivo de auxiliar o processo cicatricial. A escolha do produto para o tratamento dependerá das características específicas de cada lesão."

Alginato de Cálcio

Fibras de não tecido derivados de algas marinhas com íons de cálcio e sódio incorporados em suas fibras.

- *Mecanismo de ação:* a interação dos íons de cálcio é trocada pela de sódio do exsudato e/ou sangue formando um gel que mantém o meio úmido promovendo desbridamento autolítico, tem alta capacidade de absorção e induz à hemostasia.
- *Indicações:* feridas abertas, sangrantes ou não, exsudativas, com ou sem infecção.
- *Contraindicação:* lesões superficiais, feridas sem exsudação e feridas tumorais.

Carvão Ativado

Almofada impregnada por carvão ativado e prata a 0,15% envolta por camada de não tecido.

- Mecanismo de ação: adsorve o exsudato e atrai as bactérias da ferida como um ímã, enquanto a impregnação com prata faz a desvitalização da membrana da bactéria (função bacteriostática) promovendo o controle da colonização e infecção na ferida, e também o controle do odor.
- Indicação: feridas infectadas exsudativas com ou sem odor.
- Contraindicação:
  - Presença de ossos e tendões.
  - Feridas com pouca exsudação.
  - Feridas tumorais.
  - Feridas limpas com tecido de granulação.

Placa de Hidrocoloide

Curativo aderente composto de carboximetilcelulose, gelatina e pectina, que juntas formam uma substância elástica, absorvente e autoadesiva. É recoberto por uma película de poliuretano de permeabilidade seletiva.

- Mecanismo de ação: formação de barreira física para prevenção de úlceras, manutenção do pH levemente ácido e umidade, promove meio úmido para desbridamento autolítico e alivia a dor, pois protege terminações nervosas.
- Indicação:
  - Feridas superficiais com pouca exsudação.
  - Úlceras por pressão estágios I e II.
  - Regiões de risco para desenvolver UP.
- Contraindicação:
  - Feridas infectadas.
  - Feridas com tecido desvitalizado.
  - Feridas exsudativas.

Hidrocoloide em Pó

Possui os mesmos compostos da placa, porém sua apresentação se dá em pó (microgrânulos) altamente absortivo.

- Mecanismo de ação: absorção de exsudato e formação de gel que mantém o meio úmido e protege terminações nervosas.
- Indicação:
  - Dermatites úmidas (periestomas, perineais), por contato com urina, saliva, fezes ou pus.
  - Feridas superficiais.
  - Tratamento de radiodermites (ver Protocolo de Radiodermite).
  - Úlceras por pressão estágios I e II.
  - Dermatites perifístulas ou fístulas de cabeça e pescoço com trajetos bem pequenos e pouco drenantes.
- Contraindicação:
  - Feridas infectadas.
  - Feridas com tecido desvitalizado.
  - Feridas altamente exsudativas.

A.G.E.

São ácidos graxos essenciais de cadeia longa, poli-insaturados e insolúveis em água, contêm: ácido linoleico, ácido linolênico, ácido caproico, ácido caprílico e ácido láurico, vitamina A e vitamina E.

- Mecanismo de ação: provoca uma resposta inflamatória local que aumenta a proliferação do tecido de granulação e causa intensa vasodilatação com aumento da irrigação sanguínea local (angiogênese).
- Indicações:
  - Hidratação cutânea.
  - Prevenção de lesões.
  - Tratamentos de feridas abertas infectadas ou não, com ou sem necrose.
  - Áreas doadoras e receptoras de enxertos.
  - Deiscência cirúrgica com exposição de alça intestinal, ou feridas com exposição óssea ou de tendão.
  - Pode ser associado ao alginato de cálcio, carvão ativado e compressa não aderente.
- Contraindicação:
  - Feridas tumorais.
  - Pacientes alérgicos.

Purilon Gel

Gel transparente, incolor, composto por água, carboximetilcelulose, propilenoglicol e alginato de cálcio (10%).

- Mecanismo de ação: absorve fluidos e edema mantendo o meio úmido, controla o exsudato, reduz a formação de crosta, facilita o desbridamento autolítico e alivia a dor.
- Indicações:

- Feridas com crostas, fibrinas, tecidos desvitalizados e necrosados.
- Feridas com pouca exsudação.
- Áreas receptoras ou doadoras de enxertos.
■ Contraindicações:
- Pele íntegra, incisões cirúrgicas e feridas exsudativas.

Cobertura Não Aderente Estéril
Tela de acetato de celulose porosa impregnada com pretolatum.

■ Mecanismo de ação: o petrolatum é uma substância oleosa que proporciona não aderência das gazes à ferida e permite o fluxo de exsudato para a cobertura secundária.
■ Indicações:
- Feridas superficiais limpas.
- Áreas receptoras ou doadoras de enxerto.
- Pode ser associado ao A.G.E., hidrogel, papaína, carvão ativado e alginato de cálcio (os dois últimos em situações especiais).
■ Contraindicações:
- Pacientes alérgicos ao petrolatum.

Papaína
Complexo de enzimas proteolíticas retirado do látex do mamão papaia.

■ Mecanismo de ação: promove desbridamento enzimático seletivo de tecidos desvitalizados, é bactericida e bacteriostático, estimula força tênsil da cicatriz e acelera a formação do tecido de granulação.
■ Indicações:
- A indicação varia de acordo com as características do leito da lesão, uma vez que o gel pode ser manipulado em várias concentrações.
  ◆ Gel a 2% - feridas com tecido de granulação, sem infecção, com pouca ou moderada exsudação.
  ◆ Gel a 5% – feridas com tecido desvitalizado frouxo ou aderido, mesmo com áreas de granulação.
  ◆ Gel a 10% - feridas com escaras (necrose seca aderida) ou com esfacelo aderido ao leito.
■ Contraindicações:
- Contato com metais (oxidação).
- Sensibilidade ao produto.
- Presença de ossos e tendão.

Filme Semipermeável
Cobertura para ferimentos e cateteres. Estéril, composto por um filme transparente de poliuretano semipermeável podendo ser ou não associado ao adesivo hipoalergênico.

■ Mecanismo de ação: a porosidade controlada (cone invertido) forma uma barreira que evita a entrada de bactérias e líquidos na ferida.
■ Indicação:
- Prevenção de abrasão e cisalhamento da pele.
- Curativo de cateteres (filme estéril).
- Pode ser utilizado como curativo secundário.
■ Contraindicação:
- Feridas superficiais.

Creme Barreira
Creme protetor de pele composto por água, óleo mineral, petrolatum, glicerina, lanolina, propilenoglicol, citrato de magnésio, metilparabeno, propilparabeno, ácido cítrico, ciclometicone. Têm pH = 5,5.

■ Mecanismo de ação: os componentes agem na camada basal da epiderme, mantendo a hidratação fisiológica e remoendo o excesso de umidade que pode macerar a pele. O pH levemente ácido (= epiderme) cria uma barreira protetora contra bactérias.
■ Indicações:
- Dermatites em geral.
- Manutenção da integridade da pele exposta a conteúdo intestinal, gástrico, urina e pus.
- Abrasões e cisalhamento.
- Prevenção de radiodermite.
- Radiodermite graus 1, 2 e 3.
■ Contraindicações:
- Feridas que ultrapassem a derme.
- Pacientes com sensibilidade ao produto.

Creme Hipoalergênico com Vitamina A, Aloe vera e AGE
Este creme possui vários agentes, dos quais descreveremos suas propriedades.

■ *Vitamina A:* essencial à formação e manutenção da integridade do tecido epitelial.
■ *Aloe vera:* possui várias.
- Mecanismo de ação: possui várias propriedades comprovadas cientificamente, como:
  ◆ Ação anestésica – reduz a dor ao ser aplicada no lugar do ferimento decorrente de sua grande capacidade de penetração, ocasiona presença de LIGNINA, vantagem que não é encontrada na maioria dos produtos.
  ◆ Ação anti-inflamatória – possui ação similar a dos esteroides, como a cortisona, porém sem os efeitos nocivos que esta provoca.
  ◆ Ação coagulante – contém alto conteúdo de cálcio e potássio e provoca a formação de uma rede de fibras que retém os eritrócitos do sangue, ajudando assim a coagulação e a cicatrização necessária.
  ◆ Ação queratolítica – permite que a pele danificada ou ferida se desprenda, havendo uma renovação de tecidos com células novas e que exista também um maior fluxo sanguíneo por veias e artérias, livrando-as de pequenos coágulos.

- Ação antibiótica – comprovou-se que a Aloe Vera inibe a ação destruidora de muitas bactérias, como *Salmonella* e os *Staphylococcus*.
- Ação reidratante da pele – a aloe vera penetra profundamente na pele e restitui os líquidos perdidos, além de restaurar os tecidos danificados de dentro para fora, como acontece no caso das queimaduras, tanto as ocasionadas por fogo, por radiação ou pelo sol.
- Ação transportadora – a aloe vera é um veículo perfeito para transportar profundamente para dentro da pele outras substâncias ou elementos aos quais está combinada.
- Ação regeneradora celular – a aloe vera possui hormônio que acelera o crescimento de novas células e, além disso, elimina células velhas. Graças à presença de cálcio na aloe vera, as células podem manter seu equilíbrio interno e externo, proporcionando assim melhor saúde celular a todos os tecidos do corpo, porque o cálcio regula a passagem dos líquidos nestas células.
- Indicações:
  - Prevenção e tratamento de radiodermites (ver Protocolo de Radiodermite).
  - Queimaduras.
  - Dermatites grau 1.
- Contraindicações:
  - Feridas que atingem a derme.

Camomila (*Matricaria recutita L.*)

É uma das plantas mais estudadas e conhecidas do mundo. Suas variadas propriedades medicinais são utilizadas no tratamento de várias infecções. Pode-se apresentar em forma de creme, chá ou *spray*.

- Mecanismo de ação: da camomila são extraídos os flavanoides, dentre os quais se destacam a apigenina e os óleos essenciais, que são os principais constituintes o camazuleno, bisabolol, óxido de bisabolol e espatulenol. Estas substâncias possuem efeitos calmante, anti-inflamatório, analgésico e cicatrizante entre outros.
- Apresentação:
  - *Spray* de Camomila 10% em 5% de álcool 70°.
  - Creme de Camomila 10% em creme gel com pH 5,5.
- Indicações:
  - Prevenção e tratamento de radiodermites (ver Protocolo de Radiodermite).
  - Regiões hiperemiadas sem solução de continuidade.
  - Tratamento de flebites (ver Protocolo de Flebite).
  - Tratamento de mucosites.
  - Dermatites em geral.
- Contraindicações:
  - Feridas que atingem a derme.

Cavilon Protetor Cutâneo Spray (3M)

Solução polimérica de secagem rápida que, aplicada à pele, forma uma película protetora incolor e transparente. Não possui álcool, portanto, não provoca ardor ao ser aplicado em regiões já hiperemiadas e lesionadas.

- Mecanismo de ação: oferece barreira de proteção contrairritações de pele decorrentes de incontinências urinária e anal, e danos causados pelos adesivos em curativos repetitivos. Indicado também para proteção da pele ao redor de ostomias, fístulas e feridas drenantes. É suave para a pele, não citotóxico, deixa a pele respirar. Permanece por até 72 h aplicado (exceto quando utilizado em neonatos a partir de 1 mês de vida).
- Indicações:
  - Proteção da pele íntegra.
  - Dermatites em geral em graus 1 e 2.
  - Radiodermite.
- Contraindicação:
  - Pacientes com alergia aos componentes do produto.

Cavilon Creme Barreira

Creme barreira durável com ingrediente ativo Dimeticona 1,3%, Terpolímero de Acrilato (formador de película), agentes emolientes e umectantes.

- Mecanismo de ação: quando aplicado à pele, fornece proteção contra fluidos corporais (urina, fezes e umidade) e hidrata a pele. O Creme ainda permite a adesão de fitas adesivas sobre a **pele**.

Dermodex Prevent

É um creme à base de petrolatum e óxido de zinco.

- Mecanismo de ação: o Petrolatum forma uma camada protetora semioclusiva, reduzindo a fricção entre a pele e as fraldas. Isto impede o contato da pele com a urina e fezes. O óxido de zinco também participa desta camada protetora da pele, tendo ação emoliente e anti-inflamatória. Tudo isso para auxiliar a cicatrização das irritações da pele.
- Indicações:
  - Prevenção de dermatites e pós-micropigmentação do CAP.
- Contraindicações:
  - Feridas que atingem a derme.
  - Pacientes com sensibilidade ao produto.

AVALIANDO A FERIDA

Uma avaliação ideal consiste em uma **avaliação específica** e em uma **avaliação holística** para conhecer o paciente e poder identificar os fatores que poderão interferir na cicatrização e, assim, poder estabelecer a terapêutica adequada, tanto quanto solicitar o acompanhamento de outros profissionais, como: nutricionista, psicólogo e fisioterapeuta.

Na **avaliação holística** devem ser investigados os fatores sistêmicos, locais e externos e ainda os processos depressivos.

Na **avaliação específica** devem ser avaliados: dor, edema, presença ou ausência de pulso (feridas de membros inferiores), extensão e profundidade da ferida (estabelecer o grau de comprometimento tecidual), características do leito da ferida, características da pele ao redor da ferida, características do exsudato e sinais indicativos de infecção.

Avaliação Específica

■ Avaliação da Dor

A avaliação de dor é importante para estabelecer conforto para o paciente, além de ser um dado diferencial para avaliar a sensibilidade, principalmente nas feridas de membros inferiores. **Para avaliar a dor utilizar-se-á a escala de graduação do Protocolo de Dor, mensurando-a como 5° Sinal Vital.**

■ Avaliação do Edema

Este sinal é de inquestionável importância para a opção terapêutica e diagnóstico diferencial das feridas, principalmente as de membros inferiores. Avalia-se o edema pressionando a região a ser examinada com as pontas dos dedos indicador e médio, observando a formação de uma depressão, denominada fóvea ou cacifo. **O edema deverá ser graduado utilizando o sistema de cruzes, variando do menor grau de comprometimento para o maior:** 1+/4+; 2+/4+; 3+/4+; 4+/4+.

■ Avaliação do Pulso

A constatação da presença ou ausência de pulso, assim como os outros sinais citados, auxilia o profissional no diagnóstico diferencial das lesões, principalmente as de membros inferiores. **O pulso será avaliado, utilizando também um sistema de cruzes proposto por Maffei, este dado deverá ser pesquisado comparando-se os segmentos homólogos:**
- Discreta diminuição do pulso: 3+.
- Diminuição moderada do pulso: 2+.
- Diminuição importante do pulso: 1+.
- Ausência de pulso: 0.

■ Avaliação da Área

A extensão da ferida é um dos muitos fatores que interferem no processo de cicatrização. A evolução da área lesionada deve ser acompanhada pela sua mensuração, pelas medidas do comprimento e da largura, e do registro fotográfico:

1. *Comprimento*: a medida deve ser do maior comprimento (no sentido cefalocaudal), utilizando uma régua métrica graduada, com iniciais do paciente e data.
2. *Largura*: a medida deve ser da maior largura (lado a lado), utilizando uma régua métrica graduada, com iniciais do paciente e data.

Obs.: A mensuração da ferida e o registro fotográfico deverão ser feitos a cada 7 ou 15 dias.

■ Avaliação da Profundidade

Ao avaliar a profundidade da ferida é necessário conhecer o grau de perda tecidual. Para isso, é preciso identificar tais perdas, e as formas de se fazê-la são: o **estadiamento da lesão**, desenvolvido para classificar as úlceras de pressão (Escala Braden, validada por Paranhos, 1999), a **classificação das feridas por perda tissular** (que não decorrem de pressão), e a **mensuração da profundidade**. O estadiamento, a classificação e a mensuração só podem ser feitos após a limpeza e/ou desbridamento, para evitar que haja uma visualização de maneira incorreta do comprometimento tecidual.

A) Estadiamento das úlceras por pressão: a seguir segue a descrição do estadiamento de acordo com o National Pressure Ulcer Advisory-NPUAP (Consenso de 2007), resumidamente, mas tanto este quanto o tratamento na íntegra estão no Protocolo de Prevenção e Tratamento de Úlceras por Pressão da instituição.
- *Úlceras em estágio 1:* são aquelas em que não há perda tecidual, ocorrendo comprometimento apenas da epiderme, com presença de eritema em pele intacta que não desaparece após aliviar a pressão.
- *Úlceras em estágio 2:* são aquelas em que a perda tecidual envolve a epiderme, a derme ou ambas (a úlcera é superficial e apresenta-se clinicamente como abrasão, flictena ou úlcera rasa).
- *Úlceras em estágio 3:* são aquelas que apresentam comprometimento do tecido subcutâneo, sem atingir a fáscia muscular. Clinicamente, a úlcera pode apresentar-se profunda.
- *Úlceras em estágio 4:* são aquelas que apresentam comprometimento do tecido muscular e adjacentes, como tendão, cartilagem e osso.

B) Classificação das Feridas por Perda Tissular:
- *Ferida superficial:* é aquela que atinge a derme.
- *Ferida de espessura parcial:* é aquela que atinge o tecido subcutâneo.
- *Ferida de espessura total:* é aquela que atinge o músculo e as estruturas adjacentes.

C) Mensuração da profundidade: deve ser feita introduzindo um cotonete (*swab*) estéril ou cateter uretral no ponto mais profundo da lesão, transferindo e transferindo a medida para régua graduada.

■ Avaliação do Leito da Ferida

Consiste em definir a viabilidade do tecido constituinte do leito da ferida. Para isso é preciso conhecer os tipos de tecidos presentes. Que podem ser:

- *Tecido de granulação:* tecido de coloração rósea ou vermelha, de aparência brilhante, úmida e granulosa;

- *Tecido epitelial:* para as feridas superficiais, aparece como um tecido róseo ou brilhante (pele) que se desenvolve a partir das bordas ou como "ilhas" na superfície da lesão;
- *Tecido necrótico (necrose seca/escara):* tecido de coloração preta, marrom ou castanha que adere firmemente ao leito ou às bordas da ferida e pode apresentar-se mais endurecido ou mais amolecido, comparativamente à pele perilesional;
- *Tecido necrótico (necrose úmida/esfacelo):* tecido de coloração amarela ou branca que adere ao leito da ferida e apresenta-se como cordões ou crostas grossas, podendo ainda ser mucinoso.

> **Nota: Características do tecido necrótico**
> - Coloração: branca, amarelo-palha, amarela, verde, castanha, marrom, cinza, preta.
> - Aspecto: macio, frouxo, viscoso, firme, aderido, seco, petrificado, caloso.

- *Tecido tumoral:* pode-se apresentar com aspecto cruento, vegetante ou necrótico. Para confirmação, faz-se necessário consultar o prontuário ou o médico.

> **Nota: Confirmação de Margens Cirúrgicas**
> - Para as feridas pós-operatórias (deiscências), faz-se necessário consultar o resultado do anatomopatológico da peça retirada durante a cirurgia, pois a aplicação de materiais que estimulem a cicatrização (e consequentemente angiogênese), só podem ser realizadas se houver confirmação de **margens cirúrgicas livres de neoplasia**.

Anotação das Características do Leito da Lesão

A anotação das características no prontuário deve ser realizada descrevendo o tipo de tecido observado e colocando entre parênteses a porcentagem estimada da quantidade no leito, p. ex.: deiscência em mama D com tecido de granulação (75%), esfacelo amarelado (20%) e tecido adiposo (5%).

Avaliação das Características da Pele ao Redor da Ferida

A *hiperemia* ao redor da ferida é um sinal indicativo de reação inflamatória comum e esperado na primeira fase do processo de cicatrização. Quando este se faz presente em feridas crônicas o profissional pode suspeitar de infecção, recomendando-se a complementação diagnóstica, que poderá ser feita com a associação dos demais achados do exame físico com a solicitação de exames de auxílio diagnóstico. A pele ao redor da ferida poderá apresentar-se **fria, seca e fina, descamativa e quente, e com sinais de dermatite**, frequentes em feridas exsudativas.

Avaliação do Exsudato

A presença de exsudato no leito da ferida é uma reação natural do processo de cicatrização. É frequente na fase inflamatória, por causa do extravasamento de plasma, em decorrência da vasodilatação dos pequenos vasos, provocada por traumas. As características do exsudato, como volume, odor e cor, subsidiarão no diagnóstico diferencial da ferida e sua infecção. O exsudato deverá ser medido após a remoção da cobertura e antes de aplicar qualquer agente tópico.

Mensuração da quantidade de exsudato presente:

- *Ausência:* compressas sem umidade.
- *Pequena quantidade:* compressas levemente úmidas.
- *Moderada quantidade:* compressas úmidas.
- *Grande quantidade:* extravasamento de exsudato pelas compressas.

CONDUTAS TERAPÊUTICAS (TRATAMENTO)

- Limpeza da ferida: é o processo que envolve o uso de soluções para a remoção de contaminantes inflamatórios e bacterianos, tecidos desvitalizados e corpos estranhos da superfície da ferida, viabilizando a cicatrização. Deve-se *sempre* evitar o trauma mecânico e/ou químico.

Para uma limpeza adequada deve seguir as seguintes padronizações:

1. *Soluções isotônicas:* sempre utilizar solução salina (0,9%), para evitar toxicidade no tecido de granulação.
2. *Soluções aquecidas*: a temperatura ideal, para que ocorram as reações químicas, necessárias para o processo de cicatrização é em torno de 36,4ºC a 37,2ºC, o que estimula a mitose acelerando a granulação.
3. *Técnica de irrigação:* compreende a aplicação de jatos de solução isotônica com seringa de 20 mL e agulha de calibre 40 x 12 mm, num ângulo de 60º com o leito da ferida, que exercerão uma pressão 9,5 psi (libra/polegada), e serão suficientes para remover os corpos estranhos e os tecidos frouxamente aderidos, além de preservar o tecido de granulação em formação. Para **feridas profundas**, estreitas ou com tunelização, a limpeza é realizada com o uso de **um cateter conectado** a uma seringa e introduzido no local com cuidado, evitando provocar trajetos fistulosos. A solução de ser injetada e aspirada sistematicamente e com delicadeza.
4. *Desbridamento*: é o processo de remoção do tecido desvitalizado ou necrótico com o objetivo de deixar a ferida em condições adequadas para a cicatrização. Existem vários tipos de desbridamento, e as indicações e contraindicações devem

ser conhecidas para a tomada de decisão mais adequada à necessidade do paciente:

- *Desbridamento autolítico:* utiliza os próprios leucócitos e enzimas para a degradação da necrose, é seletivo, lento e necessita a manutenção do meio úmido. Pode ser acelerado com hidrogéis hiperosmóticos.
- *Desbridamento enzimático ou químico:* utiliza enzimas proteolíticas que estimulam a degradação do tecido necrótico. A papaína faz esse desbridamento seletivamente, já a fibrase e a colagenase não possuem seletividade, e podem causar comprometimento do tecido de granulação.
- *Desbridamento mecânico:* remoção do tecido desvitalizado com o uso da força física com fricção com gazes.
- *Desbridamento cirúrgico:* realizado com tesoura ou lâmina de bisturi, pode ser realizado à beira do leito, ambulatório ou centro cirúrgico, dependendo da lesão e das condições do paciente, pode ter complicações, como dor e sangramento (Ver IT de Desbridamento Cirúrgico)

TERAPIAS TÓPICAS ESPECÍFICAS

Lesões em Cicatrização por Primeira Intenção
- Manter curativo oclusivo limpo e seco nas primeiras 24 horas.
- Após esse período retirar a cobertura e limpar a incisão com gazes e SF 0,9%.
- Manter sem curativo, exceto nos casos onde houver presença de exsudação, nesse caso trocar a cada 24 horas, ou quando estiver saturado.
- Lavar com água e sabonete durante o banho.

Incisões com Pontos Subtotais ou Totais
- Limpar a incisão com gazes e SF 0,9%.
- Lavar os pontos subtotais, introduzindo SF 0,9% com auxílio de uma seringa de 20 mL e agulha 40x12 mm.
- Manter a ferida ocluída enquanto houver saturação.

Drenos (Portovac)
- Abrir 1 *kit* de pinças, 1 pacote de gazes e 1 flaconete de SF 0,9% ou almotolia com clorexidina 0,5% alcoólica.
- Lavar as mãos.
- Retirar o curativo sujo ou bolsa coletora.
- Higienizar o hóstio de inserção do dreno com gazes umedecidas em SF 0,9% ou clorexidina 0,5% alcoólica.
- Ocluir com gazes e micropore.

Retirada
- Abrir 1 *kit* de pinças, 1 pacote de gazes, 1 flaconete de SF 0,9% ou almotolia com clorexidina 0,5% alcoólica.
- Lavar as mãos.
- Higienizar o hóstio de inserção do dreno com gazes umedecidas em SF 0,9% ou clorexidina 0,5% alcoólica.
- Ocluir com gazes e micropore.
- Orientar o paciente para higiene do local no banho e oclusão até fechamento completo da pele.

Retirada de Pontos
- Abrir 1 *kit* de retirada de pontos, 1 pacote de gazes e 1 flaconete de SF 0,9% ou almotolia com clorexidina 0,5% alcoólica.
- Lavar as mãos.
- Higienizar os pontos com gazes umedecidas em SF 0,9% ou clorexidina 0,5% alcoólica.
- Retirar os pontos utilizando instrumental do *kit* – tesoura e pinça.
- Orientar o paciente para higiene do local no banho.
- Ocluir com gazes e micropore se saída de secreção ou sangue em pouca quantidade.

Curativo de Brown
- Realizar técnica limpa.
- Abrir 1 *kit* de retirada de pontos fazendo um campo estéril e abrir gazes, compressa e/ou zobec suficientes para ocluir o enxerto.
- Deixar disponível fora do campo SF 0,9% (quantidade de acordo com o tamanho do Brown), fita adesiva ou atadura e tesoura.
- Lavar as mãos.
- Vestir luva de procedimento.
- Irrigar o curativo de Brown com SF 0,9% até que o mesmo fique encharcado.
- Retirar os pontos utilizando instrumental do *kit* – tesoura e pinça.
- Retirar o Brown lentamente irrigando SF 0,9%. Interromper a retirada se o mesmo estiver aderido ao enxerto e irrigar mais SF 0,9%.
- Após retirada do Brown, retirar apenas os pontos que seguravam o curativo (**não retirar os pontos ao redor do enxerto**).
- Solicitar avaliação médica.
- Aplicar hidrogel (camada grossa) e compressa não aderente, evitando aplicação nas bordas.
- Ocluir com gazes e micropore, ou atadura.
- Entregar carta e orientar o paciente para continuidade dos cuidados.

Enxertos
- Realizar procedimento estéril seguindo as orientações prescritas pelo enfermeiro ou médico.
- Abrir 1 *kit* de cateterismo estéril ou 1 cuba + conjunto de pinças estéreis fazendo um campo para procedimento.
- Jogar na cuba SF 0,9% aquecido em quantidade suficiente para irrigação do enxerto.

- Jogar no campo gazes, compressas e/ou zobec suficientes para oclusão da lesão.
- Jogar em cima da gaze quantidade de hidrogel suficiente para aplicar no enxerto (item nulo se estiver em uso de A.G.E.).
- Jogar no campo a compressa não aderente (Adaptic).
- Jogar no campo seringa de 20 mL e agulha 40 × 12.
- Deixar disponível **fora do campo** almotolia de clorexidina alcóolica 0,5%, fita adesiva ou atadura (conforme prescrição) e tesoura.
- Vestir luvas de procedimento.
- Retirar a cobertura antiga com cuidado, se estiver aderida, irrigar SF 0,9% e removê-la delicadamente.
- Lavar as mãos.
- Vestir luva estéril.
- Proceder antissepsia de 10 cm da pele a partir das bordas do enxerto com gazes umedecidas em clorexidina 0,5%.
- Irrigar SF 0,9% por seringa de 20 mL e agulha 40 ×12 até a remoção de todo o hidrogel.
- Secar o enxerto suavemente com gazes, sem abrasão.
- Aplicar o hidrogel + compressa não aderente ou A.G.E. + compressa não aderente (conforme prescrição), evitando aplicação nas bordas.
- Ocluir com gazes, compressas e/ou zobec (conforme prescrito).
- Retirar as luvas estéreis.
- Ocluir com atadura ou fita adesiva (conforme prescrito).

Feridas Abertas Agudas ou Crônicas
- Realizar procedimento estéril seguindo as orientações prescritas pelo enfermeiro ou médico.
- Abrir 1 *kit* de cateterismo estéril ou 1 cuba + conjunto de pinças estéreis fazendo um campo para procedimento.
- Jogar na cuba SF 0,9% aquecido em quantidade suficiente para irrigação da ferida (conforme prescrito).
- Jogar no campo a cobertura primária (conforme prescrito).
- Jogar no campo gazes, compressas e/ou zobec suficientes para oclusão da lesão.
- Jogar no campo seringa de 20 mL e agulha 40x12, ou cateter uretral (se tunelizações, descolamentos ou ferida profunda).
- Deixar disponível **fora do campo** almotolia de clorexidina alcóolica 0,5%, fita adesiva ou atadura (conforme prescrição) e tesoura.
- Lavar as mãos.
- Vestir luvas de procedimento.
- Retirar a cobertura antiga com cuidado, se estiver aderida, irrigar SF 0,9% e removê-la delicadamente.
- Lavar as mãos.
- Vestir luva estéril.
- Proceder antissepsia de 10 cm da pele a partir das bordas da lesão com gazes umedecidas em clorexidina 0,5%.
- Irrigar SF 0,9% por seringa de 20 mL e agulha 40x12 ou por seringa e cateter uretral (conforme orientação do enfermeiro).
- Secar o leito da lesão suavemente com gazes, sem abrasão.
- Aplicar a cobertura respeitando as propriedades do material, sem cometer desperdícios e evitando aplicação nas bordas da lesão.
- Ocluir com gazes, compressas e/ou zobec (conforme prescrito).
- Retirar as luvas estéreis.
- Ocluir com atadura ou fita adesiva (conforme prescrito).

LEITURAS SUGERIDAS

Blanes L. Tratamento de feridas. Baptista-Silva JCC, editor. *Cirurgia vascular: guia ilustrado*. São Paulo: 2004. Disponível em: http://www.baptista.com. Acesso em 07 dez 2017.

Borges EL, Saar SRC, Lima VLAN *et al. Feridas: Como Tratar*. 2.ed. Belo Horizonte: Coopmed; 2007.

Dealey C. *Cuidado de Feridas: um guia para as enfermeiras*. São Paulo: Atheneu, 2001.

Gogia P. Feridas: tratamento e cicatrização. Rio de Janeiro: Revinter; 2003.

Jorge AS, Dantas SRPE. *Abordagem multiprofissional do tratamento de feridas*. São Paulo: Atheneu; 2002.

Martins EAP, Meneghin P. Avaliação de três técnicas de limpeza do sítio cirúrgico infectado utilizando soro fisiológico. Cienc Cuid Saude 2012;11(suplem): 204-10.

Matos LS, Duarte NLV, Minetto RC. Incidência e prevalência de úlcera por pressão no CTI de um Hospital Público do DF. *Rev Eletr Enf.* 2010;12(4): 719-26. Disponível em: http://www.fen.ufg.br/revista/v12/n4/v12n4a18.htm. Acesso em 07 dez. 2017.

Oliveira JZ. *Protocolo Institucional do Hospital de Câncer de Barretos*; 2017.

Santos VLCG, Azevedo MAJ, Silva TS *et al.* Adaptação transcultural do Pressure Ulcer Scale for Healing (PUSH), para a língua portuguesa. *Rev Latino-am Enfermagem*. 2005 Mai-Jun;13(3):305-13.

Parte VI Radioterapia

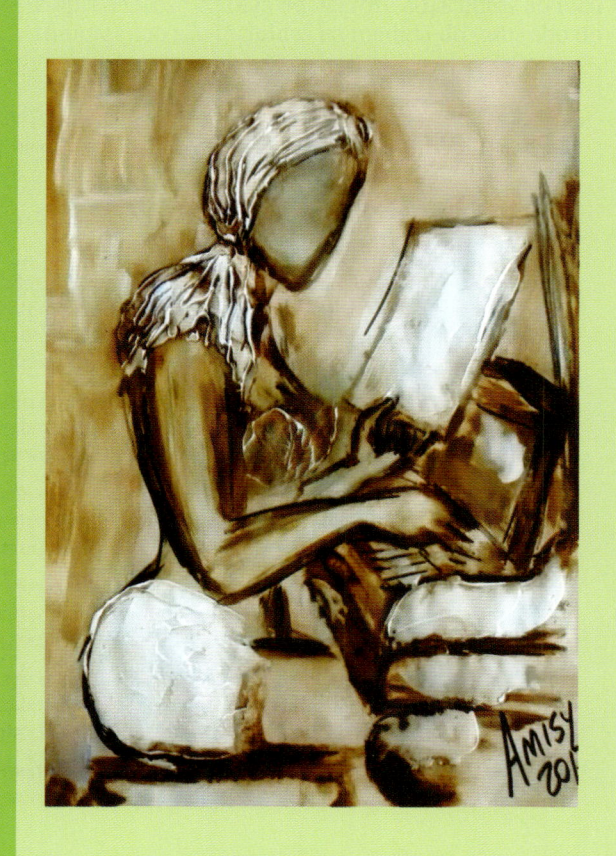

FUNDAMENTOS E EVOLUÇÃO DA RADIOTERAPIA

CAPÍTULO 50

Allisson Bruno Barcelos Borges
Marcos Duarte de Mattos

INTRODUÇÃO

A Radioterapia é uma modalidade de tratamento que emprega a radiação ionizante no volume-alvo desejado.

Essa radiação é a que tem capacidade de interagir com a matéria e tirar um elétron de sua estrutura atômica, formando, assim, um íon. É, portanto, uma radiação que muda a estrutura atômica de um elemento.

As principais radiações utilizadas na prática clínica são os fótons de energia e elétrons. Nos últimos anos nota-se um aumento da utilização de partículas, como prótons e partículas pesadas, que apresentam um comportamento físico-químico diferente, mostrando um benefício clínico especialmente nas áreas de oncopediatria.

RADIOBIOLOGIA

A radiação pode interagir com os diversos componentes celulares, porém é o DNA seu alvo principal. Ela pode agir de forma direta, mudando sua estrutura, ou indireta. A forma indireta, que é a mais importante, baseia-se na formação de radicais livres provenientes da interação molecular de água com oxigênio intracelular (Fig. 50-1).

Por ser o DNA o alvo principal, a fase do ciclo celular mais importante como ação terapêutica é a mitose. Nessa fase ocorre grande compactação do DNA, além de inacessibilidade de enzimas reparadoras.

Vale lembrar que as células neoplásicas estão mais em mitose, sendo uma das justificativas para que sofram mais danos que as células normais.

O fracionamento da dose, comumente empregado no tratamento, permite que ocorram os "4 Rs" da Radiobiologia: Reparo da lesão subletal, Redistribuição no ciclo celular, Repopulação do tecido normal e Reoxigenação das células que estavam em hipóxia. Soma-se ainda um quinto "R, a Radiossensibilidade do tecido irradiado.

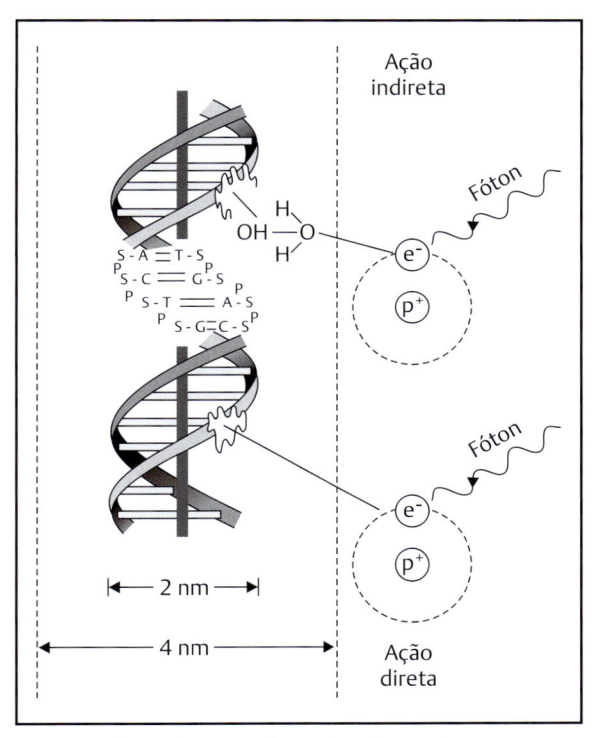

Fig. 50-1. Efeitos direto e indireto da radioterapia.

EVOLUÇÃO

A evolução da Radioterapia fundamenta-se no conhecimento da Radiobiologia, no avanço tecnológico com base nos métodos de imagens diagnósticas e recursos de computação gráfica, além de métodos de cálculos por software.

O planejamento 2D, onde a definição de volume a ser tratado era definida basicamente em anatomia topográfica, foi substituído por planejamento 3D, com emprego de tomografia computadorizada (Figs. 50-2 e 50-3). Dessa maneira, detalhes e estruturas anatômicas são consideradas tanto para delineamento, quanto para avaliação dosimétrica, permitindo real análise da dose entregue aos tecidos.

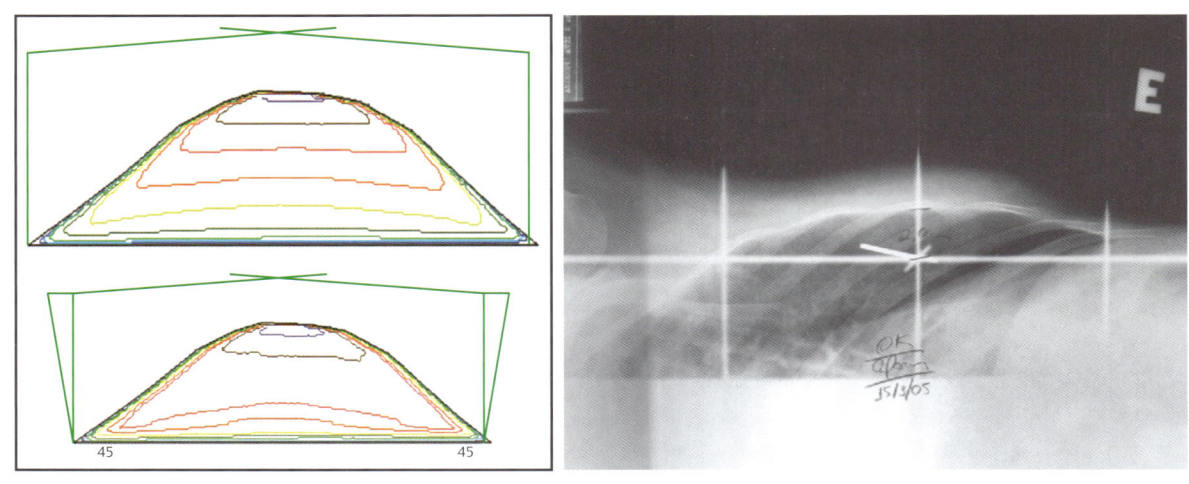

Fig. 50-2. Planejamento convencional (2D).

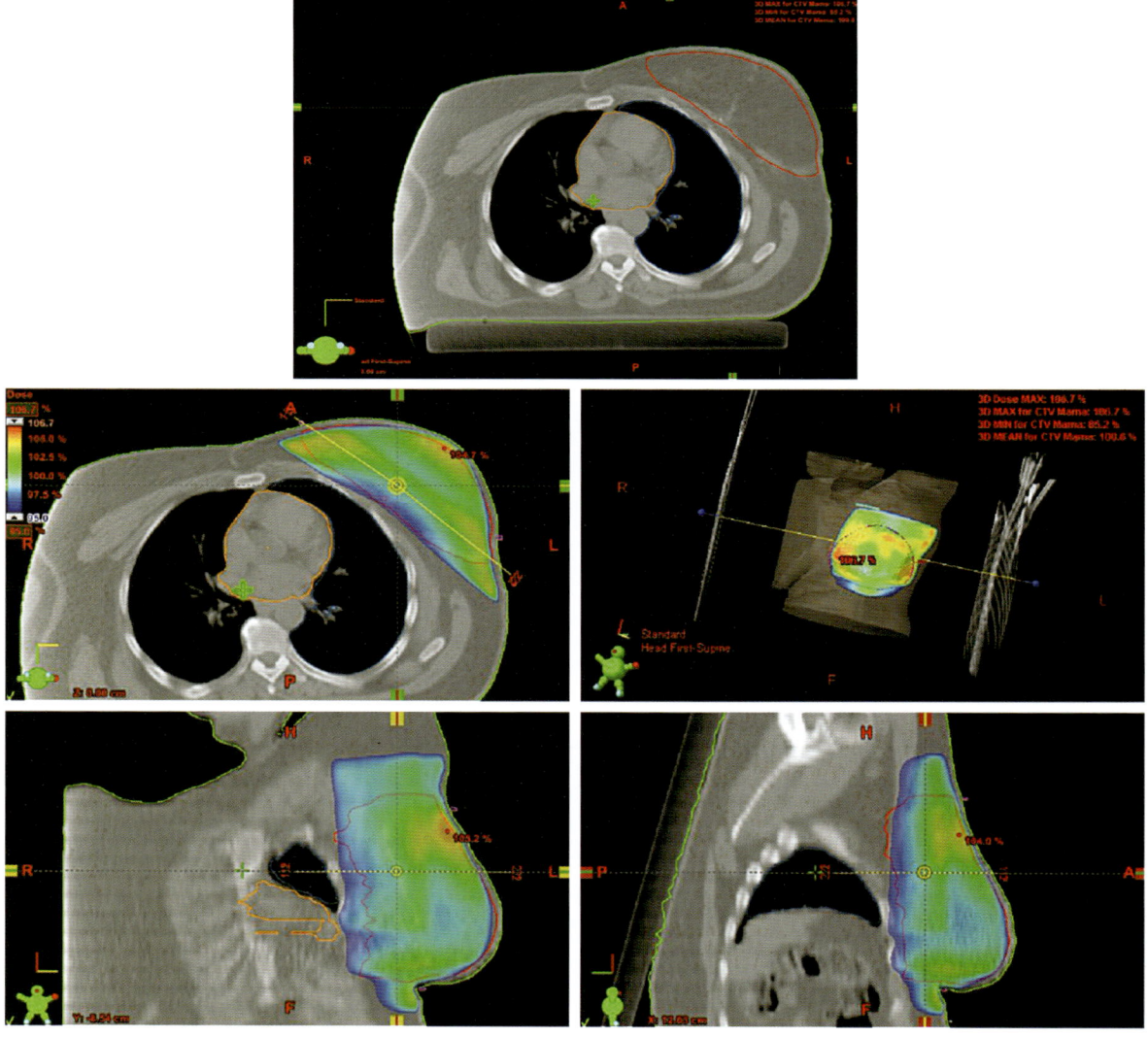

Fig. 50-3. Planejamento conformacional (RT3D).

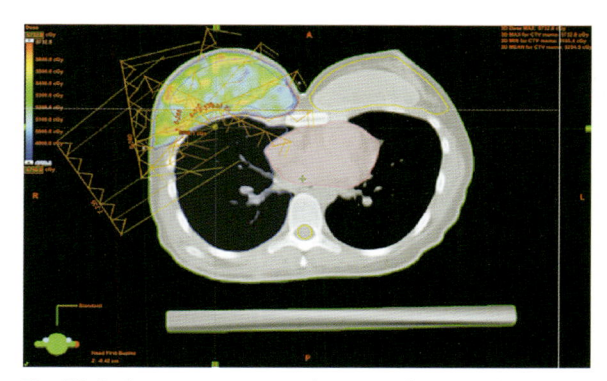

Fig. 50-4. Planejamento com radioterapia de intensidade modulada (IMRT).

Cálculos complexos de doses, possíveis apenas de serem realizados com computadores, resultam em novas técnicas de tratamento, como a Radioterapia com Intensidade Modulada (IMRT) (Fig. 50-4).

A associação de métodos de imagens, acoplados aos aparelhos de tratamento, permite que margens e volumes possam ser mais bem optimizados. Chamamos isto de IGRT (Radioterapia guiada por imagem).

A Radioterapia é um exemplo importante de multidisciplinaridade. Não somente com todas as demais especialidades, mas dentro da própria especialidade. É fundamental a interação do médico rádio-oncologista com o físico-médico, que é quem executa o planejamento de cálculo físico, técnico de radioterapia, que executa a aplicação, dosimetrista, além da equipe de enfermagem, que auxilia na orientação e monitoramento das reações do tratamento.

LEITURAS SUGERIDAS

Eric J. Hall and Amato J. Garccia, Radiobiology, 7th Edition. Wolters Kluwer; 2012.

Halperin EC, Brady LW, Perez CA *et al.* Perez and Brady's Principles And Practice of Radiation Oncology, 6.ed. Section 1; 2013.

Helena Regina Comodoro Segreto, Kathryn D. Held, Barry D. Michael, Roberto Araújo Segreto, Radiobiologia. Scortecci Editora; 2016.

RADIOTERAPIA E ONCOPLÁSTICA

Allisson Bruno Barcelos Borges
Camila Bogoni Budib
Marcos Duarte de Mattos

INTRODUÇÃO

A evolução das técnicas cirúrgicas com o advento da Oncoplástica exigiu questionamentos e adequações por parte da radioterapia (RT).

A presença de prótese, maior volume na reconstrução, localização do leito tumoral, além da questão de quais critérios considerar para a adjuvância na Mastectomia poupadora de pele, surgem como novos desafios no dia a dia.

PRÓTESE

O emprego da prótese mamária não entra como um critério para indicação ou não de RT adjuvante. Sabe-se, porém, que sua realização aumenta a incidência de complicações relacionadas com a prótese, com necessidade de substituição cirúrgica da mesma. No levantamento realizado em nosso serviço, encontramos perda da prótese em torno de 34% dos casos irradiados, contra apenas 15% dos não irradiados. Isto é válido para expansores, com a ressalva que estes não devem ser expandidos após o planejamento e durante a RT, para não ocorrer mudança no volume planejado.

LOCALIZAÇÃO DO LEITO

Mesmo nos tempos de planejamento 2D, o clipe cirúrgico para definição do leito tumoral já era importante. Com as técnicas modernas de reconstrução, consideramos inviável o planejamento do reforço de dose (*Boost*) sem esse recurso.

VOLUME

Quando é realizada a reconstrução com prótese e simetrização contralateral, pode-se aumentar a dificuldade técnica do planejamento. Incluir toda a área a ser irradiada, sem deixar dose alta na mama contralateral, pulmões ou área cardíaca, chega a ser um desafio, que, às vezes, só é vencido com emprego de alta tecnologia, como IMRT (radioterapia com intensidade modulada do feixe). Esta técnica permite que a curva de isodose resultante fique mais restrita que técnicas tradicionais.

MASTECTOMIA POUPADORA DE PELE

A literatura ainda é controversa em considerar essa técnica cirúrgica tão segura quanto a cirurgia radical.

Alguns autores recomendam fazer ressonância magnética após a cirurgia e avaliar o tecido mamário residual. Se maior que 5 mm de espessura, não seguir conduta para adjuvância de uma cirurgia radical.

Por ser uma técnica já estabelecida e consolidada em nosso hospital, fizemos um levantamento retrospectivo comparativo entre mastectomia convencional *versus* poupadora de pele, e não observamos diferença em sobrevida livre de recidiva. Portanto, não mudamos conduta quanto indicação de RT em relação a essa técnica cirúrgica.

A interação e o conhecimento mútuo entre o mastologista e o rádio-oncologista se tornam de fundamental importância diante de novas técnicas. Devemos conhecer a necessidade técnica um do outro, com o objetivo de oferecer o melhor em benefício do paciente (Quadro 51-1 e Fig. 51-1).

Quadro 51-1. Protocolo do Departamento de Radioterapia do Hospital de Câncer de Barretos Frente a Situações Especiais de Manejo Radioterápico Pós-Cirurgia com Técnicas Oncoplásticas

Mastectomias poupadoras pele/CAP	Considerando Cir. Radical/Indicação RT conforme estadiamento
Técnicas conservadoras	Radioterapia Adjuvante/*Boost*, se clipe do leito cirúrgico
Expansores mamários	RT com técnica, no mínimo, 3D/Expandir após término da RT
Próteses mamárias permanentes	Indicação conforme estadiamento/RT com técnica 3D, no mínimo/Não realizado *boost* em cirurgias conservadoras com colocação de prótese

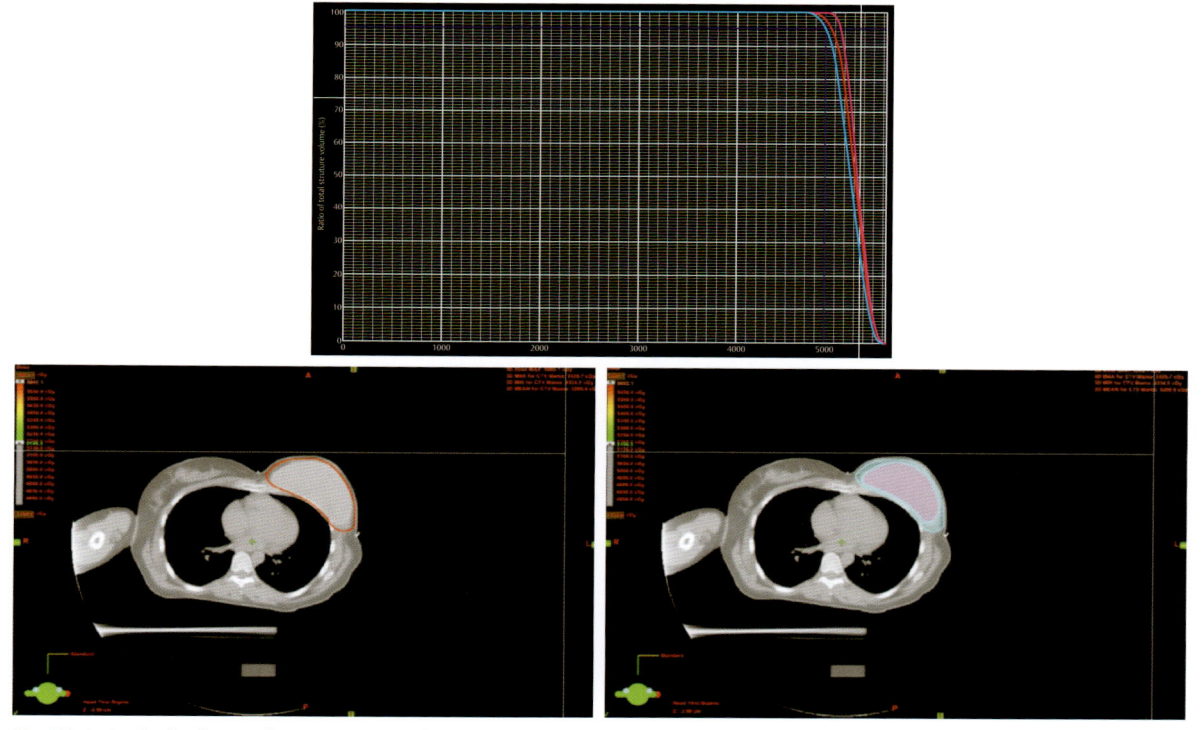

Fig. 51-1. Avaliação de um planejamento 3D de paciente portadora de prótese mamária pós-mastectomia poupadora de pele.

LEITURAS SUGERIDAS

Marta GN, Poortmans O, de Barros AC et al. Multidisciplinary international survey of post-operative radiation therapy practices after nipple-sparing or skin-sparing mastectomy. *Eur J Surg Oncol.* 2017;4(11):2036-43.

Matthes AGZ et al. Análise de contraturas capsulares em pacientes submetidas à reconstrução mamária com próteses. *Rev Soc Bras Cancer.* 2014;16(54):5-12.

RADIOTERAPIA NO CÂNCER DE MAMA

Allisson Bruno Barcelos Borges
Danilo Nascimento Salviano Gomes
Diego de Souza Lima Fonseca
Marcos Duarte de Mattos

Historicamente, as pacientes com câncer de mama eram tratadas com mastectomia, mesmo nos casos iniciais. A evolução para cirurgia conservadora só foi possível pela associação da Radioterapia (RT). Estudos randomizados demonstraram não haver prejuízo na sobrevida global ou sobrevida livre de doença das pacientes submetidas à cirurgia conservadora de mama com RT adjuvante, quando comparada às pacientes mastectomizadas.

Uma metanálise composta por 17 ensaios clínicos randomizados, que avaliou no total 10.801 pacientes, comparou pacientes submetidas à cirurgia conservadora de mama randomizados entre observação e radioterapia adjuvante. O grupo que realizou radioterapia teve uma diminuição da recorrência local e a distância em 10 anos (19,3% versus 35%), redução de morte de câncer de mama específica aos 15 anos (21,4% versus 25,2%).

Além da importância no controle local, a RT é também necessária no aspecto regional, pois, em várias situações, o campo de irradiação tem de incluir a drenagem linfática. Hoje sabemos que em casos selecionados, a RT consegue poupar o esvaziamento axilar mesmo com linfonodo sentinela positivo. Um ensaio clínico, fase III, multicêntrico, de não inferioridade, randomizou pacientes submetidos à TCM com pesquisa de linfonodo sentinela positivo (PLS +) entre esvaziamento axilar ou radioterapia nodal. Com *follow-up* mediano de 6,1 anos, as taxas de recorrência axilar foram de 0,43% no grupo que realizou esvaziamento axilar e de 1,19% no grupo que realizou radioterapia nodal, sem diferença significativa na recidiva local. Também não houve diferença na recidiva locorregional, na distância ou na sobrevida global. Ademais, houve melhor função e menor linfedema no grupo que realizou radioterapia nodal.

A definição de conduta deve ser considerada de acordo com estadiamento e características de cada paciente.

CA DUCTAL *IN SITU*
- *Mastectomia – margens livres:* sem indicação de RT.
- *Mastectomia – margem comprometida:* RT adjuvante no leito na dose de 25 × 200 cGy.

Cirurgia conservadora: RT adjuvante na mama residual.

Dose: preferencialmente 15 × 267 cGy ou 25 × 200 cGy em pacientes com prótese mamária ou mama volumosa (volume estimado > 1.000 cc).

Em caso de cirurgia conservadora com margem comprometida, considerar reabordagem cirúrgica ou então adicionar reforço de dose (*boost*), com mais 8 × 200 cGy.

Obs.:
1. CA lobular *in situ* não requer adjuvância.
2. Considerar omitir a RT em pacientes idosas com doença de baixo risco.

DOENÇA INICIAL – PT1 E PT2 (PN0 M0)
- *Mastectomia – margens livres:* sem indicação de RT.
- *Mastectomia – margem comprometida:* RT adjuvante no leito.

Cirurgia conservadora: RT adjuvante na mama residual.

Dose: preferencialmente 15 × 267 cGy ou 25 × 200 cGy em pacientes com prótese mamária ou mama volumosa (volume estimado > 1000 cc).

Considerar *boost* 5 × 200 cGy ou 4 × 250 cGy em pacientes ≤ 60 anos ou margens exíguas/positivas.

Se margem comprometida, considerar reabordagem cirúrgica, ou então adicionar reforço de dose (*boost*), com mais 8 × 200 cGy.

Obs.:
1. Radioterapia parcial da mama será discutida em um tópico específico.
2. A radioterapia pode ser omitida em pacientes idosas (> 70 a.) com doença de baixo risco (recep-

tores hormonais positivos, GH1, mg livres), especialmente em pacientes com baixo *performance* e com baixa expectativa de vida.

PT1 E PT2 (PN1 N3M0)

- *Mastectomia ou cirurgia conservadora:* fazer RT adjuvante (no leito cirúrgico ou mama residual).

Incluir fossa supraclavicular se dois ou mais fatores de risco:

- Idade ≤ 50 anos.
- Grau 3.
- Tu > 4 cm.
- Três linfonodos comprometidos.
- Receptores hormonais negativos.
- HER2 positivo.

Dose: preferencialmente 15 × 267 cGy na mama residual. Se incluir fossa, fazer 25 × 200 cGy, assim como em pacientes com prótese mamária ou Mama Volumosa (Volume estimado > 1.000 cc).

Considerar *boost* 5 × 200 cGy ou 4 × 250 cGy em pacientes < 60 anos ou margens exíguas/positivas;

Se margem comprometida, considerar reabordagem cirúrgica ou, então, adicionar reforço de dose (*boost*), com mais 8 × 200 cGy.

DOENÇA LOCALMENTE AVANÇADA: T3 – T4/N1 A N3

- *Mastectomia ou cirurgia conservadora:* fazer RT adjuvante locorregional (no leito cirúrgico ou mama residual + drenagem).

Em caso de QT Neoadjuvante, a conduta segue o estadiamento pré-operatório, pois a RT reduz a taxa de recorrência locorregional e aumenta a sobrevida câncer-específica, mesmo que ocorra resposta patológica completa.

DOENÇA METASTÁTICA: M1

Apesar de controverso, quando a metástase é apenas óssea, sem componente visceral, mantemos a conduta igual de doença localmente avançada, ou seja, a favor de irradiar com o intuito de evitar recidiva precoce ou progressão da doença. Este cuidado locorregional justifica-se pelo prolongamento de vida que novos tratamentos sistêmicos estão apresentando, evitando, assim, queda acentuada da qualidade de vida.

BIBLIOGRAFIA

Arriagada R, Lê MG, Guinebretière JM et al. Late local recurrences in a randomised trial comparing conservative treatment with total mastectomy in early breast cancer patients. *Ann Oncol.* 2003 Nov; 14(11):1617-22.

Bartelink H, Horiot JC, Poortmans PM et al. Impact of a higher radiation dose on local control and survival in breast-conserving therapy of early breast cancer: 10-year results of the randomized boost versus no boost EORTC 22881-10882 trial. *J Clin Oncol.* 2007 Aug;25(22):3259-65.

Blichert-Toft M, Nielsen M, Düring M et al. Long-term results of breast conserving surgery vs. mastectomy for early stage invasive breast cancer: 20-year follow-up of the Danish randomized DBCG-82TM protocol. *Acta Oncol.* 2008;47(4):672-81.

Early Breast Cancer Trialists' Collaborative Group. Effect of radiotherapy after breast-conserving surgery on 10-year recurrence and 15-year breast cancer death: Meta-analysis of individual patient data for 10 801 women in 17 randomised trials. *Lancet.* 2011 Nov; 378:1707-16.

Fisher B, Anderson S, Bryant J et al. Twenty-year follow-up of a randomized trial comparing total mastectomy, lumpectomy, and lumpectomy plus irradiation for the treatment of invasive breast cancer. *N Engl J Med.* 2002 Oct;347(16):1233-41.

Fyles AW, McCready DR, Manchul LA et al. Tamoxifen with or without breast irradiation in women 50 years of age or older with early breast cancer. *N Engl J Med.* 2004 Sep;351(10):963-70.

Giuliano AE, Hunt KK, Ballman KV et al. Axillary dissection vs no axillary dissection in women with invasive breast cancer and sentinel node metastasis: a randomized clinical trial. *JAMA.* 2011 Feb;305(6): 569-75.

Hughes KS, Schnaper LA, Bellon JR et al. Lumpectomy plus tamoxifen with or without irradiation in women age 70 years or older with early breast cancer: long-term follow-up of CALGB 9343. *J Clin Oncol.* 2013 Jul;31(19):2382-7.

Hughes KS, Schnaper LA, Berry D et al. Lumpectomy plus tamoxifen with or without irradiation in women 70 years of age or older with early breast cancer. *N Engl J Med.* 2004 Sep;351(10):971-7.

Litière S, Werutsky G, Fentiman IS et al. Breast conserving therapy versus mastectomy for stage I-II breast cancer: 20 year follow-up of the EORTC 10801 phase 3 randomised trial. *Lancet Oncol.* 2012 Apr; 13(4):412-9.

Poortmans PM, Collette L, Horiot JC et al. Impact of the boost dose of 10 Gy versus 26 Gy in patients with early stage breast cancer after a microscopically incomplete lumpectomy: 10-year results of the randomized EORTC boost trial. *Radiother Oncol.* 2009 Jan;90(1):80-5.

Romestaing P, Lehingue Y, Carrie C et al. Role of a 10-Gy boost in the conservative treatment of early breast cancer: Results of a randomized clinical trial in Lyon, France. *J Clin Oncol.* 1997 Mar;15(3):963-8.

Rutgers EJ, Donker M, Straver ME et al. Radiotherapy or surgery of the axilla after a positive sentinel node in breast cancer patients: Final analysis of the EORTC AMAROS trial (10981/22023). *J Clin Oncol.* 2013; 31(18 June 20 Suppl):abstract LBA1001.

Simone NL, Dan T, Shih J et al. Twenty-five year results of the National Cancer Institute randomized breast conservation trial. *Breast Cancer Res Treat.* 2012 Feb; 132(1):197-203.

Truong PT, Olivotto IA, Kader HA *et al.* Selecting breast cancer patients with T1-T2 tumors and one to three positive axillary nodes at high post mastectomy locoregional risk for adjuvant radiotherapy. *Int J Radiat Oncol Biol Phys.* 2005 Apr;61(5):1337-47.

Van Dongen JA, Voogd AC, Fentiman IS *et al.* Long-term results of a randomized trial comparing breast-conserving therapy with mastectomy: European Organization for Research and Treatment of Cancer 10801 trial. *J Natl Cancer Inst.* 2000 Jul;92(14):1143-50.

Veronesi U, Cascinelli N, Mariani L *et al.* Twenty-year follow-up of a randomized study comparing breast-conserving surgery with radical mastectomy for early breast cancer. *N Engl J Med.* 2002 Oct;347(16):1227-32.

Whelan TJ, Olivotto IA, MA.20 Study Investigators *et al.* Regional Nodal Irradiation in Early-Stage Breast Cancer. *N Engl J Med.* 2015 Jul;373:307-16.

FRACIONAMENTO ALTERADO NO CÂNCER DE MAMA

Allisson Bruno Barcelos Borges
Fernando Coutinho Batista
Laura Ercolin
Marcos Duarte de Mattos

HIPOFRACIONAMENTO

Esquemas convencionais de doses em Radioterapia (RT) envolvem 5 a 6 semanas de duração. Isto pode representar um tempo substancial e uma alta carga logística, tanto para pacientes, quanto para o sistema de saúde em geral. Em especial para países em desenvolvimento, por causa da falta de aparelhos disponíveis e pela distância até os centros de radioterapia.

A RT hipofracionada envolve doses diárias de radiação levemente elevadas, > 2 Gy/dia e entregues num período de tempo mais curto (geralmente 3-4 semanas), resultando em uma conclusão mais rápida e com maior oferta de vagas para tratamento.

Um estudo canadense de fase III mostrou taxas de sobrevida livre de recorrência equivalentes entre o esquema hipofracionado (16 × 2,65 Gy) e o convencional de RT após 20 anos de acompanhamento em pacientes com estádio inicial (T1/2 N0). Dois estudos britânicos, START A e B, usaram dose de 13 × 3 Gy ou 3,2 Gy no primeiro e 15 × 2,67 Gy no segundo e incluíram pacientes N1 com irradiação de drenagens (14% no A e 7% no B). Aproximadamente 10% das pacientes haviam sido submetidas à mastectomia, e metade das que receberam cirurgia conservadora fez *boost* no leito tumoral. Ambos também demonstraram eficácia oncológica comparável ao fracionamento convencional. Uma metanálise com mais de 7.000 pacientes não mostrou diferença na "cosmese" da mama e, ainda, demonstrou melhor perfil de radiodermite aguda e tardia com esquemas hipofracionados de RT.

Com intuito de otimizar o tratamento, o RTOG 1005 associa hipofracionamento concomitante ao *boost* em leito tumoral, com 15 × 2,67 Gy e 15 × 3,2 Gy no leito tumoral.

RT PARCIAL

Sob argumentação de que o leito tumoral é o sítio da maior parte das recidivas locais, a possibilidade de realizar RT direcionada apenas para o leito tumoral e não para toda a mama em casos bem selecionados tem sido aderida e é objetivo de novos estudos.

Diversas técnicas têm sido aplicadas à irradiação parcial de mama: braquiterapia (intersticial ou intracavitária), radioterapia intraoperatória e RT externa. Em nosso serviço, utilizamos apenas a RT externa por uma questão de logística.

Um estudo que veio ao encontro disso é o RAPID trial. É um randomizado fase III que compara hipofracionamento, tratamento convencional e irradiação parcial de mama utilizando radioterapia conformada 3D, com 10 frações de 385 cGy.

No RTOG 0319 publicado em 2009, foram demonstrados resultados da eficácia utilizando radioterapia conformada 3D com irradiação parcial de mama, com 10 frações de 385 cGy duas vezes ao dia. A falha na mama ipsolateral fora do campo de tratamento foi de 6 e 4% dentro da região tratada. Sem diferença na Sobrevida Global. A eficácia e a toxicidade iniciais parecem comparáveis a outras experiências.

O estudo UK IMPORT LOW publicado em agosto de 2017, randomizado, multicêntrico e fase III com acompanhamento mediano de 72 meses que utilizou fracionamento no grupo parcial de mama de 15 frações com a dose diária de 267 cGy apenas no quadrante acometido. Demonstrou recidiva local no grupo controle de 1,1 e 0,5% no grupo de irradiação parcial de mama, sem diferença estatística entre os grupos. Sendo resultados semelhantes também em relação à cosmese nos grupos comparados. Os resultados demonstraram não inferioridade em relação à recidiva local entre os grupos em pacientes com câncer de mama inicial.

As técnicas de irradiação parcial acelerada apresentam resultados aceitáveis quando comparados aos tratamentos convencionais. O fator determinante para o sucesso da irradiação parcial de mama é a seleção adequada dos pacientes.

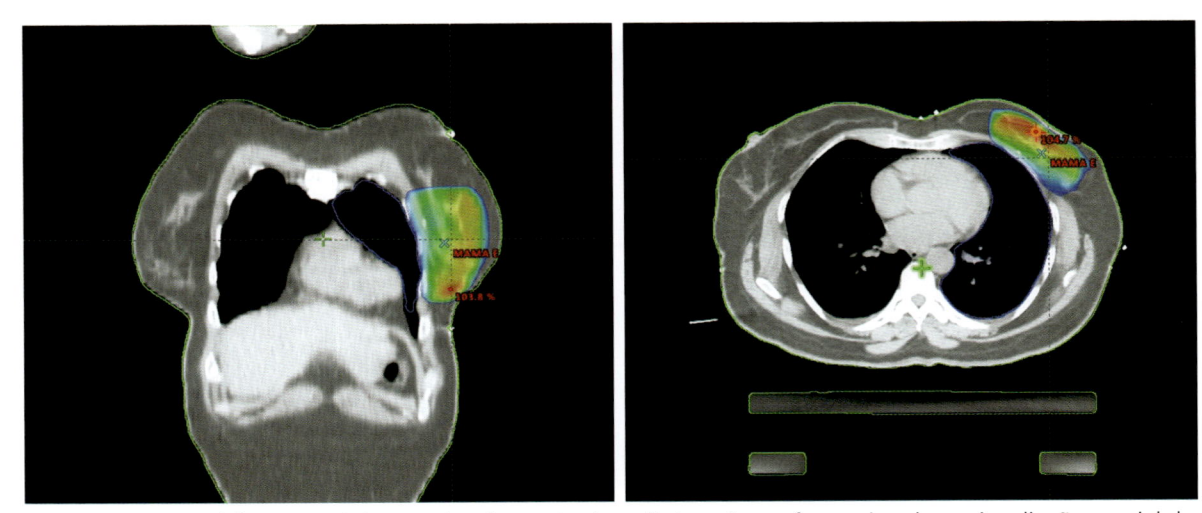

Fig. 53-1. Cortes axial e coronal de um planejamento de radioterapia conformacional com irradiação parcial da mama.

Na nossa instituição a radioterapia parcial de mama é realizada em pacientes selecionados conforme consenso da ASTRO e ESTRO, com radioterapia externa conformacional 3D com dose de 10 frações de 385 cGy ao dia (Fig. 53-1; Quadros 53-1 e 53-2).

Quadro 53-1. Atualização do Consenso da ASTRO 201

	Adequado	Cauteloso	Inadequado
Idade	≥ 50 a.	40 a 49 a. em conjunto com outros critérios "adequados"	< 40 a.
BRCA ½	Negativo		Positivo
Tamanho do tumor	≤ 2,0 cm	2,1 a 3,0 cm	> 3,0 cm
Estádio "T	Tis ou T1	T2	T3-T4
Margens	≥ 2,0 mm	Exíguas (< 2,0 mm)	Positivas
Grau	Qualquer		
IAL	Negativa	Focal	Difusa
RE *Status*	Positivo	Negativo	
Multicentricidade	Clinicamente unifocal ≤ 2,0 cm; multifocalidade microscópica é permitida desde que tamanho total seja ≤ 2,0 cm	Clinicamente unifocal 2,1 a 3,0 cm; multifocalidade microscópica é permitida desde que tamanho total seja de 2,1 a 3,0 cm	Clinicamente multifocal ou multifocalidade microscópica > 3,0 cm
Histologia	CDI ou histologias favoráveis	CLI	
CDIS "Puro"	Permitido se: Detectado nos exames de rotina; baixo ou grau intermediário; tamanho ≤ 2,5 cm; ressecado com margens negativas (≥ 3,0 mm)	Tamanho ≤ 3,0 cm e sem critérios do "adequado";	
CLIS associado	Permitido		
Estádio "N"	pN0 (i-, i+)		pN1, pN2, pN3
Abordagem da axila	BLS ou EA		Não pesquisado/executado
Tto neodajuvante	Não permitido		Se usado

Quadro 53-2. Consenso GEC-ESTRO 2010

Critério	Possibilidade de APBI		
	Baixo risco (aceitável)	Intermediário (possíveis)	Alto risco (contraindicada)
Tamanho	T1, T2	T1, T2	T3, T4
Idade	≥ 50 anos	40-50 anos	< 40 anos
Tipo histológico	CDI	CLI	–
Margem	Negativa	< 2 mm	Positiva
Invasão linfovascular	Negativa	Negativa	Positiva
Receptor estrógeno	Qualquer	Qualquer	–
CDIS/extensão intraductal	Não permitida	Não permitida	Presente
Apresentação	Unicêntrico	Unicêntrico	Multicêntrico
Linfonodos	Negativos	Negativos	Positivos
QT neoadjuvante	Não permitida	Não permitida	Sim

LEITURAS SUGERIDAS

Coles CE, Griffin CL, Kirby AM et al. Partial-breast radiotherapy after breast conservation surgery for patients with early breast cancer (UK IMPORT LOW trial): 5-year results from a multicentre, randomised, controlled, phase 3, non-inferiority trial. *Lancet*. 2017 Sep;390:1048-60.

Correa C, Harris EE, Leonardi MC et al. Accelerated Partial Breast Irradiation: executive summary for the update of an ASTRO Evidence-Based Consensus Statement. *Pract Radiat Oncol*. 2016 Sep 17. pii: S1879-8500(16)30184-9.

Early Breast Cancer Trialists' Collaborative Group, Darby S, McGale P et al. Effect of radiotherapy after breast-conserving surgery on 10-year recurrence and 15-year breast cancer death: meta-analysis of individual patient data for 10,801 women in 17 randomised trials. *Lancet*. 2011 Nov;378:1707-716.

Haviland JS, Owen JR, START Trialists' Group et al. The UK Standardization of Breast Radiotherapy (START) trials of radiotherapy hypo fractionation for treatment of early breast cancer: 10-year follow-up results of two randomised controlled trials. *Lancet Oncol*. 2013 Oct;14(11):1086-94.

Hopwood P, Haviland JS, Sumo G et al. Comparison of patient-reported breast, arm, and shoulder symptoms and body image after radiotherapy for early breast cancer: 5-year follow-up in the randomised Standardization of Breast Radiotherapy (START) trials. *Lancet Oncol*. 2010 Mar;11(3):231-40.

James ML, Lehman M, Hider PN et al. Fraction size in radiation treatment for breast conservation in early breast cancer. *Cochrane Database Syst Rev*. 2008 Jul; (3):CD003860.

Rabinovitch R, Moughan J, Vicini F et al. Long-Term Update of NRG Oncology RTOG 0319: A Phase 1 and 2 Trial to Evaluate 3-Dimensional Conformal Radiation Therapy Confined to the Region of the Lumpectomy Cavity for Stage I and II Breast Carcinoma. *Int J Radiat Oncol Biol Phys*. 2016 Dec;96(5):1054-59.

Smith BD, Arthur DW, Buchholz TA et al. Accelerated partial breast irradiation consensus statement from the American Society for Radiation Oncology (ASTRO). *Int J Radiat Oncol Biol Phys*. 2009 Jul; 74(4):987-1001.

Vaidya JS, Joseph DJ, Tobias JS et al. Targeted intraoperative radiotherapy versus whole breast radiotherapy for breast cancer (TARGIT-A trial): an international, prospective, randomised, non-inferiority phase 3 trial. *Lancet*. 2010 Jul; 376(9735):91-102.

Whelan TJ, Pignol J, Levine MN et al. Long-term results of hypofractionated radiation therapy for breast cancer. *N Engl J Med*. 2010 Feb;362(6):513-20.

Whelan TJ, Pignol JP, Levine MN et al. Long-Term Results of hypofractionated radiation therapy for breast cancer. *N Engl J Med*. 362:513-20.

CAPÍTULO 54

FUTURO DA RADIOTERAPIA NA MAMA – RADIOTERAPIA ESTEREOTÁTICA ABLATIVA (SBAR) NO CÂNCER DE MAMA

Allisson Bruno Barcelos Borges
Marcos Duarte de Mattos

A Radioterapia evoluiu rapidamente na última década, especialmente com o advento de técnicas de Radioterapia de Intensidade Modulada (IMRT) e Radioterapia Guiada por Imagem (IGRT). Este avanço permitiu o desenvolvimento de técnicas de radioterapias com alta precisão e com doses altas ao dia, em uma ou em poucas frações (normalmente não superior a 5 frações e doses de 5 Gy ou maior, por fração), que visam também ao objetivo ablativo da radioterapia. Estas técnicas são conhecidas como Radiocirurgia ou Radioterapia Estereotática Ablativa (SBAR). Estes tratamentos "radiocirúrgicos" tornaram-se realidade no tratamento oncológico de tumores, como os cerebrais (metástases, gliomas, meningiomas, neurinomas, entre outros), em tumores iniciais de pulmão, tumores hepáticos, câncer de próstata, metástases ósseas e diversos outros sítios.

Está mais que claro o papel da radioterapia no cenário adjuvante das doenças neoplásicas da mama. Porém com o uso desta tecnologia a possibilidade de se expandir a aplicação da Radioterapia começa a ser aventada. Neste contexto alguns trabalhos vêm demonstrando a segurança da Radioterapia Estereotática Ablativa no cenário neoadjuvante/pré-operatório. O racional desta técnica é que em pacientes com estadiamento inicial, com prognóstico favorável (mesmos critérios de indicação de Radioterapia Parcial da Mama), o uso da SBAR pré-operatória poderia encurtar o tempo total de tratamento e reduzir os tecidos sadios irradiados. Dois estudos apresentados em 2017, mostraram segurança e viabilidade do uso de SBAR em dose única, pré-operatória. Os estudos foram conduzidos um na Holanda, UMC Utrecht, e outro pelo *Duke Cancer Institute*. Os resultados seguem no Quadro 54-1.

Alguns outros autores associaram a SBAR à quimioterapia com intuito neoadjuvante. Bondiau *et al.* realizaram um estudo de fase 1, com 25 pacientes realizando SBAR concomitante à quimioterapia na dose de 31,5 Gy em 3 frações, com taxas de resposta patológica completa variando de 33 a 67%, com apenas 1 paciente com toxicidade limitante dermatológica (grau 3) e 2 pacientes com toxicidade pulmonar não limitante (grau 2).

Quadro 54-1. Resultados dos Estudos Conduzidos no UMC Utrecht (Holanda) e no *Duke Cancer Institute*.

Estudo	Duke (n = 32)	UMC Utrecht (n = 15)
Idade	≥ 55 a.	≥ 50 a.
Histologia	Tumores não lobulares	Tumores não lobulares
	cT1cN0/G ≤ 2	cT1N0 (sn)
Tempo de cirurgia após a RT	≤ 10 dias	6 meses
Objetivo primário	Toxicidade Graus 3-4	Resposta patológica completa
Dose de prescrição	15, 18 e 21 Gy no CTV	15 Gy no CTV e 20 Gy no GTV
Técnica	IMRT	VMAT
Posição de tratamento	Prona	Supina
Acompanhamento mediano	32 meses	7 meses
Toxicidade G2	13%	3%
Toxicidade G3	9%	0

Com esse pensamento já está sendo desenvolvido um aparelho de Radioterapia específico para Radiocirurgia/SBAR em tumores da mama, o *Mammo knife* (Bedford, MA – EUA), em analogia ao já consagrado aparelho para radiocirurgia craniana, o *Gamma Knife*. O *Mammoknife* é um acelerador linear orbitário que não necessita de um "*Bunker*" para blindagem. Este aparelho ainda não se encontra disponível no mercado.

Portanto, a SBAR parece ser realmente uma realidade próxima, devendo nos próximos anos se consolidar como alternativa ao tratamento neoadjuvante, especialmente em casos iniciais, no câncer de mama

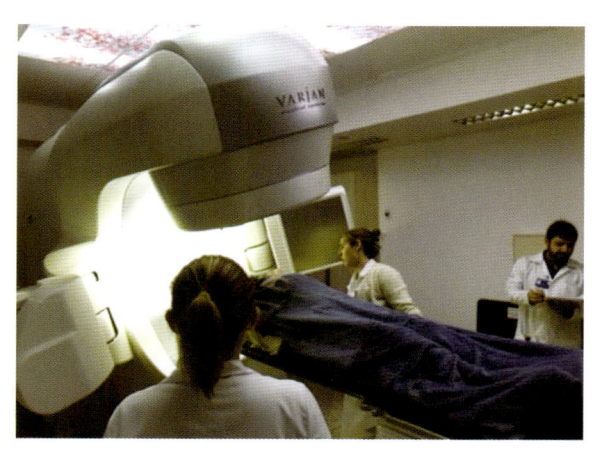

Fig. 54-1. SBAR de Mama realizada em Acelerador Linear – Varian TrueBeam STX® – Departamento de Radioterapia do Hospital de Câncer de Barretos.

(Fig. 54-1). Resta-nos aguardar resultados mais consistentes, mas com certeza esta técnica pode beneficiar várias pacientes, principalmente em países onde a carência de radioterapia e a fila para o tratamento cirúrgico são os grandes desafios no tratamento desta patologia.

LEITURAS SUGERIDAS

Bondiau PY, Courdi A, Bahadoran P et al. Phase I clinical trial of stereotactic body radiation therapy concomitant with neoadjuvant chemotherapy for breast cancer. *Int J Radiat Oncol Biol Phys.* 2013 Apr; 85(5):1193-99.

Charaghvandi K, Yoo S, van Asselen B et al. Single dose external beam preoperative partial breast irradiation for early breast cancer: rationale, experience, guideline. Presented at Estro 2017, Vienna - AUS.

Rahimi AS, Spangler A, Garwood D et al. Phase I dose escalation trial using stereotactic body radiation therapy (SBRT) for partial breast irradiation (PBI). *J Clin Oncol.* 2015;33(15):1057.

Yu CX, Regine W, Zheng M et al. Stereotactic radiosurgery for early stage breast cancer: A new paradigm. *J Clin Oncol.* 2011 Sep;29(27):120.

Parte VII   *Breast Unit*

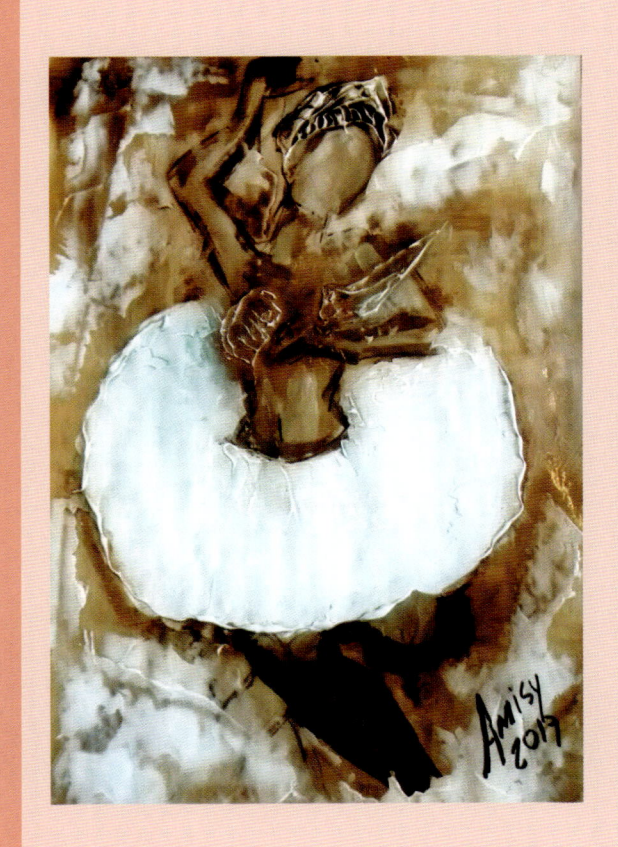

ATENDIMENTO EM *WORKSTATION*: EXPERIÊNCIA NO HOSPITAL DE AMOR DE BARRETOS

CAPÍTULO 55

Marcela de Oliveira Santos

As estimativas para o Brasil, biênio 2016 – 2017, publicado pelo INCA, em 2015, apontam a ocorrência de cerca de 600.000 casos novos de câncer. Em nossos registros hospitalares, no ano de 2016, foram atendidos 1.131 novos casos de tumores de mama e 912 casos ginecológicos. Com o foco na Mastologia, a especialidade cirúrgica tem em média 1.200 atendimentos por mêsdesde 2010. Com o aumento significativo de neoplasias malignas surge a necessidade de avaliar não somente o câncer, mas também o ser humano como um todo, observando aspectos físicos, emocionais, sociais, culturais, espirituais e econômicos, bem como os preconceitos e estigmas existentes, não esquecendo o familiar ou cuidador que, na maioria das vezes, também tem sua necessidade de atenção e cuidado por parte da equipe de saúde. Com isso, a multiprofissionalidade é considerada uma estratégia que orienta e possibilita a realização de assistências integral e humanizada.

O Ambulatório da Mulher do Hospital de Amor de Barretos realiza suas consultas em Workstation, contando com Equipes Médico-Cirúrgicas e Clínicas especialistas no tratamento de tumores de Mama e Ginecológicos. Todos os casos são discutidos em conjunto para segurança e qualidade na escolha de cada tratamento; além dos atendimentos diários, existem os que são discutidos em reunião multidisciplinar na presença dos responsáveis das especialidades de Radioterapia, Cirurgia e Clínica onde participam também os residentes de cada área. Este tipo de atendimento tem vantagens e desvantagens; como pontos positivos, têm a segurança e qualidade nas escolhas do tratamento por contarmos com as equipes Clínica, Cirúrgica e Paliativa trabalhando juntas em tempo real para atender as necessidades das pacientes, contando com atendimento psicológico, sempre que necessário, já que todo paciente em tratamento oncológico tem o impacto psicológico na percepção da sexualidade, imagem pessoal, autoestima, medo e angústias que, se não tratadas, tornam-se problemas maiores em seu tratamento. Como parte da equipe multidisciplinar contamos com acompanhamento nutricional, estomaterapia e assistência social. Os atendimentos de intercorrência clínica são triados pela enfermagem especializada e o médico responsável pelo tratamento. Existem também as consultas com um fluxo de liberação mais rápido, sem que o paciente espere por horas um agendamento. Em contrapartida temos algumas falhas nos processos; por causa do grande volume de pacientes atendidos por dia, acontecem alguns atrasos nas liberações de laudos e envios de prontuários, existem também alguns atrasos nos atendimentos por interrupções externas da equipe médica.

Conclusão: pensando na qualidade e segurança os atendimentos em Workstation são de extrema importância e significância para as pacientes por garantir um tratamento integral conduzido por uma equipe multidisciplinar e também faz parte das estratégias que facilitam a rotina de quem está em tratamento. O atendimento em Workstation abrevia a permanência do paciente no hospital, pois ele passa por vários profissionais no mesmo dia e no mesmo setor, pois, na maioria das vezes, os pacientes moram em outra cidade e acabam viajando todos os dias, causando cansaço e preocupações. E como resultado desse trabalho multidisciplinar oferecemos um atendimento humanizado e comprometido com a qualidade.

LEITURAS SUGERIDAS

http://bvsms.saude.gov.br/bvs/publicacoes/politica_nacional_humanizacao_pnh_folheto.pdf
http://www.inca.gov.br/bvscontrolecancer/publicacoes/edicao/Estimativa_2016.pdf
Lee F. *Se Disney Administrasse Seu Hospital: 9 1/2 Coisas que você mudaria*. Editora bookman e Artmed.
Leonard L Berry LL, Kent D Seltman KD. *Lições de Gestão da Clínica Mayo*. Editora bookman.

FLUXO DE PACIENTES COM CÂNCER DE MAMA ENTRE UNIDADES DA FUNDAÇÃO PIO XII

André Luiz Silveira
Carlos Alberto Fruet Filho
Jeferson Rodrigo Zanon
Rafael Alves Perdomo

O Hospital de Amor atualmente possui cinco unidades fixas (Unidade Barretos, Hospital São Judas Tadeu, Hospital Infantojuvenil, Unidade de Jales e Unidade Porto Velho), também conta com as unidades de prevenção (Ji Paraná RO, Campo Grande MS, Nova Andradina MS, Barretos SP, Campinas SP, Fernandópolis SP, Juazeiro BA e Lagarto BA).

Algumas destas são responsáveis exclusivamente pelo diagnóstico e prevenção, enquanto outras recebem os pacientes especificamente para realizar o tratamento, seja este cirurgia, radioterapia, quimioterapia ou cuidados paliativos. Podendo, também, ser realizados de maneira adjuvante, neoadjuvante ou isoladamente.

Os pacientes são admitidos via ambulatorial, sendo realizados os exames necessários para o estadiamento, desta maneira o tratamento será estabelecido, e o paciente será encaminhado ao respectivo departamento.

Durante o tratamento/acompanhamento pode haver necessidade de avaliação ou procedimento em outra unidade da Fundação Pio XII. Então, é realizado contato com o departamento responsável pelo procedimento (p. ex., radiologia intervencionista, endoscopia-CPRE, neurocirurgia etc.).

Caso o procedimento seja indicado, é feito encaminhamento para internação aos cuidados do Departamento de mama da unidade receptora. Após a realização do procedimento, o paciente volta à unidade de origem via ambulatorial ou internado.

Em razão da expansão do Hospital de Amor, os pacientes podem realizar o tratamento na unidade mais próxima, facilitando assim seu deslocamento (Fig. 56-1).

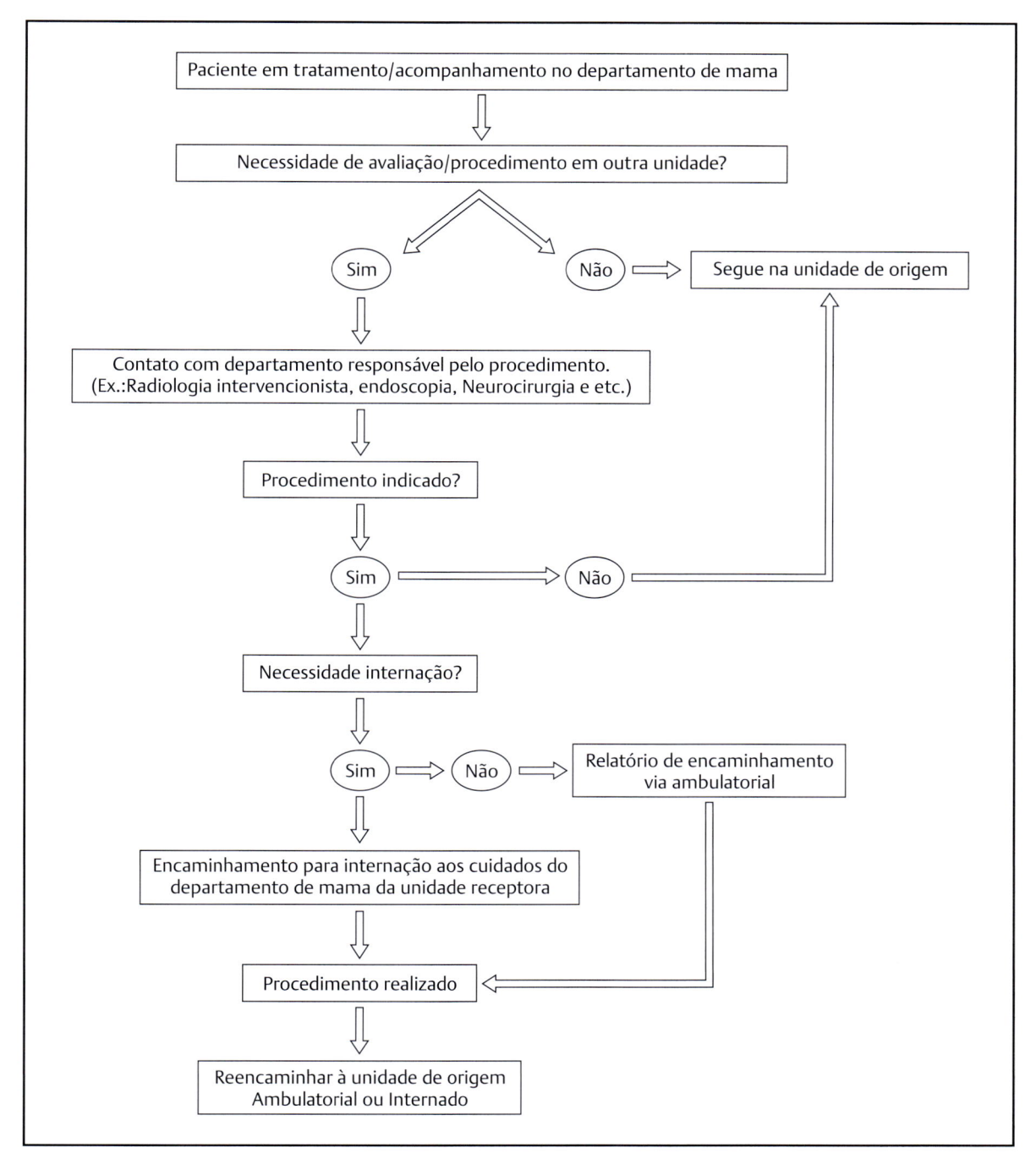

Fig. 56-1. Fluxograma de encaminhamento para realização de procedimentos entre unidades.

LEITURAS SUGERIDAS

Brasil. Ministério da Saúde. Aprova a norma operacional da assistência à saúde/SUS. Portaria n. 95, de 26 de janeiro de 2001.

Brasil. Ministério da Saúde. Dispõe sobre os direitos e deveres dos usuários da saúde. Portaria n. 1.820, de 13 de agosto de 2009.

Conselho Regional de Medicina do Estado de Rondônia. Parecer n. 1/2016- Presi. Assunto: Transporte inter-hospitalar de pacientes.

SUPORTE NUTRICIONAL DA PACIENTE COM CÂNCER DE MAMA

Amanda Menezes de Carvalho

CONSIDERAÇÕES GERAIS

Os principais fatores de risco para o câncer de mama são os ligados à idade, os genéticos e os endócrinos. Uma dieta rica em frutas, verduras, legumes, prática de atividade física e amamentação exclusiva são considerados fatores de proteção para a doença, e o diagnóstico precoce é um dos principais fatores prognósticos.

Verifica-se que, além de o estado nutricional ser comprometido por alterações metabólicas do próprio tumor, o tipo de tratamento escolhido também pode exercer grande influência na saúde dos pacientes. Dentre os tratamentos disponíveis, encontra-se a quimioterapia. Por ser um tratamento sistêmico, todos os tecidos corporais podem ser danificados, ainda que em graus diferentes. Dessa forma, os quimioterápicos podem causar desconfortos no sistema digestório, como: náuseas, vômitos, anormalidades no paladar, alterações de preferências alimentares, mucosite, estomatite, diarreia e constipação, que podem afetar negativamente o estado nutricional. Apesar de ser frequente a presença de desnutrições calórica e proteica em indivíduos com câncer, mulheres com câncer de mama submetidas a tratamento quimioterápico apresentam tendência progressiva ao ganho de peso.

Estudos em mulheres com câncer de mama recebendo tratamento adjuvante, relataram mudanças na composição corporal, por causa do ganho de peso, que parece ser mais comum em mulheres na fase de pré-menopausa do que na menopausa e pós-menopausa. Em muitos casos, os glicocorticoides e a terapia hormonal, usados no tratamento, podem induzir o aumento de apetite e a retenção hídrica, levando ao ganho de peso corporal. Há um aumento de mediadores inflamatórios que causam degradação proteica, aumento de gordura corporal e edema, gerando uma intensa fadiga.

Conhecer o perfil nutricional das pacientes acometidas pelo câncer de mama é uma medida importante no desenvolvimento de ações multiprofissionais, a fim de elaborar estratégias direcionadas às diferentes fases da doença e do tratamento. É preciso individualizar a terapia, prevenir as complicações nutricionais decorrentes do tratamento e da doença, dando ao paciente um melhor suporte nutricional e garantindo melhor qualidade de vida.

NUTRIÇÃO CLÍNICA NO SETOR DE MASTOLOGIA

Internação

As pacientes portadoras de câncer de mama submetidas à cirurgia são triadas pela equipe de Nutrição no pós-operatório sempre que possível (média de internação: 1 dia), pela NRS 2002, que permite detectar a presença e o risco de desenvolver desnutrição.

A pontuação ocorre com a análise da idade (70 anos ou mais) junto à gravidade da doença e ao estado nutricional por meio da classificação do IMC (Índice de Massa Corporal), %VP (análise da perda de peso) e ingestão alimentar.

Pacientes cirúrgicas do setor de Mastologia mantêm o apetite preservado no pós-operatório e não necessitam de orientações nutricionais para alta hospitalar (dieta geral), exceto as pacientes que apresentam desnutrição/risco nutricional pela triagem NRS 2002 (minoria) e as pacientes que apresentam deiscência pós-operatória (onde a dieta geral hiperproteica é orientada).

Ambulatório

As pacientes são encaminhadas pela equipe médica (cirurgião/oncologista/radioterapeuta) ou a pedido da paciente ao acompanhamento nutricional quando desnutrição ou obesidade, associada ou não a comorbidades.

No ambulatório são analisados: IMC (Índice de Massa Corporal), %VP (análise da perda de peso) e ingestão alimentar, além de objetivo da consulta, comorbidades, hábito intestinal, hábitos alimentares entre outros. A conduta nutricional é feita por meio de orientações nutricionais, enfatizando a importância da reeducação alimentar.

Perfil Nutricional das Pacientes com Câncer de Mama

Os indicadores assistenciais da Nutrição Clínica são feitos pela plataforma REDCAP, o que permite traçar o perfil do paciente oncológico com maior facilidade.

Idade

Percentil						
0,05	0,10	0,25	0,50 Média	0,75	0,90	0,95
31,20	34,00	42,00	52,00	62,00	73,80	79,00

Classificação do IMC

Counts/frequency: Eutrofia (101, 29,0%), Desnutrição (35, 10,1%), Sobrepeso (57, 16,4%), Obesidade (155, 44,5%)

Objetivo da consulta

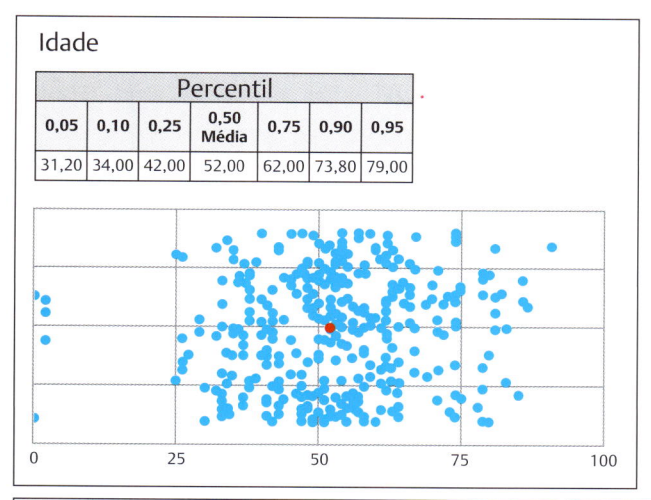

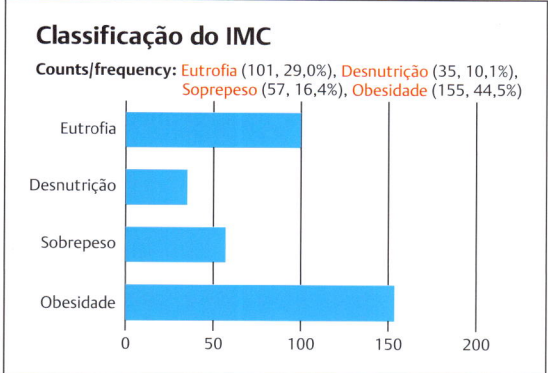

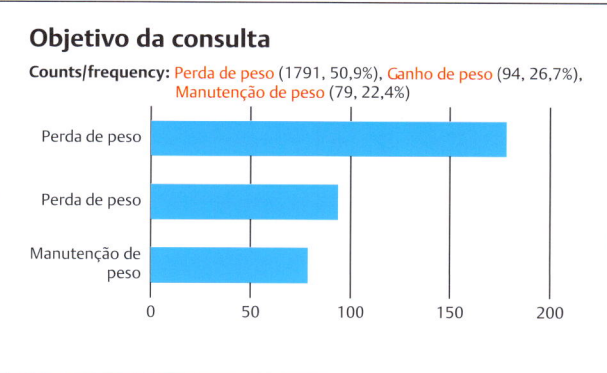

Counts/frequency: Perda de peso (1791, 50,9%), Ganho de peso (94, 26,7%), Manutenção de peso (79, 22,4%)

Fig. 57-1. Análise de 350 pacientes com câncer de mama.

A Figura 57-1 apresenta a análise de 350 pacientes com câncer de mama atendidas em regime ambulatorial, onde a média de idade é de 52 anos. Além disso, a obesidade foi predominante (45%), assim como a perda de peso (51%) foi o principal objetivo da consulta, enfatizando ainda mais a importância da reeducação alimentar.

Importância da Reeducação Alimentar

A obesidade é considerada um importante fator prognóstico negativo para a sobrevida de mulheres com câncer de mama e tem sido relacionada com a progressão ou recidiva da doença. Em relação ao índice de massa corporal (IMC), na presença de um IMC aumentado, o perfil lipídico parece influenciar no desenvolvimento do câncer de mama; assim, qualquer alteração no perfil lipídico plasmático pode aumentar o estado de risco no câncer de mama, e sua medida pode ser útil na avaliação da importância do prognóstico e diagnóstico da doença.

Com isso, pode-se ver que a reeducação alimentar é de extrema importância, onde uma dieta rica em fibras (frutas, vegetais e cereais integrais), ômega 3 e antioxidantes se torna primordial. Assim sendo, o consumo de alimentos gordurosos, ricos em sódio e industrializados devem ser evitados, assim como as "dietas da moda" que necessitam de maior embasamento científico com o paciente oncológico.

LEITURAS SUGERIDAS

Al-Qallaf B, Sorkhou I, Sarkhou N. Breast cancer among ever married Kuwaiti women reproductive, menstrual and menopausal factors. *Bull Alex Fac Med.* 2007;43(3).

Brasil. Ministério da Saúde. Instituto Nacional de Câncer. Programa Nacional de controle do câncer de mama. Rio de Janeiro: INCA; 2013.

Camoriano JK, Loprinzi CL, Ingle JN et al. Weight change in women treated with adjuvant therapy or observed following mastectomy for node-positive breast cancer. *J Clin Oncol.* 1990 Aug;8(8):1327-34.

Harvie MN, Campbell IT, Baildam A et al. Energy balance in early breast cancer patients receiving adjuvant chemotherapy. *Breast Cancer Res Treat.* 2004 Feb;83(3):201-10.

Ishikawa NM, Derchain SFM, Thuler LCS. Fadiga em pacientes com câncer de mama em tratamento adjuvante. *Rev Bras Cancerol.* 2005;51(4):313-8.

Malinovszky KM, Cameron D, Douglas S *et al.* Breast cancer patients' experiences on endocrine therapy: monitoring with a checklist for patients on endocrine therapy (C-PET). *Breast.* 2004 Oct;13(5): 363-8.

Marta GN, Hanna SA, Martella E *et al.* Early stage breast cancer and radiotherapy: update. *Rev Assoc Med Bras.* 2011 Aug;57(4):459-64

Owiredu WK, Donkor S, Addai BW *et al.* Serum lipid profile of breast cancer patients. *Pak J Biol Sci.* 2009 Feb;12(4):332-8.

FISIOTERAPIA NO CÂNCER DE MAMA

Almir José Sarri

O tratamento fisioterapêutico deve ser iniciado, quando necessário, no pré-operatório para melhorar as condições físicas do paciente para enfrentar o tratamento, e no período pós-operatório imediato, com o objetivo de prevenir sequelas.

As complicações do tratamento para o câncer de mama podem ser imediatas e tardias, sendo as mais comuns a hemorragia, infecções, seroma, *axillary web syndrome* (AWS), dores agudas ou crônicas, parestesia, redução da amplitude do movimento do ombro, diminuição da força muscular e o linfedema (Fig. 58-1), sendo este a maior e mais importante morbidade.

FISIOTERAPIA PRÉ-OPERATÓRIA

Tendinopatias ou alterações osteoarticulares, limitações na amplitude do movimento do ombro, dor e força muscular diminuída devem ser avaliadas e tratadas, uma vez que estas alterações podem aumentar as morbidades associadas diretamente com a manipulação axilar e o posicionamento durante a cirurgia.

Na presença de limitações da amplitude do ombro e/ou perda de força muscular, são indicados exercícios passivos, ativos assistidos, exercícios ativos da cintura escapular, membro superior, região cervical e exercícios de relaxamento.

Para pacientes com dor locorregional, a estimulação elétrica transcutânea (TENS) pode ser utilizada.

Pacientes que apresentarem alterações respiratórias, de acordo com a avaliação, devem realizar exercícios para melhoria da capacidade respiratória pelo uso de aparelhos de incentivo a fluxo ou volume, cinesioterapia ativa e, se necessário, técnicas de desobstrução brônquica.

Embora as intervenções preventivas tenham mostrado bons resultados, por causa do perfil dos pacientes atendidos na Instituição, o número de pacientes referidos para avaliações pré-operatórias e cuidados preventivos ainda é pouco.

INTERVENÇÃO PÓS-OPERATÓRIA IMEDIATA

O segundo passo da intervenção preventiva começa imediatamente após o procedimento cirúrgico, no primeiro dia após a cirurgia, com orientações sobre o posicionamento no leito (com o braço operado posicionado confortavelmente com ou sem um apoio ao lado do corpo), exercícios funcionais com o membro homolateral à cirurgia (Fig. 58-2) e fisioterapia respiratória, se necessário.

O fisioterapeuta já inicia as orientações sobre os cuidados com membro manipulado (principalmente se houve dissecção axilar), como prevenção de traumas e lesões, restrição da circulação linfática superficial, ambientes quentes, situações que podem desencadear inflamações e infecções. O paciente também é orientado a manter a hidratação da pele.

Para os procedimentos de esvaziamento axilar, biópsia do linfonodo sentinela, reconstruções com próteses de silicone ou retalhos miocutâneos, os exercícios orientados são com amplitude do ombro limitada a 90°.

Uma orientação adicional sobre a automassagem linfática precoce também deve ser fornecida para pacientes após o esvaziamento axilar.

FOLLOW-UP PÓS-OPERATÓRIO

Todas as pacientes são orientadas para o retorno no Departamento de Fisioterapia quando se apresentarem para a retirada dos pontos e drenos, onde, após a avaliação fisioterapêutica, são liberadas para a amplitude total do ombro e reforço das orientações com

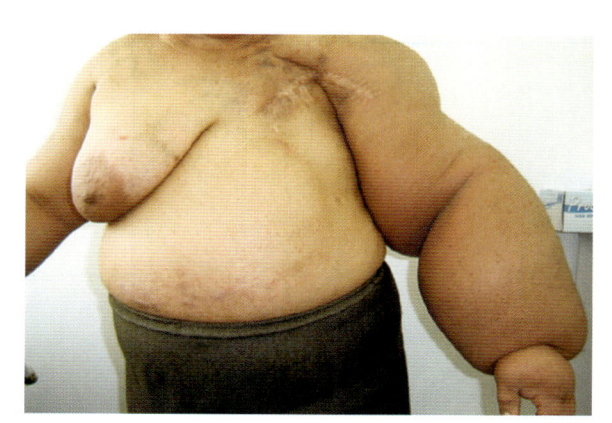

Fig. 58-1. Linfedema – pós-mastectomia Halsted.

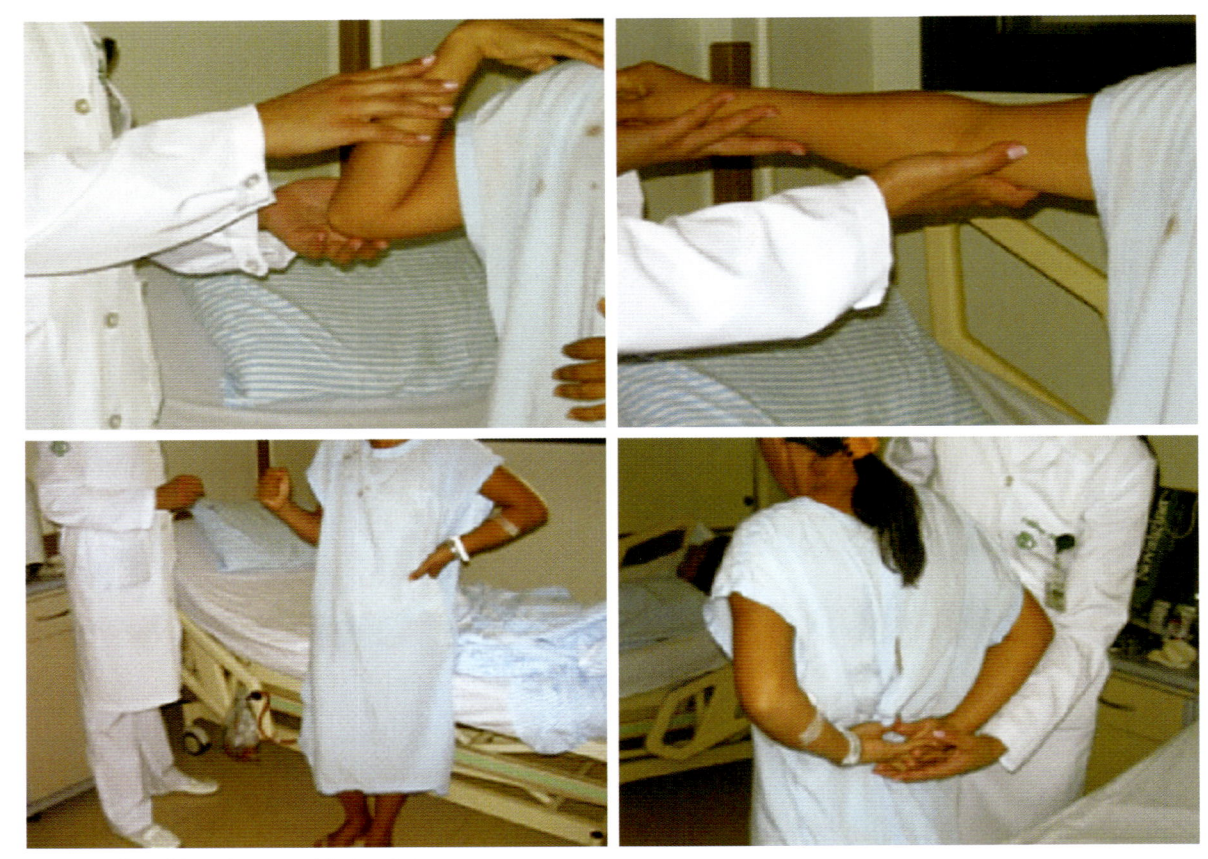

Fig. 58-2. Exercícios pós-operatório imediato.

foco para a prevenção do linfedema (se houve ressecção axilar).

O tratamento fisioterapêutico concomitante à radioterapia é muito importante para prevenir e minimizar os efeitos colaterais, como a fibrose subcutânea, limitações de amplitude de movimento, fraqueza muscular e dores.

Na reabilitação ambulatorial, além do atendimento individualizado, também são realizadas atividades em grupos coletivos, com o benefício de promover a interação entre as pacientes, com trocas de experiências, tornando a terapia mais agradável, além do encorajamento para a realização dos exercícios (Fig. 58-3).

As pacientes são orientadas para dar continuidade aos exercícios em casa.

LINFEDEMA

O tratamento cirúrgico mais agressivo associado à linfonodectomia axilar pode interromper a principal rota de drenagem linfática do membro superior, aumentando a chance da formação do edema. A radioterapia complementar associada induz fibrose nos vasos linfáticos em 20 a 30% dos casos, prejudicando também o fluxo linfático.

A modificação no fluxo linfático altera o equilíbrio homeostático de absorção e transporte do fluido intersticial, desencadeando uma condição progressiva, caracterizada por quatro fatores patológicos: excesso de proteínas, edema, inflamação e fibrose.

Földi classifica o linfedema em quatro fases:

- *Fase I:* espontaneamente reversível, aparece 1º mão e antebraço, início sempre distal, diferença de até 4 cm.
- *Fase II:* espontaneamente irreversível, todo membro, diferença maior que 4 cm e menor que 6 cm, pode ter apresentado erisipela, presença de fibrose.
- *Fase III:* todo membro e quadrante, diferença maior que 6 cm, pele com característica de fibroesclerose, hiperceratose, apresentou recidiva de erisipela.
- *Fase IV:* todas características da fase III, presença de linfocistos e/ou fístulas linfáticas.

Diagnóstico

O diagnóstico precoce e a prevenção como cuidados com o membro e a pele, cinesioterapia e automassagem podem reduzir significativamente a incidência de complicações. Estas estratégias devem ser utilizadas imediatamente ao tratamento cirúrgico e estimulada para sempre.

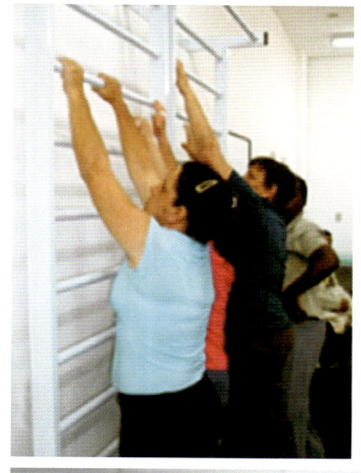

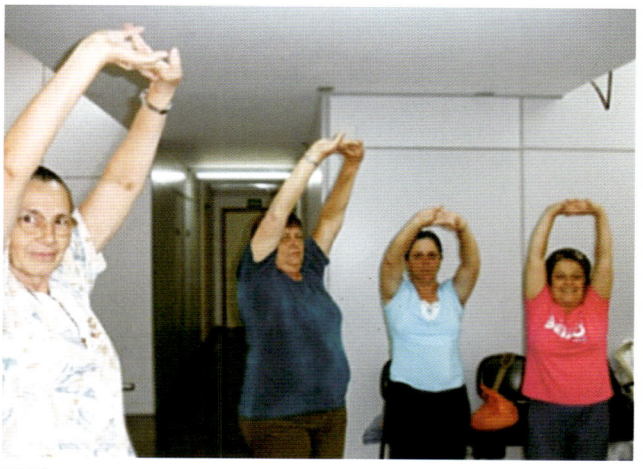

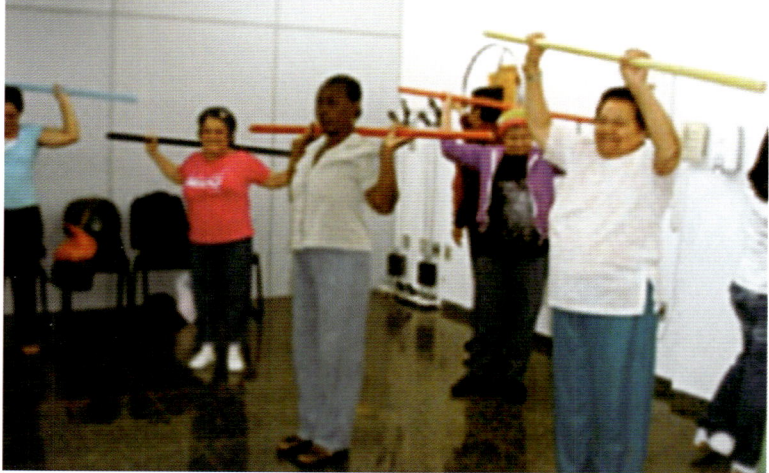

Fig. 58-3. Grupo de cinesioterapia ambulatorial.

O linfedema é difícil de ser diagnosticado, principalmente em seus estágios iniciais. Sem um diagnóstico preciso e adequado, a terapia é demorada. Quando diagnosticado precocemente o tratamento é imediato, e sua progressão impedida.

Como padrão ouro para avaliação do linfedema, temos a volumetria (Fig. 58-4). Outro método de forte acurácia é a bioimpedância espectroscópica, que permite o diagnóstico em fases iniciais, sendo este utilizado para meios de pesquisa por causa do alto custo de aquisição e utilização (Fig. 58-5). Há outros métodos disponíveis e mais acessíveis na prática clínica, como a perimetria (Fig. 58-6), tendo como desvantagem a mensuração ser influenciada pelo posicionamento do membro e pelo avaliador.

Importante ressaltar que, em todos os métodos de avaliação, deve ser considerado a comparação entre os dois membros.

O linfedema é diagnosticado quando na volumetria a diferença entre o membro manipulado para o membro contralateral for de 200 mL, na bioimpedância espectroscópica LDex acima de 10, e na perimetria diferença acima de 2 cm.

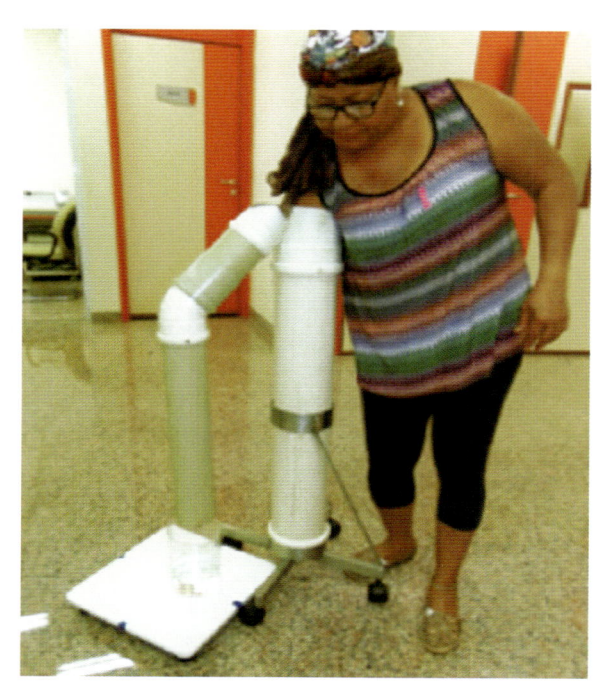

Fig. 58-4. Volumetria.

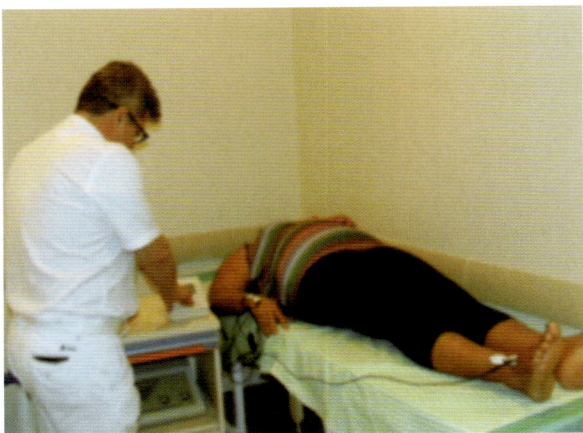

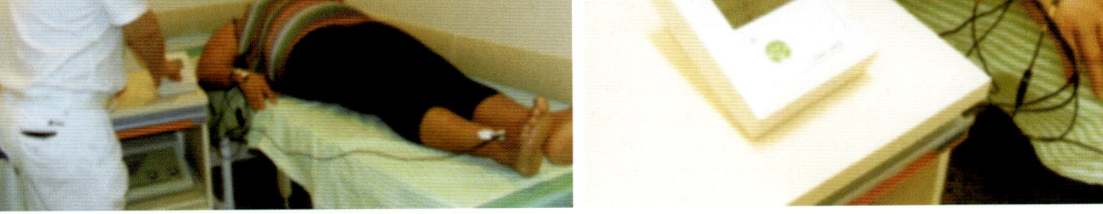

Fig. 58-5. Bioimpedância espectroscópica.

Tratamento

Várias técnicas de estimulação da circulação linfática são utilizadas, dentre muitas temos as propostas por Vodder, Leduc e Földi. O objetivo principal da drenagem linfática manual é aumentar a atividade linfocinética em áreas saudáveis, para, depois, direcionar a linfa das áreas edematosas, considerando, nos casos de obstrução, as rotas colaterais e as anastomoses dos capilares linfáticos. Essas rotas desviam o fluxo linfático em uma direção contrária ao fluxo usual. No membros superiores, no caso de obstrução na axila, podemos desviar o fluxo pelo feixe linfático cefálico lateral e continuando sobre o músculo deltoide, drenando a linfa diretamente para os linfonodos supra e infraclaviculares. Neste contexto, a fisioterapia é de suma importância para tratar o linfedema e evitar esta e outras comorbidades, diminuindo as sequelas cirúrgicas do tratamento do câncer de mama.

▪ Drenagem Linfática Manual

O tratamento para o linfedema é com base em técnicas bem estabelecidas e descritas na literatura mundial. No Brasil, a técnica é conhecida como Terapia Complexa Descongestiva, e é composta por várias abordagens terapêuticas: a drenagem linfática manual (DLM), enfaixamento compressivo funcional, cuidados com a pele, exercícios específicos, automassagem linfática e contensão elástica.

A linfoterapia é realizada em duas fases. A primeira tem objetivos terapêuticos, e a segunda consiste na manutenção. A fase terapêutica visa a mobilizar o fluido rico em proteína acumulado no interstício e

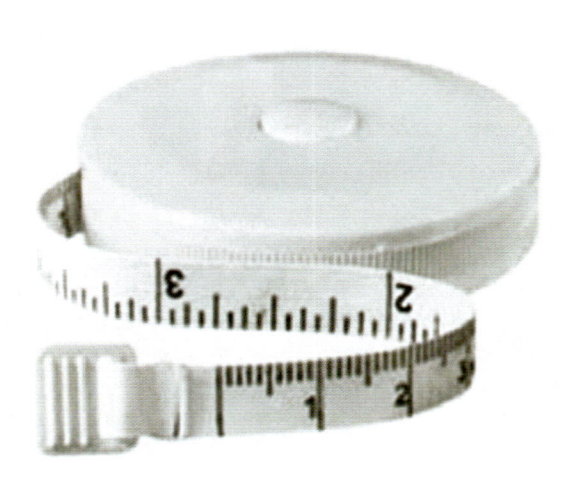

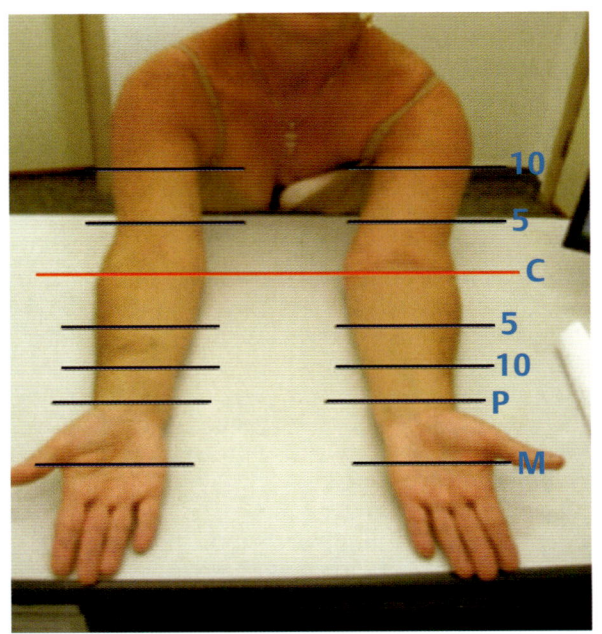

Fig. 58-6. Perimetria: realizar pontos de 5 cm acima e abaixo do cotovelo, punho e mão.

reduzir o tecido fibroesclerótico. A DLM pode ser realizada em regiões com ou sem edema, dependendo do objetivo no momento do tratamento. É realizada em dois estágios, evacuação e captação.

A manobra de evacuação inicia-se com movimentos circulares com a palma da mão do terapeuta, em contato com a pele do paciente, primeiro na axila contralateral e depois na virilha homolateral ao procedimento cirúrgico, por 30 movimentos em cada região.

Após estas manobras, são realizadas as manobras de captação, com movimentos leves e suaves em semicírculo com o objetivo de deslocar a linfa. Deve ser iniciada na região anterior do tórax em direção às áreas adjacentes à axila manipulada. Primeiro de axila para axila e após de axila para virilha. Estes movimentos podem ser realizados tanto na região anterior quanto na posterior do tronco, depois no membro superior edematoso, sempre de proximal para distal, ou seja, braço, antebraço, mão e dedos.

A direção da DLM deve respeitar a anatomia do sistema linfático, e é importante respeitar o desvio pela região do músculo deltoide.

Após o término da DLM, se for enfaixar ou vestir a braçadeira elástica, o membro superior deverá ser hidratado com creme hidratante neutro e hipoalergênico (Fig. 58-7).

▪ Enfaixamento Compressivo

Uma das consequências do linfedema é a destruição das fibras elásticas, e a evacuação do líquido linfático por meio da DLM diminui a pressão sobre o tecido e aumenta a pressão efetiva de ultrafiltração. As bandagens elásticas aumentam a pressão nos tecidos e contrabalançam a insuficiência elástica, evitando a recorrência de acúmulo da linfa no interstício.

O enfaixamento compressivo é uma técnica muito importante por potencializar os efeitos alcançados pela DLM anterior.

Após a hidratação, as proeminências da pele e dos ossos devem ser protegidas usando dispositivos especiais se disponíveis ou mesmo a utilização de espuma, com o objetivo de preencher qualquer espaço anatômico (Fig. 58-8).

O enfaixamento compressivo é feito usando rolos de ataduras elásticas de baixa elasticidade. É iniciado nos dedos, depois no antebraço e braço. A pressão exercida pela bandagem deve ser maior na região distal, diminuindo até a região proximal do braço (Fig. 58-9). É importante respeitar as condições da pele. A bandagem compressiva é mantida até a próxima sessão de fisioterapia.

Após alcançar o objetivo de redução máxima do edema, inicia-se a segunda fase do tratamento, denominada de manutenção, com o objetivo de manter as pressões intersticiais em equilíbrio e otimizar os resultados obtidos anteriormente, com a utilização das vestimentas de compressão elástica. Deve ser reforçado além da importância do uso da braçadeira, a hidratação, cuidados com a pele, cinesioterapia e a automassagem manual.

Deve ser funcional, permitindo os movimentos do dia a dia e a cinesioterapia orientada. (Fig. 58-10).

▪ Braçadeira Elástica

O objetivo do uso da braçadeira de compressão é manter e otimizar os resultados obtidos na primeira fase do tratamento do linfedema e evitar recorrências, mantendo a pressões intersticiais em equilíbrio. Elas devem ser usadas de forma contínua e somente removidas para higiene pessoal. O modelo e a compressão utilizada dependerão das necessidades da paciente (Fig. 58-11). Podem ser associadas luvas e também outra braçadeira, dependendo da compressão necessária.

Concomitantemente com o uso das braçadeiras de compressão, o paciente também deverá seguir as orientações anteriormente dadas.

Em nossa instituição, usamos braçadeiras elásticas associada à automassagem e cinesioterapia nos linfedemas iniciais, com melhoras significativas alcançadas.

▪ Automassagem Linfática

Também conhecida como drenagem linfática manual simples, é uma versão de drenagem linfática manual. A técnica é ensinada ao paciente, que pode realizar sozinha, em casa, todos os dias. Envolvem os mesmos movimentos da DLM, iniciando com movimentos circulares de estimulação da cadeia linfonodal axilar contralateral e após cadeia linfonodal inguinal homolateral à axila manipulada, seguidos de movimentos suaves na região anterior do tórax, com o objetivo de deslocar a linfa para as cadeias estimuladas, de axila para axila e após de axila para virilha. Sempre iniciando da área distante da área congestionada. Embora não tenha um número de manobras estabelecidas, orientamos 30 movimentos circulares em cada região (Fig. 58-12).

▪ Compressão Pneumática Mecânica

Consiste em compressão mecânica com bombas de ar, no membro edematoso. Pode ser do tipo segmentada ou sequencial e dinâmica (Fig. 58-13).

Embora vários estudos não evidenciam resultados satisfatórios, utilizamos a pressoterapia em nossos pacientes, após as manobras de evacuação, com resultados positivos, seguido, se necessário, do enfaixamento compressivo ou braçadeiras elásticas.

O alto número de pacientes atendidas em nosso departamento com linfedema inviabiliza a DLM.

As sessões podem durar de 20 a 30 minutos, e a pressão não deve ultrapassar 25 mm Hg.

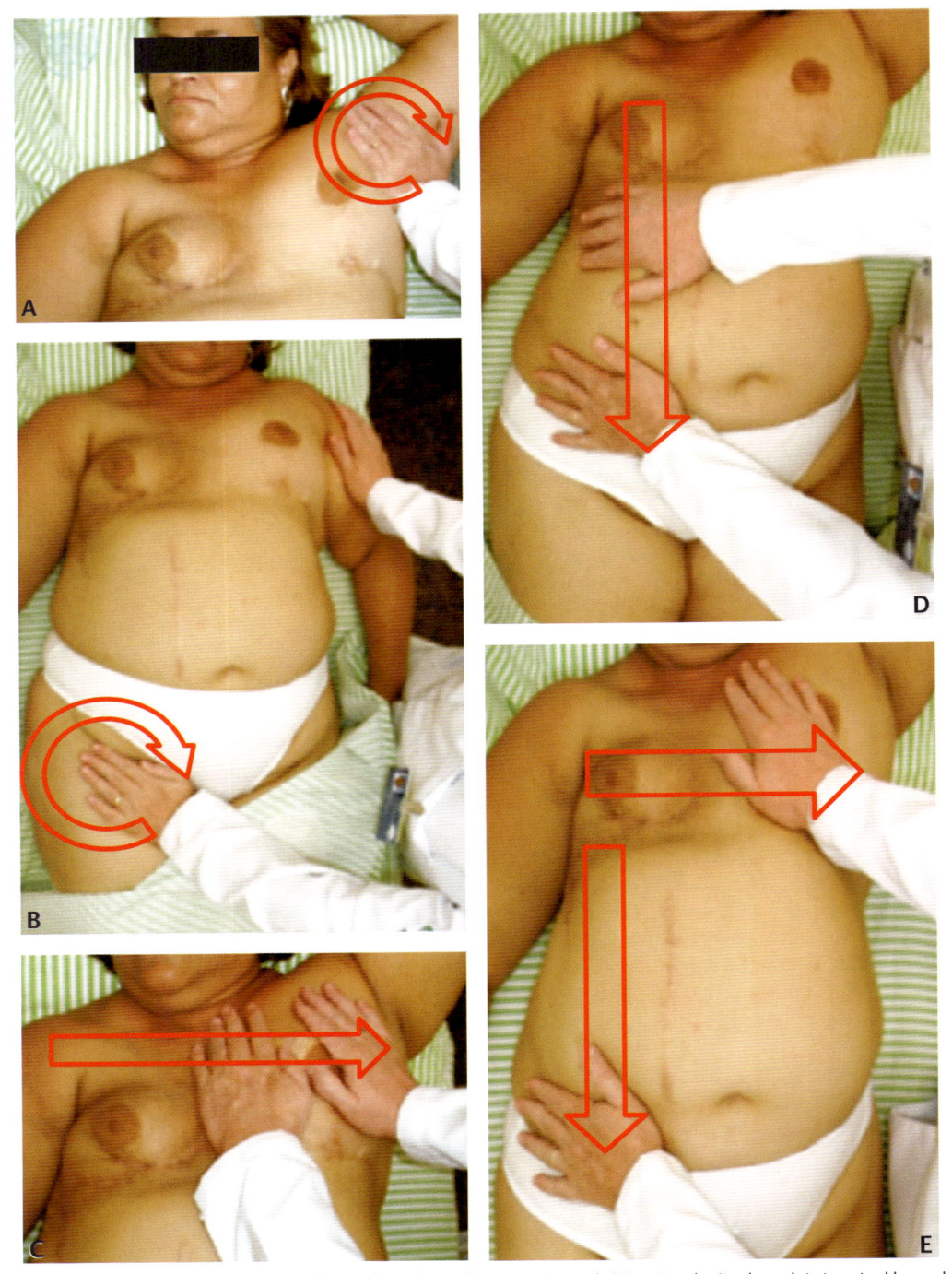

Fig. 58-7. Manobras de evacuação: (**A**) estimulação da cadeia axilar contralateral; (**B**) estimulação da cadeia inguinal homolateral; (**C**) manobras em onda de axila para axila; (**D**) manobras em onda de axila para virilha; (**E**) manobras combinadas.

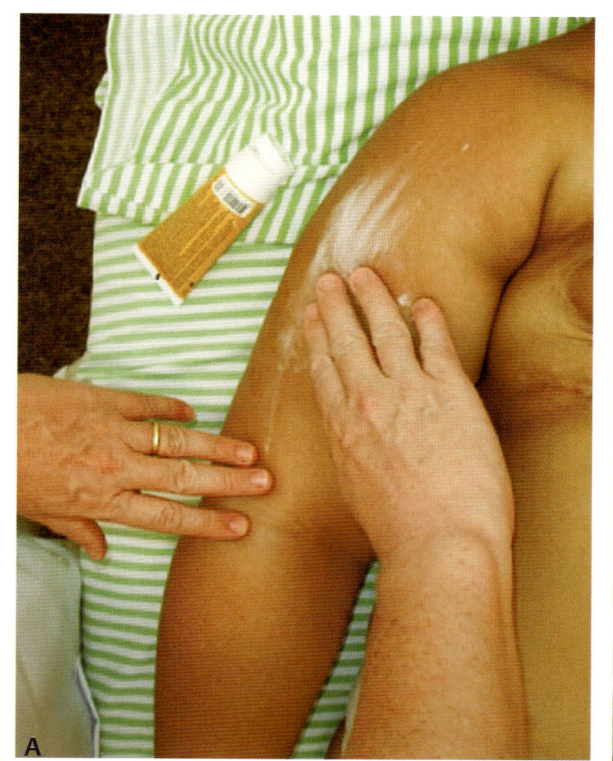

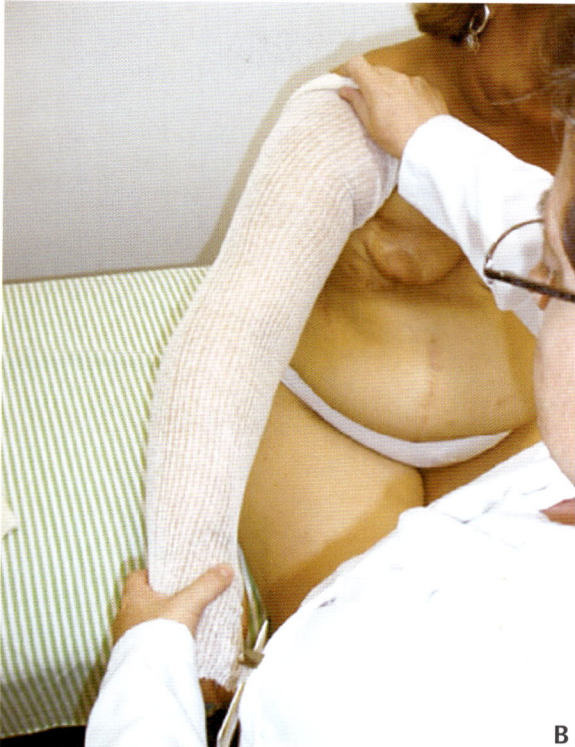

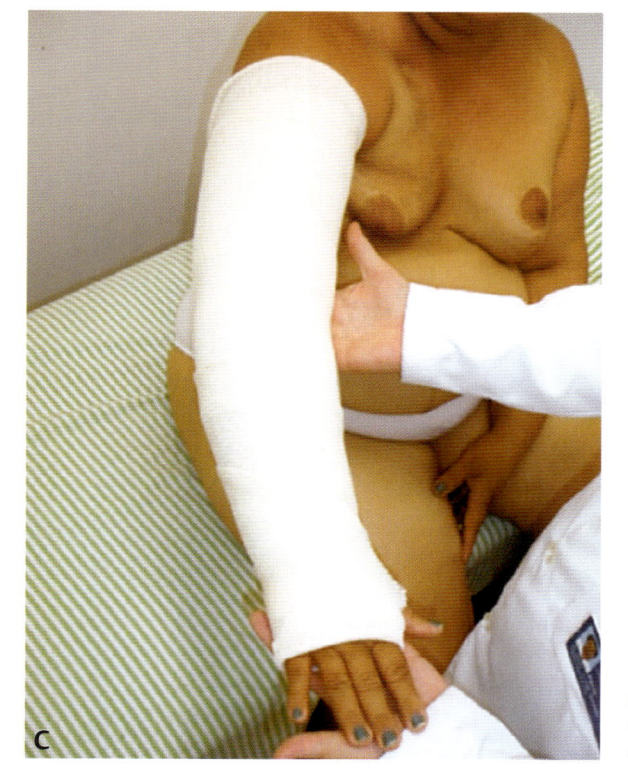

Fig. 58-8. Preparação da pele para o enfaixamento: (**A**) hidratação; (**B**) colocação da malha tubular; (**C**) proteção com espuma.

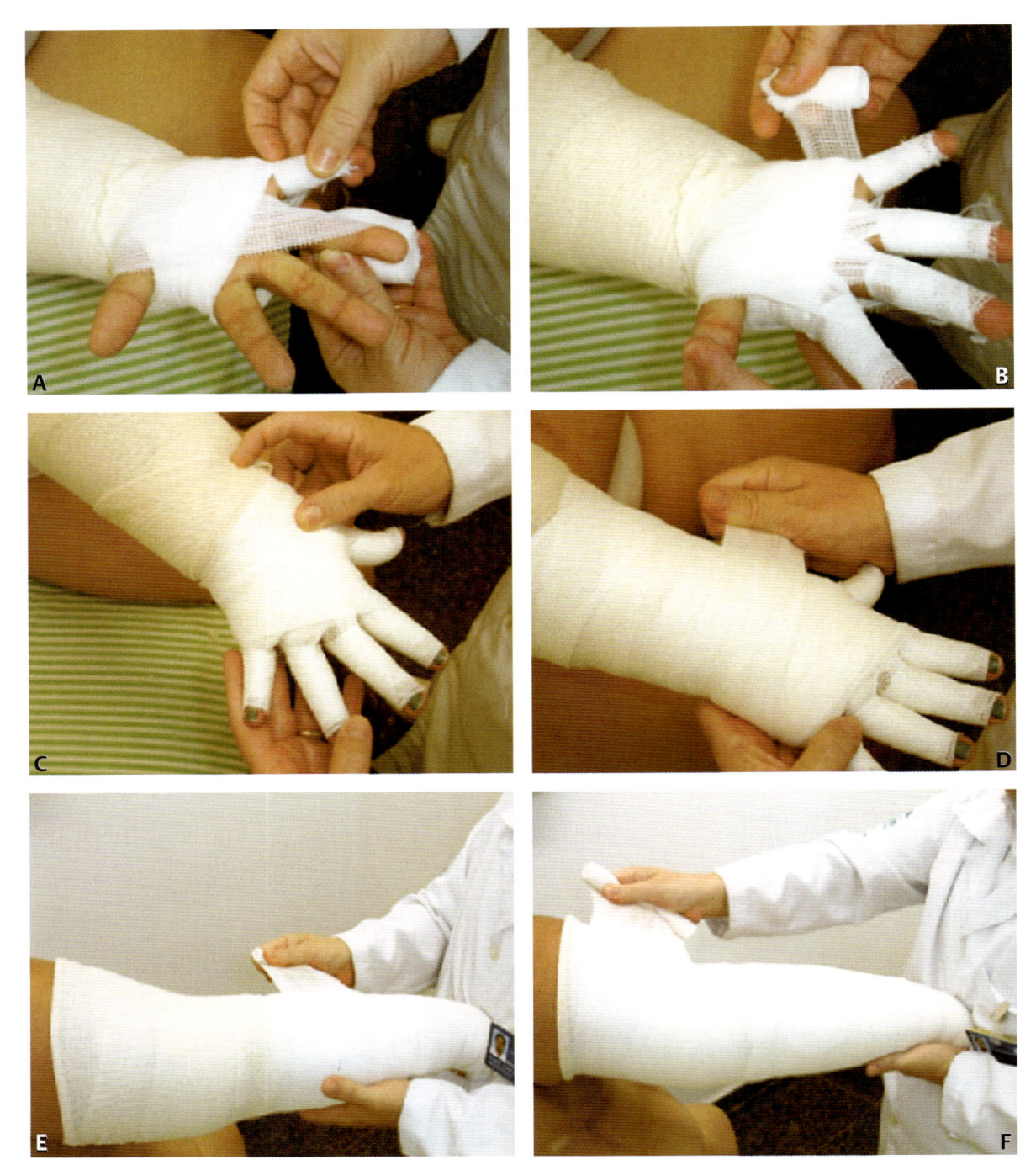

Fig. 58-9. Enfaixamento compressivo: (**A**) bandagem iniciando nos dedos; (**B**) enfaixamento dos dedos; (**C**) enfaixamento da mão; (**D**) enfaixamento do punho; (**E**) enfaixamento do antebraço; (**F**) enfaixamento do braço.

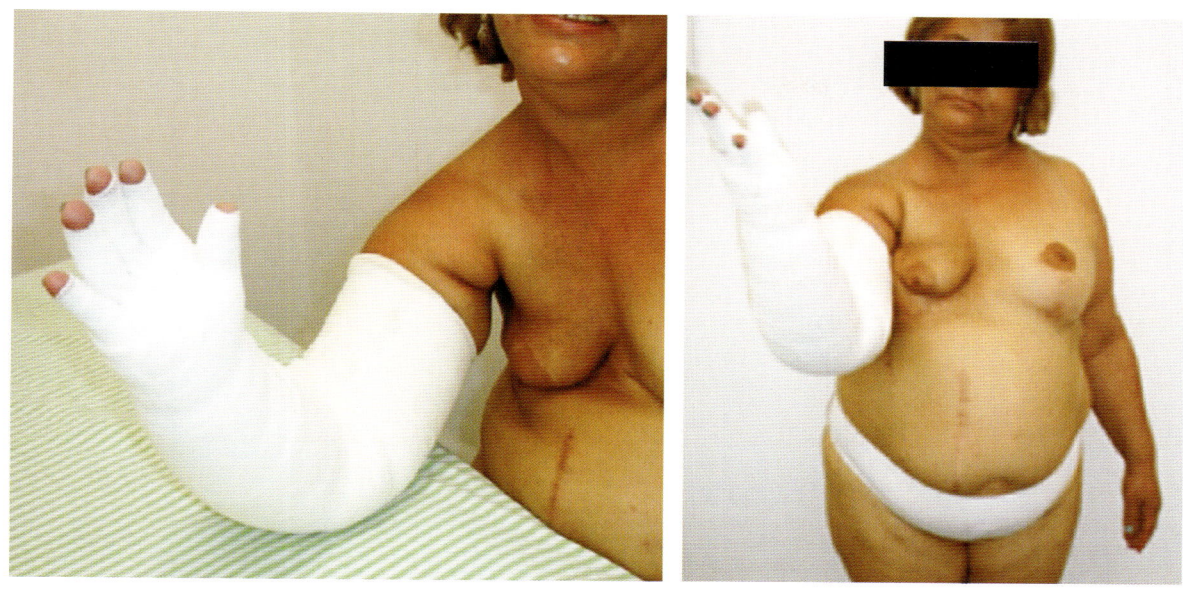

Fig. 58-10. Bandagem compressiva funcional permite realizar os movimentos com o braço.

AXILLARY WEB SYNDROME

Também conhecida como síndrome da rede axilar, cordão axilar, cordas axilares ou cordas vasculares, é uma complicação do tratamento cirúrgico do câncer de mama. Desenvolve-se entre a a primeira e a quinta semana após dissecção axilar, como cordas tensas e dolorosas sob a pele. Pode aparecer na axila, na fossa cubital ou na face medial do braço, sempre associada à dor e limitação do movimento do ombro e do cotovelo. Sua incidência e fatores predisponentes não estão bem definidos na literatura mundial. Acredita-se que a interrupção dos vasos linfáticos axilares tenha um papel importante no desenvolvimento desta síndrome. Lesões linfovenosas com estase, tromboflebite, linfangite asséptica e lesões nos canais linfáticos também podem estar associadas. A literatura é deficiente

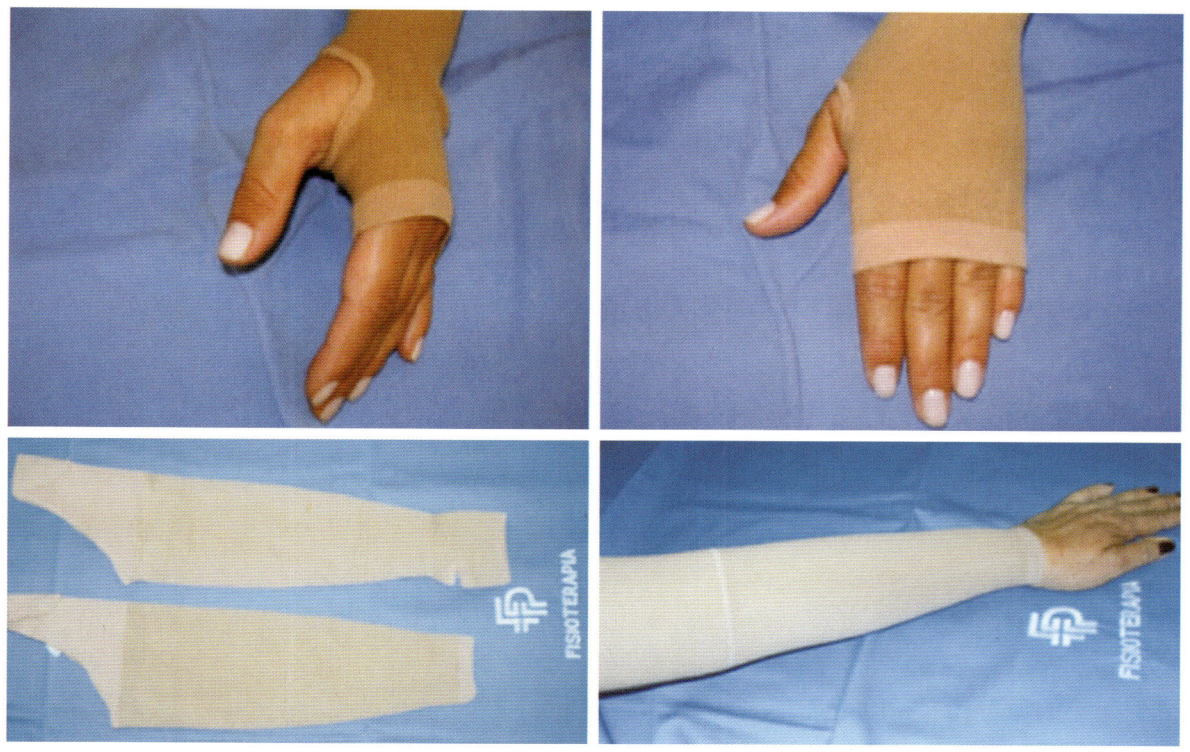

Fig. 58-11. Braçadeiras elásticas.

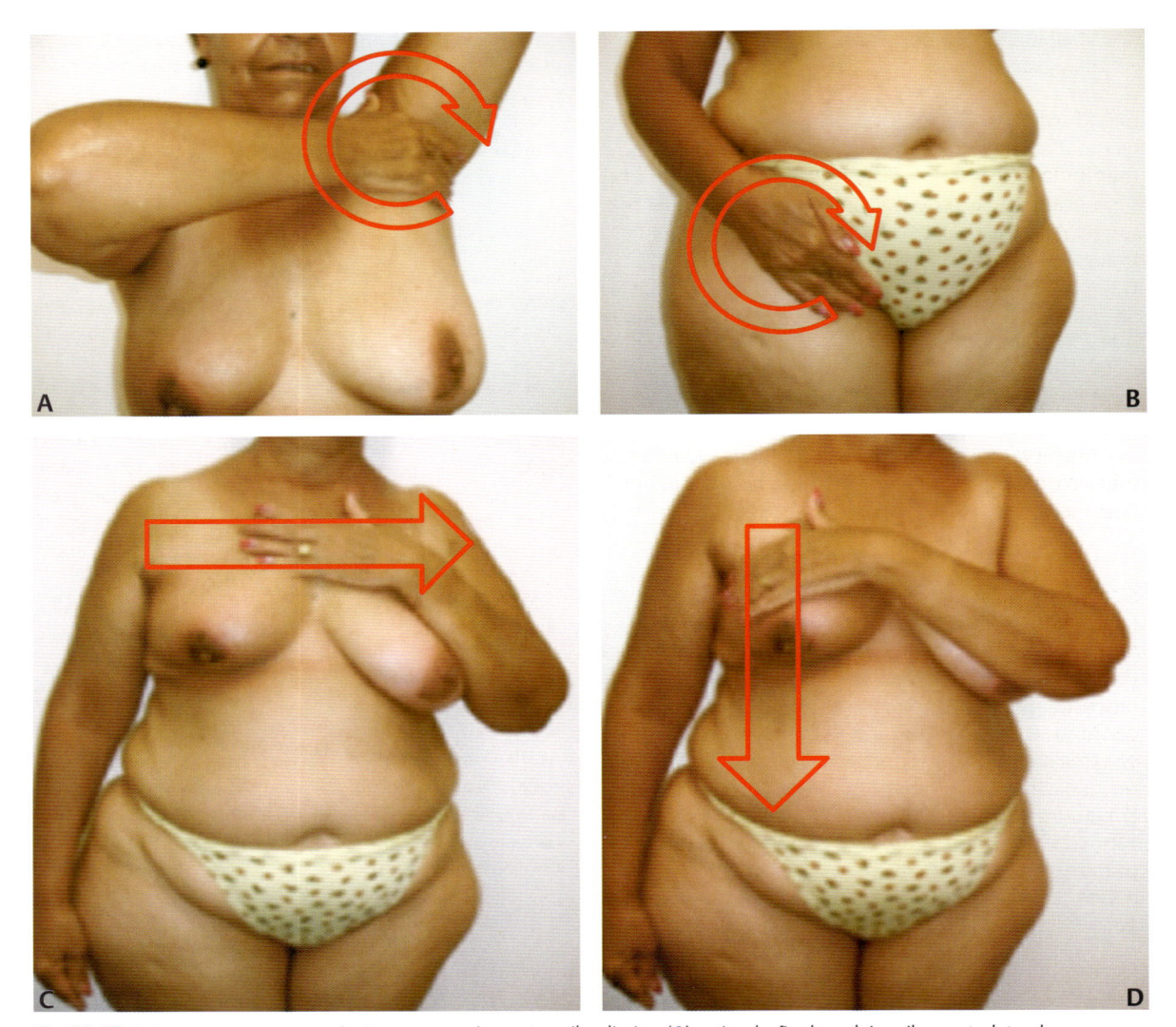

Fig. 58-12. Auto-massagem em paciente com esvaziamento axilar direito: (**A**) estimulação da cadeia axilar contralateral; (**B**) estimulação da cadeia inguinal homolateral; (**C**) movimento de "puxar" de axila homolateral para a axila contralateral; (**D**) movimento de "puxar" de axila homolateral para virilha homolateral.

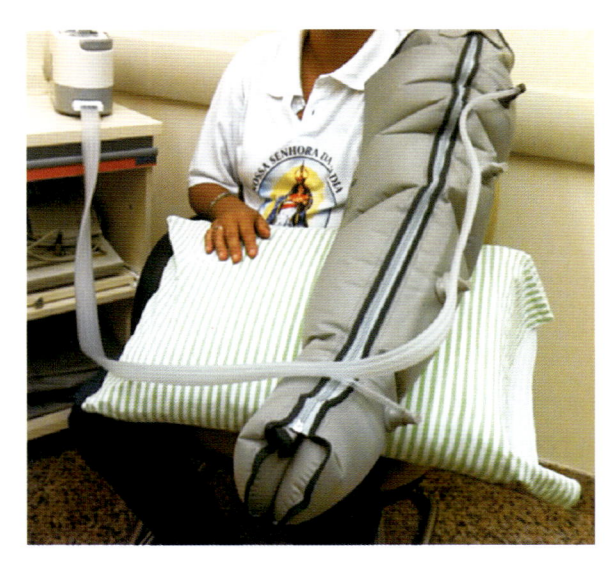

Fig. 58-13. Bomba pneumática (Pressoterapia).

em relação à abordagem a ser utilizada nos casos de AWS. Alguns estudos relatam que esta síndrome se resolve dentro de três meses sem tratamento específico. Outros estudos mostraram benefícios com exercícios ativos, exercícios de alongamento e técnicas de manipulação. Em nosso serviço, realizamos manobras de estiramento do cordão com resultados muito favoráveis. A manobra consiste em esticar o cordão com os polegares, enquanto se aplica pressão da região central para regiões distais, como mostrado na Figura 58-14. Esta manobra desencadeia dor local tolerável que é aliviada assim que a manobra termina, permitindo movimentos anteriormente limitados. Nós também realizamos as cinesioterapias ativa e passiva no membro e alongamento leve.

Observamos também a AWS, embora em menor número, nas pacientes submetidas à biópsia do linfonodo sentinela.

LIMITAÇÃO DO MOVIMENTO DO OMBRO

A restrição do movimento do ombro, uma das complicações que se seguem à dissecção dos linfonodos axilares, pode ocorrer por lesões de tecidos e nervos, com prevalência de 7-36%. Este transtorno musculoesquelético do ombro resulta em considerável debilidade conjunta e dor. Os sintomas geralmente diminuem em três meses, mas podem tornar-se crônicos, interferindo assim na qualidade de vida desses pacientes. O tratamento fisioterapêutico precoce é eficaz para este transtorno e promove a recuperação funcional precoce. O tratamento deve ser progressivo, com cuidados, se necessário, na manipulação do membro, para evitar lesões. Exercícios passivos, exercícios ativos assistidos, exercícios ativos, relaxamento da região cervical e a orientação postural devem ser realizados.

Realizamos este trabalho em grupo, associado a atividades lúdicas, roda de bate-papo, respeitando as limitações individuais.

SÍNDROME DOLOROSA PÓS-MASTECTOMIA

A dor crônica secundária ao tratamento cirúrgico para o câncer de mama é de origem neuropática ou resulta de lesões musculares e ligamentares. A neuralgia braquial intercostal é correlacionada com os tratamentos axilares, em que o nervo pode ser afetado em razão de sua localização durante a manipulação da axila. Essa dor pode ser contínua ou intermitente, com intensidade variável, e pode estar localizada na parte anterior da parede do tórax, axila ou a face medial do braço. O tratamento fisioterapêutico consiste em técnicas de analgesia, como a estimulação nervosa elétrica transcutânea (TENS), crioterapia e cinesioterapia.

Quando necessário para o tratamento medicamentoso, as pacientes também são encaminhadas ao fisiatra ou ao Departamento de Mastologia.

CONCLUSÃO

As intervenções fisioterapêuticas, principalmente nas pacientes que foram submetidas à manipulação axilar, podem ser implementadas em qualquer estágio pós-operatório. No entanto, é cada vez mais certo de que a intervenção precoce minimiza significativamente o surgimento de complicações, principalmente o linfedema.

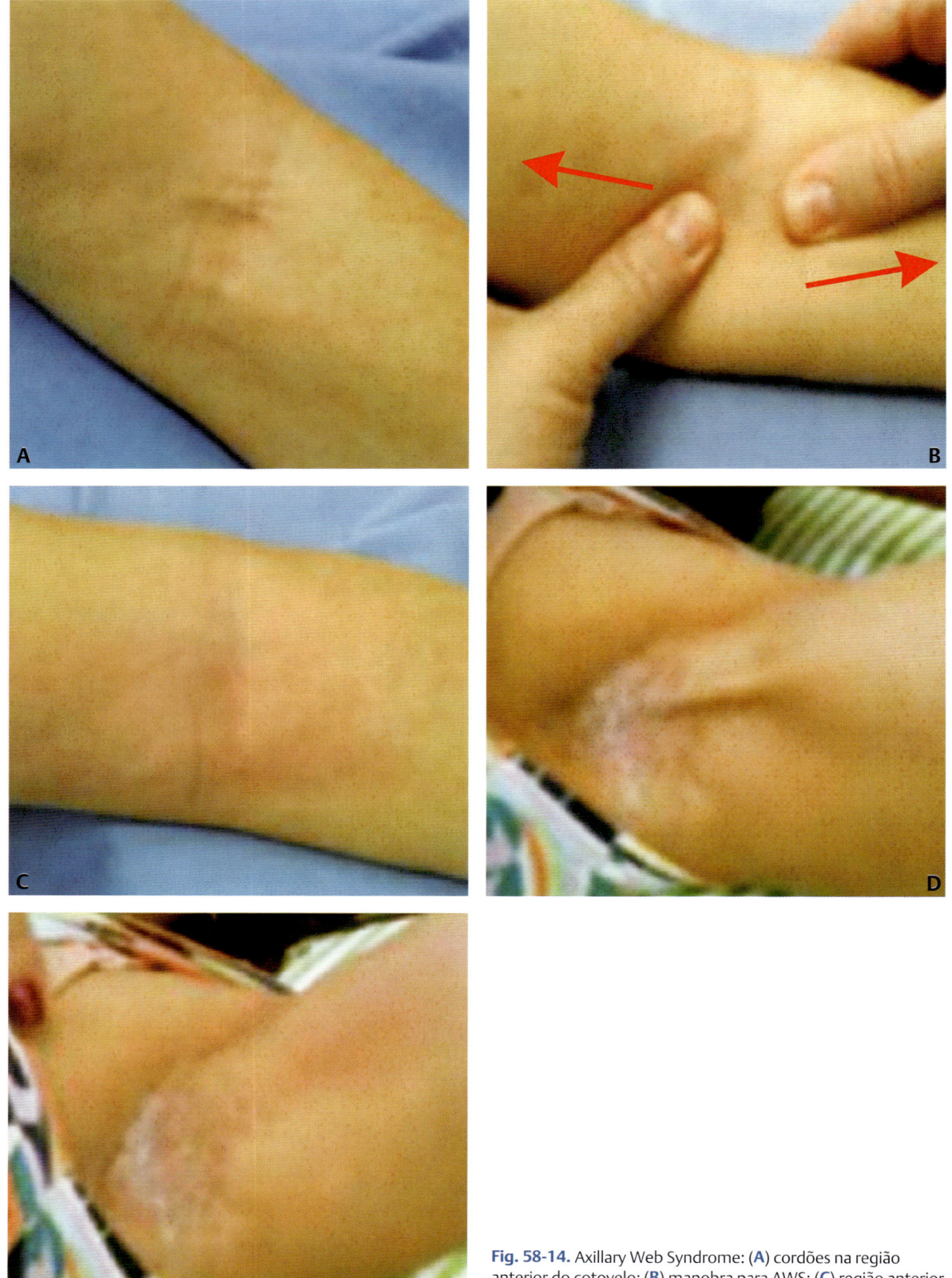

Fig. 58-14. Axillary Web Syndrome: (**A**) cordões na região anterior do cotovelo; (**B**) manobra para AWS; (**C**) região anterior do cotovelo sem os cordões; (**D**) cordões na região axilar; (**E**) região axilar após manobra sem cordões.

LEITURAS SUGERIDAS

Ezzo J, Manheimer E, McNeely ML et al. Manual lymphatic drainage for lymphedema following breast cancer treatment. *Cochrane Database Syst Ver* 2015;5:CD003475.

McLaughlin SA, DeSnyder SM. Considerations for Clinicians in the Diagnosis, Prevention, and Treatment of Breast Cancer-Related Lymphedema, Recommendations from an Expert Panel: Part 2: Preventive and Therapeutic Options. *Breast J* 2015; 21(3):276-84.

Sarri AJ, Dias R, Laurienzo CE et al. Arm lymphoscintigraphy after axillary lymph node dissection or sentinel lymph node biopsy in breast cancer. *Onco Targets Ther* 2017; 10:1451-1457.

Sarri AJ, Moriguchi SM. Evidence-based usefulness of physiotherapy techniques in breast cancer patients. In: Ozdemir PO, editor. *Current cancer treatment - novel beyond conventional approaches*. InTech, pp. 751, 2011.

Sayegh HE, Asdourian MS, Swaroop MN et al. Diagnostic Methods, Risk Factors, Prevention, and Management of Breast Cancer-Related Lymphedema: Past, Present, and Future Directions. *Curr Breast Cancer Rep* 2017; 9(2):111-121.

Stuiver MM, Tusscher MR, Agasi-Idenburg CS et al. Conservative interventions for preventing clinically detectable upper-limb lymphoedema in patients who are at risk of developing lymphoedema after breast cancer therapy. *Database Syst Rev* 2015:2:CD009765.

PAPEL DA FISIATRIA NO CÂNCER DE MAMA

Pedro Melhado Tovo

CÂNCER DE MAMA

O câncer de mama, seguindo uma tendência mundial, é o mais incidente em mulheres (excetuando-se os casos de pele não melanoma), com 1,67 milhão de casos somente em 2012. Em 2014 representou 25% do total de casos de câncer no mundo, é a segunda causa de morte por câncer em geral e a causa mais frequente de morte por câncer em mulheres. Estimativas mais recentes apontam que ocorrerão 596.000 casos novos de câncer no Brasil. Desse total, o número de casos novos de câncer de mama esperado é de 57.120.

O número de sobreviventes do câncer de mama tem aumentado mundialmente por causa de melhoramentos nas técnicas e estratégias de tratamento, proporcionando aumento crescente da expectativa de vida das pacientes. Como resultado, estima-se que o custo com o tratamento dos sobreviventes será de 157.700 bilhões de dólares, em 2020, somente nos Estados Unidos, o que por si só transforma o fato em questão de interesse de saúde pública. O desenvolvimento de estratégias para proporcionar melhor qualidade de vida para essa população é a consequência natural desse incremento da sobrevivência: a habilidade em conduzir atividades de vida diária, obtenção de funcionalidade adequada e satisfação são objetivos essenciais no tratamento moderno. Há de se ter em mente que sintomas persistentes de dor e fadiga interferem na capacidade funcional e, por esse motivo, não devem ser negligenciados.

Cronologicamente, o primeiro ano após o diagnóstico do câncer de mama é preenchido com o tratamento, seja por quimioterapia, radioterapia, cirurgia e, em alguns casos, terapia hormonal. Alterações físicas e psicológicas podem contribuir para uma pior qualidade de vida e devem ser monitoradas constantemente. Após esse período, inicia-se o pós-tratamento com a reabilitação, feita permanentemente.

Historicamente, a reabilitação em portadores de câncer está documentada desde 1925 quando Mayo publicou um estudo dizendo que a maioria dos pacientes seriamente doentes poderia ser reabilitada. A equipe médica poderia trazer diversos benefícios com a reabilitação de portadores de doenças crônicas, contudo a reabilitação foi delegada à equipe multiprofissional, porque o cirurgião preocupava-se com o cuidado pós-operatório, a recorrência e o sucesso do procedimento.

A partir da década de 1970, pesquisadores, como Dr. Guy Robbins, começaram a divulgar a preocupação com a reabilitação de portadores de câncer de mama desde o diagnóstico, além de apontar a necessidade de inclusão da família e a importância da equipe multidisciplinar para a inclusão social dos pacientes. Havia preocupação com a qualidade de vida e não somente com a sobrevida.

Desde então, os objetivos da reabilitação incluem quatro categorias: reabilitação funcional, recuperações física e cosmética, reinserções social e laborativa, além de reabilitação biopsicossocial. Toda a equipe multidisciplinar deve estar engajada no suporte e incentivo ao paciente.

LIMITAÇÕES CAUSADAS PELO CÂNCER DE MAMA

Nos dias de hoje, o tratamento do câncer de mama é bastante diversificado, incluindo mastectomias conservadoras ou radicais, associadas a esvaziamento de linfonodos axilares, biópsia de linfonodo sentinela, radioterapia, quimioterapia adjuvante e/ou neoadjuvante e hormonoterapia, com resultados bastante positivos na melhora da sobrevida dessa população.

As limitações decorrentes destes tratamentos são: dor, linfedema, menor amplitude de movimento do membro superior afetado em aproximadamente 67% das pacientes, redução de força muscular e redução nas atividades de vida diária, esta última relacionada com maior comorbidade.

A fadiga e a depressão são os sintomas mais prevalentes e debilitantes durante o tratamento de câncer de mama. Estudos apontam que aproximadamente 75% dos pacientes apresentarão fadiga e sugerem que ela pode ser considerada como um forte preditor de menor sobrevida, podendo perdurar por meses e, até mesmo, anos.

A depressão é caracterizada por sintomas, como tristeza, falta de esperança e falta de prazer em atividades outrora prazerosas. Estudos prévios demonstram uma incidência de 35 a 38% de distúrbios emocionais em pacientes diagnosticadas com câncer de mama, sendo que a associação entre a neoplasia com a doença mental pode influenciar na progressão da doença e diminuir a sobrevida.

Além dos sintomas de depressão e fadiga, está presente o linfedema, definido como acúmulo de fluido rico em proteínas no membro superior quando há interrupção da drenagem pela retirada de nódulos linfáticos, radiação axilar ou associação de ambos. Sua incidência varia entre 6 a 70%, dependendo do grau da doença e tratamento adotado, sendo a chance de desenvolvê-lo maior nas pacientes irradiadas em comparação às não irradiadas.

Estima-se que até 67% das pacientes terão restrição da articulação do ombro no acompanhamento do tratamento, das quais até 68% desenvolverão quadro de dor tanto no ombro como no membro superior.

ESTRATÉGIAS DE REABILITAÇÃO

A expectativa de vida após o diagnóstico de câncer da mama é de 17,5 anos, tornando crucial o desenvolvimento de técnicas e programas de reabilitação para redução de efeitos deletérios tardios dos tratamentos quimioterápico e cirúrgico, promovendo melhor qualidade de vida à paciente dos pontos de vista fisiológico e psicológico.

As estratégias de reabilitação devem incluir redução na fadiga, melhora na função imunológica, funcionalidade dos locais afetados, melhora da composição corporal e qualidade de vida. Com base em estudos recentes, uma reabilitação completa deve combinar exercícios resistidos e aeróbicos para maximizar os efeitos esperados.

Discute-se o momento de início do plano terapêutico. Scalfidi *et al.* encontraram, em revisão de literatura, que o melhor momento para início do programa é imediatamente após a cirurgia, pois, em 180 dias, aqueles com início imediato apresentaram menor limitação de movimento, menor índice de linfedema e menor necessidade de fisioterapia. Sua limitação foi o pequeno número amostral.

Lipset *et al.* observaram que a prática de exercícios durante a radioterapia pode ser considerada benéfica aos pacientes. Atividades aeróbicas combinadas com exercícios resistidos aliviam a fadiga; contudo, maiores investigações devem ser elaboradas.

Juvet *et al.* observaram estudos sobre fadiga e limitações funcionais em portadores de câncer de mama e concluíram que em 6 meses há menor limitação funcional e fadiga naqueles pacientes com início precoce de reabilitação.

Dessa maneira, entende-se que o melhor momento para início do programa de reabilitação é o pós-operatório imediato ou mesmo durante a radioterapia. Outros estudos são necessários para solidificar essa estratégia.

FUNCIONALIDADE E QUALIDADE DE VIDA

A lesão no sistema linfático, responsável pelo linfedema em até 70% dos sobreviventes de câncer de mama, é tratada com terapia descongestiva, composta por drenagem linfática, compressão pneumática/enfaixamento compressivo, fisioterapia para manipulação do tecido cicatricial e exercícios.

Os pacientes devem ser encorajados à prática de exercícios a partir do dia seguinte à cirurgia ou até uma semana após, porque há benefício comprovado no tratamento do linfedema e melhora na qualidade de vida, principalmente quando associado à terapia descongestiva complexa. Estudos indicam que não houve diferença quanto à capacidade de cicatrização, presença de seroma, necessidade de aspirações ou complicações da ferida operatória entre iniciar a prática de exercícios resistidos do membro operado um dia ou uma semana após a cirurgia.

Outro fator limitante da funcionalidade bem documentado é a dor em membro superior após a cirurgia. Acredita-se que 25 a 60% serão acometidos nos primeiros 6 meses após cirurgia. Outros estudos apontam para incidência de dor miofascial em aproximadamente 45% das pacientes submetidas ao tratamento cirúrgico do câncer de mama. A síndrome miofascial é caracterizada por dor regional à pressão de pontos gatilho no músculo esquelético que causa dor a distância, podendo levar a efeitos motores e autonômicos a distância. É uma causa comum de dor crônica em pacientes submetidos ao tratamento cirúrgico de câncer de mama que inclui dissecção de linfonodo axilar.

A avaliação adequada da dor miofascial é um fator importante na reabilitação musculoesquelética. Seu tratamento pode ser feito com uso de anti-inflamatórios não esteroides, inibidores de COX-2, tramadol, opioides, relaxantes musculares, anticonvulsivantes e antidepressivos tricíclicos, além de terapias manuais e acupuntura.

Nos dias atuais, é consenso que a reabilitação promove mobilidade e traz efeitos positivos na sintomatologia, sendo essencial o início precoce para recuperação das limitações físicas e psicossociais.

ACOMPANHAMENTO POR FISIATRA NO CÂNCER DE MAMA

A medicina da reabilitação exige muitos anos de treinamento; portanto, somente profissionais altamente qualificados são capazes de tratar limitações físicas. Dentro desse contexto está o fisiatra, profissional treinado em reabilitação e capaz de realizar diagnósticos, prescrever medicamentos adequados às necessidades dos portadores de câncer para dor e condições não malignas. Ele é o profissional especializado na prevenção, diagnóstico e tratamento relacionados com distúrbios neurológicos, musculares e ósseos que podem levar a um déficit temporário ou permanente.

Além disso, pode determinar outros aparelhos adjuvantes às atividades físicas prescritas para o paciente.

De acordo com o relatório da Sociedade Americana de Oncologia, estudos mostram que a reabilitação do câncer feita por equipe multidisciplinar – que frequentemente inclui médicos fisiatras, fisioterapeutas, terapeutas ocupacionais, fonoaudiologistas e enfermeiros – melhora o controle da dor, funções físicas, cognitivas e qualidade de vida como um todo em sobreviventes de câncer. Neste contexto, o fisiatra tem capacidade de diagnosticar tais condições tão logo se façam presentes, minimizando os sintomas. Além disso, o fisiatra pode avaliar a dor, fraquezas musculares, restrições ou outras limitações para elaborar um plano de tratamento eficaz, que deve ser incorporado ao cuidado multidisciplinar do paciente oncológico.

A OMS endossa a importância de um programa integrativo de prevenção, diagnóstico precoce, tratamento, reabilitação e cuidados paliativos no câncer de mama.

A reabilitação faz parte de todas as etapas do cuidado no câncer de mama, desde o período de pós-operatório precoce até as fases tardias de cuidado e acompanhamento contínuo após retorno à comunidade. Para tal, é necessária uma equipe multidisciplinar composta por profissionais, como enfermeiros, fisioterapeutas e terapeutas ocupacionais entre outros, com supervisão médica de neurologista, oncologista e fisiatra.

O programa de reabilitação deve ser voltado às limitações de cada paciente para garantir a restauração ou melhora da funcionalidade e melhora na qualidade de vida. Os cuidados médicos são fundamentais para reduzir complicações, sintomas relacionados com as terapias adjuvantes (como dor, fadiga) e promover a máxima participação do paciente na reabilitação.

Dessa maneira, o fisiatra, juntamente com os demais profissionais, tem papel fundamental no processo de reabilitação, cabendo a ele orientar a equipe multiprofissional e diagnosticar precocemente condições que limitem a aderência do paciente ao programa de reabilitação, bem como promover seu tratamento com os recursos médicos adequados.

CONDICIONAMENTO CARDIOVASCULAR

Enquanto o número de sobreviventes do câncer de mama aumenta mundialmente, as sequelas do tratamento ganham maior prevalência, como o risco aumentado para doença cardiovascular. É pacificado na literatura a cardiotoxicidade de agentes, como antraciclinas, taxanos, 5-fluouracil, ciclofosfamida e trastuzumabe, bem como seu potencial risco para cardiomiopatias.

A radioterapia aumenta a incidência de doença coronária por exposição incidental das estruturas cardíacas à radiação. Uma metanálise conduzida pelo Grupo de estudos Early Breast Cancer mostrou que a radioterapia diminui a mortalidade por câncer de mama, mas eleva a mortalidade cardiovascular em 1:3. Além da cardiotoxicidade, o paciente apresenta fatores de risco, como ganho de peso e sedentarismo secundários ao tratamento quimioterápico.

Os fatores de risco cardiovasculares são mais prevalentes naqueles pacientes tratados por quimioterapia. A hipertensão é 2,5 vezes mais prevalente, a hipertrigliceridemia é associada ao uso de carboplatina, e a redução no colesterol HDL pode ser causada pelo tamoxifeno. O exercício está associado a uma redução de 3-5 mm Hg na pressão arterial, efeitos positivos no controle de triglicerídeos e HDL colesterol. Assim, o controle dos fatores de risco dá suporte ao emprego de condicionamento físico nos sobreviventes de câncer de mama.

Estudos em animais sugerem que o condicionamento cardiovascular traz redução significativa ao dano cardíaco induzido por medicamento, além de aumentar a tolerância aos quimioterápicos.

O exercício físico foi identificado como uma intervenção atrativa na melhoria de qualidade de vida de portadores de câncer de mama. Vários estudos foram feitos sobre o tema para comprovação da melhoria da qualidade de vida, e todos apontaram melhora na fadiga relacionada com o câncer de mama, havendo divergência somente no momento adequado de início da atividade. Os exercícios efetivos foram aqueles de condicionamento cardiovascular e resistidos, observando valores entre 50 a 80% da frequência cardíaca máxima para o paciente. Também foi apontada melhora nos efeitos colaterais provocados pela quimioterapia após 10 semanas de exercícios aeróbios.

Em adultos sem câncer, o exercício físico tem sido associado a diversos benefícios, como menor risco de doença coronária isquêmica, doença cerebrovascular, hipertensão, dislipidemia, diabetes e síndrome metabólica. Este efeito protetor foi o racional para estudo de condicionamento físico em portadores de câncer.

Além disso, exercício físico aeróbico regular, pelo menos 225 min/semana, como quarenta e cinco minutos, cinco vezes por semana, está associado à redução de valores plasmáticos de marcadores tumorais sabidamente envolvidos no desenvolvimento do câncer de mama.

ROBÓTICA

Sabe-se que, sem exercícios físicos supervisionados, mulheres em tratamento após cirurgias de câncer de mama têm maior potencial de desenvolver limitações de amplitude de movimento no ombro ipsilateral. Desta forma, uma intervenção precoce por meio de um programa de exercícios parece assegurar a recuperação da movimentação do ombro.

A terapia robótica é uma alternativa inovadora na reabilitação. Inicialmente empregada para déficit de movimentação em membros superiores por lesão neurológica, seu uso tem sido aventado para lesões em membros superiores com limitações funcionais.

Suas vantagens incluem exercícios repetitivos, reprodutíveis e movimentos guiados com *feedback* sensório-motor, além de monitoramento do padrão de movimento customizado pelo profissional de reabilitação. Os robôs também promovem melhor eficácia na reabilitação por meio de terapias por maior período de forma precisa com menor fadiga ao paciente. O tempo de recuperação pode ser menor quando se emprega o uso de robôs pelo melhor treino.

A dor altamente prevalente no membro superior relacionada com o câncer é uma das maiores causas de estresse psicológico e, quando associada à limitação, pode prejudicar a qualidade de vida, aumentar a incidência de ansiedade e depressão. Os opioides são essenciais no tratamento da dor, mas podem causar dependência e elevação na taxa de suicídio.

A reabilitação robótica com realidade virtual foi empregada na reabilitação do câncer de mama por House *et al.* Sua vantagem está na distração da dor conferida pela tecnologia, capaz de manter os benefícios conseguidos com o controle medicamentoso. Outro benefício é a distração psicológica que melhora os controles motor e cognitivo, reduzindo a incidência de depressão.

Um estudo realizado em portadores de limitação de membros superiores decorrente de acidente vascular encefálico apontou que a reabilitação com uso de robótica e realidade virtual foi superior ao tratamento convencional no quadro álgico, principalmente no acompanhamento em longo prazo (Traveggia). Tal resultado é semelhante ao encontrado por House *et al.* no tratamento de câncer de mama.

Em pacientes com esclerose múltipla submetidos à reabilitação com o equipamento armeo spring®, os ganhos mais significativos foram nos testes de capacidade funcional. Apesar de o estudo avaliar pacientes paréticos, o objetivo terapêutico foi semelhante ao adotado na reabilitação do câncer de mama. O tempo adotado para avaliação dos resultados foi de 8 semanas e, apesar dos resultados promissores, a reabilitação com tecnologia robótica foi empregada em um número reduzido de pacientes, sendo necessários mais estudos a respeito.

No Hospital de câncer de Barretos, o departamento de fisiatria conta com os equipamentos armeo spring® e power®, e a terapia robótica com realidade virtual foi empregada na reabilitação de portadores de câncer de mama com ótimos resultados.

CONCLUSÃO

O câncer de mama apresenta sobrevida crescente, demandando estratégias de reabilitação para reinserções social e funcional do paciente. Neste contexto, o fisiatra tem função primordial de coordenar a equipe de reabilitação, promovendo integração e estrita vigilância para o diagnóstico precoce de condições que limitem a aderência do paciente ao programa de reabilitação, bem como promover seu tratamento com os recursos médicos adequados e tecnológicos de última geração.

LEITURAS SUGERIDAS

Alcoforado CW, Eleutério J Jr, Giraldo PC, Gonçalves AK. Quality of life in breast cancer survivors. *Rev Assoc Med Bras.* 2017 July; 63(7):583-589.

Amatya B, Khan F, Galea MP. Optimizing post-acute care in breast cancer survivors: a rehabilitation perspective. *J Multidiscip Healthc.* 2017 Aug 30;10: 347-357.

Bray F, Colombet M, Mery L *et al.* (editors) (2017). Câncer incidence in Five Continents, Vol. XI (electronic version). Lyon: International Agency for Research on Cancer. Available from: http://ci5.iarc.fr, accessed 03/dec/ 2017.

Brito CMM, Lourenço MIP, Saul M *et al.* Breast cancer: rehabilitation. *Acta Fisiatr.* 2012;19(2):66-72

Brown JC, Cheville AL, Tchou JC, Harris SR, Schmitz KH. Prescription and adherence to lymphedema self-care modalities among women with breast cancer-related lymphedema. *Support Care Cancer.* 2014 Jan;22(1): 135-43.

Burdick D. Rehabilitation of the breast cancer patient. *Cancer.* 1975 Aug;36(2):645-8.

Desai MJ, Saini V, Saini S. Myofascial pain syndrome: a treatment review. *Pain Ther* 2013 Jun;2(1):21-36.

Geok CSK, Keong KCW. Innovating With Rehabilitation Technology in the Real World: Promises, Potentials, and Perspectives *Am J Phys Med Rehabil.* 2017 Oct; 96(10 Suppl 1):S150–S156.

Gijbels D, Lamers I, Kerkhofs L *et al.* The Armeo Spring as training tool to improve upper limb functionality in multiple sclerosis: a pilot study. *J Neuroeng Rehabil.* 2011 Jan 24;8:5.

Harris SR, Hugi MR, Olivotto IA, Levine M. Steering Committee for Clinical Practice Guidelines for the Care and Treatment of Breast Cancer. Clinical practice guidelines for the care and treatment of breast cancer: 11. Lymphedema. *CMAJ.* 2001 Jan 23;164(2): 191-9.

Healey JE Jr. Role of rehabilitation medicine in the care of the patient with breast cancer. *Cancer.* 1971 Dec; 28(6):1666-71.

Hidding JT, Beurskens CH, van der Wees PJ *et al.* Treatment related impairments in arm and shoulder in patients with breast cancer: a systematic review. *PLoS One.* 2014 May 9;9(5).

House G, Burdea G, Grampurohit N *et al.* A feasibility study to determine the benefits of upper extremity virtual rehabilitation therapy for coping with chronic pain post-cancer surgery. *Br J Pain.* 2016 Nov;10(4): 186-197.

Instituto Nacional do câncer José Alencar Gomes da Silva (INCA). Disponível em:

http://www.inca.gov.br/wcm/outubro-rosa/2015/cancer-de-mama.asp, acessado em 03/dez/ 2017.

Juvet LK, Thune I, Elvsaas IKO et al. The effect of exercise on fatigue and physical functioning in breast cancer patients during and after treatment and at 6 months follow-up: A meta-analysis. *Breast.* 2017 Jun; 33:166-177.

Kirkham AA, Davis MK. Exercise Prevention of Cardiovascular Disease in Breast Cancer Survivors. *J Oncol.* 2015.

Lemanne D, Cassileth B, Gubili J. The role of physical activity in cancer prevention, treatment, recovery, and survivorship. *Oncology* (Williston Park) .2013 Jun;27(6):580-5.

Lipsett A, Barrett S, Haruna F et al. The impact of exercise during adjuvant radiotherapy for breast cancer on fatigue and quality of life: A systematic review and meta-analysis. *Breast.* 2017 Apr;32: 144-155

Machado MX, Soares DA, Oliveira SB. Significados do câncer de mama para mulheres no contexto do tratamento quimioterápico. *Physis* 2017. July; 27(3): 433-451.

Meneses-Echávez JF, González-Jiménez E, Ramírez-Vélez R. Effects of supervised exercise on cancer-related fatigue in breast cancer survivors: a systematic review and meta-analysis. *BMC Cancer.* 2015 Feb 21;15:17.

Miaskowski C, Paul SM, Cooper B et al. Identification of patient subgroups and risk factors for persistent arm/shoulder pain following breast cancer surgery. *Eur J Oncol Nurs.* 2014 Jun;18(3):242-53.

Pusic AL, Cemal Y, Albornoz C et al. Quality of life among breast cancer patients with lymphedema: a systematic review of patient-reported outcome instruments and outcomes. *J Cancer Surviv.* 2013 Mar;7(1):83-92.

Rosemond GP, Maier WP. Postoperative care and rehabilitation in breast cancer surgery. *Cancer.* 1969 Dec;24(6):1307-9.

Scaffidi M, Vulpiani MC, Vetrano M et al. Early rehabilitation reduces the onset of complications in the upper limb following breast cancer surgery. *Eur J Phys Rehabil Med.* 2012 Dec;48(4):601-11.

Silva Gisele da, Santos Manoel Antônio dos. Stressors in Breast Cancer Post-Treatment: a Qualitative Approach. *Rev Latino-Am Enfermagem.* 2010 Aug; 18(4):688-695.

Silver JK, Baima J, Mayer RS. Impairment-driven cancer rehabilitation: an essential component of quality care and survivorship. *CA Cancer J Clin.* 2013 Sep;63(5): 295-317.

Stagl JM, Antoni MH, Lechner SC, Carver CS, Lewis JE. Postsurgical physical activity and fatigue-related daily interference in women with non-metastatic breast cancer. *Psychol Health.* 2014;29(2):177-98.

Taveggia G, Borboni A, Salvi L et al. Efficacy of robot-assisted rehabilitation for the functional recovery of the upper limb in post-stroke patients: a randomized controlled study. *Eur J Phys Rehabil Med.* 2016 Dec;52(6):767-773.

Testa A, Iannace C, Di Libero L. Strengths of early physical rehabilitation programs in surgical breast cancer patients: results of a randomized controlled study. *Eur J Phys Rehabil Med.* 2014 Jun;50(3):275-84.

Torres LM, Mayoral del Moral O, Coperias ZJL, Gerwin RD, Goñí AZ. Incidence of myofascial pain syndrome in breast cancer surgery: a prospective study. *Clin J Pain.* 2010 May;26(4):320-5.

Vin-Raviv N, Akinyemiju TF, Galea S, Bovbjerg DH. Depression and Anxiety Disorders among Hospitalized Women with Breast Cancer. *PLoS One.* 2015 Jun 2;10(6).

Volaklis KA, Halle M, Tokmakidis SP. Exercise in the prevention and rehabilitation of breast cancer. *Wien Klin Wochenschr.* 2013 Jun;125(11-12):297-301.

Yu AF, Jones LW. Breast cancer treatment-associated cardiovascular toxicity and effects of exercise counter measures. *Cardio oncology.* 2016;2. pii: 1.

CONTRIBUIÇÕES DA PSICOLOGIA NA ESPECIALIDADE DO CÂNCER DE MAMA NO HOSPITAL DE AMOR DE BARRETOS

Antônia Santa Rolim Moura
Fábio Marcelo da Silva Valverde

INTRODUÇÃO

Estudos recentes têm mostrado cada vez mais que as perturbações emocionais afetam o bom funcionamento do sistema imunológico, provocam alterações bioquímicas e podem ocasionar o desenvolvimento de doenças. Isto nos leva a compreender que a paciente, não estando bem emocionalmente, poderá estar mais vulnerável ao adoecimento.

Pesquisas têm apontado a associação de fatores psicológicos à origem e prognóstico do câncer, sendo que os mais destacados na literatura são: estados afetivos, especialmente depressão; eventos de vida estressantes, com destaque para as perdas; apoio social; personalidade e modos de enfrentamento.

Sabe-se que uma parcela significativa dos pacientes oncológicos, que há algumas décadas estariam condenados, consegue, nos dias de hoje, sobreviver à doença e, ainda que com algumas restrições, dar continuidade à sua vida. A despeito disso, o câncer permaneceu sendo visto por muitas pessoas como uma inapelável sentença de morte, representando popularmente, assim, o mais cruel dos vaticínios.

O câncer de mama, mais especificamente, destaca-se como a doença mais temida pelas mulheres. A confirmação do diagnóstico do câncer de mama pode causar importantes alterações físicas, sociais e psicológicas nas pacientes. Torna-se patente, diante do exposto, que se faz necessário dedicar atenção especial ao impacto emocional de seu diagnóstico.

O Psicólogo hospitalar é o profissional que auxila a compreensão dos aspectos emocionais e o ajustamento da paciente às condições de diagnóstico, hospitalização, cirurgia, quimioterapia, radioterapia. O trabalho pode ser tanto de apoio quanto de aconselhamento, reabilitação ou psicoterapia individual e grupal.

No setor de Mastologia, o profissional da Psicologia atua junto à equipe, auxiliando a paciente a lidar com sua nova realidade e adequação de expectativas, ponderando o impacto da doença no humor e na afetividade da paciente e familiares, no equilíbrio emocional e no enfrentamento da doença.

A equipe multiprofissional se atenta aos sintomas psicológicos, que costumam acompanhar as pacientes com câncer, e desta forma as encaminham. A partir da interdisciplinaridade, em que diferentes profissionais estabelecem uma relação recíproca entre si e com as pacientes, há o favorecimento de intervenções técnicas e humanizadas no cuidado do mesmo, visando à reabilitação integral.

MÉTODOS E TÉCNICAS UTILIZADAS NO ATENDIMENTO AO PACIENTE E SEUS FAMILIARES

Avaliação Psicológica

Por meio da Avaliação Psicológica objetiva-se investigar e compreender questões prévias e do momento vivido dos pacientes e do sistema familiar, desde a compreensão do diagnóstico, dúvidas, expectativas, inseguranças, medo, assim como o enfrentamento do tratamento, os principais mecanismos de defesa utilizados e a rede de suporte social. Busca-se entender também o perfil de colaboração do paciente, adesão ao tratamento, componentes de ansiedade, depressão e uso de substâncias psicoativas.

A Avaliação Psicológica ocorre inicialmente por atendimento em grupo de triagem (GAT) com pacientes e cuidadores, onde se identifica a necessidade de um acompanhamento psicológico imediato, para trabalhar questões que podem interferir no tratamento com uma atenção especial aos sentimentos despertados em cada fase (períodos pré, intra e pós-operatório). No período de internação clínica ou cirúrgica, pacientes e familiares também contam com suporte psicológico.

O serviço de Psicologia possui um Protocolo de Avaliação de uso próprio aprovado pela instituição, que busca por meio de uma anamnese avaliar o motivo da solicitação de atendimento.

De acordo com a necessidade são aplicadas algumas Escalas validadas, como, por exemplo: Escalas Beck, Escala de Modos de Enfrentamento de Problema - EMEP, Escala Hospitalar de Ansiedade e Depressão (HADS). As avaliações sobre qualidade de vida abrangem questões sobre autoestima, imagem corporal e sexualidade (encontrada em alguns instrumentos), como, por exemplo: Escala de Autoestima, Escala de Qualidade de Vida (SF-36) e Quociente Sexual versão feminina (QS-F) e versão masculina (QS-M).

Atendimento Ambulatorial

O adoecer é uma experiência única e pode provocar significativas consequências emocionais e nas relações interpessoais, pela representação do diagnóstico, dos sintomas e do tratamento. As alterações psicológicas que acompanham o diagnóstico e tratamento do câncer de mama iniciam-se a partir do momento que a mulher suspeita de que o nódulo que descobriu, pelo autoexame, possa ser um câncer.

No atendimento ambulatorial nota-se que paciente e seus familiares vivenciam uma variedade de respostas emocionais ligadas ao diagnóstico. Sentem-se impotentes, despreparadas, angustiadas e deparam-se com a possibilidade da própria morte. Uma fase inicial de medo, inércia e descrença é comum, seguida de reações complexas e contraditórias.

A reação ao diagnóstico de câncer de mama depende das características de personalidade da paciente, da doença, das variáveis do tratamento, de sua interação com a doença e de fatores ambientais. A mulher passa por várias fases de conflito interno que oscilam desde a negação da doença, medos, angústias e fantasias que podem interferir em uma melhor resposta ao tratamento.

Um dos principais medos vivenciados pelas pacientes e familiares é o da morte, não necessariamente o medo de morrer, mas sim de como seus entes queridos ficarão. Há também o medo da transformação no corpo, a preocupação sobre como o outro vai enxergá-la, se ainda irá desejá-la e até como a sociedade vai olhar para essa mulher, já que a mama é um referencial feminino.

O significado da mama ultrapassa o físico e inclui feminilidade, beleza, sexualidade e poder, atributos significativos para a mulher como objetos de autoafirmação, autovalorização e reconhecimento social em diferentes etnias e contextos socioeconômicos. Pacientes com câncer de mama referem prejuízo na sexualidade em qualquer etapa do processo de diagnóstico, tratamento e sobrevida, decorrente de efeitos colaterais do tratamento ou dos eventos psicossociais relacionados.

As questões ligadas à sexualidade vão além do paciente, afeta o parceiro, uma vez que haja uma relação conjugal que também pode estar adoecida. Um dos grandes desafios, em razão do número reduzido de Psicólogos no setor, é conseguir oferecer suporte psicológico aos parceiros.

É de grande relevância que as pacientes diagnosticadas com câncer de mama tenham um adequado suporte psicológico durante todas as fases do tratamento, pois, pesquisas apontam uma predisposição neste público para desenvolver ansiedade e depressão em algum estágio do tratamento.

A sobrevida da paciente com câncer é influenciada pela capacidade de ajustamento do indivíduo à doença. Nesse sentido há outros fatores que são trabalhados no acompanhamento psicológico, como: expressão dos sentimentos, vontade de viver, reação ativa em relação ao tratamento e bom suporte social e afetivo.

Os serviços prestados são realizados, em sua maioria, de forma individual (sala de acolhimento). Acontece de segunda a sexta-feira, das 07h00min às 13h15min. Conta com 10 vagas disponíveis por dia e tem um caráter de agendamento, encaixe e solicitações.

A psicoterapia fundamenta-se em um modelo breve, centrado na pessoa e não tem um tempo de duração específico, tanto com relação à consulta quanto ao acompanhamento. De acordo com a necessidade e possibilidade são realizados encaminhamentos para acompanhamento na cidade de origem.

Intervenções Grupais

Os Grupos de apoio visam a trabalhar o paciente como um todo, fortalecendo seu lado psicoemocional e esclarecendo aspectos importantes sobre a doença. O grupo é um espaço que permite estreitar os laços entre pacientes, familiares e equipe. Faz com que os profissionais atendam em um curto prazo um maior número de pacientes.

Promove o acolhimento, visando a melhorar a autoestima das pacientes, esclarecer dúvidas, trocar experiências de vida sobre a doença e o tratamento, oferecer suporte psicológico para fortalecer o enfrentamento e trabalhar conteúdos emocionais despertados.

▪ *Grupo de Apoio e Triagem - GAT*

É coordenado pela Psicóloga do setor. Acontece semanalmente, todas as quartas-feiras, no Anfiteatro da Radiologia, das 09h30 min às 10h30 min. Participam pacientes e familiares, uma única vez, após receberem o diagnóstico de câncer de mama. Busca-se oferecer informações e orientações pertinentes à especialidade da mama e enfocam dúvidas sobre o tratamento e possíveis intercorrências, mitos e crenças errôneas sobre o adoecimento e a terapêutica.

Este grupo, onde se estabelece o primeiro contato com a Psicologia, é um espaço de acolhimento inicial, triagem, orientações e de trocas de experiências, e motiva os participantes no sentido de buscarem ajuda psicológica, quando necessário. Em alguns casos específicos a Psicóloga já sente a necessidade de um agendamento imediato, o que é feito logo após o grupo.

A importância do grupo é notada, sobretudo, no acolhimento inicial dos sentimentos, e as orientações ajudam no controle da ansiedade, medos e inseguranças que o diagnóstico desperta. Busca-se despertar nas pacientes a importância de uma participação ativa, assumindo suas parcelas de contribuição, uma vez que isto possa interferir no processo de tratamento.

São promovidas reflexões sobre o adoecimento, com foco na manutenção do estado emocional e auxílio nas estratégias de enfrentamento. É natural neste momento inicial perceber sintomas de negação, raiva e tantos outros característicos das fases do luto, que se apresenta como um tipo de luto antecipatório.

Uma atenção especial também é dada ao suporte familiar que, assim como a paciente, sofre diante da descoberta da doença. É notório o quanto os participantes no fim do grupo mostram-se mais calmas, confiantes, esperançosas e com postura mais assertivas.

▪ Grupo de Apoio às Mulheres Mastectomizadas - GAMMA

Este grupo foi o primeiro a ser criado na Fundação PIO XII no ano de 2006, e, inicialmente, teve o objetivo de ajudar as pacientes que precisavam fazer mastectomia por causa do câncer de mama. Atualmente todas as pacientes em acompanhamento pela equipe são convidadas e podem participar. As pacientes têm liberdade de utilizá-lo à medida de suas necessidades e pelo tempo que desejarem.

Os encontros acontecem semanalmente, todas as sextas-feiras, das 09h30 min às 11h30 min no Anfiteatro Central. É composto por profissionais da Psicologia, Nutrição, Fisioterapia e Enfermagem. De acordo com temas e dúvidas pertinentes levantadas pelo grupo, à medida do possível, são convidados outros profissionais para trabalhar as devidas temáticas.

O grupo possui um caráter terapêutico, os temas abordados durante as reuniões enfatizam a expressão dos sentimentos e a troca ativa de experiências. Cria um espaço onde as pacientes possam ser ouvidas nas suas angústias e fantasias, e, desta forma, possibilita a criação de narrativas que venham a produzir novas significações em suas vidas.

No grupo são comemoradas algumas datas e dentre elas destacam-se o aniversário do grupo e o Natal. Nestes eventos, que na sua grande maioria são realizados fora do ambiente hospitalar (pesqueiro, aras, parque do peão), toda a equipe participa. O hospital oferece transporte e um delicioso café da manhã. São oferecidos pela captação de recursos da Fundação alguns brindes como um gesto de carinho.

CONSIDERAÇÕES FINAIS

Considera-se que as informações, orientações e intervenções psicoterapêuticas fornecidas aos pacientes e familiares nos atendimentos individuais e/ou grupais têm extrema importância. Ao compreender e trabalhar social e psicologicamente a origem de seus sintomas, os mesmos apresentam melhorias significativas na redução do estresse, nos equilíbrios do humor e da ansiedade e na qualidade de vida.

O impacto psicológico causado pelo câncer de mama traz uma significativa repercussão na vida do paciente. Quando esse momento é vivido com conhecimento e compreensão, e um apoio psíquico, torna-se possível o entendimento dos medos e angústias que podem interferir em uma resposta ao seu tratamento terapêutico. Tende a afetar seu universo de relações, fazendo com que se aproximem ou se afastem daqueles que o cercam.

Torna-se imprescindível a elaboração de um plano de cuidados para estes pacientes, com atuação direta nas questões de sexualidade. Essa assistência deve ser estendida aos parceiros que precisam ser estimulados a estarem mais próximos da mulher e a participarem de todo o processo, uma vez observada a importância de tal apoio.

O acompanhamento psicológico contribui com a participação mais ativa e positiva da paciente durante o tratamento e resulta numa melhor adesão, e consequentemente provoca uma menor probabilidade do surgimento de intercorrências clínicas e psicológicas.

Um dos desafios sentidos, no momento, diz respeito a uma demanda significativa de pacientes para um número pequeno de Psicólogos, sendo que o setor conta com a presença de uma Psicóloga somente no período da manhã. Portanto, há aspectos que impactam diretamente nas decisões e reações comportamentais diante do tratamento, que não são trabalhados com a atenção devida, como, por exemplo, a sexualidade e a relação conjugal.

Conclui-se que a não adesão ao acompanhamento psicológico e a não participação nos grupos podem trazer consequências negativas que já são percebidas pela equipe, como: maior ansiedade, dúvidas, insegurança, sintomas depressivos, isolamento, baixa autoestima e irritabilidade. Em contrapartida os pacientes que aderem ao mesmo obtêm ganhos significativos, na melhora do estado geral de saúde, na qualidade de vida, na tolerância aos efeitos adversos da terapêutica oncológica e na comunicação entre paciente, família e equipe, por meio deste espaço de escuta e acolhimento que traz efeitos positivos no enfrentamento.

LEITURAS SUGERIDAS

Ferreira SMA, Panobianco MS, Gozzo TO, Almeida AM. A sexualidade da mulher com câncer de mama: análise da produção científica de Enfermagem. *Texto Contexto Enferm* Florianópolis 2013 Jul-Set; 22(3): 835-42.

Funghetto SS, Terra MG, Wolff LR. Mulher portadora de câncer de mama: percepção sobre a doença, família e sociedade. *Rev Bras Enferm* [online]. 2003;56(5):528-32.

Gimenez MG (organizador). *A mulher e o câncer*. São Paulo: Editorial Psy, p. 325, 1997.

Huguet PR *et al*. Qualidade de vida e sexualidade de mulheres tratadas de câncer de mama. *Rev Bras Ginecol Obstet* [online]. 2009;31(2):61-67.

Maluf MFM, Jo Mori L, Barros ACSD. Impacto psicológico do câncer de mama *Rev Bras Cancer*. 2005;51(2):149-154 144.

Venâncio JL. Importância da Atuação do Psicólogo no Tratamento de Mulheres com Câncer de Mama. *Rev Bras Cancer*. 2004;50(1):55-63.

OFICINA DE BELEZA EM CÂNCER DE MAMA

Kamila Costa Panissi

CONSIDERAÇÕES GERAIS

No Brasil, excluídos os tumores de pele não melanoma, o câncer de mama é o mais incidente em mulheres de todas as regiões, exceto na região norte, onde o câncer de colo do útero ocupa a primeira posição. O Instituto Nacional de Câncer (INCA) estima que o câncer de mama seja o segundo mais frequente no mundo, atrás apenas do câncer de pulmão, respondendo a 22% dos casos novos a cada ano, com estimativas para o Brasil de 57.960 novos casos, em 2016.

Atualmente, o que se tem observado é uma redução na mortalidade por esse tipo de neoplasia, provavelmente por causa da utilização de um tratamento sistêmico adjuvante que objetiva a destruição da doença metastática oculta, reduzindo a taxa de recorrência anual em 41%, e, a mortalidade, em 34% em tumores de receptor hormonal positivo. Além disso, para tumores denominados carcinoma ductal *in situ*, o índice de cura chega a 95%. Os avanços em tratamento para neoplasias da mulher são significativos, a ponto de existirem condições de prevenir, detectar, tratar e curar boa parte delas.

Apesar dos avanços nos tratamentos e na sobrevida das pacientes, estudos mostram que os procedimentos podem ocasionar efeitos colaterais significativos. Por exemplo, a radioterapia gera aumento de dores nas mamas e queimaduras; já a hormonoterapia pode causar ondas de calor, tromboembolismo, tumores de endométrio e secura vaginal, enquanto que a quimioterapia provoca fadiga, náuseas, vômitos, alopecia, disfunção cognitiva, ganho de peso e os sintomas de menopausa induzida, que têm contribuído para diminuição do interesse sexual, lubrificação vaginal e dor à penetração. A combinação de tratamentos depende do tamanho do tumor, idade da paciente, comorbidades, grau histológico, número de linfonodos axilares comprometidos, expressão de receptores hormonais e o *status* HER2.

Deve-se destacar, também, que os seios têm um significado único associado à maternidade e à sexualidade feminina; assim, 70% das mulheres diagnosticadas com essa neoplasia vivenciam experiências emocionalmente desagradáveis, pois, em sua maioria, os tratamentos oncológicos estão associados a uma imagem negativa do corpo, perda da feminilidade, da atratividade e da autoestima. A mulher diagnosticada com câncer de mama passa por diferentes lutos, todos eles relacionados com a retirada da mama, tendo, entre estes, o luto pela possibilidade de ter câncer, depois o luto pelo diagnóstico e tratamentos, e o luto relacionado com sua própria imagem corporal e possíveis limitações que podem ocorrer.

Viver com uma doença ligada a estigmas e incertezas constitui uma das grandes dificuldades enfrentadas pelas mulheres. Ainda, há um abalo da identidade, provocando alteração da imagem corporal, fragilidade emocional, baixa autoestima, dificuldades com a sexualidade, medo de rejeição, comprometimento nos relacionamentos interpessoal e social e questionamentos sobre as vidas pregressa e futura à doença.

A imagem corporal humana é compreendida como o modo pelo qual o corpo se apresenta ao sujeito, contribuindo para isso sensações, memórias, esquemas e a imagem corporal alheia. O corpo é um registro da história de cada indivíduo e também o principal elo entre o sujeito e o mundo, ao passo que o ser humano busca apresentar o corpo na melhor forma possível, e o corpo ferido produz uma sensação de perda de controle de si mesmo, tornando-se algo que não se pode manipular conforme sua vontade, fazendo com que o sujeito ingresse em uma experiência que envolve a construção de novas imagens sobre seu corpo e sobre si que divergem daquelas anteriores ao surgimento da ferida. Estudos sobre imagem corporal e depressão concluíram que há um aumento dos sintomas depressivos e redução da qualidade de vida relacionados com a imagem corporal, atratividade e feminilidade. Desta forma, as estratégias utilizadas pelas mulheres para enfrentar o tratamento influenciarão diretamente na adaptação, ajustamento social e qualidade de vida.

INTERVENÇÕES COSMÉTICAS EM CONTEXTO ONCOLÓGICO

Entre um dos recursos que podem impactar positivamente e favorecer o enfrentamento da doença destaca-se as intervenções cosméticas que se caracterizam por oferecer as mulheres em tratamento técnicas relacionadas com os cuidados com a pele, maquiagem, manicure, pedicure, massagem corporal entre outros. Pesquisas têm mostrado que tais intervenções impactam de maneira favorável as mulheres em tratamento oncológico, principalmente em relação à imagem corporal; são mulheres menos propensas a vivenciarem angústias, aceitam melhor o tratamento e são mais confiantes. Além disso, a participação nesses programas proporciona o compartilhamento de experiências e preocupações entre as participantes, favorecendo o suporte social.

Partindo-se desses estudos e objetivando oferecer um atendimento humanizado às mulheres que estão em tratamento oncológico, a fim de proporcionar a elevação da autoestima e qualidade de vida durante e após o tratamento, no ano 2015, o Hospital de Câncer de Barretos – Fundação Pio XII, agora denominado Hospital de Amor, passou a oferecer oficinas de automaquiagem em uma parceria com a empresa AVON e o Instituto ABIHPEC (Associação Brasileira da Indústria de Higiene Pessoal, Perfumaria e Cosméticos). Tais oficinas fazem parte do programa "De Bem com você – a Beleza contra o câncer", inspirado no modelo original "Look Good Feel Better" desenvolvido pela instituição norte-americana "The Personal Care Products Council Foundation".

O "De Bem com você – a Beleza contra o câncer" consiste em oficinas de automaquiagem ministradas por profissionais voluntários da área que ensinam técnicas que ajudam a suavizar e combater os efeitos relacionados com o tratamento contra o câncer. A participação é voluntária a partir de agendamento de dia e horário, e cada mulher, em tratamento oncológico para qualquer tipo de neoplasia, pode participar apenas uma vez da oficina que tem duração de três horas. Elas recebem um *kit* com material de maquiagem e outros produtos, como xampu, condicionador, cremes para o corpo, perfume entre outros. Esses produtos são individuais e após a participação nas oficinas as mulheres podem levá-los para casa. Desde seu início, mais de 3.000 mulheres já participaram do programa no Hospital de Barretos, ao passo que 54% das participantes estavam em acompanhamento para câncer de mama, o que evidencia o trabalho em relação à autoestima, imagem corporal e feminilidade referidos à mama e ao tratamento oncológico. As outras 46% incluíam tumores de ovário, colo de útero, cólon, pâncreas, pulmão, sistema nervoso entre outros.

O perfil das pacientes em tratamento para mama que participaram do projeto engloba, em sua maioria, mulheres casadas ou em união estável, mães, católicas, com nível escolar fundamental incompleto e que apresentavam hábitos de cuidados com a beleza, principalmente ao cabelo e corpo, e exibiam dificuldades de aceitação da imagem corporal e baixa autoestima decorrente do tratamento, sendo que tal iniciativa proporcionou realçar belezas e as sentirem-se mais mulher e feminina.

DEPOIMENTOS

"Parabéns, vocês conseguem fazer com que enxerguemos uma mulher escondida dentro de nós".
O. L. S. 45 anos

"Eu quero parabenizar esse projeto, foi um momento muito importante na minha vida nessa fase em que eu me encontro... tinha me esquecido de que eu posso ser melhor a cada dia. Obrigada a toda equipe!!!
M. A. S. 53 anos

"Me sentia muito desanimada, triste, após ter feito o curso vi as coisas totalmente diferente, e vou aprender a dar valor mais em mim. E agora, estou bem mais feliz do que antes".
M. R. C. 66 anos

"A autoestima nesse tratamento contra o câncer é essencial e com o curso você sai daqui renovada e linda muito obrigada".
A. B. 32 anos

"Maravilhosa esta oficina traz autoestima e confiança. Nós mulheres às vezes esquecemos de nos dar um carinho. A oficina nos faz lembrar deste carinho. Que nos deixa bonitas e confiante para nós mesmas e para os nossos familiares. Um beijo a todos que promoveram este evento".
M. O M. 53 anos

LEITURAS SUGERIDAS

Alegrance FC, Souza CB, Mazzei RL. Qualidade de vida e estratégias de enfrentamento em mulheres com e sem linfedema pós-câncer de mama. *Rev Bras Cancer*. 2010;56(3):341-51.

Azevedo RF, Lopes RLM. Concepção de corpo em Merleau-Ponty e mulheres mastectomizadas. *Rev Bras Enferm*. 2010;63(6):1067-70.

Barros ACSD, Katz A, Jardim DLF et al. Tratamento do tumor de mama localizado. In: Hoff PM, Katz A, Chammas R, Odone Filho V, Novis YS. *Tratado de oncologia*. São Paulo. Vol. 2. Editora Atheneu, 2013.

Begovic-Juhant A, Chmielewski A, Iwuagwu S et al. Impact of body image on depression and quality of life among women with breast cancer. *J Psych Oncol*. 2012;30(4):446-60.

Brasil. Ministério da Saúde. Cadernos de atenção básica: controle dos cânceres do colo do útero e da mama. Brasília – DF: Editora MS, 2013.

Cantinelli FS, Camacho RS, Smaletz O et al. A oncopsiquiatria no câncer de mama – considerações a respeito de questões do feminino. *Rev Psiq Clin* 2006;33(3):124-33.

Carvalho ESS, Paiva MS, Aparício EC. Corpos estranhos, mas não esquecidos: representações de mulheres e homens sobre seus corpos feridos. *Rev Bras Enferm*. 2013;66(1): 90-6.

Conde DM, Pinto-Neto AM, Cabello C et al. Menopause symptoms and quality of life in women aged 45 to 65 years with and without breast cancer. *Menopause.* 2005;12(4):436-43.

De bem com você - a beleza contra o cancer [homepage na internet][Acesso em 02 nov 2017]. Disponível em: http://debemcomvoce.org.br/

Frasson AL, Zerwes FP, Vollbrecht B. Tratamento de Carcinoma Ductal e Lobulares *in situ.* In: Hoff PM, Katz A, Chammas R, Odone Filho V, Novis YS. *Tratado de oncologia.* , São Paulo. Vol. 2. Editora Atheneu, 2013.

Ganz PA, Kwan L, Stanton AL et al. Quality of life at the end of primary treatment of breast cancer: first results from the moving beyond cancer randomized trial. *J Nat Cancer Instit.* 2004;96(5): 376-87.

INCA - Instituto nacional do câncer. INCA estima que haverá 596.070 novos casos de câncer em 2016. Notícias, 2015 [acesso em 20 fev 2016]. Disponível em: www2.inca.gov.br/wps/wcm/connect/agencianoticias/site/home/noticias/2015/estimativa_incidencia_cancer_2016.

Ishiyama H, Niino K, Hosoya T et al. Results of a questionnaire survey for symptom of late complications caused by radiotherapy in breast conserving therapy. *Breast Cancer.* 2006;23(3): 197-201.

Maluf MF, Mori LJ, Barros AC. O impacto psicológico do câncer de mama. *Rev Bras Cancer.* 2005;51(2): 149-54.

Moura FMJSP, Silva MG, Oliveira SC et al. Os sentimentos das mulheres pós-mastectomizadas. *Esc Anna Nery.* 2010;14(3):477-84.

Park HY, Kim JH, Choi S et al. Psychological effects of a cosmetic education programme in patients with breast cancer. *Eur J Cancer Care.* 2015;24:493-502.

Pinotti M, Cardoso EB, Boratto MG et al. Neoplasias da mulher. In: Bifulco VA, Fernandes Júnior HJ. *Câncer: uma visão multiprofissional.* 2.ed, Barueri-SP: Manole, 2014.

Quintard B, Lakdja F. Assessing the effect of beauty treatments on psychological distress, body image, and coping: a longitudinal study of patients undergoing surgical procedures for breast cancer. *Psycho-Oncology.* 2008;17:1032-38.

Santos DB, Vieira EM. Imagem corporal de mulheres com câncer de mama: uma revisão sistemática da literatura. *Ciência & Saúde Coletiva.* 2011;16(5):2511-22.

Schilder P. *A imagem do corpo: as energias construtivas da psique.* 3.ed. São Paulo: Martins Fontes, 1999.

Servaes P, Verhagen S, Bleijenberg G. Determinants of chronic fatigue in disease-free breast cancer patients: a cross-sectional study. *Ann Oncol.* 2002; 14(4):589-98.

Silva LC. Câncer de mama e sofrimento psicológico: aspectos relacionados ao feminino. *Psicologia em Estudo.* 2008;13(2):231-37.

Taggart LR, Ozolins L, Hardie H et al. Look good feel better workshops: a "big lift" for women with cancer. *J Cancer Education.* 2009;24(2):94-9.

ASPECTOS LEGAIS DO CÂNCER DE MAMA: DIREITOS DA INSTITUIÇÃO E DE SEUS PACIENTES

Zaiden Geraige Neto
Jonatas Ribeiro Benevides

DIREITOS DA INSTITUIÇÃO DE SAÚDE

Um aspecto importante sobre os direitos da instituição de saúde diz respeito à responsabilidade civil, com previsão nos artigos 186 e 927 do Código Civil*.

Isto porque embora a responsabilidade de hospitais seja vista como objetiva** pelo Código de Defesa do Consumidor, no caso de erro médico deve haver a prova da culpa deste, para que a imputação se estenda automaticamente ao hospital ou à clínica. Do contrário, ter-se-ia a falsa ideia de que sempre que o paciente submetido a uma cirurgia, por exemplo, não melhorasse sua saúde, a responsabilidade seria da instituição de saúde, ou seja, ou o paciente sairia curado ou a instituição seria responsável.

---

* Art. 186. Aquele que, por ação ou omissão voluntária, negligência ou imprudência, violar direito e causar dano a outrem, ainda que exclusivamente moral, comete ato ilícito.
Art. 927. Aquele que, por ato ilícito (arts. 186 e 187), causar dano a outrem, fica obrigado a repará-lo.
** Pela responsabilidade objetiva, entende-se que o prestador de serviço responde pelos danos causados ao consumidor, independentemente da comprovação da culpa, bastando que se demonstrem o dano e o nexo causal. As modalidades de culpa são negligência, imprudência ou imperícia, que se definem da seguinte maneira: *"A negligência médica caracteriza-se pela inação, indolência, inércia, passividade. É um ato omissivo. [...] Na imprudência, há culpa comissiva. Age com imprudência o profissional que tem atitudes não justificadas, açodadas, precipitadas, sem usar de cautela. [...] Imperícia é a falta de observação das normas, a deficiência de conhecimentos técnicos da profissão, o despreparo prático. Também caracteriza a imperícia a incapacidade para exercer determinado ofício, por falta de habilidade ou ausência dos conhecimentos necessários, rudimentares exigidos numa profissão".*
"O objeto do contrato médico não é a cura, obrigação de resultado, mas a prestação de cuidados conscienciosos, atentos, e, salvo circunstâncias excepcionais, de acordo com as aquisições da ciência. Comprometem-se a tratar o cliente com zelo, utilizando-se dos recursos adequados, não se obrigando, contudo, a curar o doente".

Tal assertiva não é verdadeira. Se o médico que opera o paciente, em nítida obrigação de meio***, não garante o resultado, como pode a instituição de saúde garantir?

O prestador de serviço, no caso o hospital, responde objetivamente por defeitos na prestação dos serviços garantidos por ela, tais como condições de suas instalações, internação, exames etc. Mas, não é responsável objetivamente pelos serviços dos médicos que atuam na condição de prepostos e cumprem obrigação de meio e não de resultado.

Assim, não comprovada a culpa do responsável direto (médico, ou profissional liberal em geral), não pode a instituição de saúde (responsável indireta) ser responsabilizada, conforme já decidido pela jurisprudência:

"RESPONSABILIDADE CIVIL – ERRO MÉDICO – Inocorrência – Grávida de 20 semanas que perdeu o bebê – Elementos nos autos que permitem concluir pelo atendimento adequado pela equipe hospitalar e médicos – Paciente que evoluiu para o abortamento em curso, devido a condições orgânicas e que recebeu atendimento adequado para a inibição desse processo – Gestação que se tornou inviável, devido à prematuridade extrema do feto, eliminado sem vida – Inexistente responsabilização civil sem a devida comprovação do nexo causal entre conduta ilícita e dano sofrido – Responsabilidade dos hospitais objetiva, mas que apenas poderá ser reconhecida após a confirmação de culpa dos médicos ou demais prepostos – Perícia conclusiva no sentido da inocorrência do erro médico – Sentença mantida – Recurso não provido (grifos nossos).

*"RESPONSABILIDADE CIVIL – Ação de indenização por danos materiais, morais e estéticos, fundada em suposto erro médico – Ação movida em face da clínica médica, prestadora de serviço [...] A responsabilidade civil dos profissionais liberais, inclusive médicos, é, a princípio, subjetiva e repousa na demonstração da culpa do agente e do nexo causal entre o procedimento médico e o dano experimentado pelo paciente, porquanto o médico contrata uma obrigação de meio e não de resultado – Da mesma forma, a

responsabilidade dos hospitais, análoga à das clínicas, apesar de objetiva, no caso de erro médico também pressupõe a prova da culpa deste, para que a imputação se estenda automaticamente ao hospital ou à clínica – Na espécie, não restou demonstrado que o prejuízo sofrido pelo autor adveio do alegado erro médico, afastando o nexo causal entre a conduta e o resultado – Impossibilidade de impor à ré o dever de indenizar, mantendo-se a improcedência do pedido formulado – Imposição de pena por litigância de má-fé – Manutenção – Alteração da verdade dos fatos pelo autor – Recurso improvido".

Portanto, esse é um aspecto de maior relevância no que se refere aos direitos da instituição de saúde, visto que somente será responsabilizada se **comprovada a culpa do profissional liberal**.

DIREITOS DO PACIENTE COM CÂNCER

Em análise à legislação sobre os direitos conferidos ao paciente com câncer de mama, tem-se que esses direitos, em sua maioria, estão relacionados mais com o paciente portador de necessidades especiais, ou seja, são conferidos ao paciente portador de câncer desde que possua alguma deficiência física. Ressalta-se que em razão do objetivo do presente artigo não foi possível abordar todos os direitos, sendo trabalhados apenas os que se verificam com mais frequência, fazendo com que sejam melhoradas as condições de dignidade humana dos portadores de câncer.

Fundo de Garantia por Tempo de Serviço

O Fundo de Garantia por Tempo de Serviço (FGTS) é um direito garantido aos trabalhadores regidos pela Consolidação das Leis do Trabalho (CLT). Ao ter a Carteira de Trabalho anotada pelo empregador, o trabalhador passa a ter uma conta vinculada, em que o empregador deposita, mensalmente, 8% (oito por cento) do salário do empregado.

A Lei n. 8.036 de 11 de maio de 1990 prevê em seu art. 20 as situações em que a conta vinculada do trabalhador poderá ser movimentada, trazendo em seu Inciso XI que isto poderá ocorrer quando o trabalhador ou qualquer de seus dependentes for acometido de neoplasia maligna (*isto é*, de câncer).

O paciente portador de neoplasia maligna (câncer) ou que tenha dependente com a doença tem direito à liberação do FGTS, não sendo necessário ter o registro na Carteira de Trabalho quando constatada a doença, sendo suficiente que haja saldo na conta vinculada em decorrência de outros registros.

A liberação do FGTS pode ser solicitada quantas vezes forem necessárias, se persistirem os sintomas da doença, ou seja, enquanto houver saldo na conta vinculada do trabalhador, ele pode efetuar os saques.

Interessante ressaltar que, em caso de dispensa sem justa causa, o cálculo dos 40% (quarenta por cento) da multa do FGTS será feito com base no valor atualizado que deveria estar na conta vinculada, e não sobre o saldo existente, nos termos do art. 18, § 1º, da Lei n. 8.036/1990.

Programa de Integração Social e Programa de Formação do Patrimônio do Servidor Público

O Programa de Integração Social (PIS) foi criado pela Lei Complementar n. 7, de 7 de setembro de 1970, visando à integração do empregado do setor privado com o desenvolvimento da empresa (art. 1º). O programa é executado mediante Fundo de Participação, cuja administração é de responsabilidade da Caixa Econômica Federal.

De outro lado, a Lei Complementar n. 8, de 3 de dezembro de 1970 criou o Programa de Formação do Patrimônio do Servidor Público (PASEP), com o qual União, Estados, Municípios, Distrito Federal e territórios contribuíam com o fundo destinado aos empregados do setor público. O pagamento do PASEP é de responsabilidade do Banco do Brasil (art. 2º).

O pagamento do PIS/PASEP é feito na forma do abono salarial, no valor de um salário mínimo, conforme calendário anual estabelecido pelo Conselho Deliberativo do Fundo de Amparo ao Trabalhador CODEFAT.

Para ter direito ao abono salarial, o trabalhador precisa estar cadastrado no PIS há pelo menos cinco anos; ter recebido remuneração mensal média de até dois salários mínimos durante o ano-base; ter exercido atividade remunerada, durante pelo menos 30 dias, consecutivos ou não, no ano-base considerado para apuração; ter seus dados informados pelo empregador corretamente na Relação Anual de Informações Sociais (RAIS).

A Lei Complementar n. 26 e, posteriormente, as Resoluções n. 2/92 e n. 1/96, do Conselho Diretor do Fundo de Participação do PIS/PASEP, estenderam ao referido fundo as mesmas hipóteses de saque do FGTS e, ou seja, da mesma forma que o art. 20, inciso XI, da Lei n. 8.036/1990 prevê que a conta vinculada do trabalhador no FGTS poderá ser movimentada quando o trabalhador ou qualquer de seus dependentes for acometido de neoplasia maligna, pode também o trabalhador nestas mesmas condições efetuar o levantamento do PIS, nos termos da legislação citada.

Compra de Veículos Adaptados ou Especiais

O paciente portador de câncer que tenha sofrido alguma sequela limitante em razão da doença poderá adquirir um veículo adaptado com desconto de impostos, tomando algumas providências.

Se o portador de câncer com deficiência física não for habilitado, mas tiver condições físicas de conduzir veículos automotores adaptados, terá o prazo de 180 dias a contar da aquisição do veículo para obter a Carteira Nacional de Habilitação.

Nos termos do art. 140, da Lei n. 9.503 de 23 de setembro de 1997 (Código de Trânsito Brasileiro), para requerer a Carteira Nacional de Habilitação, é necessário ser penalmente imputável (ter 18 anos e compreender as consequências de seus atos, podendo ser responsabilizado penalmente por eles), saber ler e escrever e possuir Carteira de Identidade ou equivalente.

No processo de habilitação, uma junta de médicos examinará a extensão da deficiência do candidato, bem como a sua desenvoltura.

De posse dos documentos necessários, o candidato deve procurar uma clínica credenciada a realizar os exames médico e psicotécnico para portadores de necessidades especiais podendo obter informação de tais clínicas nos sites dos Departamentos de Trânsito de cada Estado. Obtendo o resultado, deve fazer a matrícula em um Centro de Formação de Condutores (CFC) credenciado e realizar o curso teórico, seguido do exame teórico.

Se aprovado no exame teórico, o candidato realizará aulas práticas, seguidas do exame prático, devendo tudo ser feito em uma autoescola ou CFC que possua o veículo adaptado para o tipo de deficiência do candidato, podendo obter informação de tais clínicas nos sites dos DETRANs de cada Estado.

Importante destacar que, na CHN Especial constará a adaptação necessária para que o portador de necessidade especial dirija o veículo.

Em seguida, passaremos a analisar os benefícios a que o portador de neoplasia tem direito ao adquirir um veículo adaptado.

■ Isenção de IPI

O Imposto sobre Produtos Industrializados (IPI) é um imposto Federal que está embutido no preço do veículo.

Nos termos do art. 46 do Código Tributário Nacional (CTN), o fato gerador do IPI, é: 1) o desembaraço aduaneiro do produto de procedência estrangeira; 2) a saída do produto industrializado do estabelecimento do importador, do industrial, do comerciante ou arrematante; 3) a arrematação do produto apreendido ou abandonado levado a leilão. Considera-se industrializado para fins de IPI o produto que tenha sido submetido a qualquer operação que lhe modifique a natureza ou a finalidade, ou o aperfeiçoe para consumo (art. 46, parágrafo único, do CTN).

A Lei n. 8.989, de 24 de fevereiro de 1995, com vigência prorrogada pela Lei n. 12.767, de 27 de dezembro de 2012, dispõe sobre a isenção do Imposto sobre Produtos Industrializados (IPI), na aquisição de automóveis para utilização no transporte autônomo de passageiros, bem como por pessoas portadoras de deficiência física, prevendo que ficam isentos do Imposto Sobre Produtos Industrializados – IPI — os automóveis de passageiros de fabricação nacional, equipados com motor de cilindrada não superior a dois mil centímetros cúbicos, de, no mínimo, quatro portas inclusive a de acesso ao bagageiro, movidos a combustíveis de origem renovável ou sistema reversível de combustão, quando adquiridos por pessoas portadoras de deficiência física, visual, mental severa ou profunda, ou autistas, diretamente ou por intermédio de seu representante legal. Destaca-se que para a concessão desse benefício é considerada também pessoa portadora de deficiência física aquela que apresenta alteração completa ou parcial de um ou mais segmentos do corpo humano, acarretando o comprometimento da função física, apresentando-se sob a forma de paraplegia, paraparesia, monoplegia, monoparesia, tetraplegia, tetraparesia, triplegia, triparesia, hemiplegia, hemiparesia, amputação ou ausência de membro, paralisia cerebral, membros com deformidade congênita ou adquirida, exceto as deformidades estéticas e as que não produzam dificuldades para o desempenho de funções (art. 1º, inciso V e § 1º, Lei n. 8.989/1995).

A Instrução Normativa RFB n. 988, de 22 de dezembro de 2009, que disciplina a aquisição de automóveis com isenção do Imposto sobre Produtos Industrializados, por pessoas portadoras de deficiências física, visual, mental severa ou profunda, ou autistas, estabelece que tais pessoas, ainda que menores de 18 (dezoito) anos, poderão adquirir, diretamente ou por intermédio de seu representante legal, com isenção do IPI, automóvel de passageiros ou veículo de uso misto, de fabricação nacional, classificado na posição 87.03 da Tabela de Incidência do Imposto sobre Produtos Industrializados (T IPI) (art. 2º, Instrução Normativa RFB n. 988/2009).

Para usufruir desse benefício, o paciente portador de câncer que tenha sofrido alguma das deficiências descritas anteriormente deverá observar os demais requisitos constantes da Instrução Normativa RFB n. 988/2009, valendo ressaltar que o direito à aquisição com o benefício da isenção de IPI poderá ser utilizado apenas uma vez a cada dois anos, sem limite do número de aquisições, nos termos do § 4º, do art. 2º, da Instrução Normativa RFB n. 988/2009.

■ Isenção de IOF

O Imposto sobre Operações de Crédito, Câmbio e Seguro, e sobre Operações Relativas a Títulos e Valores Mobiliários, conhecido como Imposto sobre Operações Financeiras – IOF, é um imposto Federal, cabendo à União a competência para instituí-lo, conforme previsto no art. 153, V, da CF/88. O IOF incide sobre operações de características financeiras, tais como o financiamento para a aquisição de veículos automotores.

O IOF tem como fato gerador: quanto às operações de crédito, a sua efetivação pela entrega total ou parcial do montante ou do valor que constitua o objeto da obrigação, ou sua colocação à disposição do interessado; quanto às operações de câmbio, a sua efetivação pela entrega de moeda nacional ou estrangeira, ou de documento que a represente, ou sua colocação à disposição do interessado em montante equivalente à moeda estrangeira ou nacional entregue ou posta à disposição por este; quanto às operações de seguro, a sua efetivação pela emissão da apólice ou do documento equivalente, ou recebimento do prêmio, na forma da lei aplicável; quanto às operações relativas a títulos e valores mobiliários, a emissão, transmissão, pagamento ou resgate destes, na forma da lei aplicável (art. 63 do Código Tributário Nacional).

Entretanto, ficam isentas do IOF as operações de financiamento para a aquisição de automóveis de passageiros de fabricação nacional de até 127 HP de potência bruta (SAE), quando adquiridos por pessoas portadoras de deficiência física, atestada pelo Departamento de Trânsito do Estado onde residirem em caráter permanente, cujo laudo de perícia médica especifique o tipo de defeito físico e a total incapacidade do requerente para dirigir automóveis convencionais, bem como a habilitação do requerente para dirigir veículo com adaptações especiais, descritas no referido laudo, conforme previsão do art. 72, da Lei n. 8.383, de 30 de dezembro de 1991.

Desta forma, o paciente portador de câncer que tenha sofrido alguma deficiência que se enquadre nessa previsão legal, poderá obter isenção do IOF no financiamento para a aquisição de veículo automotor adaptado.

Vale destacar, entretanto, que a utilização da isenção só poderá ser concedida uma única vez (art. 72, § 1º, "a", da Lei n. 8.383/1991), sendo que a venda do veículo antes do prazo de 3 (três) anos, também implica no recolhimento do imposto com os respectivos encargos legais (art. 72, § 3º, da Lei n. 8.383/1991).

▪ Isenção de ICMS

O Imposto sobre Circulação de Mercadorias e sobre Prestação de Serviços (ICMS) é um imposto estadual, razão pela qual cada Estado possui legislação própria sobre tal imposto.

Assim, o paciente portador de câncer com alguma deficiência física deve verificar na Lei de seu respectivo Estado se existe autorização para a concessão de isenção do ICMS na compra de veículos adaptados e adquiridos por deficientes físicos.

No Estado de São Paulo, a isenção tem fundamento nos arts. 17 e 19 do Anexo I do Regulamento do ICMS, aprovado pelo Decreto n. 45.490 de 30 de novembro de 2000 e na Portaria CAT 18/2013.

Em Minas Gerais, a isenção aos portadores de câncer que tenham alguma deficiência física tem previsão nos itens 27 e 28, da Parte 1 do Anexo I do RICMS/02.

Utilizamos esses dois estados da Região Sudeste do Brasil a título de exemplo, embora todos os Estados devam conceder a isenção do ICMS na compra de veículo por pessoas com deficiência, nos termos do Convênio ICMS 38, de 30 de março de 2012, celebrado entre representantes dos Estados, Distrito Federal e do Ministério da Fazenda e ratificado nacionalmente.

▪ Isenção de IPVA

O Imposto sobre a Propriedade de Veículos Automotores (IPVA) é um imposto estadual, razão pela qual cada Estado possui legislação própria sobre tal imposto.

O fato gerador do IPVA é a propriedade de veículo automotor. Assim, o contribuinte é o proprietário do veículo, presumindo-se como tal aquele em cujo nome o veículo esteja licenciado.

A incidência do IPVA se dá no 1º dia de cada ano, ou na data da primeira compra do veículo novo, sendo que o tributo é devido ao Estado onde o contribuinte tem seu domicílio ou residência, pois é neste que o veículo deve ser registrado, nos termos do art. 120 da Lei n. 9.503/1997 (Código de Trânsito Brasileiro).

Interessante destacar que o Fisco pode desconsiderar o domicílio declarado com a finalidade de mascarar o fato gerador, nos termos do art. 116, parágrafo único, do CTN, ou por outro motivo recusar o domicílio eleito pelo contribuinte (art. 127, § 2º, do CTN), haja vista que muitas vezes o Estado eleito pelo contribuinte tem alíquota mais baixa de IPVA.

Desta forma, sendo um imposto estadual, o paciente portador de câncer com alguma deficiência física deve-se embasar na Lei de seu respectivo Estado para conseguir isenção do IPVA na compra de veículos adaptados e adquiridos por deficientes físicos. A seção de julgamento da Delegacia Regional Tributária do Estado julgará o pedido e, se favorável, emitirá a Declaração de Isenção do IPVA.

No Estado de São Paulo, é isenta do IPVA a propriedade de um único veículo adequado para ser conduzido por pessoa com deficiência física, sendo que esta isenção se aplica somente aos veículos em situação regular, na data da ocorrência do fato gerador, quanto às obrigações relativas ao registro e licenciamento, aplicando-se também às hipóteses de arrendamento mercantil (art. 13, III, § 2º, da Lei n. 13.296, de 23 de dezembro de 2008).

Atualmente, quase todos os estados preveem alguma forma de isenção ou desconto no IPVA aos portadores de necessidades especiais. Trata-se de um direito muito comum aos portadores de necessidades especiais, nele incluídos os pacientes com câncer que se enquadrem nessa classificação.

Esse direito pode ser verificado nos seguintes Estados:

Acre (art. 12, VII, da Lei Complementar n. 114, de 30 de dezembro de 2002); Alagoas (art. 6º, IV, Lei n.

6.555, de 30 de dezembro de 2004); Amapá (Lei n. 400 de 22 de dezembro de 1997); Amazonas (art. 151, §§ 7º a 9º, da Lei Complementar n. 19, de 19 de dezembro de 1997); Bahia (Lei n. 6.348, de 17 de dezembro de 1991); Ceará (art. 4º, § 2º, da Lei n. 12.023, de 20 de janeiro de 1992); Distrito Federal (Lei n. 7.431, de 17 de dezembro de 1985); Espírito Santo (art. 6º, II, da Lei n. 6.999 de 27 de dezembro de 2001); Goiás (Lei n. 11.651, 26 de dezembro de 1991); Maranhão (art. 92, VII, Lei n. 7.799, de 19 de dezembro de 2002); Mato Grosso (art. 7º, III, da Lei n. 7.301, de 17 junho de 2000); Mato Grosso do Sul (Lei n. 1.810, de 22 de dezembro 1997); Minas Gerais (art. 3º, III, Lei n. 14.937, de 23 de dezembro de 2003); Pará (Lei n. 6.017, de 30 de dezembro de 1996); Paraíba (art. 4º, VI, Lei n. 7.131, de 05 de julho de 2002); Paraná (art. 14, V, Lei nº 14.260, de 22 de dezembro de 2003); Pernambuco (art. 5º, VII, "a", II, da Lei n. 10.849, de 28 de dezembro de 1992); Piauí (Lei n. 4.548, de 30 de dezembro de 1992); Rio de Janeiro (art. 5º, V, da Lei n. 2877, de 22 de dezembro de 1997); Rio Grande do Norte (Lei n. 6.967, de 31 de dezembro de 1996); Rio Grande do Sul (art. 4º, VI, da Lei n. 8.115, de 30 de dezembro de 1985); Rondônia (art. 6º, IV, da Lei n. 950, de 22 de dezembro 2000); Roraima (Lei n. 59 de 28 de dezembro de 1993); Santa Catarina (art. 8º, V, "e", "k", da Lei n. 7.543, de 30 de dezembro de 1988); Sergipe (art. 4º, VII e art. 5º, I e II, do Decreto n. 13.459, de 29 de dezembro 1992); Tocantins (art. 71, VI, da Lei n. 1.287, de 28 de dezembro 2001).

Vê-se, portanto, que todos os Estados e o Distrito Federal dispõem de algum benefício aos portadores de câncer que se enquadrem na qualidade de portadores de necessidades especiais, seja isentando ou mesmo concedendo descontos para o pagamento do IPVA, o que representa uma grande conquista para os que dele necessitam.

Dispensa do Rodízio de Veículos

Na cidade de São Paulo, há o rodízio municipal de veículos, também chamado "Operação Horário de Pico". Trata-se de uma restrição à circulação de veículos automotores, implantada em 1997, pela Lei n. 12.490, de 3 de outubro de 1997, regulamentada pelo Decreto n. 37.085, de 3 de outubro de 1997, com o propósito de melhorar as condições ambientais reduzindo a carga de poluentes na atmosfera, bem como melhorar as condições de trânsito da cidade.

Com o rodízio de veículos, há restrição do trânsito de veículos nos períodos compreendidos entre 7 h e 10 h e entre 17 h e 20 horas, de segunda a sexta-feira, exceto feriados, tomando-se por base o dígito final da placa de licenciamento, ficando proibida a circulação, da seguinte forma: segundas-feiras: finais 1 e 2; terças-feiras: finais 3 e 4; quartas-feiras: finais 5 e 6; quintas-feiras: finais 7 e 8; e sextas-feiras: finais 9 e 0 (arts. 1º e 2º do Decreto n. 37.085/1997).

A proibição não se estende a toda a cidade de São Paulo, mas apenas à área compreendida no Centro Expandido (minianel viário), delimitada pelas seguintes vias, inclusive: Marginal do Rio Tietê, Marginal do Rio Pinheiros, Avenida dos Bandeirantes, Avenida Afonso D'Escragnole Taunay, Complexo Viário Maria Maluf, Avenida Presidente Tancredo Neves, Avenida das Juntas Provisórias, Viaduto Grande São Paulo, Avenida Professor Luís Inácio de Anhaia Melo e Avenida Salim Farah Maluf (art. 3º do Decreto n. 37.085/1997).

Entretanto, estão dispensados da proibição os veículos dirigidos por pessoas portadoras de deficiência ou por quem as transportem (art. 5º, "j" do Decreto n. 37.085/1997).

O paciente com câncer que tiver alguma sequela que o enquadre na categoria portadores de necessidades especiais poderá ter direito à dispensa do rodízio de veículos. Geralmente, os pacientes que obtiverem a isenção dos impostos para compra de veículo, certamente, terão direito também à liberação do rodízio de veículos, podendo obter todas as informações de como obter a dispensa junto à CET (Companhia de Engenharia de Tráfego).

Quitação de Financiamento de Imóvel Pelo Sistema SFH

O Sistema Financeiro da Habitação (SFH) foi criado pela Lei n. 4.380, de 21 de agosto de 1964.

O paciente com invalidez total e permanente, causada por acidente ou doença (inclusive neoplasia maligna), que esteja inapto para o trabalho e desde que a doença determinante da incapacidade tenha sido adquirida após a assinatura do contrato de compra do imóvel tem direito à quitação, que também incide no caso de morte do mutuário.

Isto porque, ao pagar as parcelas do imóvel financiado pelo SFH, o proprietário também paga um seguro que lhe garante a quitação do imóvel em caso de invalidez ou morte. É um seguro obrigatório pago juntamente com as parcelas de quitação, na aquisição da casa própria por meio de financiamento vinculado ao SFH, objetivando amenizar ou liquidar o saldo devedor do imóvel financiado nos casos de aposentadoria por invalidez ou morte do mutuário.

Tratando-se de invalidez, o seguro quita o valor correspondente ao que o interessado se comprometeu a pagar por meio do financiamento. A instituição financeira que efetuou o financiamento do imóvel deverá encaminhar os documentos necessários à seguradora responsável pelo seguro.

Em casos de negativa na quitação do financiamento, a jurisprudência tem entendido cabível a quitação:

SISTEMA FINANCEIRO DA HABITAÇÃO. SEGURO HABITACIONAL. COBERTURA SECURITÁRIA. INVALIDEZ. CEF. LEGITIMIDADE. PRESCRIÇÃO. AFASTADA. INVA-

LIDEZ. INDENIZAÇÃO. DEVIDA. RESTITUIÇÃO DE VALORES. VERBA HONORÁRIA. PRINCÍPIO DA CAUSALIDADE. LITIGÂNCIA DE MÁ-FÉ NÃO CONFIGURADA. [...] 5. O contrato de seguro, celebrado entre o mutuário e a Caixa Seguros S.A., prevê a quitação, pela seguradora, das parcelas vincendas, na hipótese de morte ou invalidez permanente do segurado. 6. É ônus da seguradora comprovar fato que afastaria sua obrigação de indenizar, uma vez que a existência do contrato de seguro e a invalidez da parte autora são incontroversos. 7. A restituição dos valores pagos é consequência natural do reconhecimento da quitação do saldo devedor do contrato. Obviamente a quitação se dará com o pagamento da cobertura ao agente financeiro, que deverá necessariamente restituir os valores pagos pelo mutuário após a data fixada para a quitação, sob pena de enriquecimento ilícito pelo recebimento de parcelas em dobro (pagas tanto pela seguradora, em decorrência da quitação, como pelo mutuário, antes do provimento judicial). [...] 11. Apelação da Caixa Seguradora S/A e da CEF desprovidas. 12. Apelação adesiva da parte autora parcialmente provida.

Portanto, trata-se de direito de grande relevância para os pacientes portadores de câncer, resguardando-os em caso de invalidez ou amparando suas famílias no caso de morte do paciente.

Isenção do Imposto de Renda na Aposentadoria

Os portadores de câncer (neoplasia maligna) estão isentos do Imposto de Renda relativo aos rendimentos de aposentadoria, reforma e pensão, nos termos do art. 6º, XIV, da Lei n. 7.713, de 22 de dezembro de 1988, bem como art. 6º, II e III, da Instrução Normativa RFB n. 1.500, de 29 de outubro de 2014.

Importante destacar que o valor da compra de próteses pode ser deduzido da declaração anual do Imposto de Renda (art. 94, da Instrução Normativa RFB n. 1.500/2014).

Aposentadoria Por Invalidez

O direito à aposentadoria por invalidez é conferido ao segurado que for considerado incapaz de trabalhar e não esteja em processo de reabilitação para o exercício de atividade que lhe garanta a subsistência (independentemente de estar recebendo ou não o auxílio-doença).

O paciente portador de câncer terá direito ao benefício, independentemente do pagamento de 12 contribuições, desde que tenha a qualidade de segurado, ou seja, tenha inscrição no Regime Geral de Previdência Social (INSS).

Em regra, o direito ao benefício é concedido ao trabalhador que tenha contribuído para a Previdência Social por, no mínimo, 12 meses. Contudo, em se tratando de doenças, como tuberculose ativa, hanseníase, alienação mental, neoplasia maligna (câncer), cegueira, paralisia irreversível e incapacitante, cardiopatia grave, doença de Parkinson, espondiloartrose anquilosante, nefropatia grave, estado avançado da doença de Paget (osteíte deformante), AIDS, contaminação por radiação, hepatopatia grave, fibrose cística (mucoviscidose), o cumprimento do período de carência não é exigido.

Esse benefício é concedido aos trabalhadores que, por doença ou acidente, forem considerados pela perícia médica da Previdência Social incapacitados para exercer sua atividade ou outro tipo de serviço que lhes garanta o sustento. A constatação da incapacidade dá-se por meio de perícia médica realizada pela Previdência Social. Não tem direito à aposentadoria por invalidez quem, ao se filiar à Previdência Social, já tiver doença ou lesão que geraria o benefício, a não ser quando a incapacidade resultar do agravamento da enfermidade.

O segurado perderá o direito à aposentadoria quando recuperar a capacidade para o trabalho, quando voltar voluntariamente ao trabalho ou quando solicitar e tiver a concordância da perícia médica do INSS. Do mesmo modo, poderá ter o benefício suspenso, se não passar por perícia médica de dois em dois anos.

Para os trabalhadores autônomos, o benefício começará a ser pago a partir da data da entrada do requerimento, quando requerido após o trigésimo dia do afastamento da atividade.

Os servidores públicos também têm o direito à aposentadoria por invalidez, o que deverá estar previsto nos Estatutos dos Funcionários Públicos Municipais, Estaduais ou Federais, devendo as informações ser obtidas no departamento pessoal do órgão a que o paciente pertença.

Assistência Permanente

A assistência permanente consiste no acréscimo de 25% na aposentadoria por invalidez do segurado do INSS que necessitar de assistência permanente de outra pessoa, ou seja, um cuidado a critério da perícia médica. O benefício é devido ainda que o valor da aposentadoria atinja o limite máximo legal e recalculado quando o benefício que lhe deu origem for reajustado (art. 45, do Decreto n. 3.048, de 6 de maio de 1999).

O anexo I do citado Decreto prevê a relação das situações em que o aposentado por invalidez terá direito à majoração de vinte e cinco por cento referente à assistência permanente, quais sejam: cegueira total; perda de nove dedos das mãos ou superior a esta; paralisia dos dois membros superiores ou inferiores; perda dos membros inferiores, acima dos pés, quando a prótese for impossível; perda de uma das mãos e de dois pés, ainda que a prótese seja possível; perda de um membro superior e outro inferior, quando a prótese for impossível; alteração das faculdades mentais com grave perturbação da vida orgânica e social; doença que exija permanência contínua no leito ou incapacidade permanente para as atividades da vida diária.

Auxílio-Doença

O Auxílio-doença é um benefício mensal a que tem direito o segurado quando este fica temporariamente incapaz para o trabalho em virtude de doença por mais de 15 dias consecutivos. O portador de câncer terá direito ao benefício, independente do pagamento de 12 contribuições, desde que esteja na qualidade de segurado. A incapacidade para o trabalho deve ser comprovada por meio de exame realizado pela perícia médica do INSS.

Amparo Assistencial ao Idoso e ao Deficiente

Este benefício garante um salário mínimo mensal à pessoa com deficiência e ao idoso com 65 (sessenta e cinco) anos ou mais que comprovem não possuir meios de prover a própria manutenção nem de tê-la provida por sua família, sendo considerada incapaz a família cuja renda mensal per capita seja inferior a 1/4 (um quarto) do salário-mínimo (art. 20, caput e § 3º, da Lei n. 8.742, de 7 de dezembro de 1993).

Para efeitos de concessão deste benefício, considera-se pessoa com deficiência aquela que tem impedimentos de longo prazo de natureza física, mental, intelectual ou sensorial, que, em interação com diversas barreiras, podem obstruir sua participação plena e efetiva na sociedade em igualdade de condições com as demais pessoas (art. 20, § 2º, da Lei n. 8.742, de 7 de dezembro de 1993).

O paciente de câncer tem direito ao benefício desde que se enquadre nos critérios de idade, de renda ou na condição de deficiência, conforme dispõe a lei. Nos casos em que o paciente sofra de doença em estágio avançado, ou sofra consequências de sequelas irreversíveis do tratamento oncológico, pode-se também recorrer ao benefício, desde que haja uma implicação do seu estado de saúde na incapacidade para o trabalho e nos atos da vida independente.

O requerente também não pode estar vinculado a nenhum regime de previdência social ou receber quaisquer benefícios (art. 20, § 4º, da Lei n. 8.742, de 7 de dezembro de 1993). Ainda que estejam internados, tanto o idoso como o deficiente têm direito ao benefício.

Cumpre destacar, todavia, que o amparo assistencial é intransferível, ou seja, não gera direito à pensão a herdeiros ou sucessores, bem como não paga o 13º salário do benefício.

Cirurgia de Reconstrução Mamária

As mulheres que sofrerem mutilação total ou parcial de mama, decorrente de utilização de técnica de tratamento de câncer, têm direito à cirurgia plástica reconstrutiva, cabendo ao Sistema Único de Saúde (SUS), por meio de sua rede de unidades públicas ou conveniadas, prestar serviço de cirurgia plástica reconstrutiva de mama, utilizando-se de todos os meios e técnicas necessárias (art. 1º e 2º, da Lei n. 9.797, de 6 de maio de 1999).

Se a paciente com câncer que se encontra coberta por plano de saúde privado, também há obrigatoriedade da cobertura, da Lei n. 9.656, de 3 de junho de 1998, com redação dada pela Lei n. 10.223, de 15 de maio de 2001, que prevê, em seu artigo 10-A, que as operadoras de saúde são obrigadas, por meio de sua rede de unidades conveniadas, a prestar o serviço de cirurgia plástica reconstrutiva de mama, decorrente da utilização de técnica de tratamento de câncer utilizada.

Nesse sentido é a jurisprudência:

PLANO DE SAÚDE. Cirurgia para retirada de nódulo da mama. Seguradora que se recusou a cobrir o procedimento de reconstrução do seio. Aplicação do Código de Defesa do Consumidor. Ilegalidade fundada no abuso do poder econômico, em detrimento da defesa e do respeito ao consumidor. Negativa de procedimento estritamente necessário ao tratamento de moléstia coberta pelo plano de saúde que se figura abusiva. Procedimento que não tem finalidade estética. Precedentes da jurisprudência. Danos morais. Não caracterização. Mero descumprimento contratual. Recursos desprovidos.

Trata-se, portando, de importante direito obtido pelas pacientes portadoras de câncer que necessitam da reconstrução mamária, seja no âmbito do SUS ou mesmo acobertadas por plano de saúde, contribuindo, sem dúvida, para a plena satisfação do princípio da dignidade da pessoa humana.

CONSIDERAÇÕES FINAIS

Com a abordagem do presente trabalho, embora feita de forma sucinta em razão do nítido caráter breve e informativo, nota-se que a legislação tem evoluído de forma positiva ao proteger as instituições de saúde que trabalham com qualidade, à medida que só responderão por eventuais danos causados aos pacientes se provada a culpa de seus prepostos.

Por outro lado, a legislação atual tem conferido amplos direitos aos portadores de câncer, seja em razão exclusiva da doença seja, até mesmo, por se enquadrarem como pessoas portadoras de necessidades especiais.

A análise traz um retorno satisfatório da legislação, pois, embora haja muito a ser feito, os primeiros sinais de respeito pelos portadores de necessidades especiais, principalmente os pacientes portadores de câncer, que se enquadram nessa categoria, demonstram que há uma maior consciência por parte do Poder Público no sentido de garantir direitos a tais pessoas, trazendo um aproveitamento mais efetivo do princípio da dignidade da pessoa humana.

Por fim, importante notar que o nosso País hoje passa pela sua maior crise no âmbito judicial, sendo a insegurança jurídica uma tônica contumaz que perturba toda a comunidade jurídica, os jurisdicionados e os cidadãos de uma forma geral. Assim, de forma incompreensível um mesmo tribunal julga casos idênticos adotando posicionamentos distintos, contribuindo sobremaneira para uma péssima impressão sobre o nosso Poder Judiciário, que também é responsável pela fuga diária de investimentos no Brasil, exatamente pela falta de previsibilidade e de uniformidade das decisões judiciais.

LEITURAS SUGERIDAS

ACRE. Lei Complementar nº 114, de 30 de dezembro de 2002. Dispõe acerca do Imposto sobre a Propriedade de Veículos Automotores - IPVA. Diário Oficial do Estado do Acre. Rio Branco, AC, Disponível em <http://www.sefaz.ac.gov.br/wps/wcm/connect/f9ae61004b440eaca3d6a3f5d32eb497/LeiComp114-02.pdf?MOD=AJPERES>. Acesso em: 04 dez. 2017.

ALAGOAS. Lei nº 6.555, de 30 de dezembro de 2004. Dispõe sobre o tratamento tributário relativo ao imposto sobre a propriedade de veículos automotores - IPVA. Diário Oficial de Alagoas. Maceió, AL, Disponível em <http://www.sefaz.al.gov.br/legislacao/tributaria/leis/lei6555-04.pdf>. Acesso em: 04 dez. 2017.

AMAPÁ. Lei nº 400 de 22 de dezembro de 1997. Código Tributário do Estado do Amapá. Diário Oficial do Estado do Amapá. Macapá, AP, Disponível em <http://www.sefaz.ap.gov.br/index.php/97/7775-lei-n-0400-1997-codigo-tributario-do-estado-do-amapa>. Acesso em: 04 dez. 2017.

AMAZONAS. Lei Complementar nº 19, de 19 de dezembro de 1997. Institui o Código Tributário do Estado do Amazonas e dá outras providências. Diário Oficial do Estado do Amazonas. Manaus, AM, Disponível em <http://www.sefaz.am.gov.br/areas/opcaosistemas/silt/normas/Legisla%C3%A7%C3%A3o%20Estadual/Lei%20Complementar%20Estadual/Ano%201997/Arquivo/LCE%20019%2097.htm>. Acesso em: 04 dez. 2017.

BAHIA. Lei nº 6.348, de 17 de dezembro de 1991. Dispõe sobre o Imposto sobre a Propriedade de Veículos Automotores - IPVA. Diário Oficial da Bahia. Salvador, BA, Disponível em <http://www.sefaz.ba.gov.br/geral/arquivos/download/LeidoIPVA.pdf>. Acesso em: 04 dez. 2017.

BANCO DO BRASIL. PASEP. Disponível em <http://www.bb.com.br/portalbb/page100,110,4551,11,0,1,3.bb>. Acesso em: 04 dez. 2017.

BRASIL. Código Civil, Lei 10.406, de 10 de janeiro de 2002. Acesso em: 04 dez. 2017.

BRASIL. Decreto nº 3.048, de 6 de maio de 1999. Aprova o Regulamento da Previdência Social, e dá outras providências. Diário Oficial da União. Brasília, DF, Disponível em <http://www.planalto.gov.br/ccivil_03/decreto/d3048.htm>. Acesso em: 04 dez. 2017.

BRASIL. Lei Complementar nº 7, de 7 de setembro de 1970. Institui o Programa de Integração Social, e dá outras providências. Diário Oficial da União. Brasília, DF, Disponível em <http://www.planalto.gov.br/ccivil_03/leis/lcp/Lcp07.htm>. Acesso em: 04 dez. 2017.

BRASIL. Lei Complementar nº 8, de 3 de dezembro de 1970. Institui o Programa de Formação do Patrimônio do Servidor Público, e dá outras providências. Diário Oficial da União. Brasília, DF, Disponível em <http://www.planalto.gov.br/ccivil_03/leis/lcp/Lcp08.htm>. Acesso em: 04 dez. 2017.

BRASIL. Lei nº 12.767, de 27 de dezembro de 2012. Dispõe sobre a extinção das concessões de serviço público de energia elétrica e a prestação temporária do serviço e sobre a intervenção para adequação do serviço público de energia elétrica; altera as Leis nos 8.987, de 13 de fevereiro de 1995, 11.508, de 20 de julho de 2007, 11.484, de 31 de maio de 2007, 9.028, de 12 de abril de 1995, 9.492, de 10 de setembro de 1997, 10.931, de 2 de agosto de 2004, 12.024, de 27 de agosto de 2009, e 10.833, de 29 de dezembro de 2003; e dá outras providências. Diário Oficial da União. Brasília, DF, Disponível em <http://www.planalto.gov.br/ccivil_03/_Ato2011-2014/2012/Lei/L12767.htm#art29>. Acesso em: 04 dez. 2017.

BRASIL. Lei nº 4.380, de 21 de agosto de 1964. Institui a correção monetária nos contratos imobiliários de interesse social, o sistema financeiro para aquisição da casa própria, cria o Banco Nacional da Habitação (BNH), e Sociedades de Crédito Imobiliário, as Letras Imobiliárias, o Serviço Federal de Habitação e Urbanismo e dá outras providências. Diário Oficial da União. Brasília, DF, Disponível em <http://www.planalto.gov.br/ccivil_03/leis/L4380.htm>. Acesso em: 04 dez. 2017.

BRASIL. Lei nº 5.172, de 25 de outubro de 1966. Dispõe sobre o Sistema Tributário Nacional e institui normas gerais de direito tributário aplicáveis à União, Estados e Municípios. Diário Oficial da União. Brasília, DF, Disponível em <http://www.planalto.gov.br/ccivil_03/leis/l5172.htm>. Acesso em: 04 dez. 2017.

BRASIL. Lei nº 7.713, de 22 de dezembro de 1988. Altera a legislação do imposto de renda e dá outras providências. Diário Oficial da União. Brasília, DF, Disponível em <http://www.planalto.gov.br/ccivil_03/leis/l7713.htm>. Acesso em: 04 dez. 2017.

BRASIL. Lei nº 8.036 de 11 de maio de 1990. Dispõe sobre o Fundo de Garantia do Tempo de Serviço, e dá outras providências. Diário Oficial da União. Brasília, DF, Disponível em <http://www.planalto.gov.br/ccivil_03/leis/l8036consol.htm>. Acesso em: 04 dez. 2017.

BRASIL. Lei nº 8.383, de 30 de dezembro de 1991. Institui a Unidade Fiscal de Referência, altera a legislação do imposto de renda e dá outras providências. Diário Oficial da União. Brasília, DF, Disponível em

<http://www.planalto.gov.br/ccivil_03/leis/l8383.htm>. Acesso em: 04 dez. 2017.

BRASIL. Lei nº 8.742, de 7 de dezembro de 1993. Dispõe sobre a organização da Assistência Social e dá outras providências. Diário Oficial da União. Brasília, DF, Disponível em <http://www.planalto.gov.br/ccivil_03/leis/L8742compilado.htm>. Acesso em: 04 dez. 2017.

BRASIL. Lei nº 8.989, de 24 de fevereiro de 1995. Dispõe sobre a Isenção do Imposto sobre Produtos Industrializados - IPI, na aquisição de automóveis para utilização no transporte autônomo de passageiros, bem como por pessoas portadoras de deficiência física, e dá outras providências. Diário Oficial da União. Brasília, DF, Disponível em <http://www.planalto.gov.br/ccivil_03/leis/L8989.htm#art9>. Acesso em: 04 dez. 2017.

BRASIL. Lei nº 9.503 de 23 de setembro de 1997. Institui o Código de Trânsito Brasileiro. Diário Oficial da União. Brasília, DF, Disponível em <http://www.planalto.gov.br/ccivil_03/leis/l9503.htm>. Acesso em: 04 dez. 2017.

BRASIL. Lei nº 9.656, de 3 de junho de 1998. Altera a Lei no 9.656, de 3 de junho de 1998, para dispor sobre a obrigatoriedade de cirurgia plástica reparadora de mama por planos e seguros privados de assistência à saúde nos casos de mutilação decorrente de tratamento de câncer. Diário Oficial da União. Brasília, DF, Disponível em <http://www.planalto.gov.br/ccivil_03/leis/leis_2001/l10223.htm>. Acesso em: 04 dez. 2017.

BRASIL. Lei nº 9.656, de 3 de junho de 1998. Dispõe sobre os planos e seguros privados de assistência à saúde. Diário Oficial da União. Brasília, DF, Disponível em <http://www.planalto.gov.br/ccivil_03/leis/L9656compilado.htm>. Acesso em: 04 dez. 2017.

BRASIL. Lei nº 9.797, de 6 de maio de 1999. Dispõe sobre a obrigatoriedade da cirurgia plástica reparadora da mama pela rede de unidades integrantes do Sistema Único de Saúde - SUS nos casos de mutilação decorrentes de tratamento de câncer. Diário Oficial da União. Brasília, DF, Disponível em <http://www.planalto.gov.br/ccivil_03/leis/L9797.htm>. Acesso em: 04 dez. 2017.

BRASIL. Tribunal de Justiça do Estado de São Paulo. Apelação nº 0001961-98.2002.8.26.0068. 13ª Câmara Extraordinária de Direito Privado, São Paulo, SP, Relator Desembargador Milton Carvalho, julgado em 08/04/2015, Data do registro: 08/04/2015; Comarca de Barueri. Disponível em <www.tjsp.jus.br>. Acesso em: 04 dez. 2017.

BRASIL. Tribunal Regional Federal da 3ª Região. AC 0002382-61.2011.4.03. Primeira Turma, São Paulo, SP, Relator Desembargador Federal José Lunardelli, julgado em 08/10/2013, e-DJF3 Judicial 1 DATA:14/10/2013. Disponível em <www.trf3.jus.br/>. Acesso em: 04 dez. 2017.

CAIXA ECONÔMICA FEDERAL. PIS: muito mais que um número, uma série de benefícios. Disponível em <http://www.caixa.gov.br/beneficios-trabalhador/pis/Paginas/default.aspx#abono-salarial>. Acesso em: 04 dez. 2017.

CEARÁ. Lei nº 12.023, de 20 de janeiro de 1992. Dispõe sobre o Imposto sobre a Propriedade de Veículos Automotores - IPVA. Diário Oficial do Estado do Ceará. Fortaleza, CE, Disponível em <http://www.al.ce.gov.br/legislativo/legislacao5/leis92/12023.htm>. Acesso em: 04 dez. 2017.

COMPANHIA DE ENGENHARIA DE TRÁFEGO. Isenção do rodízio municipal para portador de deficiência. Disponível em <http://www.cetsp.com.br/consultas/rodizio-municipal/isencao-do-rodizio-municipal-para-portador-de-deficiencia.aspx>. Acesso em: 04 dez. 2017.

CONSELHO NACIONAL DE POLÍTICA FAZENDÁRIA - CONFAZ. Convênio ICMS 38, de 30 de março de 2012. Concede isenção do ICMS nas saídas de veículos destinados a pessoas portadoras de deficiência física, visual, mental ou autista. Diário Oficial da União. Brasília, DF, Disponível em <http://www1.fazenda.gov.br/confaz/confaz/Convenios/ICMS/2012/CV038_12.htm>. Acesso em: 04 dez. 2017.

DISTRITO FEDERAL. Lei nº 7.431, de 17 de dezembro de 1985. Institui no Distrito Federal o imposto sobre a propriedade de veículos automotores e dá outras providências. Diário Oficial do Distrito Federal. Brasília, DF, Disponível em <http://www.fazenda.df.gov.br/aplicacoes/legislacao/legislacao/TelaSaidaDocumento.cfm?txtNumero=7431&txtAno=1985&txtTipo=110&txtParte=>. Acesso em: 04 dez. 2017.

ESPÍRITO SANTO. Lei nº 6.999 de 27 de dezembro de 2001. Dispõe sobre o Imposto sobre a Propriedade de Veículos Automotores – IPVA, consolidando e atualizando as normas do tributo e dá outras providências. Diário Oficial do Espírito Santo. Vitória, ES, Disponível em <http://www.sefaz.es.gov.br/LegislacaoOnline/lpext.dll/InfobaseLegislacaoOnline/leis/2001/lei%206999.htm?fn=document-frame.htm&f=templates&2.0>. Acesso em: 04 dez. 2017.

GOIÁS. Lei nº 11.651, 26 de dezembro de 1991. Institui o Código Tributário do Estado de Goiás. Diário Oficial do Estado de Goiás. Goiânia, GO, Disponível em <ftp://ftp.sefaz.go.gov.br/sefazgo/legislacao/Cte/CTE.htm#a94>. Acesso em: 04 dez. 2017.

Gonçalves CR. *Responsabilidade civil*. 17 ed. São Paulo: Saraiva, 2016. p. 360

Kfouri Neto M. *Responsabilidade civil do médico*. 7 ed. São Paulo: RT, 2010. p. 94-98

MARANHÃO. Lei nº 7.799, de 19 de dezembro de 2002. Dispõe sobre o Sistema Tributário do Estado do Maranhão. Diário Oficial do Estado do Maranhão. São Luís, MA, Disponível em <http://www.legisweb.com.br/legislacao/?id=129635>. Acesso em: 04 dez. 2017.

MATO GROSSO DO SUL. Lei nº 1.810, de 22 de dezembro 1997. Institui o Imposto sobre a Propriedade de Veículos Automotores - IPVA e dá outras providências. Diário Oficial de Mato Grosso do Sul. Campo Grande, MS, Disponível em <http://www.legiscenter.com.br/minha_conta/bj_plus/direito_tributario/atos_legais_estaduais/mato_grosso_do_sul/leis/1997/lei_1810_de_22-12-97.htm>. Acesso em: 04 dez. 2017.

MATO GROSSO. Lei n° 7.301, de 17 junho de 2000. Institui o Imposto sobre a Propriedade de Veículos Automotores - IPVA e dá outras providências. Diário Oficial do Estado do Mato Grosso. Cuiabá, MT, Disponível em <http://app1.sefaz.mt.gov.br/0325677500623408/07FA81BED2760C6B84256710004D3940/62CE5995729DDCEA03256921006ED745>. Acesso em: 04 dez. 2017.

MINAS GERAIS. Lei n° 14.937, de 23 de dezembro de 2003. Dispõe sobre o Imposto sobre a Propriedade de Veículos Automotores - IPVA - e dá outras providências. Diário Oficial do Estado de Minas Gerais. Belo Horizonte, MG, Disponível em <http://www.fazenda.mg.gov.br/empresas/legislacao_tributaria/leis/l14937_2003.pdf>. Acesso em: 04 dez. 2017.

PARÁ. Lei n° 6.017, de 30 de dezembro de 1996. Dispõe sobre o Imposto sobre a Propriedade de Veículos Automotores - IPVA. Diário Oficial do Estado do Pará. Belém, PA, Disponível em <http://www.sefa.pa.gov.br/legislacao/interna/lei/lp1996_06017.pdf>. Acesso em: 04 dez. 2017.

PARAÍBA. Lei n° 7.131, de 05 de julho de 2002. Trata do Imposto sobre a Propriedade de Veículos Automotores - IPVA, e dá outras providências. Diário Oficial do Estado da Paraíba. João Pessoa, PB, Disponível em <http://www.legiscenter.com.br/minha_conta/bj_plus/direito_tributario/atos_legais_estaduais/paraiba/leis/2002/lei_7131_de_05-07-02.htm>. Acesso em: 04 dez. 2017.

PARANÁ. Lei n° 14.260, de 22 de dezembro de 2003. Estabelece normas sobre o tratamento tributário pertinente ao Imposto Sobre a Propriedade de Veículos Automotores - IPVA. Diário Oficial do Estado do Paraná. Curitiba, PR, Disponível em <http://www.sefanet.pr.gov.br/dados/SEFADOCUMENTOS/12200314260.pdf>. Acesso em: 04 dez. 2017.

PERNAMBUCO. Lei n° 10.849, de 28 de dezembro de 1992. Dispõe sobre o Imposto sobre a Propriedade de Veículos Automotores - IPVA. Diário Oficial do Estado de Pernambuco. Recife, PE, Disponível em <https://www.sefaz.pe.gov.br/Legislacao/Tributaria/Documents/Legislacao/Leis_Tributarias/1992/Lei10849_92.htm>. Acesso em: 04 dez. 2017.

PIAUÍ. Lei n° 4.548, de 30 de dezembro de 1992. Dispõe sobre o Imposto sobre a Propriedade de Veículos Automotores, IPVA. Diário Oficial do Estado do Piauí. Teresina, PI, Disponível em <http://www.sefaz.pi.gov.br/arquivos/legislacao/leis/Lei4548.pdf>. Acesso em: 04 dez. 2017.

RECEITA FEDERAL DO BRASIL. Instrução Normativa RFB n° 1.500, de 29 de outubro de 2014. Dispõe sobre normas gerais de tributação relativas ao Imposto sobre a Renda das Pessoas Físicas. Diário Oficial da União. Brasília, DF, Disponível em <http://www18.receita.fazenda.gov.br/Legislacao/ins/2014/in15002014.htm>. Acesso em: 04 dez. 2017.

RECEITA FEDERAL DO BRASIL. Instrução Normativa RFB n° 988, de 22 de dezembro de 2009. Disciplina a aquisição de automóveis com isenção do Imposto sobre Produtos Industrializados, por pessoas portadoras de deficiência física, visual, mental severa ou profunda, ou autistas. Diário Oficial da União. Brasília, DF, Disponível em <http://sijut2.receita.fazenda.gov.br/sijut2consulta/link.action?visao=anotado&idAto=15954#127692>. Acesso em: 04 dez. 2017.

RIO DE JANEIRO. Lei n° 2877, de 22 de dezembro de 1997. Dispõe sobre o imposto sobre a propriedade de veículos automotores (IPVA). Diário Oficial do Estado do Rio de Janeiro. Rio de Janeiro, RJ, Disponível em <http://alerjln1.alerj.rj.gov.br/CONTLEI.NSF/b24a2da5a077847c032564f4005d4bf2/fa1a422b516211130325657a0064293f?OpenDocument>. Acesso em: 04 dez. 2017.

RIO GRANDE DO NORTE. Lei n° 6.967, de 31 de dezembro de 1996. Dispõe sobre o Imposto de Propriedade de Veículos Automotores - IPVA e dá outras providências. Diário Oficial do Estado do Rio Grande do Norte. Natal, RN, Disponível em <http://www.set.rn.gov.br/set/leis/leisipva.asp>. Acesso em: 04 dez. 2017.

RIO GRANDE DO SUL. Lei n° 8.115, de 30 de dezembro de 1985. Institui o Imposto sobre a Propriedade de Veículos Automotores. Diário Oficial do Rio Grande do Sul. Porto Alegre, RS, Disponível em <https://www.legisweb.com.br/legislacao/?id=153591>. Acesso em: 04 dez. 2017.

RONDÔNIA. Lei n° 950, de 22 de dezembro 2000. Institui o Imposto sobre a Propriedade de Veículos Automotores - 1PVA. Diário Oficial do Estado de Rondônia. Porto Velho, RO, Disponível em <http://sapl.al.ro.leg.br/sapl_documentos/norma_juridica/1473_texto_integral>. Acesso em: 04 dez. 2017.

RORAIMA. Lei n° 59 de 28 de dezembro de 1993. Dispõe sobre o Sistema Tributário Estadual e dá outras providências. Diário Oficial do Estado de Roraima. Boa Vista, TO, Disponível em <http://www.legiscenter.com.br/minha_conta/bj_plus/direito_tributario/atos_legais_estaduais/roraima/leis/1993/lei_59_de_28-12-93.htm>. Acesso em: 04 dez. 2017.

SANTA CATARINA. Lei n° 7.543, de 30 de dezembro de 1988. Institui o imposto sobre a propriedade de veículos automotores e dá outras providências. Diário Oficial do Estado de Santa Catarina. Florianópolis, SC, Disponível em <http://legislacao.sef.sc.gov.br/html/leis/1988/lei_88_7543.htm>. Acesso em: 04 dez. 2017.

SÃO PAULO. Decreto n° 37.085 de 3 de outubro de 1997. Regulamenta a lei n° 12.490, de 3 de outubro de 1997, que autoriza o Executivo a implantar Programa de Restrição ao Trânsito de Veículos Automotores no Município de São Paulo. Diário Oficial do Estado de

São Paulo. São Paulo, SP, Disponível em <http://www.prefeitura.sp.gov.br/cidade/secretarias/transportes/institucional/index.php?p=7158>. Acesso em: 04 dez. 2017.

SÃO PAULO. Lei nº 12.490 de 3 de outubro de 1997. Autoriza o Executivo a implantar Programa de Restrição ao Trânsito de Veículos Automotores no Município de São Paulo, e dá outras providências. Diário Oficial do Estado de São Paulo. São Paulo, SP, Disponível em <http://www3.prefeitura.sp.gov.br/cadlem/secretarias/negocios_juridicos/cadlem/integra.asp?alt=04101997L%20124900000>. Acesso em: 04 dez. 2017.

SÃO PAULO. Lei nº 13.296, de 23 de dezembro de 2008. Estabelece o tratamento tributário do Imposto sobre a Propriedade de Veículos Automotores - IPVA. Diário Oficial do Estado de São Paulo. São Paulo, SP, Disponível em <http://www.al.sp.gov.br/repositorio/legislacao/lei/2008/lei-13296-23.12.2008.html>. Acesso em: 04 dez. 2017.

SECRETARIA DA FAZENDA DO ESTADO DE SÃO PAULO. ICMS, Imunidades/Isenções Pessoa com Deficiência ou Autista. Disponível em <http://www.fazenda.sp.gov.br/guia/icms/isencao_deficiencia.shtm>. Acesso em: 04 dez. 2017.

SECRETARIA DE ESTADO DE FAZENDA DE MINAS GERAIS. Das isenções. Disponível em <http://www.fazenda.mg.gov.br/empresas/legislacao_tributaria/ricms_2002_seco/anexoi2002_3.htm#parte1it27>. Acesso em: 04 dez. 2017.

SERGIPE. Decreto nº 13.459, de 29 de dezembro 1992. Aprova Regulamento do Imposto sobre a propriedade de Veículos Automotores - IPVA. Diário Oficial do Estado de Sergipe. Aracajú, SE, Disponível em <http://legislacao.sefaz.se.gov.br/legisinternet.dll/Infobase3/11-ipva/dec-13459.htm?fn=document-frame.htm&f=templates&2.0>. Acesso em: 04 dez. 2017.

SERGIPE. Lei nº 3.287, de 21 de dezembro de 1992. Dispõe quanto ao Imposto sobre a Propriedade de Veículos Automotores – IPVA. Diário Oficial do Estado de Sergipe. Aracajú, SE, Disponível em <http://legislacao.sefaz.se.gov.br/legisinternet.dll/Infobase3/07-leis/leisestaduais/04-leis-92/lei-3287ipva.htm?fn=document-frame.htm&f=templates&2.0>. Acesso em: 04 dez. 2017.

TJSP: Apelação 0054290-65.2010.8.26.0405; Relator (a): Percival Nogueira; Órgão Julgador: 6ª Câmara de Direito Privado; Foro de Osasco - 5ª. Vara Cível; Data do Julgamento: 23/11/2017; Data de Registro: 23/11/2017.

TJSP: Apelação nº 9065798-37.2009.8.26.0000; Rel. Des. Paulo Eduardo Razuk; Comarca: Osasco; Órgão julgador: 1ª Câmara de Direito Privado; Data do julgamento: 06/12/2011; Data de registro: 17/12/2011.

TOCANTINS. Lei nº 1.287, de 28 de dezembro 2001. Dispõe sobre o Código Tributário do Estado do Tocantins, e adota outras providências. Diário Oficial do Estado do Tocantins. Palmas, TO, Disponível em <http://www.legisweb.com.br/legislacao/?id=170950>. Acesso em: 04 dez. 2017.

ASSISTÊNCIA SOCIAL NO CÂNCER DE MAMA

Paula Freitas de Oliveira
Angélica Neuber de Castro

Gostaríamos de iniciar este capítulo agradecendo ao Dr. Zucca pela ideia fantástica e extraordinária em escrever este livro e por ter nos feito o convite, contando um pouquinho da história do Hospital de Amor e do trabalho desenvolvido pelo Assistente Social com as pacientes portadoras de câncer de mama, trabalho este bastante árduo em promover assistência qualificada em procedimentos dirigidos e atendidos, pela interpretação dos fatores sociais, políticos e econômicos que permeiam a realidade dos pacientes e seus familiares; de forma humanizada, ética e segura. Proporcionando, assim, condições de um excelente tratamento médico-hospitalar.

Na década de 1960, o único Hospital especializado para o tratamento oncológico situava-se na capital do Estado de São Paulo, e os pacientes que procuravam atendimento no hospital São Judas Tadeu de Barretos (atual sede dos Cuidados Paliativos) eram, em sua maioria, previdenciários de baixa renda, com alto índice de analfabetismo, dificultando buscar tratamento na capital por falta de recursos, por receio da "cidade grande" e até pela imprevisibilidade de vagas para internação.

Em 27 de novembro de 1967, foi instituída a Fundação Pio XII e conforme memorando 234 de 21 de maio de 1968, assinado pelo Dr. Décio Pacheco Pedroso, na época diretor do INPS, hoje chamado Previdência Social, passou a atender pacientes portadores de câncer no SUS (Sistema Único de Saúde) e Convênios.

O Hospital contava com apenas quatro médicos: Dr. Paulo Prata, Dr.ª Scylla Duarte Prata, Dr. Miguel A. Gonçalves e Dr. Domingos Boldrini. Eles trabalhavam em tempo integral, dedicação exclusiva, caixa único e tratamento personalizado, permitindo um tratamento eficiente aos pacientes. Esta filosofia de trabalho é que promoveu o crescimento da Instituição.

Por causa da grande demanda de pacientes e de o velho e pequeno Hospital não comportar todo o crescimento, o Dr. Paulo Prata, idealizador e fundador, recebeu a doação de uma área na periferia da cidade e propôs a construção de um novo Hospital que pudesse responder às crescentes necessidades.

No ano de 1989, Henrique Duarte Prata, filho do casal de médicos fundadores do Hospital, abraça a ideia do pai e com a ajuda de fazendeiros da cidade e da região realiza mais uma parte do projeto. O Pavilhão Antenor Duarte Villela, onde funciona o ambulatório do novo Hospital, inaugurado em 6 de dezembro de 1991.

Dando sequência ao grande projeto que vem ganhando grandes proporções com a ajuda da comunidade, de artistas, da iniciativa privada e com a participação financeira governamental, outras áreas do Hospital estão sendo construídas para atender via SUS os pacientes com câncer que chegam até a Instituição.

Uma maneira que o Hospital encontrou de homenagear aqueles que contribuem com a causa do câncer é colocar nos pavilhões os nomes dos artistas.

Para o desempenho das atividades institucionais, a Fundação PIO XII dispõe destes dois prédios citados anteriormente, um na área central da cidade em que funciona a Unidade de Cuidados Paliativos, e o outro situado no Bairro Dr. Paulo Prata, bem como o Hospital é composto por ambulatórios, unidades de internação, laboratórios e serviços especializados, assim como administração e unidades de apoio, como alojamentos para o acolhimento dos pacientes que necessitam permanecer por tempo prolongado na cidade para o tratamento e realização dos exames.

A Fundação PIO XII hospital de câncer de Barretos completou 50 anos de existência, com reconhecimento por uma gestão humanizada e excelência em oncologia; o grande diferencial da instituição. Sendo assim o projeto deu-se continuidade, onde possui o hospital infantojuvenil também situado na cidade de Barretos, unidades nos municípios de Jales-SP e Porto Velho-RO, e unidade de prevenção em Juazeiro-BA.

Com o profissionalismo humanizado e carinho, o hospital realiza tratamentos com o que existe de melhor em oncologia no mundo, sua missão é promover saúde por meio de atendimento médico-hospitalar qualificado em oncologia, de forma humanizada em âmbito nacional, para paciente do Sistema

Único de Saúde, apoiado em programa de prevenção, ensino e pesquisa.

A sementinha, plantada na década de 1960 pelo Dr. Paulo Prata, só conseguiu germinar, crescer, se fortalecer e conquistar espaço no cenário oncológico nacional, com o apoio e competência de muitos profissionais, de uma equipe multi e interdisciplinar, do desprendimento e seriedade de uma equipe técnica.

Os valores institucionais são pautados no Amor; Humanização; Honestidade; Humildade; Ética; Respeito; Comprometimento; Trabalho em equipe; Gratidão aos doadores e Responsabilidade Social.

Sendo sua área de atuação não só em Barretos, mas também em toda região, mas é importante lembrar que este atendimento é estendido aos diversos Estados brasileiros, 100% SUS.

O Serviço Social é uma profissão de nível superior, regulamentada pela Lei 8.662/1993, exercida exclusivamente por um Assistente Social e registrado no Conselho Regional de Serviço Social (CRESS).

O Serviço Social dentro do Hospital de Câncer de Barretos iniciou seus atendimentos na parte Ambulatorial, setor considerado "a porta de entrada da Instituição", no ano 2000, objetivando atender o paciente em seu primeiro contato com o hospital para o tratamento Oncológico.

No começo havia uma Assistente Social que, pela triagem médica, atendia todos os pacientes para as consultas de primeira vez, assim como verificava a necessidade de estadia durante o tratamento.

Com a crescente demanda do atendimento, o Serviço Social acompanhou a ascensão, atuando junto à equipe multiprofissional, desenvolvendo um papel importante por causa da prática intervencionista junto ao tratamento do paciente.

Sendo assim o Assistente Social vem exercendo, desde então, papel fundamental, atuando como articulador mediador e mobilizador das relações entre equipe/paciente/família, rede socioassistencial; suprindo as várias demandas apresentadas pelo paciente e família durante o enfrentamento da doença, proporcionando-lhes condições de um excelente atendimento médico-hospitalar.

Atua também de forma interventiva, na defesa dos direitos humanos e sociais; no posicionamento em favor da justiça e igualdade social.

O profissional é extremamente importante em todas as áreas de atuação, objetivando o atendimento aos pacientes oncológicos e seus familiares pelo acolhimento durante todo processo de tratamento, trabalhando fatores externos que envolvem o bem-estar, propondo conforto emocional, físico e vida social com dignidade; dadas as condições impostas pela doença.

Atualmente o Serviço Social é composto por 18 colaboradoras. Visando a facilitar o tratamento oncológico, realizamos o primeiro Acolhimento a estas pacientes; a fim de conhecer a realidade social da mesma, e orientá-la (lo) quanto aos diversos recursos que a Instituição oferece, como alojamentos, orientações sobre a existência de casas de apoio mantidas pelos municípios de origem, pousadas particulares (a critério do paciente), refeições gratuitas a pacientes e acompanhantes, vale transporte Institucional. Enfatizamos a parceria com a Associação Voluntária de Combate ao Câncer (AVCC) para assistir às necessidades relacionadas com o tratamento.

Este primeiro acolhimento aos pacientes se faz extremamente necessário, pois, em sua maioria, deixam seus lares e familiares e vêm atrás de uma esperança na cura e na qualidade em seu tratamento.

Orientamos quanto à inserção do paciente no Tratamento Fora de Domicílio (TFD). O programa é oferecido pelo Estado de origem do paciente. Uma vez ele fazendo o tratamento Oncológico a mais de 50 km de distância de sua residência, tem por direito o auxílio com estadia e transporte, seja ele aéreo terrestre ou fluvial. Importante salientar que é direito do paciente escolher onde deseja realizar seu tratamento Oncológico, de acordo com a portaria n. 55, 24 de fevereiro de 1999 (DOV- 26/02/1999).

Concomitantemente, o Assistente Social orienta sobre os benefícios que o Sistema Único de Saúde (SUS) oferece parceria com o setor jurídico da Instituição, análise de documentação para fins previdenciários, trabalho com a rede socioassistencial: Centro de Referência da Assistência Social (CRAS), Centro de Referência Especializada em Assistência Social (CREAS) entre outros, com a finalidade de amparar o paciente nas diversas problemáticas que lhes são apresentadas durante o tratamento oncológico.

O Assistente Social também orienta sobre os procedimentos (relatórios, xerox de exames) para acesso ao recurso por meio da Secretaria Municipal de Saúde. O trabalho do assistente social é desenvolvido juntamente com a equipe multiprofissional.

Atua ainda em Transferências de pacientes, Programações de Alta, Alta hospitalar, apoio psicossocial aos familiares quando paciente evoluiu a óbito (Necropsia/IML).

O trabalho do Assistente Social é bastante árduo como colocamos no início do capítulo, porém muito gratificante quando obtemos o retorno de pacientes que nos trazem seus problemas e angústias resolvidas pelas orientações e esclarecimentos que lhes foram prestadas por este profissional desde o início do tratamento.

LEITURAS SUGERIDAS

Brasil. Política Nacional de Promoção de Saúde (2010). Política Nacional de Humanização – HUMANIZASUS (2004). Política Nacional de Atenção Básica – PNAB (2012).

Lei Orgânica da Saúde Lei Nº 8.080, De 19 de Setembro de 1990.

Paiva BA *et al.* O Código de Ética de 1983: signo da renovação do Serviço Social no Brasil. In: Bonetti DA *et al.* (Org.). *Serviço Social e Ética: convite a uma nova práxis.* 4. ed. São Paulo: Cortez, p. 159-173, 2001.

Política Nacional da Assistência Social. Lei n o 10.954, de 29 de setembro de 2004.

Tratamento fora do Domicílio (TFD) - Portaria Nº 55, de 24 de fevereiro de 1999.

DEPARTAMENTO DE CAPTAÇÃO DE RECURSOS E *MARKETING*

Luiz Antônio Zardini

O departamento de captação de recursos do Hospital de Câncer de Barretos foi criado no dia 1º de março de 1993, pelo então diretor financeiro Henrique Duarte Prata. Ele foi criado depois de 26 anos de funcionamento do Hospital, para se buscar recursos financeiros, uma vez que o Hospital estava totalmente falido e havia necessidade de muitos recursos para acolher os pacientes com carinho e tratá-los com dignidade, conforme orientação do fundador e mestre Dr. Paulo Prata. O primeiro e único funcionário do departamento, instalado no velho Hospital da Rua 20, era Luiz Antônio Zardini.

O departamento de captação nasceu pequeno como tudo nesse mundo de meu Deus. O espaço físico era tão pequeno... uma sala ocupada por 5 pessoas com ocupações diferentes e quando todos resolviam falar ao telefone ao mesmo tempo virava um pandemônio. Acredite: naquela época o Hospital inteiro tinha dois computadores, e o terceiro foi o do departamento de captação. Depois de dezessete anos de criação do departamento, com o apoio, a solidariedade e a luta de todos conquistamos esse majestoso prédio onde estamos instalados, lugar de encontro dos coordenadores de todo o Brasil e extensão de suas casas, pois aqui temos um pedacinho de cada um.

É importante salientar que por causa da falta de funcionários na captação, o senhor Wilson Balbo doou seu trabalho voluntário durante os dez primeiros anos de vida do departamento. Essa ajuda foi fundamental na busca dos primeiros colaboradores que ajudaram a carregar o pesado fardo em que se encontrava o Hospital. Foram 10 anos de muitíssimas viagens, que duravam até 20 dias, por péssimas estradas, dormindo os dois no mesmo quarto para economizar, nas hospedarias mais baratas à beira das estradas, comendo o pão que o diabo amassou. O que mais nos chamava a atenção é como o povo nos recebia com o mesmo carinho que era atendido no Hospital e respondia a nossos apelos com a maior boa vontade. Infelizmente o mesmo não acontecia com os prefeitos dessas cidades que mandavam seus pacientes para tratamento e davam ao captador um chá de espera que chegou a durar 9 horas, sem ao menos ouvir o que ele tinha para falar. Saíamos pobres e voltávamos mais pobres ainda.

O primeiro evento da captação aconteceu no dia 11 de dezembro de 1993. Foi um leilão de gado no Recinto Paulo de Lima Correa, que arrecadou CR$ 14.818.500.00, que equivalia a U$$ 56.429,93. Durante todos esses anos várias pessoas, chamadas carinhosamente de coordenadores, (hoje cerca de 800), por vários motivos se integraram na diuturna luta para captar recursos, dando ao Hospital as condições de se reerguer da falência para enfrentar o terrível déficit que perdura e oferecendo condições para que médicos pudessem executar com maestria o que sabiam fazer bem feito. Depois de vários anos fazendo dois leilões por ano em Barretos, fui convencido, na marra, pelo ex-coordenador José Lois, de Santa Adélia, a desmembrar os leilões porque os eventos eram muito grandes, chegando a 1.200 cabeças, e a lei da oferta e da procura falou mais alto: muita oferta, pouca procura, o preço baixou e nos obrigou a mudar o projeto inicial; começar a fazer leilões regionais e mais tarde cidade por cidade. O 1º leilão fora de Barretos aconteceu em Estrela d'Oeste no ano de 2000. O hercúleo trabalho de vários coordenadores fez com que cerca de 50 cidades da região se unissem e fizessem esse 1º leilão.

Em 2006 já eram 156 eventos realizados, agora nas cidades, um por um em seis estados: Rondônia, Mato Grosso, Mato Grosso do Sul, Goiás, Minas Gerais e São Paulo, gerando uma receita superior a R$ 5 milhões com mais de 14.000 cabeças de gado.

SEGUNDA PESSOA PARA O DEPARTAMENTO

A contratação da segunda pessoa para o departamento aconteceu somente em 1/10/97. A chegada de José Luiz Guerreiro possibilitou a centralização dos quatro cadastros do Hospital (radioterapia, quimioterapia, hemonúcleo e Same). Com o cruzamento dos dados, foi possível a confecção de 40.000 boletos e etiquetas no próprio departamento. Foi criada a base de nossa primeira mala direta e obrigou o Hospital a adquirir o 3º computador. O 3º de todo Hospital. O primeiro da Captação.

Em abril de 1998, iniciamos a confecção do jornal "O BOM SAMARITANO" com tiragem de 40.000

exemplares, escrito pela primeira jornalista contratada chamada Patrícia Delamare, e supervisionado por Dolores Figuls, assessora de imprensa da Coopercitrus de Bebedouro. Em seguida contratamos uma jornalista mais experiente Rita de Souza e por fim Karina Sarri Carreira. O jornal tornou-se a "REVISTA HOSPITAL DE CÂNCER DE BARRETOS", em março de 2007. Órgão informativo, prestador de serviço da instituição, que é enviado para as residências das pessoas com dois boletos bancários, para que a pessoa possa fazer uma doação espontânea, no valor que desejar. A revista tem tiragem de 185.000 exemplares e renda média de R$ 177 mil/mês.

Com o crescimento do número de pacientes e funcionamento de novas alas do Hospital, a captação passou a trabalhar em uma das salas do novo prédio, onde hoje funciona o simulador da radioterapia. Quando o aparelho começou a funcionar, fomos transferidos e passamos a trabalhar numa antiga garagem de ambulâncias, junto à cerca da avenida, brincando que a próxima transferência seria para o olho da rua. Tive oportunidade de dizer ao Henrique que a captação de recursos deveria estar localizada fora do prédio do Hospital para facilitar a vida dos doadores. Somente depois de visitar o "Hospital MD Anderson" em Houston, nos Estados Unidos que tinha 20 andares para captação é que ele me falou que iria construir um prédio para nós. Em 20 de agosto de 2010, foi inaugurado o prédio com dois andares, fora das dependências do Hospital, imponente, de forma piramidal onde trabalham quase 100 funcionários.

Mesmo diante de todas as dificuldades, crescemos e abrimos unidades por este Brasil afora.

Hoje temos unidades de tratamento em Barretos, Jales e Porto Velho. Instituto de Prevenção em: Barretos, Fernandópolis, Campinas (SP), Juazeiro (BA), Lagarto (SE), Ji-Paraná (RO), Campo Grande e Nova Andradina (MS).

Em construção temos: Institutos de Prevenção em Rio Branco (AC) e Macapá (AP). Já em Palmas (TO) está em construção mais um hospital para tratamento.

Ficamos conhecidos e respeitados até no exterior. Os desafios também cresceram. A cada ano o déficit aumentava, e novos arautos eram suscitados ou se apresentavam ao fronte de combate para representar os interesses do Hospital em suas cidades.

A caminhada não foi mole. Quantas incompreensões...

Ao mesmo tempo em que milhares de pessoas se organizam e se solidarizam há os que são incapazes de se compadecer com o sofrimento alheio e passam a aviltar os que se comprometem com a causa. A incompreensão por parte daqueles que não têm capacidade de exercer a misericórdia e gratuitamente fazer o bem foi tão grande, que alguns até se cansaram e desistiram da caminhada, porém a maioria preferiu enfrentar as demandas, vestindo a camisa do Hospital, arregaçando as mangas e continuando a luta, com galhardia, apaixonados por uma causa tão envolvente, que nos engrandece a todos.

Hoje, a situação se inverteu. São governantes, administradores de Hospitais e empresários que nos procuram, empolgados pela proposta única e envolvente de tratar com qualidade e dignidade o pobre que é sempre colocado à margem da sociedade por, unicamente, não ter condições de pagar a fatura. O conceito do Dr. Paulo Prata de que "Não há remédio que faça efeito sem que primeiro se restabeleça a dignidade da pessoa humana" é realidade e constatado aqui todos os dias.

A partir da inauguração da captação, verificamos que a população pobre tem necessidade de ajudar e costuma dizer: meu coração está pedindo para eu doar alguma coisa, agora. Diante disso fixamos um local de doação interna, onde as pessoas chegam e fazem doações espontâneas, recebem um recibo e seguem com o dever cumprido, segundo eles próprios. Essa renda gera mais de R$ 3 milhões/ano.

A doação pelo site gera cerca de R$ 2 milhões. Pode-se escolher a forma que desejar: (cartão de crédito, boleto bancário, débito em conta corrente) etc.

A Revista HCB, outra fonte de arrecadação, gera mais de R$ 3 milhões. Para receber a revista basta acessar o site e preencher o cadastro: http://sisonco.com.br/sistema/front/revista-hcb/.

Há eventos menores, como shows, chás da tarde, almoços, quermesses, que durante o ano geram R$ 3,5 milhões.

Os cofrinhos, espalhados por todo Brasil, sob organização de seus padrinhos (voluntários do hospital, que espalham as latinhas por todo o país e têm o controle de entrega dos mesmos, por meio de códigos de barra) são a coqueluche das crianças e onde a população mais pobre participa da vida do Hospital. A arrecadação ultrapassou R$ 2 milhões no ano de 2016.

Passos que salvam, caminhada de diagnóstico precoce do câncer infantojuvenil, que alerta a população sobre os sinais e sintomas, aconteceu em mais de 500 municípios em 2016 e arrecadou R$ 5 milhões.

O bazar, com produtos doados por empresas parceiras do hospital, fica no prédio da captação de recursos, e sua renda foi de R$ 2 milhões, em 2016.

Outra fonte de captação é a parceria com os Correios. Eles distribuem nas agências dos estados de SP, MG e RJ, os produtos do hospital, como agenda, CD Direito de Viver, livros de autoria do presidente Henrique Prata. A parceria gerou R$ 2 milhões no ano passado.

Hipersaúde, curiosidade geral, rendeu cerca de R$ 15 milhões. Porém a maior entrada de recursos é sem dúvida os leilões que geram mais de R$ 50 milhões, dando maior tranquilidade para o corpo médico e enfermagem trabalhar em paz.

Duas outras grandes fontes são: incentivos fiscais (doação pelo imposto de renda) e emendas parlamentares, que deputados e senadores destinam recursos financeiros de suas emendas para projetos de custeio e ampliação hospitalar (Quadro 64-1).

Na busca incessante de trazer recursos financeiros para manter as portas abertas, inovamos sempre. No primeiro semestre de 2017 iniciou-se o serviço de telemarketing, e, na segunda metade do ano, o projeto agro contra o câncer.

Para conhecer todas as formas de contribuir com o hospital acesse: https://www.hcancerbarretos.com.br/institucional/nossos-projetos.

SUBVENÇÃO

Em julho de 2005 contratamos um colaborador, Mario Seabra, para visitar os "excelentíssimos senhores prefeitos", hoje 2.032 prefeituras de todos os 27 estados. Infelizmente são as piores parcerias, se é que podemos chamar de "par-sérios". São as que mais se beneficiam com o bom atendimento feito pelo Hospital, porém as que menos respondem financeiramente aos pedidos de subvenção. Com a certeza que seus pacientes são bem tratados aqui, o lucro sempre será da autoridade municipal. Não acreditamos que, em 2017, possamos arrecadar R$1,5 milhão das prefeituras, contudo não podemos falar a mesma coisa das cidades que arrecadam alimentos. Elas oferecem todos os ingredientes necessários para que o Hospital forneça gratuita e diariamente 7.000 refeições. Recebemos cerca de 800 toneladas de alimentos/ano.

Quadro 64-1. Resultado Financeiro dos Eventos a Partir do Ano de 2000

Ano	R$
2000	1.464.988,00
2001	2.592.654,00
2002	4.264.623,00
2003	7.837.132,00
2004	13.326.900,00
2005	13.637.823,00
2006	14.627.696,00
2007	21.809.672,00
2008	23.378.622,00
2009	33.937.924,00
2010	47.751.936,00
2011	81.038.179,00
2012	90.475.781,00
2013	83.589.000,00
2014	114.653.000,00
2015	150.289.000,00
2016	137.870.000,00
TOTAL	842.544.930,00

HOMEM MAIS FELIZ DO MUNDO

Sou o homem mais feliz do mundo. Durante 16 anos exerci com paixão meu sacerdócio aqui em Barretos até que, apaixonado, resolvi me casar e automaticamente tive que deixá-lo. Há 24 anos, com a cara e a coragem, sem nenhuma experiência, a não ser a de padre, procurei o Henrique Prata, no Hospital São Judas em busca de trabalho. Tinha acabado de deixar o ministério, estava totalmente confuso com a nova vida e ao encontrá-lo escutei de sua boca: foi Nossa Senhora quem mandou você até aqui. Fiquei muito feliz em saber que, mesmo fora do exercício do sacerdócio, ainda era reconhecido como alguém enviado por Maria. Mesmo sem saber por onde iniciar principiamos o difícil serviço de formar o departamento de captação de recursos e marketing com pessoas que quase nunca conhecíamos, mas que eram apontadas pela sociedade como destaques em benemerência nas cidades visitadas.

Descobrimos que o povo brasileiro tem um bom coração e está sempre pronto e aberto a ajudar uma causa nobre, desde que tenha alguém respeitável para iniciar e chefiar uma ação caritativa. Outras vezes descobrimos que muitas cidades não se fazem presentes, justamente pela falta de uma liderança que assuma a coordenação de uma ação voltada ao próximo. Uma terceira causa que impulsiona o bem é o próprio sofrimento que suscita no seio da comunidade novas lideranças em prol da vida.

Escolhidas e convidadas as pessoas, começamos a busca pelos recursos tão necessários, que o velho Hospital São Judas precisava para não fechar suas portas. Nessa época apenas uma cidade, Fernando Prestes, fazia evento para angariar recursos para o hospital tornando-se referência a ser seguida e continua até hoje.

Quantos mil quilômetros, Wilson Balbo e eu percorremos em busca de pessoas com características de: bondade; solidariedade; honestidade; gratuidade; renúncia; equilíbrio; retidão de caráter e saber trabalhar em equipe; quantos mil quilômetros sem nenhum retorno, quantas alegrias e decepções, quantos chás de cadeiras. Lembro-me de uma prefeitura que cheguei às 8 horas da manhã e esperei até às 17 horas quando os funcionários me pediram para sair, pois tinham que fechar as portas e durante todo o dia a prefeita mandava me dizer que já estava chegando. Em outra, o prefeito não quis me receber, pois disse que estava se preparando para viajar.

Eu dizia que nossa situação era precária e a cada dia se tornava pior. Não tínhamos nome, não tínhamos padrinho e nem oportunidade para expor nossos objetivos. Em São Paulo, depois de todo um trabalho de agendamento com os grandes laboratórios fornecedores de medicamentos, quando chegava e apresentava nossos serviços a custo zero para os pacientes pobres, éramos gozados e acabava a audiência. Certa vez, fizemos o pedido de um micro-ônibus para a campanha de medula óssea para uma embaixada. Ao responder o questionário a embaixada disse-nos que não iria doar o micro-ônibus, pois dentro de poucos dias estaríamos falidos por causa do alto déficit mensal. Até ministro da saúde chegou a dizer ao Henrique que em breve estaríamos com as portas fechadas se ele não mudasse o modelo de gestão implantado aqui no Hospital.

"Mesmo que tivesse em minhas mãos todo o perfume das rosas, toda a beleza do céu, toda a pureza dos anjos, toda a inocência das crianças, toda a grandeza do mar e toda a força das ondas, mesmo que tivesse todas as coisas belas da vida e todos os belos lugares do mundo, nada teria sentido se não tivesse o presente mais valioso, mais nobre e mais sagrado que Deus pode nos dar... Sua amizade e solidariedade!!! Nós, só temos a agradecer por você existir em nossas vidas!!!" Por isso sou o homem mais feliz do mundo!
Luiz Antonio Zardini

LEITURAS SUGERIDAS

Prata H. *Acima de tudo o amor*. Editora Gente. São Paulo. 2012.

Prata H. *A Providência*. Editora Gente. São Paulo. 2017.

CUIDADOS PALIATIVOS NO CÂNCER DE MAMA

Juliana Beraldo Ciorlia
Brenda Fabíola Delgado Taboada
Jéssica Ponte Portella

INTRODUÇÃO

Medicina Paliativa é uma especialidade médica de atuação interdisciplinar, que visa a oferecer suporte multidimensional, permitir aos pacientes e suas famílias que enfrentem e obtenham controle de sintomas e preocupações geradores de sofrimento, associados a doenças progressivas e incuráveis, não se limitando aos cuidados de finitude da vida. A Organização Mundial de Saúde (OMS), em 2002, definiu Cuidados Paliativos (CP) como "Abordagem que promove qualidade de vida de pacientes e seus familiares, diante de doenças que ameaçam a continuidade da vida, pela prevenção e alívio do sofrimento. Requer a identificação precoce, avaliação e tratamento impecável da dor e outros problemas de naturezas física, psicossocial e espiritual".

Cuidados Paliativos não têm objetivo curativo, nem buscam prolongar ou adiantar a morte do enfermo, mas sim oferecer a continuidade de cuidados clínicos e intervenções terapêuticas precoces focadas na pessoa portadora de uma doença incurável.

Na perspectiva da relação profissional-paciente-família, o foco do CP não é só direcionado à pessoa em processo de terminalidade, mas a todo o grupo familiar, que também requer cuidados, tendo em vista seu papel indispensável nos cuidados ao paciente, e na participação ativa na história do membro do grupo que adoece. Por esse motivo podemos afirmar que, nessa fase, o olhar da equipe de saúde deve-se voltar também para a família, que se prepara para perder um ser querido e se reorganizar após o luto.

HISTÓRIA

O CP se confunde historicamente com o termo "Hospice", que por muito tempo foi usado para designar a prática de cuidados de suporte a doenças incuráveis, na forma de locais de amparo destinados a oferecer descanso e cuidados de higiene, saúde, alimentação e manejo de agravos de peregrinos viajantes no século IV, puérperas e órfãos em condições econômicas ou sociais desfavorecidas.

O *hospice* moderno é um conceito relativamente recente que se originou e ganhou impulso no Reino Unido após a fundação do St. Christopher´s Hospice, em 1967, por Dame Cicely Saunders, considerada como a idealizadora do Movimento Hospice Moderno. Dame Cicely Saunders, assistente social, foi ao Hospital St.Thomas, em 1944, para se tornar enfermeira depois de trabalhar com os pacientes em processo ativo de morte e, inconformada com o sofrimento humano, tornou-se médica aos 40 anos, em 1957. Posteriormente abriu seu próprio *hospice* e dedicou-se ao estudo do alívio da dor e controle impecável de sintomas em portadores de doenças incuráveis e avançadas.

O primeiro *Hospice* americano foi fundado em Connecticut, em 1975, após um encontro de Cicely Saunders e a psiquiatra Elizabeth Klüber-Ross. Desde então tem havido um intenso aumento no número de programas dedicados aos cuidados paliativos. Em 1982 a lei americana permitiu o estabelecimento do *Hospice Care* e promoveu ações de cuidado domiciliar, que passou de um movimento liderado por voluntários à formação de parte significativa do sistema de saúde.

O comitê de câncer da OMS, em 1982, criou um grupo que para definir as políticas que fomentassem o controle de dor e os cuidados do tipo *Hospice* para pacientes com câncer, e que fossem recomendáveis a todos os países, culminando na divulgação, pela OMS, da primeira definição de CP, em 1986: "Cuidados totais e ativos dirigidos a pacientes fora de possibilidades de cura". Este conceito foi modificado, em 2002, com o objetivo de ampliá-lo e torná-lo aplicável a todas as doenças, pois o entendimento de incurabilidade muitas vezes é subjetivo, o que pode retardar a indicação de cuidados paliativos.

O primeiro país a reconhecer a Medicina Paliativa como especialidade médica foi o Reino Unido, em 1987. No Brasil, o Rio Grande do Sul foi o primeiro estado a contar com um Serviço de Cuidados Paliativos, mas somente nos anos 1990. Com a fundação da

Associação Brasileira de Cuidados Paliativos (ABCP), tomou-se a iniciativa de introduzir e promover os CPs mediante a formação de profissionais de saúde. Atualmente há 110 serviços de dor e cuidados paliativos catalogados pela Academia Nacional de Cuidados Paliativos (ANCP).

EPIDEMIOLOGIA

Como consequência direta das internações, mais de 74% das mortes em geral ocorrem em hospitais enquanto apenas 10 a 22% ocorrem em domicílio, conforme dados do Ministério da Saúde de 2009. Ao analisar os dados com filtro de causa *mortis* oncológica, o percentual de mortes em hospitais vai para 82% e 17% em domicílio. De forma comparativa na Alemanha, por exemplo, os números sobre o local da morte são 42-43% em hospitais e 25-30% em casa, 16-27% em *hospices* ou instituições de longa permanência, 1-2% em centros de cuidados paliativos (dados obtidos da Sociedade Alemã de Medicina Paliativa).

A morte em ambiente hospitalar ocorre cada vez mais, o que não significa aumento da qualidade do processo de morrer, mas muitas vezes prolongamento desnecessário do sofrimento em razão da obstinação terapêutica, tratamentos agressivos e adiamento do momento natural da morte.

Segundo os dados globais, durante o ano de 2008, ocorreram 12,7 milhões de casos de câncer e 7,6 milhões de mortes por câncer, com 56% dos casos e 64% das mortes nos países em desenvolvimento. O câncer de mama (CM) em mulheres e o câncer de próstata em homens foram os cânceres mais diagnosticados. A principal causa de morte para o gênero feminino foi o CM, tanto nos países desenvolvidos quanto nos países em desenvolvimento. Do total de casos de câncer, em 2008, 23% corresponderam ao CM, e, em relação ao número de mortes, 14% do número de mortes no mundo relacionam-se com o CM. No Brasil, foram estimados para o biênio 2012 e 2013 aproximadamente 518.000 casos de câncer, sendo a incidência para mulheres e homens de 257.870 e 260.640, respectivamente. O CM será um dos mais incidentes na população brasileira, com estimativa de aproximadamente 53.000 casos. Cinquenta por cento das mulheres com câncer têm este diagnóstico.

PRINCÍPIOS DOS CUIDADOS PALIATIVOS

Os princípios dos CPs passam pelo gerenciamento de sintomas; estabelecimento de plano terapêutico individualizado de acordo com os valores e preferências do paciente; comunicação veraz, consistente, delicada e progressiva, sustentada entre o paciente e todos os envolvidos em seu cuidado de forma coerente; apoio multidimensional tanto aos pacientes como aos cuidadores e familiares.

Estes princípios foram publicados pela OMS, em 1986, e reafirmados em 2002:

- Manejo impecável da dor e de outros sintomas geradores de sofrimento.
- Afirmação da vida e compreensão da morte como um processo natural.
- Não acelerar nem retardar a morte.
- Integrar os aspectos psicológicos e espirituais ao cuidado.
- Oferecer um sistema de suporte que possibilite ao paciente viver tão ativamente quanto possível até o momento de sua morte, respeitando preferências individuais e aspectos culturais.
- Apoiar a família durante todo o processo, inclusive no luto.
- Usar abordagem multiprofissional, de equipe, para lidar com as necessidades dos pacientes e seus familiares.
- Melhorar a qualidade de vida e influenciar positivamente o curso da doença.

PACIENTES ELEGÍVEIS PARA CUIDADOS PALIATIVOS

Todos os pacientes portadores de enfermidade crônico-degenerativas ou incuráveis, graves ou progressivas, deveriam ser candidatos à assistência paliativa; pacientes que esgotaram todas as possibilidades de tratamento de manutenção ou prolongamento da vida; pacientes que apresentam sofrimento moderado a intenso e que optam por manutenção de conforto e dignidade ao fim da vida.

Atualmente preconiza-se que o tratamento direto da doença seja oferecido em concomitância com cuidados paliativos, que assumirão maior parcela do cuidado, conforme o paciente aproxima-se da finitude. Todos os oncologistas devem receber formação para prestar cuidados paliativos primários, mas é possível aumentar a qualidade de vida usando técnicas de medicina paliativa especializada e, quando oportuno, cuidados de *Hospice*.

QUANDO INICIAR OS CUIDADOS PALIATIVOS

Pela própria definição de CP da OMS, e de acordo com o National Comprehensive Cancer Network (NCCN) devem ser iniciados e integrados ao tratamento antineoplásico desde o diagnóstico da doença. Desta forma cuidaremos do paciente em diferentes momentos da evolução da sua doença, oferecendo todos os recursos diagnósticos e terapêuticos que o conhecimento médico pode oferecer. Devemos utilizá-los de forma hierarquizada, levando-se em consideração os benefícios que podem trazer, e os malefícios que devem ser evitados.

O painel de especialistas do NCCN, bem como a American Society of Clinical Oncology (ASCO) sugerem como elegíveis para os CPs todos os pacientes com sintomas não controlados e/ou comorbidades físicas e condições psicossociais relevantes. Escala de

Karnofsky igual ou menor a 60%, ECOG > 2, compressão medular, múltiplas lesões em sistema nervoso central, carcinomatose leptomeníngea, doença peritoneal e ascite maligna, caquexia, hipercalcemia, *Delirium*, progressão de doença em vigência de tratamento são preditores de expectativa de vida menor que 6 meses e considerados como doença grave. Medidas de declínio funcional e clínico são: Escala de Karnofsky/Escala de *Performance* Paliativa (PPS)- KPS < 70% = indicação precoce de assistência paliativa; KPS < 50% = terminalidade provável.

BENEFÍCIOS DO ENCAMINHAMENTO PRECOCE

Temel *et al.* mostraram que pacientes com câncer de pulmão avançado em tratamento antineoplásico paliativo apresentaram níveis mais adequados de Qualidade de vida (QV) e menores escores de ansiedade e depressão quando recebiam CP desde o início do tratamento quimioterápico, em comparação a pacientes encaminhados ao serviço de CP após progressão da doença. Bakitas *et al.* conduziram um ensaio clínico randomizado (ENABLE II) e mostraram que os CPs oferecidos por meio de estratégias psicoeducativas também eram capazes de diminuir a incidência de transtorno do humor e melhorar a QV de pacientes com câncer avançado. Além da melhora da QV, os pacientes que receberam CP em associação a QT tiveram 2,7 meses a mais de sobrevida global no estudo de Temel *et al.* O aumento de 5,5 meses no estudo de Bakitas *et al.* não atingiu significância estatística. Importante ressaltar que em ambos os estudos as avaliações de sobrevivência foram análises não planejadas antes do estudo.

Múltiplos estudos clínicos randomizados sugerem que são benefícios dos cuidados paliativos concomitantes ao tratamento oncológico:

- Melhor qualidade de vida para pacientes e famílias.
- Cuidados de final de vida menos agressivos e estimativas mais realistas de sobrevida: readmissões hospitalares frequentes, reanimação pós-PCR em doenças avançadas, quimioterapia nas últimas semanas de vida para neoplasia de mama são considerados sinais de baixa qualidade de cuidado.
- Menos óbitos hospitalares e em ambiente de terapia intensiva.
- Mais óbitos no local de preferência do paciente.
- Maior uso de *Hospice*.
- Melhor comunicação e auxílio no processo de tomada de decisões.
- Possivelmente maior sobrevida.
- Racionalização na gestão de recursos financeiros.

A ASCO recomenda que os oncologistas tenham discussões individualizadas e francas com suas pacientes sobre prognóstico, tratamentos e desfechos esperados, transições para cuidados de fim de vida e, por meio desta conduta, que fomentem oportunidades para que as pacientes formulem suas diretivas antecipadas, enquanto ainda há tempo e energia para manejar sintomas e planejar o cuidado.

CONTROLE DOS SINTOMAS

Apesar do avanço no tratamento do câncer de mama, as metástases a distância ainda são um desafio no seu controle. Os principais sítios de metástase da mama são osso, pulmão/pleura, fígado e sistema nervoso central. Nesta fase da doença, as pacientes apresentam múltiplos sintomas que comprometem a qualidade de vida.

Nas doenças metastáticas, os objetivos do tratamento são o alívio dos sintomas, evitar complicações da doença e retardar a sua progressão. Os médicos devem estar preparados para oferecer essas possibilidades.

Dor

A dor é o principal sintoma apresentado pelas pacientes com câncer de mama. Pode estar relacionada com o tratamento (cirurgia, quimioterapia ou radioterapia), infiltração tumoral (dores nociceptiva somática ou visceral, neuropática ou mista) e pelo crescimento de metástases, associada ou não a aspectos emocionais que acompanham a doença. A dor é percebida e sofre influência de uma série de fatores: biológicos, emocionais e sociais.

Nas pacientes com câncer de mama, é comum a síndrome da dor pós-procedimento cirúrgico (4-10%). A dor pode ser imediata ou aparecer após 6 meses da cirurgia. Esta dor é caracterizada por queimação e retração em região posterior do braço, axila e região anterior do tórax, associados principalmente ao nervo intercostobraquial. As pacientes que apresentaram intercorrências cirúrgicas, como hematoma e infecção, têm maior risco de apresentar dor no pós-operatório. Às vezes são necessários bloqueios da região da dor, quando ela é refratária ao tratamento clínico otimizado.

É fundamental caracterizar adequadamente a dor por anamnese detalhada, estratificando sua intensidade (escalas mais utilizadas: numérica [0 – 10] e a visual analógica [EVA]), bem como conhecer o mecanismo fisiopatológico que dá origem ao sintoma. A partir dessa avaliação, indicaremos qual o melhor tratamento, e estratégias de associação de medicações com ação adjuvante à dos analgésicos (simples ou opioides) podem ajudar no controle de sintomas concomitantes (insônia, quadros depressivos etc.) com melhor perfil de efeitos adversos (Fig. 65-1). A associação de tratamento não farmacológico (manejo de sintomas psicológicos e comportamentais, terapias adjuvantes, como a acupuntura etc.), procedimentos anestésicos invasivos, radioterápicos e reabilitação podem oferecer benefícios objetivos em casos selecionados.

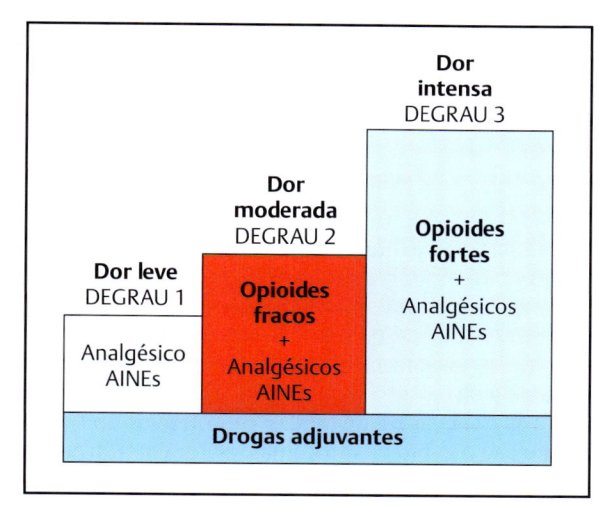

Fig. 65-1. Classificação da dor e seu tratamento.

Nas neuropatias periféricas induzidas por quimioterapia (sobretudo, oxiplatina) a Duloxetina mostra-se como boa opção de manejo.

Fadiga

Fadiga também é um sintoma frequente apresentado pelas pacientes com câncer de mama, mas nem sempre recebe a devida atenção da equipe de saúde. Pode ser causada pelo próprio câncer ou pelo tratamento oncológico (quimioterapia, radioterapia), e tem a percepção de sua intensidade alterada pelos aspectos emocionais e psicológicos envolvidos no processo de enfermidade. O uso de metilfenidato e dexametasona mostrou algum resultado nessas pacientes, comparados ao placebo. Medidas não farmacológicas de manejo incluem reabilitação física e técnicas de conservação de energia, bem como atenção psicoterápica quando oportuna.

Dispneia

A dispneia nas pacientes com câncer de mama em geral não se correlaciona com os níveis de oxigênio sérico, frequentemente está associada a quadros de dor e também é um sintoma comum na doença avançada. O mecanismo fisiopatológico gerador do sintoma pode estar associado diretamente ao câncer (p. ex, metástase pulmonar); resultar de tratamentos (p. ex.: pela radioterapia), distúrbios cardiopulmonares associados (p. ex., doença pulmonar obstrutiva) e causas sistêmicas (caquexia com sarcopenia grave).

O tratamento da dispneia vai depender da sua causa, e causas potencialmente reversíveis devem ser buscadas e tratadas, quando possível (derrames pleurais, infecções, broncospasmo etc.). O manejo em geral passa pelo uso de opioides e não há evidências para a suplementação de oxigênio.

Náuseas e Vômitos

As causas de náuseas e vômitos são múltiplas, lembrando que nem sempre a causa é neoplásica. Cerca de 60% dos pacientes com câncer avançado apresentam estes sintomas.

O tratamento é com base na sua causa primária. Quando houver um fator desencadeante, como constipação e dor, estes devem ser tratados. No caso de náuseas e vômitos causados por opioides (causadores comuns de gastroparesia), a associação de metoclopramida melhora os sintomas, bem como neurolépticos (haloperidol e levomepromazina). Se associados à quimioterapia ou radioterapia, ondansetrona e dexametasona apresentam melhor resposta. Lembrar de afastar náuseas e vômitos causados por aumento da pressão intracraniana, que pode estar presente em pacientes com metástase de sistema nervoso central, bem como promover adequado manejo de obstrução intestinal maligna se este for o fator desencadeante do sintoma.

Depressão

A depressão é comum nesse grupo de pacientes, mas vai depender de uma série de fatores relacionados com o indivíduo (resiliência, religião, suporte familiar entre outros). Os critérios diagnósticos devem ser avaliados para um diagnóstico precoce dessa patologia.

No geral o tratamento medicamentoso, como o da população em geral portadora do transtorno, é bem-sucedido e proporciona melhor qualidade de vida para as pacientes, a depender da expectativa de vida estimada. Nas pacientes que têm baixa expectativa de vida, é possível considerar o uso de metilfenidato. Sempre que oportuno recomenda-se que as pacientes tenham acompanhamento psicológico concomitante.

EMERGÊNCIA ONCOLÓGICA NO CÂNCER DE MAMA: COMPRESSÃO MEDULAR

O osso é o principal sítio de metástase nas pacientes com câncer de mama. A invasão do tumor no canal medular leva à disfunção neurológica naquele nível acometido. Desta forma, a compressão medular é uma emergência oncológica que deve ser lembrada em pacientes com dores e déficits neurológicos motores e sensitivos, com ou sem sintomas urinários ou intestinais associados. O diagnóstico precoce é importante para evitar sequelas permanentes e incapacitantes. Quanto mais precoce for o diagnóstico, mais provável será a reversão dos sintomas e sinais apresentados.

A queixa mais importante neste tipo de emergência é a dor, que em 90% dos casos antecede as alterações neurológicas: fraqueza, perda de sensibilidade, disfunções autonômicas e paralisias. A neuroimagem é necessária para diagnóstico e planejamento do tratamento, sendo a ressonância magnética de segmentos da coluna o exame de escolha.

A terapêutica é feita com uso de dexametasona em doses altas e radioterapia. A cirurgia descompressiva é indicada quando há progressão da doença, radioterapia prévia ou instabilidade mecânica da coluna, sempre que a condição clínica da paciente permita esta abordagem.

LEITURAS SUGERIDAS

Bakitas M, Lyons KD, Hegel MT *et al.* The project ENABLE II randomized controlled trial to improve palliative care for rural patients with advanced cancer: baseline findings, methodological challenges, and solutions. *Palliat Support Care.* 2009;(7):75–86.

Doyle D *et al. Oxford textbook of palliative medicine.* 4. ed. 2017.

Harris JR, Lippman ME, Morrow M, Osborne CK. *Doenças da Mama.* 5ª Edição.

Maciel MGS. A terminalidade da vida e os cuidados paliativos no Brasil: considerações e perspectivas. *Rev Prática Hospitalar* 2006;47(8):46-9.

Temel JS, Greer JA, Muzikansky A *et al.* Early palliative care for patients with metastatic non-small cell lung cancer. *N Engl J Med* 2010; 363(1): 733-42.

WHO. Paliative care: symptom management and end-of-life care, 2004. World Health Organization. Definition of palliative care. World Health Organization, Geneva, Switzerland; 2013.Available from: http://www.who.int/cancer/palliative/definition/e.

PROGRAMA DE NAVEGAÇÃO DE PACIENTES PARA MELHORAR O ACESSO AOS CUIDADOS DE CÂNCER DE MAMA NO BRASIL

Sandra Gióia
Aline Vedovato Zucca Matthes
Gustavo Zucca-Matthes

INTRODUÇÃO

Navegação é a ciência, arte, prática ou tecnologia, de planejar e executar uma viagem de um ponto de partida até seu ponto de destino.

Há alguns anos nos Estados Unidos surgiu o conceito chamado *Patient Navigation*, ou seja, Navegação de Pacientes. Naquele país é comum a existência das Unidades de Tratamento da mama ou *Breast Units*, com atenção especial para pacientes com câncer de mama. Exatamente nestas unidades é que surgem profissionais, geralmente psicólogos, enfermeiros ou assistentes sociais que se especializam em compreender todas as etapas do tratamento do câncer de mama e auxiliam, por meio de um apoio individualizado, suas pacientes. Desde o diagnóstico até a reconstrução mamária, ou seja, durante todas as etapas da terapia, o **assistente navegador** proporcionará uma atenção especial às pacientes, sendo responsável por estar junto delas com toda atenção que merecem. Através de informações básicas, como, por exemplo, a localização das clínicas e meios de transporte, até resolver dúvidas pertinentes a cada fase do tratamento.

Seu papel é fundamental no apoio emocional, diminuindo as angústias da paciente e potencializando sua aceitação quanto às várias etapas do tratamento.

O **assistente navegador**, geralmente, é uma pessoa que possui toda a sensibilidade para compreender as questões delicadas, que envolvem o universo feminino durante o desafio do tratamento e das mudanças que podem ocorrer na sua qualidade de vida. Torna-se uma referência para as pacientes. Muitas vezes recepciona a mulher desde sua chegada à unidade de tratamento e acompanha as consultas, envolvendo-se com as questões mais particulares de cada paciente.

Costumamos dizer que a terapia para o câncer de mama é como se fosse uma escada bem alta, onde cada degrau é uma fase do tratamento. Uma equipe multidisciplinar preparada deve servir como um corrimão para a paciente, nada melhor do que um apoio amigo e carinhoso para segurar e se apoiar durante essa escalada. Vale dizer que homens também podem apresentar problemas nas mamas e deverão receber a mesma atenção.

Este conceito é relativamente novo no Brasil e precisa adquirir maturidade paulatina. Nasceu das ideias do cirurgião oncológico Harold Freeman, quem implantou este conceito novo na periferia de Nova York e reduziu o estadiamento diagnóstico e, consequentemente, melhorou a qualidade de atendimento e sobrevida destes pacientes, comprovando que ações de assistência e apoio podem e reduzem barreiras para o diagnóstico e tratamento do câncer de mama (Fig. 66-1).

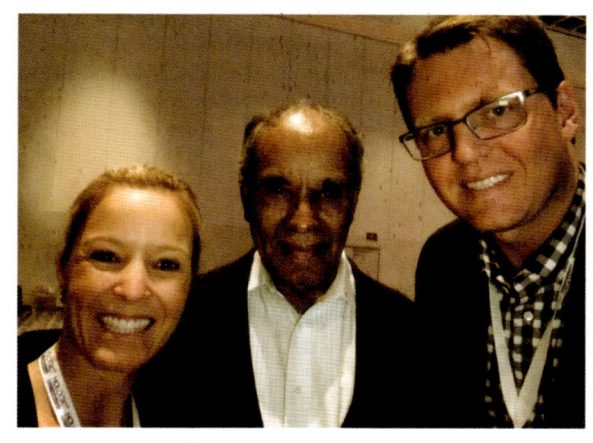

Fig. 66-1. Dr. Harold Freeman ao centro.

CUIDADOS EM SAÚDE NO BRASIL

O cuidado em saúde está se tornando cada vez mais complexo, ao mesmo tempo em que a demanda por cuidado de qualidade cresce. Os gestores do Sistema Único de Saúde (SUS) convivem com grande pressão por parte dos usuários para disponibilizar recursos assistenciais suficientes e adequados. No entanto, não tem sido possível responder a tal demanda o que gera longas filas de espera para alguns procedimentos.

Apesar dos avanços no diagnóstico e terapia, os sistemas de saúde não têm conseguido responder de modo satisfatório às necessidades de saúde das populações, e a assistência integral à saúde permanece como um grande desafio, à medida que é necessário combinar todas as dimensões da vida para a prevenção de agravos e recuperação da saúde. O cuidado oferecido é pontual, descontínuo, voltado às situações emergentes, respondendo às queixas imediatas apresentadas. As pessoas sob cuidado são obrigadas a percorrer longos e sinuosos caminhos para obter a atenção à sua saúde. Neste sentido, a atenção básica e os diversos níveis de especialidades, apoio diagnóstico e terapêutico, média e alta complexidade precisam operar de modo integrado.

A questão da integralidade de atenção à saúde deve ser vista sob o aspecto não apenas da organização dos recursos disponíveis, mas especialmente do fluxo do usuário para o acesso aos mesmos. Para garantir a integralidade é necessário operar mudanças na produção do cuidado, a partir da rede básica, secundária, atenção à urgência e todos os outros níveis assistenciais, incluindo a atenção hospitalar. A organização dos processos de trabalho surge como a principal questão a ser enfrentada para a mudança dos serviços de saúde, no sentido de colocá-lo operando de forma centrada no usuário e suas necessidades.

Mudar o modelo assistencial requer uma inversão das tecnologias de cuidado a serem utilizadas na produção de saúde. Um processo de trabalho centrado nas tecnologias leves e leve-duras é a condição para que o serviço seja produtor do cuidado.

Buscando responder a estas necessidades e demandas, várias estratégias e dispositivos de organização de serviços têm sido levados adiante na tentativa de dar conta de suas responsabilidades. Arranjos de recursos têm sido pensados para dar melhores e efetivas respostas às pessoas que necessitam e que demandam cuidados à sua saúde.

Um arranjo com grande potencial de sucesso no Brasil é o Programa de Navegação de Pacientes (PNP) que pode ser entendido como monitoramento individualizado de pacientes, podendo ser desde promoção em saúde, rastreamento, diagnóstico, tratamento até cuidados paliativos. É possível a coordenação ao longo do contínuo assistencial com articulação de recursos e das práticas de saúde, orientadas por diretrizes clínicas, entre as unidades de atenção de uma dada realidade, para a condução oportuna, ágil e singular, dos usuários pelas possibilidades de diagnóstico e terapia, em resposta às necessidades de maior relevância e frequência.

BARREIRAS AO ACESSO AOS CUIDADOS DE CÂNCER NO BRASIL

No Brasil, o câncer de mama é a neoplasia maligna mais comum e a principal causa de morte por câncer entre as mulheres, com 14.206 mortes, em 2013, e 57.960 novos casos estimados para o ano de 2017. Existe desenhada a Linha de Cuidado para Câncer de Mama orientada por diretrizes clínicas do Ministério da Saúde/INCA como o Caderno 13 de Atenção Básica e as Diretrizes para Detecção Precoce do Câncer de Mama. No entanto, o país enfrenta grandes desafios, como: aumento da cobertura mamográfica, adesão aos protocolos, otimização da oferta de procedimentos e capacitação das equipes de saúde. Estudos têm demonstrado baixa cobertura mamográfica de rastreamento na idade preconizada pelo Ministério da Saúde, atrasos para confirmação diagnóstica de lesões suspeitas e para início do tratamento.

Barreiras ao acesso aos cuidados de câncer no Brasil levam a atrasos de diagnóstico e tratamento, com os consequentes estágios avançados na apresentação e uma alta taxa de mortalidade. O atraso no diagnóstico e tratamento do câncer de mama leva a estágios mais avançados na apresentação e pior sobrevida. O atraso pode ser dividido em dois intervalos: um intervalo de atraso do paciente e um intervalo de atraso do sistema de saúde. O intervalo de atraso do sistema de saúde – o tempo entre a primeira consulta e o início do tratamento – é significativamente maior em países de média e baixa renda, em comparação a países de alta renda.

No Brasil longos atrasos no diagnóstico e tratamento resultam frequentemente em apresentação de doença avançada e baixa sobrevida: nos EUA, 60% dos cânceres de mama são diagnosticados numa fase inicial da doença, enquanto no Brasil, isto é verdade para apenas 20% dos diagnósticos. Em um estudo de 87.969 mulheres brasileiras com câncer de mama, 53,5% foram considerados como tendo estado avançado (estádio IIB). Em outra coorte de estudo, 78,8% das mulheres tinham estágios II-IV de câncer de mama em estágio clínico no momento do diagnóstico que é um importante preditor de sobrevida e, como tal, diagnóstico precoce deve ser considerado como uma das principais estratégias para reduzir a mortalidade por câncer de mama em países com recursos limitados. O último relatório da mama Iniciativa Global de Saúde destaca a importância de diretrizes desenvolvidas para a detecção precoce, diagnóstico e tratamento do câncer de mama para reduzir, em última análise, a mortalidade.

Mesmo dentro do Brasil, as estatísticas de estadiamento e sobrevida variam de acordo com características sociodemográficas, como o tipo de seguro de saúde. Existem duas modalidades de seguro dentro do sistema de saúde brasileiro: o seguro pode ser obtido pelo sistema público, SUS, ou por empresas privadas. Cerca de 75% dos brasileiros recebem cobertura exclusivamente pelo SUS e, apesar de progressos no sentido de uma cobertura de saúde universal que tem sido feita em todo o país, as grandes disparidades que afetam os cuidados do câncer permanecem. As mulheres tratadas no sistema público se apresentam com a doença mais avançada do que as mulheres no setor privado, e as pacientes do setor público têm piores sobrevidas livre de doença e global (que pode ser parcialmente atribuída à maior demora e estágios avançados no momento do diagnóstico).

O impacto negativo dos atrasos no prognóstico de pacientes com câncer dentro do setor público é tão relevante que o Ministério da Saúde no Brasil promulgou a "Lei dos 60 dias". Enquanto esta lei é um esforço importante e bem-intencionado para começar a reduzir os atrasos do sistema de saúde, a vigilância de sua implementação tem sido deficiente. Para controlar a aplicação da lei, o Ministério da Saúde criou o banco de dados de câncer (SISCAN). No entanto, uma pesquisa por representantes de 59 instituições de saúde pública em todo o Brasil mostrou que o SISCAN está sendo usado em apenas um quarto dos municípios brasileiros, e que apenas cerca de 1% do total de casos de câncer foram registrados no sistema a partir de julho de 2014, quase dois anos após o anúncio do direito. Além disso, um estudo de 2015 coletou dados de 239 hospitais em todo o Brasil e mostrou que quase 40% das pacientes com câncer de mama não conseguiram iniciar o tratamento dentro do período de 60 dias.

O POTENCIAL PAPEL DA NAVEGAÇÃO DE PACIENTE NO BRASIL

Neste contexto, o PNP, "um processo coordenado de assistência individualizada e oferecido aos pacientes para superar barreiras no acesso aos cuidados e tratamento oportuno e qualidade em sistemas de saúde complexos", pode potencialmente permitir a aplicação adequada desta Lei Federal. PNP tem mostrado sucesso entre as populações carentes nos EUA, a sua implementação global tem sido limitada. PNP tem o potencial para aliviar as barreiras do sistema de saúde e apoiando o respeito à "Lei dos 60 dias" no Brasil, que por sua vez poderia melhorar os resultados de mulheres com câncer de mama no Rio de Janeiro. O Global Cancer Institute (GCI), fundação de pesquisa sem fins lucrativos, sediada em Boston, EUA e liderada pelo Dr. Paul Goss, renomado oncologista e pesquisador em câncer de mama, propôs uma agenda de ação que visa a aplicar com sucesso a NP no Rio de Janeiro e que poderia ser aplicada no contexto brasileiro para orientar a implementação da NP no país, publicada recentemente como artigo intitulado "*Patient navigation to improve access to breast cancer care in Brazil*," no Journal of Global Oncology.

Numa resposta para a pesquisa brasileira um gestor de saúde declarou: "Uma lei não altera o cuidado e o tratamento do câncer; a implementação da lei requer treinamento, recursos e conhecimento da realidade de cada local". Assim, no Rio de Janeiro o Rio Imagem foi escolhido para sediar o primeiro PNP por se tratar de uma unidade de diagnóstico de excelência. Localizado no Centro da Cidade do Rio de Janeiro com instalações decentes, realiza aproximadamente 4.000 mamografias por mês, com agendamento todos os dias da semana, inclusive feriados, e que atende pacientes do SUS provenientes de todos os 92 municípios do estado do Rio de Janeiro. O equipamento utilizado é a mamografia digital-CR, e os exames são feitos em estações armazenadas no sistema PACS. Três dispositivos de mamografia estão atualmente em execução com equipe médica especializada em radiologia mamária, emitindo laudos com dupla revisão. Cerca de 120 *core* biópsias são realizadas mensalmente, inclusive de lesões não palpáveis. Os laudos histopatológicos são liberados em cinco dias, contendo, inclusive, o painel de imuno-histoquímica – importante para saber o perfil biológico do tumor para estadiamento da doença e definição do melhor tratamento inicial. Os exames são agendados pelo sistema informático em seus respectivos departamentos de saúde ou centros de saúde em seus municípios pelo SISREG (Sistema de Regulação). Cada município tem um número de vagas mensal que é renovado e oferecido pelo sistema. A cidade do Rio de Janeiro tem o maior número de vagas no estado, pois tem o maior número de habitantes.

Existe uma grande preocupação com o tempo para diagnóstico no Rio Imagem porque, além das biópsias de mama realizadas para os municípios, todas as mamografias realizadas no Rio Imagem com categorias 4 ou 5 BI-RADS são diretamente marcadas para biópsias no próprio Rio Imagem. Este é o único centro de diagnóstico do Rio de Janeiro que age desta forma, ou seja, as pacientes não são encaminhadas de volta para o SISREG, a fim de melhorar o tempo até o diagnóstico. Mas o Rio Imagem ainda não tem um mecanismo para melhorar o tempo entre o diagnóstico e o tratamento do câncer de mama. As pacientes são orientadas a buscar por meios próprios o centro apropriado para o início do tratamento, usando a rede existente de centros de tratamento. Ou seja, a paciente é responsável pelo seu retorno ao SISREG, e este é responsável em inseri-la no Sistema de Regulação do Estado (SER) para encaminhamento ao serviço de atenção terciária. Infelizmente, o controle para saber se este percurso foi efetivamente realizado não existe. A introdução da NP pode ser uma alternativa para esta lacuna no cuidado da paciente com câncer de mama.

Um protocolo personalizado de NP foi desenvolvido para o Rio de Janeiro e após 9 meses foi liberado para ser iniciado pelo Comitê de Ética e Pesquisa

(CEP) do INCA e pelo Comitê Nacional de Ética e Pesquisa (CONEP). O treinamento da Navegadora de Pacientes foi realizado pela equipe do GCI no INCA, em fevereiro de 2017, com anuência da Direção Geral do INCA e SES-RJ e participação de vários atores interessados na causa do câncer de mama: SMS-RJ, ESF do Andaraí e Vila Isabel, Instituto Avon, Fundação Laço Rosa, ANS, SBM-RJ, SBOC-RJ. Um dos objetivos da implementação da NP é influenciar as autoridades de saúde e administradores hospitalares para integrar o Navegador de Pacientes (NP) na infraestrutura do sistema de saúde existente. Os decisores políticos estão envolvidos nos Programas do GCI, nas fases de planejamento e implementação. Isto é essencial, por causa do fato de que a NP não deve ser vista como uma despesa adicional para os sistemas de saúde, mas sim como uma oportunidade para a realocação dos fundos, com foco na utilização de recursos escassos na prevenção e tratamento precoce, em vez de em estágio final da doença. No contexto brasileiro, a NP pode representar uma oportunidade para implementar a legislação existente de forma adequada, e, como tal, teria um grande potencial para a integração em nível federal, estadual e sistemas locais de saúde.

PROPOSTA DA NAVEGAÇÃO DE PACIENTES NO RIO DE JANEIRO

O estudo com previsão de término em meados de 2018 tem como objetivo ajudar as mulheres diagnosticadas com câncer de mama no Rio Imagem oriundas do SUS a iniciarem o tratamento em um centro especializado dentro de 60 dias. As metas do projeto são: ser considerado "bem-sucedido" se navegar pelo menos 70% das mulheres para iniciar o tratamento dentro de 60 dias; coletar dados importantes sobre barreiras específicas das mulheres com câncer de mama no Rio de Janeiro num total de 100 pacientes recrutadas; usar os resultados para informar os hospitais e os decisores de políticas de saúde sobre os resultados positivos da navegação do paciente.

Para o cumprimento da "Lei dos 60 dias", o Sistema de Saúde no Rio de Janeiro terá que atuar de forma mais transparente e terá de ser feito com urgência otimização dos recursos financeiros e humanos com mudanças no fluxo de trabalho. Pois como diz Dr. Harold Freeman, pai do PNP nos EUA: "cada organização precisa definir o que a Navegação de Paciente não é... se é tudo, então não é nada".

O PNP tem revelado se tratar de uma ferramenta de tecnologia leve, inovadora e revolucionária. Trata-se de Gestão de Pessoas e Processos para o cuidado centrado na paciente. Todos são impelidos a refletirem sobre suas práticas de trabalho e se corresponsabilizarem na Gestão do Cuidado da paciente com câncer de mama quer seja na Micro, Meso ou Macrogestão: desde autocuidado, cuidado com as famílias e comunidade, cuidado ofertado nos serviços, cuidado em rede de atenção, formulação de políticas até o encontro por instrumentos financeiros inovadores.

Com 1/3 das pacientes já cadastradas e 100% de satisfação, uma das pacientes do PNP Rio relatou: "isto parece coisa de primeiro mundo". Ela está correta. O sucesso do PNP em populações desassistidas nos EUA foi comprovado e tem o potencial de reduzir as barreiras ao acesso aos cuidados de saúde em câncer de mama no Brasil. Deve ser contextualizado nas várias regiões do país e sua integração ao SUS permitirá uma experiência positiva das pacientes e melhores resultados na assistência oncológica.

LEITURAS SUGERIDAS

Anderson BO, Yip CH, Smith RA, et al: Guideline implementation for breast healthcare in low-income and middle-income countries: overview of the Breast Health Global Initiative Global Summit 2007. *Cancer.* 113:2221-43, 2008.

Balabram D, Turra CM, Gobbi H: Survival of patients with operable breast cancer (stages I-III) at a Brazilian public hospital: A closer look into cause-specific mortality. BMC Cancer 13:434, 2013.

Barros AF, Uemura G, de Macedo JL: Interval for access to treatment for breast cancer in the Federal District, Brazil [in Portuguese]. *Rev Bras Ginecol Obstet.* 35: 458-463, 2013.

Battaglia TA, Bak SM, Heeren T, et al: Boston Patient Navigation Research Program: The impact of navigation on time to diagnostic resolution after abnormal cancer screening. *Cancer Epidemiol Biomarkers Prev.* 2012;21:1645-54.

Brasil. Ministério da Saúde. Portaria nº 1.101, de 12 de junho de 2002. Estabelece os parâmetros de cobertura assistencial no âmbito do Sistema Único de Saúde - SUS. Diário Oficial da República Federativa do Brasil, Brasília (DF), 2002 jun 13; Seção 1:36.

Brasil. Ministério da Saúde. Secretaria de Atenção à Saúde. Departamento de Atenção Básica. Controle dos cânceres do colo do útero e da mama / Ministério da Saúde, Secretaria de Atenção à Saúde, Departamento de Atenção Básica. – 2. ed. – Brasília : Editora do Ministério da Saúde, 2013. 24 p.: il. (Cadernos de Atenção Básica, n. 13).

Bukowski A, Chavarri-Guerra Y, Goss PE: The Potential Role of Patient Navigation in Low- and Middle-Income Countries for Patients With Cancer. JAMA Oncol, 2016.

Bukowski A, Gioia S et al. Patient Navigation to Improve Access to Breast Cancer Care in Brazil. JGO – Journal of Global Oncology, 2016 Nov, 1-5.

Diretrizes para a detecção precoce do câncer de mama no Brasil. Instituto Nacional de Câncer José Alencar Gomes da Silva. Rio de Janeiro; INCA; 2015.

Federação Brasileira de Instituições Filantrópicas de Apoio a Saúde da Mama: Pesquisa: A implementação da Lei dos 60 dias. http://www.femama.org.br/novo/arquivos/audiencia_publica_pesquisa_60_dias.pdf.

Freeman HP, Rodriguez RL. History and principles of patient navigation. *Cancer.* 2011;117:3539-42.

Freeman HP. Patient navigation as a targeted intervention: For patients at high risk for delays in cancer care. Cancer. 2015;121:3930-2.

Freeman HP. Patient navigation: a community based strategy to reduce cancer disparities. *J Urban Health.* 2006;83:139-41.

Freeman HP. Patient navigation: a community centered approach to reducing cancer mortality. *J Cancer Educ.* 2006;21:S11-4.

Freeman HP. The history, principles, and future of patient navigation: commentary. *Semin Oncol Nurs.* 2013;29:72-5.

Freeman HP. The origin, evolution, and principles of patient navigation. *Cancer Epidemiol Biomarkers Prev.* 2012;21:1614-7.

Freitas-Junior R, Rodrigues DCN, Corrêa RS, Peixoto JE, Oliveira HVCG, Rahal RMS. Contribuição do Sistema Único de Saúde no rastreamento mamográfico no Brasil, 2013. *Radiol Bras.* 2016;49(5):305–310.

Freund KM, Battaglia TA, Calhoun E, et al: Impact of patient navigation on timely cancer care: The Patient Navigation Research Program. *J Natl Cancer Inst.* 2014;106:dju115.

Global Cancer Institute. Boston, MA, USA. http://globalcancerinstitute.org/about.

Goss PE, Lee BL, Badovinac-Crnjevic T, et al: Planning cancer control in Latin America and the Caribbean. *Lancet Oncol.* 2013;14:391-436.

Guerra MR, Silva GA, Nogueira MC, et al: Breast cancer survival and health iniquities. *Cad Saude Publica.* 2015;31:1673-1684,.

Jabson JM: Treatment summaries, follow-up care instructions, and patient navigation: Could they be combined to improve cancer survivor's receipt of follow-up care? *J Cancer Surviv.* 2015;9:692-698, .

Kuschnir, R.; Silva, L.B. Enfrentando o câncer de mama. Gestão de redes de atenção à saúde p. 109-127, 2015.

Lee BL, Liedke PE, Barrios CH, et al: Breast cancer in Brazil: Present status and future goals. *Lancet Oncol.* 2012;13:e95-e102.

Liedke PE, Finkelstein DM, Szymonifka J, et al: Outcomes of breast cancer in Brazil related tohealth care coverage: A retrospective cohort study. *Cancer Epidemiol Biomarkers Prev.* 2014;23:126-133.

Malfacini S. Capacitação de Profissionais e Organização da Rede para Controle do câncer de mama. Sessão Clínica Interdisciplinar INCA/HCIII/IV, 2016.

Marinho LAB, Ceccatti JG, Osis MJD, Gurgel MSC. Knowledge, attitude and practice of mammography among women users of public health services. *Rev Saude Publica.* 2008 Apr;42(2):200-7.

Martins LF. Aderência às recomendações do protocolo de rastreamento do câncer de mama no município do Rio de Janeiro. III Semana de Saúde Coletiva, UFRJ, setembro/2012.

Medeiros GC, Bergmann A, Aguiar SS, et al: Determinants of the time between breast cancer diagnosis and initiation of treatment in Brazilian women. Cad Saude Publica 31:1269-82, 2015.

Ministério da Saúde (BR). Instituto Nacional do Câncer. Estimativas de câncer para 2016. Rio de Janeiro; 2016.

Ministério da Saúde. Portaria nº 3.394, de 30 de dezembro de 2013. http://bvsms.saude.gov.br/bvs/saudelegis/gm/2013/prt3394_30_12_2013.html.

Oliveira, E. Condicionantes socioeconômicos e geográficos do acesso à mamografia no Brasil, 2003-2008. Ciênc. saúde coletiva, v. 16, n. 9, p. 3649–3664, 2011.

Percac-Lima S, López L, Ashburner JM, et al: The longitudinal impact of patient navigation on equity in colorectal cancer screening in a large primary care network. Cancer 120:2025-2031, 2014.

Presidência da República: Lei No. 12.732, de 22 de Novembro de 2012. http://www.planalto.gov.br/ccivil_03/_ato2011-2014/2012/lei/l12732.htm.

Raich PC, Whitley EM, Thorland W, et al: Patient navigation improves cancer diagnostic resolution: An individually randomized clinical trial in an underserved population. *Cancer Epidemiol Biomarkers Prev.* 2012;21:1629-1638.

Rezende MC, Koch HA, Figueiredo Jde A, et al: Factors leading to delay in obtaining definitive diagnosis of suspicious lesions for breast cancer in a dedicated health unit in Rio de Janeiro [in Portuguese]. *Rev Bras Ginecol Obstet.* 2009;31:75-81.

Richards MA, Westcombe AM, Love SB, et al: Influence of delay on survival in patients with breast cancer: A systematic review. *Lancet.* 1999;353:1119-1126.

Soares PB, Quirino Filho S, de Souza WP, et al: Characteristics of women with breast cancer seen at reference services in the North of Minas Gerais. *Rev Bras Epidemiol.* 2012;15:595-604.

Soeiro E. Team Based Learning. Gestão de Clínica/HSL, São Paulo, 2017.

Unger-Saldaña K: Challenges to the early diagnosis and treatment of breast cancer in developing countries. *World J Clin Oncol.* 2014;5:465-477.

EDUCAÇÃO EM SAÚDE COMO FERRAMENTA DE PREVENÇÃO DO CÂNCER DE MAMA

Gerson Lúcio Vieira
Fabiana Cristine da Conceição

EDUCAÇÃO EM SAÚDE E CÂNCER

Há de se considerar que a educação em saúde, a promoção em saúde, a profilaxia e diagnóstico precoce do câncer constituem armas poderosas que os profissionais da educação e da saúde dispõem em face à problemática do câncer.

Porém, verifica-se diante dos dados alarmantes sobre o câncer no Brasil e no Mundo que o controle do aumento da doença não tem sido feito da forma esperada, tornando-se importante voltar toda a atenção para estes aspectos, tanto no pessoal, quanto no socioprofissional.

DADOS ALARMANTES SOBRE O CÂNCER NO BRASIL E NO MUNDO

Os estudos da Organização Mundial da Saúde (OMS) revelam que o índice de pessoas com câncer está crescendo em um ritmo considerado alarmante. Apontam que a cada ano mais de 12,7 milhões de pessoas no mundo são diagnosticadas com câncer, e 7,6 milhões de pessoas morrem vítimas dessa doença. Se nada for feito, haverá 26 milhões de casos novos e 17 milhões de mortes por ano em 2030. E a maior parte ocorrerá nos países em desenvolvimento.

No Brasil, somente para 2018, são esperados quase 500.000 novos casos da doença, sendo hoje a segunda causa de mortes. O número de mortes causadas por câncer aumentou em 31% desde 2000 e chegou a 223,4 mil pessoas por ano no final de 2015.

Para a OMS esta expansão está ligada: ao envelhecimento da população, ao sedentarismo, a dietas pouco saudáveis, tabagismo, etilismo, obesidade, a poluição e exposição solar. O alto índice de mortalidade por câncer ocorre principalmente por causa do diagnóstico tardio, quando a doença já se encontra em estágio avançado, além de os programas de tratamento para essa doença envolverem altos custos.

EDUCAÇÃO EM SAÚDE: QUALIDADE DE VIDA, PROMOÇÃO E PREVENÇÃO

Se aprofundarmos os estudos com relação aos índices do câncer no Brasil e no mundo, poderíamos afirmar que, em uma média entre todos os tipos de cânceres, de 70 a 80% advêm de causas externas (socioambientais) e que apenas 20 a 30% surgem de causas endógenas. Porém, podemos observar que destes 20 a 30% ainda se faz necessária a associação de um fator interno e outro externo para se desenvolverem. Apenas uma média de 7% dos cânceres poderíamos dizer que são causados exclusivamente por motivos internos (fatores genéticos).

Isto tudo nos faz concluir que vale a pena investir na Educação em Saúde como meio de combate efetivo ao câncer. Por meio dela poderemos chegar a um nível de prevenção primária de 70 a 80% dos casos.

A falta de conscientização da população, especialmente a de baixa renda, sobre a importância do autocuidado com a saúde e a necessidade de adotar atitudes preventivas resultam no aumento de doenças de maneira geral, não somente o câncer.

Sem dizer que detectar o câncer em estágio inicial aumenta significativamente a possibilidade de cura e reduz o impacto financeiro: não apenas o custo do tratamento é menor, mas as pessoas podem continuar a trabalhar e apoiar suas famílias.

Portanto, cada vez mais se faz necessário termos profissionais capacitados tanto na área de saúde, quanto de educação que lidam diretamente com a população com temas relacionados com prevenção de câncer.

Neste contexto as ações educativas podem sensibilizar e/ou conscientizar sobre um problema de saúde e desse modo evitar o surgimento de males à população. Não se pode deixar de lembrar o quanto as ações preventivas são mais vantajosas que as ações curativistas; tanto do ponto de vista econômico, quanto do ponto de vista assistencial, uma vez que podem diminuir a incidência de doenças e contribuir para a diminuição do número de pacientes que buscam serviços de maior complexidade, mais dispendiosos e por vezes menos efetivos.

EDUCAÇÃO EM SAÚDE NO HOSPITAL DE AMOR

O Hospital de Amor cria, em 2008, o Instituto de Ensino e Pesquisa (IEP) com o objetivo de coordenar e estimular as atividades relacionadas com o Ensino e a Pesquisa desenvolvidos na instituição. O IEP conta com uma infraestrutura de excelência que se equipara com os mais exigentes centros de pesquisa do mundo. Em dezembro de 2009 foi inaugurado o novo prédio do Instituto de Ensino e Pesquisa que contém uma área exclusivamente dedicada ao ensino e à pesquisa, com biblioteca, salas para atendimentos em epidemiologia e estatística, Registro Hospitalar de câncer, Comissão de Ética em Pesquisa (CEP), Bancos de Dados, dois anfiteatros, salas de estudo, Escritório de Projetos e Inovação Tecnológica (EPIT), Pós-graduação entre outros.

O amadurecimento dos programas de assistência, ensino superior e pesquisa culminaram na discussão da Coordenação do Instituto de Ensino e Pesquisa com a Diretoria Executiva da Fundação Pio XII para iniciar um processo de difusão de conhecimento e transferência de tecnologia, transformando o conhecimento teórico ou prático em ferramenta útil para a sociedade.

A ideia de um projeto em educação surgiu mediante a intenção de aproximar o público em geral do conhecimento produzido no Hospital de Amor, dando início às atividades do Núcleo de Educação em Câncer (NEC).

NÚCLEO DE EDUCAÇÃO EM CÂNCER

O Núcleo de Educação em Câncer foi criado em 2012, com a missão de desenvolver o trabalho de extensão do Instituto de Ensino e Pesquisa e o realiza pelo desenvolvimento de projetos relacionados com a Educação em Saúde com o objetivo de promover a qualidade de vida e hábitos saudáveis por meio da cultura do autocuidado, favorecendo a prevenção e o diagnóstico precoce do câncer.

Seus projetos contemplam toda a população leiga, bem como profissionais da Educação e da Saúde. Estão centrados nas áreas de prevenção de câncer, promoção da saúde, difusão de conhecimentos e popularização da ciência para a sociedade e estão com base em:

- Educar e promover saúde na população.
- Treinar os profissionais da área de saúde e informar a população sobre câncer.
- Favorecer o diagnóstico precoce de câncer.
- Estimular a mudança de hábitos e estilo de vida.
- Estimular o interesse pela medicina e pela pesquisa.

Para otimizar os trabalhos, os projetos foram classificados em quatro linhas de atuação de acordo com a área de implementação dos mesmos. Segue abaixo as quatro linhas com seus respectivos projetos, mais adiante detalharemos os projetos ligados ao Câncer de Mama:

Educação em Saúde junto às escolas
- Crianças como parceiras.
- Carreta Educativa "Missão Gênese".
- Concurso de Redação.
- Curso em EaD "HCB na Escola".
- Cuidando da Saúde da Educação.
- SEJA.
- Semear.
- Festival cuidar (parceria).
- Talento rosa (parceria).
- Prosas educativas.
- Aplicativo ilha da fumaça.

Educação em Saúde junto ao Hospital
- Meus Filhos, meu Trabalho.
- Site "Educação em Câncer" (parceria).
- Vídeos educativos: Web série "Câncer e Prevenção".
- Jornal Pratinha (parceria).

Educação em Saúde para Outros Públicos
- Capacitação em EaD para ações preventivas em câncer para profissionais de saúde e agentes comunitários de saúde.
- Encontro científico sobre educação em saúde.
- Projeto SESC e Projeto Pronon – educação em saúde.
- Guia sobre educação em saúde – NEC (parceria).

Educação em Saúde Educação Profissional
- Tutoria Educacional em Saúde.
- Disciplina de educação em saúde na residência Multiprofissional do Hospital de Amor de Barretos.
- Programa de Créditos para a Pós-graduação – ações de Educação em Saúde junto ao NEC.

PRINCÍPIOS DOS PROJETOS E A EDUCAÇÃO EM CÂNCER DO NEC

Para atingir maior efetividade nos projetos, ao longo dos anos o NEC desenvolveu algumas estratégias que se mostraram eficazes na difusão de cultura e conhecimento sobre qualidade de vida e na inserção da cultura do autocuidado.

Destacamos as seguintes estratégias:

A) *Temática:* os temas dos projetos sempre são escolhidos de acordo com demandas solicitadas ou espontâneas. Em primeira instância busca responder, tanto *ad intra* quanto *ad extra*, aos apelos da própria instituição e depois amplia as possibilidades para a comunidade em geral, mas sempre tendo em vista os índices de qualidade de vida e saúde da população.

B) *Territorial:* para garantir um bom resultado o NEC toma o cuidado de implantar o projeto primeiramente em uma comunidade local próxima a alguma unidade de atendimento do Hospital de Amor. Assim, consegue garantir a facilidade na atuação dos colaboradores, o monitoramento e avaliação do processo. Depois de garantido o domínio do projeto, amplia a possibilidade de implantação em outras unidades do Hospital, também em caráter regional e estadual.

C) *Nível de divulgação da informação:* muitas vezes o NEC é convidado a atuar em diversos locais e dimensões. Para que a divulgação da informação seja mais fluida, entendeu-se que poderia ser em três níveis: 1. Divulgação de forma maciça (p. ex., palestras, campanhas, mídias sociais); 2. Divulgação intermediária (de divulgações maciças se busca e contata lideranças) e 3. Divulgação para lideranças multiplicadoras (p. ex., cursos e treinamento).

D) *Impacto de tempo:* está relacionado com o período de duração do projeto que pode ser 1. Curta Duração (p. ex., palestras e campanhas); 2. Média Duração (p. ex., campanhas, gincanas, concursos); 3. Longa Duração (p. ex., cursos, treinamentos).

E) *Parcerias:* em muitos dos projetos o NEC atuou desde a elaboração, implantação, execução e avaliação, porém, sem dúvidas a melhor forma de alcançar os objetivos é estabelecer parcerias com a comunidade envolvida na ação. Esta parceria pode acontecer de diversas maneiras, desde que estejam claros no desenvolvimento do projeto o seu engajamento e autonomia do processo.

PROJETOS DE EDUCAÇÃO EM SAÚDE COM FOCO NO CÂNCER DE MAMA

Os projetos do NEC, em sua totalidade, versam sobre o universo da Educação em Saúde, Qualidade de Vida, Inserção da Cultura do Autocuidado, Promoção e Prevenção em Câncer. Em geral, podem contribuir com o tema câncer de mama de forma "direta" abordando somente este tipo de câncer ou de forma "indireta" abordando todos os tipos de cânceres e entre eles o de mama. Destacaremos a seguir alguns:

A) *Contribuições indiretas para lideranças:* foram criados dois treinamentos que visam a capacitar lideranças multiplicadoras de conhecimento sobre Educação em Saúde e motivadoras de engajamento com relação à saúde e combate ao câncer. São eles *"Capacitação em EaD para ACS"* que é voltado para os agentes comunitários de saúde para atuarem sensibilizando comunidades pela atenção básica de saúde e o *"HCB na Escola"* voltado para os profissionais da educação atuarem em instituições educacionais. Ambos os treinamentos motivam as lideranças capacitadas a atuarem junto aos seus públicos de interesse por meio de ações estratégicas criadas de acordo com a realidade local.

B) *Contribuições indiretas com escolas (alunos):* a escola é um dos alicerces da educação, da cidadania e da formação de uma nação. É por meio dela que a criança inicia sua educação, sua integração e inclusão social, seus relacionamentos e seus potenciais, ou seja, relações complexas que se estendem por toda a vida. Segundo Marcondes (1972) educação para a saúde na escola significa a formação de atitudes e valores que levam o escolar ao comportamento inteligente, revertendo em benefício de sua saúde e da saúde dos outros. Não se limita a dar conhecimentos; preocupa-se em motivar a criança para aprender, analisar, avaliar as fontes de informações, em torná-la capaz de escolher inteligentemente seu comportamento com base no conhecimento.

Tendo em vista o potencial de transformação das crianças e adolescentes, uma vez que podem tornar-se adultos mais conscientes e são excelentes multiplicadores de informações, o NEC criou dois projetos para este público: "Crianças como Parceiras" para crianças de 6 a 10 anos do Ensino Fundamental I e a *"Carreta Educativa Missão Gênese"* para adolescentes de 11 a 14 anos do Ensino Fundamental II. Para falar melhor com esse público sobre Educação em Saúde utilizaram-se das mais modernas Tecnologias de Informação e Comunicação. Para as crianças foi criado um site com livros digitais interativos (podendo realizar as atividades tanto *on line* quanto *off line*) e para os adolescentes foi concebida uma carreta de prevenção que propõe uma aventura nanocientífica que faz uma imersão virtual para dentro de um corpo humano a fim de descobrir o que está causando o câncer no mesmo. Por meio destes atrativos estes projetos sensibilizam as crianças e os adolescentes com os conteúdos de Educação em Saúde voltados ao câncer, contemplando também o câncer de mama.

C) *Contribuição direta:* muitos são os projetos, e em diversos formatos, que promovem intervenções diretas na comunidade tendo em vista o combate ao câncer de mama entre eles são:

- "Web-série Câncer e Prevenção": apoderando-se das Tecnologias de Informação e Comunicação (TICs) e da força das mídias sociais, foram produzidos e disponibilizados no site do Hospital de Amor vários vídeos de 15 minutos, abordando temáticas sobre o câncer, dentre elas o Câncer de Mama.

- Conteúdos para o site do Hospital de Amor: o NEC organizou conteúdos informativos sobre os principais tipos de câncer, tratamento e prevenção, sobretudo sobre o câncer de mama e foram disponibilizados no site do hospital.

- Campanhas através de Palestras: os projetos SEJA (voltado para os alunos da Educação de Jovens e Adultos) e o "Cuidando da Saúde da Educação" (para profissionais da rede educacional) têm propostas parecidas onde por palestras de sensibilização sobre o câncer visam a motivar estes públicos que são resistentes a fazerem exames preventivos a entenderem a importância da prevenção e a colocarem os seus exames em dia. Para facilitar o acesso à informação e aos exames, as palestras são realizadas dentro da unidade educacional em seus horários de trabalho e/ou aulas e se for necessário é providenciado transporte para irem até o Departamento de Prevenção do Hospital de Amor para realizarem os exames. Para estas

ações conta-se com a parceria da Secretaria Municipal de Educação de Barretos.
- "Talento Rosa": todos os anos o NEC promove diferentes ações no mês de outubro voltadas para a Campanha Mundial de Prevenção de Câncer de Mama conhecida como Outubro Rosa. O "Talento Rosa" é um chamado para as crianças, adolescentes e jovens a também refletirem sobre este tema. A temática é desenvolvida em sala de aula pelos professores, que recebem materiais de apoio pelo site do Hospital, e como produto final dos debates as crianças são estimuladas a produzirem desenhos com alusão ao tema, os adolescentes, frases, e os jovens, vídeos (30 segundos). Todos esses trabalhos são encaminhados ao NEC que organiza a exposição dos mesmos nas salas de espera dos ambulatórios de prevenção do Hospital de Amor e também no site do NEC. A comunidade escolar de Barretos participa ativamente desta campanha atuando na decoração das escolas, desenvolvimento de paródia sobre o tema, passeatas de conscientização, distribuição de informativos para população entre outros. Além das atividades citadas, as escolas recebem palestras sobre prevenção de câncer de mama e realizam o pré-cadastro dos familiares dos alunos para realização da mamografia no Hospital de Câncer de Barretos – O Hospital de Amor!

Dentro do vasto universo da saúde e da educação da humanidade, acreditamos que, com estas pequenas amostras de crença num futuro mais consciente e melhor, é possível mudar o quadro que hoje se pinta da realidade do Câncer no Brasil e no mundo, especialmente o câncer de mama.

O Hospital de Amor de Barretos em seu pioneirismo de prover um Núcleo de Educação em Câncer, que está pronto para partilhar, compartilhar, ser e dar referência, apontando caminhos nesta tortuosa jornada de levar plenitude e saúde à população.

LEITURAS SUGERIDAS

Baranowski T, Buday R, Thompson DI et al. Playing for Real: Video Games and Stories for Health-Related Behavior Change. *Am J Prev Med.* 2008 Jan;34(1): 74-82e10. Disponível em: <http://www.sciencedirect.com/science/article/pii/S0749379707006472> Acesso em: 18 dez 2017.

Brasil. Ministério da Saúde, Departamento de Atenção Básica – Caderno de Atenção Básica nº 14 – Saúde na escola, 2006.

Brasil. Ministério da Saúde. Secretaria de Políticas de Saúde. Projeto Promoção da Saúde. As Cartas da Promoção da Saúde / Ministério da Saúde, Secretaria de Políticas de Saúde, Projeto Promoção da Saúde. – Brasília: Ministério da Saúde, 2002.

Brasil. Ministério da Saúde/Secretaria de Atenção à Saúde/Instituto Nacional do Câncer. Coordenação de Prevenção e Vigilância. A situação do câncer no Brasil. Rio de Janeiro: INCA, 2006. 120p.

Costa FS, Silva JLL, Diniz MIGJ. A importância da interface educação/saúde no ambiente es colar como prática de promoção de saúde. *Informe-se em promoção da saúde* 2008;4(2):30-33.

Demo P. *Política social, educação e cidadania*. São Paulo: Papirus, 1996.

Freire P. *Pedagogia da indignação – Cartas pedagógicas e outros escritos*. São Paulo: Editora Unesp, 2000.

Freire P. *Pedagogia do oprimido*. Rio de janeiro: Paz e Terra, 1979.

Freire P.. *Pedagogia da autonomia – Saberes necessários à prática educativa*. São Paulo: Paz e Terra, 1996 – Coleção Leitura.

Lei nº 8.080, de 19 de setembro de 1990. Dispõe sobre as condições para a promoção, proteção e recuperação da saúde, a organização e o funcionamento dos serviços correspondentes e dá outras providências. Brasília, 1990.

Lei nº 8.142, de 28 de dezembro de 1990. Dispõe sobre a participação da comunidade na gestão do Sistema Único de Saúde – SUS e dá outras providências. Brasília, 1990.

Liberal EF, Aires RT, Aires MT, Osorio AC. A. Acidentes e danos com escolares: incidência, causas e consequências. J Ped. 2005;81(5):155-163.

Marcondes RS. Educação em saúde na escola. *Rev Saúde Pública*. 1972 Mar;6(1):89-96. Disponível em: <www.scielo.br/> Acesso em: 14 jan. 2018.

Oliveira HM, Gonçalves MJF. Educação em saúde: uma experiência transformadora. *Rev Bras Enferm.* 2004; 761–763. Disponível em: <www.scielo.br/> Acesso em: 20 dez 2017.

Secretaria de Estado da Saúde de São Paulo. Educação em Saúde. Planejando as Ações Educativas. Teoria e Prática. São Paulo, 1997/revisto 2001 (versão para internet).

SESC, Serviço Social do Comércio. Modelo de Atividade Educação em Saúde, 2006.

Site Hospital do Amor – Núcleo de Educação em Câncer. https://www.hcancerbarretos.com.br/educacao-em-cancer

Teixeira CF, Paim JS e Vilasboas AL. SUS, modelos assistenciais e vigilância da saúde. *Inf Epidemiol Sus [online]*. 1998;7(2):104-1673. Disponível em: <www.scielo.br/> Acesso em: 20 jan 2018.

Tougas ME, Hayden JA, McGrath PJ, Huguet A, Rozario S. A Systematic Review Exploring the Social Cognitive Theory of Self-Regulation as a Framework for Chronic Health Condition Interventions. *PLoS One.* 2015 Ago; 10(8): e0134977. Disponível em: <http://journals.plos.org/plosone/article?id=10.1371/journal.pone.0134977> Acesso em: 7 jan 2018.

Web-série "Câncer e Prevenção" https://www.youtube.com/playlist?list=PLFk2DsvZoyS_MrgRf46qTM4-wJUxiO45r

World Cancer Report. International Agency for Research on Cancer (Iarc), 2014.

CAPÍTULO 68
QUALIDADE DE VIDA NO CÂNCER DE MAMA

Bianca Sakamoto Ribeiro Paiva

CONSIDERAÇÕES GERAIS

O câncer pode trazer muitas alterações na vida da pessoa acometida, provocando dificuldades de adaptação e entendimento, desde o momento do diagnóstico ao estágio avançado da doença. O número de mulheres acometidas por câncer de mama tem aumentado consideravelmente ao longo dos anos, sendo que parcela importante destas apresenta a doença já em fase avançada.

Embora novas possibilidades de tratamento tenham surgido, resultando em um aumento da sobrevida dessas mulheres, a melhora da expectativa de vida confronta-se com a alteração no estado de saúde global, uma vez que o câncer de mama e os tratamentos propostos possam ocasionar grande impacto na vida dessas. O tratamento sistêmico do câncer, especialmente com quimioterapia, muitas vezes pode promover eventos adversos graves, desconforto físico, piora da funcionalidade e, consequentemente, piora da qualidade de vida, que persistem durante o tratamento, podendo prolongar-se para períodos pós-tratamento.

Sabe-se, atualmente, que quase 50% das mulheres tratadas de câncer de mama podem sobreviver pelo menos 15 anos após o diagnóstico, contudo vivenciam de forma impactante, em muitos casos, os efeitos físicos e emocionais do tratamento. Nesta perspectiva, evidencia-se que a qualidade de vida se tornou um construto de grande interesse em pesquisas/assistência, assim como questões relacionadas com eficácia e segurança de tratamento, sendo fundamental ser avaliada na prática clínica.

QUALIDADE DE VIDA E QUALIDADE DE VIDA RELACIONADA COM A SAÚDE

Com o passar do tempo, houve evolução importante, principalmente, nas pesquisas relacionadas com melhoria da qualidade de vida dos pacientes com câncer. Contudo, faz-se necessário compreender o conceito de qualidade de vida, assim como avaliar este construto na prática clínica oncológica.

O termo "qualidade de vida" é muito particular, considerado subjetivo e de difícil definição para muitos autores, por esse motivo, a Organização Mundial da Saúde a definiu como "*a percepção do indivíduo de sua posição na vida no contexto da cultura e sistema de valores nos quais ele vive e em relação aos seus objetivos, expectativas, padrões e preocupações*".

Entende-se, desta forma, que a qualidade de vida envolve aspectos relevantes relacionados com a subjetividade, multidimensionalidade e dinâmica do indivíduo. A subjetividade refere-se à percepção da pessoa sobre o seu estado de saúde e aspectos relacionados com a própria vida; a multidimensionalidade trata-se da composição deste indivíduo por diferentes dimensões sejam estas física, emocional/psicológica, social e espiritual. E, por fim, a dinâmica implica na inconstância deste indivíduo no tempo e espaço.

Quanto à conceituação, para o termo qualidade de vida na área de saúde, existem duas tendências: a qualidade de vida como um conceito mais genérico e qualidade de vida relacionada com a saúde. Na primeira a qualidade de vida tem um significado mais amplo, sem fazer referências a disfunções ou agravos à saúde; na segunda, embora o termo aborde aspectos semelhantes à qualidade de vida geral, está diretamente relacionada com as enfermidades ou intervenções em saúde.

A avaliação da qualidade de vida relacionada com a saúde é uma medida que permite identificar mudanças no decorrer do tempo e avaliar, de forma sistemática, os resultados do tratamento, além do mais, contribui ainda para adotar, avaliar e aprovar tratamentos e custo/benefício do cuidado prestado.

A qualidade de vida é afetada por características individuais de cada paciente que incluem: crenças, expectativas e experiências que são dinâmicas ao longo da vida. Avaliar a qualidade de vida do paciente oncológico é um recurso para investigar os resultados do tratamento na perspectiva do paciente. Essa avaliação em pacientes com câncer de mama e com câncer em geral tem sido um dos maiores focos em pesquisa, especialmente nos últimos 25 anos.

Ao considerar que o diagnóstico de câncer de mama é vivenciado como um momento de muita angústia, sofrimento e ansiedade (Lotti *et al.*, 2008), somado aos efeitos do tratamento e ao medo do desfecho dessa terapia (Ferly *et al.*, 2015), maior ênfase tem sido dada às pesquisas de medidas de qualidade de vida relacionada com a saúde de mulheres com câncer de mama.

AVALIAÇÃO DA QUALIDADE DE VIDA RELACIONADA COM A SAÚDE DA MULHER COM CÂNCER DE MAMA - COMO MENSURAR NA PRÁTICA CLÍNICA

Durante o tratamento quimioterápico, radioterápico e hormonoterápico, a mulher com câncer de mama pode apresentar náuseas, vômitos, fadiga, dor crônica, disfunção cognitiva, alopecia, ganho de peso, palidez, menopausa induzida, diminuição da lubrificação vaginal e excitação, redução do desejo sexual, dispareunia, anorgasmia, angústia psicológica em longo prazo. Assim, observa-se um grande impacto não só relacionado com a perda funcional, como diversas alterações físicas, emocionais/psicológicas, sociais e sexuais, interferindo de maneira importante na qualidade de vida desta mulher.

Muitas destas condições não são mensuráveis com testes laboratoriais ou procedimentos de imagem, sendo necessário identificá-los por meio de avaliação dos autorrelatos das pacientes. Para isso, existe a preocupação em coletar estes dados por meio de questionários validados e que consigam medir, de fato, o construto que se propõe avaliar, no caso, a qualidade de vida relacionada com a saúde. Estes questionários específicos são capazes de medir as dimensões física, social, psicológica/emocional e com itens que avaliem a condição específica afetada na mulher em decorrência do câncer (por exemplo, podem estar adicionado à avaliação das dimensões afetadas, os sintomas e condições mais específicas).

A qualidade de vida relacionada com a saúde torna-se necessária para os clínicos terem uma percepção mais holística do impacto da doença e do tratamento no dia a dia da paciente com câncer de mama. O tratamento pode ocasionar iatrogenias graves e duradoras, e uma avaliação das dimensões afetadas deste paciente, ou seja, identificar qual a influência deste tanto físico, emocional/psicológica e socialmente, propiciará um melhor direcionamento da conduta médica, de forma individualizada e com maior qualidade da assistência prestada à paciente (Pimentel, 2006). Por outro lado, sabe-se que a avaliação da qualidade de vida é uma conduta que agrada ao paciente, permitindo ainda satisfação com os cuidados prestados.

Com o avanço do desenvolvimento e validação de instrumentos de avaliação em saúde, principalmente na oncologia, ao longo do tempo, é possível identificar um número importante destes que podem variar desde aqueles que avaliem a condição de prevenções primária e secundária, até tratamento adjuvante, tratamento primário com intenção de cura, tratamento paliativo de doença metastática, tratamento paliativo e prognóstico.

Essas medidas podem servir como indicadores no planejamento terapêutico e criar métodos definindo ações no sentido de promover saúde individual ou coletiva.

Os questionários de qualidade de vida específicos para a avaliação da mulher com câncer de mama, mais utilizados e validados para uso na população brasileira, são os que constam no Quadro 68-1.

A escolha do instrumento específico para avaliação da qualidade de vida na prática clínica dependerá de alguns fatores, como o objetivo da avaliação, o perfil de pacientes que deseja avaliar, o tempo e a frequência da administração deste instrumento.

Algumas considerações são importantes para ajudar na avaliação da qualidade de vida de pacientes com câncer de mama, na rotina diária da oncologia:

- Qualidade de vida é um construto que precisa ser entendido por aqueles que queiram medi-la e investigá-la.
- O principal avaliador da qualidade de vida é a própria paciente, no caso de a paciente não ter condições de responder a esta avaliação, um *proxy* poderá responder por ela, contudo, é fato que as respostas não serão condizentes com a real situação da mesma. Os *proxies* (**cuidadores informais/familiares, profissionais da saúde**) geralmente são maus avaliadores tanto no que diz respeito a sintomas, quanto da qualidade de vida de pacientes. Observa-se que os cuidadores tendem a subestimar o impacto psicológico dos sintomas e ignorar outros. Tendem ainda a avaliar a paciente pior do que possa realmente estar.
- Faz-se necessário um treinamento dos profissionais para utilizarem, de forma adequada, os instrumentos de avaliação, assim como saberem como proceder diante dos resultados encontrados.
- Como o objetivo é integrar esta avaliação na prática clínica diária, é fundamental que a escolha do instrumento de qualidade de vida seja cautelosa e que atenda as perspectivas principalmente da paciente (medir qualidade de vida relacionada com a saúde da mulher com câncer de mama, no caso).
- Escolher um instrumento de fácil aplicação, curto, que não utilize muito tempo para a auto-administração. Se a paciente não tiver condições de realizar a leitura do mesmo por conta de baixa escolaridade, poderá ser administrado pelo profissional, contudo, não podendo modificar o sentido das perguntas do instrumento. Neste caso é importante ressaltar que um instrumento validado está pronto para ser aplicado e não se aplica fazer modificações do mesmo.
- O instrumento deverá ser aplicado antes da consulta médica, facilitando, assim, que o resultado seja avaliado previamente, permitindo com isso a possi-

Quadro 68-1. Questionários mais Utilizados, no Brasil, para Avaliação da Qualidade de Vida da Mulher com Câncer de Mama

Questionário	Número de itens	Características
European Organization for Research and Treatment of Cancer – Quality of Life Questionnaire – Core 30 (EORTC-QLQ-C30)	30	Autoadministrado, incorpora 5 escalas funcionais (desempenho físico, social, cognitivo, funcional e emocional), 3 escalas de sintomas (dor, fadiga, náusea e vômito), 6 itens individuais (todas respostas são dadas em escala tipo Likert de 4 pontos) e duas perguntas referentes à qualidade de vida e ao estado de saúde global (cujas respostas são dadas em escala tipo Likert de 7 pontos)
European Organization for Research and Treatment of Cancer QOL Breast Cancer Specific Version (EORTC QLQ-BR23)	23	Módulo BR23 (QLQ-BR23) investiga a qualidade de vida específica de pacientes com câncer de mama. São 23 questões divididas em quatro escalas funcionais (imagem corporal, funcionamento e satisfação sexual e perspectiva futura) e quatro escalas de sintomas (efeitos da quimioterapia, preocupação com queda de cabelo, sintomas na mama e no braço). As respostas são dadas em escala tipo Likert de quatro pontos
Functional Assessment of Cancer Therapy-General (FACT-G)	27	Composto por 27 questões divididas em quatro domínios relacionados com bem-estar físico, bem-estar social/familiar, bem-estar emocional e bem-estar funcional
Functional Assessment of Cancer Therapy-Breast (FACT-B)	44	É um questionário autoadministrado, com 44 itens específicos para pacientes com câncer de mama. A avaliação é composta por seis domínios (bem-estar físico, bem-estar social/familiar, relacionamento com médico, bem-estar emocional, bem-estar funcional e preocupações adicionais)
International Breast Cancer Study Group - Quality of Life Questionnaire (IBCSG)	10	Composto por 10 questões em forma de escala LASA (*linear analogue self-assessment*) que são de autopreenchimento

bilidade de discussão de aspectos específicos da qualidade de vida relacionada com a saúde que estejam alterados e mereçam atenção importante do profissional durante esta consulta.

Existem algumas formas de aplicação dos instrumentos de avaliação que podem ser por meio de "lápis e papel" (instrumento no papel), forma mais utilizada ainda no Brasil, e tablets ou computadores contendo o *software* do instrumento específico.

Recentemente, pesquisadores de um grupo de pesquisas em cuidados paliativos e qualidade de vida relacionada com a saúde de um hospital oncológico de referência no Brasil desenvolveram e validaram um instrumento de avaliação da qualidade de vida de pacientes com câncer denominado IQUALIV-OG21. O interessante deste instrumento é que foi desenvolvido para ser aplicado no modelo "lápis e papel" e por meio de computadores com tela *touchscreen* e recursos audiovisuais (Fig. 68-1). Um dos resultados desta pesquisa foi que os pacientes acharam mais fácil responder o IQUALIV-OG21 por meio de computador. Identificou-se ainda que até mesmo os pacientes com baixa escolaridade conseguiram responder o instrumento no computador, sem dificuldades importantes. Assim, a forma de como será aplicado o instrumento pode facilitar também na prática clínica.

Por fim, avaliar qualidade de vida relacionada com a saúde é uma condição que, cada vez mais, não pode ser deixada para segundo plano e pode ainda contribuir, de forma importante, com a conduta médica e multiprofissional no cuidado à paciente com câncer de mama.

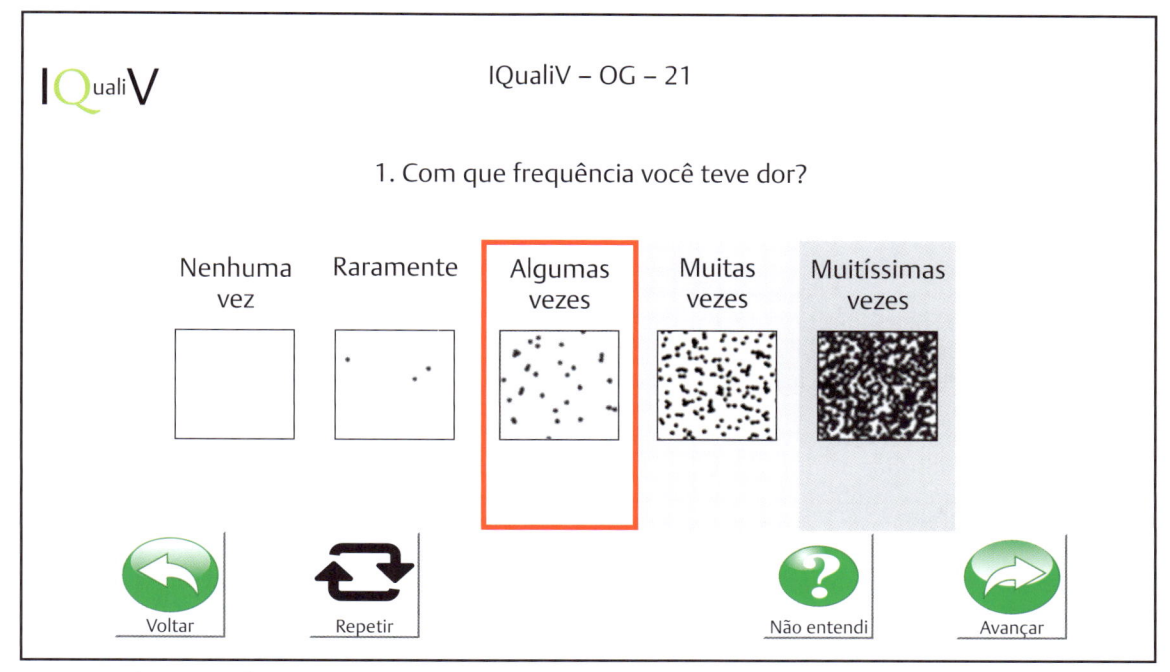

Fig. 68-1. IQualiV-OG21 – demonstração de um dos instrumentos de avaliação.

LEITURAS SUGERIDAS

Aaronson NK, Ahmedzai S, Bergman B et al. The European Organization for Research and Treatment of Cancer QLQ-C30: a quality-of-life instrument for use in international clinical trials in oncology. *J Natl Cancer Inst.* 1993 Mar;85(5):365-76.

Arriba LN, Fader AN, Frasure HE, et al. A review of issues surrounding quality of life among women with ovarian cancer. *Gynecol Oncol.* 2010 Nov; 119(2):390-6.

Bowling A. Health-related quality of LIFE: a discussion of the concept, its use and measurement background: the 'QUALITY OF LIFE' 'Presented to the adapting to change Core course. 1999.

Butow P, Coates A, Dunns S, et al. Original article: on the receiving end iv: validation of quality of life indicators. *Ann Oncol.* 1991 Oct;2(8):597-603.

Cella DF[1], Tulsky DS, Gray G et al. The Functional Assessment of Cancer Therapy scale: development and validation of the general measure. *J Clin Oncol.* 1993 Mar;11(3):570-9.

Empereur F et al. Measuring quality of life in clinical practice improved patient satisfaction. *Qual Life Res* 2001;10(3):195.

Fayers PM, Machin D. *Quality of life:* Assessment, analysis and interpretation. Chichester: John Wiley; 2002.

Ferlay J, Soerjomataram I, Dikshit R et al. Cancer incidence and mortality worldwide: sources, methods and major patterns in GLOBOCAN 2012. *Int J Cancer.* 2015 Mar;136(5):E359-86.

Goodwin PJ, Black JT, Bordeleau LJ et al. Health-related quality-of-life measurement in randomized clinical trials in breast cancer—taking stock. *J Natl Cancer Inst.* 2003 Feb;95(4):263-81.

Hsu HT, Lin KC, Wu LM et al. Symptom Cluster trajectories during chemotherapy in breast cancer outpatients. *J Pain Symptom Manage.* 2017 Jun; 53(6):1017-25

Huguet PR, Morais SS, Osis MJD et al. Qualidade de vida e sexualidade de mulheres tratadas de câncer de mama. *Rev Bras Ginecol Obstet.* 2009;31(2):61-7.

INCA. *Estimativa 2016: Incidência de câncer no Brasil.* [Internet] Rio de Janeiro: Instituto Nacional do Câncer (Brasil); [cited 2018 Jan 03]; Available from: www.inca.gov.com.br.

Lee YP, Wu CH, Chiu TY et al. The relationship between pain management and psych spiritual distress in patients with advanced cancer following admission to a palliative care unit. *BMC Palliat Care.* 2015;14:69.

Liamputtong P, Suwankhong D. Breast cancer diagnosis: biographical disruption, emotional experiences and strategic management in Thai women with breast cancer. *Sociol Health IlIn* 2015 Sep;37(7):1088-101.

Lotti RCB, Barra AA, Dias RC et al. Impacto do tratamento de câncer de mama na qualidade de vida. *Rev Bras Cancerol.* 2008:54(4)367-71.

Makluf ASD, Dias RC, Barra AA. Avaliação da qualidade de vida em mulheres com câncer da mama. *Rev Bras Cancerol.* 2006:52(1)49-58.

Michels FAS, Latorre MRDO, Maciel MS. Validação e reprodutibilidade do questionário FACT-B+4 de qualidade de vida específico para câncer de mama e comparação dos questionários IBCSG, EORTC-BR23 e FACT-B+4. *Cad Saúde Colet.* 2012; 20(3):321-8.

Michels FAS, Latorre MRDO, Maciel MS. Validity, reliability and understanding of the EORTC-C30 and EORTC-BR23, quality of life questionnaires specific for breast cancer. *Rev Bras Epidemiol.* 2013;16(2): 352-63.

Moreira JR, Neto MS, Pereira JB *et al.* Sexualidade de mulheres mastectomizadas e submetidas à reconstrução mamária. *Rev Bras Mastol.* 2011;20(4):177-82.

Osoba D. Health-related quality of life and cancer clinical trials. *Ther Adv Med Oncol.* 2011 Jan; 3(2):57-71.

Paiva CE, Carneseca EC, Barroso EM *et al.* Further evaluation of the EORTC QLQ-C30 psychometric properties in a large Brazilian cancer patient cohort as a function of their educational status. *Support Care Cancer.* 2014 Aug;22(8):2151-60.

Paiva CE, Siquelli FA, Zaia GR *et al.* Development of a new multimedia instrument to measure cancer-specific quality of life in Portuguese-speaking patients with varying literacy skills. *Springerplus.* 2016 Jul;5(1):972.

Pimentel FL. *Qualidade de vida em oncologia.* Coimbra: Edições Almedina, 2006.

Sales CA, Paiva L, Scandiuzzi D *et al.*Qualidade de vida de mulheres tratadas de câncer de mama: funcionamento social. *Rev Bras Cancerol.* 200; 47(3):263-72.

Seidl EMF, Zannon CML. Qualidade de vida e saúde: aspectos conceituais e metodológicos. *Cad Saúde Pública* 2004;20:580-8.

Siegel RL, Miller KD, Jemal A. Cancer Statistics, 2017. *CA Cancer J Clin* 2017 Jan;67(1):7-30.

Velikova G *et al.* Computer-based quality of life questionnaires may contribute to doctor-patient interactions in oncology. *Br J Cancer.* 200286(1): 51-9.

Whoqol Group. The World Health Organization. Quality of Life Assessment (WHOQOL): Position. Paper from the World Health Organization. *Soc Sci Med.* 1995;41:1403-10.

BREAST UNIT: UNIDADES DE DIAGNÓSTICO E TRATAMENTO DO CÂNCER DE MAMA

René Aloísio da Costa Vieira
Gustavo Zucca-Matthes

No mundo há desigualdades tecnológicas, econômicas e de acesso à população feminina, frente ao diagnóstico e tratamento do câncer de mama. Por causa destas disparidades econômicas entre os países, a Organização Mundial da Saúde (WHO) realizou a "Global Summit Consensus Conference" com o objetivo de discutir o diagnóstico precoce e tratamento do câncer em países com recursos limitados. A partir deste documento de consenso, sugeriu-se a formação de centros de tratamento do câncer, organizados pelo governo, e em áreas geográficas específicas, permitindo uma estrutura básica para diagnóstico e tratamento cirúrgicos, radioterapia, quimioterapia e controle da dor e cuidados paliativos. Foram propostos três níveis de atendimento em mastologia (baixo, médio e alto), níveis estes relacionados com a disponibilidade e capacidade de diagnóstico e tratamento do câncer.

Posteriormente, o Breast Health Global Iniciative (BHGI) procurou categorizar as discrepâncias entre os níveis de rastreamento e tratamento do câncer de mama em quatro níveis, distribuídos como básico, limitado, aumentado e máximo. O nível básico é formado por serviços isolados, e as ações de diagnóstico precoce enfocam no autoexame da mama. No nível limitado, possuem-se serviços de imagem visando ao diagnóstico, radioterapia e serviços de suporte. No nível aumentado observam-se programas de rastreamento oportunístico, acompanhamento de pacientes com câncer, reabilitação, registros populacionais e centros de referência de tratamento do câncer. No nível máximo há programas de rastreamento populacional, o tratamento é individualizado, há registro nacional dos casos de câncer, serviços de câncer não centralizados e serviços regionais. Da mesma forma segue-se uma hierarquização frente à forma de diagnóstico, à patologia, aos exames radiológicos complementares disponíveis, à cirurgia, à radioterapia e ao tratamento sistêmico. Neste sentido, o Brasil se encontra no nível aumentado, apresentando quesitos presentes no nível máximo, porém não há um programa de rastreamento populacional organizado em nível nacional.

Ao se avaliar a disponibilidade tecnológica de acesso e tratamento do câncer de mama, nasceu o conceito das Breast Units, isto é, Unidades de Mama, caracterizadas por serviços com infraestrutura adequada para diagnóstico e tratamento do câncer de mama, em todos os seus aspectos. Da mesma forma iniciou-se a discussão frente à qualidade dos centros, bem como sua certificação, havendo diferenças frente aos modelos americano e europeu. Tal fato faz questionar sobre o aprimoramento da rede nacional de unidades mamárias, com base em programas contínuos de controle de qualidade. Apresentam-se os principais aspectos dos dois programas.

BREAST UNIT - EUSOMA

No ano de 1998, realizou-se a primeira conferência europeia sobre o câncer de mama, com a intenção de estabelecer elevado controle de qualidade nos especialistas e serviços relacionados com o diagnóstico e tratamento do câncer de mama na Europa e no mundo. A EUSOMA (*European Society of Mastology*) e a ESO (*European School of Oncology*) procuraram criar uma rede de unidades mamárias (*Breast Units*), visando a determinar parâmetros para as unidades de diagnóstico e tratamento do câncer de mama, com critérios de controle de qualidade a serem alcançados, constituindo a primeira rede de centros clínicos dedicados exclusivamente ao diagnóstico e tratamento do câncer de mama. Assim foi criado o *SenoNetwork*, com o objetivo de fomentar a ideia que, no mundo, todas as mulheres devem ter acesso a unidades dedicadas à mama, sendo estas bem equipadas, com programas de qualidade, sendo posteriormente denominadas *Breast Centers Network*.

Atualmente, uma instituição que trate de pacientes com câncer de mama pode fazer parte da rede em três categorias, isto é, pode ser afiliada (*Affiliate member*), membro completo (*Full member*) ou, além de membro efetivo, possuir um Certificado de controle de qualidade pela EUSOMA (*Breast Unit Certification*). A formação de rede, a gradação e a adoção de critérios para qualidade de serviços procuram uniformizar e determinar metas de qualidade entre os serviços. Para fazer parte da rede como membro afiliado, o serviço deve tratar pelo menos 150 casos novos de câncer de mama por ano, um cirurgião que ocupe mais de 50% de suas atividades nos casos, além de um radiologista e um patologista que ocupem pelo menos 30% de suas atividades nos casos. Para ser um membro efetivo, a Unidade mamária deve ter equipe multidisciplinar para tratamento do câncer de mama, isto é, radiologia, cirurgia, reconstrução mamária, patologia, oncologia clínica, radioterapia, medicina nuclear, reabilitação, aconselhamento genético, psico-oncologia, enfermeiras dedicadas à área de mastologia, serviço de cuidados paliativos e banco de dados. Para se conseguir a Certificação os critérios são mais rígidos, o centro deve fazer parte de programa de rastreamento organizado, e os níveis de controle de qualidade devem estar de acordo com o Guideline Europeu de rastreamento (*European guidelines for quality assurance in breast cancer screening and diagnosis*) apresentando um sistema informatizado de dados; reuniões multidisciplinares e discussão de 90% dos casos, utilização de consentimento informado em todos os procedimentos, realização de cirurgia oncoplástica, controle de qualidade radiológica, imuno-histoquímica, planejamento radioterápico em 3D, geneticista, 10% dos casos em protocolos clínicos, entre outros critérios adotados. Atualmente, são mais de 188 membros afiliados no mundo, 137 membros completos, 26 certificados, distribuídos em 44 países, sendo que a maioria dos centros se encontra na Europa. Não há centros americanos e, na América Latina, 5 países fazem parte, com um total de 13 centros, sendo 6 centros no Brasil, onde apenas 4 são completos. A participação como centro é aberta, podendo, em função das características do serviço, realizar o cadastramento junto da EUSOMA. A *Breast Unit* Barretos-BUB foi o primeiro centro da América Latina incorporado a esta rede.

Além da certificação das *Breast Units*, os centros de rastreamento organizado são divididos em Unidades de diagnóstico por imagem em mama, Unidade locorregional de rastreamento mamográfico (atendimento à população elegível de 20.000 mulheres) e Centro de referência de rastreamento mamográfico (Centro de formação de profissionais em rastreamento mamográfico). Neste contexto todos os profissionais dos centros devem possuir formação mínima, o centro deve realizar rastreamento mamográfico, realizando pelo menos mais de uma rodada em rastreamento, onde níveis de adesão populacional e controle de qualidade são mandatórios.

O processo de certificação é uma meta a ser alcançada, de tal forma que dos 26 membros com certificação pela EUSOMA, 17 encontram-se na Alemanha. Há uma diversidade frente ao processo de certificação nos países europeus, de tal forma que na Áustria, Espanha e Alemanha, há processos de certificação privados; e na Áustria, Irlanda e Alemanha o processo de certificação é anual.

BREAST UNIT – ESTADOS UNIDOS

No ano de 2005, surgiu, nos Estados Unidos, o *National Accreditation Program of Breast Centers* (NAPBC) organizado pelo Colégio Americano dos Cirurgiões, em razão da necessidade de identificar, desenvolver e reconhecer os Centros de Mama dos Estados Unidos. O programa de acreditação é uma entidade não governamental, sem fins lucrativos, constituindo-se de um consórcio de profissionais e organizações dedicadas à melhoria da qualidade e monitoramento de pacientes com câncer de mama.

Atualmente, o mesmo já tem definido 28 programas-padrão e 17 componentes de programas com o objetivo de fornecer um atendimento eficiente e contemporâneo a pacientes diagnosticadas com doenças da mama. Os componentes são: imagem, biópsia por agulha, patologia, conferências multidisciplinares, navegação do paciente, avaliação genética, cuidados cirúrgicos, avaliação plástica, enfermagem, oncologista clínico, radioterapeuta, banco de dados, pesquisa, educação interdisciplinar, suporte e reabilitação, programas de qualidade, melhorias de qualidade, pacientes de alto risco e sobrevida. Até dezembro de 2011, existiam 365 centros distribuídos pelos Estados Unidos.

O objetivo da acreditação visa a uma avaliação multidisciplinar desde o diagnóstico até o tratamento. A entrada dos centros é voluntária, porém necessitam manter alto padrão de cuidados clínicos com recertificação a cada 3 anos. Os centros acreditados constituem-se altamente qualificados onde os serviços e equipamentos encontram-se dentro de padrões atualizados de tratamento com equipamentos de última geração; equipe multidisciplinar, informação sobre estudos clínicos em andamento, acesso a programas de diagnóstico precoce, educação em câncer e serviços de suporte. O centro acreditado tem o reconhecimento de se constituir em um centro integrado de tratamento multidisciplinar de abordagem de cuidados da mama, sob a ótica de um serviço de alta qualidade nacional.

Fazem-se necessárias reuniões regulares multidisciplinares, estratégias de estadiamento seguindo o TNM, e adesão ao tratamento segundo as recomendações das sociedades de especialidade afins (Oncologia Clínica, Radioterapia, NCCN). Da mesma forma avaliação anatomopatológica, avaliação cirúrgica (linfonodo sentinela, tratamento conservador), disponibilidade de equipamentos radiológicos de última geração (mamografia, ressonância magnética, tomografia e PET), controle de qualidade sobre as biópsias, tratamento sob a base de protocolos (Oncologia Clínica e Radioterapia), enfermeira, suporte e reabilitação, aconselhamento genético, educação das pacientes, cirurgia reconstrutora, avaliação e manejo de doenças benignas, participação em ensaios clínicos, além de mensuradores de qualidade, frente à estrutura, processos e resultados.

Na acreditação e reacreditação, mensuram-se seis pontos principais:

1. Taxa de tratamento conservador para mulheres no estádio clínico 0, I ou II.
2. Biópsia por agulha ou *core*, realizada anteriormente ao tratamento cirúrgico.
3. Radioterapia administrada até 365 dias do diagnóstico, em paciente submetida a tratamento conservador.
4. Radioterapia administrada até 1 ano em paciente submetida à mastectomia com 4 ou mais linfonodos comprometidos.
5. Quimioterapia realizada até 120 dias do diagnóstico em pacientes com idade menor de 70 anos, estádio T1c, II ou III, receptor hormonal negativo.
6. Uso do tamoxifeno ou inibidor de aromatase administrado até 1 ano, em pacientes com receptor hormonal positivo, estádio T1c, II ou III.

NO BRASIL

No Estatuto da Sociedade Brasileira de Mastologia (SBM), artigos 44 a 46, observam-se as regras para o credenciamento de centros em Mastologia no Brasil. Para ser um serviço credenciado pela SBM faz-se necessário realizar atividades relacionadas com o diagnóstico e tratamento em mastologia, proporcionando anualmente um curso completo de mastologia a seus estagiários, e apresentando pelo menos um trabalho científico no Congresso Brasileiro de Mastologia, devendo seu chefe ser um Titular da SBM. No período de 12/04/1990 a 03/12/2010, foram credenciados 74 centros no Brasil e 1 na Itália. A ideia de formação desses centros encontra-se mais vinculada à formação profissional, do que ao conceito de *Breast Unit*. Os serviços credenciados tinham o foco na formação do mastologista, sendo criados anteriormente ao início dos programas de mastologia autorizados pelo Ministério da Educação e Cultura (MEC).

A NAPBC é limitada aos Estados Unidos, e a *Breast Centers Network* apresenta centros distribuídos nos cinco continentes, apesar de possuir 84,6% de suas unidades na Europa. No Brasil, o primeiro centro foi credenciado em 2007, sendo que até a presente data, apenas 6 serviços se credenciaram, 4 são plenos, e nenhum destes é certificado pela Eusoma. Um dos critérios para credenciamento constitui a certificação plena, como Centro de Rastreamento Mamográfico Organizado, certificação esta com base no guideline Europeu de qualidade em rastreamento e diagnóstico. Neste, além dos critérios de controle de qualidade, o centro deve ter todos os seus dados inseridos em um banco de dados, presentes na segunda rodada de rastreamento em uma população finita, fato este ainda não presente no país. A ausência de programas de rastreamento organizado com diversas rodadas em rastreamento, a ausência de dados informatizados seguindo o padrão europeu e níveis de controle de qualidade rígidos dificultam a certificação. Nessa população SUS o rastreamento oportunístico se mescla com o diagnóstico, onde muitas mulheres sintomáticas utilizam a oportunidade da oferta da mamografia num contexto de rastreamento, onde sintomáticas e assintomáticas são colocadas num mesmo local.

Há a necessidade de aprimoramento dessa rede, visando a critérios de avaliação, hierarquização de serviços, programas de qualidade, certificação e recertificação regulares, visando ao aprimoramento da saúde da mulher.

BREAST UNIT BARRETOS - BUB

Apesar de o tratamento do câncer de mama sempre ter ocorrido de forma interdisciplinar no Hospital de Câncer de Barretos, apenas a partir de 2013 a BUB nasceu realmente. Reuniões multidisciplinares trouxeram diversos profissionais afins para discutir seu modo de ação e a conhecer seus pares. Inicialmente parecia um sonho impossível reunir diferentes colegas de diferentes áreas juntos para tratar o câncer de mama. No início, nem sempre era fácil tirar profissionais de sua zona de conforto, contudo, frente às recomendações das redes de tratamento internacional para o câncer de mama houve uma necessidade de adequação. Paulatinamente os profissionais começaram a entender os benefícios do tratamento conjunto e do quão importante seria cada um entender o papel do outro no processo do tratamento do câncer de mama. Hoje são realizadas reuniões multidisciplinares semanais para definições terapêuticas e outras de ordem científica ou administrativas.

Reforçamos constantemente que todos são importantes em cada etapa do tratamento. Desde o diagnóstico até os cuidados paliativos, todos precisam ser encarados da mesma forma, permitindo reflexões e alertas que poderiam passar despercebidos, otimizando um tratamento integral e completo, cujos maiores beneficiários serão os nossos pacientes (Fig. 69-1).

CONCLUSÃO

Devem-se observar os modelos americano e europeu, visto que prezam pelo atendimento contemporâneo e multidisciplinar, associados a programas de controle

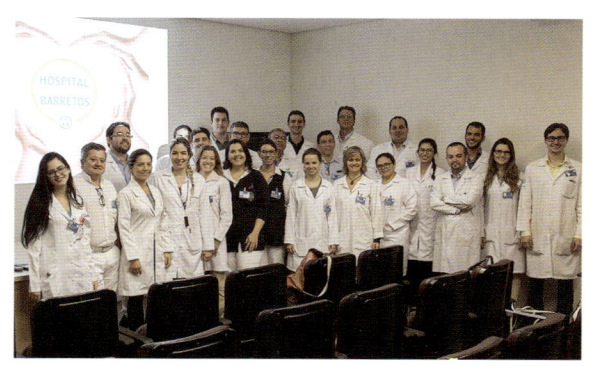

Fig. 69-1. Equipe BUB.

de qualidade, auditorias regulares, sinergismo de processos, participação de protocolos de pesquisa multicêntricos. A graduação dos centros leva a uma concorrência saudável, visto que a mais bem beneficiada deste processo é, exclusivamente, a mulher. A formação de rede de unidades mamárias, escalonadas em função de sua complexidade e programas de controle de qualidade, certificação e recertificação de serviços, além da participação de redes internacionais, são passos que se devem galgar e considerar para um futuro próximo.

Resistências à formação destes serviços serão inevitáveis. Contudo, resiliência, perseverança e boa política devem permitir que surjam centros de referência para o tratamento do câncer de mama tanto para profissionais de saúde, quanto para o governo e sua população.

(Este capítulo possui trechos previamente citados em artigo publicado na Revista Brasileira de Mastologia, com a mesma autoria.)

LEITURAS SUGERIDAS

Anderson BO, Braun S, Carlson RW et al. Overview of breast health care guidelines for countries with limited resources. *The Breast J.* 2003 May;9(2):S42-50.

Anderson BO, Shyyan R, Eniu A et al. Breast cancer in limited-resource countries: an overview of the breast health global initiative 2005 guidelines. *The Breast J.* 2006 Jan;12(1):S3-15.

Anderson BO, Yip CH, Ramsey SD et al. Breast cancer in limites-resource countries: Health care systems and public policy. *The Breast J.* 2006 Jan;12(S1):S54-69.

Berry DA, Cronin KA, Plevritis SK et al. Effect of screening and adjuvant therapy on mortality from breast cancer. *N Engl J Med.* 2005 Oct;353:1784-92.

Breast Centers Network. [Internet]. 2013 [cited 2013 april 20]. Available from: http://www.breastcentresnetwork.org

Cataliotti L, De Wolf C, Holland R et al. Guidelines on the standards for the training of specialised health professional dealing with breast cancer. *Eur J Cancer.* 2007 Mar;43:660-75.

Del Turco MR, Ponti A, Bick U et al. Quality indicators in breast cancer care. *Eur J Cancer.* 2010 Sep;46:2344-56.

Jemal A, Bray F, Center MM et al. Global cancer statistics. *CA Cancer J Clin* 2011 Mar;61(2):69-90.

Lee BL, Liedke PE, Barrios CH et al. Breast cancer in Brazil: present status and future goals. *Lancet Oncol.* 2012 Mar:13(3):e95-102

National Accreditation Program for Breast Centers. [Internet]. 2013 [cited 2013 april 20]. Available from: http://www.napbc-breast.org/

Perry N, Broeders M, de Wolf C et al. European guidelines for quality assurance in breast cancer screening and diagnosis. Fourth edition-summary document. *Ann Oncol.* 2008 Apr;19(4):614-22.

Sociedade Brasileira de Mastologia. [Internet]. 2013 [cited 2013 april 20]. Available from: http://www.sbmastologia.com.br/estatutos.php#capitulo11.

Sociedade Brasileira de Mastologia. [Internet]. 2013 [cited 2013 april 20]. Available from: http://www.sbmastologia.com.br/servicos-credenciados.php.

Taran FA, Eggemann H. Breast Units in Europe – Certification in 9 European countries 9 years after the European Society of Mastology position paper. *Breast Care* 2009 Sep;4(4):219-22.

Winchester DP. The National Accreditation Program for Breast Centers: a multidisciplinar approach to improve the quality of care for patients with diseases of the breast. *Breast J.* 2008 Sep;14(5):409-11.

PROJETO ECHO: EXPERIÊNCIA INTERNACIONAL

Gustavo Zucca-Matthes

INTRODUÇÃO

Moçambique está localizada na África subsaariana, é um país grande e pobre com baixos níveis de saúde. Tornou-se independente de Portugal em 1975, após uma guerra civil de dez anos. Esta agitação levou a óbito muitos profissionais da saúde - deixando o país com uma significativa falta de assistência médica. Além disso, as doenças infecciosas e os problemas básicos de saúde, como o HIV, a malária, a desnutrição, a mortalidade materna e infantil são tão frequentes, que tem sido difícil alocar recursos para a prevenção e tratamento do câncer. Recentemente, o governo de Moçambique fez vários esforços para melhorar o cuidado do câncer em Moçambique, esforços liderados pelas atuais primeiras damas de Moçambique (Maria da Luz Guebuza e Isaura Nyusi), em conjunto com o Ministério da Saúde, o Centro Oncológico MD Anderson da Universidade do Texas nos Estados Unidos, em associação aos três Centros Oncológicos brasileiros (*Sister Institutions*): o Hospital do Câncer de Barretos, o Centro de Câncer AC Camargo e o Hospital Albert Einstein.

PROJETO ECHO

O projeto começou com um programa de teletrabalho, que consiste em teleconferências regulares entre provedores em Maputo, capital de Moçambique, e especialistas em câncer nos Estados Unidos e no Brasil. Através do Projeto ECHO, os provedores de Moçambique apresentam casos com *feedback* e orientação fornecidos pelos especialistas em câncer. A primeira missão envolveu um grupo de nove especialistas, entre eles cirurgiões de mama, oncologistas ginecológicos, médico oncologista, oncologista e oncologista pediátrico, os quais viajaram para Maputo para trabalhar com os médicos do Hospital Central de Maputo. Eles deram palestras, realizaram cirurgia e visitaram pacientes na clínica e nas enfermarias com os médicos locais. Todos foram muito entusiasmados, mas uma significativa falta de recursos para cuidados oncológicos foi encontrada. Atualmente, não há serviços de terapia de radiação (o primeiro acelerador linear do país será instalado no final deste ano) e ainda existe uma abordagem multidisciplinar para o cuidado do câncer.

CÂNCER DE MAMA EM MOÇAMBIQUE

Quanto ao câncer de mama, a maioria das pacientes é diagnosticada com doença de estágio avançado. Não existe um programa de triagem ou educação no país e a mamografia não está disponível. O tratamento cirúrgico do câncer de mama é limitado à mastectomia e à dissecção axilar. Os medicamentos de quimioterapia disponíveis incluem taxano (paclitaxel), adriamicina (doxorrubicina), ciclofosfamida, fluoropirimidina (5-fluorouracil) e metotrexato, embora estes geralmente não estejam disponíveis por causa de problemas de estoque. O tamoxifeno é a principal terapia hormonal disponível e não existe terapia direcionada.

Moçambique tem uma taxa de natalidade média de 6,9 crianças por mulher, e a vida reprodutiva começa em uma idade precoce. A maioria das mulheres tem seios grandes com muita hipotrofia mamária e altos níveis de ptose. Para as mulheres com câncer de mama, o tratamento primário disponível é uma mastectomia que resulta em assimetria de mama severa e as consequentes implicações físicas e psicossociais. Essa distorção do corpo também pode gerar problemas ortopédicos, como dor nas costas, além de disfunção sexual e dificuldades com seu parceiro.

É possível fazer algo para ajudar essas mulheres com câncer de mama que necessitam de cirurgia? É possível minimizar os efeitos da falta de diagnóstico precoce? É difícil, mas as experiências de outros sugerem que algo pode ser feito. Na Austrália, os pacientes devem percorrer longas distâncias até o centro de radioterapia para completar seu tratamento, levando pacientes e cirurgiões de mama a escolher a mastectomia, mesmo que seja possível uma cirurgia conservadora da mama para evitar a distância e o longo tempo longe de casa e da família para receber radioterapia. Nesses casos, os cirurgiões de mama australianos realizam mamoplastia contralateral para reduzir o nível de assimetria e melhorar os resultados estéticos e a qualidade de vida do paciente.

EXPERIÊNCIA APLICADA

Durante a nossa viagem à Moçambique, dois pacientes com câncer de mama foram submetidos à mastectomia modificada radical com mamoplastia de redução contralateral. Estes dois casos foram os primeiros casos de cirurgia mamária oncoplástica realizados em Moçambique pelos cirurgiões locais. Esta abordagem pareceu ajudar o impacto do tratamento destrutivo e estimular os cirurgiões gerais responsáveis pelo tratamento do câncer de mama para desenvolver seus conhecimentos, a fim de melhorar suas habilidades e ansiosos para melhores opções para seus pacientes. Estes procedimentos são um primeiro passo importante na melhoria do tratamento cirúrgico do câncer em Moçambique. Há muito trabalho a fazer, mas isto ilustra um primeiro passo importante e uma semente de esperança plantada para pacientes e provedores de Moçambique, Brasil e Estados Unidos (Figs. 70-1 a 70-4).

CONCLUSÃO

O Projeto ECHO é uma iniciativa interinstitucional que afirma o papel de nossa *Breast Unit* como exemplo e liderança perante outros países em desenvolvimento ou subdesenvolvidos. Nossa realidade e experiências em driblar atrasos diagnósticos e dificuldades de tratamento permitem fomentar ideias que atinjam e estimulem Centros de tratamento, menos providos, a alcançar metas inicialmente inimagináveis.

Lentamente os médicos do Hospital Central de Maputo vencerão as barreiras existentes e, infelizmente, tão frequentes que dificultam toda a linha de diagnóstico e tratamento do câncer de mama em países como Mozambique. O Dr. Leonildo Francisco de Souza Soares, foi um dos médicos que visitou nosso Serviço, aprendeu novos conceitos e abriu novos horizontes, que agora trabalha no norte do país, e pode semear estes ideais por outras partes, influenciando outros médicos a fazer o mesmo e lentamente mudar a história desse país e de seus pacientes oncológicos.

Reuniões científicas por telemedicina estão sendo realizadas mensalmente, e outras missões internacionais já foram concretizadas, e novas estão sendo planejadas.

AGRADECIMENTOS

Agradecemos à equipe internacional da primeira missão pela parceria e companheirismo em especial aos

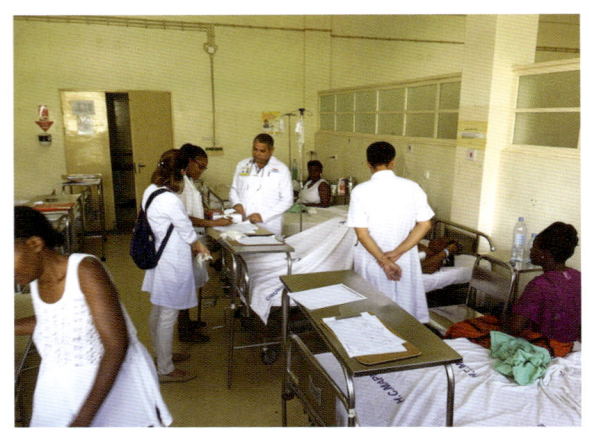

Fig. 70-3. Enfermaria do Hospital Geral de Maputo.

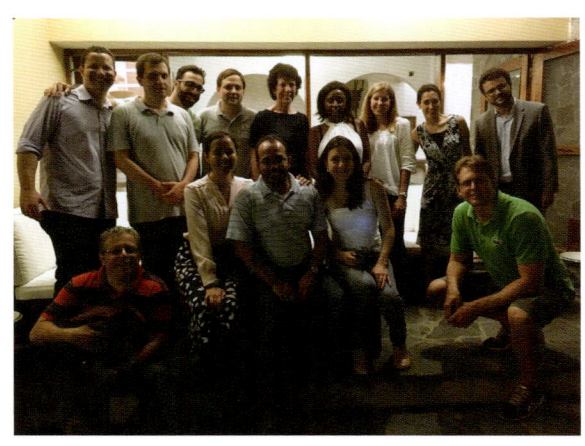

Fig. 70-4. Equipe da primeira *Task Force*.

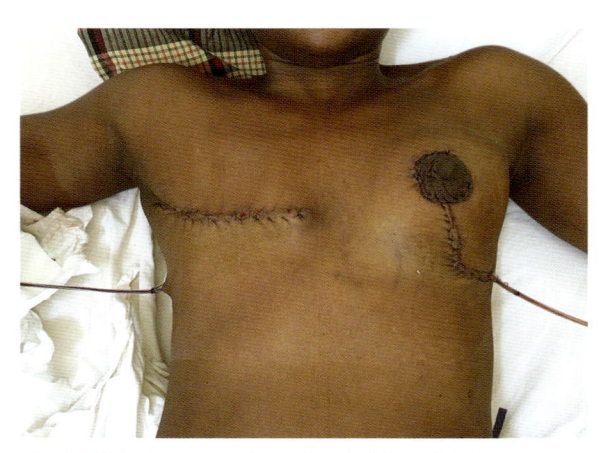

Fig. 70-1. Paciente operada no Hospital Geral de Maputo. Submetida a cirurgia oncoplástica que pela falta de radioterapia foi convertida para mastectomia.

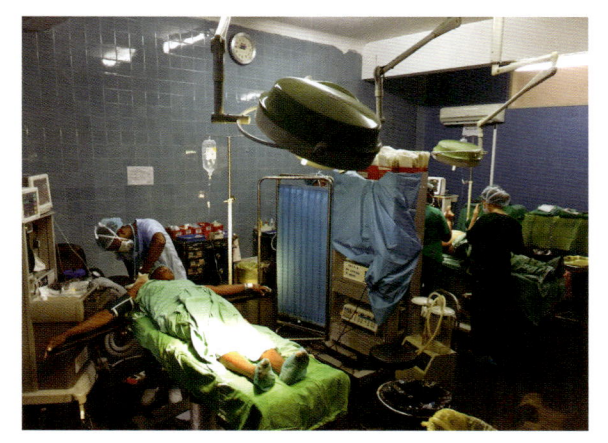

Fig. 70-2. Centro cirúrgico do Hospital Geral de Maputo.

colegas: Danielle Martin; José Humberto Fregnani; Donato Callegaro Filho; Renato Moretti Marques; Georgia Fontes Cintra; Róbson Coelho; Ícaro Carvalho; Thiago Chulam; Ellen Baker; Melissa Lopez; Kathleen Schmeler e aos colegas do Hospital Central de Maputo que gentilmente permitiram a concretização desta parceria: Cesaltina Ferreira; Jotamo Comé; Leonildo Francisco de Souza Soares e Adelina Francisca Vinagre Tualo.

LEITURAS SUGERIDAS

Audretsch W RM, Kolotas C et al. Tumor-specific immediate reconstruction in breast cancer patients. *Perspectives in Plastic Surgery* 1998;11:71-100.

Bell RJ, Robinson PJ, Fradkin P et al. Breast reconstruction following mastectomy for invasive breast cancer is strongly influenced by demographic factors in women in Victoria, Australia. *Breast* 2012 Jun;21(3):394-400.

Clough KB, Jacqueline SL, Couturaud B et al. Oncoplastic techniques allow extensive resections for breast-conserving therapy of breast carcinomas. *Annals of Surgery* 2003 Jan;237(1):26-34.

Fisher B, Anderson S, Bryant J et al. Twenty-year follow-up of a randomized trial comparing total mastectomy, lumpectomy, and lumpectomy plus irradiation for the treatment of invasive breast cancer. *N Engl J Med* 2002 Oct;347(16):1233-41.

Halsted WS. I. The Results of Operations for the Cure of Cancer of the Breast Performed at the Johns Hopkins Hospital from June, 1889, to January, 1894. *Ann Surg* 1894 Nov;20(5):497-555.

Roder D, Zorbas H, Kollias J et al. Factors predictive of immediate breast reconstruction following mastectomy for invasive breast cancer in Australia. *Breast* 2013 Dec;22(6):1220-5.

Veronesi U, Cascinelli N, Mariani L et al. Twenty-year follow-up of a randomized study comparing breast-conserving surgery with radical mastectomy for early breast cancer. *N Engl J Med* 2002 Oct;347(16):1227-32.

Zucca-Matthes G, Martin D, Fregnani JH et al. Oncoplastic Breast Surgery without Radiotherapy in Mozambique. *Breast J* 2017 Mar;23(2):243-5.

ÍNDICE REMISSIVO

*"Números acompanhados pelas letras f em itálico e **q** em negrito indicam figuras e quadros respectivamente."*

A

Adenomegalia axilar, 200
A.G.E., 325
    contraindicações, 325
    indicações, 325
    mecanismo de ação, 325
Agência Nacional de Saúde Suplementar, 150
Agência Nacional de Vigilância Sanitária, 147
Alginato de cálcio, 325
    contraindicações, 325
    indicações, 325
    mecanismo de ação, 325
Anastrozol, 24, 30, 180, 251
    na quimioprevenção, **25q**
Antecedente familiar sugestivo
    para câncer de mama hereditário, 23
Antraciclina, 224
Aromatase
    inibidores da, 24, 251
Artefato
    de borda, 123
        causa, 123
        definição, 123
        nas imagens, 123
        surgimento, 123
    de contaminação da pele por contraste iodado, 123, *125f*
        causa, 123
        reconhecimento, 123
    de realce da linha da pele, 123
        causa, 123
        incidência, 123
    de realce negativo, 123
        descrição, 123
    ondulado, 123
        descrição, 123
        localização, 123
        nas imagens, 123
Assinaturas moleculares, 207
ASTRO 201
    Atualização do Consenso da, **344q**
Assistente social
    trabalho da, 394
Automassagem linfática, 361
Axila
    tratamento conservador da, 300
Axillary web syndrome, 365
Azul de metileno, 164

B

Bandagem compressiva funcional, *365f*
Batwing, 275
    técnica cirúrgica, 275
Bevacizumabe, 225
Biologia tumoral, 194
Biomarcador
    para técnicas de imagem, 108
Biópsia(s), *136f*
    assistida a vácuo, 67
    do linfonodo sentinela, 277
        contraindicações, 277
        indicações, 277
    excisionais, 314
    guiadas por esterotaxia, 153
    guiadas por ressonância magnética, 153
        indicações, 153
    guiadas por ultrassonografia, 153
    líquida
        conceitos e aplicações, 215
    tipo *core*, 67
    tumoral, 178
Bloqueios anestésicos
    intercostal, 307
    paravertebral, 308
    Pecs, 308
    peridural, 307
BI-RADS®, 111
    categorias, 74
    ultrassonográfico, 70
Bolsas
    oncoplásticas, 257
Braçadeira elástica, 361
Braquiterapia, 343
Breast Unit – EUSOMA, 419
Brown
    curativo de, 330
Burrows
    triângulo de, 275

C

Cadeias ganglionares
    palpação das, 19
Camomila, 327
    apresentação, 327
    contraindicações, 327

indicações, 327
   mecanismo de ação, 327
Câncer
   de mama, 6, 370
      acompanhamento por fisiatria no, 371
      condicionamento cardiovascular, 372
      em Moçambique, 423
      estratégias de reabilitação, 371
      fatores de risco para, 354
      fisioterapia no, 357
         follow-up operatório, 357
         intervenção pós-operatória imediata, 357
         pré-operatória, 357
      funcionalidade e qualidade de vida, 371
      limitações causadas pelo, 370
      masculino, 196
         características, 196
         diagnóstico e tratamento, 196
         fatores de risco, 196
         fatores prognósticos, 197
         mastectomia, 197
      novas drogas na terapia sistêmica para o, 251
      novos casos de
         no Brasil, 351
      nutrição clínica no setor de mastologia, 354
         ambulatório, 354
         importância da reeducação alimentar, 355
         internação, 354
         perfil nutricional, 354
      qualidade de vida no, 414
         avaliação da, 415
      quimioterapia no, 311
         sistema imune, 312
         tempo recomendado para realização de cirurgia
            após neoadjuvância, 312
         toxicidade cardíaca, 311
         toxicidade medular, 311
         toxicidade pulmonar, 312
   robótica, 372
   tratamento cirúrgico do, 263
   tratamento locorregional, 304
Cancerofobia, 292
Carboplatina, 225, 220
Carcinoma cribriforme, 185
   acometimento, 185
   características, 186
   classificação, 185
   definição, 185
   diagnóstico diferencial, 186
Carcinoma *in situ*, 177, 340
   biópsia
      de linfonodo sentinela, 179
   diagnóstico, 177
      biópsia tumoral, 178
      clínico, 177
         doença de Paget, 177
      concordância anatomorradiológica, 178
      por imagem, 177
         ressonância magnética, 177
   epidemiologia, 177
      fatores de risco, 177
   exame patológico, 179
   introdução, 177
   margens cirúrgicas, 179
   radioterapia, 179

   tratamento, 178
      cirúrgico, 178
         cirurgia conservadora, 178
         mastectomia, 178
      sistêmico, 180
         terapia endócrina, 189
Carcinoma invasivo
   de mama direita, *171f*
   mamário, 183
      fatores prognósticos e preditivos do, 183
         avaliação multigênica, 183
         status linfonodal axilar homolateral, 183
         subtipo molecular, 183
         tamanho do tumor, 183
      tratamento, 183
         estádios clínicos, 183-184
Carcinoma localmente avançado
   de mama, 199
      avaliação, 199
      critérios para definição, 199
      fatores prognósticos, 199
      tratamento, 200
         planejamento cirúrgico
            pós-quimioterapia neoadjuvante, 200
               elegíveis para o tratamento, 200
               não elegíveis, 201
         planejamento terapêutico pré-quimioterapia, 200
Carcinoma lobular *in situ*, 317
   mulheres com história de, 22
Carcinoma mamário
   localmente avançado, 296
      mastectomia com preservação da pele, 300
      quimioterapia neoadjuvante, 296
         resposta à, 296
            patológica, 297
         tratamento conservador, 299
         da axila, 300
Carcinoma mucinoso, 185
   apresentação, 185
   características, 185
   prognóstico, 185
Carcinoma metaplásico, *97f*, 186
   classificação, 186
   diagnóstico, 186
Carcinoma papilar, 186
   definição, 186
   prognóstico, 186
   tipo, 186
Carcinoma secretor, 186
   apresentação, 186
   histologia, 186
Carcinoma tubular, 185
   características, 185
   diagnóstico diferencial, 185
   lesões, 185
   prognóstico, 185
Carvão ativado, 325
   contraindicações, 325
   indicação, 325
   mecanismo de ação, 325
Cavilon
   creme barreira, 327
      mecanismo de ação, 327
   protetor cutâneo, 327
      contraindicações, 327

indicações, 327
mecanismo de ação, 327
Ciclina 4
inibidores de quinases dependentes de, 251
Ciclofosfamida, 224, 311
Cirurgia oncoplástica reconstrutiva, **260q**
Cirurgias mamárias, 306
anestesia em cirurgia oncológica
no Hospital de Câncer de Barretos, 309
avaliação anestésica, 306
controle da dor pós-operatória, 309
esquema de analgesia multimodal
para o pós-operatório, **310q**
técnica anestésica, 306
Classificação RCB, 299
Classificação WHO, 297
Coberturas
para curativos, 324
A.G.E., 325
alginato de cálcio, 324
camomila, 327
carvão ativado, 324
Cavilon creme barreira, 327
Cavilon protetor cutâneo, 327
cobertura não aderente estéril, 326
creme barreira, 326
creme hipoalegênico, 326
Dermodex Prevent, 327
filme semipermeável, 326
hidrocoloide em pó, 325
papaína, 326
placa de hidrocoloide, 325
Purilon gel, 325
Colégio Brasileiro de Radiologia, 147
Comedonecrose, *138f*
Comissão de Mamografia, 147
Congelação peroperatória
sua importância na avaliação das margens, 315
Consenso GEC-ESTRO 2010, **345q**
Core biopsy, 152, 314
assistida a vácuo, 152
definição, 153
desvantagens, 153
Creme barreira, 326
contraindicações, 326
indicações, 326
mecanismo de ação, 326
Creme hipoalergênico
com vitamina A, Aloe vera e AGE, 326
contraindicações, 327
indicações, 327
mecanismo de ação, 326
Curativo de Brown330

D

Dermodex prevent, 327
contraindicações, 327
indicações, 327
mecanismo de ação, 327
Direitos
do paciente com câncer, 383
aposentadoria por invalidez, 387
assistência permanente, 387
auxílio-doença, 388
cirurgia de reconstrução mamária, 388

compra de veículos adaptados ou especiais, 383
fundo de garantia por tempo de serviço, 383
isenção do imposto de renda na aposentadoria, 387
programa de integração social, 383
quitação de financiamento de imagem pelo
sistema de SFH, 386
Docetaxel, 224, 311
Doença inicial, 340
Doença localmente avançada, 341
Doença metastática, 341
Doppler
do pedículo vascular
do músculo grande dorsal, 76
ultrassonografia com, 76
Doxorrubicina, 306, 311
Drenagem linfática
avaliação da, 68
manual, 360
Drenos, 330
nas feridas, 330
Drogas adjuvantes, 309
Ductal Carcinoma
estudo, 179

E

Ecogenicidade, *60f*
Educação
dados alarmantes sobre o câncer no Brasil e o mundo, 410
em saúde e câncer, 410
no Hospital do Amor, 410
núcleo de, 411
princípios dos projetos e a, 411
projetos, 412
qualidade de vida, promoção e prevenção, 410
Elastografia, 77
com ultrassonografia, 78
Enfaixamento compressivo, 361, *364f*
Enfermagem
no câncer de mama, 319
anatomia da pele, 319
avaliando a ferida, 327
coberturas, 324
condições favoráveis × fatores que interferem no
processo de cicatrização, 323
condutas terapêuticas, 329
ferida, 320
classificação, 320
fisiologia da pele, 319
formas de cicatrização, 322
processo de cicatrização, 321
terapias tópicas específicas, 330
Enxertos, 330
Enxofre
coloide de, 166
Epirrubicina, 306
Escore de Nottingham, **204q**
Final, **205q**
Espécimes mamários
tipos de
examinados pela patologia, 314
amostragem tumoral, 316
congelação peroperatória
e sua importância na avaliação das margens, 315

cuidados que o cirurgião deve ter com a peça
    cirúrgica, 316
  estadiamento patológico, 316
  laudo patológico, 316
Estadiamento
  anatômico e prognóstico no câncer de mama, **158q-162q**
  após tratamento neoadjuvante, 157
  classificação do, 155
    M (metástases), 157
      alterações, 157
      avalia a doença a distância, 157
    N (linfonodos), 156
      alterações, 157
      avaliação, 156
        clínica, 156
        patológica, 156
      regionais, 156
    T (tumor), 155
      alterações, 155
      avaliação do, 155
  fatores biológicos no, 157
  sistema de, 155
  tomografia computadorizada e, 171
Esterotaxia
  biópsias guiadas por, 153
Estratégias de Saúde da Família, 32
Estrôncio-89, 164
Estudo Tailor X, 213
Estudos
  second look, 97
  European Guidelines, 148
Exemestano, 24, 30, 219
  na quimioprevenção, **25q**
Exérese cirúrgica, 153
Expressão mamilar
  palpação das mamas e, 18

F

Ferida(s), 320
  abertas
    agudas ou crônicas, 331
  avaliando a, 327
    específica, 328
      da área, 328
      da dor, 328
      da profundidade, 328
      do edema, 328
      do leito, 328
      do pulso, 328
  classificação das, 320
    quanto ao agente causador, 320
    quanto à causa, 320
    quanto ao conteúdo microbiano, 320
    quanto ao tempo, 320
  drenos, 330
  enxertos, 330
  incisões com pontos, 330
  processo de cicatrização, 321
    classificação do, 321
    fatores que interferem no
      × condições favoráveis, 323
        externos, 323
        locais, 323
        sistêmicos, 324
    formas de, 322

retirada dos pontos, 330
ruptura de, 320
Filme semipermeável, 326
  contraindicações, 326
  indicações, 326
  mecanismo de ação, 326
Fio metálico, 164
  para localização de lesões não palpáveis, 164
Fluorodesoxiglicose, 189
Fluorouracil, 311

G

Gel
  Purilon, 325
Gestação
  câncer de mama na, 188
    considerações, 188
      sobre a gestação e o parto, 190
    diagnóstico, 188
    patologia e prognóstico, 188
    tratamento, 189
      cirurgia, 189
      hormonoterapia, 190
      quimioterapia, 189
      radioterapia, 189
Glúteo(s)
  retalho feito dos, 285
Grácil
  retalho feito de, 285
Grupo de apoio
  às mulheres mastectomizadas, 377

H

Hamartoma, *92f*
HER2, 206
Hidrocoloide
  em pó, 325
    contraindicações, 325
    indicações, 325
    mecanismo de ação, 325
  placa de, 325
    contraindicações, 325
    indicações, 325
    mecanismo de ação, 325
Hiperplasia ductal
  mulheres com história de, 22
Hipofracionamento, 343
  RT parcial, 343
Hormonoterapia
  adjuvante, 231
    introdução, 231
    na paciente pós-menopausa, 232
      risco alto para recidiva, 232
      risco baixo para recidiva, 232
      risco intermediário para recidiva, 232
    na paciente pré-menopausa, 231
      risco alto para recidiva, 232
      risco baixo para recidiva, 231
      risco intermediário para recidiva, 231
  na gestante com câncer de mama, 190
  neoadjuvante, 219
    como avaliar a resposta ao tratamento?, 221
    opções terapêuticas, 219
    protocolo do serviço, 221
    qual paciente deve ser tratada?, 220

paliativa
  em câncer de mama, 243
    como seguir?, 245
    com que medicação?, 243
    o que esperar?
    paciente do sexo masculino?, 245
    para quem?, 243
    qual sequência?, 245
    quando?, 243
Hospital de Câncer de Barretos, 24, 304
  ações de prevenção no, 32
  ambulatório da mulher do, 351
  anestesia em cirurgia oncológica no, 309
  biobanco do, 214
  departamento de captação de recursos do, 396
  programa de rastreamento do câncer de mama, 8
    resultados, 8
  subvenção, 398
Hospital do Amor, 352

I

Idosos
  câncer de mama nos, 194
    considerações, 194
    diagnóstico, 194
    fatores que podem afetar a decisão terapêutica, 194
      biologia tumoral, 194
      condições gerais de saúde, 194
    opções terapêuticas, 195
Implantes, 66
Instituição de saúde
  direitos da, 382
    direitos do paciente com câncer, 383
Instituto Europeu de Oncologia, 164
Instituto Nacional do Câncer, 181, 379
Intervenções cosméticas
  em contexto oncológico, 379
Iodo-125, 164, 165
Irradiação torácica prévia
  entre 10 e 30 anos de idade, 23

J

Jovens
  pacientes com câncer de mama, 192
    diagnóstico, 192
    fatores psicossociais, 193
    mutações genéticas e aconselhamento, 193
    preservação da fertilidade, 193
    tratamento, 192
      cirúrgico, 192
      endocrinoterapia, 192
      quimioterapia, 192
      radioterapia, 192

L

Laudo mamográfico, 150
Laudo patológico, 316
Lesões
  heterogêneas, 72
  hiperecoicas, 71
  isoecoicas, 72
  mamárias, 152
    achados incidentais nas, 170
    biópsias guiadas por esterotaxia, 153

biópsias guiadas por ressonância magnética, 153
biópsias guiadas por ultrassonografia, 153
core biopsy, 152
localização pré-cirúrgica, 153
preparação, 152
punção aspirativa
  guiada por agulha fina, 152
metastáticas
  pulmonares, 172
na mamografia
  descritores morfológicos das, **115q**
não palpáveis, 164
  métodos de localização, 164
    comparação dos, 165
    técnicas, 164
      roll, 164
      guiada por fio metálico, 164
      sementes de iodo-125
suspeita de câncer de mama, 128
  introdução, 128
  técnica, 128
    algoritmos de reconstrução da tomossíntese, 129
    do início aos dias atuais, 128
    dose de radiação, 129
    tomossíntese como ferramenta de incremento
      na qualidade do rastreamento mamográfico, 143
    tomossíntese na prática clínica, 129-143
Letrozol, 219, 251
Léxico
  padronizado, 115
Lifetime risk
  para mulheres com, 22, 83
Li-Fraumeni
  síndrome de, 27
Linfadenectomia
  axilar, 195
Linfadenopatia
  metastática axilar, 83, 300
Linfedema, 358
  avaliação do, 359
  diagnóstico, 358, 359
  limitação do movimento do ombro, 367
  tratamento, 360
    drenagem linfática manual, 360
      linfoterapia, 360
Linfocintilografia
  e pesquisa do linfonodo sentinela, 165
    contraindicações, 166
    indicações, 166
    métodos, 166
      corantes vitais, 166
      radiofármacos, 166
Linfonodos
  axilares, 277
  intramamários, 70
  reacionais, 70
  sentinela
    biópsia do
      conduta, 277
      contraindicações para, 277
      indicações para, 277
      quimioterapia neoadjuvante e, 278
    pesquisa de, 166
Lipofilling
  técnica cirúrgica, 285

Luminal A
   tipo de carcinoma, 206
Luminal B,
   tipo de carcinoma, 206

M
Mama
   anatomia ecográfica da, 62
   câncer de, 6, 370
      anamnese, 18
         detalhamento, 18
            queixas mais comuns, 18
         fatores de risco, 19
         história clínica, 18
         história fisiológica, 18
         identificação do paciente, 18
         incidência e mortalidade, 18
      aspectos clínicos essenciais, 206
      assinaturas moleculares, 207
      auto-orientação, 20
      características do, 37
      composição, *88f*
      considerações gerais, 21
      controle do, 6
         adesão aos exames, 15
         alterações, 18
         avanços terapêuticos, 6, 12
         características próprias, 18
         detecção precoce, 6
            autoexame, 14
         diagnóstico precoce, 7, 13, 14
            importância do, 18
         distribuição global, 11
         estudos epidemiológicos, 13
            recentes, 16
         fatores de risco, 12
         mortalidade, 12
         prognósticos, 7
         rastreamento por mamografia, 6, 14
            programas de, 15
         taxas de incidência, 11
            em mulheres, 14
            no Brasil, 12
         taxas de mortalidade, 14
            no Brasil, 14
         taxas de sobrevida, 14
         Unidade Móvel de Prevenção, 16
      definição do risco, 21
      departamento de prevenção do Hospital de Câncer de Barretos, 7
         resultados do programa de prevenção do, 8
      diagnóstico de, 27
      estratégias de rastreamento
         e redução de risco, 29
            cirurgia de, 30
      estratégias para redução de risco, 24
         quimioprevenção, 24
      exame físico, 19
      HER2 positivo, 236
         tratamento adjuvante no, 236
            estudos com trastuzumabe, 236
      inspeção, 19
         dinâmica, 19
         estática, 19
      introdução, 6, 37, 56
      lesão, 128
      mamografia
         história da, 39
         tipos de, 40
      modelos de cálculo de risco, 22
         variáveis utilizadas nos, **23q**
      na gestação, 188
      palpação
         das cadeias ganglionares, 19
            exame dos linfonodos, 19
         das mamas e expressão mamilar, 19
      periodicidade, 39
      prevenção cirúrgica, 24
         mastectomia redutora, 24
      radiologia mamária, 42
      rastreamento das mulheres de alto risco, 22
         com antecedente familiar sugestivo, 23
         com história de carcinoma lobular, 22
         com irradiação torácica, 23
         com *lifetime risk*, 22
      rastreamento mamográfico
         riscos e benefícios, 37
      ressonância magnética no, 81
         princípio físico, 81
         tecnologia, 81
      síndrome de Li-Fraumeni, 27
      síndrome de predisposição hereditária, 27
      teste genético, 29
      variantes de moderada penetrância, 29
   carcinoma localmente avançado de, 200
   classificação do, 204
      luminal A, 205
      luminal B, 206
   drenagem linfática da, 62
   e o ciclo menstrual
      uso hormonal, 82
   epidemiologia, 181
   fatores de risco, 181
      história familiar, 181
      história prévia, 181
      hormonal, 182
      idade, 181
      ingestão de bebidas alcoólicas, 182
      lesões proliferativas, 181
      obesidade, 182
      sexo, 181
      síndromes genético-hereditárias para, 181
   fatores prognósticos e preditivos, 183
   patologia e subtipos moleculares, 182
   pesquisa clínica em, 247
   quimioterapia, 311
   terapia sistêmica, 251
   tratamento, 155
      cirúrgico, 263
         cirurgia oncoplástica, 263
         mastectomia com preservação de papila, 265
         mastectomia conservadora, 264
         mastectomia preservadora da pele, 265
         mastectomia redutora de pele, 266
         mastectomia redutora de risco, 266
      classificação, 155
         M (metástase), 157
         N (linfonodos), 156
         T (tumor), 155

conservador, 268, 299
  contexto histórico, 268
  contraindicações, 270
  recorrência local, 271
  seleção de pacientes, 268
    critérios para, 269
  subutilização, 271
  técnica cirúrgica, 270
    margem, 270
      para câncer invasivo, 270
      para carcinoma *ductal in situ*, 270
      para obtenção de margens adequadas, 270
  estadiamento, 157
    fatores biológicos, 157
  introdução, 155
MammaPrint, 207, 213, 316
  definição, 207
Mamografia
  analógica, 40
  aplicações, 104
  artefatos, 123
  controle de qualidade, 148
    clínico, 148
    técnico, 148
  dados estatísticos, 103
  digital, 40
  espectral
    com contraste, 103
      vantagens e desvantagens, 107
  história da, 39, 102
    era do progresso técnico, 40
    era dos pioneiros, 39
    era moderna, 40
    faixa etária e periodicidade, **39q**
  interpretação, 107
    léxico, 115
    realce de fundo do parênquima, 108
  introdução, 102
  laudo, 150
  léxico da, **53q-54q**
  mastotrainer, 258
  meios de contraste, 102
  metodologia, 103
  programa nacional de qualidade, 149
    identificação, 149
    posicionamento, 149
  qualidade
    histórico da, 147
    sensibilidade da, 147
Mamoplastia
  aditiva
    com implantes de silicone, 280
  redutora, 280
Mamotomia, 152
Massachussetts General Hospital, 128
Mastectomia, 178, 189, 280, 291, 340
  com preservação da pele, 300
  com preservação de papila, 265
  conservadora, 264
  considerações gerais, 280
  dor após, 306
  endoscópica, 294, *294f*
  poupadora de pele, 338
  preservadora de pele, 265
  próteses e expansores, 280

  recorrência após, 178
  redutora de pele, 266
  redutora de risco, 266, 291
    cancerofobia, 292
    mamas volumosas, 292
    quem deve ser submetido, 292
  retalho(s)
    abdominais, 282
    do músculo grande dorsal, 282
    glúteo, 285
    grácil, 285
    lipofilling, 285
    variados, 285
  síndrome dolorosa pós, 367
Mastotrainer, 258
  segunda versão do, 259
Medicina nuclear
  no câncer de mama, 164
Medicina paliativa, 400
  benefícios do encaminhamento precoce, 402
  controle dos sintomas, 402
    depressão, 403
    dispneia, 402
    dor, 402
    fadiga, 402
    náuseas e vômitos, 403
  cuidados paliativos, 400
  emergência oncológica no câncer de mama
    compressão medular, 403
  epidemiologia, 401
  história, 400
  pacientes elegíveis para cuidados paliativos, 401
  princípios dos cuidados paliativos, 401
  quando iniciar os cuidados, 401

N
Nalbufina, 309
Navegação de pacientes, 405
  assistente navegador, 405
  cuidados em saúde no Brasil, 405
    barreiras ao acesso aos cuidados de câncer no Brasil, 406
  papel da
    no Brasil, 407
  proposta da
    no Rio de Janeiro, 408
Neoadjuvância
  quimioterapia com, 224
    ferramentas acessórias de avaliação de resposta, 225
    individualização de conduta, 225
    objetivo principal na, 224
    protocolo atual do serviço para, 225
    racional para a escolha do esquema, 224
Neoangiogênese, 102
Neoplasias
  malignas, 18
    fatores de risco, 18
Neratinibe, 253
Nervo intercostal
  relações anatômicas do, *308f*
Nodulectomia
  da mama, *112f*
Nódulo(s), 63
  arredondado, 143
  avaliação de, 71
    forma, 71

        margem, 71
        orientação, 71
        padrão de ecogenicidade, 71
    circunscrito, *92f, 119f*
    descritores para, 115
        forma arredondada, *117f*
        forma irregular, *117f*
        forma oval, *118f*
        foco, 121
        realce não nodular, 120
    irregular, *140f*
    medidas do, *94f*
    sólidos, *97f*
Nottingham
    Escore de, **204q**

O

Obesidade
    no câncer de mama, 182
Oncoplástica, 338
    cirurgia, 273
        pedículo inferior, 273
        pedículo superior, 274
        round-block, 273
        técnicas variadas, 275
Oncotype DX, 207, 316, 317
    definição, 207
Opioides, 309
Organização Mundial da Saúde, 194, 199
Ovário
    câncer de, 27

P

Paclitaxel, 312
Palpação
    das cadeias ganglionares, 18
    das mamas, 18, 19
Peça cirúrgica
    cuidado que o cirurgião deve ter com a, 316
Pele
    anatomia da, 319
        derme, 319
        epiderme, 319
        hipoderme, 319
    fisiologia da, 319
        imunológica, 319
        metabólica, 319
        proteção, 319
        percepção, 319
        termorregulação, 319
Parênquima
    fundo do
        realce do, 108
            graus de, *113f*
Papaína, 326
    contraindicações, 326
    indicações, 326
    mecanismo de ação, 326
Pertuzumabe, 229, 252
Pesquisa clínica
    em câncer de mama, 247
        alguns benefícios ao participar em um estudo clínico, 250
        ensaio clínico, 247
        estudo clínico, 248
        fases do estudo clínico, 247-248

        introdução, 247
        o que acontece ao término do estudo, 250
        unidade de pesquisa clínica, 248
PET-CT, 169
Projeto Echo, 423
Programa de Rastreamento do Câncer de Mama
    do Hospital do Câncer de Barretos, 6
Programa Nacional de Qualidade em Controle da Qualidade
    da Imagem Mamográfica, 149
Programa Nacional de Qualidade em Mamografia, 147
Programa Saúde da Família, 16
Programas educacionais, 257
    discussão, 261
    experiência de Barretos, 260
    tipos de treinamento cirúrgico, 257
        CadaverLab, 260
        Mastotrainer, 258
        programas de treinamento, 257
        simuladores, 257
Próteses, 66
    expansoras, 66
    de mama, 83
    mamárias, 338
        reconstrução com, 338
Psicólogo hospitalar, 375
    no setor de mastologia, 375
        métodos e técnicas utilizadas no atendimento ao
            paciente e seus familiares, 375
            atendimento ambulatorial, 375
            avaliação psicológica, 375
            intervenções grupais, 376
                grupo de apoio às mulheres mastectomizadas, 377
                grupo de apoio e triagem, 376
Punção aspirativa
    guiada por agulha fina, 152
Purilon gel, 325
    contraindicações, 326
    indicações, 325
    mecanismo de ação, 325

Q

Quimioprevenção, 24
    principais medicamentos para, **25q**
Quimioterapia, 180
    adjuvante, 234
        início de, 312
        para paciente com câncer de mama fenótipo triplo
            negativo, 234
            definição, 234
            tratamento, 234
        para paciente com câncer de mama fenótipos luminal
            A ou B, 234
            definição, 234
            tratamento, 234
    neoadjuvante, 200, 219, 221, 296
        e biópsia, 278
        resposta à, 296
    no câncer de mama HER2 positivo, 228
        racional para a escolha do esquema terapêutico, 228
    no câncer de mama metastático, 240
        esquemas de quimioterapia, 240
        princípios do tratamento, 240
    para tumores com ausência de hiperexpressão do
        receptor HER-2, 224
Quinases
    inibidores das, 251

R

Radiação
  dose de, 129
Radiofármaco, 166
  radiotraçador, 166
Radiografia
  de tórax, 188
Radiologia mamária
  exemplos da prática médica, 42-53
Radioterapia, 179, 195, 335, 343
  adjuvante, 300
  cirurgia conservadora sem, 178
  estereotática ablativa, 346
  evolução, 335
  guiada por imagem, 346
  introdução, 335
  radiobiologia, 335
  Resultados dos Estudos Conduzidos no UMC Utrecht, **346q**
Radovanovic, 167
Raloxifeno, 251
  na quimioproteção, 24
Rastreamento experimental, 247
RCB
  classificação, 299
Rede Global de Câncer, 196
Reeducação alimentar
  importância da, 355
Ressonância magnética, 81, 221
  avaliação das mamas na, 86
    achados de imagem, 89
      associados, 89
      avaliação da curva cinética, 90
      foco, 89
      implantes mamários, 90
      nódulo, 89
      realce não nodular, 89
    composição das mamas, 86
    realce de fundo do parênquima, 86
  biópsia guiada por, 153
  contraindicações, 82
  definição de, 81
  descrição do laudo, 86
  estudo *second look*, 97
  indicações, 83
  mama e o ciclo hormonal, 82
  preparo, 83
  princípio físico, 81
  procedimento guiado, 97
  sensibilidade e especificidade das mamas na, 82
  sequências básicas
    protocolo, 84
  resolução, 81
  tecnologia, 81
Rastreamento
  estratégias de, 29
  mamográfico
    riscos e benefícios, 37
      de 40 a 49 anos, 37
      de 50 a 74 anos, 38
      de 75 ou mais, 38
Retalho(s)
  abdominais, 282
  do músculo grande dorsal, 282
  miocutâneos, 287
    reto abdominal vertical, 288
    indicação, 288
    oblíquo externo, 289
  técnicas cirúrgicas com, 287
  toracoabdominais, 287, 289
    Baroudi, 289
    dermogorduroso, 289
      transverso abdominal, 289
  variados, 284
Robótica, 372
Roll, 164
Ropivacaína
  anestésico, 307
Rotação dermoglandular (Caracol), 275
Rotter
  cadeia linfática de, 70
Round-Block
  técnica de, 273

S

Samário-153, 164
Second look
  estudo, 97
Sementes
  de iodo-125, 165
Serviço social
  no câncer de mama, 394
Setorectomias
  espécime de, *315f*
  radicais, 314
Silicone
  avaliação de, *87f*
  gel de, 66
  prótese de, 280
  sinal do, *87f*
    ruptura, *96f*
Simuladores, 258
  modelos de treinamento, 258
Síndrome(s)
  de Li-Fraumeni, 27
  de predisposição hereditária
    aos cânceres de mama e ovário, 27
  genético-hereditárias
    para câncer de mama, 181, **182q**
Sistema de Padronização de Condutas, **54q**
Slabs, 129
Slices, 129
Sociedade Americana de Oncologia Clínica, 166
Sociedade Brasileira de Mastologia, 37

T

Tailor X
  Estudo, 213
Tamoxifeno, 24, 180
  na neoadjuvância, 219
Taxanos, 224, 311
T-DM1, 253
Tecnécio 99, 153, 165
Técnicas cirúrgicas, 338
  introdução, 338
  localização do leito, 338
  mastectomia poupadora de pele, 338
  prótese, 338
  volume, 338

Terapia sistêmica
  novas drogas na
    para o câncer de mama, 251
      introdução, 251
Teratogênese, 189
Teste genético, 29
Teste molecular
  para genes, **28q**
Testes imuno-histoquímicos e moleculares
  amostragem tumoral para, 316
Testes multigênicos, **317q**
Tomografia computadorizada (PET-CT), 169
  diagnóstico primário, 169
  e estadiamento, 171
  nas avaliações de recorrência
    e de resposta terapêutica, 172
Tomossíntese, 107, *110f*
  algoritmos de reconstrução da, 129
  complementar, *131f*
  digital da mama, 128
  mecanismo da, *129f*
  na prática clínica, 129
  tecnologia da, 128
Trastuzumabe, 228
  adjuvante, 236
    administração concomitante de, 238
    cardiotoxicidade, 238
    estudos com, 236
    tempo de, 237
  entansina, 253
  subcutâneo, 238
Tratamento Fora do Domicílio (TFD), 394
Tratamentos personalizados, 210
  fase analítica, 211
    exame imuno-histoquímico e hibridização *in situ*, 211
      procedimentos técnicos, 211
    protocolos para avaliação dos laudos, 211
  fase pós-analítica, 212
  fase pré-analítica, 210
    exame macroscópico, 211
    processamento do material, 211
    sala cirúrgica, 210
      manipulação inicial, fixação, acondicionamento, registro, 210
Triângulo de Burrows, 275
Tumorectomia, 179
Tumores
  basaloides, 206
  classificação dos, 185
  com ausência de hiperexpressão do receptor HER-2
    quimioterapia neoadjuvante para, 224

HER2 positivos, 251
receptores hormonais positivos, 251
triplo negativos, 253

U

Ultrassonografia, *135f*
  biópsias guiadas por, 153
  intraoperatória, 164
  mamária, 188, 200, 296
  no câncer de mama, 56
    anatomia ecográfica da mama, 62
    aspectos técnicos, 56
      composição espacial, 58
      controle de ganho, 57
      controle de profundidade, 58
      focalização ou zona focal, 57
      imagem estendida, 58
      imagem harmônica de tecido, 58
      padrão de eco ou ecogenicidade, 59
      transdutor, 57
        resolução, 57
    automatizada, 78
    BI-RADS®, 70
      categorias, 74
    complementar, *140f*
    Doppler do pedículo vascular
      do músculo grande dorsal, 76
    drenagem linfática da mama, 62
      avaliação da, 68
    elastografia, 77
    principais indicações da, 63
      achados mamográficos não nodulares, 63
      nódulos, 63
        avaliação, 71
      outras indicações, 65
    técnica de exame, 60
      documentação, 61
      posicionamento, 60
      registro, 60
UK IMPORT LOW
  estudo, 343
Unidade de Pesquisa Clínica, 248
  estudos clínicos em vigência na, **249q**

V

Vironelbine
  no tratamento adjuvante, 236

W

WHO
  classificação, 297